BIOCHEMISCHES HANDLEXIKON

HERAUSGEGEBEN VON

PROFESSOR **DR. EMIL ABDERHALDEN**
DIREKTOR DES PHYSIOLOGISCHEN INSTITUTES DER UNIVERSITÄT
HALLE A. S.

IX. BAND (2. ERGÄNZUNGSBAND)

PROTEINE DER PFLANZENWELT UND DER TIERWELT. PEPTONE UND KYRINE. OXYDATIVE ABBAUPRODUKTE DER PROTEINE. POLYPEPTIDE. AMINOSÄUREN. STICKSTOFFHALTIGE ABKÖMMLINGE DES EIWEISSES UNBEKANNTER KONSTITUTION. HARNSTOFF UND DERIVATE. GUANIDIN. KREATIN. KREATININ. AMINE. BASEN MIT UNBEKANNTER UND NICHT SICHER BEKANNTER KONSTITUTION. CHOLIN. BETAINE. INDOL UND INDOLABKÖMMLINGE. NUCLEOPROTEIDE. NUCLEINSÄUREN. PURIN- U. PYRIMIDINBASEN U. IHRE ABBAUSTUFEN. TIERISCHE FARBSTOFFE. BLUTFARBSTOFFE. GALLENFARBSTOFFE. UROBILIN.

BEARBEITET VON

ANDOR FODOR-HALLE A. S., **DIONYS FUCHS**-BUDAPEST,
PAUL HIRSCH-JENA, **B. THOMAS OSBORNE**-NEW HAVEN,
BÉLA v. REINBOLD-KOLOSZVÁR, **ARTHUR WEIL**-HALLE A. S.,
GÉZA ZEMPLÉN-BUDAPEST

BERLIN
VERLAG VON JULIUS SPRINGER
1915

ISBN 978-3-642-51252-0 ISBN 978-3-642-51371-8 (eBook)
DOI 10.1007/978-3-642-51371-8

Softcover reprint of the hardcover 1st edition 1915

Vorwort.

Dem voraussichtlich im Frühjahr 1915 erscheinenden 10. Bande (3. Ergänzungsbande) des Biochemischen Handlexikons wird ein ausführliches Generalregister beigegeben werden, welches über den Inhalt der zehn ersten Bände dieses Werkes orientiert.

Halle a. S., im Dezember 1914.

Emil Abderhalden.

Inhaltsverzeichnis.

Seite

Proteine 1

Proteine der Pflanzenwelt. Bearbeitet von Prof. Dr. Thomas B. Osborne-New Haven 1

Proteine der Tierwelt. Bearbeitet von Dr. med. vet. Arthur Weil-Halle a. S. . . . 12

a) Eigentliche Proteine 12

b) Histone und Protamine 26

c) Albuminoide 28

Peptone und Kyrine. Bearbeitet von Dr. med. vet. Arthur Weil-Halle a. S. 33

Oxydative Abbauprodukte der Proteine. Bearbeitet von Dr. med. vet. Arthur Weil-Halle a. S. 36

Polypeptide. Bearbeitet von Prof. Dr. phil. Géza Zemplén-Budapest und Dr. med. Dionys Fuchs-Budapest 37

Einleitung 37

A. Inaktive Polypeptide 37

1. Dipeptide und die zugehörigen Diketopiperazine 37

2. Tripeptide 49

3. Polypeptide 52

B. Aktive Polypeptide 53

1. Dipeptide 53

2. Tripeptide 58

3. Polypeptide 64

Aminosäuren. Bearbeitet von Prof. Dr. phil. Géza Zemplén-Budapest und Dr. med. Dionys Fuchs-Budapest 65

Allgemeine Eigenschaften 65

I. Aliphatische Aminosäuren 71

A. Monoamino-monocarbinsäuren 71

B. Monoamino-dicarbonsäuren 110

C. Diamino-monocarbonsäuren 123

D. Schwefelhaltige Aminosäuren 129

II. Aromatische Aminosäuren 131

III. Heterozyklische Aminosäuren 148

Anhang: Aminosäuren, die nicht als Bausteine der Proteine aufgefunden worden sind, jedoch aus ihnen hervorgehen 160

Stickstoffhaltige Abkömmlinge des Eiweißes unbekannter Konstitution. Bearbeitet von Prof. Dr. phil. Géza Zemplén-Budapest und Dr. med. Dionys Fuchs-Budapest 166

Harnstoff und Derivate. Bearbeitet von Prof. Dr. phil. Géza Zemplén-Budapest und Dr. med. Dionys Fuchs-Budapest 167

Guanidin, Kreatin und Kreatinin. Bearbeitet von Prof. Dr. phil. Géza Zemplén-Budapest und Dr. med. Dionys Fuchs-Budapest 187

Amine. Bearbeitet von Prof. Dr. phil. Géza Zemplén-Budapest und Dr. med. Dionys Fuchs-Budapest 201

1. Aliphatische Amine 201

Primäre Amine 201

Diamine 202

2. Aromatische Amine 203

Peptamine 207

Basen mit unbekannter und nicht sicher bekannter Konstitution. Bearbeitet von Prof. Dr. phil. Géza Zemplén-Budapest und Dr. med. Dionys Fuchs-Budapest. 209

Seite

Cholin, Betain, Neurin, Muscarin, Trigonellin, Stachydrin und Hypaphorin. Bearbeitet von Prof. Dr. phil. Géza Zemplén-Budapest und Dr. med. Dionys Fuchs-Budapest 211

Indol und Indolabkömmlinge. Bearbeitet von Prof. Dr. phil. Géza Zemplén-Budapest und Dr. med. Dionys Fuchs-Budapest 227

Nucleoproteide und Nucleinsäuren. Bearbeitet von Dr. phil. Paul Hirsch-Jena . . 237
Nucleoproteide 237
Pflanzliche Nucleoproteide 238
Animalische Nucleoproteide 238
Nucleinsäuren 240
Anhang: Synthetische Glukoside der Purine. „Künstliche Nucleoside" 254

Purinsubstanzen. Bearbeitet von Dr. phil. Andor Fodor-Halle a. S. 262
Pyrimidinbasen 312
Abbaustufen der Purinsubstanzen und Verbindungen, die diesen nahe stehen 322

Tierische Farbstoffe. Bearbeitet von Prof. Dr. med. Béla von Reinbold-Koloszvár 331
A. Blutfarbstoffe 331
B. Gallenfarbstoffe. Urobilin 388
Nachträge 399

Register 411

Proteine.

Proteine der Pflanzenwelt.[1])

Von

Thomas B. Osborne - New-Haven.

Legumin (Bd. IV, S. 3).

Physiologische Eigenschaften: Junge Ratten, welche mit Legumin aus Erbsen oder Wicken gefüttert werden, wachsen sehr langsam, können aber lange Versuchsperioden hindurch gesund aufgezogen werden[2]).

Glycinin (Bd. IV, S. 7).

Physiologische Eigenschaften: Abweichend von vielen anderen aus Leguminosensamen gewonnenen Proteinen, fördert Glycinin das Wachstum junger Ratten während mehrwöchiger Versuche in normaler Weise[2]).

Vignin (Bd. IV, S. 8).

Physiologische Eigenschaften: Wenn Vignin das einzige Protein der Nahrung ist, wachsen junge Ratten sehr langsam, zeigen aber lange Zeit gutes Allgemeinbefinden[2]).

Phaseolin (Bd. IV, S. 9).

Physiologische Eigenschaften: Obgleich Phaseolin alle bekannten Bausteine der Eiweißkörper enthält, ist es nicht möglich, junge Ratten damit auch nur für kurze Zeit am Leben zu erhalten. Ersetzt man eine Hälfte des Phaseolins durch irgend eines verschiedener anderer Proteine, so kann man nicht nur die Tiere am Leben erhalten[2]), sondern das Wachstum wird auch in normaler Weise gefördert[3]).

Konglutin-α (Bd. IV, S. 11).

Physiologische Eigenschaften: Wenn Konglutin das einzige Nahrungseiweiß bildet, werden junge Ratten lange Zeit auf konstantem Gewicht erhalten, ohne daß sie aber wachsen[2]).

Edestin (Bd. IV, S. 15).

Physiologische Eigenschaften: Wenn Edestin als einziges Protein verfüttert wird, so genügt es zur Erhaltung und zur Wachstumsförderung junger Ratten[4]). Wenn der Verdauung durch Pankreas eine Magenverdauung vorangeht, so wird Edestin vollständiger hydrolysiert

[1]) Übersetzt aus dem Englischen von Arthur Weil-Halle.
[2]) Osborne u. Mendel, Zeitschr. f. physiol. Chemie **80**, 307—370 [1912].
[3]) Osborne u. Mendel, Nicht veröffentlichte Beobachtungen.
[4]) Osborne u. Mendel, Journ. of biol. Chemistry **13**, 233—276 [1912]; Zeitschr. f. physiol. Chemie **80**, 307—370 [1912].

als durch Pankreassaft allein, was man an der größeren Menge der in Freiheit gesetzten Glutaminsäure erkennen kann. Unter denselben Versuchsbedingungen wird alles Tyrosin durch eine verhältnismäßig kurze Pankreasverdauung abgespalten [1]). — Um einen Hund im N-Gleichgewicht zu erhalten, muß man mehr Edestin verfüttern als der äquivalenten Menge Eiweiß verfütterter Hundeorgane entspricht [2]). — Edestin wird schneller durch Pepsinsalzsäure verdaut, als „Alkali-Albuminat“, „Säure-Albuminat“, Blutfibrin, Eiereiweiß, Nucleoprotein oder Elastin [3]).

Produkte der Hydrolyse: Neuere Bestimmungen der Hydrolysenprodukte des Edestins ergeben folgende wahrscheinliche Zusammensetzung:

Glykokoll	3,80% [4])
Alanin	3,60% [4])
Valin	6,20% [5])
Leucin	14,50% [5])
Prolin	4,10% [6])
Phenylalanin	3,09% [6])
Glutaminsäure	18,74% [6])
Asparaginsäure	4,50% [4])
Cystin	1,00% [7])
Serin	0,33% [4])
Tyrosin	2,13% [4])
Arginin	14,17% [8])
Histidin	2,19% [8])
Lysin	1,65% [8])
Ammoniak	2,28% [9])
Tryptophan	+
	81,28%

Edestokyrin, welches nach Siegfrieds Vorschriften dargestellt wurde, enthielt nach 18maliger Umfällung 32,56% C, 6,21% H, 17,11% N. Von dem Gesamtstickstoff sind 78,39% durch Phosphorwolframsäure fällbar; nach dem Auflösen dieses Niederschlages konnten 65,34% des gesamten N durch $AgNO_3 + Ba(OH)_2$ und nach der Lösung dieses zweiten Präcipitats wieder 8,97% durch $HgSO_4$ gefällt werden, so daß 13,05% des Gesamt-N nicht durch $AgNO_3 + Ba(OH)_2$ fällbar ist. Von den 20,06% N des Filtrats des Phosphorwolframsäureniederschlages entfallen 13,34% auf Glutaminsäure [10]). — Skraup und Wöber beschreiben die Farbenreaktionen eines Produktes aus Edestin, das sie erhielten, als sie es 4 Tage lang mit der 6fachen Menge eines Gemisches von konzentrierter HCl und Eisessig stehen ließen, worauf sie mit Wasser verdünnten und mit Ammoniak neutralisierten. Der Niederschlag, der in 2% Lauge gelöst wurde, gibt eine schwächere Tyrosinreaktion als Edestin und enthält 1,4% Tyrosin. Diese Verarbeitung ergibt außer dem beschriebenen Produkt noch eine Albumose und Peptone [11]). Edestin enthält 2,3% Tyrosin und 16,5% Glutaminsäure [12]).

Stickstoffverteilung: Edestin enthält 1,72 und 1,70% N als NH_3, nach Folins Methode bestimmt. Der höhere Wert (1,88%), der von Gümbel und von Osborne und Harris gefunden wurde, muß der Wirkung von MgO auf Cystin bei der Temperatur des kochenden Wassers zugeschrieben werden [13]). Nach van Slykes Methode ergibt sich folgende N-Verteilung [14]):

---

1) Abderhalden u. Gigon, Zeitschr. f. physiol. Chemie **53**, 119—125 [1907].
2) Michaud, Zeitschr. f. physiol. Chemie **59**, 405—491 [1909].
3) Berg, Proc. of the Amer. Soc. of biol. Chemistry **1**, 139 [1908].
4) Abderhalden, Zeitschr. f. physiol. Chemie **37**, 499—505 [1903].
5) Levene u. Van Slyke, Proc. of the Soc. of Biol. and exper. Med. **6**, 54 [1909].
6) Osborne u. Liddle, Amer. Journ. of Physiol. **26**, 295—304 [1910].
7) Patten, Zeitschr. f. physiol. Chemie **39**, 350—355 [1903].
8) Kossel u. Patten, Zeitschr. f. physiol. Chemie **38**, 39—45 [1903].
9) Osborne u. Harris, Journ. of the Amer. Chem. Soc. **25**, 323—353 [1903].
10) Buslik, Diss. Leipzig 1908.
11) Skraup u. Wöber, Monatshefte f. Chemie **30**, 289—310 [1909].
12) Abderhalden u. Gigon, Zeitschr. f. physiol. Chemie **53**, 119—125 [1907].
13) Van Slyke, Journ. of biol. Chemistry **10**, 15—55 [1911].
14) Denis, Journ. of biol. Chemistry **8**, 427—435 [1910].

Ammoniakstickstoff	9,99%	des Gesamt-N
Melaninstickstoff	1,98%	„ „
Cystinstickstoff	1,49%	„ „
Argininstickstoff	27,05%	„ „
Histidinstickstoff	5,75%	„ „
Lysinstickstoff	3,86%	„ „
Anderer Aminostickstoff	47,55%	„ „
Anderer Nichtaminostickstoff	1,70%	„ „

Nach 48stündiger Hydrolyse mit 20% HCl bei 100° [1]):

NH_3-Stickstoff	9,9%	des Gesamt-N
NH_2-Stickstoff	62,8%	„ „
NH-Stickstoff	25,3%	„ „
Melaninstickstoff	2,1%	„ „
	100,1%	

Derivate: Desamino-Edestin. Zusammensetzung: 51,09% C, 6,98% H, 19,62% N, 1,06% S, 21,25% O. Es enthält mehr N als Edestin, ähnelt aber in anderen Beziehungen anderen Desaminoproteinen. Bei der Hydrolyse entstehen: 1,90% Histidin, 1,50% Arginin und 0,0% Lysin [2]). Nach Traxl enthält Desamino-Edestin kein Lysin, 10% Arginin und ebensoviel Histidin wie Edestin [3]).

Globulin aus Kürbissamen (Bd. IV, S. 18).

Physiologische Eigenschaften: Junge Ratten wachsen in normaler Weise bei einer Diät, die Kürbissamenglobulin als einziges Protein enthält [4]).

Globulin aus Flachssamen (Bd. IV, S. 21).

Produkte der Hydrolyse: Das durch $^2/_{10}$% KOH extrahierte Eiweiß, welches hauptsächlich aus dem Globulin besteht, wurde mit verdünnter Essigsäure gefällt und mit Wasser, Alkohol und Äther gewaschen. Es enthielt wasser- und aschefrei 17,4% N und ergab bei der Hydrolyse mit konzentrierter HCl [5]):

Glykokoll	+
Alanin	1,03%
Valin	12,71%
Leucin + Isoleucin	3,97%
Prolin	2,85%
Phenylalanin	4,14%
Asparaginsäure	1,65%
Glutaminsäure	11,58%
Serin	+
Tyrosin	0,65%
Arginin	6,06%
Histidin	1,66%
Lysin	1,19%
Ammoniak	1,94%
Tryptophan	+
	49,43%

1) Van Slyke, Journ. of biol. Chemistry **12**, 295—299 [1912].
2) Skraup, Biochem. Zeitschr. **10**, 245—248 [1908].
3) Traxl, Monatshefte f. Chemie **29**, 59—68 [1908].
4) Osborne u. Mendel, Zeitschr. f. physiol. Chemie **80**, 307—370 [1912].
5) Foreman, Journ. of Agric. Science **3**, 358—382 [1910]; Proc. Cambridge Philos. Soc. **16**, 87 [1911].

Globulin aus Baumwollensamen (Bd. IV, S. 22).

Physiologische Eigenschaften: Das Globulin befördert das Wachstum junger Ratten in normaler Weise, wenn es das einzige Nahrungseiweiß ist[1]. — Nur 67—75% des Stickstoffs des Baumwollensamens werden von Hunden ausgenützt[2].

Produkte der Hydrolyse: Partielle Hydrolyse ergibt ein Dipeptid, das Glutaminsäure und Tryptophan enthält, und zwei Tripeptide, von denen das eine aus Tyrosin, Glykokoll und Leucin, das andere aus Glutaminsäure, Tryptophan und Lysin besteht[3]. Das synthetische Tripeptid l-Leucyl-l-tryptophyl-d-Glutaminsäure ist mit dem letzteren Tripeptid nicht identisch[4]. Spätere Untersuchungen ergaben, daß das natürliche Produkt ein reines Tripeptid war, das 3,25% Aminostickstoff enthielt (ber. 3,14%); seine Struktur ist nicht aufgeklärt worden[5].

Excelsin (Bd. IV, S. 23).

Physiologische Eigenschaften: Als einziges Nahrungsprotein bei jungen Ratten verfüttert, wachsen diese in normaler Weise[6].

Proteine aus Kiefernsamen.

Darstellung: Nach Ritthausens Methode aus den Samen von Pinus Koraiensis bereitet, welche 14,8% Rohproteine enthalten[7].

Produkte der Hydrolyse: Nach 20stündiger Hydrolyse mit 25% H_2SO_4 wurden 98,69% des Stickstoffes gelöst; hiervon entfielen 6,89% auf Ammoniak; 40,44% N konnten durch Phosphorwolframsäure gefällt werden; hierbei kamen auf Histidin 8,43%; Arginin 75,47% Lysin 16,1%[7].

Leucin	11,4%
Tyrosin	2,5%
Glutaminsäure	2,7%
Histidin	2,0%
Arginin	7,0%
Lysin	5,3%

Nach Ritthausens Methode bereitet aus Samen von:

	Histidin	Arginin	Lysin
Pinus silvestris	0,62%	10,9%	0,25% [8]
Pinus maritima	0,80%	11,3%	0,80% [8]
Abies pectinata		10,0% [9]	

Tuberin (Bd. IV, S. 32).

Produkte der Hydrolyse: Erhalten aus Kartoffelpreßsaft und dem NaCl-Extrakt des Rückstandes durch Sättigung mit NaCl, Auflösung des Niederschlags in 10proz. Kochsalzlösung und Wiederausfällen des gelösten Proteins durch Dialyse der klaren Lösung. Das Präparat enthielt 14,9% N und ergab bei der Hydrolyse[10]:

---

1) Osborne u. Mendel, Zeitschr. f. physiol. Chemie **80**, 307—370 [1912].
2) Mendel u. Fine, Journ. of biol. Chemistry **11**, 1—26 [1912].
3) Abderhalden, Zeitschr. f. physiol. Chemie **58**, 378—389 [1908].
4) Abderhalden, Berichte d. Deutsch. chem. Gesellschaft **42**, 2331—2336 [1909].
5) Abderhalden u. Van Slyke, Zeitschr. f. physiol. Chemie **74**, 505—508 [1911].
6) Osborne u. Mendel, Zeitschr. f. physiol. Chemie **80**, 307—310 [1912].
7) Yoshimura, Zeitschr. f. Unters. d. Nahr.- u. Genußm. **19**, 257—260 [1910].
8) Schulze u. Winterstein, Zeitschr. f. physiol. Chemie **33**, 547—573 [1901].
9) Schulze, Zeitschr. f. physiol. Chemie **24**, 276—284 [1898].
10) Sjollema u. Rinkes, Zeitschr. f. physiol. Chemie **76**, 368—384 [1912].

Alanin	4,9%
Valin	1,1%
Valin + Alanin	8,2%
Valin + Leucin	1,9%
Leucin	12,2%
Prolin	3,0%
Phenylalanin	3,9%
Glutaminsäure	4,6%
Tyrosin	4,3%
Cystin	4,4%
Histidin	2,3%
Arginin	4,2%
Lysin	3,3%
Ammoniak	1,8%
	60,1%

Legumelin (Bd. IV, S. 35).

Physiologische Eigenschaften: Junge Ratten wachsen etwas langsamer als normale Tiere, wenn sie mit einer Nahrung gefüttert werden, die Legumelin aus Sojabohnen als einziges Protein enthält[1]).

Ricin (Bd. IV, S. 37).

Physiologische und chemische Eigenschaften: Die chemische Struktur des Ricins ist von Woronzow untersucht worden. Er meinte, daß der durch $MgSO_4$ erzeugte Niederschlag Globulin sei, mit welchem Ricin verbunden ist. Wiederholte Umfällung durch Dialyse zerstört die Toxizität; Fällung durch Phosphorwolframsäure vermindert die Giftigkeit. Wasser extrahiert weniger Toxin aus den Samen als NaCl-Lösungen. Das Toxin wird vollständig durch Barytwasser bei Zimmertemperatur zerstört[2]). Diese Tatsachen werden angeführt, um zu zeigen, daß Ricin kein Albumin ist, was auch von Osborne, Mendel und Harris[3]) behauptet wurde. Alle diese Beobachtungen stimmen mit denen überein, die von den letzteren Forschern gemacht wurden. Der Verlust der Giftigkeit durch wiederholte Dialyse wird durch eine Umwandlung des Ricins in Substanzen bewirkt, welche nicht länger in Salzlösungen löslich sind, d. h. durch Denaturierung des Proteins. Die Tatsache, daß Wasser weniger Toxin aus dem Samen extrahiert, als NaCl-Lösung, beweist, daß das Albumin (Ricin) ein Bestandteil des Eiweißkomplexes ist, der nicht durch Wasser, sondern durch NaCl-Lösungen aufgelöst wird, wobei das Albumin in Freiheit gesetzt wird.

Die Fällung durch Sättigung mit $MgSO_4$ ist charakteristisch für viele pflanzliche Albumine und ist deshalb kein Beweis dafür, daß Ricin ein Globulin ist[4]).

Gliadin (Bd. IV, S. 39).

Physiologische Eigenschaften: Wenn Gliadin als einziges Nahrungsprotein verfüttert wird, genügt es für Ratten zur Erhaltung des Lebens, zur Fortpflanzung und zur Sekretion einer zum normalen Wachstum und zur Entwicklung ihrer Jungen hinreichenden Milchmenge. — Wenn es an junge Tiere verfüttert wird, so wird das Wachstum praktisch unterbrochen, aber es beginnt wieder bis zum normalen Gewichtszustande des verkümmerten Tieres, wenn das Gliadin durch Edestin, Casein oder irgend eines verschiedener anderer Proteine ersetzt wird[5]). — Von Gliadin muß eine größere Menge als von den meisten anderen Proteinen

---

1) Osborne u. Mendel, Zeitschr. f. physiol. Chemie **80**, 307—370 [1912].
2) Woronzow, Proc. Naturalists Soc. Univ. Jurjew **49**, 208 [1909].
3) Osborne, Mendel u. Harris, Amer. Journ. of Physiol. **14**, 259—286 [1905].
4) Anmerkung des Referenten.
5) Osborne u. Mendel, Zeitschr. f. physiol. Chemie **80**, 307—370 [1912]; Journ. of biol. Chemistry **12**, 473—510 [1912].

verfüttert werden, um eine Ratte am Leben[1]) oder einen Hund im N-Gleichgewicht zu erhalten[2]). — Es vermag, allein verfüttert, die N-Bilanz von Ratten im Gleichgewicht zu erhalten und bewirkt bei genügender Zufuhr sogar N-Speicherung ohne Zunahme des Körpergewichts[3]). Ein Hund verlangt zum Stickstoffgleichgewicht mehr N in Gestalt von Gliadin, als in der Form von verfütterten Hundeorganen[2]). Gliadin wird nur wenig durch die proteolytischen Fermente des Darmkanals hydrolysiert[4])[5]); dagegen wird es durch die proteolytischen Fermente des Magens stark abgebaut, wobei es in Proteosen und Peptone umgewandelt wird[6]). — Aus dem Gemisch der Magenverdauung wird keine Glutaminsäure aufgesaugt, da die gastrischen Verdauungsprodukte des Gliadins, die von einem Hunde aus einer Pylorusfistel gewonnen wurden, bei der vollständigen Hydrolyse ebensoviel Glutaminsäure gaben, wie eine gleiche Portion Gliadin, welche direkt hydrolysiert wurde[6]). Bei der normalen Verdauung wird Gliadin wahrscheinlich zum größten Teil in Aminosäuren und ihre einfachen Peptide verwandelt[7]). — Gliadin wird von Menschen und Hunden ebenso vollständig ausgenutzt, wie die stickstoffhaltigen Bestandteile des Fleisches[8]).

Löslichkeit in Alkohol: Die Löslichkeit in Alkohol und die Methoden zur quantitativen Bestimmung des Gliadins im Weizenmehl sind kritisch von Greaves[9]) und von Mathewson[10]), Shaw[11]) und Hoagland[12]) bearbeitet worden. Vgl. diese Arbeiten wegen anderer Literaturnachweise.

Spezifische Drehung: Sie wird durch Veränderungen der Temperatur und Konzentration der Lösung praktisch nicht beeinflußt und bleibt während einer verhältnismäßig langen Zeit konstant[13]).

Brechungsindex der Lösungen[14]):

Lösungsmittel	a
$^1/_{10}$ n-Essigsäure	0,00161 ± 0,00006
$^1/_{10}$ n-Kaliumhydroxyd	0,00167 ± 0,00006
60% Äthylalkohol	0,00143 ± 0,00006
70% Äthylalkohol	0,00152 ± 0,00006
60% Propylalkohol	0,00152 ± 0,00006
25% Aceton	0,00168 ± 0,00006
50% Aceton	0,00147 ± 0,00006
75% Phenol	0,00038 ± 0,00006

Produkte der Hydrolyse: Prolin ist ein primärer Baustein des Gliadins, denn 2,8% des Gliadins, das an einen Hund verfüttert wurde, konnten durch Extraktion des Darminhaltes mit Alkohol, nachdem der Verdauungsbrei 8—9 Monate bei 37° gestanden hatte, wiedergewonnen werden[15]). Lysin ist in Spuren vorhanden[16]).

Die höchsten Werte der Hydrolysenprodukte des Gliadins, welche isoliert und in reinem Zustande gewogen wurden, sind die folgenden[17]):

---

1) Henriques, Zeitschr. f. physiol. Chemie **60**, 105—118 [1909].
2) Michaud, Zeitschr. f. physiol. Chemie **59**, 405—491 [1909].
3) Baglioni, Atti della R. Accad. dei Lincei Roma [5] **22**, II, 721 [1913].
4) Lombroso, Arch. Farmacol. sperim. **13**, 73—96 [1912].
5) Baglioni, Atti della R. Accad. dei Lincei Roma [5] **19**, 512—517 [1910]; **20**, 36—39 [1911]; **21**, 665—667 [1912].
6) London u. Polowzowa, Zeitschr. f. physiol. Chemie **62**, 446—453 [1910].
7) Abderhalden, London u. Oppler, Zeitschr. f. physiol. Chemie **55**, 447—454 [1908].
8) Mendel u. Fine, Journ. of biol. Chemistry **10**, 303—325 [1911].
9) Greaves, Journ. of biol. Chemistry **9**, 271—293 [1911].
10) Mathewson, Journ. of the Amer. Chem. Soc. **30**, 74—81 [1908].
11) Shaw, Journ. of the Amer. Chem. Soc. **29**, 1747—1750 [1908].
12) Hoagland, Journ. of Ind. and Eng. Chem. **3**, 838—842 [1911].
13) Greaves, Journ. of biol. Chemistry **9**, 271—293 [1911].
14) Robertson u. Greaves, Journ. of biol. Chemistry **9**, 181—184 [1911].
15) Fischer u. London, Zeitschr. f. physiol. Chemie **73**, 398—400 [1911].
16) Osborne u. Leavenworth, Journ. of biol. Chemistry **14**, 481 [1913].
17) Osborne u. Guest, Journ. of biol. Chemistry **9**, 425—438 [1911].

Glykokoll	0,00%
Alanin	2,00%
Valin	3,34%
Leucin	6,62%
Prolin	13,22%
Phenylalanin	2,35%
Asparaginsäure	0,58%
Glutaminsäure	43,66%
Serin	0,13%
Tyrosin	1,50%
Cystin	0,45%
Histidin	1,50% [1]
Arginin	3,16%
Ammoniak	5,22%
Tryptophan (ca.)	1,00%
	84,73%

Stickstoffverteilung: Nach van Slykes analytischer Methode ist die Verteilung des Stickstoffes in Prozenten des Gesamtstickstoffes[2]):

Ammoniakstickstoff	25,52%
Melaninstickstoff	0,86%
Cystinstickstoff	1,25%
Argininstickstoff	5,71%
Histidinstickstoff	5,20%
Lysinstickstoff	0,75%
Anderer Aminostickstoff	51,98%
Anderer Nichtaminostickstoff	8,50%
	99,77%

Diese Zahlen entsprechen als Aminosäuren berechnet in Prozenten des Gliadins:

Ammoniak	5,50%
Cystin	1,90%
Arginin	3,12%
Histidin	3,38%
Prolin	12,21%

Nach 24stündiger Hydrolyse bei 100° mit 20% HCl[3]):

N als NH_3	24,4%	des Gesamtstickstoffes
N als NH_2	57,3%	„ „
N als NH	16,1%	„ „
Melanin N	2,2%	„ „

Derivate: Desaminogliadin wird von Levites beschrieben, aber da das Ausgangsmaterial als „ein unreines Handelsgliadin" bezeichnet wird, so erfordern die angeführten Zahlen eine Bestätigung[4]).

Hordein (Bd. IV, S. 42).

Physikalische und chemische Eigenschaften: Kraft sieht Hordein und Bynin als identisch an. Hordein $(\alpha)_D = -114,8°$, Bynin $-108°$, in 70proz. Alkohol gelöst. Hordein bildet 37% der Gerstenproteine und enthält 16,7% N, 32,9% Glutaminsäure. Bynin enthält 14,2% N

[1]) Osborne u. Leavenworth, Nicht veröffentlichte Beobachtungen.
[2]) Van Slyke, Journ. of biol. Chemistry **10**, 15—55 [1911].
[3]) Van Slyke, Journ. of biol. Chemistry **12**, 295—299 [1912].
[4]) Levites, Biochem. Zeitschr. **20**, 224—230 [1909].

und 28,04% Glutaminsäure. Pepsin verdaut Hordein langsam und spaltet es in Proteosen und Peptone, welche eine sehr schwache Biuretreaktion geben[1]). — Hordein enthält 0,4% seines Gesamtstickstoffes in Form von freien Aminogruppen, welche mit Formaldehyd reagieren[2]).

Zein (Bd. IV, S. 43).

Physiologische Eigenschaften: Wenn Zein als einziges Protein einer sonst hinreichenden Nahrung verfüttert wird, vermag es eine ausgewachsene oder eine junge Ratte nicht am Leben zu erhalten. Hinzufügung von Tryptophan, 3% des Zeins, genügt, um das Tier zu erhalten, befördert aber das Wachstum des Jungen nicht. Ersatz von einem Drittel bis zur Hälfte des Zeins durch andere Proteine genügt, um das Futter sowohl zur Erhaltung als auch zur Förderung des Wachstums geeignet zu machen. Schon der vierte Teil Lactalbumin befördert das Wachstum junger Ratten[3]). Bei der Verfütterung von Zein als einziges Nahrungseiweiß kann bei Hunden kein Stickstoffgleichgewicht erreicht werden[4]). Baglioni behauptet, daß Zein, in großen Mengen an Tiere verfüttert, giftig wirkt[5]); in mittleren Mengen dagegen vermag es die N-Bilanz von Ratten im Gleichgewicht zu erhalten und bei genügenden Quantitäten sogar N-Speicherung zu bewirken[6]). Zein ist resistenter gegen Pankreassaft vom Hunde als Gliadin; auch die Proteosen, die aus Zein gewonnen wurden, werden nur wenig dadurch hydrolysiert[7])[8])[9]). Die Fermente von Penicillium camemberti spalten Casein und Wittepepton, haben aber keine Wirkung auf Zein, was beweist, daß Zein zu der Gruppe der genuinen Eiweißstoffe gehört[10]).

Produkte der Hydrolyse: Die neuesten quantitativen Bestimmungen der Hydrolysenprodukte, welche isoliert und in reinem Zustande gewogen wurden, sind die folgenden[11]):

Glykokoll	0,00%
Alanin	9,79%
Valin	1,88%
Leucin	19,55%
Prolin	9,04%
Phenylalanin	6,55%
Asparaginsäure	1,71%
Glutaminsäure	26,17%
Serin	1,02%
Tyrosin	3,55%
Arginin	1,55%
Histidin	0,82%
Lysin	0,00% [12])
Tryptophan	0,00%
Ammoniak	3,64%
Kohlehydrate	0,00%
	85,27%

Zein enthält keinen Stickstoff, der mit Formaldehyd reagiert[13]).

---

[1]) Kraft, Zeitschr. f. d. ges. Brauwesen **33**, 193—195 [1910].
[2]) Kossel u. Gawrilow, Zeitschr. f. physiol. Chemie **81**, 274—279 [1912].
[3]) Osborne u. Mendel, Zeitschr. f. physiol. Chemie **80**, 307—370 [1912]; Journ. of biol. Chemistry **13**, 233—276 [1912]; Science [N. S.] **37**, 185—191 [1913].
[4]) Henriques, Zeitschr. f. physiol. Chemie **60**, 105—118 [1909].
[5]) Baglioni, Atti della R. Accad. dei Lincei Roma [5] **19**, 512—517 [1910].
[6]) Baglioni, Atti della R. Accad. dei Lincei Roma [5] **22**, II, 721 [1912].
[7]) Baglioni, Atti della R. Accad. dei Lincei Roma [5] **20**, 36—39 [1911].
[8]) Baglioni, Atti della R. Accad. dei Lincei Roma [5] **21**, 665—667 [1912].
[9]) Lombroso, Arch. Farmacol. sperim. **13**, 73—96 [1912].
[10]) Dox, Journ. of biol. Chemistry **6**, 461—467 [1909].
[11]) Osborne u. Liddle, Amer. Journ. of Physiol. **26**, 295—304 [1910].
[12]) Osborne u. Leavenworth, Journ. of biol. Chemistry **14**, 481 [1913].
[13]) Kossel u. Gawrilow, Zeitschr. f. physiol. Chemie **81**, 274—279 [1912].

Glutenin (Bd. IV, S. 46).

Physiologische Eigenschaften: Ratten, deren einziges Nahrungsprotein Glutenin ist, können durch lange Perioden hindurch erhalten werden und zeigen normales Wachstum[1]). Glutenin wird von Menschen und Hunden ebenso vollständig ausgenutzt wie die stickstoffhaltigen Bestandteile des Fleisches[2]).

Maisglutelin (Bd. IV, S. 47).

Physiologische Eigenschaften: Junge Ratten wachsen in normaler Weise, wenn Maisglutelin das einzige Eiweiß der Nahrung bildet. Wenn eine Hälfte durch Zein, dem anderen Protein der Maiskörner, ersetzt wird, ist das Wachstum vermindert[3]).

Mucin (Bd. IV, S. 49).

Produkte der Hydrolyse: Das Mucin aus den Wurzeln von Dioscoria batatas gibt bei der Hydrolyse Glucosamin, Tyrosin, Leucin und Glutaminsäure[4]).

Phycoerythrin (Bd. IV, S. 49).

Zusammensetzung: 50,82% C, 7,01% H, 15,37% N, 1,60% S, 25,20% O; enthält keinen P.

Vorkommen: In vielen Florideenarten zusammen mit Phycocyan[5])[6]).

Darstellung: Die Algen werden, ohne daß man anhaftendes Seewasser entfernt, viele Tage lang mit toluolhaltigem Wasser ausgelaugt. Der filtrierte Extrakt wird mit so viel $(NH_4)_2SO_4$ versetzt, daß nicht sofort ein Niederschlag entsteht. Nach mehrtägigem Stehen krystallisiert Phycoerythrin aus zusammen mit Phycocyan, wenn dieses in der verarbeiteten Algenart vorhanden war. Es wird durch Umkrystallisieren aus verdünnter Ammonsulfatlösung gereinigt und kann von der Hauptmenge des Phycocyans durch fraktioniertes Lösen in Wasser gereinigt werden, in welchem es leichter als Phycocyan löslich ist. Durch weiteres Umkrystallisieren kann die Trennung vervollständigt werden. Wenn Phycoerythrin und Phycocyan in derselben Lösung vorhanden sind, scheidet sich das letztere zuerst ab, wenn man etwa 18 g $(NH_4)_2SO_4$ pro 100 ccm hinzufügt, Phycoerythrin aber erst nach Zusatz von 25 g pro 100 ccm. — Überwiegt jedoch Phycoerythrin, so fällt es zuerst aus[5]).

Physikalische und chemische Eigenschaften: Lösungen, die 1—2% reines Phycoerythrin in sehr verdünnter $(NH)_2SO_4$-Lösung enthalten, zeigen Krystallisation beim Zusatz von 5 g Ammonsulfat auf 100 ccm; die Krystallisation ist nach Zusatz von 12 g fast vollendet. — Eine krystallinische Abscheidung wird durch Zusatz von 30 g $MgSO_4$ pro 100 ccm erzeugt und ist erst vollständig nach der Sättigung der Lösung. — Phycoerythrin wird durch Sättigung mit NaCl nicht ausgefällt. — Es ist unlöslich in Wasser, aber löslich in verdünnten Neutralsalzlösungen, aus denen es durch Dialyse wieder ausgefällt werden kann. Es löst sich auch in sehr verdünnten alkalischen Lösungen, ist aber in Alkohol, Äther, Chloroform, Benzol, und Schwefelkohlenstoff unlöslich. — Lösungen von Phycoerythrin sind bei durchfallendem Licht carminrot und zeigen prächtige orange Fluorescenz. — Bei der Hydrolyse erhält man Leucin[7]); es gibt alle für die Proteine der Globulingruppe charakteristischen Reaktionen. — Es gehört zur Gruppe der Proteide, da es aus einem Protein und einem Farbstoff, der den Hämoglobinen ähnlich ist, besteht. — In sehr verdünnter $(NH_4)_2SO_4$- oder Na_2CO_3-Lösung gibt es beim Hinzufügen von sehr wenig Säure einen roten, flockigen Niederschlag, der in stark verdünnter Na_2CO_3-Lösung ohne Änderung der Farbe oder Fluorescenz löslich ist. In einem kleinen Überschuß von Säure wieder gelöst, erhält man eine rote Lösung mit schwach

---

1) Osborne u. Mendel, Journ. of biol. Chemistry **13**, 233—276 [1912]; Zeitschr. f. physiol. Chemie **80**, 307—370 [1912].
2) Mendel u. Fine, Journ. of biol. Chemistry **10**, 303—325 [1911].
3) Osborne u. Mendel, Zeitschr. f. physiol. Chemie **80**, 307—370 [1912].
4) Oshima u. Tadokoro, Journ. of Agriculture, Tokio **4**, 243—249 [1912].
5) Kylin, Zeitschr. f. physiol. Chemie **69**, 169—239 [1910].
6) Kylin, Zeitschr. f. physiol. Chemie **76**, 396—425 [1912].
7) Hanson, Proc. of the Chem. Soc. **25**, 117—118 [1909].

violettem Beiton ohne Fluorescenz. Das Proteid wird durch einen Überschuß von anorganischen Säuren zersetzt, ohne daß aber die Farbstoffkomponente angegriffen wird, welche man durch Schütteln der blauen Lösung mit Amylalkohol extrahieren kann. — Genügende Mengen Alkali vernichten die Fluorescenz, schwächen die Farbe ab und verwandeln sie allmählich in blauviolett, blaugrün und grün. Hierbei wird sowohl Phycoerythrin, als auch der Farbstoff zerstört. — Der Eiweißanteil wird durch Pepsin gespalten; die Farbstoffkomponente wird hierbei nicht angegriffen und kann durch Amylalkohol extrahiert werden. — Trypsin greift reines Phycoerythrin nicht an, hydrolysiert aber die Proteinkomponente nach der Vorbehandlung durch Säuren oder Hitze[1]).

Hitzekoagulation: Eine verdünnte neutrale Lösung von Phycoerythrin in Ammonsulfat gibt bei 73° einen flockigen Niederschlag, aber erst bei 90° ist die Koagulation vollkommen. Bei Hinzufügung von Essigsäure tritt schon bei 53—55° vollkommene Ausfällung ein[1]).

Spektroskopische Eigenschaften: Eine Lösung von Phycoerythrin zeigt drei Absorptionsstreifen, zwei zwischen D und E, mit Maxima bei $\lambda = 569 - 565\ \mu\mu$ und $541 - 537\ \mu\mu$ und einen zwischen E und F mit einem Maximum bei $\lambda = 498 - 492\ \mu\mu$ [1])[2]).

Phycocyan (Bd. IV, S. 49).

Vorkommen: Sehr verbreitet unter den Cyanophyceen, deren charakteristischer Farbstoff es ist. Es wurde auch bei einigen Florideen gefunden, z. B. Bangia fuscopurpurea, Batrachospermum Gallaei, B. moniliforme, Ceramium rubrum, Chondrus crispus, Dumontia filiformis, Lemanea fluviatilis, Porphyra hiemalis und P. umbilicalis[2]).

Darstellung: Die Algen werden mehrere Tage lang mit toluolhaltigem Wasser extrahiert. Der filtrierte Extrakt wird mit so viel $(NH_4)_2SO_4$ (ungefähr 15 g auf 100 ccm) versetzt, daß ein Niederschlag nicht sofort auftritt. Nach mehrtägigem Stehen krystallisieren Phycocyan und Phycoerythrin zusammen aus. Die Krystalle werden in sehr verdünnter $(NH_4)_2SO_4$-Lösung gelöst und beide durch fraktionierte Krystallisation getrennt. Dies Verfahren wurde bei Ceramium rubrum angewandt, welches etwa $^1/_{10}$ so viel Phycocyan wie Phycoerythrin enthält[1]).

Physikalische und chemische Eigenschaften: Phycocyan enthält eine Eiweißkomponente, die mit einem Farbstoff verbunden ist; es gehört also zu den Proteiden. Es gibt eine Anzahl ähnlicher Phycocyane, welche sich untereinander durch ihr spektroskopisches und krystallographisches Verhalten unterscheiden[2]). — Man hat drei Phycocyane unterschieden:

Blaugrünes Phycocyan: Die Lösungen sind blaugrün bis blau und blauviolett bei zunehmender Konzentration; sie zeigen karminrote Fluorescenz und einen Absorptionsstreifen im Orange mit einem Maximum bei λ 624—618 $\mu\mu$. Krystallisiert in hexagonalen Rhomboedern.

Blaues Phycocyan: Lösungen zeigen mit zunehmender Konzentration Farben von grünlich bis blau, indigoblau bis violett. Absorptionsstreifen im Orange, Maximum bei λ 615 bis 610 $\mu\mu$; ein schwächerer Streifen bei λ 577—573 $\mu\mu$. — Nicht krystallinisch gewonnen.

Blauviolettes Phycocyan: Lösungen wechseln mit zunehmender Konzentration die Farben von hellblau bis violettblau und violett. Absorptionsstreifen im Orange mit einem Maximum bei λ 618—613 $\mu\mu$, ein zweiter schwächerer im Grün mit dem Maximum bei λ 553—549 $\mu\mu$.

Es krystallisiert in rhombischen Platten, die stark dichromatisch sind, blau der kürzeren, violett der längeren Diagonale entlang. — Verdünnte Lösungen von Phycocyan zeigen bei schwach alkalischer Reaktion Fluoreszenz, aber nicht in neutralen $(NH_4)_2SO_4$-Lösungen.

Es scheidet sich aus einer Lösung, die etwa 0,25 g Phycocyan enthält, aus beim Zusetzen von ungefähr 8 g $(NH_4)_2SO_4$ auf 100 ccm; die Abscheidung wird nach Zusatz von 12 g pro 100 ccm beim Stehenlassen beinahe vollständig. Die Krystallisation beginnt auch beim Hinzufügen von 35 g $MgSO_4$ pro 100 ccm und ist bei der Sättigung der Lösung vollständig. — Es wird nicht durch Sättigung mit NaCl ausgefällt.

Phycocyan ist unlöslich in Wasser, löslich in schwach alkalischen Salzlösungen und wird aus diesen durch Dialyse krystallinisch ausgefällt; es zeigt also die Eigenschaften der Globuline. — Durch Säuren, Alkalien und Pepsin wird es in seine Komponenten gespalten.

---

[1]) Kylin, Zeitschr. f. physiol. Chemie **69**, 169—239 [1910].
[2]) Kylin, Zeitschr. f. physiol. Chemie **76**, 396—425 [1912].

Nach der Verdauung mit letzterem kann der Farbstoff durch Schütteln mit Amylalkohol entfernt werden. — Sehr verdünnte alkalische Lösungen sind grün mit brauner Fluorescenz [1]).

Farbenreaktionen: Es gibt alle für die Proteine charakteristischen Farbenreaktionen [1]).

Hitzekoagulation: Eine neutrale Salzlösung koaguliert vollständig bei 82°; eine schwach saure Lösung bei 46—48° [1]).

Proteine aus Milchsäften.

Krystallisiertes Eiweiß aus dem Milchsaft von Antiaris toxicaria.

Zusammensetzung: Bei 100° getrocknet gehen 15,73% Krystallwasser verloren. Wasserfrei enthält es 48,02% C, 5,71% H, 15,66% N, 7,20% S, 23,47% O [2]).

Darstellung: Die Rückstände des Milchsaftes von Antiaris toxicaria werden mit 85% Alkohol extrahiert, zuerst an der Luft, dann im Vakuum getrocknet. Die getrocknete Substanz wird mit dem 4 bis 5fachen ihres Gewichtes an 0,8% Essigsäure mehrere Stunden auf dem Wasserbade erhitzt und nach dem Abkühlen abgesaugt. Nachdem der Filterrückstand wieder in derselben Weise behandelt ist, werden die vereinigten Extrakte auf dem Wasserbade bis auf etwa $^1/_6$ des ursprünglichen Volumens eingeengt, worauf ein leicht flockiger Niederschlag abfiltriert wird. Das Filtrat wird weiter auf dem Wasserbade unter häufigem Umrühren so lange eingeengt, bis die sich an der Oberfläche ausscheidenden Krystalle nicht mehr beim Rühren lösen. Die Lösung läßt man dann einige Tage bei Zimmertemperatur stehen. Die schwach gefärbten Krystallmassen werden hierauf abfiltriert, gewaschen, wieder in destilliertem Wasser auf dem Wasserbade gelöst, filtriert und verdampft. Die sich beim Abkühlen nach 24 Stunden absetzenden Krystalle werden abgesaugt, gewaschen und zunächst über H_2SO_4, dann bei 100° getrocknet [2]).

Physikalische und chemische Eigenschaften: 100 Teile Wasser lösen bei 13° 0,58 Teile; löslicher in heißem Wasser, wenig löslich in Alkohol, aber nicht in Äther. Die wässerige Lösung reagiert schwach sauer. Scheidet sich aus heißen wässerigen Lösungen beim schnellen Abkühlen in Nadeln, beim langsamen Erkalten in Prismen ab. — Es löst sich leicht in verdünnter Essigsäure und scheidet sich beim Einengen unverändert krystallinisch aus. Löslich in verdünnter HCl, H_2SO_4, NaOH oder NH_4OH. Beim Erwärmen mit normaler HCl löst es sich und scheidet sich beim Erkalten unverändert in kleinen polyedrischen Krystallen ab, welche frei von HCl oder anorganischen Substanzen sind. Es gibt außer der Reaktion von Molisch alle Farbenreaktionen der Eiweißkörper. — Es wird durch Phosphorwolframsäure gefällt, aber nicht durch Ferrocyankalium und Essigsäure noch durch HNO_3 [2]).

Fällungsgrenze mit Ammonsulfat: Konzentrierte wässerige Lösungen zeigen bei 30% Sättigung Fällung, die bei 50% Sättigung vollständig ist [2]).

Produkte der Hydrolyse:

Glykokoll	0,31%
Alanin	8,99%
Valin	2,43%
Leucin	1,38%
Prolin	4,56%
Tyrosin	2,68%
Cystin	10,60%
	30,95%

Die Werte sind Minimalzahlen. Die Analyse wurde mit nur 16 g Substanz unter ungünstigen Bedingungen ausgeführt [2]).

[1]) Kylin, Zeitschr. f. physiol. Chemie **69**, 169—239 [1910].
[2]) Kotake u. Knoop, Zeitschr. f. physiol. Chemie **75**, 488—498 [1912].

Proteine der Tierwelt.

Von

Arthur Weil-Halle a. S.

a) Eigentliche Proteine.

Allgemeines über die Kardinalreaktionen (Bd. IV, S. 53).

Wenn man die Arbeiten der letzten drei Jahre auf dem Gebiete der Eiweißchemie überblickt, so fällt sogleich, im Gegensatz zu der älteren Literatur, auf, daß das Streben nach der „Entdeckung" neuer Proteine durch irgendwelche Modifikationen der bekannten Fällungsmethoden fast verschwunden ist. Man begnügte sich damit, das vorhandene Material aufzuarbeiten, die überlieferten, angeblich einheitlichen Proteine kritisch auf ihre Reinheit zu prüfen und versuchte, durch Verbesserung der speziellen analytischen Methoden eine neue Grundlage für eine Systematik auf chemischer Basis zu schaffen. — Zwar ist die vollständige Hydrolyse in Verbindung mit der Estermethode Emil Fischers trotz der unvermeidlichen Verluste [1]) noch immer die einzige Methode, mit der man einen ungefähren Überblick über den Gehalt eines Proteins an den verschiedenen Bausteinen erlangen kann, daneben hat es aber nicht an Versuchen gefehlt, durch partielle Hydrolysen (vgl. Kapitel „Peptone"), durch oxydativen Abbau und andere eingreifende Veränderungen des Eiweißmoleküls seine Konstitution aufzuklären. — Van Slyke [2]) beschrieb verschiedene Verbesserungen seiner Methode zur Bestimmung des Aminosäurenstickstoffs, welche auf der Reaktion primärer Amine mit salpetriger Säure unter Stickstoffbildung beruht, und es gelang ihm, mit ihrer Hilfe den Gehalt der Proteine an Monoaminosäuren-N einerseits und an Cystin, Histidin, Lysin und Arginin andererseits zu bestimmen [3]); hieran anschließend untersuchte er die Bedingungen für die vollständige Hydrolyse. — Neben dieser Analyse der Aminogruppe wurde auch die von Sörensen und seinen Mitarbeitern ausgearbeitete Titrierung der Carboxylgruppen zur Lösung der verschiedensten biologischen Fragestellungen verwandt [4]), und Denis schließlich bearbeitete die Ammoniakbestimmung in Proteinen [5]). — Die beiden ersten Methoden beruhen auf der Annahme einer peptidartigen Bindung der Aminosäuren; die freie Aminostickstoffgruppe ist fast immer durch die endständige Aminogruppe des Lysins bedingt [6]); außer der Amino-Carboxylgruppenkupplung sollen auch noch thiopolypeptidartige Bindungen vorkommen, $\cdot NH\cdot CH_2\cdot CS$ [7]); doch ist ihr Vorhandensein vorläufig noch nicht sicher bewiesen. — Die durch die Doppelnatur des Eiweißes als Base und Säure bedingte große Reaktionsfähigkeit wurde benutzt, um die verschiedensten organischen und anorganischen Verbindungen (P, As, Fe) darzustellen [8]).

---

[1]) Abderhalden u. Weil, Zeitschr. f. physiol. Chemie **74**, 445 [1911]; **77**, 59 [1912].

[2]) D. D. van Slyke, Journ. of biol. Chemistry **10**, 15 [1911]; Handbuch der biochem. Arbeitsmethoden **5**, II, 995 [1911]; **6**, 278 [1912]. — Klein, Journ. of biol. Chemistry **10**, 287 [1911].

[3]) D. D. van Slyke, Journ. of biol. Chemistry **12**, 295 [1912].

[4]) Jessen-Hansen, Handbuch der biochem. Arbeitsmethoden **6**, 262 [1912]. — Henriques u. Gjaldbaek, Zeitschr. f. physiol. Chemie **75**, 363 [1911]. — Obermayer u. Willheim, Biochem. Zeitschr. **38**, 331 [1912]; **50**, 369 [1913].

[5]) Denis, Journ. of biol. Chemistry **8**, 427 [1910].

[6]) D. D. van Slyke u. Birchard, Proc. Soc. experim. biol. and med. **9**, 113 [1912].

[7]) Johnson u. Burnham, Journ. of biol. Chemistry **9**, 331 [1911].

[8]) Wolff & Co., D. R. P., Kl. 12p, Nr. 237 713 und 247 189; Chem. Centralbl. **1911**, II, 1079; **1912**, II, 163. — Bongiovanni, Gazz. chim. ital. **43**, 161 [1913]. — Röhmann u. Shmamine, Biochem. Zeitschr. **42**, 235 [1912].

(Näheres vgl. bei den einzelnen Proteinen.) Auch wurde versucht, neue Elemente direkt in das Molekül einzuführen; bei der Jodierung erhielt man so Eiweißkörper, die ihre biologische Artspezifität vollständig verloren hatten[1]).

Physikalische und chemische Eigenschaften:[2]) Reine Eiweißlösungen erniedrigen die Oberflächenspannung nicht, wohl aber nach Zusatz von Säuren, Laugen und Neutralsalzen[3]); die Spaltprodukte der Säurehydrolyse, nicht aber die der tryptischen Verdauung, erniedrigen ebenfalls[4]). Die Viscosität hängt ausschließlich von der Menge der nicht dissoziierten Moleküle ab, und zwar entspricht einer Verminderung der Oberflächenspannung, die in einer Vermehrung der Tropfenzahl am Traubeschen Zähler zum Ausdruck kommt, eine Konzentrationsvermehrung dieser Moleküle[5]).

Fällungsreaktionen. Hitzekoagulation: Bei der Ausfällung von Proteinen aus sauren Lösungen in der Hitze tritt eine allmähliche Abnahme der Acidität der Lösung ein, da das ausgefallene Eiweiß Säure bindet; erhält man die Acidität auf konstantem Niveau, so verläuft die Koagulation als Reaktion erster Ordnung nach der reversiblen Dissoziationsgleichung (Salzsäure als Beispiel gewählt): Proteinhydrochlorid $\rightleftarrows$ Protein + $H^{\cdot} + Cl^{-}$, und zwar von rechts nach links unter Ausfällung des Säureproteins, wenn die gebundene Säure nicht ersetzt wird[6]). — Die Verminderung der $H^{\cdot}$-Konzentration bei der Hitzekoagulation ist um so bedeutender, je stärker die angewandte Säure ist. Bei reinen Proteinlösungen ist die für die Fällung günstigste $H^{\cdot}$-Konzentration von dem Prozentgehalt der Lösung abhängig; sie ist $p_H = 4{,}60$ bis 4,94[7]) (Michaelis und Rona: 5,52). — Die günstigste Acidität für Präcipitation in Abwesenheit von Elektrolyten liegt bei einer $H^{\cdot}$-Konzentration von 3×10^{-6}[8]).

Hemmend wirken auf die Hitzekoagulation Formaldehyd und schweflige Säure (0,7% SO_2), welche die Viscosität der Lösungen erhöhen; As_2O_3, H_2S und $NaNO_2$ sind ohne Einfluß[9]). — Bei der Wärmegerinnung werden keine Volumenschwankungen beobachtet[10]) — Gayda beobachtete Volumzunahme, die schon unterhalb des Koagulationspunktes einsetzte[11]).

Fällung durch Schwermetallsalze: Gegenüber der Annahme, daß die Bildung von Metallalbuminaten auf typischen Adsorptionserscheinungen beruhe, versucht man jetzt, diese Vorgänge als rein chemische Salzbildungen zu erklären[12])[10])[14]). Bei der Fällung von Eiweiß aus Serum durch Zinksulfat geht stets die gleiche Menge Zn in den Niederschlag, unabhängig von der Konzentration der Salzlösung[12]); 1 g Eiweiß nimmt bei maximaler Bindung 0,0288 g Fe auf[13]). — Eiseneiweißniederschläge lösen sich mit zunehmender Konzentration des Salzes wieder auf; bei weiterem Zusatz tritt ein zweites Fällungsmaximum ein, das abhängig von der Konzentration des Anions ist, und zwar nimmt die Wiederfällbarkeit ab in der Reihenfolge $SO_4 > NO_3 > Cl$. Bei Cu-Salzen, bei $AgNO_3$ und $HgCl_2$ fehlt dies Phänomen des zweiten Fällungsmaximums; keine Fällung erzeugen die Chloride der zweiwertigen Kationen Fe, Co, Mn und Cd[13]). In den durch Eisenverbindungen, durch $CuSO_4$, $Cu(NO_3)_2$, $HgCl_2$ und $ZnSO_4$ gefällten Proteinen ist die biologische Spezifität unbeeinflußt geblieben; sie erzeugen Antikörper, die auf die Eiweißkomponente des Metallalbuminats eingestellt sind[15]). — Der Koagulationspunkt liegt beim Zn- und Hg-Albuminat höher, beim Mn- und Cu-Albuminat tiefer als beim reinen Eiweiß; Fe-Albuminat wird beim Kochen nicht verändert[16]).

---

1) Neuberg, Biochem. Zeitschr. **29**, 420 [1910]. — Wheeler u. Mendel, Biochem. Zeitschr. **27**, 261 [1910]; **29**, 417 [1910]; Journ. of biol. Chemistry **7**, 1 [1909]. — Schittenhelm u. Ströbel, Zeitschr. f. experim. Pathol. u. Ther. **11**, 102. [1912].

2) Robertson, Die physikalische Chemie der Proteine. Dresden 1912.

3) Ringer, Van Bemmelen-Festschrift, Utrecht 1910, S. 243; Chem. Centralbl. **1911**, I, 573.

4) Rona u. Michaelis, Biochem. Zeitschr. **41**, 163 [1912].

5) Bottazzi u. d'Agostino, Atti della R. Accad. dei Lincei Roma [5] **21**, 221, 561 [1912].

6) Chick u. Martin, Journ. of Physiol. **43**, 1 [1911]; **45**, 61, 261 [1912].

7) Sörensen u. Jürgensen, Biochem. Zeitschr. **31**, 397 [1911].

8) Chick u. Martin, Journ. of Physiol. **45**, 294 [1912].

9) Memaretti, Arch. Farmac. sperim. **14**, 460 [1912].

10) Galeotti, Zeitschr. f. physiol. Chemie **78**, 421 [1912].

11) Gayda, Biochem. Zeitschr. **39**, 400 [1912].

12) Lippich, Zeitschr. f. physiol. Chemie **74**, 360 [1911].

13) Pauli u. Flecker, Biochem. Zeitschr. **41**, 461 [1912]. — Pauli, Archiv f. d. ges. Physiol. **136**, 483 [1911].

14) Pfeiffer u. v. Modelski, Zeitschr. f. physiol. Chemie **81**, 329 [1912].

15) Ditthorn u. Schultz, Zeitschr. f. Immunitätsforschung u. experim. Therapie, I. Teil, **14**, 103 [1912].

16) Cervello u. Varvaro, Archiv f. experim. Pathol. u. Pharmakol. **70**, 369 [1912].

Der in der Klinik geübte Nachweis von Eiweiß durch Fällung mit $CuSO_4$ und Natronlauge (Stutzer-Barnstein) gibt dieselben Resultate wie Tanninfällung [1]). — Bei Fällungen mit Schwermetallsalzen tritt Volumenzunahme ein [2]).

Fällung durch Säuren: Die neutralisierende Kraft der Proteine gegen anorganische Säuren und Basen beruht nicht auf der Salzbildung mit den freien NH_2- und COOH-Gruppen; denn die Eiweißverbindungen enthalten Säuren und Basen in nichtionisierbarer Form. Da aber bei der Elektrolyse Dissoziation eintritt mit Wanderung an Proteinresten nach der Anode und Kathode, muß man annehmen, daß das Molekül an der Peptidbindung dissoziiert nach folgendem Schema:

$$—N \cdot HOC— + KOH = —\overset{\displaystyle H}{\underset{\displaystyle OH}{N''}} + KOC^{\cdot\cdot}—$$

und

$$—N \cdot HOC— + HCl = —\overset{\displaystyle H}{\underset{\displaystyle Cl}{N''}} + HOC^{\cdot\cdot}— \quad ^{3})$$

Die Fällung von Eiweiß mit Pikrinsäure und Citronensäure (Esbachs Reagens) ist nicht quantitativ [4]) [5]) auch nicht durch Essigsäure und Trichloressigsäure [6]). — Die Bindung von HCl an Eiweiß nimmt mit steigender Säurekonzentration zu bis zu einem bestimmten Maximum, über das hinaus keine Säure mehr gebunden wird [7]). — Die Fällung scheint abhängig zu sein von dem Grad der elektrolytischen Dissoziation [8]).

Koagulation durch Elektrizität: Bei sehr hohen Potentialen beginnt Eiweiß an den Elektroden zu koagulieren [9]).

Farbenreaktionen. Reaktion mit Triketohydrindenhydrat (Ninhydrin): Alle Verbindungen, welche neben einer Carboxylgruppe eine Aminogruppe in α-Stellung enthalten, geben mit einer Lösung des Reagens nach dem Kochen und Wiedererkalten blaue bis violette Färbung. Der Nachweis von Aminosäuren ist sehr scharf; Alanin und Glykokoll werden noch in einer Verdünnung von 1 : 10 000 erkannt [10]) [11]).

Triformoxim (Trioxyiminomethylen Kahlbaum), $(H_2C:NOH)_3$ in rauchender Schwefelsäure gelöst (0,1—0,15 : 100) gibt bei der Überschichtung oder beim Schütteln mit Eiweißlösungen eine rein violette Färbung, die sich lange und unverändert hält; Tryosin gibt keine Reaktion [12]).

Paraformaldehyd: Farbenreaktion wie beim Triformoxim; Tyrosin gibt grüne Färbung [12]).

Xanthoproteinreaktion: Bei der Nitrierung von Seidenfibroin konnte Mononitrotyrosin isoliert werden, das wahrscheinlich die Ursache der Gelbfärbung ist [13]).

Liebermannsche Reaktion: Nur Eiweißkörper, die Tryptophan und zugleich eine Hexosegruppe enthalten, geben die Reaktion; beim Erwärmen mit Salzsäure entsteht zunächst aus der Hexose ω-Oxymethylfurfurol, welches mit Tryptophan die charakteristische blauviolette Färbung gibt [14]).

Nitroprussidnatrium in 4—5proz. Lösung gibt unter Zusatz von Ammoniak mit Eiweißlösungen intensiv purpurrote Färbung, die nach etwa 15 Minuten, bei Zufügung von Essigsäure sofort, verblaßt. Es reagieren nicht: Ovomucoid des Hühnereies, Serumeiweiß und

---

1) Westhauser, Zeitschr. f. physiol. Chemie **72**, 363 [1911].
2) Galeotti, Zeitschr. f. physiol. Chemie **78**, 421 [1912].
3) Robertson, Journ. of physical. Chemistry **15**, 521 [1911].
4) Pfeiffer, Berl. klin. Wochenschr. **1912**, Nr. 3.
5) Moewes, Deutsche med. Wochenschr. **1912**, Nr. 22.
6) Vallery, Compt. rend. de l'Acad. des Sc. **153**, 1243; **155**, 417 [1912].
7) Manabe u. Matula, Biochem. Zeitschr. **52**, 369 [1913].
8) Heard, Journ. of Physiol. **45**, 27 [1912].
9) Northrup, Journ. of the Franklin Inst. **175**, 413 [1913].
10) Ruhemann, Transactions of the Chem. Soc. **97**, 2025 [1910].
11) Abderhalden u. Schmidt, Zeitschr. f. physiol. Chemie **72**, 37 [1911].
12) Lewin, Berichte d. Deutsch. chem. Gesellschaft **46**, 1796 [1913].
13) Inouye, Zeitschr. f. physiol. Chemie **81**, 80 [1912].
14) Eckenstein u. Blanksma, Chemisch Weekblad **8**, 313 [1911].

die Proteine der Se- und Exkrete des Organismus (Speichelmucin, Milchcasein usw.). — Die Reaktion ist charakteristisch für Cystin, da alle anderen bekannten Aminosäuren keine Färbung geben[1][2][3]).

Anhydridreaktion nach Bardach: Aus verdünnten Eiweiß-, Pepton- und Albuminoidlösungen fallen beim Zusatz von alkoholischer Jodoformlösung und wenig Aceton nicht die charakteristischen hexagonalen CHJ_3-Plättchen aus, sondern gelbe Nadeln. Diese Veränderung der Krystallform ist charakteristisch für innere Anhydride; man kann also anzunehmen, daß im Eiweißmolekül ein Komplex —CO—O— vorhanden sein muß[4]). — Weismann bestreitet die Spezifität der Reaktion, da auch schon Aminosäuren die Krystallisation des Jodoforms im obigen Sinne zu beeinflussen vermögen[5]).

Reaktion nach Hopkins und Cole (Modifikation nach Adamkiewicz): Die Reaktion fällt nur mit käuflicher Schwefelsäure, nie mit chemisch reiner, positiv aus; dies beruht wahrscheinlich auf der Verunreinigung durch irgendwelche oxydierend wirkende Substanzen[6]).

Albumine (Bd. IV, S. 58).

Allgemeine Reaktionen: Eine Lösung von Sublimat 10 g, Citronensäure 20, Kochsalz 20 und Wasser 500 gibt mit Albuminen noch in der Verdünnung von 1 : 120 000 eine erkennbare Trübung, während Mucinlösungen klar bleiben[7]). — Beim Fällen von Albuminen mit Trichloressigsäure und Tannin unter Zusatz von Säurefuchsin wird ein Teil des Farbstoffes mitgerissen; durch Vergleich des Filtrates mit einer Normallösung kann man das gefällte Fuchsin und damit angeblich die entsprechende Eiweißmenge berechnen[8]).

Serumalbumin (Bd. IV, S. 58).

Zusammensetzung: 2,04% S, 0,21% Kohlehydrate, kein P[9]). — Histidin 2,44%, Arginin 4,43%, Lysin 8,15%[10]).

Vorkommen: Durch Fällung mit $MgSO_4$ kann man Blutserum leicht in drei Fraktionen trennen, in eine einheitliche Albumin- und zwei isomere Globulinfraktionen[11]). In Prozenten des gesamten Serumproteins enthält Serum vom Pferd 57% Albumine, Kaninchen 72%, Maus 74%, Rind 42%[12]).

Koagulation: Die Volumenzunahmen beim langsamen Erhitzen der Lösungen sind sehr gering und beginnen schon unterhalb der Koagulationstemperatur. — Beim Lösen des Serumalbumins findet eine merkliche Kontraktion im Dilatometer statt; es handelt sich hierbei also anscheinend um eine Absorption, um eine echte Lösung des Wassers in der Substanz der kolloidalen Teilchen[13]). — Serum koaguliert nach 15—30 Minuten Erhitzen vollständig aus[14]). — Wenn man eine klare Lösung zur Hälfte mit $(NH_4)_2SO_4$ sättigt, mit Essigsäure ansäuert und zwei Minuten lang kocht, dann mit Wasser verdünnt, so findet man bei dem ausgefallenen Albumin eine Erniedrigung der Gerinnungspunkte, und zwar 10° für den unteren, 3° für den oberen, die auch nach weiterem Umfällen bestehen bleibt[15]). Die Hitzekoagulation des Serumalbumins verläuft in zwei Stadien; das Albumin des ersten Stadiums erhält durch Lösen in Salzsäure wieder die Eigenschaften des genuinen Proteins; bei weiterem Erhitzen entsteht ein irreversibles Denaturierungsprodukt, das in Säuren schwer löslich ist[16]). — Das Koagulations-

1) Hausmann u. Heffter, Beiträge z. chem. Physiol. u. Pathol. **5**, 213 [1904].
2) Heffter, Archiv f. experim. Pathol. u. Pharmakol. **51**, 175 [1904].
3) Arnold, Zeitschr. f. physiol. Chemie **70**, 300 [1911].
4) Bardach, Zeitschr. f. physiol. Chemie **54**, 355 [1908]; Chem.-Ztg. **35**, 934 [1911].
5) Weismann, Biochemical Bulletin **1**, 538 [1912].
6) Mottram, Biochemical Journ. **7**, 249 [1913].
7) Jolles, Zeitschr. f. physiol. Chemie **81**, 205 [1912].
8) Claudius, Münch. med. Wochenschr. **1912**, II, 2218.
9) Bywaters u. Tasker, Journ. of Physiol. **47**, 149 [1913].
10) Lock u. Thomas, Zeitschr. f. physiol. Chemie **87**, 74 [1913].
11) Hardy u. Gardiner, Journ. of Physiol. **40**, 18 [1910].
12) Robertson, Journ. of biol. Chemistry **13**, 327 [1913].
13) Gayda, Biochem. Zeitschr. **39**, 400 [1912].
14) Sörensen u. Jürgensen, Biochem. Zeitschr. **31**, 397 [1910].
15) Micko, Zeitschr. f. Unters. d. Nahr.- u. Genußm. **21**, 646 [1911].
16) Michaelis u. Rona, Biochem. Zeitschr. **29**, 494 [1910].

optimum ist dasselbe wie die H·-Konzentration des isoelektischen Punktes, nämlich $= 2 \times 10^{-11}$ [1]).

Physikalische und chemische Eigenschaften: Der Brechungsindex für Serumalbumin ist in Wasser und $^3/_8$ gesättigter $(NH_4)_2SO_4$-Lösung = 0,00177(±0,00008). Mit ihm kann man den Gehalt des Serums an Albuminen berechnen: 5,4% [2]). — Das Molekulargewicht wird zu 2774 aus den Analysen des benzoylierten Jodpferdeserumalbumins berechnet (Jod : Benzoyl = 2 : 3) [3]). Die Goldzahl für Serumalbumin ist 0,01—0,09 [4]). Die Viscosität von Albuminlösungen wird bei Zusatz von kolloidalem Gold um 7,4% herabgesetzt [5]).

Halogensubstituiertes Serumalbumin: Koaguliertes Serumalbumin nimmt in Methylalkohol 28,48% J und 20,49% Br auf; das jodierte Albumin ist von rotbrauner Farbe, die beim Kochen mit konzentriertem Eisessig nicht verändert wird, nach dem Behandeln mit Aceton ins Gelbe umschlägt. Beim Kochen mit verdünnten Mineralsäuren und Wasser, in dem es kalt ebenso wie in den organischen Lösungsmitteln unlöslich ist, entsteht ein neuer Körper mit 16% Jodgehalt, der in Alkohol löslich ist und hieraus mit Äther gefällt werden kann. — Nach dem Erhitzen mit Essigsäure entsteht eine Verbindung mit nur 24,5% J, beim Schütteln mit Aceton eine solche mit 14% J. — Durch Trypsin und Pepsin wird Jodserumalbumin leicht verdaut [6]).

Physiologische Eigenschaften: Bei Verfütterung von Antipyrin vermehrt sich Serumglobulin auf Kosten des Albumins; aus dem letzteren soll hierbei der S des Cystins abgespalten und dieses in Glykokoll verwandelt werden, um zur Synthese des Globulins zu dienen [7]).

Hydrolyse: Beim Kochen mit KOH, NaOH, K_2CO_3, Na_2CO_3 und $Ca(OH)_2$ bildet sich aus Serumalbumin Harnstoff, während reines oder angesäuertes Wasser beim Sieden keine Veränderungen bewirkt [8]). — Erwärmen mit Na_2CO_3-Lösung, eine Stunde auf 60° bei einer 2% Albuminlösung, ergibt ein „künstliches Globulin", das 1,61% S, 0,21% Kohlehydrate und 0% P enthält, so daß es sich hier nur um eine Bildung von Alkalialbuminat handelt [9]). (Vgl. Serumglobulin.)

Benzoylierung: In $NaHCO_3$-Lösung benzoyliertes Serumalbumin enthält: 1. aus Pferdeserum: 58,47% C, 6,50% H, 13,39% N, 1,03% S, 0,23% Asche. 2. aus Rinderserum: 57,92% C, 6,47% H, 13,65% N [10]).

Ovalbumin = Eieralbumin (Bd. IV, S. 66).

Zusammensetzung: Das flüssige Weiße (Albumen) des Hühnereies enthält: 81,71% H_2O, 0,4% Asche, 1,75% N, 0,55% Traubenzucker = 4,47% der Trockensubstanz. Der flüssige Dotter enthält: 49,73% H_2O, 1,44% Asche, also 48,83% organische Substanz, 2,49% N, 0,27% Dextrose = 0,54% der Trockensubstanz [11]).

Physikalische und chemische Eigenschaften: Aus dem Diffusionskoeffizienten und der inneren Reibung einer Ovalbuminlösung wird das Molekulargewicht 73 000 berechnet [12]). — Beim Einführen zweier Kupferdrähte in die Pole eines Eies kann man elektromotorische Kräfte im Eiweiß nachweisen; bei sehr hohen Potentialen tritt an den Elektroden Gerinnung ein [13]).

Koagulation: Der Gerinnungspunkt des Ovalbumins wird nach zweimaligem Aussalzen um 3° erniedrigt [14]).

Neutralsalze: Hühnereiweiß besitzt sauren und stärkeren basischen Charakter. Mit Säure gegen Lackmus neutralisiert, beträgt das Bindungsvermögen 7×10^{-5} Gramm-Äquivalente pro g. In stark saurer oder alkalischer Lösung wächst das Bindungsvermögen für beide bis

---

[1]) Michaelis u. Davidsohn, Biochem. Zeitschr. **33**, 456 [1911].
[2]) Robertson, Journ. of biol. Chemistry **11**, 179 [1912].
[3]) Blum u. Umbach, Zeitschr. f. physiol. Chemie **88**, 285 [1913].
[4]) Heubner u. Jacobs, Biochem. Zeitschr. **58**, 352 [1913].
[5]) Jacobs, Biochem. Zeitschr. **58**, 343 [1913].
[6]) Krzemecki, Anzeiger d. Akad. d. Wissensch. Krakau, Reihe A, **1911**, 470.
[7]) Breindl, Archiv f. experim. Pathol. u. Pharmakol. **65**, 309 [1911].
[8]) Fosse, Compt. rend. de l'Acad. des Sc. **154**, 1819 [1912].
[9]) Bywaters u. Tasker, Journ. of Physiol. **47**, 149 [1913].
[10]) Blum u. Umbach, Zeitschr. f. physiol. Chemie **88**, 285 [1913].
[11]) Kojo, Zeitschr. f. physiol. Chemie **75**, 1 [1911].
[12]) Herzog, Zeitschr. f. Elektrochemie **16**, 1003 [1910].
[13]) Northrup, Journ. of the Franklin Inst. **175**, 413 [1913].
[14]) Micko, Zeitschr. f. Unters. d. Nahr.- u. Genußm. **21**, 646 [1911].

zu einem konstanten maximalen Grenzwert, der für Säurebindung mehr als 100×10^{-5}, für Basen 50×10^{-5} pro g Eiweiß beträgt. — Die Leitfähigkeitsabnahme von KOH- und HCl-Lösungen beim Zusatz von Ovalbumin ist eine Funktion der Eiweißkonzentration[1]).

Halogensubstitutionsprodukte: In methylalkoholischer Suspension nimmt Eieralbumin 28,29—29,6% J und 18,05% Br auf. Nach dem Kochen der Jodkörper mit Essigsäure werden ca. 5% J abgespalten, beim Behandeln mit Aceton hinterbleibt eine Verbindung mit 15,63% J, mit Natriumthiosulfat eine solche von nur 6,26% J. — Farbe des Jodovalbumins rotbraun; nach dem Behandeln mit Aceton gelb. Es ist in kaltem Wasser und den organischen Lösungsmitteln unlöslich; nach dem Kochen mit Wasser und verdünnten Säuren entsteht unter Abspaltung von ca. 10% J ein alkohollösliches, durch Äther fällbares Produkt[2]).

Hydrolyse: Beim Kochen mit Laugen wird Harnstoff abgespalten[3]). — Pepsin bildet in salzfreien Lösungen mit Ovalalbumin eine Adsorptionsverbindung, auch nach dem Inaktivieren; sie ist wenig löslich in Ovalbumin, leichter in einem Überschuß von Pepsin und unabhängig von der $H^{\cdot}$-konzentration[4]).

Lactalbumin (Bd. IV, S. 79).

Vorkommen: Die Individualität von Milchcasein und von Milchalbumin ist nicht einwandfrei festgestellt[5]). — Beide sind anscheinend identisch und unterscheiden sich nur durch das Drehungsvermögen: —30° für Lactalbumin, —116° für Casein; es wird deshalb auch als β-Casein bezeichnet. In 1 Liter Milch sind 0,57—4,74 g (im Mittel 2,91 g) β-Casein enthalten[6]).

Koagulation: Nach dem Aussalzen des Lactalbumins aus der ursprünglichen Lösung ist der Gerinnungspunkt um etwa 25° erniedrigt. — Bei 50% Sättigung mit Salz und gleicher Albuminkonzentration liegen die Gerinnungspunkte der $MgSO_4$-haltigen Lösungen etwa 45° höher als bei der Sättigung mit $(NH_4)_2SO_4$ [7]).

Serumglobulin (Bd. IV, S. 82).

Zusammensetzung: 1,17% S, 3,23% Kohlehydrate und P[8]). Globulin gewonnen nach Fällung mit 34% $(NH_4)_2SO_4$ [40%]: 0,81% [1,28%] Histidin, 3,65% [3,42%] Arginin, 4,57% [4,83%] Lysin[9]).

Vorkommen: Im Blutplasma sind wahrscheinlich zwei isomere Globuline vorhanden[10]) [11]).— In Prozenten des gesamten Serumproteins bilden die unlöslichen Globuline im Serum vom Pferd 4,2%, Kaninchen 5,2%, Maus 7,4%; die gesamten Globuline: Pferd 43%, Rind 58%, Kaninchen 28%, Maus 26% [12]). — Die Pferdelymphe enthält 35,35‰ Globuline und 43,0‰ koagulierbares Eiweiß bei einem N-Gehalt von 7,17‰ [13]).

Darstellung: Die allgemein gebräuchlichen Methoden der fraktionierten Eiweißfällung im Serum mit Ammonsulfat geben stets unrichtige, und zwar zu hohe Werte. Auch die Zahlen, die für das Gesamtglobulin, also bei der Fraktionierung durch Halbsättigung mit $(NH_4)_2SO_4$, angegeben werden, sind viel zu hoch; je weniger verdünnt das Serum ist, desto größer wird der Fehler. Es empfiehlt sich deshalb, vor dem Fällen stark zu verdünnen, und die Niederschläge stets mit der für sie spezifischen Ammonsulfatlösung auszuwaschen[14]). — Die Präcipitationsmethoden führen nur dann zu einheitlichen Verbindungen, wenn folgende Bedingungen eingehalten werden: Die Substanzen müssen Konstanz der Fällung innerhalb enger Grenzen zeigen,

---

1) Robertson, Journ. of physical. Chemistry **14**, 709 [1910].
2) Krzemecki, Anzeiger d. Akad. d. Wissensch. Krakau, Reihe A, **1911**, 470.
3) Fosse, Compt. rend. de l'Acad. des Sc. **154**, 1819 [1912].
4) Rohonyi, Biochem. Zeitschr. **53**, 179 [1913].
5) Vandervelde, Biochem. Zeitschr. **29**, 461 [1910].
6) Lindet u. Amman, Compt. rend. de l'Acad. des Sc. **142**, 1282 [1906]; **157**, 307 [1913].
7) Micko, Zeitschr. f. Unters. d. Nahr.- u. Genußm. **21**, 646 [1911].
8) Bywaters u. Tasker, Journ. of Physiol. **47**, 149 [1913].
9) Lock u. Thomas, Zeitschr. f. physiol. Chemie **87**, 74 [1913].
10) Gardiner, Journ. of Physiol. **40**, XVIII [1910].
11) Haslan, Journ. of Physiol. **44**, XIII [1912].
12) Robertson, Journ. of biol. Chemistry **13**, 327 [1913]. — Woolsey, Journ. of biol. Chemistry **14**, 433 [1913].
13) Zaribnicky, Zeitschr. f. physiol. Chemie **78**, 327 [1913].
14) Wiener, Zeitschr. f. physiol. Chemie **74**, 29 [1911].

und sie dürfen durch dieselben Salzlösungen nicht weiter spaltbar sein[1]). — Aus dem Serum kann man so zwei einheitliche Globuline gewinnen: 1. ein wasserunlösliches, das Phosphor enthält und durch $^1/_3$-Sättigung mit $(NH_4)_2SO_4$ gefällt wird; 2. ein wasserlösliches, P-freies Pseudoglobulin, das bei $^1/_3$-Sättigung ausfällt[1]). — Moll beschrieb die Darstellung eines künstlichen Globulins aus Serumalbumin durch Erhitzen des letzteren mit verdünntem Alkali auf 55—60°, wobei S abgespalten wurde und ein Körper entstand, der alle Eigenschaften des natürlichen Pseudoglobulins besaß[2]). — Nach Gibson handelt es sich hier um ein Zwischenprodukt der alkalischen Hydrolyse des Albumins und nicht um eine Umwandlung in ein Globulin, da durch Erhitzen mit NaOH aus Serumalbumin kein Glykokoll, das im Globulin vorhanden ist, gebildet werden kann[3]). Die Stickstoffanalysen der drei Proteine ergaben folgende Zahlen.

	Künstliches Pseudoglobulin	Normales Pseudoglobulin	Serumalbumin[4])
Amidstickstoff	0,64	0,99	1,01
Nichtbasischer Stickstoff. . . .	9,41	10,72	9,61
Basischer Stickstoff	9,82	3,44	5,30
Melaninstickstoff	0,15	0,44	0,16

Physikalische und chemische Eigenschaften: Um das Löslichkeitsvermögen von Salzen und Säuren für Globulin zu bestimmen, wird die Menge der $^1/_{10}$n-Lösung gesucht, welche nötig ist, um 10 ccm der Globulinsuspension auf denselben Aufhellungsgrad zu bringen. So wurde gefunden, daß Serumglobulin in den Salzen mehrwertiger Metalle und Säuren leichter löslich ist als in denen einwertiger[5]). — Der Refraktionsindex wird durch wiederholtes Fällen und Lösen in KOH nicht verändert; man kann aus ihm den Gehalt des Serums an Gesamtglobulin zu 3,1% berechnen (unlösliches Globulin 0,76%; lösliches 2,34%)[6]). — Der Wert a (Änderung des Brechungsindex einer Lösung von 1 g Globulin) aus der Gleichung $\frac{n - n_1}{c}$ berechnet (n = Refraktionsindex für die Proteinlösung, n_1 für das Lösungsmittel, c = Konzentration des Globulins in Prozenten) ist für unlösliches Serumglobulin: in schwach saurem oder alkalischem Wasser 0,00229 (für „Pseudoglobulin II" 0,00230)[7]); in alkalischem 25 proz. Alkohol 0,00202; in 50 proz. alkalischem Alkohol 0,00119; in 25 proz. Aceton 0,00229; in 50 proz. Aceton 0,00146[8]). — Die Goldzahl für Serumglobulin ist ca 0,02[9]).

Salze: Die gegen Phenolphthalein neutralen alkalischen und erdalkalischen Serumglobinatlösungen dissoziieren nach dem Ostwaldschen Verdünnungsgesetz für binäre Elektrolyte; das Molekül zerfällt hierbei in zwei Ionen mit verschiedenen Geschwindigkeiten, von denen das eine den anorganischen Bestandteil in nicht dissoziierbarer Form enthält. Der Wert $\varrho \cdot (v_1 + v_2)$ (ϱ = Zahl der äquivalenten Grammoleküle Globinat, die einem Grammolekül Base entsprechen; v_1 und v_2 die Ionengeschwindigkeiten) ist für die Alkaliglobinate doppelt so groß wie für die Erdalkalisalze. Das Molekül der letzteren besteht aus zwei verbundenen Globulinen, die in der Lösung in zwei vierwertige Proteinionen dissoziieren[10]).

Benzoylierung: In $NaHCO_3$-Lösung benzoyliert entstehen Verbindungen von folgender Zusammensetzung: 1. aus Pferdeserum; 57,13% C, 6,74% H, 13,47% N, 0,73% S, 0,38% Asche. 2. aus Rinderserum: 56,59% C, 6,66% H, 14,06 % N, 0,58% S, 0,44% Asche[11]).

Physiologie und Pathologie: Bei der Fütterung von Antipyrin an Hunde wird das Serumglobulin auf Kosten des Albumins vermehrt[12]). — In der Ascitesflüssigkeit kann man nach der Essigsäurefällung die Globuline in zwei Fraktionen trennen, in eine, welche in 0,6% NaCl

---

1) Haslan, Journ. of Physiol. **44**, XIII [1912].
2) Moll, Beiträge z. chem. Physiol. u. Pathol. **4**, 563 [1904]; **6**, 311 [1906].
3) Gibson, Journ. of biol. Chemistry **12**, 62 [1912].
4) Osborne u. Harris, Journ. of the Amer. Chem. Soc. **25**, 323 [1903].
5) Schryver, Proc. of the Roy. Soc. B, **83**, 96 [1910].
6) Robertson, Journ. of biol. Chemistry **11**, 179 [1912].
7) Reiss, Beiträge z. chem. Physiol. u. Pathol. **4**, 150 [1903].
8) Robertson, Journ. of biol. Chemistry **8**, 441 [1911].
9) Heubner u. Jacobs, Biochem. Zeitschr. **58**, 352 [1913].
10) Robertson, Journ. of physical. Chemistry **15**, 166 [1910].
11) Blum u. Umbach, Zeitschr. f. physiol. Chemie **88**, 285 [1913].
12) Breindl, Archiv f. experim. Pathol. u. Pharmakol. **65**, 309 [1911].

löslich ist, und eine zweite, die sich in verdünnter Sodalösung löst[1]. — Im Serum von Syphiliskranken ist der Gehalt an Gesamtglobulin 94% der mit $MgSO_4$ in Ganzsättigung ausfällbaren Proteine; hiervon sind 42,5% Euglobulin. Im normalen Serum sind die entsprechenden Werte 84,7% und 28,8%[2]. — Globuline aus Serum, Milch und Colostrum scheinen identisch zu sein[3].

Lactoglobulin (Bd. IV, S. 88).

Darstellung: Fällung durch Ganzsättigung der Milch mit $MgSO_4$ oder Halbsättigung mit $(NH_4)_2SO_4$[3].

Thyreoglobulin (Bd. IV, S. 89).

Zusammensetzung: Aus getrockneter, fast fettfreier Schilddrüsensubstanz vom Schwein wurde nach der Extraktion mit 0,75proz. Kochsalzlösung aus diesem Extrakt nach der Sättigung mit Ammonsulfat ein Thyreoglobulin gefällt, welches Histidin enthielt[4].

Eiweißkörper von Bence-Jones (Bd. IV, S. 91).

Zusammensetzung: 51,68% C, 6,81% H, 16,21% N (wovon 1,30% NH_2-Stickstoff), 24,12% O und 1,18% S. An Aminosäuren sind vorhanden: Glykokoll und Alanin, Valin 5,60%, l-Leucin 5,45%, Isoleucin 1,01% (?), Asparaginsäure 2,17%, Glutaminsäure 8,05%, Prolin 2,71%, Phenylalanin 4,92%, Tyrosin 4,23%, Tryptophan 0,82%, Cystin 0,57%, Arginin 6,062%, Histidin 0,780%, Lysin 3,760%[5].

Vorkommen und physiologische Eigenschaften: Das Bence-Jonessche Eiweiß ist ein Produkt des endogenen Zellstoffwechsels, da sein Auftreten im Harn unabhängig von den verfütterten Proteinen ist, und da es auch bei tyrosinfreier Kost gebildet wird.

Es konnte nur im Harn nachgewiesen werden, nie im Knochenmark, in der Leber oder Niere der erkrankten Tiere, bei Kaninchen vermag es keine spezifischen Antikörper zu bilden, dagegen werden im Menschenserum Präcipitine gebildet[5].

Physikalische und chemische Eigenschaften: Das direkt aus dem Harn isolierte Eiweiß koaguliert bei 45—55° und ist bei 100° wieder löslich; wird es längere Zeit gegen Wasser dialysiert, so tritt erst bei 65° Gerinnung ein, die bei 100° erst nach Zusatz von Salzen oder Harnstoff wieder aufgehoben wird. Das Lösungsvermögen der Neutralsalze nimmt mit der Valenz des sauren oder basischen Bestandteiles zu[5].

Fibrin (Bd. IV, S. 99).

Zusammensetzung: Die Stickstoffverteilung im Fibrin ist folgende: es entfallen in Prozenten des Gesamt-N auf: Ammoniak 8,32, Melanine 3,17, Cystin 0,43, Arginin 13,14, Histidin 3,96, Lysin 11,40, Aminosäuren der Filtrate der Phosphorwolframsäurefällung 55,4, Nichtaminostickstoff der Filtrate 3,85[6]. — 2,05% Histidin, 4,61% Arginin, 5,18% Lysin[7].

Spaltung: Bei der Fäulnis mit Clostridium carnofoetidus wurden aus 1800 g Fibrin erhalten: 300 ccm Gase; hiervon waren 35% CO_2, 15% H_2S, 25% NH_3; daneben wurden Tyrosin, Leucin und Tryptophan nachgewiesen, ferner aromatische Oxysäuren und Spuren von Albuminen; Indol, Skatol und Phenol wurden nicht gefunden. — Bei der Fäulnis mit Rauschbrandbacillen trat eine geringere Gasentwicklung ein (20 ccm)[8]. — Durch Kochen in alkalischer Lösung wird aus Fibrin Harnstoff abgespalten[9]. — Aus Fibrin wird Thrombin abgeschieden durch Extraktion mit 8% NaCl-Lösung, Ausfällen mit Aceton und Extraktion des Niederschlags mit Chloroform[10].

---

1) Patein u. Weitz, Journ. de Pharm. et de Chim. **5**, 521 [1912].
2) Müller u. Hough, Wiener klin. Wochenschr. **1911**, Nr. 5.
3) Bauer u. Engel, Biochem. Zeitschr. **31**, 46 [1911].
4) Koch, Journ. of biol Chemistry **9**, 121 [1911].
5) Hopkins u. Savory, Journ. of Physiol. **42**, 189 [1911].
6) D. D. van Slyke, Journ. of biol. Chemistry **10**, 15 [1911].
7) Lock u. Thomas, Zeitschr. f. physiol. Chemie **87**, 74 [1913].
8) Mc Crudden, Journ. of biol. Chemistry **8**, 109 [1910].
9) Fosse, Compt. rend. de l'Acad. des Sc. **154**, 1819 [1912].
10) Howell, Amer. Journ. of Physiol. **32**, 264 [1913].

Casein (Bd. IV, S. 103).

Vorkommen: Der Gehalt der Kuhmilch an Casein schwankt bei wechselnder Ernährung; im Mittel wurden 3,18% an Gesamteiweiß gefunden (Maximum 3,49%; Minimum 2,82%)[1]). — Frauenmilch enthält 0,7—1,5%, Kuhmilch 2,5—4% Eiweiß[2]).

Darstellung: Die Milch wird mit der fünffachen Menge Wasser verdünnt und $^1/_{10}$ n-Essigsäure (ca. 60—80 ccm auf 100 ccm Milch) hinzugefügt, bis die Fällung vollständig ist. — Aus gefrorener Milch fällt ein Teil des Caseins spontan aus[3]). — Um aschefreie Präparate zu erhalten, fällt man wiederholt mit verdünnter Säure nach der Lösung in verdünntem Ammoniak; die letzten Spuren Ca werden durch Oxalsäure gefällt und das Casein durch Waschen mit Wasser, Alkohol und Äther gereinigt und im Vakuum über Schwefelsäure getrocknet[4]). — Trocknen bei 100° führt zu Zersetzungen[5]).

Bestimmung: Der Stickstoffgehalt allein ist als Kriterium der Reinheit eines Caseins nicht maßgebend[6]). — Caseine verschiedener Herkunft können auf biologischem Wege identifiziert werden, obgleich zwischen den verschiedenen Tierarten verwandtschaftliche Beziehungen bestehen. Casein kann von Globulin und Albumin derselben Milch differenziert werden, ebenso vom Serum desselben Tieres; die Antisera gekochter Milch sind ebenfalls spezifisch. Die Komplementbindung ist der Präcipitationsmethode überlegen[7]). — Biologisch steht Casein dem Globulin näher als dem Albumin der Milch; die beiden letzteren haben große Verwandtschaft[3]).

Physikalische und chemische Eigenschaften: In kaltem Wasser ist Casein unlöslich, dagegen löst es sich leicht beim Zusatz von Jod- und Rhodansalzen; es ist ferner unlöslich in reinem Pyridin, aber löslich in wasserhaltigem, am besten in einem Wasser-Pyridin-Gemisch von der Zusammensetzung $C_5H_5N + 2\,H_2O$ [8]). Beim Lösen des Caseins in Wasser findet eine Volumenkontraktion statt, da die aus der Lösungskonzentration theoretisch berechnete Dichte um 5—8% größer ist als die direkt an trockenen Proben bestimmte[9]). — Das Molekulargewicht des Caseins wird zu 8888 berechnet[10]). — Käufliche Caseine „Merck“ und „Kahlbaum“ enthalten noch Verunreinigungen, da sie in Lösung die Oberflächenspannung erniedrigen; die Spannung wird noch mehr beim Lösen in Laugen herabgesetzt[11])[12]). Reines Casein beeinflußt die stalagmometrisch gemessene Oberflächenspannung des Wassers nicht; erst nach dem Kochen ist eine Herabsetzung zu beobachten, was auf eine eingetretene Hydrolyse deutet[13]). — Das elektrochemische Äquivalent des Caseins ist 0,0242 ± 0,0019 g pro Coulomb; bei der Elektrolyse einer Kaliumcaseinatlösung entwickeln sich an beiden Elektroden Gas, außerdem an der Anode ein weißer, schwammiger Niederschlag von kaliumfreiem Casein. Die Summe der Valenzen eines Caseinions ist 4 oder ein Vielfaches hiervon[14])[15]). (Valenz = 8.)[10]) — Die Auflösung von Casein in $Ca(OH)_2$ erfolgt nach dem Gesetze $\lambda \cdot 10^5 = a \cdot b_1 - \frac{\beta}{c} \cdot b_1^2 - \gamma \cdot c$ (λ = Verminderung der Leitfähigkeit der $Ca(OH)_2$-Lösung, b_1 = äquivalentmolekulare Konzentration des $Ca(OH)_2$, c = Prozentgehalt an gelöstem Casein, α-, β- und γ-Konstanten)[14]). — Der isoelektrische Punkt liegt bei einer $H^{\cdot}$-Konzentration von $2{,}5 \cdot 10^{-5}$, das Flockungsoptimum bei $2{,}4 \cdot 10^{-5}$ [16]). — Die Refraktion einer Lösung von Casein in einem Alkohol-Wassergemisch ist bei einem Prozentgehalt an Alkohol von 0% = 0,00149; 25% = 0,00157; 50% = 0,00149; 75% = 0,00125 (d =

---

1) Helle, Müller, Prausnitz u. Poda, Zeitschr. f. Biol. **58**, 355 [1912].
2) Lindet, Compt. rend. de l'Acad. des Sc. **157**, 307 [1913].
3) Bauer u. Engel, Biochem. Zeitschr. **31**, 46 [1911].
4) L. L. van Slyke u. Bosworth, Journ. of biol. Chemistry **14**, 203 [1913].
5) Splittgerber, Zeitschr. f. d. Unters. d. Nahr.- u. Genußm. **24**, 493 [1912].
6) Höpfner u. Burmeister, Chem.-Ztg. **36**, 1053 [1912].
7) Kollmeyer, Biochem. Zeitschr. **54**, 64 [1910].
8) Levites, Zeitschr. f. Chemie u. Industrie der Kolloide **8**, 4 [1910].
9) Chick u. Martin, Zeitschr. f. Chemie u. Industrie der Kolloide **12**, 69 [1913].
10) L. L. van Slyke u. Bosworth, Journ. of biol. Chemistry **14**, 227 [1913].
11) Bottazzi, Atti della R. Accad. dei Lincei Roma **21**, II, 221 [1912].
12) Bottazzi u. d'Agostino, Atti della R. Accad. dei Lincei Roma **21**, II, 561 [1912].
13) Berczeller, Biochem. Zeitschr. **53**, 232 [1913].
14) Robertson, Journ. of physical. Chemistry **15**, 178 [1910].
15) Robertson, Journ. of physical. Chemistry **15**, 387 [1910].
16) Michaelis u. Pechstein, Biochem. Zeitschr. **47**, 260 [1912].

0,00004—0,00006)[1]). — Die Leitfähigkeit beträgt 11,1 bis 15,9 × 10^{-5} cm/sek[2]). — Die spezifische Drehung in Kalkwasser gelöst ist $[\alpha]_D = -116°$ [3]).

Salze des Caseins mit Basen: Beim Lösen von aschefreiem Casein in $^1/_{50}$ n-Na-, K- oder NH_4-Hydroxyd und Neutralisation mit $^1/_{50}$ n-HCl bis zur eben wahrnehmbaren Trübung erhält man wasserlösliche Verbindungen, in denen 1 g Casein Mengen von 1,10 × 10^{-4} und 1,15 × 10^{-4} Grammäquivalenten Hydroxyd entspricht. 1 ccm $^1/_{10}$ n-Alkalilösung verbindet sich mit 0,87—0,91 g Casein. — Mit derselben Methode kann man ungesättigte Ca, Sr und Ba-Verbindungen darstellen. Die einbasischen Erdalkalicaseinate sind wasserunlöslich; es verbindet sich hier 1 g Casein mit 1,125 × 10^{-4} Grammäquivalenten Hydroxyd; bei den zweibasischen, wasserlöslichen Salzen, die durch Salze des Ca, Sr und Ba gefällt werden, wird die doppelte Äquivalenzmenge gebunden[4]). Basisches Calciumcaseinat kann man durch Behandlung des Proteins mit $CaCO_3$ gewinnen; die Präparate enthalten 2,50% CaO (= 1,78% Ca), oder 1 g Casein verbindet sich mit 9 × 10^{-4} Grammäquivalenten Ca[5]). — Wenn man Natriumcaseinat mit Lösungen von Na-Salzen der sulfurierten Guajacolsäuren zusammenbringt, erhält man wasserlösliche, guajacolsulfosaures Natrium enthaltende Produkte, welche durch Alkohol und Äther gefällt werden[6]).

Verbindungen mit Säuren: Beim Zusatz von 0,25—1,0% Casein zu $^1/_{20}$ n-Milchsäure werden auf 100 g Eiweiß 4,25 g Säure gebunden[2]).

Umwandlungs- bzw. Substitutionsprodukte des Caseins: Methylierung des Caseins führt zu ähnlichen Produkten wie die Einwirkung von salpetriger Säure; der Gehalt an Methoxyl steigt hierdurch von 0,80% des genuinen Proteins auf 2%, der Gehalt an Stickstoffmethyl von 1,1% auf 3,5%. Methylcasein ähnelt auch dadurch dem Desaminocasein, daß bei der Hydrolyse kein Tyrosin entsteht, dagegen Glutaminsäure und Leucin im selben Verhältnis wie im Casein[7]).

Jodcasein enthält 19,1—24,9% J; nach dem Kochen mit konzentrierter Essigsäure nur noch 17,37%. Beim Behandeln mit Aceton schlägt die rotbraune Farbe in gelb um. Beim Kochen mit Mineralsäuren entstehen neben wasser- und alkoholunlöslichen jodarmen Produkten auch lösliche, durch Äther fällbare, hochprozentige Verbindungen. — Durch Pepsin und Trypsin wird Jodcasein sehr schwer verdaut[8]). — 18% des gesamten Jods sind als Jodwasserstoff gebunden, 82% in fester Form und 0,9% können als Dijodtyrosin gewonnen werden, so daß nur der zehnte Teil des gesamten Tyrosins Jod addiert[9]).

Sulfurierung: Durch Lösung des Caseins in 5 proz. Natronlauge und Zusatz von Schwefelkohlenstoff kann man nach mehrtägigem Stehen S-haltige Verbindungen mit Alkohol und Aceton ausfällen. Mit ammoniakalischer $CuSO_4$-Lösung bilden sich Cu-haltige Derivate, die sich biologisch dadurch auszeichnen, daß sie relativ ungiftig sind, leicht subcutan, schwer enteral resorbiert werden, und daß ihr Cu nur durch die Galle, nicht durch den Harn ausgeschieden wird. Cu-Gehalt: 17,91%[10]).

Globincaseinat bildet sich als brauner Niederschlag beim Vermischen von alkalischen Casein- und Globinlösungen. Nach dem Trocknen ist es ein bräunlich-gelbes Pulver, das 0,3% P, also etwa 34,5% Casein enthält; es ist unlöslich in Wasser, löslich in verdünnten Säuren und Alkalien; beim Kochen mit Essigsäure erfolgt Aufspaltung in die beiden Komponenten. Durch Lösung von 1% Globincaseinat in $^1/_{10}$ n-KOH wird der Brechungsindex um 0,00162 geändert[11]).

Oxydation: Beim Destillieren eines Gemisches von 0,5—2 g Casein, 200 ccm $^1/_2$n-NaOH und H_2O_2 werden die Aminogruppen vollständig abgespalten und 97—99% des N wird im Destillat wieder gefunden; der Rückstand enthält flüchtige Säuren und Oxysäuren und den Rest des N als Nitrat[12]). — Im Autoklaven geben 2 g Casein zwei Stunden mit 70 ccm 1,5% H_2O_2 bei

---

1) Robertson, Journ. of biol. Chemistry **8**, 507 [1910—1911].
2) Van Dam, Chemisch Weekblad **7**, 1013 [1910].
3) Lindet u. Ammann, Compt. rend de l'Acad des Sc. **142**, 1282 [1906].
4) L. L. van Slyke u. Bosworth, Journ. of biol. Chemistry **14**, 211 [1913].
5) Bosworth u. L. L. van Slyke, Journ. of biol. Chemistry **14**, 207 [1913].
6) Bauer & Co., D. R. P., Kl. 30h, Nr. 231 589; Chem. Centralbl. **1911**, I, 770.
7) Skraup u. Böttcher, Monatshefte f. Chemie **31**, 1035 [1910].
8) Krzemecki, Anzeiger d. Akad. d. Wissensch. Krakau, Reihe A, **1911**, 470.
9) Oswald, Zeitschr. f. physiol. Chemie **74**, 290 [1911]; **75**, 353 [1911].
10) Uhl, Zeitschr. f. physiol. Chemie **83**, 478 [1913].
11) Robertson, Journ. of biol. Chemistry **13**, 441 [1913].
12) Effront, Compt. rend. de l'Acad. des Sc. **154**, 1111 [1912].

6 Atmosphären und 160° erhitzt eine dunkelgelbe Flüssigkeit und einen dunkler gefärbten Bodensatz von 0,1016 g = 5,08%: im Filtrat waren 18,9% des gesamten Stickstoffs. — 1 g Casein mit 100 ccm 0,1 proz. H_2O_2 ergaben unter denselben Versuchsbedingungen eine gelbliche Flüssigkeit, die 18,2% des Gesamt-N enthielt und wenig Bodensatz. Der Rückstand fehlte vollständig beim Erhitzen von 1 g mit 100 ccm 1 proz. H_2O_2, wobei noch 19,6% des Stickstoffs in der klaren, farblosen Flüssigkeit zurückblieben[1]). — Über die bei der Oxdation mit Kaliumpermanganat entstehenden Verbindungen siehe Kapitel „Oxydative Abbauprodukte"[2]).

Spaltung durch Säuren: Bei fünftägigem Digerieren von aschefreiem Casein mit der doppelten Menge konzentrierter Salzsäure wurden an abgespaltenen Aminosäuren isoliert: Alanin 1,5%, Valin 7,2%, Leucin 7,2%, Prolin 4,7%, Phenylalanin 2,4%, Glutaminsäure 15,6%, Asparaginsäure 1,4%, Tyrosin 3,9%[3]). — Eine Analyse des Caseins nach vollständiger Säurehydrolyse ergab nach van Slykes Methode folgende Zahlen[4]):

		g	Gesamt-N %	Gesamt-N nach früheren Methoden %
Ammoniak-N		0,0438	10,43	—
Melanin-N		0,0144	3,43	—
Rest		0,3615	—	—
Gesamt-N		0,4197	—	—
Gesamter Amino-N		0,2865	68,28	—
Phosphorwolframsäureniederschlag Ges.-N: 0,0905 g = 21,54%	Nichtamino-N: 0,0351 g: Arginin	0,0315	7,51	6,95—7,8—9,92
	Nichtamino-N: 0,0351 g: Histidin	0,0178	4,24	2,56—4,32
	Amino-N: 0,0554 g: Lysin	0,0330	7,86	6,66—7,24
	Amino-N: 0,0554 g: Cystin	0,0082	1,95	—
Phosphorwolframsäurefiltrat Ges.-N : 0,2710 g = 64,55%	Nichtamino-N; Prolin, Oxyprolin, $^1/_2$ Tryptophan	0,0399	9,51	—
	Amino-N: 0,2311 g: Dicarboxysäuren	0,0440	10,48	—
	Amino-N: 0,2311 g: Monocarboxysäuren	0,1871	44,60	—

Beim Einleiten von HCl-Gas in eine alkoholische Suspension des Caseins werden nur geringe Mengen Aminosäuren abgespalten; nach sechsstündigem Kochen dieses Gemisches wurde keine wesentliche Zunahme des Aminostickstoffes beobachtet[5]).

Vergleichende Hydrolysen von Casein aus Frauen- und Kuhmilch ergaben, daß beide annähernd die gleichen Mengen an den verschiedenen Aminosäuren enthalten. Aus 100 g wasser- und aschefreiem Casein der Frauenmilch wurden isoliert: Alanin 1,2, Valin 1,3, Leucin 8,8, Asparaginsäure 1,0, Glutaminsäure 10,95, Phenylalanin 2,8, Tyrosin 4,58, Prolin 2,0[6]). — Auch Aminobuttersäure soll als Baustein des Caseins vorhanden sein[7]).

Spaltung mit Alkalien: Beim Kochen von Casein mit KOH, NaOH, K_2CO_3 und Na_2CO_3 wird Harnstoff gebildet, während reines oder angesäuertes Wasser keine derartige Reaktion hervorruft[8]). — Barythydrat spaltet schon in der Kälte P aus Casein ab[9]).

Racemisierung tritt ein beim Erhitzen einer 10proz. Lösung mit $^1/_2$ n-NaOH; das racemische Casein läßt sich durch Sättigung mit $(NH_4)_2SO_4$ ausfällen. — Es enthält neben den racemischen Aminosäuren noch aktives Valin, Leucin und Prolin[10]).

Fermentspaltung: Bei der Einwirkung von konzentriertem Pepsin auf die Produkte der vollständigen peptischen Hydrolyse des Caseins wurden zwei Nucleine isoliert: Paranuclein und Paranuclein-A, die aber in ihrem Gehalt an C, H und N übereinstimmen; C = ca. 49,8%,

---

1) Sieber, Zeitschr. f. physiol. Chemie **81**, 185 [1912].
2) Eisler, Biochem. Zeitschr. **51**, 26 [1913].
3) Osborne u. Guest, Journ. of biol. Chemistry **9**, 333 [1911].
4) D. D. van Slyke, Berichte d. Deutsch. chem. Gesellschaft **41**, 3170 [1910].
5) Abderhalden u. Hanslian, Zeitschr. f. physiol. Chemie **77**, 285 [1912].
6) Abderhalden u. Langstein, Zeitschr. f. physiol. Chemie **66**, 8 [1910].
7) Foremann, Biochem. Zeitschr. **56**, 1 [1913].
8) Fosse, Compt. rend. de l'Acad. des Sc. **154**, 1819 [1912].
9) Heitmüller, Diss. Leipzig 1912.
10) Dakin u. Dudley, Journ. of biol. Chemistry **15**, 263 [1913].

H = ca. 7%, N = ca. 12,7%. Auch bei einer Reaktionstemperatur von 36° und 60—70° entstehen dieselben Produkte, die sich von den Plasteinen, die bei der peptischen Verdauung des Caseins entstehen, durch ihren geringeren C-Gehalt unterscheiden[1]). — Die Pepsinverdauung mit Magenfermenten vom Kalb, Schwein und Rind ergab annähernd die gleichen Endprodukte; in verdünnten Lösungen von Salzsäure, Natriumhydrophosphat und Essigsäure mit Natriumacetat, deren $H^{\cdot}$-Konzentration so bemessen war, daß noch kein Casein gelöst wurde, nimmt die Verdauung parallel der Gerinnungsgeschwindigkeit zu[2]). — Mit Trypsin vorverdautes Casein, das 33% des Gesamt-N in formoltitrierbarer Bindung enthält, wird durch Pepsin noch weiter gespalten; ist die Trypsinverdauung bis zu 40—44% formoltitrierbarem N fortgeschritten, so wird durch Pepsin keine weitere Hydrolyse erreicht[3]). — Aus den tryptischen Verdauungsprodukten des Caseins konnte ein einheitliches Pepton isoliert werden; näheres s. Kapitel „Peptone"[4]). — Hefe vermag beim Zusatz von Adrenalin Casein zu vergären unter Entwicklung von Kohlendioxyd[5]). — Bei der Verdauung mit Pankreatin wurde ein in perlmutterglänzenden Blättchen krystallisierender Körper isoliert von der Zusammensetzung $C_{14}H_{28}O_5N_3S_2$ oder $C_{12}H_{26}O_4N_3S_2$; Schmelzp. 290°; löslich in Wasser; Schwefelbleiprobe negativ. Er wurde bei der Fällung des Verdauungsgemisches mit Quecksilbersulfat gewonnen[6]). — Nicht neutrale Caseinlösungen gerinnen beim Zusatz von Rennin[7]). — Das durch Pepsin aus Casein gebildete Paranuclein ist eine Adsorptionsverbindung aus Casein und Caseose; hierfür spricht, daß auch künstliche Adsorptionsfällungen von beiden denselben Gehalt an P und dieselben Eigenschaften wie das Paranuclein besitzen[8]).

Paracasein (Bd. IV, S. 118).

Vorkommen: Aus manchen Käsesorten kann man durch Extraktion mit 5 proz. Kochsalzlösung einen Eiweißkörper isolieren, der wahrscheinlich Monocalciumparacaseinat ist, das aus dem Milcheiweiß unter dem Einfluß der durch Bakteriengärung erzeugten Milchsäure entstanden ist[9])

Salze: Die alkalischen und erdalkalischen Paracaseinate enthalten die doppelte Menge Na, K, NO_3, Ca, Sr oder Ba wie die entsprechenden Verbindungen des Caseins. (Über ihre Darstellung vgl. das Kapitel „Casein")[10]).

Das Mol.-Gewicht beträgt 4444. — Die Wertigkeit des Eiweißmoleküls in basischen Paracaseinaten ist 4[11]).

Myo-Proteine der Muskeln (Bd. IV, S. 131).

Vergleichende Untersuchungen an glatten und quergestreiften Muskeln ergaben, daß zwischen beiden in bezug auf extrahierbare Myoproteine keine großen Unterschiede bestehen; diese enthielten getrocknet ebenso wie das Stroma ca. 16% Gesamtstickstoff, ca. 11—12% formoltitrierbaren Amino-N; die Trennung von Stroma und Myoproteinen erfolgte nach der Methode von Saxl mittels NH_4Cl. Nach der Alkohol-Ätherextraktion und Trocknen bei 100° enthielten die Myoproteine der quergestreiften Muskulatur noch 13,68% formoltitrierbaren Gesamt-Amino-N[12]). — Die aus der Muskulatur des Embryos extrahierten Proteine haben viel Ähnlichkeit mit denen der glatten Muskeln erwachsener Tiere[13]). Die Stickstoffverteilung ergibt folgendes Bild:

---

1) Robertson u. Bidde, Journ. of biol. Chemistry **9**, 295 [1911]; **12**, 233 [1912].
2) Van Dam, Zeitschr. f. physiol. Chemie **79**, 274 [1912].
3) Henriques u. Gjaldbaek, Zeitschr. f. physiol. Chemie **83**, 83 [1913].
4) Siegfried, Archiv f. d. ges. Physiol. **136**, 185 [1911].
5) Schwarz, Biochem. Zeitschr. **33**, 30 [1911].
6) Abderhalden, Zeitschr. f. physiol. Chemie **72**, 1 [1911].
7) Bosworth, Journ. of biol. Chemistry **15**, 231 [1913].
8) Rohonyi, Biochem. Zeitschr. **53**, 179 [1913].
9) L. L. van Slyke u. Bosworth, Journ. of biol. Chemistry **14**, 231 [1913].
10) L. L. van Slyke u. Bosworth, Journ. of biol. Chemistry **14**, 211 [1913].
11) L. L. van Slyke u. Bosworth, Journ. of biol. Chemistry **14**, 227 [1913].
12) Buglia u. Costantino, Zeitschr. f. physiol. Chemie **81**, 109 [1912].
13) Buglia u. Costantino, Zeitschr. f. physiol. Chemie **81**, 143 [1912].

100 g frischen Muskels enthalten [1]):

Muskel	NH_3	Durch Formol titrierbarer N			Durch Phosphorwolframsäure	
		Gesamt-N	Monoaminosäuren	Diaminosäuren	Nicht fällbar	fällbar
glatt	0,205	1,953	1,096	0,857	1,286	1,618
quergestreift.	0,267	2,199	1,353	0,846	1,531	1,873
Herzmuskel	0,237	1,878	1,076	0,802	1,291	1,483

100 g Trockensubstanz enthalten [2]):

Muskel		Gesamt-N	Durch Formol titrierbarer		
			Gesamt-N	Monoaminosäuren	Diaminosäuren
Glatte	Stroma.	16,02	12,12	—	—
	Extrahierbare Proteine	16,03	10,83	6,58	4,25
Quergestreifte	Stroma	16,10	11,18	—	—
	Extrahierbare Proteine	15,95	11,77	8,12	3,65

Durch künstliche Mumifizierung wird die Autolyse der Muskelproteine nicht gehemmt [3]).

Myosin (Bd. IV, S. 131).

Die Verteilung des Schwefels in dem Myosin der glatten Muskulatur (Musculus retractor penis) ist folgende: Gesamt-S in % der Trockensubstanz beim Hund 1,50%, Ochsen 1,50%. — Bleischwärzender S in % der Trockensubstanz beim Hund 0,774%, Ochsen 1,119%, Stier 1,36%; in % des Gesamt-S beim Hund 51,6%, Ochsen 76,6% [4]).

Myogen (Bd. IV, S. 133).

Das Myogen der glatten Muskulatur (retractor penis) des Stieres enthält in 100 g Trockensubstanz Gesamtschwefel 1,54%; bleischwärzenden 1,078%, also 66,03% des Gesamt-S [4]).

Proteine des Nervensystems.

Der Eiweißgehalt wurde in älteren Arbeiten meistens so berechnet, daß man die bei 100° getrocknete Substanz erschöpfend mit Alkohol und Äther extrahierte und im Rückstand den Stickstoff bestimmte, dessen Wert man mit 6,25 multiplizierte, unter der Annahme eines N-Gehaltes des Eiweißes von 16% [5]). Es fanden in:

	100 g Trockensubstanz				100 g frischer Substanz			
	Gesamthirn	Grau	Weiß	Nerven	Gesamthirn	Grau	Weiß	Nerven
Baumstark [6])	—	—	31	—	—	—	9,3	—
Cheralier [7])	—	—	—	36,8	—	—	—	12,5
Halliburton [8])	—	—	33	29	—	—	11,2	9,9
Magnus-Levy [9])	50,2	—	—	—	11,1	—	—	—
Petrowsky [10])	—	55,7	24,7	—	—	10,2	7,9	—

[1]) Buglio u. Costantino, Zeitschr. f. physiol. Chemie **81**, 109 [1912].
[2]) Buglio u. Costantino, Zeitschr. f. physiol. Chemie **81**, 143 [1912].
[3]) Abderhalden u. Weil, Zeitschr. f. physiol. Chemie **72**, 19 [1911].
[4]) Costantino, Zeitschr. f. physiol. Chemie **81**, 163 [1912].
[5]) Weil, Zeitschr. f. d. ges. Neur. u. Psych., Abt. R, **7**, 1 [1913].
[6]) Baumstark, Zeitschr. f. physiol. Chemie **9**, 145 [1885].
[7]) Chevalier, Zeitschr. f. physiol. Chemie **10**, 97 [1886].
[8]) Halliburton, Journ. of Physiol. **15**, 90 [1894].
[9]) Magnus Levy, Biochem. Zeitschr. **94**, 363 [1910].
[10]) Petrowsky, Archiv f. d. ges. Physiol. **7**, 367 [1873].

Aus den wässerigen Extrakten der Nervensubstanz lassen sich drei verschiedene Proteine isolieren: 2 Globuline, 1. Neuroglobulin α, das bei 47° gerinnt, durch kleine Mengen von Neutralsalzen, aber nicht durch Essigsäure fällbar ist; 2. Neuroglobulin β, das bei 70—75° gerinnt und bei Ganzsättigung mit $MgSO_4$ aus seinen Lösungen fällt. Beide Globuline sind frei von P. — Als drittes Protein wurde noch ein bei 56—60° koagulierendes Nucleoproteid isoliert[1]). Bei der vollständigen Säurehydrolyse wurden folgende Aminosäuren gewonnen[2]).

Aminosäuren	100 g wasser- und aschefrei				100 g frische Substanz			
	Gehirn grau	Gehirn weiß	Rückenmark	Nerven	Gehirn grau	Gehirn weiß	Rückenmark	Nerven
Glykokoll	0	0	0	0	0	0	0	0
Alanin	0,82	0,48	0,59	0,76	0,14	0,13	0,18	0,24
Valin	1,50	1,11	0,51	0,68	0,26	0,29	0,15	0,20
Leucin und Isomere	3,58	2,39	1,3	1,28	0,66	0,63	0,39	0,38
Serin	—	0,09	0,02	0,04	—	0,02	0,006	0,01
Asparaginsäure	0,39	0,08	0,06	+	0,07	0,02	0,02	—
Glutaminsäure	2,01	1,2	1,18	1,50	0,50	0,34	0,36	0,59
Lysin	2,2	1,48	0,54	0,84	0,39	0,39	0,18	0,28
Arginin	0,72	1,44	0,63	0,77	0,13	0,38	0,21	0,26
Phenylalanin	—	0,12	—	—	—	0,03	—	—
Tyrosin	1,5	0,70	0,46	0,52	0,26	0,18	0,14	0,17
Prolin	0,25	0,15	0,08	0,15	0,04	0,04	0,02	0,04
Tryptophan	vorhanden	+	+	+	+	+	+	+
Histidin	0,17	0,32	0,05	0,13	0,03	0,08	0,02	0,04
	14,32	9,56	5,42	6,69	2,48	2,53	1,68	2,21

Aus der Zusammenstellung ergibt sich, daß die Proteine der verschiedenen Teile des Nervensystems annähernd gleiche Zusammensetzung haben; der Gehalt an Eiweiß, berechnet auf die frische Substanz, beträgt etwa 6—8%[2]).

Mucine und Mucoide (sog. „Glucoproteide").

Ovomucoid (Bd. IV, S. 146).

Zusammensetzung: Präparate aus Hühnereiern enthalten wasser- und aschefrei 12,47% N und 2,27% S. In 140 Proben der Eier von 96 verschiedenen Vogelarten wurden Ovomucoide von annähernd gleicher Zusammensetzung gefunden; S 2,05—3,39%, N 11,35 bis 13,74%[3]). — Gehalt an Glucosamin 24%. (Im Pseudomucin 36%)[4]).

Physikalische und chemische Eigenschaften: Die Ovomucoide der untersuchten 96 Vogeleier hatten folgende gemeinsame Eigenschaften: In Wasser bei Zimmertemperatur sind sie leicht löslich, unlöslich in Alkohol. Sie werden durch Gerbsäure, Phosphorwolframsäure, Chondroitinschwefelsäure und gesättigte $(NH_4)_2SO_4$-Lösungen (2 Volumen) aus ihren Lösungen gefällt; nicht aber durch Salpetersäure, durch Eisessig allein oder mit Ferrocyankalium. — Die beim Abdampfen mit Natriumacetat versetzten Lösungen hinterlassen einen in Wasser von 15° unlöslichen Rückstand. — Positiv fällt die Biuretprobe aus, ferner die Farbenreaktionen nach Millon, Adamkiewic-Hopkins, Ehrlich und Arnold. — Für Hühnereimucoid ist der höchste Wert für die Drehung des polarisierten Lichtes $(\alpha)_D^{18}$ —70,9°, für die übrigen Präparate schwankte er zwischen —62,1° und —88,2°[3]).

Verbindungen: Strychnin-Ovomucoid wird dargestellt durch Verreiben der angefeuchteten beiden Komponenten, Aufschwemmen und Filtrieren der entstehenden milchigen Mischung, Dialyse des Filtrats und Ausfällen mit Alkohol; es entsteht ein sehr labiles Produkt, das bei wiederholtem Fällen mit Alkohol aufgespalten wird, und dessen Lösungen gegen Lackmus neutral, gegen Phenolphtalein sauer reagieren[5]).

---

1) Halliburton, Journ. of Physiol. **15**, 90 [1894].
2) Abderhalden u. Weil, Zeitschr. f. physiol. Chemie **81**, 207 [1912]; **83**, 425 [1913].
3) Mörner, Zeitschr. f. physiol. Chemie **80**, 430 [1912].
4) Neuberg u. Schewket, Biochem. Zeitschr. **44**, 491 [1912].
5) Eddy, Biochemical Bulletin (U. S. A.) **2**, Nr. 51, 11 [1912].

Histon-Ovomucoid. Wässerige Lösungen von Histonhydrochloriden[1]) und Ovomucoid geben zusammen langsam einen Niederschlag, der sich in einem Überschuß von Histon und in 0,05% Na_2CO_3 löst. Die filtrierten Lösungen geben mit NaCl-haltigem Alkohol und mit Ammonsulfat Fällungen, die in H_2O löslich sind. Nach der Hydrolyse dieser Niederschläge reduziert das neutralisierte Hydrolysat das Fehlingsche und Benedictsche Reagens[2]).

Tendomucoid (Bd. IV, S. 150).

Morphin-Tendomucoid. Darstellung wie oben bei der Ovomucoidverbindung beschrieben. Für die Verbindungsnatur des entstehenden Produktes spricht, daß die Probe auf Morphin negativ ausfällt, d. h. daß keine Violettfärbung mit Jodwasserstoff und Chloroform auftritt. Es ist in Wasser löslich, schäumt beim Schütteln, wird durch 0,2% HCl gefällt und gibt Biuretreaktion[2]).

Strychninmucoid. Darstellung wie oben; nach dem Fällen getrocknet und mit Chloroform extrahiert. Wird durch Ammonium- und Magnesiumsulfat gefällt, ebenso durch 0,2% HCl und 4% Essigsäure; es ist gegen Lackmus neutral und gibt Biuret. Die Giftigkeit ist im Vergleich zum reinen Strychnin herabgesetzt[2]). Coniumucoid besitzt dieselben Eigenschaften wie die vorige Verbindung[2]).

Piperidinmucoid. Gibt positive Biuretprobe[2]). Anilinmucoid ist ein wasserlösliches Produkt, welches leicht aufspaltbar ist[2]).

Histontendomucoid. Dargestellt aus Histonhydrochlorid und einer Lösung von Mucoid in 0,3% NaOH. Es scheint eine einheitliche Verbindung als Niederschlag zu entstehen, welcher in 0,05% Na_2CO_3 löslich und hieraus wieder durch Ammoniak und 0,2% HCl fällbar ist[2]).

Gewebsmucoide (Bd. IV, S. 152).

In den Kapseln der Sporen von Goussia gadi, einer Coccidienart, welche in den Schwimmblasen des Seelachses (Gadus virens) vorkommt, fand Panzer ein Glykoproteid, welches keinen Phosphor aber bleischwärzenden Schwefel enthielt[3]).

b) Histone und Protamine (Bd. IV, S. 157).

Vorkommen: Im menschlichen und im Pferdeserum, sowie in der Ascitesflüssigkeit konnten nach Ausfällen der Proteine mit Essigsäure und wiederholtem Reinigen durch Auflösen in Na_2CO_3 und Fällen mit der Ammoniakmethode nach Goubeau[4]) kein Histon nachgewiesen werden[5]).

Physikalische und chemische Eigenschaften: Nur solche Protamine enthalten formoltitrierbaren Stickstoff, welche Lysin als Baustein besitzen. Die Guanidingruppe des Arginins reagiert nicht mit Formol, ebensowenig mit salpetriger Säure[6]); der Ornithinrest ist in den Protaminen mit einer Aminogruppe an das benachbarte Carboxyl gebunden, und diese Bindung wird bei der Hydrolyse gesprengt[7]). Vergleichende Untersuchungen an Protaminen aus verschiedenen Fischspermien ergaben, daß auf je drei Bausteine zwei basische Äquivalente entfallen, von denen zwei Drittel Arginin sind. — Man kann diese Gesetzmäßigkeit durch die folgende Formel bezeichnen:

$$-\mathrm{CO}\cdot\underset{\displaystyle\mathrm{A}}{\underset{|}{\mathrm{CH}}}\cdot\mathrm{NH}\cdot\mathrm{CO}\cdot\underset{\displaystyle\mathrm{A}}{\underset{|}{\mathrm{CH}}}\cdot\mathrm{NH}\cdot\mathrm{CO}\cdot\underset{\displaystyle\mathrm{B}}{\underset{|}{\mathrm{CH}}}\cdot\mathrm{NH}-$$

(A = Arginin, Histidin oder Lysin; B = Monoaminosäure)[8]).

Histone können sich wegen ihrer basischen Eigenschaften mit sauren Proteinen verbinden[2]).

---

1) Dargestellt nach Huiskamp, Zeitschr. f. physiol. Chemie **32**, 145 [1901].
2) Eddy, Biochemical Bulletin (U. S. A.) **2**, Nr. 5, 111 [1912].
3) Panzer, Zeitschr. f. physiol. Chemie **73**, 109 [1911].
4) Goubeau, Bull. de l'Acad. Roy. de Méd. de Belg. **25**, 925 [1912].
5) Patein, Journ. de Pharm. et de Chim. **7**, 55 [1913].
6) Kossel u. Gawrilow, Zeitschr. f. physiol. Chemie **81**, 274 [1912].
7) Kossel u. Cameron, Zeitschr. f. physiol. Chemie **76**, 457 [1912].
8) Kossel, Zeitschr. f. physiol. Chemie **88**, 163 [1913].

Globin (Bd. IV, S. 161).

Physikalische und chemische Eigenschaften: Der Brechungsindex für Globin, das aus Rinderblutkörperchen dargestellt wurde, ist in $^1/_{10}$ n-KOH oder NaOH-Lösungen = 0,00169 (± 0,00005)[1].

Salmin (Bd. IV, S. 163).

Darstellung: Bei der Extraktion des Salmins aus trockenen Spermatozoenköpfen kommen keine chemischen Vorgänge (Spaltungen usw.) in Betracht. Es handelt sich hier um die rein physikalische Extraktion eines vorgebildeten Proteins durch capillare Kräfte, welche durch die Formel ausgedrückt werden kann: $x = K \times t^m$ (x = Menge des extrahierten Salmins, t die zur Extraktion nötige Zeit, K und m Konstanten)[2].

Physikalische und chemische Eigenschaften: Lösungen von Salminchlorid und -sulfat gehorchen dem Ostwaldschen Verdünnungsgesetz für binäre Elektrolyte[3]. Der Brechungsindex ist für beide gleich und ändert sich proportional der Konzentration; die Änderung beträgt für eine 1 proz. Salminlösung 0,00174 (+ 0,00007), für das Chlorid und Sulfat: 0,00172 (± 0,00006)[4].

Nitrierung: Das aus den Testikeln des kalifornischen Quintsalmons (Oncorhynchus Tschanytscha) dargestellte Salmin wurde nach Kossels Methode[5] nitriert; die Ausbeute betrug 80% des angewandten Salminsulfats. Das Nitrierungsprodukt war leicht in Wasser löslich und gab bei der Hydrolyse Nitroarginin (Schmelp. 227—228°)[6].

Clupein (Bd. IV, S. 164).

Zusammensetzung: Kossel nimmt als einfachste Formel an: $C_{81}H_{155}N_{45}O_{18}$, entsprechend dem Salmin, also einen N-Gehalt von 30,80%[7]. — Präparate von Steudel dagegen stimmten in der Zusammensetzung mit denen von Goto überein, er fand im Sulfat das Verhältnis: N : H_2SO_4 = 1 : 1[8], und Goto gibt an: 20,61% N : 20,84% H_2SO_4[9].

Vorkommen: 100 g trockene, entfettete Spermatozoenköpfchen enthalten 26,54 g Clupein (73,46 g Nucleinsäuren). Von den 20,78 g Gesamtstickstoff entfallen 9,89 g = 37,26% auf Clupein und 10,89 g auf Nucleinsäuren[8].

Nitroclupein: 2 g Clupeinsulfat werden mit 4 ccm konzentrierter H_2SO_4 und 2 ccm rauchender H_2SO_4 (10% SO_3) unter Abkühlung mit Eis zu einer gleichförmigen Masse verrührt; man fügt dann 1 ccm rauchender Salpetersäure hinzu und mischt unter gutem Kühlen. Nach 5—10 Minuten läßt man das Ganze in etwa 200 ccm Eiswasser tropfen, wobei sich Nitroclupein als weißer Niederschlag abscheidet. — Es löst sich leicht in verdünnter NaOH-, Na_2CO_3- und NH_3-Lösung; es gibt Biuretreaktion[10]. — Beim Stehen von Nitroclupein mit Natronlauge bei 37° entwickeln sich CO_2, NO_2 und NH_3, da die Guanidingruppe des Arginins abgespalten wird. Aus dem Reaktionsgemisch konnte ein proteinartiger Körper isoliert werden, der bei der Hydrolyse statt Arginin Ornithin ergab[11].

Methylierung: Während Clupein ca. 88% des Gesamtstickstoffes in Form von Argin-N enthält, beträgt dieser Anteil nach der Methylierung mit Jodmethyl nur noch 29—38%[12].

Spaltung durch Fermente: Durch Trypsin, Pankreatin, Pankreasfistelsaft und Erepsin wird Clupein ebenso schnell und tief abgebaut wie bei der Säurehydrolyse; β-Lieno-Protease, Papayotin und Hefepreßsaft spalten bedeutend langsamer und weniger eingreifend. Pepsinsalzsäure greift das Clupeinmolekül überhaupt nicht wahrnehmbar an[13].

---

1) Robertson, Journ. of biol. Chemistry **13**, 455 [1913].
2) Robertson, Journ. of biol. Chemistry **14**, 237 [1913].
3) Robertson, Journ. of physical. Chemistry **16**, 382 [1912].
4) Robertson, Journ. of biol. Chemistry **11**, 307 [1912].
5) Kossel, Zeitschr. f. physiol. Chemie **72**, 486 [1911]; **76**, 457 [1912].
6) Wechsler, Zeitschr. f. physiol. Chemie **78**, 53 [1912].
7) Kossel, Biochem. Centralbl. **5**, 5 [1912].
8) Steudel, Zeitschr. f. physiol. Chemie **83**, 72 [1913].
9) Goto, Zeitschr. f. physiol. Chemie **37**, 101 [1902].
10) Kossel u. Kennaway, Zeitschr. f. physiol. Chemie **72**, 486 [1911].
11) Kossel u. Weiß, Zeitschr. f. physiol. Chemie **84**, 1 [1913].
12) Rogozinski, Zeitschr. f. physiol. Chemie **80**, 371 [1912].
13) Rogozinski, Zeitschr. f. physiol. Chemie **79**, 398 [1912].

Cyprinin (Bd. IV, S. 165).

Zusammensetzung: Es enthält mindestens 30,3% seines Gesamtstickstoffes in Form von Lysin und 4—9% Arginin, 23,6% des N wurden durch salpetrige Säure abgespalten [1]).

Sturin (Bd. IV, S. 166).

Zusammensetzung: Von dem Gesamtstickstoff entfallen auf die Argininfraktion 67,4%, Histidinfraktion 10,12%, Lysinfraktion 7,5%. — Von den beiden Aminogruppen des Lysins ist die eine frei und wird durch salpetrige Säure abgespalten, und zwar entspricht die Gesamtmenge des entwickelten Stickstoffes (6,9%) annähernd dem Anteil des Lysins am Gesamt-N; es müssen also außer dieser einen freien Aminogruppe des Lysins auch noch andere nicht gebundene im Sturinmolekül vorhanden sein [2]).

Nitrosturin ist ein gelbliches Pulver mit sauren Eigenschaften, das sich in verdünnter Natronlauge löst und hieraus durch Säuren gefällt werden kann. Es gibt positive Biuretreaktion und mit Diazobenzolsulfosäure in sodaalkalischer Lösung einen roten Farbstoff. — Bei der Hydrolyse mit Schwefelsäure wurden Histidin, Lysin, Arginin und Nitroarginin isoliert [2]).

Spaltung: Bei der partiellen Säurehydrolyse konnten Produkte isoliert werden, die eine andere Zusammensetzung als Sturin besaßen. — Mit Natronlauge wird Sturin bei 37° racemisiert [2]).

Aus dem Sperma von Echinus esculentus wurde ein Protamin gewonnen, dessen Mol.-Gewicht zu 8780 berechnet wurde [3]).

c) Albuminoide.

A. Albuminoide der Evertebraten.

Das Spongin (Bd. IV, S. 169).

Zusammensetzung: Das Jod des Spongins ist zu 54,33% als Jodwasserstoff abspaltbar, der Rest, 45,67%, ist gebunden; der Gehalt an Dijod-Tyrosin beträgt 0,38% (0,55%) [4]), so daß 15,7% des Gesamtjods an Tyrosin gebunden sind [5]).

Gorgonin (Bd. IV, S. 171).

Zusammensetzung: 82% des Jods sind fest gebunden, 18% als Jodwasserstoff abspaltbar. Gehalt an Dijod-Tyrosin: 0,9% [5]).

Seide (Bd. IV, S. 174).

Physikalische Eigenschaften: Wässerige Seidenlösung, aus den Seripterien der Seidenraupen gewonnen, besitzt eine spezifische Leitfähigkeit von 0,000114 und hat kolloidale Eigenschaften. — Sie gerinnt nach wenigen Stunden) schneller beim Erhitzen und Gefrieren [6]).

1. Fibroin. Darstellung: Wenn man die Drüsensekrete der Seidenraupe in Ameisensäure einträgt, so wird das Fibroin gelöst, während das Sericin ungelöst zurückbleibt.; Rohseide löst sich bedeutend langsamer; in der Kälte kommt es nur zur Quellung des Seidenfadens, während er sich beim Erwärmen leichter in Ameisensäure löst [7]).

Nitrierung: Aus dem Nitrofibroin wurde gelbes Mononitrotyrosin gewonnen, welches wahrscheinlich die Ursache der Xanthoproteinreaktion ist [8]).

---

[1]) Kossel u. Cameron, Zeitschr. f. physiol. Chemie **76**, 457 [1912].
[2]) Kossel u. Weiß, Zeitschr. f. physiol. Chemie **78**, 402 [1912].
[3]) Moore, Whitley, u. Webster, Biochem. Journ. **7**, 142 [1913].
[4]) Wheeler u. Mendel, Journ. of biol. Chemistry **7**, 1 [1909].
[5]) Oswald, Zeitschr. f. physiol. Chemie **75**, 353 [1911].
[6]) Foà, Zeitschr. f. Chemie u. Industrie d. Kolloide **10**, 7 [1912].
[7]) Baumann u. Diesser, D. R. P. Kl. 29b, Nr. 230 394; Chem. Centralbl. **1911**, I, 442.
[8]) Inouye, Zeitschr. f. physiol. Chemie **81**, 80 [1912].

Spaltung: Beim Verestern des Seidenfibroins in Äthylalkohol wurden keine Aminosäuren abgespalten; dagegen nahmen nach 6stündigem Kochen der mit Salzsäure gesättigten Lösung die freien Aminogruppen zu[1]). — Partielle Säurehydrolyse s. „Peptone". — Wurde gut gereinigte Seide 2—7 Monate lang bei 40° in 0,2% Na_2CO_3-Lösung mit einem Extrakt aus Schweinepankreas verdaut unter gelegentlichem Zusatz von Merckschem Trypsin, so konnten im Filtrat Tyrosin, Tryptophan und rechtsdrehende Peptone nachgewiesen werden[2]).

Seidenhydrolysen: In der afrikanischen Tussahseide konnten dieselben Aminosäuren im gleichen Mengenverhältnis wie bei den anderen Tussaharten nachgewiesen werden. — Bei der Hydrolyse eines Anaphenestes wurden isoliert: Tyrosin, Glykokoll und Alanin als wesentliche Bausteine, daneben Asparagin- und Glutaminsäure, sowie Leucin und Prolin in Spuren. — Seide von Bombyx mori hatte dieselbe Zusammensetzung wie das gewöhnliche Seidenfibroin[3])[4]).

100 g wasser- und aschefreie Substanz enthalten:

	Cocons der italienischen Seidenraupe[5])	Cocons der japanischen Seidenraupe Haruko[6])	Cocons des Ailanthusspinners[7])	Gespinst von Oeceticus platensis[8]) [Berg]	Tailung-Seide[7])	Indische Tussah-Seide[9])
Glykokoll	33,5	35,0	10,5	27,1	13	1,5
Alanin	20,0	22,6	8,5	18,8	12	9,8
Leucin	0,75	0,7	1,0	0,75	1	4,8
Serin	1,9	0,7	+	—	+	5,4
Asparaginsäure	1,0	1,0	1	0,25	1	2,8
Glutaminsäure	0,25	0,07	0,8	23,5	+	1,8
Phenylalanin	1,2	1,3	—	1,8	—	0,3
Tyrosin	9,0	9,7	3,34	negativ	2,7	1,0
Prolin	0,8	0,7	0,7	3,2	1,47	3,0

Glutin (Leim) (Bd. IV, S. 179).

Zusammensetzung: In reiner Gelatine sollen 82% Glutin, 17% H_2O und 1% Asche vorhanden sein. — Zur Analyse einer Gelatine kann die Beobachtung verwendet werden, daß die Differenz zwischen den Schmelzpunkten zweier Gelatinegallerten bei einer Konzentrationsänderung um 10% 1,2° beträgt. — Man bestimmt also z. B. zunächst den Schmelzpunkt einer 20proz. Gallerte der zu untersuchenden Gelatine, hierauf den einer 10proz., jedesmal nach $^1/_2$stündigem Stehen bei 19% und berechnet den Prozentgehalt x an Glutin nach der Gleichung $\frac{x}{82} = \frac{a}{1,2}$ (a = Differenz der Schmelzpunkte)[10]).

Vorkommen: Durch Aussalzen mit $MgSO_4$ wurde aus Liebigschem Fleischextrakt ein Eiweißkörper gewonnen, der in der Hitze nicht koagulabel war und Glykokoll, aber keine Glutaminsäure enthielt; es handelte sich wahrscheinlich um Glutin[11]).

Physikalische und chemische Eigenschaften: Glutin ist in kaltem Wasser unlöslich, leichter bei Zusatz von Jod- und Rhodansalzen[12]). Von gereinigter Gelatine sind in Wasser löslich: bei 21° 0,62%, bei 18° 0,60% und bei 17° 0,56%. — Gesättigte wässerige Pikrinsäurelösung fällt Glutin bei 8° (nicht bei Zimmertemperatur) quantitativ aus; hierbei verbindet

1) Abderhalden u. Hanslian, Zeitschr. f. physiol. Chemie **77**, 285 [1912].
2) Hubbard, Journ. of the Amer. Chem. Soc. **33**, 2032 [1911].
3) Abderhalden, Zeitschr. f. physiol. Chemie **74**, 427 [1911].
4) Sington, Berliner Tierärztliche Hochschule, Diss. 1911.
5) Abderhalden u. Roose, Zeitschr. f. physiol. Chemie **68**, 273 [1910].
6) Abderhalden u. Suwa, Zeitschr. f. physiol. Chemie **68**, 275 [1910].
7) Abderhalden u. Inouye, Zeitschr. f. physiol. Chemie **80**, 198 [1912].
8) Abderhalden u. Landan, Zeitschr. f. physiol. Chemie **71**, 455 [1911].
9) Strauch, Zeitschr. f. physiol. Chemie **71**, 365 [1911].
10) Herold, Chem.-Ztg. **35**, 93 [1911].
11) Mays, Zeitschr. f. physiol. Chemie **78**, 37 [1912].
12) Levites, Zeitschr. f. Chemie u. Industrie der Kolloide **8**, 4 [1911].

sich 1 g Leim mit 11,3 ccm $^1/_{10}$ n-Säure[1]); auch Schwermetallsalze sind Fällungsmittel für Glutin[2])[3]). Gelatine, welche in Wasser aufgequollen ist, gibt an gesättigten Wasserdampf derselben Temperatur wieder Wasser ab[4])[5]). — Während Emulsionen verschiedener anorganischer Salze ($BaSO_4$, AgCl) mit Gelatine nach dem Trocknen klarer werden, werden Fluorcalcium-Gelatineemulsionen nach einem Stadium der Aufhellung während des Trocknens wieder opak[6]).— In dünnen Schichten gefrorener 2—5 proz. Lösungen kann man Ringbildungen beobachten, die durch die Annahme übersättigter, metastabiler Lösungen in der Gelatine erklärt werden[7]). Der isoelektrische Punkt der Gelatine liegt bei (H) = $2{,}5 \times 10^{-5}$ [8]) und stimmt mit dem Quellungsmaximum 2×10^{-5} ziemlich überein[9]). — Aus Gummi-Gelatinelösungen können beide zusammen ausgeflockt werden[10]). Mit Alloxan gibt Gelatine in der Hitze schwache Murexidfärbung[11]). Das Chloramin der Gelatine enthält 18,3% aktives Cl und ist nach dem Trocknen luftbeständig[12]). — Zum Nachweis fällt man zunächst mit $ZnSO_4$, löst den Niederschlag und fällt wieder mit $HgCl_2$, wobei die Proteosen ausfallen und Leim in Lösung bleibt; Bestimmung von N in beiden Niederschlägen[13]).

Spaltungen: Bei der Hydrolyse von Gelatine mit KOH, NaOH, K_2CO_3 und Na_2CO_3 wird direkt Harnstoff gebildet[14]). — Digeriert man zuerst mit verdünnten alkalischen Lösungen und hydrolysiert dann vollständig mit Säuren, so werden Leucin, Phenylalanin, Asparaginsäure, Histidin und Arginin racemisiert, während Prolin, Lysin, Glutaminsäure und ein Teil des Alanins als optisch aktive Verbindungen isoliert werden[15]).

In verdünnten Säuren quillt Gelatine stärker als in Wasser; während es in starken Säuren bei sehr geringen Konzentrationen zu einem Quellungsmaximum kommt, das bis zur Lösung wieder asymptotisch abnimmt, nimmt in schwachen Säuren die Quellung bis zur Lösung stetig zu. Zusatz von Neutralsalzen führt zur Wasserabspaltung, die bei starken Säuren soweit geht, daß die Gelatine das Aussehen fester hornartiger Massen erhält. In Lösungen von Neutralsalzen werden mehr Salze und in Säurelösungen mehr Säure adsorbiert, als dem Gehalt der adsorbierten Lösung entsprechen würde; die Menge der adsorbierten Säure beträgt 1,25 Milligrammol pro 1 g trockener Gelatine[16]). — Bei der Trypsinverdauung der Gelatine kann Prolylglycinanhydrid isoliert werden, das nach 8 monatlicher Versuchsdauer stark racemisiert war[17]). Die optimale H-Ionenkonzentration für die Verflüssigung einer 6 proz. Gelatinelösung durch eine 0,4 proz. Lösung von Trypsin betrug bei 30° $10^{-9,9}$, 37° $10^{-9,7}$, 45° $10^{-9,1}$, 55° $10^{-9,8}$ [18]). — Der Micrococcus prodigiosus spaltet aus Gelatine neben tanninfällbaren Produkten auch einfachere Peptide, sowie Amminosäuren ab; mit Sicherheit wurde Glykokoll nachgewiesen[19]).

Die Stickstoffverteilung nach totaler Salzsäurehydrolyse ist folgende: Es entfallen in Prozenten des Gesamtstickstoffes auf Ammoniak 2,25, Melanine 0,07, Cystin 0,00, Arginin 14,00, Histidin 3,59, Lysin 6,20, Aminostickstoff in den Filtraten der Phosphorwolframsäurefällung 57,0, Nichtamino-N der Filtrate 16,0[20]).

Methylierung: Gelatine enthält 0,35% Methoxyl und 1,1% Stickstoffmethyl; behandelt man sie mit Jodmethyl, so wird Methyl gebunden und zwar enthält die Methylgelatine 2,04%

---

1) Bewàr, Biochem. Zeitschr. **47**, 189 [1912].
2) Levites, Zeitschr. f. Chemie u. Industrie der Kalloide. 8, 4 [1911].
3) Pauli u. Flecker, Biochem. Zeitschr. **41**, 461 [1912].
4) Bancroft, Journ. of physical. Chemistry **16**, 395 [1912].
5) Schröder, Zeitschr. f. physikal. Chemie **45**, 109 [1903].
6) Liesegang, Zeitschr. f. Chemie u. Industrie der Kolloide **7**, 300 [1911].
7) Rohonyi, Biochem. Zeitschr. **53**, 210 [1913].
8) Michaelis u. Grineff, Biochem. Zeitschr. **41**, 373 [1912].
9) Chiari, Biochem. Zeitschr. **33**, 167 [1911].
10) Tiebackse, Pharmaceut. Weekblad **48**, 691 [1911].
11) Hurtley u. Wootton, Journ. of the Chem. Soc. **99**, 288 [1910].
12) Cross, Bevan u. Bacon, Journ. of the Chem. Soc. **97**, 2404 [1910].
13) Greifenhagen, König u. Scholl, Biochem. Zeitschr. **35**, 217 [1912].
14) Fosse, Compt. rend. de l'Acad. des Sc. **154**, 1819 [1912].
15) Dakin, Journ. of biol. Chemistry **13**, 357 [1912].
16) Procter, Kolloidchem. Beihefte **2**, 243 [1911].
17) Levene, Berichte d. Deutsch. chem. Gesellschaft **43**, 3168 [1911].
18) Palitzsch u. Walbum, Biochem. Zeitschr. **47**, 1 [1912].
19) Mesernitzky, Biochem. Zeitschr. **29**, 104 [1910]. — Dhéré, Journ. de Physiol. et de Pathol. génér. **13**, 158 [1911].
20) D. D. van Slyke, Journ. of biol. Chemistry **10**, 15 [1911].

Methoxyl und 4,06% Stickstoffmethyl. Die Zusammensetzung ist C 52,06%, H 6,67%, N 17,50%, S 0,23%; das Methylierungsprodukt ist eine amorphe, gelbe, hygroskopische Masse, welche dieselben Eiweißreaktionen wie Gelatine gibt, die Xanthoproteinreaktion mit stärkerer Gelbfärbung; 10 g lösen sich in 25 ccm 10proz. absolut alkoholischer Kalilauge schon in der Kälte. — Nach der vollständigen Säurehydrolyse wurden Alanin, Leucin, Prolin und Phenylalanin in denselben, Glykokoll in größeren Mengen als bei der Gelatine wiedergewonnen. Lysin konnte nicht nachgewiesen werden, und von Histidin und Arginin wurden nur 10% der in der Gelatine enthaltenen Basen isoliert[1]).

Elastin (Bd. IV, S. 185).

Zusammensetzung: Rohes Elastin gibt positive Glyoxylsäureprobe, während dem gründlich gereinigten Präparat Tryptophan fehlt. Das Hemielastin Borchardts gibt mit Glyoxyl- und Schwefelsäure starke violette Färbung[2]).

Physiologische Untersuchungen: Elastin hat die Eigenschaft, die Fermente des Magendarmkanals zu absorbieren; aus dem Magensaft z. B. entfernt es das Pepsin fast vollständig und kann deshalb zu seinem Nachweis benutzt werden[2-6]). Elastin vermag im Stoffwechselversuch zwar Eiweiß zu sparen, ist aber den gewöhnlichen Nahrungsproteinen nicht gleichwertig. Das Hemielastin Borchardts konnte selbst bei Fütterung großer Elastinmengen weder im Blut, noch im Harn, noch in den Geweben nachgewiesen werden[7]). Elastin, welches Pepsin absorbiert hat, wird auch noch in alkalischen Lösungen weiter verdaut; Pankreassaft baut es ebenfalls ab[8]).

Koilin (Bd. IV, S. 188).

Aus 100 g Koilin wurden etwas mehr als 0,5 g Cystin isoliert[9]).

Eihüllen-Albuminoide (Bd. IV, S. 189).

Eischalen von Pollachius brandti.

Die Zusammensetzung ähnelt sehr derjenigen der Selachiereischalen. In der Trockensubstanz sind vorhanden: C 51,24%, H 8,41%, N 14,57%, S 0,67%, O 25,11%. Vom Gesamtstickstoff entfallen auf Ammoniak-N 5,97%, Melanin-N 0,96%, Monoamino-N 78,24%, Diamino-N 14,83%[10]).

Spaltungen: Bei der totalen Säurehydrolyse wurden isoliert: Leucin 2,40%, Tyrosin 1,53%, Glutaminsäure 1,40%, Arginin 2,30%, Lysin 1,75%; Histidin war vorhanden. In Pepsinsalzsäure und sodaalkalischen Pankreatinlösungen werden die Eischalen nicht sichtbar angegriffen[10]).

Eiweißreaktionen: Positiv sind die Xanthoprotein- und Millons Reaktion, sowie die Probe auf bleischwärzenden Schwefel, negativ sind die von Liebermann und Molisch[10]).

Die Eikapseln von Raja und Heterodontus bestehen aus einer keratinähnlichen, aber damit nicht identischen Verbindung, die in Wasser, Alkohol, Äther, Chloroform unlöslich ist. — Die aus Raja isolierte Substanz ist leichter in Alkalien, die aus Heterodontus leichter in konzentrierten Säuren löslich[11]).

---

1) Skraup u. Böttcher, Monatshefte f. Chemie **31**, 1035 [1910].
2) Abderhalden u. Wachsmuth, Zeitschr. f. physiol. Chemie **71**, 339 [1911].
3) Abderhalden u. Steinbeck, Zeitschr. f. physiol. Chemie **68**, 293 [1910].
4) Abderhalden u. Strauch, Zeitschr. f. physiol. Chemie **71**, 315 [1911].
5) Abderhalden u. Friedel, Zeitschr. f. physiol. Chemie **71**, 449 [1911].
6) Abderhalden u. Kiesewetter, Zeitschr. f. physiol. Chemie **74**, 411 [1911].
7) Abderhalden u. Ruehl, Zeitschr. f. physiol. Chemie **69**, 301 [1910].
8) Abderhalden u. Strauch, Zeitschr. f. physiol. Chemie **71**, 315 [1911].
9) Buchtala, Zeitschr. f. physiol. Chemie **69**, 310 [1910].
10) Miyake u. Tadokoro, Journ. of Agric. Tokyo **4**, 269 [1912].
11) Hussakof u. Welker, Biochem. Bulletin **1**, 216 [1911].

Keratine (Bd. IV, S. 193).

Zusammensetzung verschiedener Keratine. Gänsefedern: Wasser und Aschegehalt 10,83%; 100 g wasser- und aschefreie Substanz enthalten 3,15 g S und 6,30 g Cystin. — Hühnerkrallen: Wasser- und Aschegehalt 10,04%, S 2,28%, Cystin 2,14%. — Epidermisschuppen von Hühnerzehen: Wasser und Asche: 12,95%, S 2,20%, Cystin 1,88% [1]).

Totalhydrolyse:

	Schuppen von Manis japonica [2])	Schildpatt von Chelone imbricata [3])	Elefanten-epidermis [4])	Keratin weißer Menschenhaare [5])	Keratin von Schlangenhäuten [5]) Boa constrictor	Haut von Python [6])	Barten des Nordwals [7])
Wasser	7,43	9,44	9,36	—	7,09	9,76	13,3
Asche	0,82	0,27	2,66	—	2,00	0,55	1,03
Gesamt-N	14,21	14,14	14,26	—	13,80	14,42	—
Ammoniak-N	1,25	0,43	1,47	—	0,59	0,17	—
Melanin-N	0,074	0,07	0,20	—	0,16	0,23	—
Monoamino-N	12,745	13,41	12,25	—	12,67	13,74	—
Diamino-N	0,56	0,44	0,32	—	0,33	0,56	—
Glykokoll	1,33	19,36	8,33	9,12	7,87	—	0,75
Alanin	12,00	2,95	5,07	6,88	2,07	—	6,42
Valin	4,00	5,23	2,43	—	—	—	9,73
Leucin	10,25	3,26	3,60	12,12	12,40	—	3,76
Prolin	3,50	—	—	—	—	—	2,60
Glutaminsäure	3,50	—	10,20	8,00	2,09	—	8,87
Phenylalanin	2,76	1,08	2,33	0,62	3,80	—	0,47
Tyrosin	13,00	13,59	5,20	3,30	10,50	—	5,66
Cystin	4,50	5,19	4,70	11,55	3,75	—	4,15

Für das Hundehaar ist die Stickstoffverteilung, nach van Slykes Methode bestimmt, folgende: Ammoniak 10,05%, Melanin-N 7,42%, Cystin 6,04%, Arginin 14,62%, Histidin 2,67%, Lysin 5,26%, Aminostickstoff des Filtrates der Phosphorwolframsäurefällung 48, 7%, Nichtamino-N des Filtrats 4,2% [8]).

Durch Behandeln von schwarzer Wolle mit 0,2% Natronlauge wird ein Melanin gewonnen, dessen Lösung nach der Salzsäurehydrolyse angeblich eine noch unbekannte Aminosäure, die von einem Phenol abgeleitet werden kann, enthält; die unbekannte Verbindung gibt mit Millons Reagens positive Reaktion; es fehlt aber der Nachweis, daß alles Tyrosin quantitativ entfernt ist [9]).

---

[1]) Buchtala, Zeitschr. f. physiol. Chemie **69**, 310 [1910].
[2]) Buchtala, Zeitschr. f. physiol. Chemie **85**, 241 [1913].
[3]) Buchtala, Zeitschr. f. physiol. Chemie **74**, 212 [1911].
[4]) Buchtala, Zeitschr. f. physiol. Chemie **78**, 55 [1912].
[5]) Buchtala, Zeitschr. f. physiol. Chemie **85**, 246 [1913].
[6]) Buchtala, Zeitschr. f. physiol. Chemie **85**, 335 [1913].
[7]) Abderhalden u. Landan, Zeitschr. f. physiol. Chemie **71**, 455 [1911].
[8]) D. D. van Slyke, Journ. of biol. Chemistry **10**, 15 [1911].
[9]) Gortner, Journ. of biol. Chemistry **9**, 355 [1911].

Peptone und Kyrine.

Von

Arthur Weil-Halle a. S.

Plasteine (Bd. IV, S. 198).

Bildung: Die Fermente des Magendarmkanals haben die Eigenschaft, aus den Peptonen des Verdauungsgemisches wieder höher molekulare, eiweißähnliche Körper zu synthetisieren; die Verdauung der Proteine durch diese Fermente ist also ein reversibler Prozeß [1]). Fügt man zu dem aus einer Darmfistel gewonnenen Chymus, der neutralisiert und von hitzekoagulablen Substanzen befreit ist, Darmsaft aus einer Thiryfistel, so tritt bei 38—39° nach etwa 4 Tagen Gallertbildung ein, die durch Na_2CO_3-Zusatz beschleunigt wird [2]). Diese Synthese kann man durch Formoltitration verfolgen; man beobachtet eine allmähliche Abnahme der freien Aminogruppen bis zu einem bestimmten Maximum der Plasteinbildung. Die aus Hühnereiweiß, Casein, Wittepepton und Rindfleisch nach Pepsinverdauung gebildeten Plasteine enthalten 10,4—14,8% formoltitrierbaren Stickstoff; nach der Verdauung von Eiereiweiß mit Trypsin bilden sich, nach 15tägiger Vorverdauung durch Pepsin-Schwefelsäure, 15,9% des Gesamtstickstoffes wieder zu Plasteinen um [3]).

Physiologische Eigenschaften: Nach parenteraler Injektion erzeugen Plasteine im Tierkörper spezifische Präcipitine [4]).

Heteroalbumose und Protoalbumose (Bd. IV, S. 198).

Zusammensetzung: C 49,52%, H 6,64%, N 16,46%, Amino-N 1,03% (Heteroalbumose aus Fibrin) [5]). Die Stickstoffverteilung in den beiden aus Fibrin dargestellten Albumosen zeigt große Ähnlichkeit mit derjenigen der Muttersubstanz:

Stickstoff in Form von	Heteroalbumose	Protoalbumose	Fibrin
Ammoniak	6,37	4,73	8,31
Arginin	14,15	14,89	13,64
Histidin	6,45	4,53	3,96
Lysin	10,30	9,60	11,40
Cystin	0,91	0,50	0,43
Amino-N [6])	54,90	53,90	55,40
Nichtamino-N [6])	3,85	6,95	3,90
Melanino-N	2,75	4,11	3,15

[1]) Henriques u. Gjaldbäck, Zeitschr. f. physiol. Chemie **71**, 485 [1911]. — Rakoczy, Zeitschr. f. physiol. Chemie **75**, 273 [1911]. — Glagolew, Biochem. Zeitschr. **45**, 162 [1913]; **50**, 162 [1913]; **56**, 195 [1913].

[2]) London, Zeitschr. f. physiol. Chemie **74**, 301 [1911].

[3]) Henriques u. Gjaldbäck, Zeitschr. f. physiol. Chemie **81**, 439 [1912].

[4]) Herrmann u. Chain, Zeitschr. f. physiol. Chemie **77**, 289 [1912].

[5]) Levene, D. D. van Slyke u. Birchard, Journ. of biol. Chemistry **8**, 269 [1910].

[6]) Im Filtrat der Phosphorwolframsäurefällung.

Physikalische und chemische Eigenschaften: Eine aus Wittepepton gewonnene Heteroalbumose war sehr schwer in Wasser löslich: 0,025 g in 100 ccm. $[\alpha]_D^{20}$ in 5proz. Ammonsulfatlösung = —70,11° [1]). Eine chemische und biologische Klassifikation der Proteosen soll nach Zunz noch nicht möglich sein [2]). Das Phosphorwolframat der Heteroalbumose löst sich in Acetonwasser zu 2,24%, das der Protalbumose zu 6,76% [3]).

Bei der totalen Hydrolyse wurden folgende Aminosäuren isoliert [1]):

	Heteroalbumose	Protoalbumose
Glykokoll	0,15	1,44
Alanin	3,39	2,50
Leucin	3,05	5,79
Isoleucin	2,96	1,62
Valin	3,57	0,76
Valin + Alanin	1,86	0,00
Cystin	1,36	0,68
Glutaminsäure	9,51	0,63
Lysin	8,90	8,40
Arginin	7,30	7,72
Phenylalanin	2,45	4,35
Tyrosin	3,48	4,58
Prolin	4,27	4,96
Histidin	3,90	2,77
Ammoniak	1,28	0,92

Peptone aus Casein.

Zusammensetzung: C 47,50%, 47,28%, 47,32%; H 7,21%, 7,19%, 7,02%; N 14,29%, 14,31%. $\frac{CO_2}{N} = \frac{1}{2,36}$ (Durchschnitt). — Ba im Ba-Salz 22,47% [4]).

Darstellung: Aus den tryptischen Verdauungsprodukten wurde mit Hilfe der Eisenmethode ein einheitliches Pepton isoliert [4]).

Physikalische und chemische Eigenschaften: Farbloses Pulver, das sich klar in Wasser und gesättigter Ammonsulfatlösung auflöst und dann gegen Lackmus sauer reagiert. Es reagiert positiv mit Millon, Glyoxylsäure und Salpetersäure und gibt positive Biuretprobe; negativ fällt „Molisch" aus. Aus seinen Lösungen wird es durch Gerbsäure gefällt, aber nicht durch Metaphosphorsäure, Salpetersäure, Bleiessig, Silbernitrat, Mercurisulfat in 5% H_2SO_4, Baryt, Ferrocyanwasserstoffsäure, Pikrinsäure; ferner nicht Phosphorwolframsäure aus stark verdünnten Lösungen. $[\alpha]_D^{20}$: —37,74° [4]). Nur die tryptischen Peptone vermögen unterhalb 100° sich mit Jod zu verbinden, das hierbei wahrscheinlich vom Tyrosin gebunden wird [5]).

Produkte der Hydrolyse: Arginin, d-Lysin, Glutaminsäure. Prozente des Gesamtstickstoffes: Ammoniak 10,7%, mit Phosphorwolframsäure fällbar 23,4%, nicht fällbar 65,6%, durch Silberbaryt 17,1% fällbar [4]).

Peptone aus Seidenfibroin (Bd. IV, S. 203).

Darstellung: Bei der partiellen Hydrolyse des Fibroins der degommierten Canton- und Bengalseide gewonnen.

Physikalische und chemische Eigenschaften: 1. wurde d-Alanylglycin isoliert; F 250°, $[\alpha]_D^{20}$ (aus Cantonseide) + 46,7°, (aus Bengalseide) + 49,47°. 2. d-Alanylglycyl-l-tyrosin; F 145°, mikroskopische Nadeln $[\alpha]_D^{20}$ = + 45,1° [6]).

[1]) Levene, D. D. van Slyke u. Birchard, Journ. of biol. Chemistry **10**, 57 [1911].
[2]) Zunz, Bull. de l'Acad. Roy. Belg., Classe des sciences **1911**, 653 u. **1912**, 656.
[3]) Wechsler, Zeitschr. f. physiol. Chemie **73**, 138 [1911].
[4]) Siegfrid u. Lindner, Archiv f. d. ges. Physiol. **136**, 185 [1911].
[5]) Macquaire, Compt. rend. de l'Acad. **153**, 1081 [1912].
[6]) Abderhalden, Zeitschr. f. physiol. Chemie **72**, 1 [1911].

Glutokyrinsulfat (Bd. IV, S. 203).

Zusammensetzung: Der Quotient Amino-N : Gesamt-N ist 32 : 100 und wird nach der Totalhydrolyse 64,7 : 100.

Spaltungsprodukte: Arginin, Lysin und Glutaminsäure sicher, Glykokoll, Alanin und Prolin wahrscheinlich vorhanden. — Bei Behandlung der Lösung des Kyrinsulfats mit Ag_2SO_4 und $Ba(OH)_2$ fällt ein Dipeptid aus, welches bei der Hydrolyse Arginin und Glutaminsäure gibt und die Zusammensetzung $C_{11}H_{21}O_5N_5$ besitzt [1]).

Glutokyrin-β-sulfat (Bd. IV, S. 204).

Zusammensetzung: Quotient $\frac{CO_2}{N} = 1 : 2{,}8,\ 1 : 2{,}95,\ 1 : 3{,}04$. Formoltitrierbarer Stickstoff 39,2%.

Spaltungsprodukte: Mit Hilfe der Silberbarytmethode wurde Arginin und Lysin nachgewiesen [2]).

---

[1]) Levene u. Birchard, Journ. of biol. Chemistry **13**, 277 [1912].
[2]) Siegfried, Zeitschr. f. physiol. Chemie **84**, 288 [1912].

Oxydative Abbauprodukte der Proteine.

Von

Arthur Weil-Halle a. S.

Oxyprotsulfonsäure (Bd. IV, S. 207).

Zusammensetzung: Durch kochende, absolute Essigsäure läßt sich die aus Ovalbumin, Serumalbumin und Casein gewonnene Oxyprotsulfonsäure in eine unlösliche Fraktion, α-Oxyprotsulfonsäure und eine lösliche β-Oxyprotsulfonsäure trennen[1]. — Durch Äther kann aus letzterer eine neue Fraktion ausgefällt werden, die sich von der α- und β-Säure durch den verschiedenen Gehalt an bleischwärzendem S unterscheidet[2]. Die Einzelfraktionen der Oxyprotsulfonsäure aus Serumeiweiß zeigen Unterschiede in der Basizität, im Drehungsvermögen für polarisiertes Licht und im Jodgehalt der Jodierungsprodukte, während der gesamte S-Gehalt bei allen fast gleich groß war[3]. Die 6 Fraktionen der Oxyprotsulfonsäure aus Casein zeigen, mit Ausnahme der ersten, keine großen Unterschiede in der Zusammensetzung[4].

Desaminokyroprotsäuren.[5]

Zusammensetzung: 1. Aus Casein dargestellt: C 44,96%, H 6,72%, N 12,35%, S 0,98%, O 34,99%. Quecksilbersalz dieser Verbindung: C 18,35%, H 2,62%, N 5,04%, S 0,4%, O 14,29%, Hg 59,3%. — 2. Aus Fibroin dargestellt: C 31,54%, H 4,54%, N 13,37%, O 50,55%. Quecksibersalz: C 8,02%, H 1,06%, N 3,40%, O 12,85%, Hg 74,67%. — Stickstoffverteilung der Quecksilbersalze: Aminosäuren-N: 1. 1,7%; 2. 2,21%. — Basen-N: 1. 0,44%; 2. 1,72%.

Darstellung: Oxydation mit Kaliumpermanganat und Natronlauge, Kochen mit Baryt; zweite Oxydation und Fällung der Desaminokyroprotsäure mit Mercuriacetat als Quecksilbersalz.

---

1) Buraczewski u. Krauze, Zeitschr. f. physiol. Chemie **71**, 153 [1911].
2) Buraczewski u. Krauze, Anzeiger d. Akad. d. Wissensch. Krakau, Reihe A, **1911**, 425.
3) Buraczewski u. Krauze, Anzeiger d. Akad. d. Wissensch. Krakau, Reihe A, **1912**, 698.
4) Schuberthowna, Anzeiger d. Akad. d. Wissensch. Krakau, Reihe A, **1912**, 705.
5) Eisler, Biochem. Zeitschr. **51**, 26 [1913].

Polypeptide (Bd. IV, S. 210).

Von

Géza Zemplén-Budapest und Dionys Fuchs-Budapest.

Einleitung.

Nachweis und Bestimmung: Die Bestimmung des Aminostickstoffs bei Polypeptiden nach der Methode von Donald D. van Slyke[1]) durch Einwirkung von salpetriger Säure gibt gute Resultate. Eine Ausnahme bilden die Polypeptide, in denen Glykokoll die Aminogruppe trägt. Bei diesen Polypeptiden erhält man annähernd richtige Werte, wenn man die gefundenen Werte mit dem Faktor 0,8 multipliziert[2]). Unter Einhaltung der nötigen Vorsichtsmaßregeln tritt eine Spaltung der untersuchten Polypeptide d, l-Leucylglycin, Glycylglycin, d, l-Alanylglycylglycin, Glycyl-d, l-leucylglycin, d, l-Leucyldiglycylglycin bei der Veresterung nicht ein[3]).

Physikalische und chemische Eigenschaften: Alle einfachen Dipeptide aus Monoaminosäuren, mit Ausnahme ihrer Amidderivate, geben mit Kupfer in alkalischer Lösung ungefähr die gleiche Färbung, d. h. eine tiefe Blaufärbung, ähnlich der des Ammoniakkupferkomplexes. Die neutralen Kupfersalze aller Tripeptide aus Monoaminosäuren, mit Ausnahme ihrer Amidderivate und aller Amide von Dipeptiden, verändern ihre Färbung bei Zusatz von überschüssigem Alkali. Sie geben Schattierungen „der Semibiuretfärbung" (Färbungen von blauerer Tönung, wie sie durch Vermischen von reiner Biuretfärbung mit gewöhnlichem Komplexblau entstehen), wechselnd mit den konstituierenden Aminosäuren und der Temperatur. Die neutralen Kupfersalze aller Tetrapeptide von Monoaminosäuren und von Amiden von Tripeptiden verändern ihre Färbung bei Zusatz von überschüssigem Alkali vom Tiefblau ihres neutralen Kupferkomplexes zur purpurroten „Biuretfärbung" (die der Färbung einer alkalischen Phenolphthaleinlösung ähnlich ist)[4]).

A. Inaktive Polypeptide.

1. Dipeptide und die zugehörigen Diketopiperazine.

Glycyl-glycin (Bd. IV, S. 211).

Physiologische Eigenschaften: Typhus-, Paratyphus A- und -B-, Dysenterie-Flexner- und Shiga-Kruse-, Mäusetyphus-, Hühnercholera-, Micrococcus-tetragenus-Bakterien spalten Glycylglycin[5]). 12 verschiedene Gelatine verflüssigende Bakterien wirken ebenfalls hydrolysierend[6]).

---

[1]) Donald D. van Slyke, Berichte d. Deutsch. chem. Gesellschaft **43**, 3170 [1910].
[2]) Emil Abderhalden u. Donald D. van Slyke, Zeitschr. f. physiol. Chemie **74**, 505—508 [1911].
[3]) Emil Abderhalden u. Rudolf Hanslian, Zeitschr. f. physiol. Chemie **77**, 285—288 (1912); Chem. Centralbl. **1912**, I, 2074.
[4]) P. A. Kober u. H. Sugiura, Amer. Chem. Journ. **48**, 383—411 [1912]; Chem. Centralbl. **1913**, I, 153.
[5]) Takaoki Sasaki, Biochem. Zeitschr. **47**, 462—471 [1912]; Chem. Centralbl. **1913**, I, 643.
[6]) Takaoki Sasaki, Biochem. Zeitschr. **47**, 472—481 [1912]; Chem. Centralbl. **1913**, I, 643.

Physikalische und chemische Eigenschaften: Gibt mit Triketohydrindenhydrat eine blaue Färbung[1]). Bei der Methylierung mit Jodmethyl wurde Betain gewonnen[2]).

Derivate: Alkalisches Kupferglycyl-glycin[3])

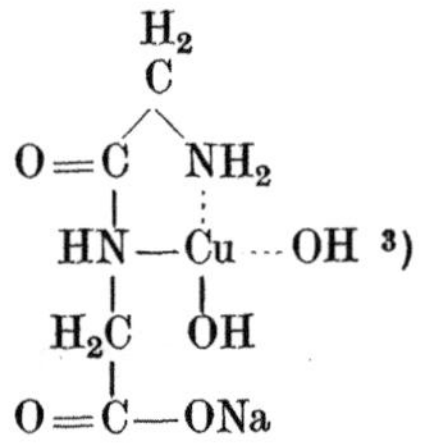

Gibt purpurrote Biuretfärbung.

Monoglycyl-glycinlithiumchlorid[4]) LiCl, $NH_2 \cdot CH_2 \cdot CO \cdot NH \cdot CH_2 \cdot COOH$. Bildung durch Verdunsten einer wässerigen Lösung der Komponenten bei Zimmertemperatur. Durchsichtige, kleine, farblose Nädelchen. Löslich in Wasser mit neutraler Reaktion, unlöslich in abs. Alkohol.

Diglycyl-glycincalciumchlorid[4]) $CaCl_2$, $2\,NH_2 \cdot CH_2 \cdot CO \cdot NH \cdot CH_2 \cdot COOH$. Bildung durch Verdunsten einer wässerigen Lösung der Komponenten bei gewöhnlicher Temperatur. Farblose, durchsichtige Krystalle. Löslich in Wasser mit neutraler Reaktion, unlöslich in Alkohol. Beim Erhitzen auf 250° bleibt es ganz unverändert.

Glycyl-glycincarbonsäure. Verbrennungswärme pro Gramm in Ionen 11,234 (+11, —5)[5]).

Cycloglycyl-glycin.[6])

Bildung: Bildet sich beim Erhitzen von Glykokoll mit der 4—5fachen Gewichtsmenge Glycerin einige Stunden unter Atmosphärendruck auf 170°.

Glycinanhydrid.

Physikalische und chemische Eigenschaften: Gibt mit Triketohydrindenhydrat keine Färbung[1]). Glycinanhydrid ist nicht imstande mit Farbsäuren schwer oder unlösliche Verbindungen einzugehen[7]). Fällt nicht mit Phosphorwolframsäure.

Verbrennungswärme pro Gramm in Ionen 17,441 (+6, —4)[5]).

Derivate: Dibenzylglycinanhydrid; Dibenzyl-α, γ-diketopiperazin[8]) $C_{18}H_{18}O_2N_2$

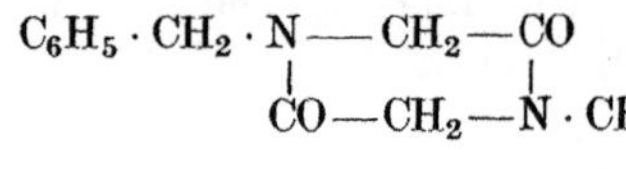

Mol.-Gewicht: 294,2. Gefunden in Benzol gelöst (Siedepunkterhöhung) 264,7; 285,2; 290,3. 2 g salzsaures Benzylglycylchlorid werden mit 8 g Nitrobenzol 10 Minuten gekocht. Beim Erkalten scheidet sich das Reaktionsprodukt zum größten Teil aus; der Rest wird mit 30 ccm Äther ausgefällt. Ausbeute 1,3 g. Nadeln aus Alkohol. Schmelzp. 172—173°. Löslich in konz. Salzsäure, beim Verdünnen mit Wasser fällt es wieder aus. Setzt seiner hydrolytischen Aufspaltung zu Aminosäure großen Widerstand entgegen. Durch Erhitzen mit konz. Salzsäure wird es nicht aufgespalten, und auch mehrstündigem Erhitzen mit alkoholischer Kalilauge auf 120° widersteht es.

---

1) Emil Abderhalden u. Hubert Schmidt, Zeitschr. f. physiol. Chemie **72**, 38 [1911].

2) Emil Abderhalden u. Karl Kautsch, Zeitschr. f. physiol. Chemie **75**, 28 [1911].

3) P. A. Kober u. K. Sugiura, Amer. Chem. Journ. **48**, 383—411 [1912]; Chem. Centralbl. **1913**, I, 153.

4) P. Pfeiffer u. J. v. Modelski, Zeitschr. f. physiol. Chemie **81**, 329 [1912].

5) Franz Wrede, Zeitschr. f. physikal. Chemie **75**, 81 [1910].

6) L. C. Maillard, Compt. rend. de l'Acad. des Sc. **153**, 1078—1080 [1911].

7) W. Suida, Zeitschr. f. physiol. Chemie **68**, 387 [1910].

8) C. Mannich u. R. Kuphal, Berichte d. Deutsch. chem. Gesellschaft **45**, 314—322 [1912].

Di-(3, 4-methylendioxybenzyl-)glycinanhydrid; Di-(3, 4-methylendioxybenzyl-)-α, γ-diketopiperazin[1] $C_{20}H_{18}O_6N_2$

$$\begin{array}{l} CH_2O_2 : C_6H_3 \cdot CH_2 \cdot N\text{---}CH_2\text{---}CO \\ \qquad\qquad\qquad\qquad\quad | \qquad\qquad\quad | \\ \qquad\qquad\qquad\qquad\; CO\text{---}CH_2\text{---}N \cdot CH_2 \cdot C_6H_3 : O_2CH_2 \end{array}$$

Entsteht beim Kochen des salzsauren 3, 4-Methylendioxybenzylglycylchlorids mit der 4fachen Menge Nitrobenzol. Weiße Nadeln aus Nitrobenzol. Schmelzp. 234—235°. Ausbeute nahezu quantitativ.

Jodacetyl-glycin.[2]

Mol.-Gewicht: 243,02.
Zusammensetzung: 19,75% C, 2,48% H, 52,24% J, 5,76% N.

$$C_4H_6O_3NJ.$$

$$J \cdot CH_2 \cdot CO \cdot NH \cdot CH_2 \cdot COOH.$$

Darstellung: Zu einer Lösung von 7,5 g Glykokoll in 100 ccm n-Natronlauge werden unter Eiskühlung abwechselnd 20,4 g Jodacetylchlorid und 100 ccm n-Natronlauge in 5 Portionen gegeben. Nach dem Ansäuern wird zur Trockne verdampft, der Rückstand mit Essigäther ausgekocht und nach dem Verdampfen des Essigäthers der Rückstand aus Essigäther umkrystallisiert.

Physikalische und chemische Eigenschaften: Sintert beim Erhitzen im Capillarrohr bei 130°. Bei 160° ist es klar geschmolzen, nachdem es bei 142° zu schmelzen beginnt. Bei 165° zersetzt es sich unter Jodabgabe. Sehr leicht löslich in abs. Alkohol, verdünntem Alkohol und Aceton; leicht löslich in Äther, Essigäther und Wasser, schwer löslich in Chloroform und Benzol, unlöslich in Petroläther.

Chloracetyl-d, l-alanin (Bd. IV, S. 222).

Physikalische und chemische Eigenschaften: Versuche, Chloracetylalanin mit Trimethylamin zu methylieren, waren ohne Resultat, indem gewöhnliches Betain erhalten wurde[3]).

Glycyl-d, l-alanin (Bd. IV, S. 220).

Physiologische Eigenschaften: Wird von dem Speichel nicht hydrolysiert[4]).

Physikalische und chemische Eigenschaften: Gibt mit Triketohydrindenhydrat eine blaue Färbung[5]).

Chloracetyl-d, l-α-aminobuttersäure.[6]

Mol.-Gewicht: 179,5.
Zusammensetzung: 40,11% C, 5,57% H, 7,80% N, 19,78% Cl.

$$C_6H_{10}NO_3Cl.$$

$$Cl \cdot CH_2 \cdot CO \cdot NH \cdot \underset{\displaystyle COOH}{CH} \cdot CH_2 \cdot CH_3.$$

Darstellung: Aus 10 g d, l-α-Aminobuttersäure in 104 ccm n-Natronlauge mit 15 g Chloracetylchlorid und 154 ccm n-Natronlauge. Man äthert aus oder schüttelt das Reaktionsgemisch mit Essigäther aus, verdampft die getrockneten Auszüge auf ein kleines Volumen und fällt mit Petroläther. Die Reinigung geschieht durch Lösen in Essigäther und Fällen mit Petroläther. Ausbeute 80%.

---

1) C. Mannich u. R. Kuphal, Berichte d. Deutsch. chem. Gesellschaft **45**, 314—322 [1912].
2) Emil Abderhalden u. Paul Hirsch, Zeitschr. f. physiol. Chemie **75**, 38 [1911].
3) Emil Abderhalden u. Karl Kautsch, Zeitschr. f. physiol. Chemie **75**, 19 [1911].
4) A. H. Koelker, Zeitschr. f. physiol. Chemie **76**, 27—36 [1911/12].
5) Emil Abderhalden u. Hubert Schmidt, Zeitschr. f. physiol. Chemie **72**, 38 [1911].
6) Emil Abderhalden, Hsing Lang Chang u. Erich Wurm, Zeitschr. f. physiol. Chemie **72**, 31 [1911].

Physikalische und chemische Eigenschaften: Zugespitzte Blättchen aus Essigäther + Petroläther. Schmelzp. 130° (korr.). Leicht löslich in Äther, Essigäther, Alkohol, Aceton, Chloroform und Wasser. Unlöslich in Petroläther.

Glycyl-d, l-α-aminobuttersäure.[1])

Mol.-Gewicht: 160,12.
Zusammensetzung: 45,00% C, 7,50% H, 17,50% N.

$$C_6H_{12}N_2O_3.$$

$$NH_2 \cdot CH_2 \cdot CO \cdot NH \cdot \underset{\displaystyle COOH}{\underset{|}{CH}} \cdot CH_2 \cdot CH_3.$$

Darstellung: Man löst 8,7 g Chloracetyl-d, l-α-aminobuttersäure in 45 ccm 25 proz. Ammoniak, läßt 4 Tage bei 37° stehen, dampft unter vermindertem Druck zur Trockne, entfernt das Chlor in wässeriger Lösung mit Silbersulfat, entfernt das Silber mit Schwefelwasserstoff, die Schwefelsäure mit Baryt und engt das Filtrat ein. Nach Zusatz von Alkohol vermehrt sich die krystallinische Ausscheidung. Man krystallisiert aus 50 proz. Alkohol um. Ausbeute 70% der Theorie.

Physiologische Eigenschaften: Wird durch Hefepreßsaft gespalten.

Physikalische und chemische Eigenschaften: Auf beiden Seiten zugespitzte Nädelchen aus verdünntem Alkohol. Schmelzp. 231° (korr.). Leicht löslich in Wasser, unlöslich in Methyl- und Äthylalkohol, in Petroläther, Essigäther, Äther, Aceton, Benzol und Chloroform.

Glycyl-d, l-aminobuttersäureanhydrid.[2])

Mol.-Gewicht: 142,10.
Zusammensetzung: 50,67% C, 7,09% H, 19,72% N.

$$C_6H_{10}O_2N_2.$$

$$CH_3 \cdot CH_2 \cdot \overline{CH \cdot CO \cdot NH \cdot CH_2 \cdot CO \cdot NH}.$$

Bildung: Aus Glycyl-d, l-aminobuttersäure in Methylalkohol mit Salzsäuregas, Eindampfen zur Trockne unter vermindertem Druck und Sättigen in Alkohol mit Ammoniak.

Physikalische und chemische Eigenschaften: Rhombische Tafeln aus heißem Wasser. Schmelzp. 238°. Löslich in Essigäther, Alkohol, Methylalkohol, unlöslich in Aceton, Petroläther, abs. Äther, Benzol, Chloroform; wenig löslich in kaltem, leichter in heißem Wasser.

Chloracetyl-leucinamid.[3])

Mol.-Gewicht: 206,5.
Zusammensetzung: 46,49% C, 7,26% H, 13,56% N, 17,19% Cl.

$$C_{18}H_{15}O_2N_2Cl.$$

$$Cl \cdot CH_2 \cdot CO—NH \cdot \underset{\displaystyle CH_2 \cdot CH\langle^{CH_3}_{CH_3}}{\underset{|}{CH}}—CO—NH_2.$$

Aus 5,2 g bromwasserstoffsaurem Leucinamid, 25 ccm eiskalter n-Natronlauge, 2,7 g Chloracetylchlorid und 1,5 g trockner Soda unter Schütteln. Der ausgeschiedene krystallinische Niederschlag wird abgesogen, das Filtrat nochmals unter Kühlung mit n-Natronlauge und Chloracetylchlorid behandelt, wodurch noch eine zweite geringere Krystallfraktion erhalten wird. Ausbeute 3 g. Kann auch direkt aus Bromisocapronsäureamid gewonnen werden. 16 g rohes, nicht umkrystallisiertes Bromisocapronsäureamid werden mit alkoholischem Ammoniak 4 Stunden im Rohr auf 105—110° erhitzt. Darauf wird unter vermindertem Druck

---

[1]) Emil Abderhalden, Hsing Lang Chang u. Erich Wurm, Zeitschr. f. physiol. Chemie **72**, 32 [1911].

[2]) Emil Abderhalden u. Hsing Lang Chang, Zeitschr. f. physiol. Chemie **77**, 471—487 [1912]; Chem. Centralbl. **1912**, I, 1988.

[3]) Peter Bergell u. Hans v. Wülfing, Zeitschr. f. physiol. Chemie **65**, 489 [1910].

eingedampft, der Rückstand mit Wasser aufgenommen, filtriert und sofort mit Alkali und Chloracetylchlorid behandelt. Erhalten 6,6 g. Große, perlmutterglänzende Blätter aus verdünntem Alkohol, die sich mit Wasser schwer benetzen. Schmelzp. 157° (korr.). Ziemlich schwer löslich in kaltem Wasser, leichter in heißem, schwer löslich in Äther.

Glycyl-d, l-leucin (Bd. IV, S. 222).

Physikalische und chemische Eigenschaften: Gibt mit Triketohydrindenhydrat eine blaue Färbung [1]).

Glycyl-d, l-leucinamid. [2])

Mol.-Gewicht: 223,5.
Zusammensetzung: 42,23% C, 8,12% H, 18,19% N, 15,33% Cl.

$$C_8H_{18}O_{12}N_3Cl.$$

$$HCl \cdot NH_2 \cdot CH_2 \cdot CO{-}NH \cdot CH \cdot CO \cdot NH_2 .$$
$$\qquad\qquad\qquad | $$
$$CH_2 \cdot CH\left\langle\begin{matrix} CH_3 \\ CH_3 \end{matrix}\right.$$

3 g Chloracetylleucinamid werden mit 60 ccm 25 proz. wässerigem Ammoniak 6 Stunden geschüttelt, dann bei 40° 12 Stunden aufbewahrt. Der unter vermindertem Druck eingedampfte Rückstand wird aus 15 ccm Alkohol umkrystallisiert. Flache Blättchen. Schmilzt 211 bis 212° (korr.) zu einem hellen Öl, das nach kurzer Zeit rotbraun gefärbt erscheint. Ausbeute 2 g. Spielend leicht löslich in Wasser, leicht löslich in heißem Alkohol, schwer in kaltem Alkohol. Die wässerige Lösung schmeckt bitter und reagiert schwach sauer.

Chloracetyl-d, l-norleucin.

Mol.-Gewicht: 159,58.
Zusammensetzung: 60,16% C, 8,84% H, 8,78% N, 22,22% Cl.

$$C_8H_{14}NCl.$$

$$CH_3 \cdot CH_2 \cdot CH_2 \cdot CH_2 \cdot CH \cdot (NH \cdot CO \cdot CH_2Cl) \cdot COOH$$ [3]).

Bildung: Aus α-Aminocapronsäure mit Chloracetylchlorid in Natronlauge.

Physikalische und chemische Eigenschaften: Prismen aus Aceton durch Zusatz von Wasser. Schmelzp. 104—107°. Leicht löslich in Aceton, Alkohol und Äther, unlöslich in Wasser.

Glycyl-d, l-norleucin.

Mol.-Gewicht: 188,15.
Zusammensetzung: 51,02% C, 8,57% H, 14,90% N.

$$C_8H_{16}O_3N_2.$$

$$CH_3 \cdot CH_2 \cdot CH_2 \cdot CH_2 \cdot CH \cdot (NH \cdot CO \cdot CH_2 \cdot NH_2) \cdot COOH$$ [3]).

Bildung: Aus Chloracetyl-d, l-norleucin mit Ammoniak.

Physikalische und chemische Eigenschaften: Blättchen, die sich fettig anfühlen. Schmelzp. 210—215°; sintert bei 210°; zersetzt sich bei 215°. Wenig löslich in kaltem Wasser, mehr löslich in heißem Wasser. Bei der Spaltung mit Hefemacerationssaft, Hundepankreassaft und Darmsaft nahm die anfänglich optisch-inaktive Lösung Linksdrehung an.

Glycyl-d, l-phenylalanin (Bd. IV, S. 226).

Physiologische Eigenschaften: Widersteht der Spaltung mit Hefepreßsaft [4]).

---

[1]) Emil Abderhalden u. Hubert Schmidt, Zeitschr. f. physiol. Chemie **72**, 38 [1911].
[2]) Peter Bergell u. Hanns v. Wülfing, Zeitschr. f. physiol. Chemie **65**, 492 [1910].
[3]) Emil Abderhalden, C. Froehlich u. Dionys Fuchs, Zeitschr. f. physiol. Chemie **86** 454 [1913].
[4]) Emil Abderhalden u. Heinrich Geddert, Zeitschr. f. physiol. Chemie **74**, 408 [1911].

d, l-Alanyl-glycin (Bd. IV, S. 227).

Physiologische Eigenschaften: Wird von dem Speichel hydrolysiert[1]). Der schwach saure oder alkalische Charakter des aufgefangenen Speichels scheint die Hydrolyse in qualitativer Hinsicht nicht zu beeinflussen[1]).

Physikalische und chemische Eigenschaften: Gibt mit Triketohydrindenhydrat eine blaue Färbung[2]).

d, l-Alanyl-glycinanhydrid (Bd. IV, S. 229).

Physikalische und chemische Eigenschaften: Gibt mit Triketohydrindenhydrat keine Färbung[2]).

d, l-α-Jodpropionyl-glycin.[3])

Mol.-Gewicht: 257,04.

Zusammensetzung: 23,30% C, 3,13% H, 49,40% J, 5,05% N.

$$C_5H_8NO_3J.$$

$$CH_3 \cdot CHJ \cdot CO \cdot NH \cdot CH_2 \cdot COOH.$$

Darstellung: 7,5 g Glykokoll, gelöst in 100 ccm n-Natronlauge, werden mit 21,4 g α-Jodpropionylchlorid und 100 ccm n-Natronlauge geschüttelt. Nach Ansäuern mit 20 ccm $^1/_5$ n-Salzsäure wird unter vermindertem Druck eingeengt.

Physiologische Eigenschaften: Nach Eingabe von 1 g per os an Hund im Harn ausgeschieden nach 10 Tagen 0,5881 g, im Kot ausgeschieden 0 g. Der Versuch, d, l-α-Jodpropionylglycinäthylester zu füttern, mißlang. Das Präparat hat einen sehr unangenehmen, bitteren, stark brennenden Geschmack. Es wird sofort gebrochen.

Physikalische und chemische Eigenschaften: Sintert und beginnt zu schmelzen bei 60°, ist bei 80° geschmolzen und zersetzt sich bei 135° unter Jodabgabe. Löslich in Alkohol, leicht in verdünntem Alkohol, schwer in Äther, unlöslich in Petroläther, ziemlich leicht in Aceton und Essigäther, sehr schwer in Benzol, schwer in Chloroform, sehr leicht in Wasser.

Derivate: **d, l-α-Jodpropionyl-glycinäthylester** $CH_3 \cdot CHJ \cdot CO \cdot NH \cdot CH_2 \cdot COOC_2H_5$. Zu einer Lösung von 28,5 g Glykokollester in 80 ccm Chloroform werden unter Eiskühlung in Portionen 21,5 g α-Jodpropionylchlorid gegeben. Nach Stehen über Nacht wird das Glykokolläthylesterchlorhydrat abfiltriert, die Mutterlauge unter vermindertem Druck verdampft, der Rückstand in Äther aufgenommen und mit Petroläther gefällt. Zur Reinigung wird die letztere Operation wiederholt. Kleine Nädelchen. Sintert bei 45°, ist bei 60° geschmolzen und gibt bei 225° Jod ab. Sehr leicht löslich in den gebräuchlichen Lösungsmitteln, unlöslich in Petroläther. Recht leicht löslich in Wasser.

d, l-α-Jodpropionyl-d, l-alanin.[4])

Mol.-Gewicht: 271,05.

Zusammensetzung: 26,57% C, 3,68% H, 46,87% J, 5,18% N.

$$C_6H_{10}O_3NJ.$$

$$CH_3 \cdot CHJ \cdot CO \cdot NH \cdot \underset{\displaystyle CH_3}{CH} \cdot COOH.$$

Darstellung: 8,9 g Alanin in 100 ccm n-Natronlauge werden mit 21,5 g α-Jodpropionylchlorid gekuppelt. Nach Ansäuern mit 20 ccm $^1/_5$ n-Salzsäure scheidet sich das Produkt krystallinisch aus und wird aus Wasser umkrystallisiert.

Physikalische und chemische Eigenschaften: Kleine Nädelchen. Sintert bei 155°, beginnt zu schmelzen unter Braunfärbung bei 180°, ist bei 190° geschmolzen und zersetzt sich unter Jodabgabe bei 194°. Ziemlich leicht löslich in Alkohol, in Aceton; schwer löslich in Äther, Benzol und Chloroform; unlöslich in Petroläther, löslich in Essigäther; ziemlich schwer löslich in Wasser.

---

1) A. H. Koelker, Zeitschr. f. physiol. Chemie **76**, 27—36 [1911/12].
2) Emil Abderhalden u. Hubert Schmidt, Zeitschr. f. physiol. Chemie **72**, 38 [1911].
3) Emil Abderhalden u. Paul Hirsch, Zeitschr. f. physiol. Chemie **75**, 39, 48 [1911].
4) Emil Abderhalden u. Paul Hirsch, Zeitschr. f. physiol. Chemie **75**, 40 [1911].

Derivate: d, l-α-Jodpropionyl-d, l-alaninäthylester $CH_3 \cdot CHJ \cdot CO \cdot NH \cdot CH(CH_3)COOC_2H_5 = C_8H_{14}O_3NJ$. Mol.-Gewicht: 299,08. Enthält 42,45% J und 4,69% N. 11 g α-Jodpropionylchlorid werden mit 13 g Alaninester, gelöst in 40 ccm Chloroform, gekuppelt. Das Reaktionsgemisch wird unter vermindertem Druck eingedampft und dreimal mit Petroläther ausgekocht. Der Rückstand wird jetzt 6 mal mit je 100 ccm Äther ausgeschüttelt, der Äther abdestilliert und der Rückstand mit Petroläther übergossen. Beim Stehen im Eisschrank scheidet sich die Verbindung aus. Gelbe Nädelchen. Sintert bei 50°, beginnt zu schmelzen bei 52°, ist bei 60° geschmolzen und zersetzt sich unter Jodabgabe bei 234°. Sehr leicht löslich in den üblichen organischen Lösungsmitteln, unlöslich in Petroläther.

d, l-Alanyl-d, l-leucin (Bd. IV, S. 231).

Physikalische und chemische Eigenschaften: Gibt mit Triketohydrindenhydrat eine blaue Färbung[1]).

Brompropionyl-leucinamid.[2])

Mol.-Gewicht: 265.
Zusammensetzung: 40,75% C, 6,41% H, 10,56% N.

$C_9H_{17}O_2N_2Br$.

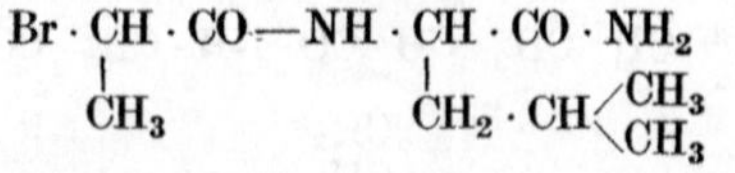

Aus 5,2 g bromwasserstoffsaurem Leucinamid, 25 ccm kalter Normalnatronlauge und 3 g Brompropionylbromid unter Schütteln und Kühlung. Feine, zu Rosetten und Sternen gruppierte Nadeln aus heißem 95 proz. Alkohol. Ausbeute 3 g. Schmelzp. 130—151° (korr.). Schwer löslich in kaltem Wasser, leichter in heißem, aus dem die Verbindung ohne Zersetzung umkrystallisiert werden kann. Ziemlich schwer löslich in kaltem Alkohol, schwer löslich in Äther.

d, l-Alanyl-d, l-leucinamid.[3])

Mol.-Gewicht: 300.
Zusammensetzung: 36,00% C, 7,33% H, 14,00% N, 26,64% Br.

$C_9H_{22}O_3N_3Br$.

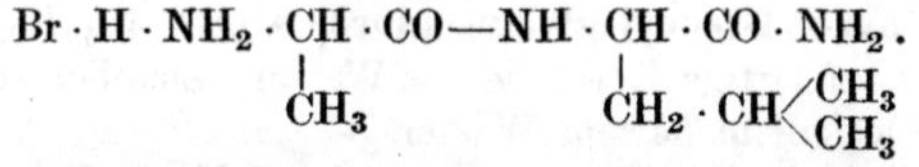

Darstellung wie bei Glycyl-d, l-leucinamid. Feine Nadeln aus abs. Alkohol, die 1 Mol. Krystallwasser enthalten. Im Capillarrohr erhitzt, schmilzt es zunächst gegen 80° in seinem Krystallwasser, wird über 110° teilweise wieder fest, und schmilzt völlig bei 140°. In ihren Eigenschaften und Reaktionen unterscheidet sich die Verbindung von Glycyl-d, l-leucinamid nur durch eine etwas größere Löslichkeit in Alkohol.

d, l-α-Aminobutyryl-glycin (Bd. IV, S. 231).

Physiologische Eigenschaften: Wird durch ein Präparat aus Hefe in d-α-Aminobuttersäure, Glykokoll und l, α-Aminobutyrylglycin gespalten[4]).

d, l-Leucyl-glycin (Bd. IV, S. 237).

Physiologische Eigenschaften: d, l-Leucylglycin wird durch die Preßsäfte von Aspergillus Wentii, Fusarium vasinfectum und Sclerotina sclerotiorum gespalten[5]). d, l-Leucylglycin

[1]) Emil Abderhalden u. Hubert Schmidt, Zeitschr. f. physiol. Chemie **72**, 38 [1911].
[2]) Peter Bergell u. Hans v. Wülfing, Zeitschr. f. physiol. Chemie **65**, 493 [1910].
[3]) Peter Bergell u. Hans v. Wülfing, Zeitschr. f. physiol. Chemie **65**, 494 [1910].
[4]) A. H. Koelker, Zeitschr. f. physiol. Chemie **73**, 312 [1911].
[5]) Emil Abderhalden u. Hans Pringsheim, Zeitschr. f. physiol. Chemie **65**, 180—184 [1910].

wird durch die verschiedenartigen Tumorzellen der verschiedenen Tierarten gespalten[1]). Das Blutserum von normalen Ratten spaltet d, l-Leucylglycin[1]). Wird von dem Speichel hydrolysiert[2]).

Physikalische und chemische Eigenschaften: Gibt mit Triketohydrindenhydrat eine blaue Färbung[3]). Verbrennungswärme pro Gramm in Ionen 24,367 (+ 5, —4)[4]). Die Methylierung mit Jodmethyl und Kalilauge in methylalkoholischer Lösung zu Trimethylverbindung gelingt in der Wärme nicht, dagegen erhält man in der Kälte Trimethyl-d, l-Leucylglycin[5]) (s. dort).

Trimethyl-d, l-leucyl-glycin.[5])

Mol.-Gewicht: 230,20.

Zusammensetzung: 57,34% C, 9,63% H, 12,17% N.

$C_{11}H_{22}O_3N_2$.

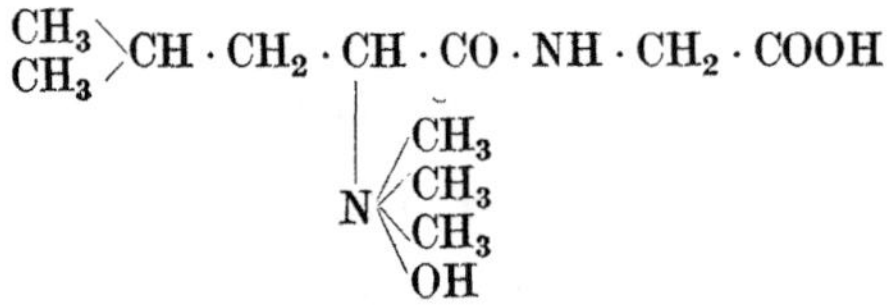

resp.

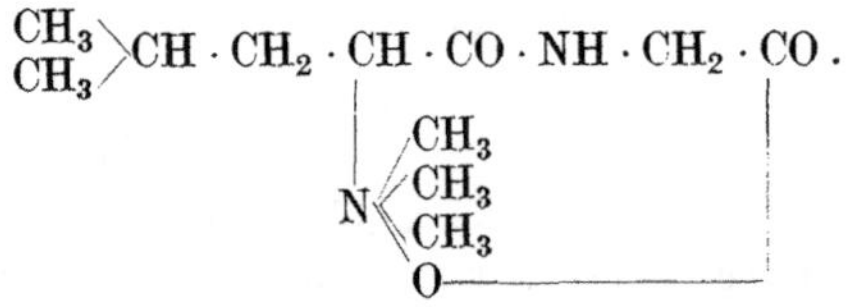

Darstellung: 2 g d, l-Leucylglycin werden in 10,6 ccm n-Kalilauge (= 1 Mol.) und 100 ccm Methylalkohol gelöst, fügt 4 ccm n-Kalilauge und 2—3 g Jodmethyl zu, und läßt bei gewöhnlicher Temperatur stehen. Nachdem die Reaktion der Flüssigkeit nach einigen Stunden schwach alkalisch geworden ist, fügt man wieder 2 g Jodmethyl zu und Kalilauge. Das wird fortgesetzt, bis 3 Mol. Kalilauge und reichlich 3 Mol. Methyljodid verbraucht werden. Das Filtrat wird mit 3—4fachem Volumen Wasser verdünnt, mit 10proz. Phosphorwolframsäure gefällt, der Niederschlag mit Barythydrat zersetzt, aus dem Filtrat mit Schwefelsäure quantitativ der Baryt entfernt, die filtrierte Flüssigkeit eingeengt und die Verbindung als Chloroplatinat isoliert. Ausbeute 1,6 g Platinsalz.

Derivate: Trimethyl-d, l-leucyl-glycin-chloroplatinat $(C_{11}H_{23}O_3N_2)_2PtCl_6$. Schöne orangerote Prismen oder tafelartige Krystalle aus Wasser. Ziemlich schwer löslich in heißem, außerordentlich schwer löslich in kaltem Wasser.

Trimethyl-d, l-leucyl-glycin-chloroaurat $C_{11}H_{23}O_3N_{21}AuCl_4$. Orangegelbe, prismenartige Krystalle aus Wasser. Schmelzp. ca. 170—172°, nachdem bereits vorher merkliche Erweichung eingetreten ist. Über 180° findet Aufschäumen und Bräunung statt.

Trimethyl-d, l-leucyl-glycin-pikrat $C_{11}H_{22}O_3N_2 \cdot (C_6H_3O_7N_3)_2$. Feine, scharf abgegrenzte, citronengelb gefärbte Säulen aus wässerigem Alkohol. Schmelzp. 225—226° (korr. 228—229°); bei höherer Temperatur (240—250°) tritt starke Zersetzung und Braunfärbung ein. Zersetzt sich gegen 240° unter Aufschäumen[6]). Auf dem Platinblech erhitzt, verbrennt das Pikrat heftig, jedoch ohne merkbar zu explodieren. Löst sich leicht, besonders beim Erwärmen in Wasser, in Äthyl- und in Methylalkohol, dagegen ziemlich schwer in Aceton und außerordentlich schwer in Äther.

d, l-Leucyl-d, l-alanin (Bd. IV, S. 240).

Physikalische und chemische Eigenschaften: Gibt mit Triketohydrindenhydrat eine blaue Färbung[3]).

[1]) Emil Abderhalden u. Florentin Medigreceanu, Zeitschr. f. physiol. Chemie **66**, 265—276 [1910].

[2]) A. H. Koelker, Zeitschr. f. physiol. Chemie **76**, 27—36 [1911/12].

[3]) Emil Abderhalden u. Hubert Schmidt, Zeitschr. f. physiol. Chemie **72**, 38 [1911].

[4]) Franz Wrede, Zeitschr. f. physikal. Chemie **75**, 81 [1910].

[5]) Emil Abderhalden u. Karl Kautsch, Zeitschr. f. physiol. Chemie **72**, 44 [1911].

[6]) Emil Abderhalden u. Karl Kautsch, Zeitschr. f. physiol. Chemie **75**, 26 [1911].

d, l-Leucyl-d, l-phenylalanin (Bd. IV, S. 243).

Physiologische Eigenschaften: Widersteht der Spaltung mit Hefepreßsaft[1]).

α-Bromlauryl-glycin.[2])

$C_{14}H_{26}O_3NBr$.

$C_{11}H_{22} \cdot Br \cdot CO \cdot NH \cdot CH_2 \cdot COOH$.

Bildung: Aus α-Bromlaurylchlorid und Glykokoll in Gegenwart von wässeriger Natronlauge.

Physikalische und chemische Eigenschaften: Farblose, rhombische Tafeln aus Benzol. Schmelzp. 117—118,5°. Wenig löslich in Wasser, leicht löslich in Alkohol, Äther, Benzol.

α-Aminolauryl-glycin.[2])

Mol.-Gewicht: 270,23.
Zusammensetzung: 62,17% C, 9,48% H, 10,37% N.

$C_{14}H_{28}O_3N_2$.

$NH_2 \cdot C_{11}H_{22} \cdot CO \cdot NH \cdot CH_2 \cdot COOH$.

Bildung: Aus α-Bromlaurylglycin bei 1 stündigem Erhitzen mit konz. wässerigem Ammoniak.

Physiologische Eigenschaften: Wird durch einige Enzyme gespalten; der Angriff durch die Mikroorganismen wird durch die geringe Löslichkeit erschwert. In einer durch Kaliumcarbonat schwach alkalisch gemachten Peptonlösung wird das Peptid in 24 Stunden durch Bakterien merklich zerlegt.

Physikalische und chemische Eigenschaften: Nadeln aus Alkohol. Schmelzp. 214 bis 214,5°, unter Zersetzung nach dem Sintern bei 207°. Fast unlöslich in Wasser, wenig löslich in Alkohol, leicht löslich in Ammoniak, Alkalien, Mineralsäuren. Die Lösung in verdünnter Schwefelsäure wird durch Phosphorwolframsäure gefällt.

Derivate: **β-Naphthalinsulfoaminolaurylglycin.** Rhombische Tafeln aus Wasser. Schmelzp. 205—207° unter Zersetzung.

α-Bromlauryl-alanin.[2])

$C_{15}H_{28}O_3NBr$.

$C_{11}H_{22}Br \cdot CO \cdot NH \cdot CH(CH_3) \cdot COOH$.

Physikalische und chemische Eigenschaften: Rhombische Tafeln aus Benzol. Schmelzp. 104—116°. Wenig löslich in Wasser, verdünntem Alkohol; leicht löslich in Alkohol, Äther und Benzol.

α-Aminolauryl-alanin.[2])

Mol.-Gewicht: 286,26.
Zusammensetzung: 62,88% C, 10,56% H, 9,79% N.

$C_{15}H_{30}O_3N_2$.

$NH_2 \cdot C_{11}H_{22} \cdot CO \cdot NH \cdot CH(CH_3) \cdot COOH$.

Physikalische und chemische Eigenschaften: Nadeln aus Alkohol. Schmelzp. 212—213° unter Zersetzung. Wenig löslich in Wasser, ziemlich löslich in Alkohol.

α-Bromlauryl-valin.[2])

$C_{17}H_{32}O_3NBr$.

$Br \cdot C_{11}H_{22} \cdot CO \cdot NH \cdot CH(COOH)CH(CH_3)_2$.

Physikalische und chemische Eigenschaften: Rhombische Tafeln aus Benzol. Schmelzp. 137—140°. Wenig löslich in heißem Wasser, leicht löslich in Alkohol, Äther, Benzol.

---

[1]) Emil Abderhalden u. Heinrich Geddert, Zeitschr. f. physiol. Chemie **74**, 408 [1911].
[2]) Arthur Hopwood u. Charles Weizmann, Journ. Chem. Soc. London **99**, 571—576 [1911].

α-Aminolauryl-valin.[1])

$C_{17}H_{34}O_3N_2$.

$NH_2 \cdot C_{11}H_{22} \cdot CO \cdot NH \cdot CH(COOH) \cdot CH(CH_3)_2$.

Physikalische und chemische Eigenschaften: Rhombische Tafeln aus Alkohol. Schmelzp. 212—214° unter Zersetzung, nach dem Sintern bei 205°. Fast unlöslich in Wasser, wenig löslich in Alkohol.

α-Bromlauryl-leucin.[1])

$C_{18}H_{34}O_3NBr$.

$C_{11}H_{22}Br \cdot CO \cdot NH \cdot CH(COOH) \cdot CH_2 \cdot CH(CH_3)_2$.

Physikalische und chemische Eigenschaften: Prismatische Tafeln aus verdünntem Alkohol. Schmelzp. 128—131°. Wenig löslich in Wasser, ziemlich löslich in verdünntem Alkohol, leicht löslich in Alkohol, Aceton, Benzol.

α-Aminolauryl-leucin.[1])

Mol.-Gewicht: 328,31.
Zusammensetzung: 65,79% C, 11,06% H, 8,53% N.

$C_{18}H_{36}O_3N_2$.

$NH_2 \cdot C_{11}H_{22}CO \cdot NH \cdot CH(COOH) \cdot CH_2 \cdot CH(CH_3)_2$.

Physikalische und chemische Eigenschaften: Prismen aus Alkohol. Schmelzp. 223,5 bis 225,5° unter Zersetzung. Wenig löslich in Wasser, ziemlich löslich in Alkohol.

α-Bromlauryl-asparagin.[1])

$C_{16}H_{29}O_4N_2Br$.

Physikalische und chemische Eigenschaften: Rhombische Tafeln aus Alkohol. Schmelzp. 148—150° unter Zersetzung. Wenig löslich in Wasser, Benzol, leicht löslich in Alkohol.

α-Aminolauryl-asparagin.[1])

Mol.-Gewicht: 329,28.
Zusammensetzung: 58,31% C, 9,49% H, 12,77% N.

$C_{16}H_{31}O_4N_3$.

$NH_2 \cdot C_{11}H_{22} \cdot CO \cdot NH \cdot CH(COOH)CH_2 \cdot CO \cdot NH_2$.

Physikalische und chemische Eigenschaften: Rhombische Tafeln aus Alkohol. Schmelzp. 242—243,5° unter Zersetzung. Wenig löslich in Wasser, Alkohol.

α-Brom-n-nonoylglycin.[2])

$C_{11}H_{20}O_3NBr$.

$C_8H_{16}Br \cdot CO \cdot NH \cdot CH_2 \cdot COOH$.

Bildung: Aus α-Bromnonoylchlorid und Glykokoll in Gegenwart von wässeriger Natronlauge.

Physikalische und chemische Eigenschaften: Rhombische Prismen und Tafeln aus Benzol. Schmelzp. 115,5—117°. Leicht löslich in Alkohol, Äther; ziemlich löslich in heißem Wasser, Alkohol; leicht löslich in Alkali.

---

[1]) Arthur Hopwood u. Charles Weizmann, Journ. Chem. Soc. London **99**, 571—576 [1911].

[2]) Arthur Hopwood u. Charles Weizmann, Journ. Chem. Soc. London **99**, 1577—1585 [1911].

α-Amino-n-nonoylglycin.[1])

Mol.-Gewicht: 230,20.
Zusammensetzung: 57,34% C, 9,64% H, 12,17% N.

$$C_{11}H_{22}O_3N_2.$$

$$NH_2 \cdot C_8H_{16} \cdot CO \cdot NH \cdot CH_2 \cdot COOH.$$

Bildung: Aus α-Bromnonoylglycin bei 1stündigem Erhitzen mit konz. wässerigem Ammoniak auf 100°.

Physiologische Eigenschaften: Wird weder durch Pankreas noch durch Bacillus subtilis oder Bacillus pyocianeus gespalten.

Physikalische und chemische Eigenschaften: Monokline Nadeln und rhombische Tafeln aus einer durch Kochen von Ammoniak befreiten Lösung in alkoholischem Ammoniak. Schmelzpunkt 215—216° unter Zersetzung, nach dem Sintern bei 205°. Ziemlich löslich in Wasser, fast unlöslich in Alkohol, Benzol, leicht löslich in Ammoniak, Natronlauge und Mineralsäuren. Phosphorwolframsäure fällt aus der schwefelsauren Lösung einen im Überschuß leicht löslichen weißen Niederschlag.

Derivate: **β-Naphthalinsulfo-α-amino-n-nonoylglycin.** Rhombische Prismen und Tafeln aus Wasser. Schmelzp. 203—206° unter Bildung einer zähen, gelben Flüssigkeit, die bei 213—215° in eine braune, bewegliche Flüssigkeit übergeht.

α-Brom-n-nonoyl-alanin.

$$C_{12}H_{22}O_3NBr.$$

$$C_8H_{16}Br \cdot CO \cdot NH \cdot CH(CH_3) \cdot COOH.$$

Bildung: Aus Alanin und α-Bromnonoylchlorid in Gegenwart von wässeriger Natronlauge.

Physikalische und chemische Eigenschaften: Rhombische Tafeln aus Benzol. Schmelzp. 135,5—138°. Leicht löslich in Alkohol, Äther, heißem Benzol; wenig löslich in kaltem Benzol, wenig löslich in heißem Wasser; leicht löslich in Ammoniak und Natronlauge.

α-Amino-n-nonoyl-alanin.[1]

Mol.Gewicht: 244,21.
Zusammensetzung: 58,95% C, 9,91% H, 11,47% N.

$$C_{12}H_{24}O_3N_2.$$

$$NH_2 \cdot C_8H_{16} \cdot CO \cdot NH \cdot CH(CH_3) \cdot COOH.$$

Bildung: Aus α-Brom-n-nonoylalanin beim Erhitzen mit wässerigem Ammoniak.

Physikalische und chemische Eigenschaften: Prismen aus Alkohol. Schmelzp. 209 bis 214° unter Zersetzung. Wenig löslich in Wasser, ziemlich löslich in verdünntem Alkohol.

α-Brom-n-nonoyl-valin.[1])

$$C_{14}H_{26}O_3NBr.$$

$$C_8H_{16}Br \cdot CO \cdot NH \cdot CH(COOH) \cdot CH(CH_3)_2.$$

Bildung: Aus Valin und α-Bromnonoylchlorid in Gegenwart von Natronlauge.

Physikalische und chemische Eigenschaften: Hexagonale Tafeln aus Benzol, oder rhombische Tafeln aus verdünntem Alkohol. Schmelzp. 156—159°. Wenig löslich in heißem Wasser, ziemlich löslich in verdünntem Alkohol, leicht löslich in Alkohol, Äther.

α-Amino-n-nonoyl-valin.[1])

Mol.-Gewicht: 272,24.
Zusammensetzung: 61,71% C, 10,37% H, 10,29% N.

$$C_{14}H_{28}O_3N_2.$$

$$NH_2 \cdot C_8H_{16} \cdot CO \cdot NH \cdot CH(COOH) \cdot CH(CH_3)_2.$$

Bildung: Aus α-Brom-n-nonoylvalin mit wässerigem Ammoniak bei 100°.

Physikalische und chemische Eigenschaften: Rhombische Tafeln aus Alkohol. Schmelzp. 223—225° unter Zersetzung, nach dem Sintern bei 208°. Wenig löslich in Wasser und in Alkohol.

---

[1]) Arthur Hopwood u. Charles Weizmann, Journ. Chem. Soc. London **99**, 1577—1585 [1911].

α-Brom-n-nonoyl-d, l-leucin.[1])

$C_{15}H_{28}O_3NBr$.

$C_8H_{16}Br \cdot CO \cdot NH \cdot CH(COOH) \cdot CH_2 \cdot CH(CH_3)_2$.

Bildung: Aus d, l-Leucin und α-Brom-n-nonoylchlorid in Gegenwart von wässeriger Natronlauge.

Physikalische und chemische Eigenschaften: Rhombische Tafeln und Nadeln aus Benzol. Schmelzp. 130—132,5°. Wenig löslich in heißem Wasser, leicht löslich in Alkohol, Äther, heißem Benzol.

α-Amino-n-nonoyl-d, l-leucin.[1])

Mol.-Gewicht: 286,26.
Zusammensetzung: 62,89% C, 10,56% H, 9,79% N.

$C_{15}H_{30}O_3N_2$.

$NH_2 \cdot C_8H_{16}CO \cdot NH \cdot CH(COOH) \cdot CH_2 \cdot CH(CH_3)_2$.

Bildung: Aus α-Brom-n-nonoyl-d, l-leucin beim Erhitzen mit wässerigem Ammoniak auf 100°.

Physikalische und chemische Eigenschaften: Nadeln und rhombische Tafeln aus Alkohol. Schmelzp. 237—238° unter Zersetzung, nach dem Erweichen bei 234°. Wenig löslich in Wasser, ziemlich löslich in Alkohol.

α-Brom-n-nonoyl-l-asparagin.[1])

$C_{13}H_{23}O_4N_2Br$.

$C_8H_{16}Br \cdot CO \cdot NH \cdot CH(COOH) \cdot CH_2 \cdot CO \cdot NH_2$.

Bildung: Aus l-Asparagin und α-Brom-n-nonoylchlorid in Gegenwart von wässeriger Natronlauge.

Physikalische und chemische Eigenschaften: Rhombische Prismen aus Alkohol. Schmelzp. 163—164° unter Zersetzung. Ziemlich löslich in heißem Wasser, leicht löslich in heißem Alkohol, unlöslich in Äther, Benzol.

α-Amino-n-nonoyl-l-asparagin.[1])

Mol.-Gewicht: 287,23.
Zusammensetzung: 54,31% C, 8,77% H, 14,63% N.

$C_{13}H_{25}O_4N_3$.

$NH_2 \cdot C_8H_{16} \cdot CO \cdot NH \cdot CH(COOH) \cdot CH_2 \cdot CO \cdot NH_2$.

Bildung: Aus α-Brom-n-nonoyl-l-asparagin beim Erhitzen mit wässerigem Ammoniak.

Physikalische und chemische Eigenschaften: Nadeln aus alkoholischem Ammoniak. Schmelzp. 251—256° unter Zersetzung, nach dem Sintern bei 236°. Wenig löslich in Wasser und Alkohol.

α-Brom-n-nonoyl-asparaginsäure.[1])

$C_{13}H_{22}O_5NBr$.

$C_8H_{16}Br \cdot CO \cdot NH \cdot CH(COOH) \cdot CH_2 \cdot COOH$.

Bildung: Aus Asparaginsäure und α-Brom-n-nonoylchlorid in Gegenwart von wässeriger Natronlauge.

Physikalische und chemische Eigenschaften: Nadeln aus Wasser. Schmelzp. 153,5 bis 155,5° unter Zersetzung. Wenig löslich in Wasser, leicht löslich in Alkohol, Äther, Essigäther, unlöslich in Benzol, Petroläther.

α-Amino-n-nonoyl-asparaginsäure.[1])

Mol.-Gewicht: 288,21.
Zusammensetzung: 54,13% C, 8,39% H, 9,72% N.

$C_{13}H_{24}O_5N_2$.

$NH_2 \cdot C_8H_{16} \cdot CO \cdot NH \cdot CH(COOH) \cdot CH_2 \cdot COOH$.

Bildung: Beim Erhitzen von α-Brom-n-nonoylasparaginsäure mit wässerigem Ammoniak.

---

[1]) Arthur Hopwood u. Charles Weizmann, Journ. Chem. Soc. London **99**, 1577—1585 [1911].

Physikalische und chemische Eigenschaften: Monokline Nadeln aus Alkohol. Schmelzp. 231—234° unter Zersetzung. Sehr leicht löslich in Wasser, wenig löslich in heißem Alkohol, leicht löslich in Ammoniak, Natronlauge und Mineralsäuren. Gibt mit Phosphorwolframsäure einen im Überschuß des Reagens löslichen Niederschlag.

2. Tripeptide (Bd. IV, S. 254).

Diglycyl-glycin (Bd. IV, S. 254).

Physikalische und chemische Eigenschaften: Gibt mit Triketohydrindenhydrat eine blaue Färbung[1]). Verbrennungswärme pro Gramm in Ionen 15,732 (+6, —3)[2]).

Derivate: Alkalisches Kupferglycyl-glycyl-glycin[3])

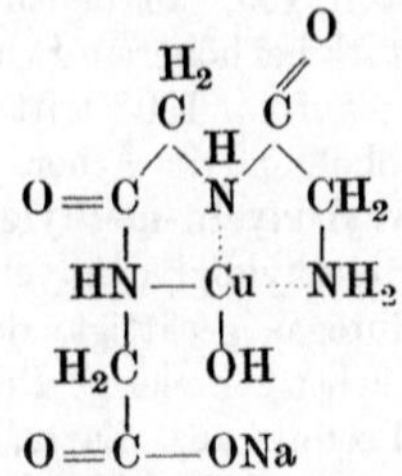

Mono-diglycyl-glycincalciumchlorid[4]) $CaCl_2$, $NH_2 \cdot CH_2 \cdot CO \cdot NH \cdot CH_2 \cdot CO \cdot CH \cdot CH_2 \cdot COOH, 3\,H_2O$. Man löst 0,7 g Tripeptid und 1 g Chlorcalciumhydrat in wenig Wasser, gibt einen Tropfen Essigsäure hinzu und läßt die Lösung bei gewöhnlicher Temperatur langsam verdunsten. Farblose, durchsichtige Täfelchen. Luftbeständig. Der Körper besitzt keinen Schmelzpunkt. Löslich in Wasser mit schwach saurer Reaktion; unlöslich in Äther.

Oxalyl-di(diglycyl-glycinäthylester)[5]) $(CO \cdot NH \cdot CH_2 \cdot CO \cdot NH \cdot CH_2 \cdot CO \cdot NH \cdot CH_2 \cdot COO \cdot C_2H_5)_2$. Aus Diglycylglycinäthylester und Oxalylchlorid. Nadeln. Schmelzp. 302° unter Zersetzung.

Trimethyl-diglycyl-glycin; Betainglycyl-glycyl-glycin.[6])

Mol.-Gewicht: 231,17.
Zusammensetzung: 46,72% C, 7,41% H, 18,18% N.

$C_9H_{17}O_4N_3$.

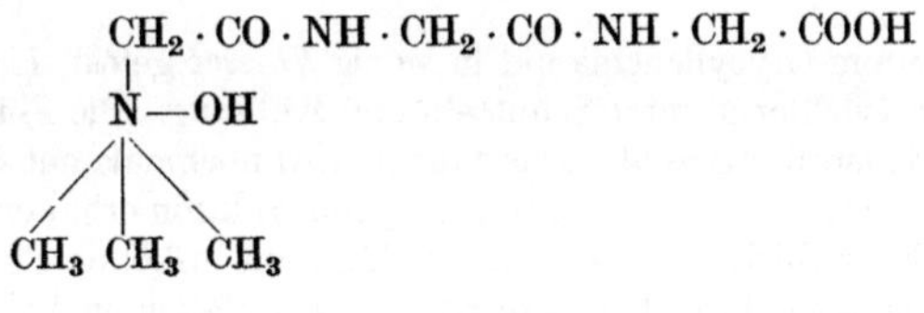

bzw.

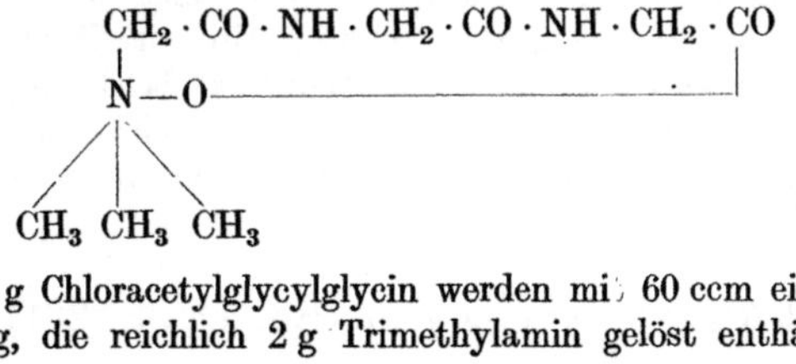

Darstellung: 6 g Chloracetylglycylglycin werden mit 60 ccm einer methylalkoholischen Trimethylaminlösung, die reichlich 2 g Trimethylamin gelöst enthält, im Rohr 6 Stunden

1) Emil Abderhalden u. Hubert Schmidt, Zeitschr. f. physiol. Chemie **72**, 38 [1911].
2) Franz Wrede, Zeitschr. f. physiol. Chemie **75**, 81 [1910].
3) P. A. Kober u. K. Sugiura, Amer. Chem. Journ. **48**, 383—411 [1912]; Chem. Centralbl. **1913**, I, 153.
4) P. Pfeiffer u. J. v. Modelski, Zeitschr. f. physiol. Chemie **85**, 1 [1913].
5) J. Th. Bornwater, Koninkl. Akad. van Wetensch. Amsterdam, Wisk. en Natk. Afd. **19**, 1408—1411 [1911]; Chem. Centralbl. **1911**, II, 441.
6) Emil Abderhalden u. Karl Kautsch, Zeitschr. f. physiol. Chemie **75**, 19—26 [1911].

im Wasserbad erhitzt. Das Filtrat wird eingeengt, mit Methylalkohol bis ca. 30 ccm verdünnt und mit einer 10proz. alkoholischen Platinchloridlösung, der einige Tropfen Salzsäure zugefügt sind, versetzt. Die schmierige rotgelbe Fällung des Platinsalzes wird beim Reiben und Kühlen krystallisiert. Ausbeute 10,95 g. Zur Reinigung wird aus 80proz. Alkohol umkrystallisiert. Durch Zerlegen des Salzes mit Schwefelwasserstoff wird eine Lösung des Chlorhydrates der Base erhalten.

Physikalische und chemische Eigenschaften: Die Lösung des Hydrochlorids mit wässeriger Goldchloridlösung, auch unter Zusatz von Alkohol; mit konz. wässeriger Cadmiumchloridlösung, auch unter Zusatz von Alkohol; mit konz. wässeriger Zinkkaliumchloridlösung gibt keine Fällungen. Bei der Hydrolyse mit Salzsäure entsteht Betainchlorhydrat und Glykokollchlorhydrat.

Derivate: Platinsalz des Trimethyl-diglycyl-glycins $(C_9H_{17}O_4N_3)_2H_2PtCl_6$. Kompakte orangefarbige Krystalle, die unter dem Mikroskop tafel- oder prismenartig erscheinen. Beim Erhitzen im Capillarrohr färbt sich von 160° an deutlich rot. Schmilzt gegen 180° (korr. 181°) unter Zersetzung, die besonders stark bei höherem Erhitzen, bei 200—210°, unter Schwarzfärbung vor sich geht. Beim Erhitzen auf ca. 150° tritt bereits deutlicher Amingeruch auf. Löst sich nicht in Äthyl-, Methylalkohol und in Äther, dagegen spielend leicht in Wasser.

Platinsalz des Trimethyl-diglycyl-glycin-methylesters $(C_{10}H_{20}N_3O_4Cl)PtCl_4$. Mol.-Gewicht: 900. 0,8 g Platinsalz des Trimethyldiglycylglycins werden in 40 ccm Methylalkohol aufgenommen, mit trockenem Salzsäuregas gesättigt, dann das Filtrat mit der 10fachen Menge abs. Äthers versetzt. Das zunächst schmierige Produkt wird bald fest. Aus Methylalkohol krystallisiert das gewünschte Produkt aus. Zarte, gelbe Nädelchen. Schmelzp. 213 bis 214° (korr. 215,5—216,5°) unter Zersetzung. Leicht löslich in Wasser, schwer in Methylalkohol, gar nicht in Äther.

Platinsalz des Diglycyl-glycin-betainäthylesters $(C_{11}H_{22}N_3O_4Cl)_2PtCl_4$. Die Lösung des Diglycylglycinbetainhydrochlorids wird eingedampft, der Rückstand in die 20fache Menge abs. Alkohols aufgenommen und mit trocknem Salzsäuregas gesättigt, dann mit einer konz. alkoholischen Platinchloridlösung gefällt. Feine, hellorangegelbe, glänzende Blättchen.

Chloracetyl-glycyl-d, l-leucinamid.[1])

Mol.-Gewicht: 263,5.

Zusammensetzung: 45,53% C, 6,83% H, 15,21% N.

$$C_{10}H_{18}O_3N_3Cl.$$

$$Cl \cdot CH_2 \cdot CO—NH \cdot CH_2 \cdot CO—NH \cdot \underset{\displaystyle CH_2 \cdot CH\left<{CH_3 \atop CH_3}\right.}{\underset{|}{CH}} \cdot CO \cdot NH_2$$

Aus 2,1 g salzsaurem Glycylleucinamid in wenig Wasser gelöst, 11 ccm kalter n-Natronlauge und 1 g Chloracetylchlorid unter Schütteln und Kühlung. Die Flüssigkeit scheidet nach einigem Reiben eine Krystallisation ab. Das Filtrat wird nochmals mit Natronlauge und 1,5 g Chloracetylchlorid behandelt, wobei eine zweite Krystallfraktion erhalten wird. Die Reinigung geschieht durch Umkrystallisieren aus sehr verdünntem Alkohol. Ausbeute 2 g. Kleine, weiße Nädelchen. Schmelzp. 190—191° (korr.). Schwer löslich in kaltem Wasser, leicht in Alkohol, schwerer in Äther. Die gleiche Verbindung wird aus Chloracetylleucinamid auch direkt gewonnen. Dasselbe wird mit wässerigem Ammoniak behandelt, die Flüssigkeit unter vermindertem Druck eingedampft und der Rückstand in wenig eiskaltem Wasser aufgenommen, abgesaugt, das Filtrat sofort mit Chloracetylchlorid behandelt und der erhaltene Niederschlag aus Alkohol umkrystallisiert.

d, l-Alanyl-glycyl-glycin (Bd. IV, S. 261).

Physikalische und chemische Eigenschaften: Die Oxydation mittels Calciumpermanganat führt unter Aufnahme von 8 bzw. 10 Atomen Sauerstoff zu einer krystallinischen, schwer löslichen Calciumverbindung.

$$\begin{array}{ll} NH_2 \cdot CH \cdot CO—NH \cdot CO \cdot CO—NH \cdot COO & \qquad NH \cdot CO \cdot CO—NH \cdot CO \cdot CO—NH \cdot COO. \\ \quad | \qquad\qquad\qquad\qquad\qquad\qquad\quad | \quad \text{oder} & \quad | \qquad\qquad\qquad\qquad\qquad\qquad\qquad\quad | \\ \quad COO———————————Ca & \qquad COO————————————————Ca \end{array}$$

---

[1]) Peter Bergell u. Hans v. Wülfing, Zeitschr. f. physiol. Chemie **65**, 494 [1910].

Letztere Formel entspricht dem Calciumsalz des Imids der Oxalcarbaminsäure: HOOC · CO NH · COOH. Die Krystalle sind tetraederartig, stark doppelbrechend. Schmelzpunkt unter Zersetzung 285° [1]).

α-Bromisovaleryl-α-amino-n-nonoylvalin. [2])

$C_{19}H_{35}O_4N_2Br$.

$(CH_3)_2 \cdot CH \cdot CHBr \cdot CO \cdot NH \cdot C_8H_{16} \cdot CO \cdot NH \cdot CH(COOH) \cdot CH(CH_3)_2$.

Bildung: Aus α-Amino-n-nonoylvalin und Bromisovalerylbromid in Gegenwart von wässeriger Natronlauge.

Physikalische und chemische Eigenschaften: Nadeln aus Benzol. Schmelzp. 179—181°. Wenig löslich in heißem Wasser, leicht löslich in Alkohol, Äther, heißem Benzol. Das Brom läßt sich nicht gegen die Aminogruppe austauschen.

d, l-Leucyl-glycyl-glycin (Bd. IV, S. 263).

Physikalische und chemische Eigenschaften: Leucylglycylglycin wird aus 3 proz. wässeriger Lösung durch Alkohol nicht gefällt [3]).

d, l-Leucyl-glycyl-d, l-norleucin. [4])

Mol.-Gewicht: 301,25.
Zusammensetzung: 55,77% C, 9,04% H, 13,95% N.

$C_{14}H_{27}O_4N_3$.

$(CH_3)_2 \cdot CH \cdot CH_2 \cdot CH(NH_2) \cdot CO \cdot NH \cdot CH_2 \cdot CO \cdot NH \cdot CH(COOH)(CH_2)_3 \cdot CH_3$.

Bildung: Durch Amidierung aus α-Bromisocapronylglycyl-d, l-norleucin.

Physikalische und chemische Eigenschaften: Krystalle vom Schmelzp. 230—250°; sintert bei 220°; zersetzt sich bei 250°. Schwer löslich in heißem Wasser.

α-Bromisocapronyl-glycyl-d, l-norleucin. [4])

Mol.-Gewicht: 365,14.
Zusammensetzung: 46,01% C, 6,90% H, 7,67% N, 21,89% Br.

$C_{14}H_{25}O_4N_2Br$.

$(CH_3)_2 \cdot CH \cdot CH_2 \cdot CHBr \cdot CO \cdot NH \cdot CH_2 \cdot CO \cdot NH \cdot CH(COOH) \cdot CH_2 \cdot CH_2 \cdot CH_2 \cdot CH_3$.

Physikalische und chemische Eigenschaften: Blättchen aus Aceton durch Zusatz von Wasser. Schmelzp. 140° nach vorherigem Sintern. Leicht löslich in Aceton, Alkohol, Äther; unlöslich in Wasser und Petroläther.

α-Bromisohexoyl-α-amino-n-nonoylglycin. [5])

$C_{17}H_{31}O_4N_2Br$.

$(CH_3)_2CH \cdot CH_2 \cdot CHBr \cdot CO \cdot NH \cdot C_8H_{16} \cdot CO \cdot NH \cdot CH_2 \cdot COOH$.

Bildung: Aus α-Amino-n-nonoylglycin und α-Bromisohexoylbromid in Gegenwart von wässeriger Natronlauge.

Physikalische und chemische Eigenschaften: Nadeln und rhombische Tafeln aus Benzol, Schmelzp. 88—96°; aus verdünntem Alkohol, Schmelzp. 116—119°. Ziemlich löslich in heißem Wasser; leicht löslich in Alkohol, Äther, heißem Benzol; leicht löslich in Ammoniak und Natronlauge.

---

1) Otto Eisler, Biochem. Zeitschr. **51**, 45—52 [1913].
2) Arthur Hopwood u. Charles Weizmann, Journ. Chem. Soc. London **99**, 1577—1585 [1911].
3) S. Levites, Zeitschr. f. Chemie u. Industrie der Kolloide **8**, 4—8 [1911].
4) Emil Abderhalden, C. Froehlich u. Dionys Fuchs, Zeitschr. f. physiol. Chemie **86**, 454 [1913].
5) Arthur Hopwood u. Charles Weizmann, Journ. Chem. Soc. London **99**, 1577—1583 [1911].

Leucyl-α-amino-n-nonoylglycin.[1])

Mol.-Gewicht: 343,29.
Zusammensetzung: 59,42% C, 9,69% H, 12,24% N.

$C_{17}H_{33}O_4N_3$.

$(CH_3)_2CH \cdot CH_2 \cdot CH(NH_2) \cdot CO \cdot NH \cdot C_8H_{16} \cdot CO \cdot NH \cdot CH_2 \cdot COOH$.

Bildung: Aus α-Bromisohexoyl-α-amino-n-nonoylglycin mit konz. wässerigem Ammoniak bei 100°.

Physikalische und chemische Eigenschaften: Rhombische Tafeln und Nadeln aus alkoholischem Ammoniak. Schmelzp. 214—222° unter Zersetzung, nach dem Sintern bei 206°. Fast unlöslich in Wasser, Alkohol; leicht löslich in Ammoniak, Natronlauge, Mineralsäuren. Wird durch Phosphorwolframsäure gefällt, der Niederschlag löst sich im Überschuß des Reagens wieder auf.

3. Polypeptide.

Triglycyl-glycin (Bd. IV, S. 270).

Bildung: Bildet sich beim Erhitzen von Glykokoll mit Glycerin.

Physikalische und chemische Eigenschaften: Verbrennungswärme pro Gramm in Ionen 16,119 (+6, —7)[2]). Geht durch Wasseraustritt in ein Cyclopolyglycylglycin über, vielleicht in Cycloheptaglycylglycin (Metapeptid)[3]).

Derivate: Alkalisches Kupfer-triglycyl-glycin[4])

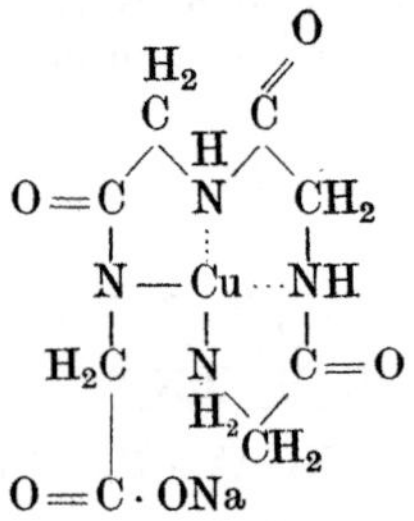

Gibt wirkliche Biuretfärbung.

Chloracetyl-diglycyl-d, l-leucinamid.[5])

$C_{12}H_{21}O_4N_4Cl$.

1 g Chloracetylglycylleucinamid wird in 15 ccm wässerigem 25 proz. Ammoniak bei 40° 24 Stunden aufbewahrt; dann unter vermindertem Druck eingedampft, der Rückstand mit kaltem Wasser aufgenommen, das Filtrat mit Chloracetylchlorid und Natronlauge behandelt. Beim längeren Stehen scheiden sich Krystalle aus, die aus verdünntem Alkohol umkrystallisiert werden. Schmelzp. 193—194° (korr.).

---

[1]) Arthur Hopwood u. Charles Weizmann, Journ. Chem. Soc. London **99**, 1577—1585 [1911].

[2]) Franz Wrede, Zeitschr. f. physikal. Chemie **75**, 81 [1910].

[3]) L. C. Maillard, Compt. rend. de l'Acad. des Sc. **153**, 1078—1080 [1911].

[4]) P. A. Kober u. K. Sugiura, Amer. Chem. Journ. **48**, 383—411 [1912]; Chem. Centralbl. **1913**, I, 153.

[5]) Peter Bergell u. Hanns v. Wülfing, Zeitschr. f. physiol. Chemie **65**, 496 [1910].

B. Aktive Polypeptide (Bd. IV, S. 282).

1. Dipeptide.

Glycyl-d-alanin (Bd. IV, S. 282).

Physiologische Eigenschaften: Wird von dem Speichel hydrolysiert[1]).

Glycyl-d-alaninanhydrid.

Bildung: Bei der Hydrolyse der „Canton-Seide", der „New-Chwang-Seide" und der indischen Tussah[2]).

Chloracetyl-d-α-aminobuttersäure.[3])

Mol.-Gewicht: 179,55.

Zusammensetzung: 40,11% C, 5,57% H, 7,80% N, 19,78% Cl.

$$C_6H_{10}NO_3Cl.$$

$$Cl \cdot CH_2 \cdot CO \cdot NH \cdot \underset{\displaystyle COOH}{CH} \cdot CH_2 \cdot CH_3 .$$

Darstellung: Siehe Darstellung von Chloracetyl-d, l-α-aminobuttersäure. Ausbeute wie dort.

Physikalische und chemische Eigenschaften: 0,2350 g Substanz in Wasser gelöst, Gesamtgewicht 10,4525 g, spez. Gewicht: 1,005; $[\alpha]_D^{20°} = -18{,}14°$. Feine Nädelchen aus wenig abs. Alkohol + Petroläther. Die aus Essigäther + Petroläther ausgefallene Substanz zeigt keine bestimmte Krystallform. Leicht löslich in Essigäther, Äther, Aceton, abs. Methyl- und Äthylalkohol, Chloroform und Wasser. Schwer löslich in kaltem Benzol, leicht in heißem. Unlöslich in Petroläther.

Glycyl-d-α-aminobuttersäure.[4])

Mol.-Gewicht: 160,12.

Zusammensetzung: 45,00% C, 7,50% H, 17,50% N.

$$C_6H_{12}N_2O_3.$$

$$NH_2 \cdot CH_2 \cdot CO \cdot NH \cdot \underset{\displaystyle COOH}{CH} \cdot CH_2 \cdot CH_3 .$$

Darstellung: Wie bei Glycyl-d, l-α-aminobuttersäure. Ausbeute 72% der Theorie.

Physiologische Eigenschaften: Wird durch Hefepreßsaft gespalten.

Physikalische und chemische Eigenschaften: Lange Nadeln aus verdünntem Alkohol. Schmelzp. gegen 223° (korr.). Von 215° an Gelbfärbung. Unlöslich in Aceton, Äther, Äthylalkohol, Essigäther, Petroläther, Benzol, Chloroform; sehr schwer löslich in Methylalkohol, leicht löslich in Wasser. 0,3994 g Substanz in Wasser gelöst, Gesamtgewicht 6,4526 g, spez. Gewicht 1,016; $[\alpha]_D^{20} = -12{,}24°$. $[\alpha]_D^{20} = -20{,}33°$ (0,4416 g in 8,3544 g wässeriger Lösung)[5]).

Chloracetyl-l-aminobuttersäure.[6])

Mol.-Gewicht: 179,55.

Zusammensetzung: 40,11% C, 5,57% H, 7,80% N, 19,78% Cl.

$$C_6H_{10}NO_3Cl.$$

$$Cl \cdot CH_2 \cdot CO \cdot NH \cdot \underset{\displaystyle COOH}{CH} \cdot CH_2 \cdot CH_3 .$$

Darstellung: Wie bei Chloracetyl-d, l-α-aminobuttersäure.

---

[1]) A. H. Koelker, Zeitschr. f. physiol. Chemie **76**, 27—36 [1911/12].

[2]) Emil Abderhalden u. A. Suwa, Zeitschr. f. physiol. Chemie **66**, 13 [1910].

[3]) Emil Abderhalden, Hsing Lang Chang u. Erich Wurm, Zeitschr. f. physiol. Chemie **72**, 32 [1911].

[4]) Emil Abderhalden, Hsing Lang Chang u. Erich Wurm, Zeitschr. f. physiol. Chemie **72**, 33 [1911].

[5]) Emil Abderhalden u. Hsing Lang Chang, Zeitschr. f. physiol. Chemie **77**, 471—487 [1912]; Chem. Centralbl. **1912**, I, 1989.

[6]) Emil Abderhalden, Hsing Lang Chang u. Erich Wurm, Zeitschr. f. physiol. Chemie **72**, 34 [1911].

Physikalische und chemische Eigenschaften: Lange Nadeln aus Essigäther + Petroläther. Schmelzp. 119° (korr.). Löslichkeit wie bei Chloracetyl-d, l-α-aminobuttersäure. 0,3880 g in Wasser gelöst, Gesamtgewicht 6,3364 g, spez. Gewicht 1,015; $[\alpha]_D^{20} = +19,00°$.

Glycyl-l-α-aminobuttersäure.[1])

Mol.-Gewicht: 160,12.
Zusammensetzung: 45,00% C, 7,50% H, 17,50% N.

$$C_6H_{12}N_2O_3.$$

$$NH_2 \cdot CH_2 \cdot CO \cdot NH \cdot \underset{\displaystyle COOH}{CH} \cdot CH_2 \cdot CH_3 .$$

Darstellung: Siehe bei Glycyl-d-α-Aminobuttersäure. Ausbeute 73% der Theorie.

Physiologische Eigenschaften: Wird durch Hefepreßsaft nicht gespalten.

Physikalische und chemische Eigenschaften: Zu Büscheln vereinigte Nadeln aus verdünntem Alkohol. Löslichkeit wie bei Glycyl-d-α-Aminobuttersäure. 0,3996 g in Wasser gelöst, Gesamtgewicht 6,4626, spez. Gewicht 1,017; $[\alpha]_D^{20} = +18,29°$.

Glycyl-d-leucin.[2])

Bildung und Darstellung: Entsteht bei der asymmetrischen Spaltung von Glycyl-d, l-leucin mit Hefepreßsaft. 4 g Dipeptid werden mit 60 ccm Wasser und 10 ccm Hefepreßsaft 8 Tage bei 37° stehen gelassen, dann wird die Lösung unter vermindertem Druck verdampft, der Rückstand in heißem Wasser gelöst, mit Tierkohle behandelt und das beim Erkalten auskrystallisierende Leucin abfiltriert. Der Rest des Leucins wird als schwerlösliches Kupfersalz getrennt und das Gemisch des aus den Kupfersalzen regenerierten Glykokolls und Dipeptids durch Krystallisation aus Wasser + Alkohol getrennt, wobei das Dipeptid in Lösung bleibt.

Physikalische und chemische Eigenschaften: 0,7082 g in Wasser gelöst, Gesamtgewicht 16,8201, d = 1,01; $[\alpha]_D^{20} = +37,62°$. Aus Wasser lassen sich leicht makroskopische Krystalle züchten. Eigenschaften sonst wie bei Glycyl-l-leucin (s. dort).

Chloracetyl-d-norleucin.[3])

Mol.-Gewicht: 207,58.
Zusammensetzung: 46,25% C, 6,79% H, 6,75% N, 17,08% Cl.

$$C_8H_{14}O_3NCl.$$

$$CH_3 \cdot CH_2 \cdot CH_2 \cdot CH_2 \cdot CH(NH \cdot CO \cdot CH_2Cl) \cdot COOH .$$

Bildung: Aus d-α-Aminocapronsäure mit Chloracetylchlorid und Natronlauge.

Physikalische und chemische Eigenschaften: Farblose, durchsichtige Krystalle aus Essigäther beim Eindunsten; erweicht bei 70° und schmilzt bei 104—106°. $[\alpha]_D^{20} = +3,56°$ (0,1752 g gelöst in Wasser zu 20,7724 g).

Glycyl-d-norleucin.[3])

Mol.-Gewicht: 188,15.
Zusammensetzung: 51,62% C, 8,57% H, 14,89% N.

$$C_8H_{16}O_3N_2.$$

$$CH_3 \cdot CH_2 \cdot CH_2 \cdot CH_2 \cdot CH(NH \cdot CO \cdot CH_2 \cdot NH_2) \cdot COOH .$$

Bildung: Aus Chloracetyl-d-norleucin mit Ammoniak.

Physikalische und chemische Eigenschaften: Zu langen Nadeln ausgewachsene Prismen; bräunt sich bei 220°; sintert bei 230° und schmilzt bei 239—240° unter Schwarzfärbung. $[\alpha]_D^{20} = -8,71$ (0,0934 g gelöst in Wasser zu 10,1789).

---

1) Emil Abderhalden, Hsing Lang Chang u. Erich Wurm, Zeitschr. f. physiol. Chemie **72**, 34 [1911].

2) Emil Abderhalden u. Heinrich Geddert, Zeitschr. f. physiol. Chemie **74**, 407 [1911].

3) Emil Abderhalden, C. Froehlich u. Dionys Fuchs, Zeitschr. f. physiol. Chemie **86**, 454 [1913].

Glycyl-l-norleucin.[1])

Mol.-Gewicht: 188,15.
Zusammensetzung: 51,02% C, 8,57% H, 14,89% N.

$C_8H_{16}O_3N_2$.

$CH_3 \cdot CH_2 \cdot CH_2 \cdot CH_2 \cdot CH(NH \cdot CO \cdot CH_2 \cdot NH_2) \cdot COOH$.

Bildung: Erhalten durch Behandeln von l-α-Aminocapronsäure mit Chloracetylchlorid und Natronlauge und direkte Amidierung des erhaltenen Öls.

Physikalische und chemische Eigenschaften: Zu langen Nadeln ausgewachsene Prismen, bräunt sich bei 220°, sintert bei 230° und schmilzt bei 239—240° unter Schwarzfärbung. $[\alpha]_D^{20} = +8{,}24°$ (0,0979 g gelöst in Wasser zu 10,0784 g).

Glycyl-l-tyrosin (Bd. IV, S. 292).

Bildung: Bei der partiellen Hydrolyse der Kokons des Ailanthusspinners[2]).

Physiologische Eigenschaften: Wird von dem Speichel hydrolysiert[3]). Glycyl-l-tyrosin ist bei Meerschweinchen nicht imstande Anaphylaxie hervorzurufen[4]). Typhus-, Paratyphus-A- und B-, Dysenterie-Flexner- und Shiga-Kruse-, Mäusetyphus-, Hühnercholera-, Micrococcus-tetragenus-Bakterien spalten Glycyl-l-tyrosin[5]). 12 verschiedene Gelatine verflüssigende Bakterien wirken ebenfalls hydrolysierend[6]). Glycyl-l-tyrosin wird durch die Preßsäfte von Aspergillus Wentii, Fusarium vasinfectum und Sclerotina sclerotiorum gespalten[7]). Glycyl-l-tyrosin wird durch die verschiedenartigen Tumorzellen der verschiedenen Tierarten gespalten. Das Blutserum von Mäusen und Ratten spaltet Glycyl-l-tyrosin ebenfalls[8]). In einzelnen Fällen wurde bei der Spaltung des Glycyl-l-tyrosins nach erfolgtem enzymatischem Abbau ein Verhalten des Drehungsvermögens beobachtet, das einen Wiederaufbau des Dipeptids aus den Bausteinen wahrscheinlich macht[8]).

Physikalische und chemische Eigenschaften: Gibt mit Triketohydrindenhydrat eine blaue Färbung[9]).

Derivate: **Glycerin-monoglycyl-l-tyrosinäther.**[10]) Darstellung wie bei Glycerindi-glycyl-l-tyrosin)äther.

Glycyl-l-tyrosinanhydrid.

Bildung: Bei der Hydrolyse der „Canton-Seide"[11]).

Chloracetyl-l-tyrosin (Bd. IV, S. 297).

Physikalische und chemische Eigenschaften: Versuche, Chloracetyltyrosin mit Trimethylamin zu methylieren, blieben erfolglos. Es wurde Betain erhalten[12]).

Glycyl-l-tryptophan (Bd. IV, S. 299).

Physikalische und chemische Eigenschaften: Gibt mit Triketohydrindenhydrat eine blaue Färbung[9]).

---

1) Emil Abderhalden, C. Froehlich u. Dionys Fuchs, Zeitschr. f. physiol. Chemie **86**, 454 [1913].
2) Emil Abderhalden u. R. Inouye, Zeitschr. f. physiol. Chemie **80**, 198 [1912].
3) A. H. Koelker, Zeitschr. f. physiol. Chemie **76**, 27—36 [1911/12].
4) Emil Abderhalden u. Ernst Kämpf, Zeitschr. f. physiol. Chemie **71**, 423 [1910].
5) Takaoki Sasaki, Biochem. Zeitschr. **47**, 462—471 [1912]; Chem. Centralbl. **1913**, I, 643.
6) Takaoki Sasaki, Biochem. Zeitschr. **47**, 472—481 [1912]; Chem. Centralbl. **1913**, I, 643.
7) Emil Abderhalden u. Hans Pringsheim, Zeitschr. f. physiol. Chemie **65**, 180—184 [1910].
8) Emil Abderhalden u. Florentin Medigreceanu, Zeitschr. f. physiol. Chemie **66**, 265—276 [1910].
9) Emil Abderhalden u. Hubert Schmidt, Zeitschr. f. physiol. Chemie **72**, 38 [1911].
10) Emil Abderhalden u. Louis Baumann, Zeitschr. f. physiol. Chemie **72**, 56 [1911].
11) Emil Abderhalden u. A. Suwa, Zeitschr. f. physiol. Chemie **66**, 13 [1910].
12) Emil Abderhalden u. Karl Kautsch, Zeitschr. f. physiol. Chemie **75**, 19 [1911].

d-Alanyl-glycin (Bd. IV, S. 300).

Darstellung:[1] 100 g Seidenabfälle werden mit der 3fachen Menge auf 0° gekühlter 70proz. Schwefelsäure unter stetigem Umrühren übergossen. Die Auflösung, die sofort einsetzt, ist nach ca. 2 Stunden vollständig. Die Lösung bleibt nun 4 Tage bei 26° stehen. Nun wird die Lösung unter Kühlung mit Eis auf 10 l verdünnt und dann mit der berechneten Menge Baryt die Schwefelsäure entfernt. Es ist wichtig, nur sorgfältig gereinigten Baryt zu verwenden. Das Filtrat wird unter vermindertem Druck bei 40° eingeengt. Es ist unbedingt notwendig, die Lösung von Zeit zu Zeit wieder auf Baryt und Schwefelsäure zu prüfen. Nach erfolgtem Einengen findet man häufig noch Spuren von Baryt, die bei der großen Verdünnung der Beobachtung entgangen waren. Die gesammelten Waschwässer werden am besten für sich unter den gleichen Bedingungen wie das Hauptfiltrat eingeengt. Die erhaltenen hellgelben Rückstände werden mit Methylalkohol ausgekocht. Es geht der größte Teil in Lösung. Nach einigem Stehen scheiden sich flockige Niederschläge. Das Filtrat wird wiederum zur Trockne verdampft und der Rückstand in möglichst wenig, ca. 60° warmem Wasser (ca. 200 ccm), gelöst. Von schwerer löslichen Teilen wird abfiltriert. Nun probiert man aus, wieviel abs. Alkohol zugesetzt werden darf, ohne daß eine deutliche Trübung eintritt. Die entsprechende Menge davon fügt man dann der Hauptmenge zu. Beim Impfen und längerem Stehen erhält man bis 8% d-Alanylglycin, das durch Umlösen aus heißem Wasser unter Zusatz von Alkohol bis zur Trübung gereinigt wird.

Physikalische und chemische Eigenschaften: Derbe Krystalle aus 50proz. Alkohol. Schmelzp. 250°, nachdem bei 245° Sinterung eingetreten war. Das aus Wasser durch starkes Einengen gewonnene Präparat zersetzt sich gegen 240°[2]. $[\alpha]_D$ des Dipeptids aus Cantonseide $= +46{,}7°$. (0,4730 g in Wasser; Gesamtgwicht 5,3434); $[\alpha]_D$ des Dipeptids aus Bengal seide $= +49{,}47°$ (0,2122 g in Wasser; Gesamtgewicht 2,0411 g).

d-Alanyl-d-alanin (Bd. IV, S. 301).

Vorkommen: Im Zardonischen Fleischextrakt[3]).

Bildung: Bei der Hydrolyse der „New-Chwang-Seide" und der indischen Tussah[4]).

Darstellung: Die genaue Beschreibung der Isolierung aus dem Zardonischen Fleisch extrakt hat Jona[3]) gegeben.

Physiologische Eigenschaften: Wird von dem Speichel hydrolysiert[5]).

Anhydrid des d-Alanyl-d-alanins.

Vorkommen: Im Zardonischen Extrakt[6]).

Physikalische und chemische Eigenschaften: Gibt mit Triketohydrindenhydrat eine blaue Färbung[7]).

d-Alanyl-l-tyrosin (Bd. IV, S. 306).

Physikalische und chemische Eigenschaften: Gibt mit Triketohydrindenhydrat eine blaue Färbung[7]).

d-Brombutyryl-glycin.[8])

$C_6H_{10}O_3NBr$.

$CH_3 \cdot CH_2 \cdot CH(Br) \cdot CO \cdot NH \cdot CH_2 \cdot COOH$.

Aus Glykokoll in n-Natronlauge mit d-Brombutyrylchlorid unter Kühlung mit einer Kältemischung. Schmelzp. gegen 92° (korr. 93°). Löslich in abs. Äther, Essigäther, Wasser, Aceton, abs. Alkohol; wenig löslich in kaltem Benzol, leicht löslich in heißem Benzol; unlöslich in Petroläther. $[\alpha]_D^{20} = +32{,}44°$ (0,4982 g in 7,3093 g wässeriger Lösung).

1) Emil Abderhalden, Zeitschr. f. physiol. Chemie **65**, 417 [1910].
2) Emil Abderhalden, Zeitschr. f. physiol. Chemie **72**, 1 [1911].
3) Temistocle Jona, Nachweis von Dipeptiden in den Extraktstoffen von Muskeln [1911]; Chem. Centralbl. **1912**, I, 1135.
4) Emil Abderhalden u. A. Suwa, Zeitschr. f. physiol. Chemie **66**, 13 [1910].
5) A. H. Koelker, Zeitschr. f. physiol. Chemie **76**, 27—36 [1911/12].
6) Temistocle Jona, Zeitschr. f. physiol. Chemie **83**, 458—467 [1913]; Chem. Centralbl. **1913**, I, 1614.
7) Emil Abderhalden u. Hubert Schmidt, Zeitschr. f. physiol. Chemie **72**, 38 [1911].
8) Emil Abderhalden u Hsing Lang Chang, Zeitschr. f. physiol. Chemie **77**, 471—487 [1912]; Chem. Centralbl. **1912**, I, 1988.

d-Aminobutyryl-glycin. [1])

Mol.-Gewicht: 160,12.

Zusammensetzung: 45,00% C, 7,50% H, 17,50% N.

$C_6H_{12}O_3N_2$.

$CH_3 \cdot CH_2 \cdot CH(NH_2) \cdot CO \cdot NH \cdot CH_2 \cdot COOH$.

Physikalische und chemische Eigenschaften: Krystallinisches Pulver aus abs. Alkohol und Wasser. Schmelzp. gegen 221° (korr. 226°). $[\alpha]_D^{20} = +26,83°$ (0,1278 g in 8,0325 g wässeriger Lösung). Die Analyse gab keine stimmenden Werte (Differenz etwa 1—2%). Vielleicht verändert sich das Dipeptid bei der Reinigung.

d-Brombutyryl-d-alanin. [2])

$C_7H_{12}O_3NBr$.

$CH_3 \cdot CH_2 \cdot CH(Br) \cdot CO \cdot NH \cdot CH \cdot (COOH) \cdot CH_3$.

Aus Alanin in n-Natronlauge mit d-Brombutyrylchlorid. Würfel und dendritisch verzweigte Blättchen aus Essigäther und Petroläther. Wird gegen 110° (korr. 112°) weich und schmilzt gegen 130° (korr. 132°). Löslich in Äther, Essigäther, Aceton, abs. Alkohol, Methylalkohol; unlöslich in Benzol, Petroläther. $[\alpha]_D^{20} = -20,08°$ (0,5586 g in 14,8006 g wässeriger Lösung).

d-Aminobutyryl-d-alanin. [2])

Mol.-Gewicht: 188,15.

Zusammensetzung: 51,02% C, 8,57% H, 14,89% N.

$C_7H_{14}O_3N_2$.

$CH_3 \cdot CH_2 \cdot CH(NH_2) \cdot CO \cdot NH \cdot CH(COOH) \cdot CH_3$.

Physikalische und chemische Eigenschaften: Nadeln aus Wasser + Alkohol. Schmelzp. 260° (korr. 266°). Leicht löslich in Wasser, unlöslich in abs. Alkohol, Äther, Aceton, Benzol, Essigäther, Petroläther, Chloroform. $[\alpha]_D^{20} = -12,550$ (0,3266 g in 10,3030 g n-salzsaurer Lösung).

l-α-Aminobutyryl-glycin.

Bildung: Entsteht bei der Spaltung von d, l-α-Aminobutyrylglycin mit einem Präparat aus Hefe [3]).

Physikalische und chemische Eigenschaften: 0,4013 g Substanz in Wasser gelöst, Gesamtgewicht 8,0101 g, spez. Gewicht 1,015; $[\alpha]_D^{20} = -86,5°$ (±0,2°).

d-Leucyl-glycin. [4])

Bildung und Darstellung: Entsteht bei der Spaltung von d, l-Leucylglycin mit Hefepreßsaft. 10 g Dipeptid werden in 190 ccm Wasser gelöst, 10 ccm frisch bereiteter Hefepreßsaft zugegeben und bei 37° aufbewahrt. Nach 4 Tagen erreicht das Drehungsvermögen einen konstanten Wert. Die Flüssigkeit wird unter stark vermindertem Druck vollständig zur Trockne verdampft, der Rückstand mit Alkohol übergossen und wieder eingedampft. Nun wird der Rückstand in heißem Wasser gelöst, mit Tierkohle gekocht. Das Filtrat scheidet beim Abkühlen l-Leucin aus. Die nächsten Krystallisationen bestehen aus l-Leucin, dann folgen Mischungen von Dipeptid und Leucin. Durch das Kupfersalz läßt sich das schwer lösliche Leucinkupfer vom Dipeptidkupfersalz trennen, dagegen ist es nicht möglich, letzteres frei von Glykokollkupfer zu erhalten. Man zerlegt demnach das Gemisch der Kupfersalze mit Schwefelwasserstoff, fällt aus dem Filtrat das Glykokoll als Pikrat, entfernt aus der mit Schwefelsäure angesäuerten Flüssigkeit die Pikrinsäure und dampft das Filtrat nach genauem Ausfällen der Schwefelsäure zur Krystallisation ein. Vorteilhafter ist es, das Glykokoll und

---

[1]) Emil Abderhalden u. Hsing Lang Chang, Zeitschr. f. physiol. Chemie **77**, 471—487 [1912]; Chem. Centralbl. **1912**, I, 1988.

[2]) Emil Abderhalden u. Hsing Lang Chang, Zeitschr. f. physiol. Chemie **77**, 471—487 [1912]; Chem. Centralbl. **1912**, I, 1989.

[3]) A. H. Koelker, Zeitschr. f. physiol. Chemie **73**, 312 [1911].

[4]) Emil Abderhalden u. Heinrich Geddert, Zeitschr. f. physiol. Chemie **74**, 405 [1911].

Dipeptid durch fraktionierte Krystallisation zu trennen, indem das Dipeptid in wässerigem Alkohol leichter löslich ist als das Glykokoll. Ausbeute 4,75 g.

Physikalische und chemische Eigenschaften: 0,6340 g in Wasser gelöst, Gesamtgewicht 6,3285 g, spez. Gewicht 1,0312; $[\alpha]_D^{20} = -88,15°$. Aus Wasser lassen sich leicht makroskopische Krystalle züchten. Eigenschaften sonst wie bei l-Leucylglycin (s. dort).

d, l-Leucin-l-tryptophan.

Physiologische Eigenschaften: Wird von Zellfermenten (Hefezellen, Leber- und Nierenzellen) asymmetrisch gespalten. l-Leucin, l-Tryptophan und d-Leucyl-l-tryptophan bleiben übrig [1]).

d-Leucyl-l-tryptophan. [2])

Physiologische Eigenschaften: Wird von Zellfermenten (Hefezellen, Leber- und Nierenzellen) um so weniger gespalten, je größer sein Drehungsvermögen ist. Das optisch reinste Präparat zeigt überhaupt keine Spaltung. Optisch weniger reine Präparate werden partiell gespalten, entsprechend dem Gehalt an l-Leucyl-l-tryptophan [2]). Die Versuche von H. Fischer [3]), wobei eine Spaltung durch zerhackte Leber erhalten wurde, waren mit optisch unreinem Material ausgeführt.

Physikalische und chemische Eigenschaften: 0,2002 g Substanz in n-Salzsäure, Gesamtgewicht 4,5201 g, d = 1,03; $[\alpha]_D^{20} = -74,51°$.

l-Leucin-l-tryptophan [4]) (Bd. IV, S. 322).

Physiologische Eigenschaften: Wird von Zellfermenten (Hefezellen, Leber- und Nierenzellen) rasch gespalten. Die Spaltungsprodukte l-Leucin und l-Tryptophan können in verhältnismäßig guter Ausbeute aus dem Reaktionsgemisch gewonnen werden.

Physikalische und chemische Eigenschaften: $[\alpha]_D^{20} = +4,85°$ in n-Salzsäure.

2. Tripeptide (Bd. IV, S. 333).

Chloracetyl-d-aminobutyryl-d-alanin. [5])

$C_9H_{15}O_4N_2Cl$.

$CH_3 \cdot CH_2 \cdot CH(NH \cdot CO \cdot CH_2 \cdot Cl) \cdot CO \cdot NH \cdot CH(COOH) \cdot CH_3$.

Aus d-Aminobutyryl-d-alanin in n-Natronlauge mit Chloracetylchlorid. Nadeln aus Essigäther + Petroläther. Schmelzp. 190° (korr. 195°). Löslich in Wasser, Essigäther, Äther, abs. Alkohol, Aceton; unlöslich in Benzol, Petroläther, Chloroform. $[\alpha]_D^{20} = -61,94°$ (0,1264 g in 6,1902 g wässeriger Lösung).

Glycyl-d-aminobutyryl-d-alanin. [5])

Mol.-Gewicht: 231,17.
Zusammensetzung: 46,72% C, 7,41% H, 18,18% N.

$C_9H_{17}O_4N_3$.

$CH_3 \cdot CH_2 \cdot CH(NH \cdot CO \cdot CH_2 \cdot NH_2) \cdot CO \cdot NH \cdot CH(COOH) \cdot CH_3$.

Physikalische und chemische Eigenschaften: Schmelzp. 240—241° (korr. 247°). Löslichkeit ähnlich dem d-Aminobutyrylglycyl-d-alanin. $[\alpha]_D^{20} = -76,62°$ (0,1287 g in 6,9340 g wässeriger Lösung). Die wässerige Lösung reagiert sauer und gibt mit Triketohydrindenhydrat keine Blaufärbung.

---

1) Emil Abderhalden u. Heinrich Geddert, Zeitschr. f. physiol. Chemie **74**, 394 [1911].
2) Emil Abderhalden u. Heinrich Geddert, Zeitschr. f. physiol. Chemie **74**, 402 [1911].
3) Hans Fischer, Berichte d. Deutsch. chem. Gesellschaft **42**, 4320 [1909]; **43**, 1963 [1910].
4) Emil Abderhalden u. Heinrich Geddert, Zeitschr. f. physiol. Chemie **74**, 401 [1911].
5) Emil Abderhalden u. Hsing Lang Chang, Zeitschr. f. physiol. Chemie **77**, 471—487 [1912]; Chem. Centralbl. **1912**, I, 1988.

Chloracetyl-d-alanyl-l-leucin.[1])

Mol.-Gewicht: 278,61.
Zusammensetzung: 47,38% C, 6,87% H, 12,75% Cl, 10,06% N.

$$C_{11}H_{19}O_4N_2Cl\,.$$

$$Cl \cdot CH_2 \cdot CO \cdot NH \cdot CH(CH_3)CO \cdot NH \cdot CH(COOH)CH_2 \cdot CH(CH_3)_2\,.$$

Bildung: Aus d-Alanyl-l-leucin mit Chloracetylchlorid in Natronlauge.

Physikalische und chemische Eigenschaften: Krystalle aus Essigester. Schmelzp. 175°. Schwer löslich in kaltem, sehr leicht löslich in heißem Wasser, sehr leicht löslich in Alkohol, schwer löslich in Äther, leicht löslich in heißem Essigäther, unlöslich in Petroläther. $[\alpha]_D^{20} = -51{,}58°$ in abs. Alkohol.

Glycyl-d-alanyl-l-leucin.[1])

Mol.-Gewicht: 259,19.
Zusammensetzung: 50,93% C, 8,16% H, 16,21% N.

$$C_{11}H_{21}O_4N_3\,.$$

$$(NH_2)CH_2 \cdot CO \cdot NH \cdot CH(CH_3)CO \cdot NH \cdot CH(COOH)CH_2 \cdot CH(CH_3)_2\,.$$

Bildung: Aus Chloracetyl-d-alanyl-l-leucin durch Amidieren mit der 5fachen Menge 25proz. Ammoniaks bei Zimmertemperatur.

Physiologische Eigenschaften: Bei Anwendung von Hefemacerationssaft erfolgt eine Spaltung in Glykokoll und d-Alanyl-l-leucin (?).

Physikalische und chemische Eigenschaften: Feine, farblose Nadeln aus Wasser. Schmelzp. 239—240° unter Zersetzung. Ziemlich leicht löslich in kaltem, sehr leicht löslich in heißem Wasser, unlöslich in abs. Alkohol. Die wässerige Lösung reagiert gegen Lackmus schwach sauer. Biuretreaktion sehr stark. $[\alpha]_D^{20} = -89{,}85°$ in Wasser. — **Kupferverbindung** $4\,C_{11}H_{21}O_4N_3 \cdot 3\,CuO \cdot 6\,H_2O$. Hellblaue, amorphe, glasige Masse. Schwer löslich in abs., leichtlöslich in verdünntem Alkohol.

Chloracetyl-l-leucyl-d-alanin.[1])

Mol.-Gewicht: 278,61.
Zusammensetzung: 47,38% C, 6,87% H, 12,73% Cl, 10,06% N.

$$C_{11}H_{19}N_2ClO_4\,.$$

$$Cl \cdot CH_2 \cdot CO \cdot NH \cdot CH[CH_2 \cdot CH(CH_3)_2] \cdot CO \cdot NH \cdot CH \cdot (CH_3)COOH\,.$$

Bildung: Aus l-Leucyl-d-alanin mit Chloracetylchlorid in Natronlauge.

Physikalische und chemische Eigenschaften: Weiße Krystalle aus Essigäther. Schmelzp. 136—137° (bei 130° Sintern). Ziemlich löslich in kaltem, sehr leicht löslich in heißem Wasser, sehr leicht löslich in Alkohol, sehr schwer löslich in kaltem, ziemlich schwer löslich in heißem Äther, ziemlich schwer löslich in kaltem, leicht löslich in heißem Essigäther, unlöslich in Alkohol.

Glycyl-l-leucyl-d-alanin.[1])

Mol.-Gewicht: 259,19.
Zusammensetzung: 50,93% C, 8,16% H, 16,21% N.

$$C_{11}H_{21}O_4N_3\,.$$

$$(NH_2)CH_2 \cdot CO \cdot NH \cdot CH[CH_2 \cdot CH \cdot (CH_3)_2]CO \cdot NH \cdot CH(CH_3)COOH\,.$$

Bildung: Aus Chloracetyl-l-leucyl-d-alanin durch Amidieren mit der 5fachen Menge 25proz. wässerigen Ammoniaks bei Zimmertemperatur.

Physiologische Eigenschaften: Bei Anwendung von Hefemacerationssaft erfolgt eine Spaltung in Glykokoll und l-Leucyl-d-alanin (?).

Physikalische und chemische Eigenschaften: Seidenglänzende Nadeln aus Wasser. Schmelzp. 235—236° (Zersetzung). Sehr leicht löslich in kaltem Wasser, unlöslich in abs.

---

[1]) Emil Abderhalden u. A. Fodor, Zeitschr. f. physiol. Chemie **81**, 1 [1912].

Alkohol. Es zeigt sehr deutliche Biuretreaktion. $[\alpha]_D^{20} = -59{,}04°$ in Wasser. — **Kupferverbindung.** Die wässerige Lösung ist rotviolett gefärbt. In abs. Alkohol ist das Produkt ziemlich löslich, leichter in verdünntem Alkohol.

d-Alanyl-glycyl-glycin (Bd. IV, S. 336).

Physiologische Eigenschaften: Über das Verhalten von d-Alanylglycylglycin gegen die Fermente normaler Gewebe und gegen Carcinomgewebe s. bei Emil Abderhalden und Ludwig Pincussohn[1]).

d-α-Brompropionyl-glycyl-l-leucin.[2])

Mol.-Gewicht: 323,12.
Zusammensetzung: 40,85% C, 5,92% H, 24,74% Br, 8,67% N.

$$C_{11}H_{19}O_4N_2Br\,.$$

$$CH_3 \cdot CH(Br)CO \cdot NH \cdot CH_2 \cdot CO \cdot NH \cdot CH(COOH)CH_2 \cdot CH(CH_3)_2\,.$$

Bildung: Aus Glycyl-l-leucin mit d-α-Brompropionylchlorid in Natronlauge.

Physikalische und chemische Eigenschaften: Nadeln oder Prismen aus Essigester. Schmelzp. 152°. Ziemlich leicht löslich in kaltem Wasser, sehr leicht löslich in Alkohol, schwer löslich in kaltem, leichter in heißem Äther, schwer löslich in kaltem, leicht löslich in heißem Essigäther, unlöslich in Petroläther. $[\alpha]_D^{20} = +14{,}71°$ in abs. Alkohol.

d-Alanyl-glycyl-l-leucin.[2])

Mol.-Gewicht: 259,19.
Zusammensetzung: 50,93% C, 8,16% H, 16,21% N.

$$C_{11}H_{21}O_4N_3\,.$$

$$CH_3 \cdot CH(NH_2)CO \cdot NH \cdot CH_2 \cdot CO \cdot NH \cdot CH(COOH)CH_2 \cdot CH(CH_3)_2\,.$$

Bildung: Aus d-α-Brompropionylglycyl-l-leucin durch Amidieren mit der 5fachen Menge 25proz. wässerigen Ammoniaks bei Zimmertemperatur.

Physiologische Eigenschaften: Bei Anwendung von Hefemacerationssaft, von Leberpreßsaft, von menschlichem Pankreaspreßsaft und von solchem bei Diabetes erfolgt eine Spaltung in d-Alanin und Glycyl-l-leucin; von mit Darmsaft aktiviertem Pankreaspräparat wird es in d-Alanylglycin und Leucin gespalten.

Physikalische und chemische Eigenschaften: Seidenglänzende Nadeln aus Wasser. Schmelzp. 243° unter Gasentwicklung und Zersetzung (bei 235° leichte Bräunung, bei 238 bis 240° Dunkelbraunfärbung). Sehr leicht löslich in kaltem Wasser, unlöslich in abs. Alkohol. Gibt ausgesprochene Biuretreaktion und ist geschmacklos. $[\alpha]_D^{20} = -11{,}20°$ in Wasser. — Das **Kupfersalz** bildet eine blaue glasige Masse, die sich in Wasser mit ultramarinblauer Farbe auflöst. In abs. Alkohol ist es schwer löslich, leichter in verdünntem.

d-Alanyl-glycyl-l-tyrosin[3]) (Bd. IV, S. 337).

Darstellung: Seidenabfälle werden mit der 5fachen Menge 70proz. Schwefelsäure übergossen. Nach 4tägigem Stehen wird die Schwefelsäure mit Baryt entfernt, das Filtrat unter vermindertem Druck bis zum Sirup eingedampft, in abs. Alkohol eingetragen und das Filtrat eingeengt. Aus der Mutterlauge scheidet sich d-Alanylglycin ab. Bei weiterem freiwilligem Verdunsten folgen regelmäßig weitere Krystallabscheidungen, die anfangs keine Millonsche Reaktion zeigen und nach und nach entfernt werden. Sobald die Millonsche Reaktion bei den Abscheidungen auftritt, wird nicht so oft filtriert. Aus dieser Mutterlauge gewinnt man das Tripeptid durch fraktionierte Krystallisation. Es ist oft zweckmäßig, zunächst die mit Phosphorwolframsäure fällbaren öligen Substanzen zu entfernen.

Physikalische und chemische Eigenschaften: Mikroskopische Nadeln aus verdünntem Alkohol. Schmelzp. 145°. Das synthetische Produkt ist nicht zur Krystallisation zu bringen.

---

1) Emil Abderhalden u. Ludwig Pincussohn, Zeitschr. f. physiol. Chemie **66**, 277—283 [1910].
2) Emil Abderhalden u. A. Fodor, Zeitschr. f. physiol. Chemie **81**, 1 [1912].
3) Emil Abderhalden, Zeitschr. f. physiol. Chemie **72**, 1—14 [1911].

$[\alpha]_D^{20} = +45{,}1$ (0,2202 g in Wasser; Gesamtgewicht 2,205), also höher als bei synthetischem Präparat. Ein Versuch, durch Darstellung des β-Naphthalinsulfoderivates des Tripeptids und nachfolgende Hydrolyse einen weiteren Anhaltspunkt über die Struktur der Verbindung zu gewinnen, gelang nicht.

d-Brompropionyl-d-amino-butyryl-glycin.[1])

$C_9H_{15}O_4N_2Br$.

$CH_3 \cdot CH(Br) \cdot CO \cdot NH \cdot CH(CO \cdot NH \cdot CH_2 \cdot COOH) \cdot CH_2 \cdot CH_3$.

Aus d-Aminobutyrylglycin in n-Natronlauge mit d-Brompropionylchlorid. Nadeln aus Essigäther + Petroläther. Schmelzp. 163° (korr. 166°). Löslich in Äther, Essigäther, abs. Alkohol, Methylalkohol, Aceton, Wasser; unlöslich in Petroläther. $[\alpha]_D^{20} = -12{,}83°$ (0,1081 g in 7,3311 g wässeriger Lösung).

d-Alanyl-d-aminobutyryl-glycin.[1])

Mol.-Gewicht: 231,17.
Zusammensetzung: 46,72% C, 7,41% H, 18,18% N.

$C_9H_{17}O_4N_3$.

$CH_3 \cdot CH(NH_2) \cdot CO \cdot NH \cdot CH(CO \cdot NH \cdot CH_2 \cdot COOH) \cdot CH_2 \cdot CH_3$.

Physikalische und chemische Eigenschaften: Krystalle aus Wasser + Alkohol. Schmelzp. 210° (korr. 214°). Unlöslich in allen organischen Lösungsmitteln. $[\alpha]_D^{20} = +13{,}86°$ (0,0562 g in 7,2198 g n-salzsaurer Lösung). Die wässerige, sauer reagierende Lösung gibt mit Triketohydrindenhydrat keine Blaufärbung; auf Zusatz einer Spur $^1/_{10}$ n-Natronlauge erfolgt Gelbfärbung, die über Braun in Grün übergeht.

α-d-Brompropionyl-l-leucyl-glycin.[2])

Mol.-Gewicht: 323,12.
Zusammensetzung: 40,85% C, 5,92% H, 24,74% Br, 8,67% N.

$C_{11}H_{19}O_4N_2Br$.

$CH_3 \cdot CH(Br) \cdot CO \cdot NH \cdot CH[CH_2 \cdot CH(CH_3)_2] \cdot CO \cdot NH \cdot CH_2 \cdot COOH$.

Bildung: Aus l-Leucylglycin mit d-Brompropionylchlorid in Natronlauge.

Physikalische und chemische Eigenschaften: Schneeweiße Krystalle aus Essigäther. Schmelzp. 154—155° (sintert bei 153°). Schwer löslich in kaltem, sehr leicht löslich in heißem Wasser, sehr leicht löslich in Alkohol, schwer löslich in Äther, schwer löslich in kaltem, leicht löslich in heißem Essigäther, unlöslich in Petroläther. $[\alpha]_D^{20} = -24{,}84°$ in abs. Alkohol.

d-Alanyl-l-leucyl-glycin.[2])

Mol.-Gewicht: 259,19.
Zusammensetzung: 50,93% C, 8,16% H, 16,21% N.

$C_{11}H_{21}O_4N_3$.

$CH_3 \cdot CH(NH_2)CO \cdot NH \cdot CH[CH_2 \cdot CH(CH_3)_2]CO \cdot NH \cdot CH_2 \cdot COOH$.

Bildung: Aus α-d-Brompropionyl-l-leucylglycin durch Amidieren mit der 5fachen Menge wässerigen Ammoniaks bei Zimmertemperatur.

Physiologische Eigenschaften: Bei Anwendung von Hefemacerationssaft, Leberpreßsaft, von mit Darmsaft aktiviertem Pankreaspräparat, von menschlichem Pankreaspreßsaft und von solchem bei Diabetes und bei Basedow erfolgt eine Spaltung in d-Alanin und l-Leucylglycin.

Physikalische und chemische Eigenschaften: Krystallinische Nadeln. Schmelzp. 246 bis 247° unter Zersetzung und Braunfärbung. Gibt sehr starke Biuretreaktion. Sehr leicht löslich in kaltem Wasser, unlöslich in abs. Alkohol. $[\alpha]_D^{20} = -30{,}43°$ in Wasser. — Das **Kupfersalz** bildet eine graublaue, glasige Masse, die sich in Wasser mit violettroter Farbe auflöst. Schwer löslich in abs. Alkohol, leichter in verdünntem.

---

[1]) Emil Abderhalden u. Hsing Lang Chang, Zeitschr. f. physiol. Chemie **77**, 471—487 [1912]; Chem. Centralbl. **1912**, I, 1989.

[2]) Emil Abderhalden u. A. Fodor, Zeitschr. f. physiol. Chemie **81**, 1 [1912].

d-Brom-butyryl-glycyl-d-alanin.[1])

$C_9H_{15}O_4N_2Br$.

$CH_3 \cdot CH_2 \cdot CH(Br) \cdot CO \cdot NH \cdot CH_2 \cdot CO \cdot NH \cdot CH(COOH) \cdot CH_3$.

Aus Glycyl-d-alanin in n-Natronlauge mit d-Aminobutyrylchlorid. Krystalle aus Essigäther + Petroläther. Sintert bei 80°, ist bei 145° (korr. 148°) geschmolzen. Leicht löslich in Essigäther, Wasser, Aceton, abs. Alkohol; schwer löslich in Äther; unlöslich in Petroläther, kaltem Chloroform; löslich in heißem. $[\alpha]_D^{20} = -21{,}32°$ (0,1328 g in 7,1295 g wässeriger Lösung).

d-Aminobutyryl-glycyl-d-alanin.[1])

Mol.Gewicht: 231,17.
Zusammensetzung: 46,72% C, 7,41% H, 18,18% N.

$C_9H_{17}O_4N_3$.

$CH_3 \cdot CH_2 \cdot CH(NH_2) \cdot CO \cdot NH \cdot CH_2 \cdot CO \cdot NH \cdot CH(COOH) \cdot CH_3$.

Physikalische und chemische Eigenschaften: Krystalle aus Wasser + abs. Alkohol. Schmelzp. 239° (korr.). Unlöslich in allen organischen Lösungsmitteln. Die wässerige Lösung reagiert auf Lackmus sauer. Gibt mit Triketohydrindenhydrat keine Blaufärbung. $[\alpha]_D^{20} = -7{,}80°$ (0,1065 g in 6,9525 g wässeriger Lösung).

d-Brombutyryl-glycyl-d-aminobuttersäure.[2])

$C_{10}H_{17}O_4N_2Br$.

$CH_3 \cdot CH_2 \cdot CH(Br) \cdot CO \cdot NH \cdot CH_2 \cdot CO \cdot NH \cdot CH(CH_2 \cdot CH_3) \cdot COOH$.

Aus Glycyl-d-aminobuttersäure in n-Natronlauge mit d-Brombutyrylchlorid unter guter Kühlung. Nädelchen aus Essigäther + Petroläther. Beginnt bei 112° zu sintern. Schmelzp. 139° (korr. 141°). Leicht löslich in Äther, Essigäther, Aceton, abs. Alkohol, Methylalkohol; unlöslich in Benzol, Petroläther. $[\alpha]_D^{20} = +5{,}55°$ (0,5694 g in 13,9660 g wässeriger Lösung).

d-Aminobutyryl-glycyl-d-aminobuttersäure.[2])

Mol.-Gewicht: 353,18.
Zusammensetzung: 64,56% C, 5,42% H, 11,90% N.

$C_{19}H_{19}O_4N_3$.

$CH_3 \cdot CH_2 \cdot CH(NH_2) \cdot CO \cdot NH \cdot CH_2 \cdot CO \cdot NH \cdot CH(CH_2 \cdot CH_3) \cdot COOH$.

Bildung: Aus d-Brombutyrylglycyl-d-aminobuttersäure mit 25proz. Ammoniak im Brutraum.

Physikalische und chemische Eigenschaften: Krystalle aus heißem Wasser + Alkohol, Schmelzp. 235° (korr. 241°) unter Zersetzung. Unlöslich in abs. Alkohol, Methylalkohol, Essigäther, Petroläther, abs. Äther, Aceton, Benzol, Chloroform; leicht löslich in kaltem Wasser. Geschmacklos. Gibt beim Kochen der wässerigen Lösung mit Kupferoxyd eine blaue Lösung; mit Triketohydrindenhydrat keine Färbung. $[\alpha]_D^{20} = +12{,}75°$ (0,1434 g in 10,1934 g wässeriger Lösung).

l-Leucyl-glycyl-d-alanin (Bd. IV, S. 339).

Physiologische Eigenschaften: Die Hydrolyse des Tripeptids durch Speichelferment verläuft quantitativ zwischen dem ersten und zweiten Glied der Kette, unter Bildung von l-Leucin und Glycyl-d-alanin[3]). Die Hydrolyse des Tripeptids erfolgt rascher als die des d, l-Alanylglycins. Das bei der Spaltung des Tripeptids entstehende Glycyl-d-alanin wird sehr langsam weiter zu den zwei Aminosäuren abgebaut. Die Kurve, welche das graphische Bild der Spal-

[1]) Emil Abderhalden u. Hsing Lang Chang, Zeitschr. f. physiol. Chemie **77**, 471—487 [1912]; Chem. Centralbl. **1912**, I, 1989.
[1]) Emil Abderhalden u. Hsing Lang Chang, Zeitschr. f. physiol. Chemie **77**, 471—487 [1912]; Chem. Centralbl. **1912**, I, 1987.
[3]) A. H. Koelker, Zeitschr. f. physiol. Chemie **76**, 27—36 [1911/12].

tung darstellt, ist mit derjenigen, welche bei der Einwirkung des Erepsins auf das Tripeptid erhalten wird, identisch. Die hydrolytische Wirkung des Speichels ist also identisch mit der des Erepsins, soweit sie das Tripeptid betrifft[1]).

l-α-Bromisocapronyl-d-alanylglycin.[2])

Mol.Gewicht: 323,12.

Zusammensetzung: 40,85% C, 5,92% H, 24,74% Br, 8,67% N.

$$C_{11}H_{19}O_4N_2Br_2.$$

$$(CH_3)_2 \cdot CH \cdot CH_2 \cdot CH(Br)CO \cdot NH \cdot CH(CH_3)CO \cdot NH \cdot CH_2 \cdot CH_3.$$

Bildung: Aus d-Alanylglycin mit d-α-Bromisocapronylchlorid in Natronlauge.

Physikalische und chemische Eigenschaften: Krystalle aus Essigäther. Schmelzp. 129°. Schwer löslich in kaltem, leicht löslich in heißem Wasser und Essigäther, leicht löslich in Alkohol, schwer löslich in kaltem, etwas leichter in heißem Äther, unlöslich in Petroläther. $[\alpha]_D^{20} = -2,52°$ in abs. Alkohol.

l-Leucyl-d-alanyl-glycin.[2])

Mol.-Gewicht: 259,19.

Zusammensetzung: 50,93% C, 8,16% H, 16,21% N.

$$C_{11}H_{21}O_4N_3.$$

$$(CH_3)_2 \cdot CH \cdot CH_2 \cdot CH(NH_2) \cdot CO \cdot NH \cdot CH(CH_3) \cdot CO \cdot NH \cdot CH_2 \cdot COOH.$$

Bildung: Aus α-d-Bromisocapronyl-d-alanylglycin durch Amidieren mit der 5fachen Menge 25proz. wässerigen Ammoniaks bei Zimmertemperatur.

Physiologische Eigenschaften: Bei Anwendung von Hefemacerationssaft, von Leberpreßsaft, von menschlichem Pankreaspreßsaft und von solchem bei Morbus Basedowii erfolgt eine Spaltung in l-Leucin und d-Alanylglycin; von mit Darmsaft aktiviertem Pankreaspreßsaft wurde es in l-Leucyl-d-Alanin und Glykokoll gespalten.

Physikalische und chemische Eigenschaften: Feine Nadeln. Schmelzp. 252—253° unter starker Braunfärbung und Zersetzung. Schwer löslich in kaltem, leichter in heißem Wasser, unlöslich in abs. Alkohol. Gibt eine sehr schwache Biuretprobe. $[\alpha]_D^{20} = -17,31°$ in Wasser. — Das **Kupfersalz** bildet eine blaugefärbte, amorphe, glasige Masse, die in abs. Alkohol sehr leicht löslich ist. Diese Lösung, wie auch die wässerige, ist tiefblau gefärbt.

Glycerin-di(glycyl-l-tyrosin)-äther.[3])

Mol.-Gewicht: 532,30.

Zusammensetzung: 56,36% C, 6,06% H, 10,53% N.

$$C_{25}H_{32}O_9N_4.$$

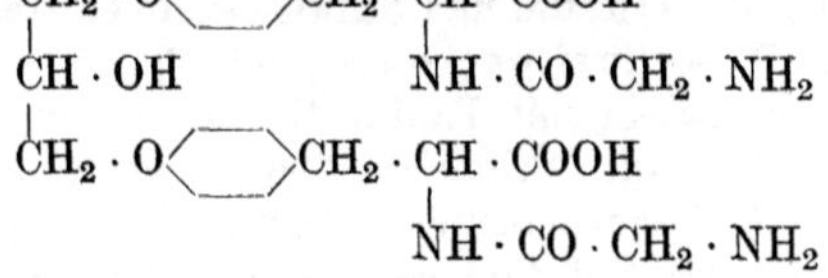

Darstellung: 16 g sorgfältig getrocknetes Glycyl-l-tyrosin werden in 600 ccm abs. Alkohol, in dem 3,2 g Natrium gelöst waren, bei gewöhnlicher Temperatur unter Schütteln gelöst, dann 4,4 g α_1-α-Dichlorhydrin in 100 ccm abs. Alkohol eingetragen und 1 Stunde auf dem Wasserbade erhitzt. Das zur Trockne verdampfte Filtrat wird in 1,5 l Wasser gelöst und mit 10proz. Phosphorwolframsäurelösung in schwefelsaurer Lösung (75 ccm konz. Schwefelsäure) gefällt. Nach dem Zerlegen des Niederschlages wird die barytfreie Lösung unter vermindertem Druck zur Trockne verdampft, in Wasser gelöst und mit Alkohol gefällt. Ein Teil der Substanz ist in Wasser schwer löslich. Ausbeute an leicht löslichem Produkt 3 g. Beim Umlösen treten große Verluste ein. Erhalten an schwer löslichem Produkt: 1 g.

---

[1]) A. H. Koelker, Zeitschr. f. physiol. Chemie **76**, 27—36 [1911/12].

[2]) Emil Abderhalden u. A. Fodor, Zeitschr. f. physiol. Chemie **81**, 1 [1912].

[3]) Emil Abderhalden u. Louis Baumann, Zeitschr. f. physiol. Chemie **72**, 54 [1911].

Physikalische und chemische Eigenschaften: Amorph. Die leichter lösliche Substanz zeigt nach der Reinigung mit Alkohol und Ammoniak $[\alpha]_D = +25,3°$ (0,4776 g in 5proz. Salzsäure, Gesamtgewicht 9,8182 g; spez. Gewicht 1,032). Schmelzp. gegen 210°. Molekulargewichtsbestimmung ergab Werte: 515, 528, 536. Die Löslichkeit ändert sich mit dem Umkrystallisieren. Je öfter die Substanz gereinigt wird, um so schwerer löst sie sich in Wasser. Die bei der Darstellung erwähnte schwer lösliche Substanz zeigt nach dem Reinigen mit Ammoniak und Alkohol $[\alpha]_D^{20} = +36,6$ (0,1296 g in 5proz. Salzsäure, Gesamtge wcht 5,3788; spez. Gewicht 1,04). Schmelzp. gegen 248°.

Derivate: Kupfersalz des Glycerin-di(glycyl-l-tyrosin)-äthers $C_{25}H_{30}O_9N_4$. Krystallinische Abscheidung.

3. Polypeptide.

l-Leucyl-triglycyl-glycin.

Physiologische Eigenschaften: l-Leucyltriglycylglycin erzeugte bei der Reinjektion an Meerschweinchen keine typische anaphylaktische Erscheinungen. Ein Temperatursturz von 1,5° wurde schon nach 1 Stunde wieder ausgeglichen[1]).

l-Leucyl-oktaglycyl-glycin (Bd. IV, S. 350).

Physiologische Eigenschaften: l-Leucyloktaglycylglycin erzeugte bei der Reinjektion einen Temperaturabfall von 3° bei dem mit den Dekapeptid vorbehandelten Meerschweinchen[1]).

Physikalische und chemische Eigenschaften: Gibt mit Triketohydrindenhydrat eine blaue Färbung[2]).

l-Leucyl-triglycyl-l-leucyl-oktaglycyl-glycin (Bd. IV, S. 358).

Physiologische Eigenschaften: Das mit l-Leucyltriglycyl-l-leucyloktaglycyl-l-leucin vorbehandelte Meerschweinchen zeigte zwar keinen typischen anaphylaktischen Shock, jedoch fiel die Temperatur nach der Reinjektion von 39° auf 34° [1]).

Physikalische und chemische Eigenschaften: Gibt mit Triketohydrindenhydrat eine blaue Färbung[2]).

Polypeptide unbekannter Natur.

Beim stufenweisen Abbau von Horn aus Kuhklauen mit Barytwasser konnte ein in Nadeln krystallisierbares, optisch inaktives Produkt, Schmelzp. 275°, erhalten werden, in welchem bei der vollständigen Hydrolyse Tyrosin, Cystin, Tryptophan und Glutaminsäure nachgewiesen wurden. Es gab mit Bromwasser eine Fällung, ebenso mit Quecksilbersulfat. Die Millonsche Probe fällt weinrot aus, mit Glyoxylsäure und Schwefelsäure entsteht eine violette Färbung. Die Biuretreaktion ist rot. Die Schwefelprobe ist positiv[3]).

Bei der Verdauung von Casein mit Pankreatin konnte ein in perlmutterglänzenden Blättchen krystallisierendes Produkt, Schmelzp. 290°, isoliert werden, dem die Formel $C_{14}H_{28}O_5N_3S_2$ oder $C_{12}H_{26}O_4N_3S_2$ zuzukommen scheint. Der Körper ist in Wasser löslich; die Schwefelprobe ist negativ. Die Substanz geht bei der Fällung des Verdauungsgemisches mit Quecksilbersulfat, bei der Tryptophandarstellung in den Niederschlag über[3]).

---

1) Emil Abderhalden u. Ernst Kämpf, Zeitschr. f. physiol. Chemie **71**, 423 [1910].
2) Emil Abderhalden u. Hubert Schmidt, Zeitschr. f. physiol. Chemie **72**, 38 [1911].
3) Emil Abderhalden, Zeitschr. f. physiol. Chemie **72**, 1—14 [1911].

Aminosäuren (Bd. IV, S. 361).

Von

Géza Zemplén-Budapest und Dionys Fuchs-Budapest.

Allgemeine Eigenschaften.

Vorkommen: Der durch Formol titrierbare Gesamtaminostickstoff in der embryonalen Muskulatur der Säugetiere[1]). Der freie, durch Formol titrierbare Aminostickstoff in der Muskulatur des Ochsenembryos[2]). Der freie, durch Formol titrierbare Aminostickstoff in der Muskulatur verschiedener Tierarten[3]).

Bildung: Aminosäuren bilden sich aus den entsprechenden Ammoniumsalzen der α-Ketosäuren bei der künstlichen Durchblutung der Hundeleber, und zwar entstehen die aktiven natürlichen Aminosäuren[4]). Auch körperfremde Aminosäuren, z. B. α-Amino-n-buttersäure bzw. α-Amino-n-capronsäure, bilden sich dabei aus den entsprechenden Ketosäuren[5]).

Nachweis und Bestimmung: Bestimmung von Aminosäuren in Harn. Methode von Henriques und S. P. L. Sörensen[6]). In einem 100-ccm-Meßkolben werden 50 ccm Harn abpipettiert und mit 1 ccm Phenolphthaleinlösung (0,5 g Phenolphthalein in 50 ccm Alkohol + 50 ccm Wasser gelöst) und mit 2 g festem Bariumchlorid versetzt. Nach Umschütteln bis zur Lösung wird eine gesättigte Lösung von Bariumhydroxyd bis zur roten Farbe und darauf noch 5 ccm zugesetzt, worauf der Kolben bis zur Marke mit Wasser gefüllt wird. Nach gutem Umschütteln wird der Kolben 15 Minuten stehengelassen, worauf man durch einen trockenen Filter filtriert. Aus 80 ccm des klaren, roten Filtrats wird das Ammoniak unter vermindertem Druck abdestilliert und bestimmt. Der Destillationsrückstand wird in dem Kolben in einigen Kubikzentimetern ca. n-Salzsäure gelöst, worauf unter Evakuierung kohlensäurefreie Luft hindurchgesaugt wird, um eine eventuelle Spur von Kohlensäure auszutreiben. Darauf wird die salzsaure Lösung quantitativ mittels kohlensäurefreien Wassers in einen 100-ccm-Meßkolben überführt. Die Flüssigkeit wird hiernach mit empfindlichem Lackmuspapier als Indicator genau neutralisiert (am besten durch Zutröpfeln von kohlensäurefreier, ca. n-Natronlauge bis zu schwachroter Farbe und darauf folgender Zusatz von $^1/_5$ n-Salzsäure bis zur neutralen Reaktion auf Lackmuspapier); schließlich wird mit kohlensäurefreiem Wasser bis zur Marke nachgefüllt. In einer passenden Menge, z. B. 40 ccm, der neutralen Lösung wird die Formoltitrierung ermittelt.

Bestimmung der aliphatischen Aminogruppen[7]). Einige Verbesserungen an dem Apparat von Van Slyke hat Klein[8]) veröffentlicht.

---

[1]) G. Buglia u. A. Costantino, Zeitschr. f. physiol. Chemie **81**, 143—154 [1912]; Chem. Centralbl. **1913**, I, 315.

[2]) G. Buglia u. A. Costantino, Zeitschr. f. physiol. Chemie **81**, 155—162 [1912]; Chem. Centralbl. **1913**, I, 316.

[3]) G. Buglia u. A. Costantino, Zeitschr. f. physiol. Chemie **82**, 439—462 [1912]; Chem. Centralbl. **1913**, I, 1040.

[4]) Gustav Embden u. Ernst Schmitz, Biochem. Zeitschr. **38**, 393—406 [1912]; Chem. Centralbl. **1912**, I, 1230.

[5]) Kura Kondo, Biochem. Zeitschr. **38**, 407—413 [1912]; Chem. Centralbl. **1912**, I, 1230.

[6]) V. Henriques u. S. P. L. Sörensen, Zeitschr. f. physiol. Chemie **64**, 120—143 [1910].

[7]) Donald D. van Slyke, Journ. of biol. Chemistry **12**, 275—284 [1912]; Chem. Centralbl. **1912**, II, 1239.

[8]) David Klein, Journ. of biol. Chemistry **10**, 287—289 [1911]; Chem. Centralbl. **1911**, II, 1894.

Bestimmung der Peptidbindungen in Proteinen oder in dessen Abbauprodukten nach Henriques und Gjaldbäk[1]). In einer Lösung des zur Untersuchung vorliegenden Stoffes bestimmt man nach genauer Neutralisation mit Lackmus mittels der Formoltitrierung die Menge der freien NH_2-Gruppen. Ein anderer Teil der Lösung wird $1^1/_2$ Stunden lang im Autoklaven mit 3 n-HCl auf 150° erhitzt, gegen Lackmus neutralisiert und dann formoltitriert. Die Differenz zwischen den beiden gefundenen Mengen titrierbarer Carboxylgruppen liefert dann ein Maß für die im untersuchten Stoffe befindliche Menge peptidgebundenen Stickstoffes.

Bei Veresterung jeder Aminosäure allein konnte mit Hilfe der Estermethode im Maximum wiedergewonnen werden: von Glykokoll 65%, d-Alanin etwa 70%, d, l-Leucin ca. 80%, d-Valin 68%, l-Phenylalanin 54%. Aus einem Gemisch von je 10 g der genannten Aminosäuren mit 10 g Asparaginsäure und 10 g Glutaminsäure wurden isoliert: Glykokoll 55,5%, d-Alanin 65%, d-Valin 58%, l-Leucin 71%, l-Phenylalanin 49%, l-Asparaginsäure 45% und d-Glutaminsäure 61,5%. Die Verluste sind noch größer, wenn man statt von reinen Aminosäuren von Eiweißkörpern ausgeht[2]).

Nach den Beobachtungen von Abderhalden und Weil ist die Methode von Zelinsky, Annenkoff und Kulikoff[3]), die Ester der Monoaminosäuren mittels $Ba(OH)_2$ in Freiheit zu setzen, nicht empfehlenswert[4]).

Über die Abscheidung von Aminosäuren mit Hilfe der Carbaminoreaktion s. bei Siegfried und Schutt[5]).

Physiologische Eigenschaften: Phlorrhidzinisierten Hunden wurden subcutan verschiedene Aminosäuren injiziert. Der Harn der Tiere wurde auf seinen Gehalt an Glucose untersucht. Die von den Hunden ausgeschiedene Zuckermenge war gesteigert, wenn man ihnen Serin, Cystein, Ornithin oder Arginin injiziert hatte; dagegen beeinflußten Valin, Leucin, Isoleucin, Lysin, Histidin, Phenylalanin und Tryptophan die Zuckerausscheidung wenig oder gar nicht. Wurden überlebende Hundelebern mit Blut durchströmt, welchem Ornithin, Lysin, Arginin, Tryptophan oder Dijodtyrosin zugesetzt war, so wurde eine Steigerung der Acetessigsäurebildung in merklichem Maße nicht beobachtet[6]).

Kaninchen erhielten per os oder subcutan 2-Thiohydantoin, 2-Thio-4-methylhydantoin. 2-Thiohydantoin-4-essigsäure und Dithiodimethylpiperazin-2-thiohydantoin und Dithiodimethylpiperazin wirkten bereits in Dosen von 0,125—0,18 g, 2-Thio-4-methylhydantoin in Dosen von 0,6 g pro Kilo Körpergewicht tödlich. Die Verabreichung von 2-Thiohydantoin-4-essigsäure hatte keine toxischen Wirkungen zur Folge; bei diesen Versuchen wurde der Harn der Tiere auf seinen Gehalt an Gesamtstickstoff, an Harnstoff + Ammoniak, an Gesamtstickstoff und an Schwefelsäure untersucht. Die Bestimmungen lehren, daß der Thiohydantoinschwefel im Organismus nicht oxydiert, sondern die Thiohydantoine unverändert im Harn wieder ausgeschieden werden[7]).

Aminosäuren wurden Kaninchen und Hunden intravenös injiziert. Mengen, mit denen man bei Bakterienproteinen unfehlbar hohe Temperatursteigerungen weithin über die normale Grenze erhält, erzeugten bei Aminosäuren nicht die geringste Beeinflussung der Temperatur[8]).

Glykokoll, Cystin, Tyrosin, Tryptophan, Alanin, Leucin, Histidin, Glutaminsäure, Asparaginsäure oder Phenylalanin, Harnstoff, Urethan, Guanidin, Kreatin, Asparagin, Hordenin, Glycyltyrosin, Pentaglycin, Leucylglycin werden von Bacillus aminophilus intestinalis bei Gegenwart von Glucose, zum Teil auch ohne diese angegriffen[9]).

---

1) V. Henriques u. J. K. Gjaldbäk, Zeitschr. f. physiol. Chemie **67**, 8 [1910].

2) Emil Abderhalden u. Arthur Weil, Zeitschr. f. physiol. Chemie **77**, 59—74 [1912]; Chem. Centralbl. **1912**, I, 1725.

3) N. Zelinsky, A. Annenkoff u. J. Kulikoff, Zeitschr. f. physiol. Chemie **73**, 459 [1911].

4) Emil Abderhalden u. A. Weil, Zeitschr. f. physiol. Chemie **81**, 226 [1912].

5) M. Siegfried u. E. Schutt, Zeitschr. f. physiol. Chemie **81**, 260 [1912].

6) H. D. Dakin, Journ. of biol. Chemistry **14**, 321—333 [1913]; Chem. Centralbl. **1913**, I, 2053.

7) Howard B. Lewis, Journ. of biol. Chemistry **14**, 245—256 [1913]; Chem. Centralbl. **1913**, I, 2056.

8) A. Schittenhelm, W. Weichardt u. F. Hartmann, Zeitschr. f. experim. Pathol. u. Ther. **10**, 448—478 [1912].

9) Albert Berthelot u. D. M. Bertrand, Compt. rend. de l'Acad. des Sc. **154**, 1826—1829 [1912]; Chem. Centralbl. **1912**, II, 857.

Will man eine gute Resorption bei der Rectalernährung erreichen, so müssen nicht Peptone, sondern tiefer abgebaute Eiweißspaltprodukte, Aminosäuren, verwendet werden. Gute Resultate wurden an Carcinomkranken erzielt, welche mit Aminosäurengemisch und mit Milch, die 24 Stunden der Pankreasverdauung ausgesetzt war, ernährt wurden[1]).

Albert Berthelot isolierte aus den Faeces eines an Darmbeschwerden leidenden Patienten 3 Bakterienarten, welche speziell die Aminosäuren anzugreifen vermögen[2]). Einfluß der Aminosäuren auf die Bildung des Äthylacetats während der alkoholischen Gärung[3]).

Abderhalden gelang es, im Blute und im Blutserum von Pferden und Rindern Aminosäuren nachzuweisen. Das benutzte Blut entstammte normalen Schlachttieren mit gut gefülltem Magen. Es konnten Prolin, Leucin, Valin, Asparaginsäure, Glutaminsäure, Alanin, Glykokoll, ferner Arginin, Lysin und Histidin nachgewiesen werden[4]).

Die Menge der im Harn ausgeschiedenen Aminsosäuren wächst nach größeren Blutverlusten (Hunden und Kaninchen) sowohl absolut als auch im Verhältnis zu dem Gesamtstickstoff des Harnes an und dauert ungefähr so lange, bis die Regeneration des Blutes vollständig geworden ist[5]). Die Menge der mit dem Harne ausgeschiedenen Aminosäuren steigt beständig mit dem Fortschreiten des Hungerns, ihre auf den Gesamtstickstoff bezogene relative Menge bleibt aber dieselbe[6]).

Bei der Resorption von Aminsosäuren (Tyrosin, Alanin, Asparaginsäure, Glutaminsäure) tritt eine teilweise Abspaltung von Ammoniak ein[7]).

Bei Hunden mit Eckscher Fistel findet eine erhöhte Aminosäureausscheidung im Harne statt[8]).

Physikalische und chemische Eigenschaften: Über die hydrolytische Wirkung einiger Aminosäuren und Polypeptide auf verschiedene Ester haben Falk und Nelson[9]) Untersuchungen angestellt.

Erhitzt man Aminosäuren mit einem Gemisch von 3 ccm Schwefelsäure und 5 Tropfen einer 2 proz. Kaliumbichromatlösung 5 Minuten im siedenden Wasserbade, so tritt eine hellgrüne Farbe ein bei Glykokollanhydrid, β-Alanin, Butyrylalanin, n-Aminovaleriansäure, n-Aminocapronsäure, l-Leucin, d, l-Leucin, Arginin, Histidin, Lysin, Prolin, Cystin. Phenyl glykokoll, Phenylalanin, Tyrosin, Benzoylglykokoll, Benzoylalanin und Tryptophan geben eine olivgrüne Färbung. Keine Farbenreaktion zeigen Glykokoll, Sarkosin, Alanin, Betain, Asparagin, Aspartsäure, Glutaminsäure, Glutamin[10]).

Bei 8—10stündigem Erhitzen der Aminosäuren Glykokoll, Alanin, Leucin, Asparaginsäure, Tyrosin, Phenylalanin mit Formaldehyd tritt eine Kondensierung ein und werden gelbe bis gelbrote Lösungen erhalten, die nach dem Verjagen des Aldehyds nicht krystallisierbare, amorphe, hygroskopische Massen bilden[11]). Die so erhaltenen Substanzen stimmen in ihren Eigenschaften nahe überein. Ihre wässerigen Lösungen reagieren sauer. In Alkalien lösen sie sich, mit Säuren fallen nur die Verbindungen des Tyrosins und Phenylalanins wieder aus. Die Verbindungen des Glykokolls, Alanins, Asparaginsäure und des Tyrosins sind unlöslich in Alkohol und Aceton, die Leucin- und Phenylaminoverbindungen sind löslich. Alle sind unlöslich in Äther. Mit Phosphorwolframsäure, Gerbsäure, Pikrinsäure geben die wässerigen Lösungen voluminöse Niederschläge, durch die Salze der Schwermetalle werden sie gefällt; die mit $AuCl_3$ gebildeten Niederschläge sind löslich in Alkohol. Alle fallen bei Sättigung der wässerigen Lösungen mit Ammonsulfat aus. Die Diazoreaktion geben sie mit gelbroter oder kirschroter Farbe. $Cu(OH)_2$ wird gelöst; die grünen Lösungen werden durch Alkohol gefällt. In allen diesen Verbindungen ist der Stickstoff der NH_2-Gruppe durch HNO_2 nicht mehr freizumachen.

---

[1]) H. W. Bywaters u. A. Rendle Short, Archiv f. experim. Pathol. u. Pharmakol. **71**, 426—445 [1913]; Chem. Centralbl. **1913**, I, 1829.

[2]) Albert Berthelot, Compt. rend. de l'Acad. des Sc. **153**, 306—309 [1911].

[3]) E. Kayser, Compt. rend. de l'Acad. des Sc. **155**, 185—187 [1912]; Chem. Centralbl. **1912**, II, 1142.

[4]) Emil Abderhalden, Zeitschr. f. physiol. Chemie **88**, 478 [1913].

[5]) D. Fuchs, Zeitschr. f. physiol. Chemie **69**, 482 [1910].

[6]) D. Fuchs, Zeitschr. f. physiol. Chemie **69**, 491 [1910].

[7]) Otto Cohnheim, Zeitschr. f. physiol. Chemie **76**, 293 [1911].

[8]) F. Fischler u. K. Bardach, Zeitschr. f. physiol. Chemie **78**, 435 [1912].

[9]) K. George Falk u. J. M. Nelson, Journ. Amer. Chem. Soc. **34**, 828—845 [1912]; Chem. Centralbl. **1912**, II, 724.

[10]) Henri Agulhon u. Pierre Thomas, Bull. de la Soc. chim. de France [4] **11**, 69—73 [1912].

[11]) G. Galeotti, Biochem. Zeitschr. **53**, 474 [1913].

Die Eigenschaften der Verbindungen lassen eine Ähnlichkeit mit denen der Polypeptide erkennen. Vielleicht handelt es sich um eine unter dem Einfluß des Formaldehyds eintretende Kondensierung mehrerer Moleküle von Aminosäuren. Beim Erwärmen mit Zucker bilden sich aus Aminosäuren Melanoidine[1]).

Die Wirkung des Wasserstoffsuperoxyds auf die Aminosäuren ist in erster Linie eine wasseranlagernde; die entstehenden Oxysäuren werden dann mehr oder weniger unter Bildung von flüchtigen Fettsäuren und Oxalsäure oxydiert[2]).

Kober und K. Sugiura[3]) bestimmten das Kupferbindungsvermögen von 21 Aminosäuren, 26 Dipeptiden, 20 Tripeptiden, 4 Tetrapeptiden in der Weise, daß sie eine abgewogene Menge Substanz (etwa 0,1 g) in Wasser oder in $^1/_{10}$ n-Ammoniak lösten, die Lösung bei 0° auf frisch gefälltes, überschüssiges Kupferhydroxyd einwirken ließen, das überschüssige Kupferhydroxyd abfiltrierten und den Kupfergehalt des Filtrats jodometrisch ermittelten. War das resultierende Kupfersalz in Wasser unlöslich, so daß es sich auf die angegebene Weise von dem überschüssigen Kupferhydroxyd nicht trennen ließ, so wurde der aus dem Kupfersalz und Kupferhydroxyd bestehende Niederschlag mit 10—20 proz. Kaliumhydrocarbonatlösung behandelt, wodurch das Kupferhydroxyd gelöst wurde, wogegen das Kupfersalz ungelöst blieb und jodometrisch analysiert wurde. Die untersuchten einbasischen Aminosäuren waren folgende: Glykokoll, Alanin, Aminobuttersäure, d-Valin, Leucin, n-Aminocapronsäure, Isoleucin, l-Prolin, Phenylalanin, Phenylglycin, Tyrosin, Tryptophan, Asparagin, Sarkosinchlorhydrat, Lysinpikrat, Arginindinitrat, Histidinchlorhydrat. Sie verbinden sich alle mit je $^1/_2$ Mol. Kupferhydroxyd, ihre Kupfersalze entsprechen also durchweg der Formel CuA_2, wobei A 1 Mol. einbasischer Aminosäure bedeutet. Die Kupfersalze des Isoserins, Cystins, der Asparaginsäure und der Glutaminsäure entsprechen der Formel CuA. Die untersuchten Peptide waren folgende: Glycylglycin, Glycylalanin, Glycyl-d-alanin, Glycylaminobuttersäure, Glycylvalin, Glycyl-d-valin, Glycylleucin, Glycyl-l-leucin, Glycylamino-n-capronsäure, Glycylasparagin, Glycylphenylglycin, Glycyl-d-phenylglycin, Glycyltyrosin, Glycyltryptophan, Alanylglycin, l-Alanylglycin, d-Alanyl-d-alanin, Aminobutyrylglycin, Valylglycin, Leucylglycin, Leucylleucin, l-Leucyl-d-leucin, d-Leucyl-l-leucin, d-Leucyl-d-leucin, Amino-n-caproglycin, Leucylasparagin, Glycylglycylglycin, Glycylglycylalanin, Glycylglycylaminobuttersäure, Glycylglycylvalin, Glycylglycylleucin, Glycylglycyl-l-leucin, Glycyl-d-alanyl-d-alanin, Glycylleucylglycin, Alanylglycylglycin, d-Alanylglycylglycin, Alanylleucylglycin, Aminobutyrylglycylglycin, Valylglycylglycin, Leucylglycylglycin, l-Leucylglycylglycin, l-Leucylglycyl-d-alanin, Leucylalanylglycin, Leucylalanylalanin, l-Leucyl-d-alanyl-d-alanin, Amino-n-capronylglycylglycin, Alanyldiglycylglycin, Aminobutyryldiglycylglycin, Leucyldiglycylglycin, n-Aminocaproyldiglycylglycin. Alle diese Peptide, gleichgültig, wieviel Aminosäuren sie enthalten, verbinden sich mit je 1 Mol. Kupferhydroxyd; ihre Kupfersalze entsprechen der Formel CuPeptid. Es scheint demnach, daß man unter Zugrundelegung der Analyse des Kupfersalzes eines Polypeptids das Molekulargewicht des letzteren berechnen kann.

Kober und Sugiura[4]) haben die Methode, Kupferkomplexe von Aminosäuren und Peptiden in neutraler oder schwach alkalischer Lösung (Konzentration des Wasserstoffs $= 10^{-7,07}$ bis $10^{-8,8}$) zu bilden, so vervollkommnet, daß quantitative Resultate in sehr verdünnten Lösungen (1 Teil in 500 000 Teilen) ermöglicht sind. Bei Leucylprolin, welches nach Emil Fischer und E. Abderhalden[5]) ein Oxyamid und kein Peptid ist, versagt die Reaktion. Es kann geschlossen werden, daß eine Substanz, welche in neutraler Lösung keinen Kupferkomplex bildet, keine α- oder β-Aminosäure bzw. kein zugehöriges Polypeptid sein kann. Zur Untersuchung sind 19 Aminosäuren, 27 Dipeptide, 18 Tripeptide und 4 Tetrapeptide gekommen. Die Aminosäuren und Polypeptide sind durch ihr verschiedenes Verhalten der Kupferkomplexe gegen Alkalien zu unterscheiden. Die Bildung der Kupferkomplexe verläuft folgendermaßen:

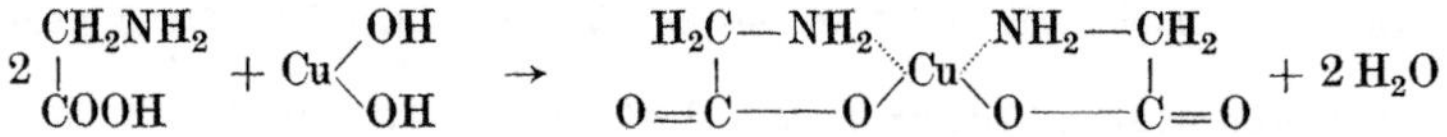

Glycin Glycinkupferkomplex

[1]) L. C. Maillard, Compt. rend. de l'Acad. des Sc. **154**, 66—68 [1912].

[2]) Jean Effront, Compt. rend. de l'Acad. des Sc. **154**, 1111—1114 [1912].

[3]) P. A. Kober u. K. Sugiura, Journ. of biol. Chemistry **13**, 1—13 [1912]; Chem. Centralbl. **1912**, II, 2089.

[4]) P. A. Kober u. K. Suguira, Journ. Amer. Chem. Soc. **35**, 1546 [1913].

[5]) E. Fischer u. E. Abderhalden, Berichte d. Deutsch. chem. Gesellschaft **37**, 3071 [1904].

und

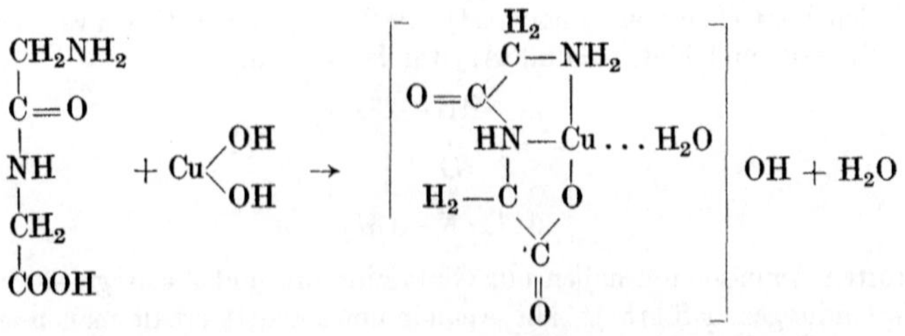

Glycylglycin Glycylglycinkupferkomplex

Die Aminosäuren und Polypeptide geben mit Neutralsalzen gut krystallisierte, chemisch einheitliche Verbindungen, die nach stöchiometrisch einfachen Verhältnissen zusammengesetzt sind; diese Verbindungen existieren auch in wässeriger Lösung[1]).

Zur Darstellung dieser Verbindungen kann man zwei verschiedene Wege einschlagen. Am einfachsten läßt man die wässerige Lösung der Komponenten bei gewöhnlicher Temperatur langsam an freier Luft verdunsten oder dampft sie auf dem Wasserbad zur Krystallisation ein. Hierbei ist es zweckmäßig, der wässerigen Lösung einige Tropfen Essigsäure zuzusetzen, da sonst leicht Körper mit einem zu niedrigen Atomverhältnis von Metall zu dem negativen Rest entstehen. Ein zweites Verfahren besteht darin, daß man die wässerige Lösung der Komponenten mit Alkohol versetzt und dann im geschlossenen Gefäß der freiwilligen Krystallisation überläßt[1]).

Über die Anwendungen bei Untersuchung physiologischen Materials ist zu erwähnen, daß die Methode in Verbindung mit der Nephelometrie[2]) beim Studium der Proteasen gute Resultate ergibt. Mittels des Nephelometers ist die Menge an nicht verbrauchtem Protein zu jeder Zeit bestimmbar. Die Gesamtstickstoffmenge der Aminosäuren, mittels der Kupfermethode erhalten, zeigt den Betrag der Hydrolyse zu jeder Zeit an. Durch Behandlung der Kupferkomplexe mit $Ba(OH)_2$ erhält man den Betrag an endgültigen Produkten der Hydrolyse an freien Aminosäuren. Die Bestimmungen können mit 5 mg Protein ausgeführt werden. Bei den Blutuntersuchungen können, da die Verdünnung sehr groß ist, die Reaktionen direkt ausgeführt werden. Bei Harnuntersuchungen (nicht diabetischer Harn) ist die die Reaktionen beeinträchtigende Harnsäure zu entfernen. (In bezug auf die Einzelheiten s. das Original.)

Neuberg und Kerb[3]) beobachteten, daß die Aminosäuren in schwach sodaalkalischer Lösung allgemein fällbar sind. Dabei bilden sich nicht einfache Quecksilbersalze, sondern es tritt eine komplizierte Reaktion ein, wobei die Elemente der Kohlensäure beteiligt sind. Aus den Quecksilberverbindungen lassen sich die Aminosäuren quantitativ zurückgewinnen. Zu der mit Natriumcarbonat (gesättigte oder 10 proz. Lösung) bis deutlich auf Lackmus alkalische Reaktion versetzten Lösung der Aminosäure fügt man bei gewöhnlicher Temperatur vorsichtig kleine Mengen einer 25 proz. Lösung von Mercuriacetat. Man gibt abwechselnd so lange von den Reagenzien hinzu, als der Niederschlag sich noch vermehrt und weiß bleibt; dann gießt man noch so viel Soda- oder Mercuriacetatlösung oder von beiden nach, daß eine auch beim Durchrühren bestehenbleibende Gelbrotfärbung eingetreten ist. Es empfiehlt sich in allen Fällen noch ein Zusatz von 5—8 Vol. 98 proz. Alkohols. Die Flüssigkeit muß neutral oder schwach alkalisch, nicht aber sauer reagieren. Der Niederschlag wird abgesaugt, mit 80 proz. Alkohol gewaschen und feucht mit Schwefelwasserstoff zerlegt. Beim Einengen des Filtrates erhält man die Aminosäure völlig rein und schön krystallisiert zurück. Die Quecksilberverbindungen sind, die des Glykokolls ausgenommen, ziemlich beständig[3]).

Die Fällung beträgt bei fast allen Aminosäuren mehr als 95%, nur beim Prolin und Valin entgehen rund 25—30% der Ausfällung. Serin, Histidin, α-Amino-n-buttersäure, β-Amino-n-buttersäure, δ-Aminovaleriansäure, Isoserin, α, β-Diaminopropionsäure, Asparagin, Glutamin, Phenylglycin zeigen ebenfalls die Reaktion[3]).

---

1) P. Pfeiffer u. J. v. Modelski, Zeitschr. f. physiol. Chemie **81**, 329 [1912].
2) P. A. Kober, Journ. of biol. Chemistry **13**, 485 [1913]; Journ. Amer. Chem. Soc. **35**, 290 [1913].
3) Carl Neuberg u. Johannes Kerb, Biochem. Zeitschr. **40**, 498—512 [1912].

Acylderivate von α-Aminosäuren $R \cdot CO \cdot NH \cdot CH_2 \cdot COOH$, z. B. Hippursäure, reagieren nach den Versuchen von Johnson[1]) mit Thiocyanat in Gegenwart von Essigsäureanhydrid und Eisessig und bilden damit Acylthiohydantoine:

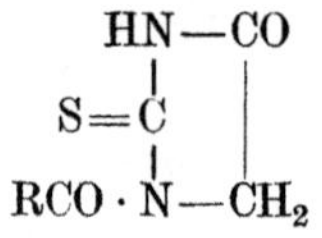

Von den geprüften Aminosäuren haben nur Glutaminsäure und Asparaginsäure nicht zu den erwarteten Verbindungen geführt[1]). Mit Ammoniumrhodanat erhält man bessere Ausbeute an Thiohydantoinen wie mit Kaliumrhodanat[2]).

[1]) Treat B. Johnson, Amer. Chem. Journ. **49**, 68—69 [1913]; Chem. Centralbl. **1913**, I, 899.

[2]) Treat B. Johnson u. Ben H. Nicolet, Amer. Chem. Journ. **49**, 197—204 [1913]; Chem. Centralbl. **1913**, I, 1758.

I. Aliphatische Aminosäuren.

A. Monoamino-monocarbonsäuren.

Von

Géza Zemplén-Budapest und Dionys Fuchs-Budapest.

Glykokoll (Bd. IV, S. 391).

Vorkommen: In dem wässerigen Extrakt der Mumiensubstanz aus Ägypten[1]). Im Darminhalt[2]). Im Darminhalt der folgenden Tiere: Hund, Rind, Pferd, Schaf, Schwein, Gans und Huhn[3]).

Bildung: Die Hydrolyse der nachfolgenden Proteine ergab folgende Glykokollmengen:

Keratin der Schuppen von Manis japonica (Schuppentier)[4])	1,33%
Keratin der Schlangenhäute (Boa constrictor und Python)[5])	7,87%
Keratin der weißen Menschenhaare[6])	9,12%
Gespinst von Oeceticus platensis (Berg)[7])	27,1 %
Barten des Nordwales[8])	0,75%
Menschliche Placenta[9])	0,63%
Leim der indischen Tussahseide[10])	1,5 %
Boletuseiweiß[11])	1 %
Keratin der Elefantenepidermis[12])	8,33%

Bei der Hydrolyse der ägyptischen Mumien mit Salzsäure[13]). Bei der Hydrolyse der Anapheseide[14]). Im Rogen von Fluß- und Seefischen[15]). In dem keratinähnlichem Eiweiß der Sporenkapseln von Goussia gadi[16]).

Bei der Hydrolyse des Schildpattes von Chelone imbricata[17])	19,36%
Bei der Hydrolyse eines krystallisierten Eiweißkörpers aus dem Milchsafte von Antiaris toxicaria[18])	0,31%

[1]) Emil Abderhalden u. Arthur Weil, Zeitschr. f. physiol. Chemie **72**, 19 [1911].
[2]) Emil Abderhalden, Zeitschr. f. physiol. Chemie **74**, 443 [1911].
[3]) Emil Abderhalden, W. Klingemann u. Th. Pappenhusen, Zeitschr. f. physiol. Chemie **71**, 411 [1911].
[4]) Hans Buchtala, Zeitschr. f. physiol. Chemie **85**, 241—245 [1913].
[5]) Hans Buchtala, Zeitschr. f. physiol. Chemie **85**, 335—340 [1913].
[6]) Hans Buchtala, Zeitschr. f. physiol. Chemie **85**, 246—249 [1913].
[7]) Emil Abderhalden u. Bernhard Landau, Zeitschr. f. physiol. Chemie **71**, 443—445 [1910].
[8]) Emil Abderhalden u. Bernhard Landau, Zeitschr. f. physiol. Chemie **71**, 455—465 [1910].
[9]) Arthur H. Koelker u. J. Morris Slemons, Journ. of biol. Chemistry **9**, 471—489 [1911]; Chem. Centralbl. **1911**, II, 974.
[10]) Friedrich Wilhelm Strauch, Zeitschr. f. physiol. Chemie **71**, 365 [1910].
[11]) Camille Reuter, Zeitschr. f. physiol. Chemie **78**, 167—245 [1912].
[12]) Hans Buchtala, Zeitschr. f. physiol. Chemie **78**, 55—61 [1912].
[13]) Emil Abderhalden u. Arthur Weil, Zeitschr. f. physiol. Chemie **72**, 20 [1911].
[14]) Emil Abderhalden, Zeitschr. f. physiol. Chemie **74**, 427 [1911].
[15]) J. König u. J. Großfeld, Biochem. Zeitschr. **54**, 351 [1913].
[16]) Theodor Panzer, Zeitschr. f. physiol. Chemie **86**, 33 [1913].
[17]) Hans Buchtala, Zeitschr. f. physiol. Chemie **74**, 212—217 [1911].
[18]) V. Kotake u. F. Knoop, Zeitschr. f. physiol. Chemie **75**, 488—498 [1911].

Protein der Leinsamen[1] . . . . vorhanden
Bei der Hydrolyse der Carcinome aus Kuhleber[2] . . . . 1,5, 1,8 bzw. 2,20%
Bei der Hydrolyse des Sarkoms von Ratte[2] . . . . 1,8 %
Bei der Hydrolyse des Carcinoms von Maus[2] . . . . 2,0 %

Bei der Hydrolyse von Primnoa-Stengeln[3].

In den Kokons des Ailanthusspinners[4]. 10,5 %
In der Tailung-Seide[4] 13,00%

Löb[5]) ist es gelungen, aus den Ausgangsprodukten der natürlichen Synthese, Kohlensäure, Ammoniak und Wasser ohne Verwendung anderer Stoffe, lediglich durch Zuführung einer geeigneten Energieform, die mit der strahlenden in engem Zusammenhang steht, Glykokoll aufzubauen.

Nach Knoop[6]): Im Organismus durch Abspaltung beim Abbau von β-Oxyaminosäuren: $C_6H_5—CH(OH)—CH(NH_2)—COOH + O \rightarrow C_6H_5—COOH + CH_2(NH_2)—COOH$. Abderhalden und Hirsch[7]) haben es experimentell festgestellt, daß der Organismus des Kaninchens große Mengen von Glykokoll bilden kann.

Glykokoll bildet sich als Äthylester bei der Destillation von Nitrosohydrazinoessigsäureäthylester: $NH_2 \cdot N(NO) \cdot CH_2 \cdot COOC_2H_5$[8]). Bei der Einwirkung von Kaliumcyanid auf Formaldehyd[9]).

Nachweis und Bestimmung: Glykokoll läßt sich aus einem Gemisch mit Asparaginsäure und aus einem Gemisch mit Glutaminsäure als Glykokolldithiocarbonsäuremonobenzylester isolieren[10]). Zur Abscheidung des Glykokolls aus dem Reaktionsprodukt kann auch die Carbaminoreaktion dienen[11]).

Zwecks Trennung des Glykokolls von Alanin, löst man das Gemisch in 3—4 Teilen heißen Wassers, fügt weniger Pikrinsäure als erforderlich ist, um beide Basen, aber mehr als nötig ist, um das Glykokoll allein zu binden, hinzu, und läßt das Glykokollpikrat bei 0° auskrystallisieren[12]).

Physiologische Eigenschaften: Durch Einwirkung von Bacillus putrificus entsteht Essigsäure[13]). In einer Nährlösung, die Glykokoll als alleinige Stickstoffquelle enthielt, zeigten die Schimmelpilze Botrytis Bassiana, Penicillium crustaceum, Penicillium brevicaule, Mucor Boidin, Phytophtora infestans, Aspergillus niger, Isaria farinosa und ein Fusisporium aus dem Stengel einer blattrollkranken Kartoffel eine kräftige Entwicklung unter Bildung von Ammoniak[14]).

Penicillium crustaceum, Penicillium brevicaule, Aspergillus glaucus und Cladosporium herbarum können Glykokoll als einzige Stickstoffquelle verwerten. Penicillium glaucum, Botrytis Bassiana, Isaria farinosa, Phytophtora, Cladosporium, Fusisporium, Aspergillus niger, Aspergillus glaucus, Mucor Boidin können Glykokoll als gemeinsame alleinige Kohlenstoff- und Stickstoffquelle verwerten[15]).

---

[1]) F. W. Foreman, Proc. of the Cambridge Philos. Soc. **16**, 87—88 [1911]; Chem. Centralbl. **1911**, I, 1218.

[2]) Emil Abderhalden u. Florentin Medigreceanu, Zeitschr. f. physiol. Chemie **69**, 66—71 [1910].

[3]) Carl Th. Mörner, Zeitschr. f. physiol. Chemie **88**, 138 [1913].

[4]) Emil Abderhalden u. R. Inouye, Zeitschr. f. physiol. Chemie **80**, 198 [1912].

[5]) Walter Löb, Berichte d. Deutsch. chem. Gesellschaft **46**, 684—697 [1913]; Chem. Centralbl. **1913**, I, 1332.

[6]) F. Knoop, Zeitschr. f. physiol. Chemie **89**, 151 [1914].

[7]) Emil Abderhalden u. P. Hirsch, Zeitschr. f. physiol. Chemie **78**, 292 [1912].

[8]) August Darapsky u. Moreshwar Prabhakar, Berichte d. Deutsch. chem. Gesellschaft **45**, 1664 [1912].

[9]) Hartwig Franzen, Journ. f. prakt. Chemie [2] **86**, 133—149 [1912]; Chem. Centralbl. **1912**, II, 706.

[10]) M. Siegfried u. O. Weidenhaupt, Zeitschr. f. physiol. Chemie **70**, 160 [1910].

[11]) M. Siegfried u. H. Schmitz, Zeitschr. f. physiol. Chemie **65**, 315 [1910].

[12]) P. A. Levene u. Donald D. van Slyke, Journ. of biol. Chemistry **12**, 285—294 [1912]; Chem. Centralbl. **1912**, II, 1196.

[13]) W. Brasch, Biochem. Zeitschr. **22**, 403 [1909].

[14]) Alexander Kossowicz, Zeitschr. f. Gärungsphysiologie **1**, 60—62 [1912].

[15]) Alexander Kossowicz, Zeitschr. f. Gärungsphysiologie **2**, 51—55 [1912]; Chem. Centralbl. **1913**, I, 640.

Den Einfluß der Glykokoll- und Borsäureanionen auf die oxydative Phosphatglykolyse haben Löb und Gutmann[1]) untersucht. Einwirkung auf die lipolytische Hydrolyse der Ester[2]). Einwirkung auf die Entwicklung und Knollenbildung der Radieschen[3]). Ist ohne jeden Einfluß auf die Katalase[4]). Bei der Gärung mit Sakéhefe entstehen Essigsäure und Essigester[5]).

Glykokoll soll durch Tyrosinase nach R. Chodat und K. Schweizer[6]) in folgender Art abgebaut werden:

$$NH_2 \cdot CH_2 \cdot COOH + O = H \cdot CHO + NH_3 + CO_2 .$$

Obschon der Nachweis der bei einer solchen Reaktion entstehenden Produkte infolge ihrer Reaktionsfähigkeit sowohl untereinander als mit anderen etwa anwesenden Substanzen sehr erschwert sein muß, ist es dennoch gelungen, sowohl Formaldehyd als Ammoniak nachzuweisen. Auch bei der typischen p-Kresoltyrosinasereaktion des Glykokolls entstehen die gleichen Produkte[6]).

Das in frischen Bambusschößlingen aufgefundene und Asparagin desamidierende Ferment beeinflußt Glykokoll nicht[7]). Stierhodenextrakt bewirkt keine nennenswerte Ammoniakbildung aus Glykokoll[8]).

Kommt in seiner Wirkung in den künstlichen Lösungen beim Arbeiten mit dem isolierten Selachierherzen dem Harnstoff nicht nahe[9]). Auf die Extraglucosebildung aus Glykokoll durch phlorrhizinisierte Hunde hatte die Ecksche Fistel keinerlei Einfluß[10]).

Wird Glykokoll mit Zusatz von Rohrzucker resp. Schweinefett an Hunde verfüttert, so fällt der im Harn ausgeschiedene Aminostickstoff erheblich im Vergleich zu den Fällen, wo Glykokoll allein verfüttert war[11]).

Physikalische und chemische Eigenschaften: Verbrennungswärme pro Gramm in Ionen 13,035 (+2, —5)[12]). Säuredissoziationskonstante: $1{,}2 \cdot 10^{-10}$; Basendissoziationskonstante: $1{,}9 \cdot 10^{-12}$ [13]). Aus einer Reihe von Versuchen über die Einwirkung von Glykokoll auf Äthylbutyrat ergibt sich ein sehr roher Parallelismus zwischen dem Wirkungsgrade und den Mengen des verwendeten Äthylbutyrats bzw. Glykokolls[14]). Gibt mit Triketohydrindenhydrat eine blaue Färbung. Bei Verwendung von 0,1 g des Reagens in 30 ccm Wasser gab 0,1 ccm dieser Lösung noch eine deutliche Reaktion bei einer Verdünnung von 1 : 10 000[15]). Glykokoll liefert bei der Destillation mit 10 proz. Wasserstoffsuperoxydlösung in Gegenwart von $^1/_2$ n-Natronlauge Ameisensäure (aus 10 g Glykokoll 5,5 g Ameisensäure)[16]). Liefert bei vollkommener Oxydation mit alkalischer Permanganatlösung Oxalsäure, Kohlensäure, Ammoniak und Salpetersäure. Bei ungenügender Menge Oxydationsmittel konnten Spuren von Glyoxylsäure und Ameisensäure nachgewiesen werden[17]).

---

[1]) Walther Löb u. S. Gutmann, Biochem. Zeitschr. **46**, 288—295 [1912]; Chem. Centralbl. **1913**, I, 38.

[2]) Marston Lovell Hamlin, Journ. Amer. Chem. Soc. **35**, 624—632 [1913]; Chem. Centralbl. **1913**, II, 280.

[3]) Marin Molliard, Compt. rend. de l'Acad. des Sc. **153**, 958—960 [1911].

[4]) Percy Waentig u. Otto Steche, Zeitschr. f. physiol. Chemie **83**, 315—337 [1913]; Chem. Centralbl. **1913**, I, 1705.

[5]) H. Kurono, Journ. Agric. Tokyo **1**, 283—294 [1911]; Chem. Centralbl. **1912**, I, 673.

[6]) R. Chodat u. K. Schweizer, Archiv des Sciences physique et naturelle de Genève [4] **35**, 140—147 [1913].

[7]) Kan Kato, Zeitschr. f. physiol. Chemie **75**, 456—473 [1911].

[8]) Shinji Mihara, Zeitschr. f. physiol. Chemie **75**, 443—455 [1911].

[9]) R. Bompiani, Atti della R. Accad. dei Lincei Roma [5] **21**, II, 667—672 [1912].

[10]) J. E. Sweet u. A. J. Ringer, Journ. of biol. Chemistry **14**, 135—138 [1913]; Chem. Centralbl. **1913**, I, 1618.

[11]) Emil Abderhalden u. Joseph Marckwalder, Zeitschr. f. physiol. Chemie **72**, 63—75 [1911].

[12]) Franz Wrede, Zeitschr. f. physikal. Chemie **75**, 81 [1910].

[13]) Leonor Michaelis u. Peter Rona, Biochem. Zeitschr. **49**, 232—248 [1913]; Chem. Centralbl. **1913**, I, 1668.

[14]) S. Liebowitz, Journ. Amer. Chem. Soc. **34**, 1111—1113 [1912]; Chem. Centralbl. **1912**, II, 1036.

[15]) Emil Abderhalden u. Hubert Schmidt, Zeitschr. f. physiol. Chemie **72**, 40 [1911].

[16]) Jean Effront, Compt. rend. de l'Acad. des Sc. **154**, 1111—1114 [1912].

[17]) W. Denis, Journ. of biol. Chemistry **9**, 365—374 [1911]; Chem. Centralbl. **1911**, II, 603.

Glykokoll wird schon bei Körpertemperatur in Gegenwart von Quecksilberchlorid in Diglykolamidsäure und Triglykolamidsäure unter Abspaltung von Ammoniak übergeführt:

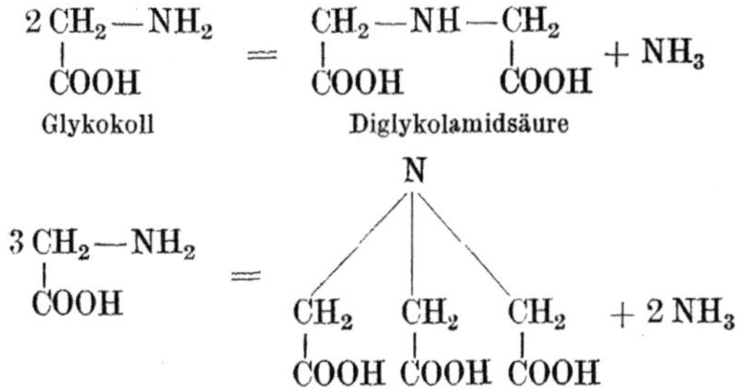

Es ergibt sich daraus, daß die Verwendung von Quecksilbersalzen bei der Aufarbeitung von Eiweißspaltungsprodukten mit dem Bewußtsein zu geschehen hat, daß durch sie Glykokoll und vielleicht noch andere Spaltungsprodukte verändert werden[1]).

Die Einwirkung von siedender, etwa 35 proz. Formaldehydlösung auf eine neutrale wässerige Lösung von Glykokoll führt zum Methylenglykokoll $CH_2 = N \cdot CH_2 \cdot COOH$, das infolge seiner leichten Zersetzlichkeit nur in Form eines gelbroten, zähen Sirups erhalten werden kann, der leicht löslich in Wasser und schwer löslich in Alkohol ist. In alkalischer Lösung tritt keine Reaktion zwischen Formaldehyd und Glykokoll ein. In salzsaurer Lösung entsteht das Dichlorhydrat des Methylendiglykokolls. Läßt man Formaldehyd in salzsaurer Lösung bei Gegenwart von Zinn auf Glykokoll einwirken, so wird das zuerst entstehende Dimethylenglykokoll weiter reduziert, und man erhält ein Gemenge von Sarkosin und Dimethylaminoessigsäure, aus dem das Sarkosin als Naphthalinsulfoverbindung, das Dimethylglycin als solches rein isoliert werden kann[2]).

Bei Belichtung wird Glykokoll allmählich unter Abspaltung von Formaldehyd und Bildung von Ammoniak und Kohlensäure zerlegt nach der Gleichung[3]):

$$NH_2 \cdot CH_2 \cdot COOH + O = H \cdot CHO + NH_3 + CO_2 .$$

Bei Anwesenheit von Eisensalzen tritt bei der Einwirkung von Sonnenlicht auf die wässerige Lösung Ammoniakabspaltung, Reduktion von ammoniakalischer Silberlösung (Glyoxylsäure?) auf[4]).

Bei der Methylierung mit Dimethylsulfat entstehen 92,6—93,8% Trimethylbetain neben 1,3% N-Trimethylaminoessigsäuremethylester. Bei der Behandlung mit Diäthylsulfat entstehen aus 5 g Glykokoll 7,86 g Platindoppelsalz des Triäthylbetains, 5,76 g Platindoppelsalz des N-Diäthylaminoessigsäureäthylesters und 3,96 g Kupfersalz der N-Diäthylaminoessigsäure[5]).

Derivate: Monoglykokoll-lithiumbromid[6]) $LiBr, NH_2 \cdot CH_2 \cdot COOH, H_2O$. Bildung aus den Komponenten. Prismatische, durchsichtige, luftbeständige Nadeln. Schmelzp. 175 bis 176°. Löslich in Wasser mit neutraler Reaktion, unlöslich in abs. Alkohol.

Diglykokoll-lithiumbromid[6]) $LiBr, 2\,NH_2 \cdot CH_2 \cdot COOH, H_2O$. Bildung aus den Komponenten. Durchsichtige, schiefwinklige, tafelförmige Krystalle. Löslich in Wasser mit neutraler Reaktion, unlöslich in abs. Alkohol. Bei ca. 223° schmilzt es zu einer trüben Flüssigkeit, bei ca. 235° färbt es sich unter Bläschenentwicklung braun.

Monoglykokollcalciumchlorid[6]) $CaCl_2, NH_2CH_2 \cdot COOH, 3\,H_2O$. Bildung aus den Komponenten (molekulares Verhältnis 1 : 2,3) durch Verdunsten der wässerigen Lösung derselben. Kleine, glänzende, luftbeständige Blättchen. Hat keinen Schmelzpunkt. Löslich in Wasser mit neutraler Reaktion, sehr schwer löslich in abs. Alkohol.

Monoglykokoll-lithiumchlorid[6]) $LiCl_2, NH_2 \cdot CH_2 \cdot COOH, H_2O$. Bildung aus den Komponenten. Flache, glänzende, farblose Nadeln. Schmelzp. 136°. Löslich in Wasser mit neutraler Reaktion, unlöslich in abs. Alkohol und Äther.

Diglykokoll-lithiumchlorid[6]) $LiCl, 2\,NH_2 \cdot CH_2 \cdot COOH, H_2O$. Bildung aus den Komponenten. Schiefwinklige, farblose, durchsichtige Täfelchen. Schmelzp. 46—190°. Löslich in Wasser mit neutraler Reaktion. Unlöslich in abs. Alkohol und Äther.

---

1) M. Siegfried, Zeitschr. f. physiol. Chemie **73**, 194 [1911].
2) Walter Löb, Biochem. Zeitschr. **51**, 116—127 [1913]; Chem. Centralbl. **1913**, II, 29.
3) Domenico Ganassini, Giornale di Farmacia e di Chimica **61**, 439—444 [1912].
4) Carl Neuberg, Biochem. Zeitschr. **29**, 283 [1910].
5) J. Novák, Berichte d. Deutsch. chem. Gesellschaft **45**, 839—841 [1912].
6) P. Pfeiffer u. J. v. Modelski, Zeitschr. f. physiol. Chemie **85**, 1 [1913].

Diglykokollcalciumbromid[1]) $CaBr_2$, $2\,NH_2 \cdot CH_2 \cdot COOH$, $4\,H_2O$. Bildung durch Verdunsten einer wässerigen Lösung der Komponenten mit wenig Essigsäure bei Zimmertemperatur. Farblose, durchsichtige, flache Nadeln, löslich in Wasser mit neutraler Reaktion, unlöslich in Alkohol.

Diglykokollmagnesiumchlorid[1]) $MgCl_2 \cdot 2\,NH_2 \cdot CH_2 \cdot COOH$, $2\,H_2O$. Bildung durch Verdunsten einer wässerigen Lösung der Komponenten bei Zimmertemperatur an der Luft. Farblose, kleine Krystalle. Löslich in Wasser mit neutraler Reaktion, unlöslich in abs. Alkohol. Sintert bei ca. 215—220°; gibt keine klare Schmelze.

Diglykokollstrontiumchlorid[1]) $SrCl_2$, $2\,NH_2 \cdot CH_2 \cdot COOH$, $3\,H_2O$. Bildung durch Verdunsten einer wässerigen Lösung von Strontiumchlorid und Glykokoll bei gewöhnlicher Temperatur an der Luft. Große, farblose, durchsichtige, strahlenförmig angeordnete Krystalle. Sintert bei 75—80°, ohne eine klare Schmelze zu geben. Bei höherer Temperatur tritt Bläschenentwicklung ein. Löslich in Wasser mit neutraler Reaktion, unlöslich in abs. Alkohol.

Diglykokollstrontiumbromid[1]) $SrBr_2$, $2\,NH_2 \cdot CH_2 \cdot COOH$, $3\,H_2O$. Bildung durch Verdunsten einer wässerigen Lösung der Komponenten bei Zimmertemperatur an freier Luft. Strahlenförmig angeordnete, prismatische, durchsichtige, farblose Krystalle. Schmilzt bei ca. 94°. Löslich in Wasser mit neutraler Reaktion, unlöslich in abs. Alkohol.

Diglykokollcalciumchlorid[1]) $CaCl_2$, $2\,NH_2CH_2 \cdot COOH$, $4\,H_2O$. Bildung durch Verdunsten einer wässerigen Lösung von Glykokoll und Chlorcalciumhexahydrat mit wenig Essigsäure bei Zimmertemperatur an freier Luft. Farblose, durchsichtige, prismatische Nadeln, die bei ca. 68° eine klare Schmelze geben. Bei 100° verliert es das Krystallwasser. Löslich in Wasser mit neutraler Reaktion; schwer löslich in siedendem Alkohol.

Triglykokollcalciumchlorid[2]) $CaCl_2$, $3\,NH_2 \cdot CH_2 \cdot COOH$. Bildung: Eine Lösung von 0,5 g Glykokoll und 4 g Chlorcalciumhexahydrat in 10 ccm Wasser wird mit 70 ccm abs. Alkohol versetzt und die Lösung bei gewöhnlicher Temperatur im verschlossenen Gefäß stehen gelassen. Glänzende, durchsichtige Blättchen, die luftbeständig sind. Hat keinen Schmelzpunkt. Löslich in Wasser mit neutraler Reaktion, unlöslich in abs. Alkohol und Äther.

Diglykokollbariumchlorid[1]) $BaCl_2 \cdot 2\,NH_2 \cdot CH_2 \cdot COOH$, H_2O. Bildung: Glykokoll und Bariumchlorid werden in Wasser gelöst und die Lösung zur Krystallisation eingedampft oder man fällt die wässerige Lösung mit Alkohol. Große, farblose, durchsichtige Krystalle mit rhombischen Begrenzungsflächen. Luftbeständig. Beim Erhitzen auf ca. 100° bleibt unverändert; bei 150—180° verliert ihren Wassergehalt; schmilzt beim Erhitzen bei 250° nicht. Leicht löslich in Wasser, unlöslich in Alkohol. Die wässerige Lösung reagiert neutral.

Diglykokollbariumbromid[1]) $BaBr_2 \cdot 2\,NH_2 \cdot CH_2 \cdot COOH$, H_2O. Bildung: Glykokoll und Bariumbromid wird in Wasser gelöst und die Lösung an der Luft langsam verdunstet. Durchsichtige, farblose, tafelförmige Krystalle. Beim Erhitzen auf 110—180° verliert es das Krystallwasser und schmilzt bei ca. 180°. Löslich in Wasser und neutraler Reaktion, unlöslich in Alkohol.

Triglykokoll-lanthanchlorid[2]) $LaCl_3$, $3\,NH_2 \cdot CH_2 \cdot COOH$, $3\,H_2O$. Bildung: Man löst Lanthanchloridheptahydrat und Glykokoll im molekularen Verhältnis 1 : 3 in Wasser, gibt einen Tropfen Essigsäure hinzu und läßt die Lösung langsam bei gewöhnlicher Temperatur verdunsten. Farblose, durchsichtige, prismatische Nadeln. Löslich in Wasser mit neutraler Reaktion, unlöslich in abs. Alkohol und Äther. Hat keinen Schmelzpunkt.

Kobaltisalz des Glykokolls. Die elektrischen Leitfähigkeiten der Salze sind in folgender Tabelle zusammengestellt[3]):

	v (Äquivalent)	k	Λ	Temperatur
Violettes Kobaltiglycin	33,3	$1{,}8 \times 10^{-5}$	0,6	25°
H_2SO_4 0,01 — aqu. norm. + violettes Kobaltiglycin	33,3	$3{,}07 \times 10^{-3}$	—	18°
H_2SO_4 0,01 — aqu. norm. + rotes Kobaltiglycin	gesättigte Lösung	$3{,}064 \times 10^{-3}$	—	18°
H_2SO_4	0,01	$3{,}072 \times 10^{-3}$	307,2	18°

Auch die Leitfähigkeit der roten Form des Kobaltglycins ist sehr gering; die gesättigte Lösung (v = ca. 500 Äquivalente) besitzt ein nur ein wenig größeres Leitvermögen als das zur Lösung

[1]) P. Pfeiffer u. J. v. Modelski, Zeitschr. f. physiol. Chemie **81**, 329 [1912].
[2]) P. Pfeiffer u. J. v. Modelski, Zeitschr. f. physiol. Chemie **85**, 1 [1913].
[3]) H. Ley u. H. Winkler, Berichte d. Deutsch. chem. Gesellschaft **45**, 372—377 [1912].

benutzte Wasser ($1{,}2 \times 10^{-6}$). Der Wert in 0,01 n-Schwefelsäure ist fast identisch mit dem der reinen Schwefelsäure.

In einigen Fällen wurde bei der Darstellung der Kobaltisalze das Auftreten einer kleinen krystallinischen, hellvioletten Form beobachtet, die mit dem violetten Dihydrat identisch sind. Die rote Form wird häufig mit geringen Mengen des Oxyds verunreinigt. Zur Reinigung wird die Substanz aus warmer 50 proz. Schwefelsäure umkrystallisiert, aus der sie in Form feiner, seidenglänzender, langer Nädelchen erhalten wird. Während von der roten Form in 5 Stunden weniger als der 10. Teil des Wassers im Vakuumexsiccator abgegeben wird, verliert das Isomere in der gleichen Zeit mehr als zwei Drittel des gesamten Krystallwassers[1]).

Platinglycin[2]) $(C_2H_4O_2N)_2Pt$. Beim Kochen von 1 Mol. Kaliumplatinchlorür mit 2 Mol. Glykokoll färbt sich die Flüssigkeit gelb und scheidet farblose Krystalle ab. Bei Anwendung eines Überschusses an Glykokoll entsteht fast quantitativ das weiße Glycinplatin; die Lösung wird dabei nahezu farblos. Bei Anwendung von molekularen Mengen krystallisiert neben dem weißen Salz noch eine geringe Menge eines gelben Salzes aus. Weiße Krystallblättchen. Schwer löslich in Wasser und in den gebräuchlichen organischen Lösungsmitteln. In konz. Schwefelsäure löst sich mit schwachgelblicher Farbe; nach einigem Stehen krystallisiert wieder ein platinhaltiges Salz aus.

Chromiglycin.[2]) Wird 1 Mol. des grünen oder graublauen Chromchlorids mit 3 Mol. Glycin in wässeriger Lösung unter allmählichem Zusatz von 3 Mol. Natriumhydroxyd gekocht, so resultiert eine dunkelrote Lösung, aus der sich die größte Menge des violetten Salzes abscheidet. Das erhaltene violette Salz muß in der Hitze abfiltriert werden. Nach dem Erkalten der Lösung und Stehenlassen über Schwefelsäure im Vakuum scheidet sich ein weiterer Teil des violetten Salzes neben größeren roten Krystallen ab. Nach dem Abfiltrieren und Trocknen werden die schweren roten Krystalle von den leichteren violetten durch Schlämmen mit Alkohol getrennt. Zur Darstellung der Salze kann man auch vom Chrompentamminchlorid ausgehen; der Umsatz erfolgt sehr glatt, und zwar in konz. Lösung in der Regel so, daß sich zunächst die roten Krystalle abscheiden; beim Erkalten und nach längerem Stehen erscheint auch das violette Salz. — **Rotes Salz** $Cr(C_2H_4O_2N)_3 + H_2O$. — **Violettes Salz** $Cr(C_2H_4O_2N)_2OH + {}^1/_2\, H_2O$. Beide Salze sind in Wasser schwer löslich, ebenso in den gebräuchlichen organischen Lösungsmitteln. Bei längerem Kochen mit Wasser geht das rote Salz anscheinend in das violette Salz über. Beim Schütteln der Verbindungen mit konz. Schwefelsäure entstehen rote Lösungen, die sich nach einiger Zeit schmutzigviolett und schließlich grün färben unter Bildung von Chromsulfat.

Glykokollchromverbindungen.[3]) Erhitzt man eine konz. Lösung von 6 Mol. Glykokoll mit 1 Mol. frisch gefälltem Chromihydrat am Rückflußkühler zum Sieden, so löst sich das Oxyd nahezu vollständig zu einer purpurroten Flüssigkeit auf, aus der sich kleine weinrote, rechtwinklige Täfelchen einer Verbindung abscheiden, die auf 1 Mol. Cr_2 2 Hydroxylgruppen und 4 Mol. Aminosäure enthält. Diese Verbindung ist in Wasser und den organischen Lösungsmitteln unlöslich, in den Säuren langsam mit roter Farbe löslich. Sie wird durch Ätzalkalien nur langsam unter Abscheidung von grünem Chromoxyd zersetzt, ist aber gegen trockenes Salzsäuregas selbst bei 200° beständig. Oberhalb 200° zersetzt sich die Verbindung unter Bildung von Kohle, Pyridinbasen, Ammoniak und einem pyrophoren Pulver, welches an der Luft zu grünem Chromoxyd verbrennt. Die Mutterlauge dieser weinroten Verbindung scheidet beim langsamen Eindunsten kleine, schwere, zinnoberrote, zugespitzte Prismen ab. Unlöslich in kaltem Wasser und den organischen Lösungsmitteln. Löslich in den Säuren zu einer rubinroten Flüssigkeit. Durch Ätzalkalien wird die Verbindung langsam unter Bildung von grünem Chromoxyd zersetzt. Bei 400° erleidet sie die gleiche Zersetzung wie der weinrote Körper. Bei der Einwirkung von siedendem Wasser zersetzt sich die zinnoberrote Verbindung, die auf 1 Mol. Cr_2 6 Mol. Aminosäure enthält, unter Bildung eines violettroten Produktes. Trocknes Salzsäuregas greift die Verbindung bei 180° unter Bildung eines chlorierten Produktes an, ohne das Chrom abzuspalten[3]).

Salzsaurer Aminoessigsäurephenylester[4]) $C_6H_5O \cdot CO \cdot CH_2 \cdot NH_2 \cdot HCl$. Blättchen. Schmelzp. 206—208°. Löslich in Wasser mit schwachsaurer Reaktion.

---

[1]) H. Ley u. H. Winkler, Berichte d. Deutsch. chem. Gesellschaft **45**, 372—377 [1912].
[2]) H. Ley u. H. Ficken, Berichte d. Deutsch. chem. Gesellschaft **45**, 377—382 [1912].
[3]) L. Hugounenq u. A. Morel, Compt. rend. de l'Acad. des Sc. **154**, 119—121 [1912].
[4]) C. Mannich u. W. Drauzburg, Archiv d. Pharmazie **250**, 532—538 [1912]; Chem. Centralbl. **1912**, II, 1817.

Salzsaurer Aminoessigsäureguajacolester[1]) $CH_3 \cdot O \cdot C_6H_4 \cdot O \cdot CO \cdot CH_2 \cdot NH_2 \cdot HCl$. Weiße, fast geruchlose Krystalle. Schmelzp. 196°. Leicht löslich in Wasser mit schwachsaurer Reaktion. Schmeckt schwach nach Guajacol.

Glykokollmenthylesterchlorhydrat[2]). Aus Glykokoll, Menthol und Chlorwasserstoff. Feine Nadeln. Löslich zu etwa 4% in kaltem Wasser. Aus der Lösung fällt Mercurichlorid eine schwer lösliche Quecksilberverbindung. Alkalien setzen die Base in Freiheit als ölige Tropfen von piperidinähnlichem Geruch. Natronlauge spaltet beim Erwärmen Menthol ab.

Methylendiglykokolldichlorhydrat[3])

$$\underset{}{HOOC \cdot CH_2 \cdot} \underset{\displaystyle HCl}{\underset{|}{NH}} \cdot CH_2{-}\underset{\displaystyle HCl}{\underset{|}{NH}} \cdot CH_2 \cdot COOH \,.$$

Aus Glykokoll und Formaldehyd in salzsaurer Lösung. Krystallinisch. Leicht löslich in warmem Alkohol, schwer löslich in Äther. Schmelzp. 165°.

Methylendiglykokoll.[3]) Aus dem Chlorhydrat mit Silberoxyd. Krystallisiert aus wässeriger Lösung in kleinen Krystallplättchen. Schmelzp. unscharf 199°.

Methylendinaphthalinsulfoglycin.[3]) Mikrokrystallinische Masse aus verdünntem Alkohol. Schmelzp. 169—170°.

Glykokollpikrat[4]) $(C_2H_5O_2N)_2C_6H_3O_7N_3$. Schmilzt bei 199—200°. Zersetzt sich bei 202° und ist leicht löslich in heißem Wasser, wenig löslich in kaltem Wasser; bei 0° lösen 100 ccm Wasser 1,76 g.

Glykokollpikrolonat[5]) $C_2H_5O_2N \cdot C_{10}H_8O_5N_4$. Prismen. Schmelzp. 214—215° unter Zersetzung. 100 ccm Wasser lösen bei 20° 0,99 g. — $C_{10}H_8O_5N_4 \cdot (C_2H_5O_2N)_2$ [6]). Aus 2 g Glykokoll in etwa 5 ccm Wasser, mit 3,5 g Pikrolonsäure in etwa 15 ccm heißem Alkohol. Orangefarbene Nadeln aus verdünntem Alkohol, die beim Trocknen hellgelb werden. Schmelzp. gegen 205° (unkorr.), schäumt gegen 208° (unkorr.) unter Zersetzung auf. Wenig löslich in kaltem Wasser und kaltem Alkohol; leichter in den heißen Lösungsmitteln; unlöslich in Äther, Aceton, Chloroform, Phenol.

N-Allylglycin[7]) $C_5H_9O_2N$. Aus dem Äthylester bei der Hydrolyse mit methylalkoholischem Bariumhydroxyd. Farbloses Krystallpulver aus Methylalkohol. Schmelzp. 158—159°. **Äthylester** $C_7H_{13}O_2N = CH_2 : CH \cdot CH_2 \cdot NH \cdot CH_2 \cdot COO \cdot C_2H_5$. Aus Bromessigester in Äther und Allylamin bei 0°. Siedep. mit 15 mm Druck 75—78°. Aus 8 ccm Allylamin und 4 g Chloracetamid. — **Kupfersalz** $Cu(C_5H_8O_2N)_2$. Violettblaue, quadratische oder sechseckige Tafeln aus Wasser[8]).

β-Naphthalinsulfoverbindung $C_{15}H_{15}O_4NS$. Farblose Tafeln aus Wasser. Schmelzp. 131—132°.

Phenylglyceringlycin[9]) $C_{11}H_{13}O_5N$. Aus Cinnamoylglycin mit Alkali und Kaliumpermanganat. Prismen aus heißem Isobutylacetat. Schmelzp. 144—145° (korr.). Leicht löslich in Alkohol und Aceton, wenig löslich in Äther, Chloroform und Petroläther; sehr leicht löslich in heißem Wasser. Der weiße mit Silbernitrat gebildete Niederschlag löst sich in der heißen Flüssigkeit und scheidet mikroskopische prismatisch ausgebildete Formen ab.

Succinylglykokoll $C_2H_4(CO)_2N \cdot CH_2 \cdot COOH$. Schmelzp. 113°. Leicht löslich, außer in Äther[10]).

---

1) C. Mannich u. W. Drauzburg, Archiv d. Pharmazie **250**, 532—538 [1912]; Chem. Centralbl. **1912**, II, 1817.

2) Robert Meyer, Höchst a. M., D. R. P. Kl. 12o, Nr. 261 228, v. 14. Mai 1911 [14. Juni 1913].

3) Walter Löb, Biochem. Zeitschr. **51**, 116—127 [1913]; Chem. Centralbl. **1913**, II, 29.

4) P. A. Levene u. Donald D. van Slyke, Journ. of biol. Chemistry **12**, 285—294 [1912]; Chem. Centralbl. **1912**, II, 1196.

5) P. A. Levene u. Donald D. van Slyke, Journ. of biol. Chemistry **12**, 127—139 [1912]; Chem. Centralbl. **1912**, II, 816.

6) Emil Abderhalden u. Arthur Weil, Zeitschr. f. physiol. Chemie **78**, 150—155 [1912]; Chem. Centralbl. **1912**, II, 517.

7) Roman Alpern u. Charles Weizmann, Journ. of the Chem. Soc. **99**, 84—87 [1911].

8) Wilhelm Glund, Proc. of the chem. Soc. **29**, 177—178 [1913]; Chem. Centralbl. **1914**, I, 429.

9) Emil Fischer, Annalen d. Chemie u. Pharmazie **386**, 374—386 [1912].

10) J. Scheiber u. H. Reckleben, Berichte d. Deutsch. chem. Gesellschaft **46**, 2412 [1913].

Succinylglycylchlorid $C_2H_4(CO)_2N \cdot CH_2 \cdot COCl$. Weiße Nadeln aus Benzol und Petroläther. Schmelzp. 76° [1]).

Succinyglycylanilid $C_2H_4(CO)_2N \cdot CH_2 \cdot CO \cdot NH \cdot C_6H_5$. Weiße Nadeln aus Alkohol. Schmelzp. 151° [1]).

Succinylaminoacetophenon $C_2H_4(CO)_2N \cdot CH_2 \cdot CO \cdot C_6H_5$. Weiße Nadeln aus heißem Alkohol. Schmelzp. 143—144° [1]).

Succinylglykokollphenylhydrazon $C_{18}H_{17}O_2N_3$. Weiße Nadeln aus Alkohol. Schmelzp. 201° [1]).

Bis-[Succinylglycyl-]malonester $[C_2H_4(CO)_2N \cdot CH_2 \cdot CO]_2C(COOC_2H_5)_2$. Weiße Blättchen aus Chloroform durch Petroläther. Schmelzp. 107° [1]).

Succinylglycylmalonesterpyrazolon

$$\begin{array}{l} C_2H_4(CO)_2N \cdot CH_2 \,.\, C \cdot CH(COOC_2H_5) \cdot CO \\ \qquad\qquad\qquad\quad \| \qquad\qquad\qquad\qquad\quad | \\ \qquad\qquad\qquad\quad N \text{———————} N \cdot C_6H_5 \end{array}$$

Verfilzte Naden aus Alkohol. Schmelzp. 157°. Gibt mit $FeCl_3$ blutrote Färbung [1]).

Succinylglycylphenylhydrazid $C_2H_4(CO)_2N \cdot CH_2 \cdot CO \cdot NH \cdot NH_2 \cdot C_6H_5$. Nadeln aus Alkohol. Schmelzp. 215°. Gibt die Bülowsche Reaktion [1]).

C-[Succinylglycyl-]malonester $C_2H_4(CO)_2N \cdot CH_2 \cdot CO \cdot CH \cdot (COOC_2H_5)_2$. Weiße Nadeln aus heißem Alkohol. Schmelzp. 55°. Liefert die $FeCl_3$-Reaktion [1]).

C-[Succinylglycyl-]acetessigester $C_2H_4(CO)_2N \cdot CH_2 \cdot COOH(CO \cdot CH_3) \cdot COOC_2H_5$. Nädelchen aus Chloroform, Petroläther. Schmelzp. 102°. Unzersetzt löslich in NaOH. Gibt die $FeCl_3$-Reaktion [1]).

C-[Succinylglycyl-]acetylaceton $C_2H_4(CO)_2N \cdot CH_2 \cdot CO \cdot CH(COCH_3)_2$. Nadeln aus heißem Alkohol. Schmelzp. 122°. Unzersetzlich löslich in Alkalien. Gibt die $FeCl_3$-Reaktion [1]).

Bis-[Succinylglycyl-]acetylaceton $C_2H_4(CO)_2N \cdot CH_2 \cdot CO \cdot C(CO \cdot CH_3) : C[O \cdot CO \cdot CH_2 \cdot N(CO)_2C_2H_4] \cdot CH_3$. Nadeln aus Chloroform und Petroläther. Schmelzp. 150° [1]).

[Succinylglycyl-]cyanessigsäureester $C_2H_4(CO)_2N \cdot CH_2 \cdot CO \cdot CH(CN)COOC_2H_5$. Weiße Nadeln aus Alkohol. Schmelzp. 73°. Löslich in Wasser. Gibt $FeCl_3$-Reaktion [1]).

d-Camphersulfonat des Glykokolls $C_{10}H_{15}O \cdot SO_3H \cdot H_2N \cdot CH_2 \cdot COOH$ [2]). Mikroskopische Prismen aus Wasser; stark hygroskopisch. Schmelzp. 165—173°. Löslich in Alkohol, weniger löslich in Äther. $[\alpha]_D = +14{,}69°$ (10,664 g Substanz in 100 ccm Wasser).

Aminooxalylglycinmethylester $H_2N \cdot CO \cdot CO \cdot NH \cdot CH_2 \cdot COO \cdot CH_3$ [3]). Das Ag-Salz der Oxamidoessigsäure $H_2N \cdot CO \cdot CO \cdot NH \cdot CH_2 \cdot COOH$ wird mit einem Überschuß von CH_3J und CH_3OH erhitzt. Schmelzp. 157°.

Aminooxalylglycinamid $H_2N \cdot CO \cdot CO \cdot NH \cdot CH_2 \cdot CO \cdot NH_2$ [3]). Bildung aus Aminooxalylglycinmethylester und flüssigem NH_3 durch Behandlung im Einschmelzrohre. Nadeln. Schmelzp. 251—252° unter Zersetzung.

Dijodelaidylglycin [4]) $C_{20}H_{37}O_3NJ_2 = C_{17}H_{33}J_2CO \cdot NH \cdot CH_2 \cdot COOH$. 22 g Dijodelaidylchlorid (aus Dijodelaidinsäure mit Thionylchlorid dargestellt), gelöst in 25 ccm Äther, werden zu einer Lösung von 7,5 g Glykokoll in 100 ccm Normalnatronlauge unter Schütteln gleichzeitig mit 40 ccm Normalnatronlauge zugegeben. Das Reaktionsgemisch wird durch einen Luftstrom vom Äther befreit, mit 100 ccm Normalsalzsäure angesäuert, mit Wasser gut durchgeschüttelt, filtriert und getrocknet. Verfüttert 0,86 g J in Form von Dijodelaidylglycin an Mensch; ausgeschieden innerhalb 4 Tagen 0,68 g J. Nach Eingabe von 2 g J in Form von Dijodelaidylglycinäthylester per os an Hund wurden im Harn nach 9 Tagen 0,2049 g J und im Kot 1,1180 g J ausgeschieden. Eingegeben per os an Hund 1,0 g J. Ausgeschieden nach 6 Tagen im Harn 0,0483 g, im Kot 0,7335 g J. Eingegeben per os an Hund 1,0 g J. Ausgeschieden im Harn nach 4 Tagen 0,1245 g J, im Kot 0,7836 g J. Als 10,2 g Dijodelaidylglycinäthylester vom Menschen eingenommen war, war der Harn 3 Tage nachher jodfrei. Am dritten Tag enthielt der Rückstand des alkoholischen Extraktes des gelassenen Kotes 0,38 g J. Bei einem weiteren Versuch an Menschen wurden ebenfalls nur Spuren von Jod im Harn ausgeschieden. Amorphe, farblose Substanz. Sintert bei 52°, schmilzt bei 57° zu einer klaren Flüssigkeit. Wenig löslich in kaltem, leicht löslich in heißem Alkohol, leicht

---

[1]) J. Scheiber u. H. Reckleben, Berichte d. Deutsch. chem. Gesellschaft **46**, 2412 [1913].

[2]) Amedeo Colombano u. Giuseppe Sanna, Atti della R. Accad. dei Lincei Roma [5] **22**, II, 234 [1913].

[3]) D. J. Meijeringh, Recueil de travaux chim. des Pays-Bas **32**, 140 [1913].

[4]) Emil Abderhalden u. Paul Hirsch, Zeitschr. f. physiol. Chemie **75**, 42 [1911].

löslich in Äther und in Chloroform. — **Dijodelaidylglycinäthylester** $C_{22}H_{41}O_3NJ_2 = C_{17}H_{33}J_2 \cdot CO \cdot NH \cdot CH_2 \cdot COOC_2H_5$. Mol.-Gewicht: 621,26. Zu einer in Eis gekühlten Lösung von 26 g Glycinäthylester in 80 ccm Chloroform werden allmählich 55 g Dijodelaidylchlorid in 25 ccm Chloroform gegeben. Nach einigem Stehen im Eisschrank wird vom Glykokolläthylesterchlorhydrat abfiltriert und das Filtrat unter vermindertem Druck verdampft. Es wird aus 96 proz. Alkohol umkrystallisiert. Ausbeute 40 g. Sintert bei 70°, schmilzt bei 82°.

Jodbehenylglycin[1]) $C_{24}H_{46}O_3NJ$. $C_{21}H_{42}JCO \cdot NH \cdot CH_2 \cdot COOH$. 10 g Jodbehenylchlorid (aus Jodbehensäure mit Thionylchlorid erhalten) werden mit 7 g Glycinäthylester in Chloroform gelöst, gekuppelt. Es wird von Glykokolläthylester abgesaugt und der nicht isolierbare Jodbehenylglycinäthylester mit 50 ccm Normalnatronlauge durch 2stündiges Schütteln verseift. Zur Reinigung wird in Essigäther gelöst und im Vakuumexsiccator verdunstet. Amorphe, schwachgelb gefärbte, fettige Masse. Mit Ausnahme von Petroläther und Wasser sehr leicht löslich in den gebräuchlichen organischen Lösungsmitteln. Unlöslich in Wasser und Petroläther. Beim Erhitzen im Capillarrohr sintert es bei 50°, schmilzt bei 70° und zersetzt sich bei 170—180°; die Jodabgabe ist dabei nicht scharf.

Äthyloxalylglycinäthylester $C_2H_5O \cdot CO \cdot CO \cdot NH \cdot CH_2 \cdot COOC_2H_5$ [2]) wird durch Kochen eines äquimolekularen Gemisches von Äthyloxalsäurechlorid und dem Hydrochlorid des Glycinäthylesters in Benzol erhalten. Nadeln. Schmelzp. 16°. Siedep. 188°.

Thiohydantoinsäure[3]) $C_3H_6O_2N_2S = NH_2 \cdot CS \cdot NH \cdot CH_2 \cdot COOH$. Aus Glykokoll, Kaliumrhodanat und Essigsäureanhydrid auf dem Wasserbad. Farblose Nadeln aus heißem Alkohol. Schmilzt bei 170—171° unter Zersetzung. Leicht löslich in heißem Wasser, Alkohol, Ammoniak und Alkali. Wird von Silberoxyd, Quecksilberoxyd und Bleioxyd oder durch Bromwasser entschwefelt. Das Silbersalz ist leicht zersetzlich.

Thiohydantoin[3])

$C_3H_4ON_2S =$ 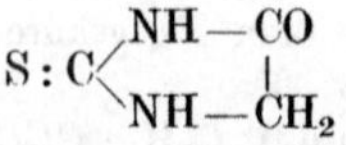

Entsteht beim Erhitzen der Thiohydantoinsäure mit Salzsäure. Nadelähnliche Krystalle aus Alkohol. Zersetzt sich beim Erhitzen. Mit Salzsäure erhitzt, zersetzt es sich in Kohlensäure, Schwefelwasserstoff, Ammoniumchlorid und Glykokoll. Leicht löslich in heißem Alkohol, Äther und Alkalien; wenig löslich in Wasser. — **Kaliumsalz** $K \cdot C_3H_3ON_2S$. Krystallinischer Niederschlag.

Benzoylpseudoäthylthiohydantoinsäure[4]) $C_{12}H_{14}O_3N_2S = C_6H_5 \cdot CO \cdot N : C(SC_2H_5) \cdot NH \cdot CH_2 \cdot COOH$. Aus Benzoyliminodithiokohlensäureester und Glykokoll auf dem Wasserbad nach 7 Stunden. Nadeln aus Alkohol. Schmelzp. 198°. Wenig löslich in Wasser. — **Äthylester** $C_{14}H_{18}O_3N_2S$. Flocken aus Alkohol. Schmelzp. 77—78°.

Acetylthiohydantoinsäure[4]) $CH_3 \cdot CO \cdot NH \cdot CS \cdot NH \cdot CH_2 \cdot COOH$. Aus Acetyldithiocarbaminsäureäthylester und Glykokoll. Nadeln. Schmelzp. 205° unter Aufschäumen. Sehr leicht löslich in heißem Wasser. Gibt beim Erhitzen mit konz. Salzsäure Thiohydantoin. — **Kaliumsalz** $K \cdot C_5H_7O_3N_2S$. Prismen. Schmelzp. 225—227° unter Aufschäumen. — **Äthylester** $C_7H_{12}O_3N_2S$. Hexagonale Prismen. Schmelzp. 104—105°.

Benzoylpseudoäthylhydantoinsäure[5]) $C_{12}H_{14}O_4N_2$. Aus Glykokoll gelöst in Kalilauge, mit Benzoylthioncarbaminsäureäthylester in Alkohol. Nadeln aus Alkohol. Schmilzt bei 161° zu einem trüben Öl, welches bei 203° klar wird. — **Äthylester** $C_{14}H_{18}O_4N_2$. Rechteckige Platten aus 95 proz. Alkohol. Schmelzp. 79—80°. Zersetzt sich über 200°. Löslich in heißem Wasser.

Benzoylpseudomethylhydantoinsäureäthylester $C_{13}H_{16}O_4N_2 = C_6H_5 \cdot CO \cdot N : C(OCH_3) \cdot NH \cdot CH_2 \cdot COO \cdot C_2H_5$. Aus Glykokolläthylester und Methylbenzoylthioncarbaminsäureäthylester. Prismen. Schmelzp. 103°.

Benzoylhydantoinsäure[5]) $C_{10}H_{10}O_4N_2 = C_6H_5 \cdot CO \cdot NH \cdot CO \cdot NH \cdot CH_2 \cdot COOH$. Durch 4—5stündiges Stehenlassen von Benzoylpseudoäthyl oder -methylhydantoinsäure mit

---

[1]) Emil Abderhalden u. Paul Hirsch, Zeitschr. f. physiol. Chemie **75**, 46 [1911].
[2]) D. J. Meijeringh, Recueil de trauvaux chim. des Pays-Bas **32**. 140 [1913].
[3]) Shigern Komatsu, Mem. Coll. Science Engin. Kyoto Univ. **3**, 1—12 [1911]; Chem. Centralbl. **1911**, II, 537.
[4]) Henry L. Wheeler, Ben H. Nicolet u. Treat B. Johnson, Amer. Chem. Journ. **46**, 456—474 [1911]; Chem. Centralbl. **1912**, I, 408.
[5]) Henry L. Wheeler, Ben H. Nicolet u. Treat B. Johnson, Amer. Chem. Journ. **46**, 456—474 [1911].

gleichen Mengen Wasser und konz. Salzsäure. Platten. Schmelzp. 253—254° unter Aufschäumen. Wenig löslich in heißem Alkohol; unlöslich in Wasser.

Benzoylthiohydantoinsäure[1] $C_{10}H_{10}O_3N_2S = C_6H_5 \cdot CO \cdot NH \cdot CS \cdot NH \cdot CH_2 \cdot COOH$. Aus Glykokoll, gelöst in wässeriger Kalilauge, mit Benzoyldithiocarbaminsäureäthylester auf dem Wasserbade. Nadeln aus Alkohol. Platten aus Wasser. Schmelzp. 202°. — **Äthylester** $C_{12}H_{14}O_3N_2S$. Nadeln aus Alkohol. Schmelzp. 128—129° zu einem gelben Öl. Löslich in heißem Wasser.

2-Thiohydantoin[1] $C_3H_4ON_2S$

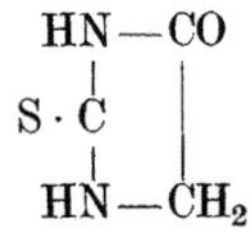

Aus Benzoyl oder Acetylthiohydantoinsäure bei der Hydrolyse mit konz. Salzsäure. Gelbe Prismen. Zersetzt sich langsam über 200° und schmilzt endlich bei 227°. Leicht löslich in heißem Alkohol und Wasser.

3-Acetyl-2-thiohydantoin[2] $C_5H_6O_2N_2S$

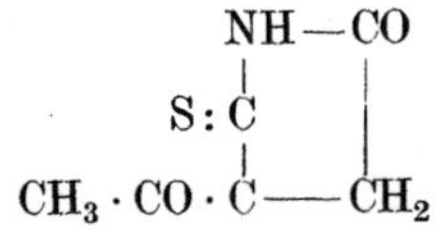

Aus Glykokoll, Kaliumrhodanat und Essigsäureanhydrid. Aus Acetursäure, Kaliumrhodanat, Essigsäureanhydrid und 1 Tropfen Essigsäure. Quadratische Tafeln oder Blöcke aus abs. Alkohol. Schmelzp. 175—176°[2].

α-Aminophenylacetamid[3] $C_6H_5 \cdot CH(NH_2) \cdot CO \cdot NH_2$. Entsteht sehr leicht aus Mandelsäurenitril und alkoholischem Ammoniak in Gegenwart von Kalilauge, das eine partielle Hydrolyse der Cyangruppe bewirkt; es läßt sich leicht in Phenylhydantoin überführen. Farblose Tafeln aus Benzoyl + Alkohol. Schmelzp. 130°. Leicht löslich in Alkohol; wenig löslich in Äther; fast unlöslich in Benzol. — **α-Benzalamino-α-phenylacetamid** $C_6H_5 \cdot CH(N:CH \cdot C_6H_5) \cdot CO \cdot NH_2 = C_{15}H_{14}ON_2$. Aus 10 g Benzaldehydcyanhydrin, 7 g Benzaldehyd, 10 ccm 15proz. Kalilauge und 10 ccm wässerigem Ammoniak (Dichte 0,880) in so viel Alkohol, das alles gelöst ist. Farblose Tafeln aus Benzol. Schmelzp. 120—121°. Unlöslich in Wasser; löslich in heißem Benzol und Alkohol. — **Salicalderivat** $C_{15}H_{14}O_2N_2$. Krystalle aus heißem Alkohol. Schmelzp. 150°. — **o-Methoxybenzalderivat** $C_{16}H_{16}O_2N_2$. Krystalle aus Alkohol. Schmelzp. 174—175°. — **p-Methoxybenzalderivat** $C_{16}H_{16}O_2N_2$. Farblose Nadeln aus Alkohol. Schmelzp. 164—165°. — **α-Carbomethoxyamino-α-phenylacetamid** $C_{10}H_{12}O_3N_2 = C_6H_5 \cdot CH(NH \cdot COOCH_3)CO \cdot NH_2$. Farblose Tafeln aus verdünntem Alkohol. Schmelzp. 210°. Leicht löslich in heißem Wasser und Alkohol. — **α-Carbäthoxyamino-α-phenylacetamid** $C_{11}H_{14}O_3N_2$. Nadeln aus verdünntem Pyridin. Schmelzp. 202°. Liefert beim Erwärmen mit verdünnter Salzsäure α-Carbäthoxyamino-α-phenylessigsäure. — **α-Chloracetylamino-α-phenylacetamid** $C_{10}H_{11}O_2N_2Cl = C_6H_5 \cdot CH \cdot (NH \cdot CO \cdot CH_2Cl)CO \cdot NH_2$. Krystalle aus Wasser. Schmelzp. 170°. Wenig löslich in Benzol und in Äther. — **α-Äthoxalylamino-α-phenylacetamid** $C_{12}H_{14}O_4N_2 = C_6H_5 \cdot CH(NH \cdot CO \cdot COOC_2H_5) \cdot CO \cdot NH_2$. Farblose Nadeln aus Benzol, Schmelzp. 116°, die mit alkoholischer Kalilauge ein Kaliumsalz liefern, aus dem mit Säuren **α-Oxalylamino-α-phenylacetamid,** $C_{10}H_{10}O_4N_2$, entsteht. Farblose Nadeln aus Essigäther. Schmelzp. 180° unter Zersetzung. Löslich in Alkohol und Wasser.

---

[1]) Henry L. Wheeler, Ben H. Nicolet u. Treat B. Johnson, Amer. Chem. Journ. **46**, 456—474 [1911].

[2]) Treat B. Johnson u. Ben H. Nicolet, Journ. Amer. Chem. Soc. **33**, 1973—1978 [1911]; Chem. Centralbl. **1912**, I, 1104.

[3]) Charles Hugh Clarke u. Francis Francis, Journ. of the Chem. Soc. **99**, 319—325 [1911].

Phenylglykokoll, Phenylglycin (Bd. IV, S. 471).

Darstellung. [1])

Physiologische Eigenschaften: Bei der Einwirkung von Tyrosinase wird Benzaldehyd gebildet[2]).

Derivate: Phenylglycinäthylesterhydrochlorid [3]) $C_{10}H_{14}O_2NCl$; $HCl \cdot C_6H_5 \cdot NH \cdot CH_2 \cdot COO \cdot C_2H_5$. Farblose Platten aus Alkohol + Äther. Schmelzp. 119°. Zersetzt sich beim Stehen oder Erwärmen unter Grünfärbung. Gibt mit Kaliumrhodanat in Alkohol **2-Thio-3-phenylhydantoin** $C_{16}H_{12}ON_2S$

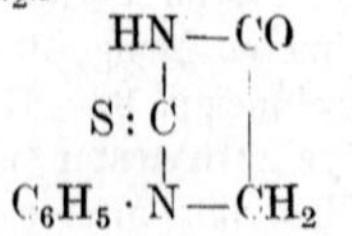

Farblose Prismen aus 12 Teilen heißem Alkohol. Schmelzp. 179—180°.

p-Nitrosophenylglycin-o-carbonsäure.[4]) [5]) Aus dem Chlorhydrat mittels Natriumacetat oder -carbonatlösung. Grünes Pulver. Unlöslich in Äther; löslich in Alkohol und Methylalkohol. Zersetzt sich beim Erhitzen. — **Chlorhydrat,** fast unlöslich in Alkohol, Äther, Eisessig und rauchender Salzsäure; löslich mit roter Farbe in verdünnter Salzsäure. — **Dimethylester.** Schmelzp. 164—165°, löslich in Alkohol und Methylalkohol. — **Diäthyläther.** Schmelzp. 131°.

Phenylglycinanhydrid ist nicht imstande, mit Farbsäuren schwer- oder unlösliche Verbindungen einzugehen[6]).

3, 5-Dibromphenylglycin-o-carbonsäure[7]) $C_9H_7ONBr_2$

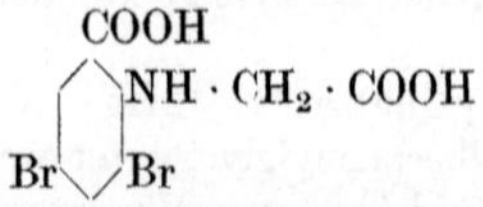

19,5 g Phenylglycincarbonsäure werden in 400 ccm 50proz. Schwefelsäure gelöst und unter Rühren 32 g Brom mittels Preßluft eingeblasen, wobei die Temperatur auf 30° gehalten wird. Ausbeute 32 g. Das Rohprodukt (Schmelzp. 228°) wird mit wenig Eisessig ausgekocht, wobei gegen 244° schmelzende Dibromphenylglycincarbonsäure[8]) zurückbleibt. Schwachgelbe, mikroskopische Nadeln aus Alkohol. Schmelzp. unter Zersetzung bei 248°. Schwer löslich in Alkohol und Eisessig; sehr schwer in Äther und Chloroform, unlöslich in Benzol und Ligroin Beim Kochen mit Methylakohol und Schwefelsäure bildet sich der **Dimethylester**[7]) $C_{11}H_{11}O_4NBr_2$. Weiße, in Alkohol und Äther leicht lösliche Nädelchen. Schmelzp. 88°.

Phenylglycindithiocarbonsäuremonobenzylester[9]) $C_{16}H_{15}NO_2S_2$

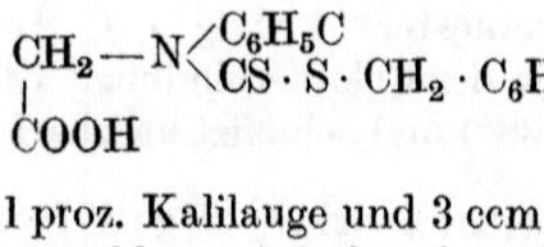

3 g Phenylglycin, in 3,6 ccm 63,1 proz. Kalilauge und 3 ccm Wasser gelöst, werden mit 1,2 ccm Schwefelkohlenstoff geschüttelt, nachher wird das doppelte Volumen Wasser und 2,3 ccm Benzoylchlorid zugesetzt und weiter geschüttelt. Nach Beendigung der Benzoylisierung entsteht eine gallertartige Masse. Nach Zusatz von Wasser wird so lange mit Äther ausgezogen, bis derselbe beim Abdunsten keinen Rückstand hinterläßt. Durch Eingießen der alkalischen Lösung in verdünnte Salzsäure wird ein Öl erhalten, das nach einiger Zeit erstarrt. Durch

---

[1]) Chemische Fabriken vorm. Weiler-ter Meer, Uerdingen a. Rh., D. R. P. Kl. 12q, Nr. 244 825 v. 2. Dez. 1908 [16. März 1912].

[2]) R. Chodal u. K. Schweizer, Archive des Sciences physiques et naturelles de Genève [4] **35**, 140—147 [1913].

[3]) Henry L. Wheeler u. Charles A. Brautbecht, Amer. Chem. Journ. **45**, 446—458 [1911]; Chem. Centralbl. **1911**, II, 538.

[4]) J. D. Riedel, Akt.-Ges. Berlin, D. R. P. Kl. 12q, Nr. 256 461 v. 20. Juni 1911 (11. Febr. 1913].

[5]) J. Houben, Berichte d. Deutsch. chem. Gesellschaft **46**, 398—400 [1913].

[6]) W. Suida, Zeitschr. f. physiol. Chemie **68**, 387 [1910].

[7]) Fritz Ullmann u. Eduard Kopetschni, Berichte d. Deutsch. chem. Gesellschaft **44**, 429 [1911].

[8]) D. R. P. 220 839.

[9]) M. Siegfried u. O. Weidenhaupt, Zeitschr. f. physiol. Chemie **70**, 156 [1910].

tropfenweisen Zusatz von Wasser zu der alkoholischen Lösung entsteht eine Trübung und allmählich beginnt die Krystallisation. Ausbeute 3,5 g. Feine Nadeln. 100 ccm der wässerigen Lösung enthalten bei 20° 0,0038 g. Schwer löslich auch in heißem Wasser, unlöslich in Ligroin, löslich in Alkohol, Äther, Aceton, Chloroform. — **Bariumsalz** $[C_{16}H_{14}NO_2S_2]_2Ba$. Feine, farblose Nadeln.

o-Bromphenylglycinäthylester.[1]) Durch 2stündiges Schütteln von Acetatquecksilberphenylglycinäthylester mit der berechneten Menge Brom in wässeriger oder Bromkaliumlösung. Nadeln. Schmelzp. 82—83°.

o-Jodphenylglycinäthylester.[1]) Durch 2stündiges Schütteln von Acetatquecksilberphenylglycinäthylester mit der berechneten Menge Jod in wässeriger oder Jodkaliumlösung. Grauweiße Blättchen aus Alkohol. Schmelzp. 86—87°.

Acetatquecksilber-o-phenylglycinäthylester[2]) $CH_3 \cdot CO \cdot OHg \cdot C_6H_4 \cdot NH \cdot CH_2 \cdot COOC_2H_5 = C_{12}H_{15}O_4NHg$. 10 g Phenylglycinester werden in 50 ccm Methylalkohol gelöst und unter Umrühren mit einer Lösung von 20 g Quecksilberacetat in 50 ccm Wasser versetzt. Nach 24stündigem Stehen im Eisschrank ist die Hauptmenge ausgefallen. Ausbeute 82% der Theorie. Zur Reinigung wird aus Chloroform umkrystallisiert. Im Capillarrohr erhitzt, wird es bei 128° (korr. 129°) weich und schmilzt bei 131° (korr. 132°) zu einer gelblichen Flüssigkeit. Löst sich leicht in organischen Solvenzien, wie Methyl- und Äthylalkohol, Essigäther und besonders in siedendem Chloroform, woraus es sich bei vorsichtigem Abkühlen in kleinen, tafelförmigen Krystallen abscheidet. Löslich in kochendem Wasser und kommt beim Erkalten als feine, weiße Suspension heraus, welche sich allmählich als gelbliches Öl absetzt. Durch 2stündiges Schütteln des Esters mit der berechneten Menge Brom oder Jod in wässeriger Lösung von überschüssigem Halogenalkali gelingt es, das Quecksilber durch Halogen zu ersetzen.

o-Chlorquecksilberphenylglycinester[3]) $ClHg \cdot C_6H_4 \cdot NH \cdot CH_2 \cdot COOC_2H_5 = C_{10}H_{12}O_2NClHg$. 2 g Acetatquecksilberphenylglycinester werden in 30 ccm Alkohol gelöst, mit der berechneten Menge Natriumchlorid (0,26 g) in Wasser versetzt. Zur Vervollständigung der Fällung wird mit Wasser stark verdünnt. Feine, mit bloßem Auge erkennbare Nädelchen. Löslich in den üblichen organischen Lösungsmitteln, besonders leicht in Essigäther. Sintert bei 149° (korr. 150,5°) und schmilzt bei 151° (korr. 152,5°). Über den Schmelzpunkt erhitzt, wird es allmählich wieder fest und zersetzt sich dann erst wieder weit über 200°. Rhombische Tafeln aus Essigäther.

o-Bromquecksilberphenylglycinester[3]) $BrHg \cdot C_6H_4 \cdot NH \cdot CH_2 \cdot COOC_2H_5 = C_{10}H_{12}O_2NBrHg$. Bildet sich analog der Chlorverbindung. Rhombische Tafeln aus sehr wenig Essigäther. Im Capillarrohr erhitzt, sintert es bei 144° und schmilzt bei 146° (korr. 147,5°).

o-Jodquecksilberphenylglycinester[3]) $JHg \cdot C_6H_4 \cdot NH \cdot CH_2 \cdot COOC_2H_5 = C_{10}H_{12}O_2NJHg$. Bildet sich analog der Chlorverbindung. Glänzende Blättchen aus Alkohol. Sintert bei 136—137° (korr. 137—138°) und schmilzt unscharf bei 138—139° (korr. 139—140°).

o-Oxyquecksilberphenylglycinanhydrid[4]) $Hg \cdot C_6H_4 \cdot NH \cdot CH_2 \cdot COO = C_8H_9NO_2$. 4 g o-Acetatquecksilberphenylglycinester werden fein gepulvert, in 100 ccm Wasser aufgeschlemmt und nach Zusatz von 2 Mol. Natronlauge 1—2 Minuten gekocht. Beim Ansäuern mit 12 ccm n-Schwefelsäure (kein Überschuß) fällt das Anhydrid. Reinweißer, amorpher Niederschlag. Ausbeute 91% der Theorie. Im Capillarrohr erhitzt, zersetzt sich das Anhydrid bei 223° (korr. 228°). Löst sich in der berechneten Menge Alkali mit alkalischer Reaktion und gibt mit verschiedenen Metallsalzen Niederschläge, so ein weißes Bleisalz, ein lichtgrünes Kupfersalz, ein gelbbraunes Eisensalz, ein weißes Calciumsalz, ein weißlichgelbes Silbersalz, das sich am Lichte dunkelbraun färbt, ein gelbgrünes Quecksilbersalz und ein hellgelbes Platinsalz. — Das **Kupfersalz** $[OH \cdot Hg \cdot C_6H_4 \cdot NHCH_2 \cdot COO]_2Cu = C_{16}H_{16}O_6N_2CuHg_2$ zersetzt sich unscharf zwischen 190—194° (korr. 193—197°).

---

[1]) Walter Schoeller, Walter Schrauth u. Paul Goldacker, Berichte d. Deutsch. chem. Gesellschaft **44**, 1302 [1911].

[2]) Walter Schoeller, Walter Schrauth u. Paul Goldacker, Berichte d. Deutsch. chem. Gesellschaft **44**, 1301 [1911].

[3]) Walter Schoeller, Walter Schrauth u. Paul Goldacker, Berichte d. Deutsch. chem. Gesellschaft **44**, 1303 [1911].

[4]) Walter Schoeller, Walter Schrauth u. Paul Goldacker, Berichte d. Deutsch. chem. Gesellschaft **44**, 1304 [1911].

3, 5-Dibromphenylglycin-o-carbonsäure[1])

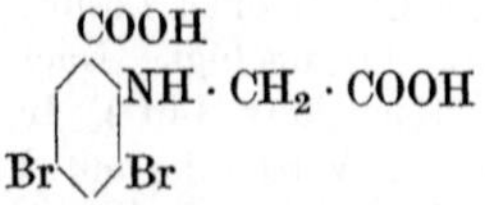

Aus Glykokoll und Tribrombenzoesäure in Gegenwart von Kupfer in geringer Menge, sowie aus 3, 5-Dibromanthranilsäure und Chloressigsäure oder aus Phenylglycincarbonsäure in 50 proz. Schwefelsäure mittels Brom bei 30°. Schwachgelbe Nadeln aus Alkohol. Schmilzt bei 248° unter Zersetzung. Wenig löslich in siedendem Alkohol und Eisessig; schwer löslich in Äther und Chloroform; unlöslich in Benzol und Ligroin. — **Dimethylester** $C_{11}H_{11}O_4NBr_2$. Nadeln. Schmelzp. 88°. Leicht löslich in Alkohol und Äther.

Weitere Glykokollderivate: Cinnamoylglykokoll. Wird im Harn von Katzen nach subcutaner oder intravenöser Injektion von Benzoylessigsäure oder nach intravenöser Injektion von zimtsaurem Natrium ausgeschieden[2]).

Oxalyldiglykokolläthylester[3]) $(CO \cdot NH \cdot CH_2 \cdot COO \cdot C_2H_5)_2$. Aus Glykokolläthylester und Oxalylchlorid in Benzollösung. Nadeln. Schmelzp. 143°.

Monoacetatquecksilber-o-toluidoessigsäureäthylester[4]) $CH_3 \cdot CO \cdot O \cdot Hg \cdot C_6H_3(CH_3) \cdot NH \cdot CH_2 \cdot COOC_2H_5 = C_{13}H_{17}O_4NHg$. In einer Lösung von 5 g o-Toluidoessigsäureäthylester in 45 ccm Methylalkohol werden 8,2 g Quecksilberacetat verrieben. Das Filtrat scheidet kugelförmig verwachsene Nädelchen aus. Ausbeute 77% der Theorie. Schmelzp. 122° (korr. 122,5°). Löslich in Methyl- und Äthylalkohol, Essigäther, Chloroform und Aceton; unlöslich in Petroläther. Löslich in Ammoniak und verdünnten Säuren. Bei der Verseifung mit alkoholischer Natronlauge entsteht **Monooxyquecksilber-o-toluidoessigsäureanhydrid**

$$\overline{Hg \cdot C_6H_3(CH_3) \cdot NH \cdot CH_2 \cdot CO \cdot O}.$$

Unlöslich in Wasser und in organischen Solvenzien; leicht löslich in Alkalien[4]).

Diacetatquecksilber-o-toluidoessigsäureäthylester[4]) $(CH_3 \cdot CO \cdot O \cdot Hg)_2 \cdot C_6H_2(CH_3) \cdot NH \cdot CH_2 \cdot COOC_2H_5$. 1 g o-Toluidoessigsäureäthylester wird zu einer Lösung von 3,43 g Quecksilberacetat in 25 ccm Methylalkohol hinzugegeben. Verwachsene Nädelchen. Ausbeute 83,1% der Theorie. Schmelzp. 164° (korr. 167°). Unlöslich in Essigäther und schwer löslich in Alkohol; spielend löslich in Ammoniak.

Monoacetatquecksilber-m-toluidoessigsäureäthylester[5]) $CH_3 \cdot CO \cdot O \cdot Hg \cdot C_6H_3(CH_3) \cdot NH \cdot CH_2 \cdot COOC_2H_5 = C_{13}H_{17}O_4NHg$. 2,5 g m-Toluidoessigsäureäthylester werden in 20 ccm Methylalkohol gelöst und mit 4,1 g Quecksilberacetat in 10 ccm Wasser versetzt. Ausbeute 63% der Theorie. Schmelzp. 127° (korr. 127,5°). In seinen Löslichkeitsverhältnissen gleicht der stets nur etwas leichter lösliche Ester dem entsprechenden Orthoderivat. Durch Verseifung mit alkoholischer Natronlauge entsteht **Monooxyquecksilber-m-toluidoessigsäureanhydrid** $\overline{Hg \cdot C_6H_3(CH_3) \cdot NH \cdot CH_2 \cdot CO \cdot O}$. Gelbes Produkt. — Ein **Diacetatquecksilberderivat** zu isolieren gelingt beim m-Toluidoessigester nicht; ein entsprechender Ansatz liefert stets eine ölige Ausscheidung, anscheinend ein Gemisch aus dem mono- und trisubstituierten Ester, welch letzterer sich besonders leicht zu bilden scheint[5]).

Triacetatquecksilber-m-toluidoessigsäureäthyläther[5]) $(CH_3 \cdot CO \cdot OHg)_3C_6H(CH_3) \cdot NH \cdot CH_2 \cdot COOC_2H_5 = C_{17}H_{21}O_8NHg_3$. 1 g m-Toluidoessigsäureäthylester wird in 20 ccm Methylalkohol mit 5,16 g Quecksilberacetat versetzt. Nach einigen Tagen sind etwa 20% des gebildeten Triacetats auskrystallisiert; der Rest kann als Chlorid gewonnen werden. Schmelzp. unscharf gegen 182° (korr. 185°). Schwer löslich in Methyl- und Äthylalkohol; leicht löslich in Ammoniak; unlöslich in den sonst üblichen Solvenzien.

---

1) Fritz Ullmann u. Eduard Kopetschni, Berichte d. Deutsch. chem. Gesellschaft **44**, 425—431 [1911].

2) H. D. Dakin, Journ. of biol. Chemistry **9**, 123—128 [1911].

3) J. Th. Bornwater, Koninkl. Akad. van Wetensch. Amsterdam, Wisk. en Natk. Afd. **19**, 1408—1411 [1911]; Chem. Centralbl. **1911**, II, 442.

4) Walter Schoeller u. Walter Schrauth, Berichte d. Deutsch. chem. Gesellschaft **45**, 2814 [1912].

5) Walter Schoeller u. Walter Schrauth, Berichte d. Deutsch. chem. Gesellschaft **45**, 2816—2817 [1912].

Monoacetatquecksilber-p-toluidoessigsäureäthylester[1]) $CH_3 \cdot CO \cdot O \cdot Hg \cdot C_6H_3(CH_3) \cdot NH \cdot CH_2 \cdot COOC_2H_5 = C_{13}H_{17}O_4NHg$. In einer Lösung von 2,5 g p-Toluidoessigsäureäthylester werden 4,2 g Quecksilberacetat hinzugefügt. Nach 2 Tagen sind 4,5 g Substanz ausgeschieden. Nädelchen. Schmelzp. 139° (korr. 140°). In ihren Lösungsverhältnissen gleicht die Verbindung ihren Isomeren. Durch Verseifung mit 2 Mol. m-Natronlauge und Ansäuern mit der für 1 Mol. berechneten Menge n-Schwefelsäure entsteht: **Monooxyquecksilber-p-toluidoessigsäureanhydrid** $C_9H_9O_2NHg$ als weißer, amorpher Körper.

Glykokolldithiocarbonsäuremonobenzylester[2]) $C_{10}H_{11}NO_2S$

$$\begin{array}{l} CH_2-N\begin{matrix}\diagup H \\ \diagdown CS \cdot S \cdot CH_2 \cdot C_6H_5\end{matrix} \\ | \\ COOH \end{array}$$

7,5 g Glykokoll werden mit 14 ccm wässeriger Kalilauge von 78,6% völlig gelöst und mit 6,3 ccm Schwefelkohlenstoff auf der Maschine so lange (2—3 Stunden) geschüttelt, bis eine homogene rote Flüssigkeit entsteht. Darauf werden 11,4 ccm Benzylchlorid dazugegeben und 2—3 Stunden geschüttelt. Nach Ausschütteln mit Äther wird die alkalische Lösung im Scheidetrichter von der ätherischen Lösung getrennt, in Eiswasser gekühlt und tropfenweise mit Salzsäure versetzt, bis Kongopapier gebläut wird. Das Rohprodukt wird aus heißem Wasser umkrystallisiert. Ausbeute 12 g oder 50% der Theorie. Zentimeterlange, breite, silberglänzende, farblose Nadeln aus heißem Wasser. Schmelzp. 165°. Fast unlöslich in kaltem, leichter in heißem Wasser; löslich in Alkohol, Aceton, warmem Chloroform; sehr wenig löslich in Ligroin. 100 ccm der gesättigten wässerigen Lösung enthalten 0,0096 g **Bariumsalz** $[C_{10}H_{10}NO_2S_2]_2Ba$. Lange Nadeln. Die wässerige Lösung des Salzes reagiert neutral auf Lackmus.

Benzylglycinäthylester[3]) $C_6H_5 \cdot CH_2 \cdot NH \cdot CH_2 \cdot COOC_2H_5$. Man mischt 2 Mol. Benzylamin mit 1 Mol. Chloressigester und kühlt sofort stark. Nach mehrstündigem Stehen extrahiert man den weichen Krystallbrei mit Äther, wobei salzsaures Benzylamin zurückbleibt. Farblose, aromatisch riechende Flüssigkeit. Siedep. bei 18 mm Druck 153—154°. Beim Abdampfen des Esters mit 38proz. Salzsäure erhält man Benzylglycinhydrochlorid.

Salzsaures Benzylglycylchlorid[3]) $C_6H_5 \cdot CH_2 \cdot NH \cdot CH_2 \cdot COCl \cdot HCl = C_9H_{11}ONCl_2$. 4 g scharf getrocknetes und staubfein zerriebenes Benzylglycin werden mit 40 g frisch destillierten Acetylchlorid übergossen und unter Kühlung mit 4 g feinzerriebenem Phosphorpentachlorid in 2 Portionen versetzt. Nach 7stündigem Schütteln ist die Ausbeute an ausgefallenen feinen Nadeln 3,6 g.

3, 4-Methylendioxybenzylglycinäthylesterchlorhydrat[3]) $C_{12}H_{15}O_4N \cdot HCl = CH_2O_2 : C_6H_3 \cdot CH_2 \cdot NH \cdot CH_2 \cdot COOC_2H_5 \cdot HCl$. Man mischt 2 Mol. 3-4-Methylendioxybenzylamin (aus Piperonaloxim mit 5proz. Natriumamalgam in alkoholischer Lösung reduziert) mit 1 Mol. Chloressigsäureäthylester und kühlt stark. Nach einigen Stunden extrahiert das Reaktionsprodukt mit Äther und leitet in die ätherische Lösung Salzsäure. Weiße Nadeln aus Essigäther. Schmelzp. 157—158°. Leicht löslich in Alkohol, Aceton und Chloroform.

3, 4-Methylendioxybenzylglycin[3]) $C_{10}H_{11}O_4N = CH_2O_2 : C_6H_3 \cdot CH_2 \cdot NH \cdot CH_2 \cdot COOH$. Man kocht den Äthylesterchlorhydrat eine halbe Stunde mit der doppelt molekularen Menge Kaliumhydroxyd. Die Lösung wird mit Salzsäure genau neutralisiert und etwas eingeengt. Krystalle aus Wasser. Schmelzp. 206—207° unter Aufschäumen.

Salzsaures 3, 4-Methylendioxybenzylglycylchlorid[3]) $C_{10}H_{11}O_3NCl_2 = CH_2O_2 : C_6H_3 \cdot CH_2 \cdot NH \cdot CH_2 \cdot COCl \cdot HCl$. Aus 3 g 3,4-Methylendioxybenzylglycin, 60 g Acetylchlorid und 4,5 g Phosphorpentachlorid. Eigenschaften und Verhalten wie bei Benzylglycylchlorid. Beim Kochen mit Nitrobenzol entsteht Di[3,4-methylendioxybenzyl]-α, γ-diketopiperazin.

Benzylmethylglycinäthylester[3]) $C_{12}H_{17}O_2N = C_6H_5 \cdot CH_2\underset{\displaystyle CH_3}{\underset{|}{N}} \cdot CH_2 \cdot COOC_2H_5$. Aus Benzylmethylamin und Chloressigester, wie bei Benzylglycinester beschrieben. Weißes, aromatisch riechendes Öl. Siedep. unter 13 mm Druck 138°. — Das **Hydrochlorid** konnte nur als Sirup erhalten werden. — Das **Platinsalz** bildet orangefarbene, derbe Krystalle, Schmelzp. 148—149°, das **Pikrat** kurze, derbe Prismen, Schmelzp. 122—123°.

---

[1]) Walter Schoeller, u. Walter Schrauth Berichte d. Deutsch. chem. Gesellschaft **45**, 2817 [1912].

[2]) M. Siegfried u. O. Weidenhaupt, Zeitschr. f. physiol. Chemie **70**, 153 [1910].

[3]) C. Mannich u. R. Kuphal, Berichte d. Deutsch. chem. Gesellschaft **45**, 314—322 [1912].

Benzylmethylglycin[1]) $C_{10}H_{13}O_2N = C_6H_5 \cdot CH_2 \cdot N(CH_3) \cdot CH_2 \cdot COOH$. Entsteht als salzsaures Salz beim Eindampfen des Äthylesters mit viel konz. Salzsäure. Zur Gewinnung der freien Aminosäure löst man das Salz in heißem Alkohol, neutralisiert genau mit heißer, alkoholischer Kalilauge, saugt das ausgefallene Chlorkalium ab und dampft zur Trockne. Derbe, harte Krystalle aus verdünntem Alkohol. Schmelzp. 189—190° ohne Zersetzung. Leicht löslich in Wasser, schwer in Alkohol. — Das **Hydrochlorid** krystallisiert aus Alkohol. Sintert bei 174° und schmilzt bei 180—181°.

Salzsaures Benzylmethylglycylchlorid[1]) $C_{10}H_{13}O_2NCl_2 = C_6H_5 \cdot CH_2 \cdot N(HCl)(CH_3) \cdot CH_2 \cdot COCl$. Man übergießt 4 g Benzylmethylglycin mit 20 g Acetylchlorid und trägt 6 g Phosphorpentachlorid ein. Die entstehende Lösung scheidet bei längerem Stehen im Eisschrank das Produkt ab. Unter dem Einfluß von Aluminiumchlorid wird in der Weise abgebaut, daß das eine Kohlenstoffatom des Glycinrestes als Kohlenoxyd, das andere bei der Zersetzung mit Wasser als Formaldehyd abgegeben wird, sodaß Benzylmethylamin übrigbleibt.

$$C_6H_5 \cdot CH_2 \cdot N(CH_3) \cdot CH_2 \cdot CO \cdot Cl + H_2O = CO + CH_2O + HCl + C_6H_5 \cdot CH_2 \cdot NH \cdot CH_3 .$$

Phthalylglycinanhydrid[2]) $C_{20}H_{12}N_2O_7$. Mol.-Gewicht: 392,12. Entsteht bei der Umsetzung von Phthalylglycylchlorid und Natriumacetylaceton in Benzollösung als Nebenprodukt. Weiße, bei 242° schmelzende Nadeln. Unlöslich in den meisten Lösungsmitteln. Kann aus Nitrobenzol durch Alkohol gefällt werden. Mit Phenylhydrazin entsteht Phthalylglycylphenylhydrazid, mit Anilin Phthalylglycylanilid.

Bis-Phthalylglycinbenzoylaceton[2]) $C_{30}H_{20}N_2O_8$. Mol.-Gewicht: 536,18. Man läßt Phthalylglycylchlorid auf Natriumbenzoylaceton einwirken. Beim Absaugen der Reaktionsmasse bleibt das Produkt neben Kochsalz und unzersetztem Natriumbenzoylaceton auf dem Filter. Die Reinigung geschieht durch Waschen mit Wasser und Umkrystallisieren aus Alkohol. Schmelzp. 151°. Mit Eisenchlorid entsteht allmählich eine Rötung. Kalte Natronlauge wirkt nicht ein. Phenylhydrazin bildet eine unerquickliche Masse. Behandelt man die Substanz kurze Zeit mit Natriumalkoholat in der Kälte, so wird Phthalylglycyl abgespalten, wobei die Masse wasserlöslich wird. Beim Ansäuern fällt Phthalylglycin und C-Phthalylglycinbenzoylaceton aus.

C-Phthalylglycinbenzoylaceton[2]) $C_{20}H_{15}NO_5$. Mol.-Gewicht: 349,13. Das Rohprodukt wird nach der Behandlung von Bis-Phthalylglycinbenzoylaceton und Ansäuern mit Wasser ausgekocht, wobei die Verbindung ungelöst zurückbleibt. Die Ausbeute ist gering. Schmelzp. 135°. Mit Eisenchlorid tritt sofortige intensive Rotfärbung ein.

Phthalylglycylcyanessigester[3]) $C_{15}H_{12}N_2O_5$. Mol.-Gewicht: 300,12. Aus Phthalylglycylchlorid und Natriumcyanessigester in guter Ausbeute. Das Reaktionsprodukt wird mit verdünnter Schwefelsäure angesäuert und vom Ungelösten abfiltriert. Wenn größere Mengen Phthalylglycylanhydrid entstehen, wird erst mit Wasser ausgeschüttelt, abfiltriert und das Reaktionsprodukt aus seiner in Wasser löslichen Natriumverbindung durch verdünnte Schwefelsäure abgeschieden. Schöne, lange, glänzende Nadeln aus Alkohol. Schmelzp. 149°. Gibt mit Eisenchlorid momentan intensive Rotfärbung. Leicht löslich in Alkalien und Alkalicarbonaten. Aus dieser Lösung wird die Substanz durch Essigsäure nur zum geringen Teil abgeschieden. Mit Phenylhydrazin in alkoholischer Lösung entsteht Phthalylglycylphenylhydrazid. In Eisessiglösung entsteht mit Phenylhydrazin eine Verbindung, Schmelzp. 156°. Wird dem Reaktionsgemisch Wasser zugesetzt, so kann dann mittels Äther die Substanz gewonnen werden. Sie löst sich in Soda, zeigt keine Bülowsche Reaktion und reduziert Fehlingsche Lösung schon in der Kälte. Konz. Schwefelsäure regeneriert den Ester. Es handelt sich wahrscheinlich um ein Additionsprodukt.

Phthalylglycylphenylhydrazid[4]) $C_6H_4(CO)_2N \cdot CH_2 \cdot CO \cdot NH \cdot NH \cdot C_6H_5 = C_{16}H_{13}N_3O_3$. Mol.-Gewicht: 295,13. Aus O-Phthalylglycylacetylaceton mit Phenylhydrazin in Eisessiglösung unter Abspaltung des Phthalylglycyl-Restes. Aus Phthalylglycylchlorid und Phenylhydrazin. Aus dem Anhydrid des Phthalylglycins mit Phenylhydrazin. Aus Phthalylglycylcyan-

[1]) C. Mannich u. R. Kuphal, Berichte d. Deutsch. chem. Gesellschaft **45**, 314—322 [1912].
[2]) Johannes Scheiber, Berichte d. Deutsch. chem. Gesellschaft **46**, 1103 [1913].
[3]) Johannes Scheiber, Berichte d. Deutsch. chem. Gesellschaft **46**, 1104 [1913].
[4]) Johannes Scheiber, Berichte d. Deutsch. chem. Gesellschaft **46**, 1102 [1913].

essigester mit Phenylhydrazin in alkoholischer Lösung. Schmelzp. 192°. Schwer löslich in Äther. Gibt die Bülowsche Reaktion. Beim Erhitzen mit Phenylhydrazin in verdünnter essigsaurer Lösung entsteht Anilidophthalamid $C_6H_4(CO)_2 \cdot N \cdot NH \cdot C_6H_5$.

Phthalylglycylanilid[1]) $C_6H_4\langle{}^{CO}_{CO}\rangle N \cdot CH_2 \cdot CO \cdot NH \cdot C_6H_5 = C_{16}H_{12}N_2O_3$. Mol.-Gewicht: 280,12. Aus Phthalylglycylchlorid und Anilin. Aus Phthalylglycinanhydrid mit Anilin. Weiße Krystalle aus Eisessig. Schmelzp. 231—232°.

Bis-Phthalylglycylacetylaceton[2]) Mol.-Gewicht: 474,16. $C_{25}H_{18}N_2O_8$

$$\begin{array}{l} CH_3 \cdot CO \cdot C \cdot CO \cdot CH_2 \cdot N(CO)_2 \cdot C_6H_4 \\ \quad\quad\quad\;\; \because \\ CH_3 \cdot C \cdot O \cdot CO \cdot CH_2 \cdot N(CO)_2 \cdot C_6H_4 \end{array}$$

Aus Phthalylglycylchlorid und Natriumacetylaceton in Gegenwart von Äther oder Benzol bildet sich vorwiegend diese Verbindung. Weiße Krystalle. Schwer löslich in Alkohol, Äther, Eisessig und Essigäther. Beim Umkrystallisieren aus diesen Lösungsmitteln werden Produkte mit wechselnden Schmelzpunkten erhalten, derart, daß z. B. ein aus Essigäther gewonnenes Präparat vom Schmelzp. 182° (höchster beobachteter Schmelzpunkt) nach Umkrystallisieren aus Eisessig bei 168° schmilzt und umgekehrt. Beim Behandeln mit Natriumalkoholat in der Kälte wird die eine Phthalylglycylgruppe eliminiert; hierbei entsteht C-Phthalylglycylacetylaceton. Mit Anilin bildet sich das Anilid des Phthalylglycylacetylacetons. In alkoholischer Suspension entsteht mit Eisenchlorid allmähliche Rotfärbung. Mit Phenylhydrazin entsteht eine citronengelbe, in Blättchen krystallisierende Substanz, deren Schmelzpunkt nach dem Umkrystallisieren aus Äthylenbromid und Alkohol 192° ist. Es ist Phthalylglycylacetylacetonpyrazolphenylhydrazon.

C-Phthalylglycylacetylaceton[2]) $C_{15}H_{13}NO_5$. Mol.-Gewicht: 287,11. Aus den alkalischen Mutterlaugen der Bis-Phthalylglycinacetylacetonverbindung beim Ansäuern. Ausbeute gering. Krystalle aus Alkohol. Schmelzp. 124°. Löst sich in Natronlauge ohne Zersetzung. Alkoholisches Eisenchlorid ruft sofortige blutrote Färbung hervor. Mit Phenylhydrazin in Eisessiglösung bildet sich Phthalylglycylacetylacetonpyrazolphenylhydrazon.

O-Phthalylglycylacetylaceton[2]) $C_{15}H_{13}NO_5$. Mol.-Gewicht: 287,11. Aus den ätherischen oder benzolischen Mutterlaugen des Bis-Phthalylglycinacetylacetons. Ausbeute gering. Weiße Krystalle. Unlöslich in Natronlauge. Mit Eisenchlorid tritt erst nach längerem Stehen Rotfärbung auf. Nach mehrmaligem Umkrystallisieren Schmelzp. 107°. Phenylhydrazin spaltet in Eisessiglösung den Phthalylglycyl-Rest ab und dabei entsteht Phthalylglycylphenylhydrazid.

Anilid des Phthalylglycylacetylacetons[2]) $C_{21}H_{18}N_2O_4 = C_6H_4(CO)_2N \cdot CH_2 \cdot CO \cdot C(CO \cdot CH_3) : C(CH_3) \cdot NH \cdot C_6H_5$. Mol.-Gewicht: 362,16. Beim Behandeln von Bis-Phthalylglycylacetylaceton mit Anilin. Gelbliche Nadeln aus Eisessig. Schmelzp. 172°.

O-Phthalylglycylbenzoylaceton[3]) $C_{20}H_{15}NO_5$. Mol.-Gewicht: 349,13. Findet sich neben regeneriertem Benzoylaceton im Filtrat des Bis-Phthalylglycinbenzoylacetons. Die Reinigung geschieht durch Umkrystallisieren aus Alkohol. Schmelzp. 147—148°. Mit Eisenchlorid tritt keine Rotfärbung auf; in Natronlauge ist das Produkt unlöslich. Phenylhydrazin spaltet Phthalylglycyl ab.

Phthalylglycylacetylacetonpyrazolphenylhydrazon[4]) $C_{27}H_{23}N_5O_2$. Vielleicht:

$$C_6H_4(CO)_2N \cdot CH_2 \cdot C(:N_2H \cdot C_6H_5) \cdot C\Big\langle\begin{array}{l} C(CH_3){=}N \\ \quad\quad\quad\;\; | \\ C(CH_3){-}N \cdot C_6H_5 \end{array}$$

oder:

$$\begin{array}{l} C_6H_4(CO)_2N \cdot CH_2 \cdot C{-}C \cdot C(CH_3) : N_2H \cdot C_6H_5 \\ \quad\quad\quad\quad\quad\quad\quad\;\; \| \quad\; \rangle C \cdot CH_3 \\ \quad\quad\quad\quad\quad\quad\quad\; N{-}N \cdot C_6H_5 \end{array}$$

Bei der Umsetzung von Bis-Phthalylglycylacetylaceton oder C-Phthalylglycylacetylaceton bzw. Anilid des Phthalylglycylacetylaceton mit Phenylhydrazin in Eisessiglösung. Citronengelbe Blättchen aus Äthylenbromid und Alkohol. Schmelzp. 192°. Verträgt Erhitzen mit Natronlauge und reduziert nicht Fehlingsche Lösung. In konz. Schwefelsäure gelöst, wird es durch Spuren Eisenchlorid prachtvoll kornblumenblau gefärbt.

---

1) Johannes Scheiber, Berichte d. Deutsch. chem. Gesellschaft **46**, 1102 [1913].
2) Johannes Scheiber, Berichte d. Deutsch. chem. Gesellschaft **46**, 1100 [1913].
3) Johannes Scheiber, Berichte d. Deutsch. chem. Gesellschaft **46**, 1104 [1913].
4) Johannes Scheiber, Berichte d. Deutsch. chem. Gesellschaft **46**, 1101 [1913].

Phthalylglycylmalonester[1]) $C_8H_4O_2 : N \cdot CH_2 \cdot CO \cdot CH(COO \cdot C_2H_5)_2$. Aus Phthalylglycylchlorid (1 Mol.) und Natriummalonester (2 Mol.) in Benzol. Prismen aus Alkohol. Schmelzp. 68—68,5°. Wenig löslich in Wasser mit saurer Reaktion. Die alkoholische Lösung färbt sich mit Eisenchlorid tiefrot. Beim Erhitzen mit konz. Salzsäure entsteht Aminoaceton. Das Natriumsalz wird beim Kochen der wässerigen Lösung unter Bildung von Phthalylglycin gespalten. — **Natriumsalz** $Na \cdot C_{17}H_{16}O_7N$. Nadeln. — **Ammoniumsalz** $NH_4 \cdot C_{17}H_{16}O_7N$. Krystalle. Zersetzt sich von 210° ab. Schmelzp. zwischen 255° und 260°. — **Monobromderivat** $C_{17}H_{16}O_7NBr$. Aus dem Ester und Brom in Chloroform. Nadeln aus Alkohol. Schmelzp. 122—122,5°. — **Monochlorderivat** $C_{17}H_{16}O_6NCl$. Nadeln aus Amylalkohol. Schmelzp. 95—96°.

Phthalylglycylbenzylmalonester[1]) $C_8H_4O_2 : N \cdot CH_2 \cdot CO \cdot C(C_7H_7)(COOC_2H_5)_2$. Aus dem Natriumsalz des Phthalylglycylmalonesters und Benzylchlorid bei 185°. Würfel aus Alkohol. Schmelzp. 98°.

Phthalylphenylglycinchlorid[1]) $C_8H_4O_2 : N \cdot CH(C_6H_5) \cdot COCl$. Aus Phthalylphenylglycin und Phosphorpentachlorid. Krystalle aus Benzol. Schmelzp. 141—143°.

Phthalylphenylglycinmalonester[1]) $C_8H_4O_2 : N \cdot CH(C_6H_5) \cdot CO \cdot CH(COOC_2H_5)_2$. Aus dem Chlorid und Natriummalonester in Benzol. Blättchen und Prismen aus Alkohol. Schmelzp. 104—105°. Färbt sich mit Ferrichlorid rot. Liefert beim Erhitzen mit konz. Salzsäure und Eisessig auf 100° α-Amino-α-phenylaceton.

Diglykolamidsäure. Entsteht bei der Einwirkung von Quecksilberchlorid auf Glykokoll[2]). Man gewinnt sie aus dem Filtrat der Triglykolaminsäure über das schwerlösliche Zinksalz. Krystalle aus heißem Wasser. Färbt sich gegen 200° gelbbraun und schmilzt bei 225° unter Zersetzung und Aufschäumen. Verhält sich gegen Kalilauge einbasisch[3]). Bei der Einwirkung von Kaliumcyanid auf Formaldehyd[4]).

Triglykolamidsäure. Entsteht bei der Einwirkung von Quecksilberchlorid auf Glykokoll[5]). Bei der Einwirkung von Kaliumcyanid auf Formaldehyd[4]). Beim Durchblasen von Wasserdampf durch das Reaktionsprodukt von reinem Cyankalium und Formaldehyd in Wasser geht nur Ammoniak über. Aus dem Rückstand erhält man nach dem Einengen Triglykolamidsäure. Krystalle aus heißem Wasser. Färbt sich bei 220° gelbbraun und schmilzt bei 239° unter Aufschäumen und Zersetzung. Verhält sich Kalilauge gegenüber zweibasisch. — **Triäthylester** $C_{12}H_{21}O_6N$. Öl. Siedepunkt unter 16 mm Druck 180°[3]).

N-Trimethylglycinmethylester. Entsteht in geringen Mengen (1,3%) bei der Methylierung von Glykokoll mit Dimethylsulfat[6]).

N-Diäthylaminoessigsäure.[7]) Entsteht bei der Einwirkung von Diäthylsulfat auf Glykokoll. Aus 5 g Aminosäure werden 3,96 g Kupfersalz erhalten. Bis 8 mm lange, weiße Nadeln. Ist ziemlich flüchtig. — **Kupfersalz** $(C_6H_{112}NO_2)_2Cu + 2 H_2O$. Ultramaringefärbte Nadeln. — Das **Chlorhydrat** ist nicht flüchtig.

N-Diäthylaminoessigsäureäthylester.[7]) Entsteht bei der Einwirkung von Diäthylsulfat auf Glykokoll. Aus 5 g Aminosäure erhält man 5,76 g Platindoppelsalz. — **Platindoppelsalz.** Orangegelbe, regelmäßig entwickelte, wasserfreie Tafeln des monosymmetrischen Systems: $(C_8H_{18}NO_2Cl)_2PtCl_4$.

Glykocyamin. Gibt mit Diketohydrindenhydrat keine Färbung[8]).

Glykocyamidin. Zur Darstellung aus Glycocyamin übergießt man 5 g des letzteren in einem Reagensglas mit so viel reiner konz. Schwefelsäure, daß dieses das Glykocyamin noch eben bedeckt, erhitzt das Gemisch 24 Stunden im Wasserbade, verdünnt mit Wasser, macht durch Natronlauge alkalisch, darauf durch Essigsäure sofort wieder schwach sauer, fällt das gebildete Glykocyamidin mit Quecksilberchlorid in Gegenwart von Natriumacetat und zersetzt die Quecksilberchloridverbindung durch Schwefelwasserstoff. 20 g Glykocyamin liefern hierbei 19—20 g reines Glykocyamidinhydrochlorid. Farblose, zu Drusen gruppierte Nadeln, die sich bei 200° bräunen und bei 208—210° unter Schwärzung schmelzen[9]).

---

[1]) Ernst Pfaehler, Berichte d. Deutsch. chem. Gesellschaft **46**, 1702 [1913].
[2]) M. Siegfried, Zeitschr. f. physiol. Chemie **73**, 194 [1911].
[3]) Karl Polstorff u. Hermann Meyer, Berichte d. Deutsch. chem. Gesellschaft **45**, 1905 bis 1912 [1912].
[4]) Hartwig Franzen, Journ. f. prakt. Chemie [2] **86**, 133—149 [1912]; Chem. Centralbl. **1912**, II, 706.
[5]) M. Siegfried, Zeitschr. f. physiol. Chemie **73**, 202 [1911].
[6]) J. Novák, Berichte d. Deutsch. chem. Gesellschaft **45**, 839 [1912].
[7]) J. Novák, Berichte d. Deutsch. chem. Gesellschaft **45**, 839—841 [1912].
[8]) Emil Abderhalden u. Hubert Schmidt, Zeitschr. f. physiol. Chemie **72**, 38 [1911].
[9]) Ernst Schmidt, Zeitschr. d. allg. österr. Apoth.-Vereins **50**, 249—250 [1912].

Hippursäure (Bd. IV, S. 429).

Bildung: Die Leber des Kaninchens besitzt die Fähigkeit, Benzoesäure synthetisch in Hippursäure umzuwandeln, während der Kaninchenmuskulatur diese Fähigkeit abgeht. Die Größe der Hippursäuresynthese ist weder durch Glykokoll noch durch zahlreiche andere Substanzen (fettsaure Ammonium- oder Natriumsalze) zu beeinflussen[1]). Kaninchen, welche per os pro Kilogramm Körpergewicht 1—1,5 g Phenylglyoxal $C_6H_5 \cdot CO \cdot CHO$ erhielten, scheiden im Harn l-Mandelsäure und Hippursäure aus[2]).

Darstellung: Isolierung der Hippursäure aus dem Harn: Der Harn wird zum dünnen Sirup eingedampft, 4 mal mit 92 proz. Alkohol in der Wärme extrahiert, der Alkohol abgedampft, der Rückstand in wenig Wasser aufgenommen, die wässerige Lösung mit 50 bis 100 ccm 25 proz. Phosphorsäure angesäuert und 4 mal 12 Stunden mit Äther extrahiert. Der Ätherrückstand wird in 50 ccm Wasser aufgenommen, die wässerige Lösung mit Tierkohle entfärbt, das Filtrat mit Chloroform ausgeschüttelt, darauf mit 5—10 ccm 25 proz. Phosphorsäure angesäuert und 5 mal mit Essigäther ausgeschüttelt. Der Essigätherauszug hinterläßt nach dem Verjagen des Lösungsmittels die Hippursäure in recht reiner Form. Sie wird mit wenig Petroläther ausgekocht und aus wenig Wasser umkrystallisiert[3]).

Bestimmung. Bestimmung von Hippursäure und peptidgebundenen Stickstoff. V. Henriques und S. P. L. Sörensen empfehlen für Harn folgende Methode[4]). 50 ccm Harn werden mit ca. 5 ccm ca. $^1/_5$ n-Salzsäure versetzt und darauf 6 mal mit Äthylacetat geschüttelt, um die Hippursäure zu extrahieren. Der zum Ausschütteln benutzte Essigäther wird einmal mit Wasser gewaschen und darauf zur Hippursäurebestimmung verwendet, während das Waschwasser mit dem Harn gemischt, zur Bestimmung des peptidgebundenen Stickstoffs dient. Der Essigäther wird abdestilliert und der Rückstand 2—3 Stunden mit 50 ccm ca. 30 proz. Salzsäure gelinde gekocht. Hierdurch wird die gesamte Hippursäure in Benzoesäure und Glykokoll gespalten und die Stickstoffmenge des letzteren läßt sich dann nach Eindampfung der Lösung auf dem Wasserbade und Neutralisation mit $^1/_5$ n-Natronlauge (Lackmuspapier als Indicator) durch die übliche Formoltitration bestimmen. Der hippursäurefreie Harn wird mit 50 ccm konz. Salzsäure versetzt und in einem langhalsigen Kjeldahlkolben auf dem Drahtnetze 3 Stunden lang gelinde gekocht, darauf auf dem Wasserbade eingeengt. Der Rückstand wird mittels normaler Natronlauge und möglichst wenig Wasser in einen 50 ccm-Meßkolben überführt und mit 1 ccm Phenolphthaleinlösung und 2 g festem Bariumchlorid versetzt, schließlich wird mit Wasser oder mit gesättigter Barytlösung bis zur Marke nachgefüllt. Nach Umschütteln und Stehenlassen ca. 15 Minuten wird durch einen trockenen Filter filtriert, und aus dem Filtrat werden 40 ccm in einen 100 ccm-Meßkolben gebracht. Die Lösung wird mit Salzsäure schwach angesäuert und außerdem werden noch 5 ccm normaler Salzsäure zugesetzt, worauf die Flüssigkeit durch Zutröpfeln von 20 ccm ca. $^1/_3$ n-Silbernitratlösung entfärbt wird. Nach Auffüllung mit kohlensäurefreiem Wasser wird filtriert und aus 80 ccm des Filtrats wird das Ammoniak ausgetrieben. Der Destillationsrückstand wird in Salzsäure gelöst und die Lösung in einen 100 ccm-Meßkolben übergeführt, neutralisiert und genau so behandelt, wie bei der Ausführung der Aminosäurebestimmung beschrieben ist. Zur Formoltitrierung werden 50 ccm der neutralisierten Lösung verwendet. Die Differenz zwischen dem Aminosäurestickstoff nach und vor der Salzsäurebehandlung gibt die in 16 ccm Harn vorhandene peptidgebundene Stickstoffmenge an. Wenn die Hippursäuremenge klein ist oder aus anderen Gründen bedeutungslos erscheint, die Menge derselben zu bestimmen, kann man das oben erwähnte Ausschütteln mit Essigäther unterlassen und den Harn direkt mit Salzsäure behandeln; in diesem Falle wird der Hippursäurestickstoff als peptidgebundener Stickstoff mit in Rechnung gezogen.

Nach Folin und Flanders[5]). Man vermischt 100 ccm Harn mit 10 ccm 5 proz. Natronlauge und dampft auf dem Wasserbade zur Trockne, wodurch die im Harn enthaltene Hippursäure in Benzoesäure umgewandelt wird. Man bringt den Rückstand mittels 25 ccm Wasser und 25 ccm Salpetersäure in einen mit Rückflußkühler versehenen Kolben, kocht zwecks Zerstörung der im Harn enthaltenen Farbstoffe und ähnlicher Substanzen $4^1/_2$ Stunden

---

1) E. Friedmann u. Hermann Tachau, Biochem. Zeitschr. **35**, 88—103 [1911].
2) H. D. Dakin u. H. W. Dudley, Journ. of biol. Chemistry **14**, 155—157 [1913].
3) E. Friedmann, Biochem. Zeitschr. **35**, 49—56 [1911].
4) V. Henriques u. S. P. L. Sörensen, Zeitschr. f. physiol. Chemie **64**, 120—193 [1910].
5) Otto Folin u. Fred F. Flanders, Journ. of biol. Chemistry **11**, 257—263 [1910].

lang unter Zusatz von 0,2 g Cuprinitrat, bringt den Kolbeninhalt in einen Scheidetrichter, sättigt mit Ammoniumsulfat, schüttelt mit Chloroform aus, wäscht die vereinigten Chloroformauszüge durch einmaliges Ausschütteln mit einer gesättigten, etwas Salzsäure enthaltenden Kochsalzlösung und titriert die in der Chloroformlösung enthaltene Benzoesäure mit $^{1}/_{10}$ n-Natriumäthylat und Phenolphtalein.

Nach Steenbock[1]) kocht man 100 ccm Harn 2 Stunden lang mit 10 g Natronlauge und 25 ccm Wasserstoffsuperoxyd, wodurch die Hippursäure verseift wird und die im Harn vorkommenden Farbstoffe oxydiert werden. Man säuert mit Schwefelsäure an, fügt etwas Bromwasser hinzu, füllt auf 200 ccm auf, filtriert, schüttelt 50 ccm des Filtrats mit Äther aus, verdampft den Äther, sublimiert die zurückbleibende Benzoesäure und wägt das Sublimat. Will man auch die im Harn enthaltene Phenacetursäure bestimmen, so verfährt man ebenso, titriert aber zuletzt noch mit $^{1}/_{20}$ n-Natronlauge; ein Vergleich des Trockengewichtes mit dem Ergebnis der Titration lehrt, wieviel Benzoesäure und wieviel aus Phenacetursäure entstandene Phenylessigsäure in dem trockenen Sublimationsprodukt enthalten war.

Nach Hryntschak. 100 ccm Harn werden mit etwa 10 g Natronlauge in einem 1 l fassenden Kolben unter Rückflußkühlung $2^{1}/_{2}$ Stunden über freier Flamme gekocht. Hierauf wird der Kühler gelüftet, Kaliumpermanganat in Substanz in kleinen Dosen unter zeitweiligem Umschütteln hinzugefügt und noch 5—7 Minuten gelinde gekocht. Für menschlichen Harn genügen 10 g; jedenfalls muß am Ende der Operation die Flüssigkeit eine rote oder violette Farbe aufweisen. Nach Erkalten werden einige Eisstückchen und ungefähr 15 g Natriumbisulfit in Substanz zugegeben. Der Kühler wird wieder aufgesetzt, der Kolben gekühlt und nunmehr durch den Kühler 50 proz. Schwefelsäure portionsweise zugeschüttelt, bis aller Braunstein in Lösung gegangen ist. Zweckmäßig ist es, den Kolben jetzt einige Stunden stehen zu lassen. Der Kühler und der Kolben werden ebenfalls mit Äther nachgeprüft. Nach Verjagen des Äthers wird die Benzoesäure in Chloroform aufgenommen und nach Entfernung derselben gewogen[2]).

Zur Bestimmung im Blut wird dieses mit der 6fachen Menge 93 proz. Alkohol versetzt, koliert, der Niederschlag ausgepreßt, das Filtrat bis fast zur Trockne eingeengt, der Rückstand in wenig heißem Wasser aufgenommen, nach Zusatz von 3 ccm 10 proz. Natriumbicarbonatlösung 3 mal mit Essigäther ausgeschüttelt. Nun wird mit etwa 20 ccm 25 proz. Phosphorsäure angesäuert und 5 mal mit Essigäther ausgeschüttelt. Der ätherische Rückstand wird 5 mal mit Petroläther ausgekocht und der Petrolätherauszug filtriert. Die in Petroläther unlöslichen Krystalle werden in heißem Essigäther gelöst, der ätherische Rückstand in heißem Wasser gelöst, mit Tierkohle entfärbt, die Lösung eingeengt und die gewonnenen Krystalle gewogen. Nach diesem Verfahren werden etwa 75% der dem Blute zugesetzten Hippursäure wiedergewonnen[3]).

Eine colorimetrische Methode, die auf der Bildung eines Pigmentes durch die Einwirkung von heißer Natriumhyprobromitlösung beruht, hat Mutch[4]) angewendet.

Physiologische Eigenschaften: Ziegen, Kaninchen und ein junges Kalb erhielten einige Tage hindurch per os Benzoesäure; während dieser Zeit wurde der Harn der Tiere auf seinen Gehalt an Gesamtstickstoff und Hippursäure untersucht. Die Menge der ausgeschiedenen Hippursäure und demnach auch des ausgeschiedenen Glykokolls übertraf die normalerweise in den Gewebeproteinen enthaltenen Glykokollmengen stets in beträchtlichem Maße; einmal waren 38% des insgesamt ausgeschiedenen Stickstoffs Glykokollstickstoff in Form von Hippursäure. Die Bildung der Hippursäure hing nicht von der Menge des abgebauten Proteins ab, sondern entsprach innerhalb gewisser Grenzen der Menge der verfütterten Benzoesäure. Da die Benzoatfütterung gleichzeitig eine wesentliche Steigerung der Menge des ausgeschiedenen Gesamtstickstoffs bewirkte, so muß man annehmen, daß unter dem Einfluß der verfütterten Benzoesäure mehr Eiweiß abgebaut wird, als es normalerweise geschieht, und daß das als Hippursäure zur Ausscheidung kommende Glykokoll diesem Extraeiweiß entstammt[5]). Epstein und Bookman[6]) verfolgten die Hippursäureausscheidung von Kaninchen unter

[1]) H. Steenbock, Journ. of biol. Chemistry **11**, 201—209 [1912].

[2]) Theodor Hryntschak, Biochem. Zeitschr. **43**, 315—322 [1912]; Chem. Centralbl. **1912**, II, 1494.

[3]) E. Friedmann u. Hermann Tachau, Biochem. Zeitschr. **35**, 88—103 [1911].

[4]) N. Mutch, Journ. of Physiol. **44**, 176—190 [1912]; Chem. Centralbl. **1912**, II, 730.

[5]) A. J. Ringer, Journ. of biol. Chemistry **10**, 327—328 [1911]; Chem. Centralbl. **1911**, I, 92.

[6]) Albert A. Epstein u. Samuel Bookman, Journ. of biol. Chemistry **10**, 353—371 [1911]; Chem. Centralbl. **1913**, I, 430.

normalen Umständen, im Hungerzustande und nach Verfütterung wechselnder Mengen Benzoesäure. Die Wirkung der Benzoesäure bei der Bildung von Hippursäure ist eine selektive; sie verbindet sich direkt mit Glykokoll oder mit anderen Radikalen, die sich nachher in Glykokoll umwandeln. Dabei kann es sich um eine Zerstörung höherer Aminosäuren oder aber um einen Aufbau aus einfacherern Substanzen handeln[1]).

Kaninchen erhielten per os wechselnde Mengen Benzoesäure; nach Erzielung einer maximalen Hippursäureausscheidung verabreichte man den Tieren subcutan Leucin oder per os Benzoylleucin und ermittelte, wieviel Gesamtstickstoff und wieviel Hippursäurestickstoff unter diesen Bedingungen ausgeschieden wurde. Während das freie Leucin die Hippursäureausscheidung nicht beeinflußte, verursachte Benzoylleucin eine bedeutende Steigerung derselben und zwar wirkt es sowohl dadurch, daß sein Benzoylradikal das im Organismus verfügbare Glykokoll bindet, wie auch dadurch, daß das Leucin, wenn es an die Benzoylgruppe gebunden ist, selbst in Glykokoll umgewandelt wird. Durch Verfütterung von Phosphoröl wurde bei fastenden Kaninchen eine gesteigerte Ausscheidung von Hippursäure erzielt; bei nichtfastenden Tieren hatte die Verabreichung von Phosphor keinen Einfluß auf die Hippursäureausscheidung[2]).

Bei subcutaner Einfuhr von Hexahydrobenzoesäure und Hexahydroanthranilsäure bei Hunden war eine deutliche Vermehrung der ausgeschiedenen Hippursäure nachweisbar, während nach Applikation von Cyclohexanessigsäure und Cyclohexanolessigsäure weder eine Vermehrung der Hippursäure noch das Auftreten von Phenacetursäure im Harn der Versuchstiere nachgewiesen werden konnte[3]). Nach der Einspritzung einer 6 proz. Lösung von Natriumhippurat in die Jugularvene von Kaninchen war eine primäre Steigerung (maximal 9 mm) des Blutdrucks gefolgt von einer Druckerniedrigung (maximal 30 mm). 3 proz. Lösungen verursachten eine unbedeutende Erhöhung[4]). In den verschiedenen Organen kommt ein Ferment vor, das Hippursäure zu spalten vermag[5]). Das Enzym der Harnsäuregärung ist von dem der Hippursäuregärung verschieden[6]). Bei dem Gasaustausch der überlebenden Froschmuskulatur hat Hippursäure eine giftige Wirkung[7]).

Normaler Harn enthält eine Verbindung, die das rasche Verschwinden des charakteristischen Absorptionsspektrums des Hämoglobins bewirkt. Die Versuche von Dermok[8]) zeigen, daß diese Wirkung auf der Gegenwart von Hippursäure beruht. Einwirkung auf die Entwicklung und Knollenbildung der Radieschen[9]).

Penicillium crustaceum, Penicillium brevicaule, Aspergillus glaucus und Cladosporium herbarum können Hippursäure als einzige Stickstoffquelle verwerten. Penicillium glaucum, Aspergillus niger, Aspergillus glaucus, Isaria farinosa, Botrytis Bassiana, Phytophtora, Cladosporium, Fusisporium können Hippursäure als gemeinsame, alleinige Kohlenstoff- und Stickstoffquelle verwerten[10]). Auf einer Nährlösung, die Hippursäure als einzige Stickstoffquelle enthielt, zeigten die Schimmelpilze Phytophtora infestans, Mucor Boidin, Aspergillus niger, Isaria farinosa, Botrytis Bassiana und ein Fusisporium aus dem Stengel einer blattrollkranken Kartoffel befriedigende Entwicklung unter Bildung von Ammoniak[11]). Die Spaltung der Hippursäure durch Penicillium expansum, Aspergillus clavatus, Aspergillus fumigatus, Penicillium roqueforti, Penicillium camemberti, Aspergillus niger und Takadiastase haben Dox und Neidig[12]) quantitativ durch Formoltitration ermittelt. Die Versuche ergaben in jedem

---

1) Albert A. Epstein u. Samuel Bookman, Journ. of biol. Chemistry **10**, 353—371 [1911]; Chem. Centralbl. **1912**, I, 430.

2) Albert A. Epstein u. Samuel Bookman, Journ. of biol. Chemistry **13**, 117—131 [1912]; Chem. Centralbl. **1913**, I, 638.

3) E. Friedmann, Biochem. Zeitschr. **35**, 49—56 [1911].

4) E. Louis Backman, Centralbl. f. Physiol. **26**, 166—169 [1912].

5) N. Mutch, Journ. of Physiol. **44**, 176—190 [1912]; Chem. Centralbl. **1912**, II, 730.

6) Alexander Kossowicz, Zeitschr. f. Gärungsphysiologie **1**, 121—123 [1912]; Chem. Centralbl. **1912**, II, 1300.

7) Torsten Thunberg, Skand. Archiv f. Physiol. **29**, 1—28 [1913]; Chem. Centralbl. **1913**, I, 2054.

8) F. Alex Mc Dermok, Journ. Amer. Chem. Soc. **33**, 992—995 [1911]; Chem. Centralbl. **1911**, II, 577.

9) Marin Molliard, Compt. rend. de l'Acad. des Sc. **153**, 958—960 [1911].

10) Alexander Kossowicz, Zeitschr. f. Gärungsphysiol. **2**, 51—55 [1912]; Chem. Centralbl. **1913**, I, 640.

11) Alexander Kossowicz, Zeitschr. f. Gärungsphysiol. **1**, 60—62 [1912].

12) Arthur W. Dox u. Ray E. Neidig, Zeitschr. f. physiol. Chemie **85**, 68—71 [1913]; Chem. Centralbl. **1913**, II, 358.

Fall eine entschiedene Spaltung der Hippursäure; das Alter der Kultur scheint während der ersten 4 Wochen wenig Einfluß auf den Umfang der Spaltung zu haben. Ammoniak hatte sich bei den Versuchen nur in kleinen Mengen gebildet.

Wird von Aspergillus niger, Aspergillus fumigatus, Aspergillus clavatus, Penicillium camamberti, Penicillium roqueforti und Penicillium expansum gespalten[1]).

Physikalische und chemische Eigenschaften: Gibt mit Triketohydrindenhydrat keine Färbung[2]).

Derivate: Hippursaures Barium[3]) $Ba(C_9H_8O_3N)_2 \cdot 5\,H_2O$. Blättchen aus Wasser. Schmelzp. getrocknet 120°.

Hexahydrohippursäure[4]) $C_9H_{15}O_3N = C_6H_{11} \cdot CO \cdot NH \cdot CH_2 \cdot COOH$. Hexahydrobenzoesäure wird mit Phosphorpentachlorid in Hexahydrobenzoylchlorid verwandelt, dann mit einer wässerigen Glykokollösung in Gegenwart von Alkali gekuppelt. Farblose Nadeln aus siedendem Wasser. Schmelzp. 152°. Wenig löslich in kaltem, leichter in heißem Wasser, Alkohol und Äther. — **Kupfersalz** $(C_9H_{14}O_3N)_2Cu$. Bläuliche Blättchen. — **Methylester** $C_{10}H_{17}O_3N$. Farblose Nadeln. Schmelzp. 100—101°. Wenig löslich in kaltem Wasser und Alkohol; ziemlich löslich in heißem Wasser und Alkohol. — **Äthylester** $C_{11}H_{19}O_3N$. Nadeln. Schmelzp. 75—76°. — **Amid** $C_9H_{16}O_2N_2$. Weiße Krystalle aus Wasser. Schmelzp. 195 bis 196°. Ziemlich löslich in heißem Wasser, Alkohol und Methylalkohol. Bei der Destillation unter gewöhnlichem Druck in Gegenwart von Zinkchlorid geht die Hexahydrohippursäure in Hexahydrobenzoinsäure $C_6H_{11}CN$ über[4]).

C-Hippurylmalonester $C_6H_5 \cdot CO \cdot NH \cdot CH_2 \cdot CO \cdot CH \cdot (COOC_2H_5)_2$[5]). Bildung aus Hippurylchlorid und Na-Malonester. Schmelzp. 85°. Löslich in Alkali. Gibt $FeCl_3$-Reaktion.

Hippurylmalonsäureesterpyrazolon

$$\begin{array}{l} C_6H_5 \cdot CO \cdot NH \cdot CH_2 \cdot \underset{\|}{C} \cdot CH(COOC_2H_5) \cdot \underset{|}{CO} \\ \quad\quad\quad\quad\quad\quad\quad\; N \text{———————} N \cdot C_6H_5 \end{array}$$ [5])

Krystalle aus verdünntem Alkohol. Schmelzp. 122—123°. Löslich in Alkalicarbonat. Gibt $FeCl_3$-Reaktion. Löslich in verdünntem NaOH; mit konz. NaOH fallen Krystalle des Na-Salzes $Na \cdot C_{20}H_{18}O_4N_3$ aus. Durch Säuren wird das Pyrazolon regeneriert.

O-Hippurylacetylaceton $C_6H_5 \cdot CO \cdot NH \cdot CH_2 \cdot CO \cdot O \cdot C(CH_3) : CH \cdot CO \cdot CH_3$[5]). Blättchen aus Chloroform. Schmelzp. 109°. In NaOH unter Zersetzung löslich.

Hippurylcyanessigester $C_6H_5 \cdot CO \cdot NH \cdot CH_2 \cdot CO \cdot CH(CN) \cdot COOC_2H_5$[5]). Nadeln aus Chloroform-Petroläther. Schmelzp. 139°. Löslich in NaOH. Gibt starke $FeCl_3$-Färbung.

3-Benzoyl-2-thiohydantoin[6]) $C_{10}H_8O_2N_2S$. Aus Hippursäure, Kaliumrhodanat, Essigsäureanhydrid und 1 Tropfen Eisessig bei 100°. Viereckige Platten aus Alkohol. Schmelzp. 165°. Gibt mit Benzaldehyd in Eisessig und Natriumacetat 4-Benzal-2-thiohydantoin.

N-gem.-Trimethylhippursäure[7]) $C_6H_5 \cdot CO \cdot N(CH_3) \cdot C(CH_3)_2 \cdot COOH$. Aus Methylaminoisobuttersäure in Aceton + Wasser mittels Benzoylchlorid in Gegenwart von Pyridin. Prismen und Platten aus Essigäther. Schmelzp. 183°. Gibt mit Thionylchlorid das in Platten krystallisierende Chlorid. — **Methylester** $C_6H_5 \cdot CO \cdot N(CH_3) \cdot C(CH_3)_2 \cdot COO \cdot CH_3$. Aus dem Chlorid mittels Natriummethylatlösung. Nadeln aus Wasser. Schmelzp. 101°. Unlöslich in Ammoniak. — **N-gem.-Trimethylhippurylmalonsäuredimethylester** $C_6H_5 \cdot CO \cdot N \cdot (CH_3) \cdot C(CH_3)_2 \cdot CO \cdot CH(COO \cdot CH_3)_2$. Aus Trimethylhippursäurechlorid und Natriummalonsäuredimethylester in Benzol. Säulen aus Essigäther. Schmelzp. 125° unter Zersetzung. Der Schmelzpunkt schwankt mit der Schnelligkeit des Erhitzens, zerfällt beim Kochen mit Wasser in Malonester und Benzoylmethylaminoisobuttersäure.

---

1) A. W. Dox u. R. E. Neidig, Zeitschr. f. physiol. Chemie **85**, 68 [1913].

2) Emil Abderhalden u. Hubert Schmidt, Zeitschr. f. physiol. Chemie **72**, 38 [1911].

3) Eyvind Bödtker, Chem.-Ztg. **36**, 105 [1911].

4) Marcel Godchot, Bull. de la Soc. chim. [4] **9**, 261—264 [1911].

5) J. Scheiber u. H. Reckleben, Berichte d. Deutsch. chem. Gesellschaft **46**, 2412 [1913].

6) Treat B. Johnson u. Ben H. Nicolet, Journ. Amer. Chem. Soc. **33**, 1973—1978 [1911]; Chem. Centralbl. **1912**, I, 1104.

7) S. Gabriel, Berichte d. Deutsch. chem. Gesellschaft **66**, 1319—1358 [1913]; Chem. Centralbl. **1913**, I, 1900.

Urogenin. [1]) Ein Doppelsalz aus dem Lithiumsalz der Hippursäure und Theobromin erwies sich bei der klinischen Untersuchung in mehreren Fällen (Cirrhose und Polyserositis) als ein wirksames Diureticum, namentlich in Kombination mit einer Kardiokineticium (Digitalis). Eine toxische Wirkung konnte auch nach mehrtägiger Verabreichung nicht beobachtet werden.

Alanin (Bd. IV, S. 486).

Vorkommen: In dem wässerigen Extrakt ägyptischer Mumien[2]). Im Darminhalt[3]). Im Darminhalt der folgenden Tiere: Hund, Rind, Pferd, Schaf, Schwein, Gans und Huhn[4]). Im Cortinellus shiitake P. Henn.[5]). Im „Miso" (japanisches Nahrungsmittel) 2%[6]). Im Saké; aus 10 l wurden 0,2 g isoliert[7]). Aus 4 kg Salzbrei von Bonito 10,80 g[8]). Aus 1 kg lufttrockenem Kabeljau wurden 0,50 g isoliert[9]).

Bildung von d, l-Alanin: Aus Brenztraubensäurephenylhydrazon durch Reduktion mit amalgamierten Aluminiumspänen. Aus 10 g Hydrazon wurden 2,75 g Alanin erhalten[10]).

Bei der Hydrolyse des racemisierten Caseins und der racemisierten Caseose[11]).

Entsteht bei der künstlichen Durchströmung der abnorm glykogenhaltigen Leber von Hunden (wobei eine reichliche Bildung von Milchsäure beobachtet wird). Bei entsprechenden Versuchen an der glykogenarmen oder glykogenfreien Leber war der Nachweis von Alanin nicht möglich[12]).

Bildung von l-Alanin: Durch Spaltung der d, l-Benzoylverbindung durch das Strychninsalz[13]).

Bildung von d-Alanin: Durch Spaltung der d, l-Benzoylverbindung durch das Strychninsalz[13]).

Bei der Hydrolyse der ägyptischen Mumien mit Salzsäure[14]). Bei der Hydrolyse der Anapheseide[15]). Bei der Hydrolyse von Primnoastengeln[16]).

Bei der Hydrolyse des Schildpattes von Chelone imbricata[17])	2,95%
In den Leitungsbahnen des Rückenmarks vom Rinde[18])	0,59%
In den peripheren Nerven des Rindes[18])	0,76%
Bei der Hydrolyse eines krystallisierten Eiweißkörpers aus dem Milchsafte von Antiaris toxicaria[19])	8,99%
Bei der Hydrolyse von Kartoffeleiweiß[20])	4,9 %
Leim der indischen Tussahseide[21])	9,8 %
Protein der Leinsamen[22])	1,03%

1) Emanuele Arturo Fubini, Archivio di Farmacol. sperim. **11**, 276—282 [1911]; Chem. Centralbl. **1911**, II, 157.
2) Emil Abderhalden u. Arthur Weil, Zeitschr. f. physiol. Chemie **72**, 19 [1911].
3) Emil Abderhalden, Zeitschr. f. physiol. Chemie **74**, 443 [1911].
4) Emil Abderhalden, W. Klingemann u. Th. Pappenhusen, Zeitschr. f. physiol. Chemie **71**, 411 [1911].
5) K. Yoshimura u. M. Kanai, Zeitschr. f. physiol. Chemie **86**, 178 [1913].
6) Teizò Takahashi u. Gorò Abé, Journ. Coll. Agric. **5**, 193 [1913].
7) Teizò Takahashi, Journ. Coll. Agric. Tokyo **5**, 95 [1913].
8) U. Suzuki, C. Yoneyama u. S. Odake, Journ. Coll. Agric. Tokyo **5**, 33—41 [1912]; Chem. Centralbl. **1913**, I, 1043.
9) K. Yoshimura u. M. Kanai, Zeitschr. f. physiol. Chemie **88**, 346 [1913].
10) Emil Fischer u. Reinhard Groh, Annalen d. Chemie u. Pharmazie **383**, 367 [1911].
11) H. D. Dakin u. H. W. Dudley, Journ. of biol. Chemistry **15**, 263 [1913].
12) Hanni Fellner, Biochem. Zeitschr. **38**, 414—420 [1912].
13) William Jackson Pope u. Charles Stanley Gibson, Journ. of the Chem. Soc. **101**, 939—945 [1912].
14) Emil Abderhalden u. Arthur Weil, Zeitschr. f. physiol. Chemie **72**, 20 [1911].
15) Emil Abderhalden, Zeitschr. f. physiol. Chemie **74**, 427 [1911].
16) Carl Th. Mörner, Zeitschr. f. physiol. Chemie **88**, 138 [1913].
17) Hans Buchtala, Zeitschr. f. physiol. Chemie **74**, 212—220 [1911].
18) Emil Abderhalden u. A. Weil, Zeitschr. f. physiol. Chemie **81**, 207 [1912].
19) V. Kotake u. F. Knoop, Zeitschr. f. physiol. Chemie **75**, 488—498 [1911].
20) B. Sjollema u. J. J. Rinkes, Zeitschr. f. physiol. Chemie **76**, 369—384 [1911/12].
21) Friedrich Wilhelm Strauch, Zeitschr. f. physiol. Chemie **71**, 365 [1910].
22) F. W. Foreman, Proc. Cambridge Philosoph. Soc. **16**, 87—88 [1911]; Chem. Centralbl. **1911**, I, 1218.

Boletuseiweiß [1]	2,7 %
Keratin der Schuppen von Manis japonica (Schuppentier) [2]	12,00%
Keratin der Schlangenhäute (Boa constrictor und Phyton) [3]	2,07%
Keratin der weißen Menschenhaare [4]	6,88%
Keratin der Elefantenepidermis [5]	5,07%
Gespinst von Oeceticus platensis (Berg) [6]	18,8 %
Barten des Nordwales [7]	6,42%
Cocons der italienischen Seidenraupe [8]	20,00%
Cocons der japanischen Seide „Haruko" [9]	22,6 %
Weizengliadin [10]	1,95%
In der grauen Substanz des Gehirns [11]	0,82%
In der weißen Substanz des Gehirns [11]	0,48%
In den Kokons des Ailanthusspinners [12]	8,5 %
In der Tailung-Seide [12]	12,00%

Physiologische Eigenschaften: Wird Alanin gleichzeitig mit Rohrzucker resp. Schweinefett an Hunde verfüttert, so fällt der im Harn ausgeschiedene Aminostickstoff im Vergleich zu den Fällen, wo d-Alanin allein verfüttert war. Allerdings ist hier dieser Einfluß nicht so ausgesprochen wie bei Glykokoll. Bei Eingabe von d-Alanin erscheint im allgemeinen weniger Aminostickstoff im Urin als bei Verabreichung von Glykokoll [13].

Bei gleichzeitiger Verfütterung von Alanin, Cystin und Tyrosin an Hunde stieg der Aminostickstoffwert des Harnes nicht an, ja, er war bedeutend geringer, als wenn etwa die Hälfte des mit den genannten Aminosäuren zugeführten Stickstoffs in Form von Fleisch gegeben wurden [14].

Während bei der gewählten Kost unter normalen Umständen nach Muskelarbeit eine Acetonurie erfolgte, die mehr als 12 Stunden lang sehr gleichmäßig etwa 0,06 g pro Stunde betrug, wurde nach Genuß von Alanin unter sonst gleichen Bedingungen viel weniger Aceton ausgeschieden und der genannte Grenzwert erst am folgenden Nachmittag um 3 Uhr erreicht. Die antiketogene Wirkung des Alanins dürfte durch diese Versuche mit hinreichender Sicherheit erwiesen sein [15].

Bei der Einwirkung von Tyrosinase auf Alanin entsteht ein Aldehyd, der kein Formaldehyd ist [16].

Wenn man das von Otto Neubauer und Konrad Fromherz für den Abbau der Aminosäure aufgestellte Schema auf das Alanin anwendet, so ergibt sich, daß das Alanin über α-Iminopropionsäure, Brenztraubensäure und Acetaldehyd in Ammoniak, Kohlensäure und Äthylalkohol übergeht [17].

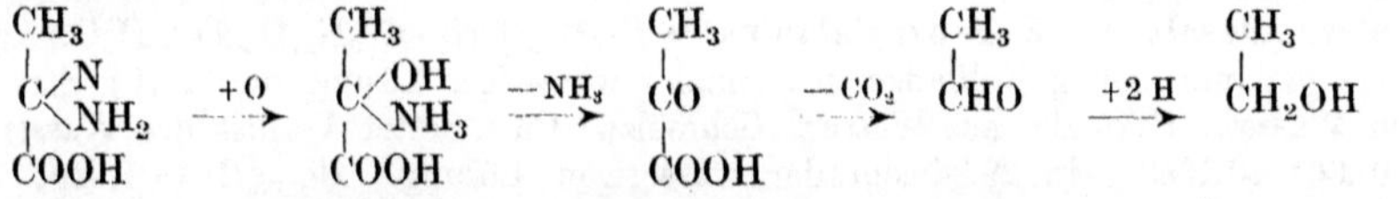

Alanin — Hydrat der Iminopropionsäure — Brenztraubensäure — Acetaldehyd — Äthylalkohol

---

1) Camille Reuter, Zeitschr. f. physiol. Chemie **78**, 167—245 [1912].
2) Hans Buchtala, Zeitschr. f. physiol. Chemie **85**, 241—245 [1913].
3) Hans Buchtala, Zeitschr. f. physiol. Chemie **85**, 335—340 [1913].
4) Hans Buchtala, Zeitschr. f. physiol. Chemie **85**, 246 (1913).
5) Hans Buchtala, Zeitschr. f. physiol. Chemie **78**, 55—61 [1912].
6) Emil Abderhalden u. Bernhard Landau, Zeitschr. f. physiol. Chemie **71**, 443—445 [1910].
7) Emil Abderhalden u. Bernhard Landau, Zeitschr. f. physiol. Chemie **71**, 455—465 [1910].
8) George Roose, Zeitschr. f. physiol. Chemie **68**, 273 [1910].
9) Akikazu Suura, Zeitschr. f. physiol. Chemie **68**, 275 [1910].
10) Thomas B. Osborne u. H. H. Guest, Journ. of biol. Chemistry **9**, 425—438 [1911]; Chem. Centralbl. **1911**, II, 969.
11) Emil Abderhalden u. A. Weil, Zeitschr. f. physiol. Chemie **83**, 425 [1913].
12) Emil Abderhalden u. R. Inouye, Zeitschr. f. physiol. Chemie **80**, 198 [1912].
13) Emil Abderhalden u. Joseph Markwalder, Zeitschr. f. physiol. Chemie **72**, 75 [1911].
14) Emil Abderhalden, Alberto Furno, Erich Goebel u. Paul Strubel, Zeitschr. f. physiol. Chemie **74**, 481—504 [1911].
15) Gunnar Forssner, Skand. Archiv f. Physiol. **25**, 338—342 [1911]; Chem. Centralbl. **1911**, II, 1050.
16) R. Chodat u. K. Schweizer, Archives des Sciences physiques et naturelles de Genève [4] **35**, 140—147 [1913].
17) Otto Neubauer u. Konrad Fromherz, Zeitschr. f. physiol. Chemie **70**, 349 [1910].

Alanin wird im Organismus vollständig in Glucose verwandelt[1]). Diese Reaktion findet wahrscheinlich statt, indem das Alanin unter gleichzeitiger Überführung in Milchsäure desamidiert wird, denn Mandel und Lust[2]) haben gezeigt, daß Milchsäure vollständig in Glucose übergeführt werden kann.

Leukocyten sowie Extrakte von Nieren können nicht d, l-Alanin unter aseptischen Beobachtungen desamidieren[3]). Durch Einwirkung von Bacillus putrificus entsteht Propionsäure[4]).

Physikalische und chemische Eigenschaften: Gibt mit Triketohydrindenhydrat eine blaue Färbung. Bei Verwendung von 0,1 g des Reagens in 30 ccm Wasser gab 0,1 ccm dieser Lösung noch eine sehr scharfe Reaktion in einer Verdünnung von 1 : 10 000[5]). Bei Anwesenheit von Eisensalzen tritt bei der Einwirkung von Sonnenlicht auf die wässerige Lösung Ammoniakabspaltung und Acetaldehydbildung auf[6]). Bei der Destillation mit 10proz. Wasserstoffsuperoxydlösung in Gegenwart von $^1/_2$ n-Natronlauge wird die Aminogruppe vollständig abgespalten[7]). Liefert bei der Oxydation mit alkalischer Permanganatlösung Ammoniak, Kohlensäure, Oxalsäure, Essigsäure und Salpetersäure[8]).

Wird bei Belichtung allmählich unter Abspaltung von Acetaldehyd und Bildung von Ammoniak und Kohlensäure zerlegt nach der Gleichung[9]):

$$CH_2 \cdot CH(NH_2)COOH + O = CH_3 \cdot CHO + NH_3 + CO_2 .$$

Durch photokatalytische Wirksamkeit der gelösten Eisen- und vermutlich Manganverbindungen spaltet Alanin in Gegenwart von Pyrmonter Stahlwasser Ammoniak ab[10]).

Bei der Einwirkung von Quecksilberchlorid konnte niemals Iminodipropionsäure oder eine Trilactamidsäure erhalten werden[11]). Zur Spaltung des d, l-Alanins in die optischen Antipoden wurden von Colombano und Sanna[12]) die optisch aktiven Camphersulfosäure und Bromcamphersulfosäure verwendet. Bei der Methylierung mit Dimethylsulfat entstehen 83,6% Trimethylpropiobetain. Bei der Einwirkung von Diäthylsulfat auf 10 g d, l-Alanin wurden erhalten 7,48 g N-diäthylaminopropionsaures Kupfer, 3,25 g N-monoäthylaminopropionsaures Kupfer und 3,48 g N-Diäthylaminopropionsäurealkylester[13]).

Derivate von d-Alanin: d-Benzoylalanin.[14]) Ein Präparat, das durch Spaltung der d, l-Verbindung durch das Strychninsalz erhalten wurde, zeigte Schmelzp. 147—148° und $[\alpha]_D^{20} = +2,4°$ (0,3066 g in 29,94 ccm der wässerigen Lösung); $[\alpha]_D^{20} = +10,5°$ (1,0094 g in 29,94 ccm der alkoholischen Lösung); $[\alpha]_D^{20} = +24,9°$ (1,0163 g in 29,94 ccm der Lösung in Aceton. — **Kaliumsalz** $[\alpha]_D^{20} = +34,6°$ (0,5238 g Säure in 5,5 ccm $^1/_2$ n-Kalilauge in 29,94 ccm der wässerigen Lösung.

Strychninsalz des d-Benzoylalanins[14]) $C_{21}H_{22}O_2N_2 \cdot C_{10}H_{11}O_3N \cdot 2\,H_2O$. Aus 25 g d, l-Benzoylalanin, 3,69 g Kalilauge in normaler wässeriger Lösung und 21,1 g Strychnin in heißem Wasser. Krystalle aus Wasser. Schmelzp. 129°, unter Verlust des Wassers. $[\alpha]_D^{20} = -10,66°$ (0,1088 g in 29,94 ccm der wässerigen Lösung. $Hg_{grün}/D = 1,129$, $Hg_{gelb}/D = 1,064$.

Brucinsalz des d-Benzoylalanins[14]) $C_{23}H_{26}O_4N_2 \cdot C_{10}H_{11}O_3N \cdot 5\,H_2O$. Farblose Nadeln aus Wasser. Schmelzp. 90° (im Krystallwasser). Sehr leicht löslich in Wasser; $[\alpha]_D^{20} = -21,9°$ (0,3412 g in 29,94 g der wässerigen Lösung). $Hg_{grün}/D = 1,280$; $Hg_{gelb}/D = 1,080$.

---

1) A. J. Ringer u. Graham Lust, Zeitschr. f. physiol. Chemie **66**, 111 [1910].

2) Mandel u. Lust, Amer. Journ. of Physiol. **16**, 129 [1906].

3) P. A. Levene u. G. M. Meyer, Journ. of biol. Chemistry **15**, 475 [1913].

4) W. Brasch, Biochem. Zeitschr. **22**, 403 [1909].

5) Emil Abderhalden u. Hubert Schmidt, Zeitschr. f. physiol. Chemie **72**, 40 [1911].

6) Carl Neuberg, Biochem. Zeitschr. **29**, 283 [1910].

7) Jean Effront, Compt. rend. de l'Acad. des Sc. **154**, 1111—1114 [1912].

8) W. Denis, Journ. of biol. Chemistry **10**, 73—76 [1911]; Chem. Centralbl. **1911**, II, 1216.

9) Domenico Ganassini, Giornali di Farm. e di Chim. **61**, 439—444 [1912].

10) Carl Neuberg, Zeitschr. f. Balneologie, Klimatologie u. Kinokt-Hygiene **1913**, Jan.; Chem. Centralbl. **1913**, I, 1358.

11) M. Siegfried, Zeitschr. f. physiol. Chemie **73**, 203 [1911].

12) A. Colombano u. G. Sanna, Atti della R. Accad. dei Lincei Roma [5] **22**, II, 292 [1913].

13) J. Novák, Berichte d. Deutsch. chem. Gesellschaft **45**, 841—843 [1912].

14) William Jackson Pope u. Charles Stanley Gibson, Journ. of the Chem. Soc. **101**, 939—945 [1912]; Chem. Centralbl. **1912**, II, 823.

d-Alaninpikrolonat[1]) $C_{10}H_8O_5N_4(C_3H_7O_2N)_2$. Aus 0,5 g d-Alanin in etwa 10 ccm Wasser mit 1,37 g Pikrolonsäure in 15 ccm verdünntem Alkohol. Krystalle aus Alkohol. Schmelzp. unscharf gegen 145°. Eine andere Modifikation der Zusammensetzung $C_{10}H_8O_5N_4 \cdot C_3H_7O_2N$ entsteht aus 2 g d-Alanin in 20 ccm Wasser und 2,3 g Pikrolonsäure in 10 ccm Alkohol. Krystalle aus Alkohol. Schmelzp. gegen 215°. Zersetzt sich unter Aufschäumen bei 217°. Leicht löslich in heißem Alkohol, wenig löslich in Wasser, verdünntem Alkohol; unlöslich in Äther, Aceton, Chloroform. $[\alpha]_D^{20} = +11,08°$ ($\pm 0,74°$; 0,2106 g in 6,2454 g Lösung in abs. Alkohol). — $C_3H_7O_2N \cdot C_{10}H_8O_5N_2$ [2]). Prismen. Schmelzp. 214° unter Zersetzung. $[\alpha]_D^{20} = +12,4°$ in alkoholischer Lösung; c = 8,07. 100 ccm Wasser lösen bei 20° 1,61 g.

d-Bromcamphersulfonat des d-Alaninäthylesters $C_5H_{11}O_2N \cdot C_{10}H_{14}OBr \cdot SO_3H$ [3]). Bildung durch Mischen der konz. wässerigen Lösungen der Komponenten, besser durch doppelte Umsetzung des Ammoniumbromcamphersulfonats mit dem Chlorhydrat des Esters. Tafelförmige Krystalle aus Wasser mit 1 H_2O. Prismen aus Essigester. Schmilzt wasserhaltig bei 145°, wasserfrei bei 192°. $[\alpha]_D^{20} = +67,54°$ (in 3,488 proz. alkoholischer Lösung des wasserhaltigen Salzes). Durch Zersetzung mit 33 proz. KOH wird daraus der Ester des d-Alanins erhalten. $[\alpha]_D^{20} = +11,26\%$ (in 26,384 proz. alkoholischer Lösung). Durch Verseifen entsteht d-Alanin, Chlorhydrat. Perlmutterglänzende Substanz. $[\alpha]_D^{20} = -10,20°$ (in 7,304 proz. Lösung). Aus den Mutterlaugen des d-Bromcamphersulfonats des d-Alaninesters wurde isoliert der optische Antipode ($[\alpha] = +85,80°$ bis $+105,95°$); daraus der l-Alaninester $[\alpha]_D^{20} = -2,10$ (in 9,61 proz. Lösung).

Derivate von l-Alanin: Brucinsalz des l-Benzoylalanins[4]) $C_{28}H_{26}O_4N_2 \cdot C_{10}H_{11}O_3N + 4,5\, H_2O$. Schmelzp. 89—91° (im Krystallwasser). $[\alpha]_D^{20} = -33,6°$ (0,3117 g in 29,94 ccm der wässerigen Lösung). $Hg_{grün}/D = 1,236$, $Hg_{gelb}/D = 1,044$.

Derivate von d, l-Alanin: Monoalaninlithiumchlorid[5]) LiCl, $CH_3 \cdot CH \cdot NH_2 \cdot COOH$, H_2O. Bildung durch Eindampfen einer wässerigen Lösung der Komponenten am Wasserbade zur beginnenden Krystallisation. Glänzende Blättchen. Schmelzp. 127—128°. Löslich in Wasser mit neutraler Reaktion, unlöslich in abs. Alkohol.

Dialanincalciumchlorid[6]) $CaCl_2$, $2\, CH_3 \cdot CH(NH_2)COOH$, $3\, H_2O$. Bildung durch Verdunsten einer wässerigen Lösung der Komponenten bei Zimmertemperatur. Farblose Nadeln. Löslich in Wasser mit neutraler Reaktion, etwas löslich in heißem Alkohol, unlöslich in Äther. Schmelzp. bei 77—78°.

d, l-Alaninkobaltisalze.[7]) Existieren in 2 Formen, deren Darstellung denjenigen der entsprechenden Glykokollverbindungen entspricht. Aus 25 g Alanin und der aus 25 g $CoSO_4 + 7\, H_2O$ hergestellten Kobaltihydroxyd-Paste werden etwa 8 g rotes und 10 g violettes Salz in reinem Zustande erhalten. — **Violettes Kobalti-α-alanin** $Co(C_3H_6O_2N)_3$. Violette Prismen von höchstens 5 mm Länge; die Lösung in Wasser ist äußerst wenig dissoziiert. — **Rotes Kobalti-α-alanin** $Co(H_3H_6O_2N)_3$. Mikroskopische Nadeln, die etwas heller sind als die Glykokollverbindung. Versuche, die beiden Formen des α-Alaninkobalts ineinander umzuwandeln, führten, wie bei den Glycinverbindungen, bis jetzt zu keinem positiven Ergebnis. Die Absorptionskurven der Spektren der beiden Formen sind so gut wie identisch mit denjenigen der Kobaltiglycine.

Ferrosalz des Alanins.[8]) Bildung durch Kochen des Alanins mit Eisenstaub unter Luftabschluß. Unlöslich in organischen Flüssigkeiten, leicht löslich in Wasser.

Platinsalz des α-Alanins[9]) $(C_3H_6O_2N)_2$

$$CH_3 \cdot CH\langle{}^{COO}_{NH_2}\rangle Pt \langle{}^{COO}_{NH_2}\rangle CH \cdot CH_3 .$$

Entsteht aus Kaliumplatinchlorür und überschüssigem Alanin. Stark glänzende, weiße Blättchen, die der Glycinverbindung gleichen.

[1]) Emil Abderhalden u. Arthur Weil, Zeitschr. f. physiol. Chemie **78**, 150—155 [1912]; Chem. Centralbl. **1912**, II, 517.
[2]) P. A. Levene u. Donald D. van Slyke, Journ. of biol. Chemistry **12**, 127—139 [1912]; Chem. Centralbl. **1912**, II, 816.
[3]) A. Colombano u. G. Sanna, Atti della R. Accad. dei Lincei Roma [5] **22**, II, 292 [1913].
[4]) William Jackson Pope u. Charles Stanley Gibson, Journ. Chem. of the Soc. **101**, 939—945 [1912]; Chem. Centralbl. **1912**, II, 823.
[5]) P. Pfeiffer u. J. v. Modelski, Zeitschr. f. physiol. Chemie **85**, 1 [1913].
[6]) P. Pfeiffer u. J. v. Modelski, Zeitschr. f. physiol. Chemie **81**, 329 [1912].
[7]) H. Ley u. H. Winkler, Berichte d. Deutsch. chem. Gesellschaft **45**, 372—377 [1912].
[8]) F. Hoffmann, La Roche & Co., D. R. P. Kl. 12q, Nr. 266 522 [1913].
[9]) H. Ley u. K. Ficken, Berichte d. Deutsch. chem. Gesellschaft **45**, 377—382 [1912].

Kaliumplatinchloroalanin[1]) $K(PtC_3H_6O_2N)Cl_2$

$$K\left[\begin{matrix}Cl\\Cl\end{matrix}\!>\!Pt\!<\!\begin{matrix}COO\\NH_2\end{matrix}\!>\!CH\cdot CH_3\right].$$

Wird Kaliumplatinchlorür (1 Mol.) in konz. Lösung (1 g K_2PtCl_4 in 10 ccm Wasser) am Rückflußkühler mit ca. 2 Mol. Alanin gekocht, so entsteht nach mehrstündigem Erhitzen eine gelbe Lösung. Das Filtrat scheidet auf Zusatz von Alkohol gelbe Nadeln aus. Ziemlich leicht löslich in Wasser, unlöslich in Alkohol.

Chromialanin.[1]) Läßt man die Umsetzung von Chromchlorid, Alanin und Natronlauge in konz. Lösung vor sich gehen, so scheidet sich das rote Salz ab, beim Eindampfen wird auch das violette Salz erhalten. Näheres s. bei Chromiglycin. — **Rotes Salz** $Cr(C_3H_6O_2N)_3$ — **Violettes Salz** $Cr(C_3H_6O_2N)_2OH + H_2O$.

d, l-α-Alaninäthylester. Alaninäthylesterchlorhydrat (aus 11 g Alanin) wird mit $^1/_2$ Mol. Bleihydroxyd sorgfältig vermischt, wobei Erwärmung stattfindet, und unter 10 mm Druck destilliert bis 220° (Temperatur des Ölbades). Ausbeute 12,5 g Alaninester (49—50° bei 10 mm Druck) oder 86,4% der Theorie[2]).

Dijodelaidyl-d-alanin[3]) $C_{21}H_{39}O_3NJ_2 = C_{17}H_{33}J_2CO\cdot NH\cdot \underset{CH_3}{CH}\cdot COOH$. 9 g d-Alanin in 100 ccm Normalnatronlauge werden mit 22 g Dijodelaidylchlorid gekuppelt. Sintert bei 54° zu einer trüben Masse und schmilzt zu einer klaren Flüssigkeit bei 64°. Wenig löslich in kaltem, leicht in warmem Alkohol, leicht löslich in Äther und Chloroform. 0,4020 g in Alkohol gelöst; Gesamtgewicht 6,8254 g; spez. Gewicht 0,80; $[\alpha]_D^{20°} = -4{,}9° \; (\pm 0{,}4°)$. — **Dijodelaidyl-d-alaninäthylester.** Nur als Sirup erhalten.

Benzoyl-d, l-alanin. Wird durch ein in verschiedenen Organen vorhandenes Ferment gespalten[4]).

α-Alaninoxalylglycinäthylester $HOOC\cdot CH(CH_3)\cdot NH\cdot CO\cdot CO\cdot NH\cdot CH_2\cdot COOC_2H_5$ [5]). Aus Alanin in wässerigem KOH und Äthyloxalylglycinäthylester. Schmelzp. 142,5°.

α-Alaninoxalylglycin $COOC\cdot CH(CH_3)\cdot NH\cdot CO\cdot CO\cdot NH\cdot CH_2\cdot COOH$ [5]). Durch vorsichtige Hydrolyse des α-Alaninoxalylglycinäthylesters bzw. des Glycinoxalyl-α-aminopropionsäuremethylesters. Schmelzp. 210°.

α-Alaninoxalylglycindimethylester $H_3C\cdot OOC\cdot CH(CH_3)\cdot NH\cdot CO\cdot CO\cdot NH\cdot CH_2\cdot COO\cdot CH_3$ [5]) wird durch Sättigen mit HCl-Gas einer Lösung von Glycinoxalylalaninmethylester in abs. CH_3OH erhalten. Schmelzp. 98,5°.

α-Alaninoxalylglycinmethyläthylester $CH_3\cdot COO\cdot CH(CH_3)NH\cdot CO\cdot CO\cdot NH\cdot CH_2\cdot COOC_2H_5$. Schmelzp. 106° [5]).

α-Alaninoxalylglycindiäthylester $C_2H_5O\cdot CO\cdot CH(CH_3)NH\cdot CO\cdot CO\cdot NH\cdot CH_2\cdot COC_2H_5$ [5]). Aus α-Alaninoxalylglycin bzw. dessen Äthylester und Alkohol. Schmelzp. 120°.

α-Alaninoxalylglycindiamid $H_2N\cdot CO\cdot CH(CH_3)\cdot NH\cdot CO\cdot CO\cdot NH\cdot CH_2\cdot CO\cdot NH_2$ [5]). Aus dem Dimethylester des Alaninoxalylglycins und flüssigem NH_3. Schmelzp. 272—274° unter Zersetzung.

p-Toluolsulfo-d, l-alanin[6]) $C_{10}H_{13}O_4NS = CH_3\cdot CH(COOH)\cdot NH\cdot SO_2\cdot C_6H_4\cdot CH_3$. Aus d, l-Alanin und p-Toluolsulfochlorid in Gegenwart von wässeriger Kalilauge. Farblose Nadeln aus Wasser. Schmelzp. 138—139°. Fast unlöslich in kaltem Wasser, Benzol, Äther. Leicht löslich in Alkohol, Aceton.

d, l-Alaninpikrolonat[7]) $C_3H_7O_2N\cdot C_{10}H_8O_5N_4$. Prismen. Schmelzp. 216° unter Zersetzung. 100 ccm Wasser lösen bei 20° 1,01 g.

Diacetatquecksilber-α-alanidopropionsäureäthylester[8]) $(CH_3\cdot COOHg)_2C_6H_3\cdot NH\cdot \underset{CH_3}{CH}\cdot COOC_2H_5 = C_{15}H_{19}O_6NHg_2$. Mol.-Gewicht: 709,2. 10 g d-Anilidopropionsäureäthyl-

---

1) H. Ley u. K. Ficken, Berichte d. Deutsch. chem. Gesellschaft **45**, 377—382 [1912].

2) N. Zelinsky, A. Annenkoff u. J. Kulikoff, Zeitschr. f. physiol. Chemie **73**, 465 [1911].

3) Emil Abderhalden u. Paul Hirsch, Zeitschr. f. physiol. Chemie **75**, 43 [1911].

4) N. Mutch, Journ. of Physiol. **44**, 176—190 [1912]; Chem. Centralbl. **1912**, II, 730.

5) D. J. Meijeringh, Recueil des travaux chim. des Pays-Bas **32**, 140 [1913].

6) William Jackson Pope u. Charles Stanley Gibson, Journ. of the Chem. Soc. **101**, 939—945 [1912]; Chem. Centralbl. **1912**, II, 823.

7) P. A. Levene u. Donald D. van Slyke, Journ. of biol. Chemistry **12**, 127—139 [1912]; Chem. Centralbl. **1912**, II, 816.

8) Walter Schoeller, Walther Schrauth u. Paul Goldacker, Berichte d. Deutsch. chem. Gesellschaft **44**, 1306 [1911].

ester werden mit 10 ccm Methylalkohol vermischt. Dazu wird allmählich unter Umrühren eine Lösung von 35 g (2 Mol.) Quecksilberacetat in 100 ccm Wasser und 80 ccm Methylalkohol gegeben. Ausbeute 80% der Theorie. Die Löslichkeit in den gewöhnlichen Lösungsmitteln ist gering. Vollständig löslich in 10 proz. Essigsäure ohne Quecksilber abzuspalten. Zur weiteren Reinigung wird mit einem Gemisch aus 150 ccm Methylalkohol und 5 ccm 50 proz. Essigsäure ausgezogen. Die Lösungen scheiden im Eisschrank kleine Plättchen aus. Schmelzpunkt beim raschen Erhitzen bei 183° (korr. 186°). — Das **Chlorid** des Esters $C_{11}H_{13}O_2NCl_2Hg_2$ wird durch Lösen des Acetates in Alkohol und Fällen mit einer wässerigen Chlornatriumlösung (2 Mol.) dargestellt. Kleine Nadeln aus Essigäther + Petroläther. Erweicht bei 128° und schmilzt bei 130° (korr. 131°). — Das **Bromid** des Esters $C_{11}H_{13}O_2NBr_2Hg_2$ Mol.-Gewicht 750,9, läßt sich ebenfalls durch Fällen der alkoholischen Lösung mit Kaliumbromid erhalten. Weißer bis gelblichweißer Körper. Verwachsene Nädelchen aus Essigäther + Petroläther. Schmelzp. unscharf bei 128° (korr. 128,5°), nachdem sie einige Grade vordem erweichen.

Dioxyquecksilber-α-anilidopropionsäureanhydrid [1])

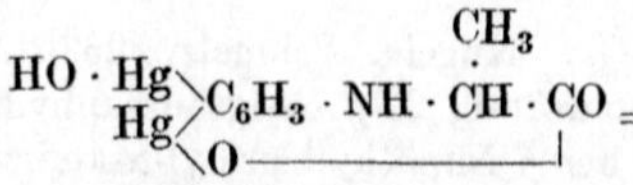

$= C_9H_9O_3NHg_2$.

Mol.-Gewicht: 579,1. 3 g Diacetatquecksilber-α-anilidopropionsäureäthylester werden in 100 ccm Wasser suspendiert und nach Zugabe von 15 ccm n-Natronlauge ($3^1/_4$ Mol.) kurz aufgekocht. Aus der abgekühlten Lösung fällt auf Zusatz von 5,7 ccm n-Schwefelsäure ($1^1/_4$ Mol.) das Anhydrid. Weißer, amorpher Niederschlag. Ausbeute 2,2 g (90% der Theorie). Zersetzt sich bei 218° (korr. 223°). Die Substanz ist sehr hygroskopisch.

Chlorquecksilber-α-anilidopropionsäureäthylester [2]) $ClHg \cdot C_6H_4 \cdot NH \cdot \underset{CH_3}{CH} \cdot COOC_2H_5$ $= C_{11}H_{14}ON_2ClHg$. Mol.-Gewicht: 427,6. 10 g α-Anilidopropionsäureäthylester werden in 20 ccm Methylalkohol gelöst und allmählich unter Umrühren zu einer Lösung von 16,5 g (1 Mol.) Quecksilberacetat in 45—50 ccm Wasser hinzugegeben. Nach etwa 20 Minuten wird in Kältemischung gestellt. Ausbeute 68% der Theorie an Acetatquecksilber-α-anilidopropionsäureäthylester. Stäbchenförmige, fest am Glas haftende Krystalle aus Alkohol + Wasser. Leicht löslich, besonders beim Erwärmen in organischen Lösungsmitteln, wie Methyl- und Äthylalkohol, Essigäther und vor allem Chloroform, ohne sich indessen beim Abkühlen wieder auszuscheiden. Es enthält stets kleine Mengen der Diacetatquecksilber-α-anilidopropionsäure. Zur Überführung in das Chlorid, das viel bessere Eigenschaften besitzt, wird das Produkt, die wässerig-methylalkoholische Lösung, in der Kälte tropfenweise unter Umrühren mit 1 Mol. Chlornatrium in wässeriger Lösung versetzt. Der dabei entstehende weiße Niederschlag krystallisiert aus 80 proz. Methyl- oder Äthylalkohol in mikroskopisch kleinen, zusammengewachsenen Nadeln. Schmelzp. 164° (korr. 165,5°). Wenig löslich in den üblichen organischen Solventien.

α-Naphthylisocyanat-α-d, l-alanin. Krystallisiert vorzugsweise in 6 seitigen, verlängerten und meistens unregelmäßig ausgebildeten Tafeln, deren Linearwinkel 102° resp. 128° betragen. Auslöschungsrichtung der längeren Kante der 6 seitigen Tafeln parallel. Diese fällt mit der Achse der größeren Elastizität zusammen. Im konvergenten Lichte sind keine Interferenzfiguren zu erkennen. Etwa 1 proz. wässerige Lösungen der Ammoniumsalze liefern gallertige Niederschläge mit Kupferacetat, Zinksulfat, Bleizucker; mit Barium und Calciumchlorid entstehen nach einiger Zeit krystallinische, in kochendem Wasser lösliche Niederschläge. Der Niederschlag des Silbersalzes löst sich beim Kochen der mit dem gleichen Volumen Wasser verdünnten Flüssigkeit auf, nach dem Erkalten scheidet sich ein gallertiger Niederschlag aus, welcher unter dem Mikroskop ganz unregelmäßige Häutchen zeigt, worin keine Doppelbrechung zu bemerken ist. 1 g der Verbindung löst sich in 92,5 Teilen Alkohol bei 25° [3]).

d, l-α-Naphthalanin [4]) $C_{13}H_{13}NO_2$. Schmelzp. 240° unter Zersetzung. 27 g α-Naphthaldehyd, 25 g Hippursäure, 34 g Essigsäureanhydrid, 14 g Natriumacetat werden gut ver-

[1]) Walter Schoeller, Walther Schrauth u. Paul Goldacker, Berichte d. Deutsch. chem. Gesellschaft **44**, 1307 [1911].

[2]) Walter Schoeller, Walther Schrauth u. Paul Goldacker, Berichte d. Deutsch. chem. Gesellschaft **44**, 1305 [1911].

[3]) Wl. Gulewitsch, Zeitschr. f. physiol. Chemie **73**, 434 [1911].

[4]) T. Kikkoji, Biochem. Zeitschr. **35**, 57—87 [1911].

mischt und im Wasserbade erwärmt. Dabei entstehen 28 g des Lackmids der α-Naphthylbenzoyl-α-aminoacrylsäure. Schmelzp. 168—169°. 20 g gesättigten Lackmids werden in 3 l 5proz. Kalilauge gelöst. Beim Ansäuern fallen 19,8 g α-Naphthylbenzoyl-α-aminoacrylsäure aus. $C_{20}H_{15}NO_3$. Schmelzp. 221°, nach vorherigem Sintern bei 218°. Wird das Produkt in 100 ccm 5proz. Kalilauge gelöst, mit 300 g 2proz. Natriumamalgam reduziert, mit 100 ccm 15proz. Kalilauge 1/2 Stunde gekocht, so entstehen 13,2 g an **α-Naphthylbenzoyl-α-aminopropionsäure (Benzoyl-α-naphthalanin)** $C_{20}H_{17}NO_3$. Dünne Blättchen aus 50proz. Alkohol. Schmilzt nach Sintern und Erweichen bei 192—193°. Wenig löslich in Wasser, Schwefelkohlenstoff und Xylol in der Kälte; leicht löslich in abs. Alkohol, Äther, Essigäther, Chloroform, Methylalkohol, Aceton. Werden 12 g der Verbindung in 1,6 l 10proz. Salzsäure 36 Stunden zum Sieden erhitzt, so entstehen 7,1 g **α-Naphthalaninchlorhydrat** $C_{13}H_{14}O_2NCl$. Bei Verfütterung von α-Naphthalanin an einen Hund, wurde im Harn das Auftreten eines in Wasser und Äther wenig löslichen stickstoffhaltigen Naphthalinderivates von noch nicht aufgeklärter Zusammensetzung beobachtet. Andere Umwandlungsprodukte konnten nicht isoliert werden.

d, l-β-Naphthalanin.[1]) $C_{13}H_{13}NO_3$. Kugeln. Schmelzp. 263—264° unter Zersetzung. Aus 17 g β-Naphthaldehyd, 15,5 g Hippursäure, 23 g Essigsäureanhydrid und 10 g Natriumacetat entstehen 21,5 g des Lackmids der β-Naphthylbenzoyl-α-aminoacrylsäure, Schmelzp. 147—148°. Daraus erhält man in nahezu theoretischer Ausbeute β-Naphthylbenzoyl-α-aminoacrylsäure durch Kochen mit 5proz. Kalilauge. Schmelzp. 229—230°. Durch Reduktion mit Natriumamalgam entsteht nahezu quantitativ **Benzoyl-β-naphthalanin (β-Naphthylbenzoyl-α-aminopropionsäure** $C_{20}H_{17}O_3N$. Blättchen aus zum Teil 50proz. Methylalkohol. Schmelzp. 164°. Unlöslich in Wasser und Petroläther; wenig löslich in Benzol, Toluol; leicht löslich in Alkohol, Methylalkohol, Äther, Chloroform, Aceton, Essigäther. Bei der Hydrolyse mit Salzsäure entsteht β-Naphthalaninchlorhydrat. Bei Verfütterung von β-Naphthalanin konnten geringe Mengen eines stickstoffreichen, in Wasser und Äther unlöslichen Naphthalinderivates ($C_{15}H_{16}N_2O_3$?) isoliert werden, außerdem noch β-Naphthalinessigsäure und relativ große Mengen Hippursäure. Nach Einverleibung von 9 g β-Naphthalaninchlorhydrat wurden aus dem Harn 1,3 g β-Naphthalinessigsäure und 1,39 g (pro Tag) Hippursäure isoliert.

Phthalyl-α-alanylmalonsäurediäthylester[2]) $C_8H_4O_2 : N \cdot CH(CH_3) \cdot CO \cdot CH(COOC_2H_5)_2$. Aus Phthalylalanylchlorid und Natriummalonester in Benzol. Tafeln aus Alkohol. Schmelzp. 73—74°. — **Natriumverbindung** $Na \cdot C_{18}H_{18}O_7N$. Hellgelbe Krystalle. Läßt sich aus Alkohol unverändert umkrystallisieren; aus der wässerigen, stark alkalischen Lösung wird durch Kohlensäure der unveränderte Ester gefällt.

Oxaldi-(α-aminopropionsäuremethylester[3]) $(CO \cdot NH \cdot CH(CH_3)COO \cdot CH_3)_2$. Aus α-Aminopropionsäuremethylesterchlorhydrat und Oxalylchlorid. Weiße Nadeln.

d-Camphersulfonat des racemischen α-Alanins $C_{10}H_{15}O \cdot SO_3H \cdot H_2N \cdot CH_2 \cdot (CH_3) \cdot COOH$[4]). Weiße Krystalle aus Wasser; stark hygroskopisch. Schmelzp. 105—110°. Löslich in Wasser und in Alkohol; wenig löslich in Essigester, Essigsäure, Aceton und Benzol, unlöslich in Äther und Ligroin; löslich in Alkalien und Säuren, in welchen es sich zersetzt. Reagiert stark sauer und zersetzt Alkalicarbonat und Kupfercarbonat. $[\alpha]_D = +14{,}33°$ (12,153 g Substanz in 100 ccm Wasser).

d, l-α-Methylthiohydantoinsäure[5]) $C_4H_8O_2N_2S = NH_2 \cdot CS \cdot NH \cdot CH(CH_3) \cdot COOH$. Aus Alanin Kaliumthiocyanat und Essigsäureanhydrid. Nadeln aus heißem Alkohol. Schmelzp. 164—165°. Leicht löslich in heißem Wasser. — **Bariumsalz** $Ba(C_4H_7O_2N_2S)_2 \cdot H_2O$. Weiß, hygroskopisch. Schmelzp. etwa 100°.

d, l-α-Methylthiohydantoin[5])

$$C_4H_6ON_2S = S : C\begin{matrix} \diagup NH - CO \\ \\ \diagdown NH - CH \cdot CH_3 \end{matrix}$$

---

[1]) T. Kikkoji, Biochem. Zeitschr. **35**, 57—87 [1911].

[2]) S. Gabriel, Berichte d. Deutsch. chem. Gesellschaft **46**, 1319—1358 [1913]; Chem. Centralbl. **1913**, I, 1959.

[3]) J. Th. Bornwater, Koninkl. Akad. van Wetensch. Amsterdam, Wisk. en Natk. Afd. **19**, 1408—1411 [1911]; Chem. Centralbl. **1911**, II, 441.

[4]) Amedeo Colombano u. Guiseppe Sanna, Atti della R. Accad. dei Lincei Roma [5] **22**, II, 234 [1913].

[5]) Shijerin Komatsu, Mem. Coll. Science Engin. Kyoto Univ. **3**, 1—12 [1911]; Chem. Centralbl. **1911**, II, 537.

Beim Erhitzen der Methylthiohydantoinsäure mit Salzsäure. Schuppige Krystalle aus heißem Alkohol. Schmelzp. 158°. Leicht löslich in Benzol, Äther und heißem Wasser sowie in Alkali. Wird durch Metalloxyde entschwefelt. Mit Quecksilberoxyd wurde die Bildung von α-Methylhydantoin nachgewiesen.

1-Acetyl-4-methylthiohydantoinsäure [1]) $C_6H_{10}O_3N_2S = CH_3 \cdot CO \cdot NH \cdot CS \cdot NH \cdot CH(CH_3)COOH$. Aus Alanin und Acetyldithiocarbaminsäureäthylester nach 40stündigem Erhitzen. Prismen. Schmelzp. 171°. Schäumt bei höherem Erhitzen. Sehr leicht löslich in Wasser. Gibt beim Erhitzen mit konzentrierter Salzsäure 2-Thio-4-methylhydantoin.

2-Thio-4-methylhydantoin [1]) $C_4H_6ON_2S$

```
     HN—CO
     |    |
   S:C    |
     |    |
     HN—CH·CH3
```

Entsteht beim Erhitzen von 1-Acetyl-4-methylthiohydantoinsäure mit Salzsäure. Flache Prismen. Schmelzp. 158—159°. Leicht löslich in Wasser.

2-Thio-3-acetyl-4-methylhydantoin [2])

```
CH3·CO·N·CS·NH
        |    |
    CH3CH———CO
```

Aus Alanin, Kaliumthiocyanat, Essigsäureanhydrid und Eisessig. Aus Acetylalanin und Kaliumthiocyanat. Prismen aus 95proz. Alkohol. Schmelzp. 166°.

2-Thio-4-methylhydantoin [2])

```
        NH·CS·NH
        |     |
CH3·CH———————CO
```

Bei der Hydrolyse von 2-Thio-3-acetyl-4-methylhydantoin mit konz. Salzsäure. Hexagonale Tafeln aus 95proz. Alkohol.

2, 4-Dinitrophenyl-d, l-alanin [3]) $C_9H_9O_6N_3$. Mol. Gewicht: 255,10. Aus Alanin und 1 Mol. 1-Chlor-2, 4-dinitrobenzol in Gegenwart von Kalium- oder Natriumbicarbonat in alkoholischer Lösung. Schöne, goldgelbe Blättchen. Schmelzp. 178°. Aus abs. Alkohol unter Wasserzusatz umkrystallisiert. Sehr wenig löslich in kaltem Wasser, wenig in kaltem Methylalkohol, wenig in kaltem Äthylalkohol, leicht in kaltem Aceton, ziemlich leicht in kaltem Eisessig. Wenig löslich in heißem Wasser, mäßig in heißem Methylalkohol, gut in heißem Äthylalkohol, leicht in heißem Aceton, woraus auf Wasserzusatz in kurzen dicke Prismen erscheinen; leicht in heißem Eisessig.

α-Diphenilaramidopropionsäure [4]) $C_{16}H_{16}O_3N_2 = (C_6H_5)_2N \cdot CO \cdot NH \cdot CH(CH_3) \cdot COOH$. Aus Alanin, Diphenylcarbaminchlorid und Natronlauge. Rhombische Täfelchen aus verdünntem Alkohol. Schmelzp. 149°.

Äthyloxalyl-α-aminopropionsäuremethylester $C_2H_5O \cdot CO \cdot CO \cdot NH \cdot CH(CH_3)CO_2CH_3$ [5]). Sirupöse Flüssigkeit. Siedep. 173,5°.

Aminooxalyl-α-aminopropionamid $H_2N \cdot CO \cdot CO \cdot NH \cdot CH(CH_3)CO \cdot NH_2$ [5]). Feine Nadeln. Schmelzp. 216,5°.

Glycinoxalyl-α-aminopropionsäuremethylester $HOOC \cdot CH_2 \cdot NH \cdot CO \cdot CO \cdot NH \cdot CH(CH_3) \cdot COOCH_3$ [5]). Durch Zugabe von Äthyloxalyl-α-aminopropionsäuremethylester zu einer Lösung von Glykokoll in wässerigem KOH. Schmelzp. 136—137°. Als Nebenprodukt entsteht Glycinoxalylalanin $HOOC \cdot CH_2 \cdot NH \cdot CO \cdot CO \cdot NH \cdot CH(CH_3)COOH$.

d, l-α-Methylaminopropionsäureäthylester [6]) $CH_3 - \underset{\displaystyle NH \cdot CH_3}{\underset{|}{CH}} - COOC_2H_5 = C_6H_{13}NO_2$.

Zur wässerigen Lösung von 3,5 g Methylaminchlorhydrat wird die ätherische Lösung von 22 g Acetaldehyd gegeben und unter Kühlung eine wässerige Lösung von 32,5 g Cyankalium

[1]) Henry L. Wheeler, Ben H. Nicolet u. Treat B. Johnson, Amer. Chem. Journ. **46**, 456—474 [1911].

[2]) Treat B. Johnson, Journ. of biol. Chemistry **11**, 97—101 [1912]; Chem. Centralbl. **1912**, I, 1450.

[3]) Emil Abderhalden u. Paul Blumberg, Zeitschr. f. physiol. Chemie **65**, 320 [1910].

[4]) E. v. Meyer u. A. Nicolaus, Journ. f. prakt. Chemie [2] **82**, 521—538 [1910].

[5]) D. J. Meijeringh, Recueil des travaux chim. des Pays-Bas **32**, 140 [1913].

[6]) N. Zelinsky, A. Annenkoff u. J. Kulikoff, Zeitschr. f. physiol. Chemie **73**, 468 [1911].

zugetropft. Nach 12stündigem Schütteln wird ein gleiches Volumen rauchender Salzsäure zugesetzt und tags darauf nach Abdunstung des Äthers und Wasserzusatz 2 Stunden erwärmt. Nach dem Eindampfen im Vakuum wird der Trockenrückstand verestert und der Rückstand des eingedampften Filtrates mit 120 g Bleihydroxyd vermischt und im Vakuum destilliert. Erhalten 43 g $n\frac{20^\circ}{4^\circ} = 0{,}9353$, $n_{20} = 1{,}4128$. Molekularrefraktion: 34,93, Depression: 0,36. Hält sich gut im zugeschmolzenen Glas. Zeigt nur in geringem Maße die Eigenschaft, Kondensationsprodukte zu bilden. Nach einigen Monaten waren nur Spuren eines krystallinischen Produktes ausgeschieden[1]).

d, l-Äthylaminopropionsäure.[2]) Entsteht bei der Einwirkung von Diäthylsulfat auf d, l-Alanin. Erhalten 3,25 g Kupfersalz aus 10 g Alanin.

d, l-N-Diäthylaminopropionsäure.[2]) Entsteht bei der Einwirkung von Diäthylsulfat auf Alanin. Erhalten 3,48 g Kupfersalz aus 10 g Alanin.

d, l-N-Diäthylaminopropionsäureäthylester.[2]) Entsteht bei der Ermittlung von Diäthylsulfat auf d, l-Alanin. Erhalten 3,48 g aus 10 g Alanin. Siedep. 86° unter 18 mm Druck. Riecht nach den Estern der gewöhnlichen Aminosäuren. Schwer löslich in Wasser. — **Platinsalz** $(C_9H_{20}NO_2Cl)_2PtCl$. Orangefarbene, monokline Tafeln aus heißem Alkohol. Schmelzp. 114—116° (korr.). — **Golddoppelsalz** $C_9H_{20}NO_2Cl \cdot AuCl_3$. Fällt aus verdünnter wässeriger Lösung in Form eines krystallinischen gelben Salzes.

Serin (Bd. IV, S. 523).

Vorkommen: In einer Ascitesflüssigkeit 9,75 g pro Liter[3]).

Bildung: Bei der Hydrolyse von ägyptischen Mumien mit Salzsäure[4]).

Kokons der italienischen Seidenraupe[5])	1,9 %
Kokons der japanischen Seide „Haruko“[6])	0,7 %
Leim der indischen Tussahseide[7])	5,4 %
Barten des Nordwales[8])	1,0 %
In der weißen Substanz des Gehirns[9])	0,09%

In den Kokons des Ailanthusspinners. In der Tailung-Seide[10]).

In den Leitungsbahnen des Rückenmarks vom Rinde	0,02%
In den peripheren Nerven des Rindes[11])	0,04%

Physiologische Eigenschaften: Bei der Fäulnis sowie durch Einwirkung von Bacillus putifricus entstehen Propionsäure und Ameisensäure[12]).

Physikalische und chemische Eigenschaften: Bei der Anwesenheit von Eisensalzen tritt bei der Einwirkung von Sonnenlicht auf die wässerige Lösung Reduktion von Fehlingscher Lösung in der Kälte, positive Naphthoresorcinreaktion und Glykolaldehydbildung auf[13]).

Da Glycerinsäure im Organismus in Glucose überführt werden kann, so ist es wahrscheinlich, daß auch Serin, das durch Desamidierung in Glycerinsäure übergeht, in Glucose umwandelbar ist[14]).

Gibt mit Triketohydrindenhydrat eine blaue Färbung[15]).

---

1) N. Zelinsky, A. Annenkoff u. J. Kulikoff, Zeitschr. f. physiol. Chemie **73**, 468 [1911].
2) J. Novák, Berichte d. Deutsch. chem. Gesellschaft **45**, 841—843 [1912].
3) Pierre Breteau, Journ. de Pharm. et de Chim. [7] **3**, 248 [1911].
4) Emil Abderhalden u. Arthur Weil, Zeitschr. f. physiol. Chemie **72**, 21 [1912].
5) George Roose, Zeitschr. f. physiol. Chemie **68**, 273 [1910].
6) Akiliazu Siuva, Zeitschr. f. physiol. Chemie **68**, 275 [1910].
7) Friedrich Wilhelm Strauch, Zeitschr. f. physiol. Chemie **71**, 365 [1910].
8) Emil Abderhalden u. Bernhard Landau, Zeitschr. f. physiol. Chemie **71**, 455—465 [1910].
9) Emil Abderhalden u. A. Weil, Zeitschr. f. physiol. Chemie **83**, 425 [1913].
10) Emil Abderhalden u. R. Inouye, Zeitschr. f. physiol. Chemie **80**, 198 [1912].
11) Emil Abderhalden u. A. Weil, Zeitschr. f. physiol. Chemie **81**, 207 [1912].
12) W. Brasch, Biochem. Zeitschr. **22**, 403 [1909].
13) Carl Neuberg, Biochem. Zeitschr. **29**, 283 [1910].
14) A. J. Ringer u. Graham Lusk, Zeitschr. f. physiol. Chemie **66**, 113 [1910].
15) Emil Abderhalden u. Hubert Schmidt, Zeitschr. f. physiol. Chemie **72**, 37 [1911].

Derivate: Serinanhydrid gibt mit Triketohydrindenhydrat keine Färbung[1]).

d, l-Serinpikrolonat[2]) $C_3H_7O_3N \cdot C_{10}H_8O_5N_4$. Krystalle. Zersetzungsp. 200—265°. 100 ccm Wasser lösen bei 20° 0,98 g.

Valin (Bd. IV, S. 532).

Vorkommen: In dem wässerigen Extrakt von ägyptischen Mumien[3]). Im Darminhalt[4]).

Bildung: Bei der Hydrolyse des Schildpattes von Chelone imbricata[5]) 5,23%

Bei der Hydrolyse eines krystallinischen Eiweißkörpers aus dem Milchsaft von Antiaris toxicaria[6]) 2,43%

Bei der Hydrolyse von Kartoffeleiweiß[7]) . . . . 1,1 %

Bei der Hydrolyse von Kartoffeleiweiß (Valin + Alanin) . . . . 8,2 %

Bei der Hydrolyse von Kartoffeleiweiß (Valin + Leucin) . . . . 1,9 %

Bei der Hydrolyse des racemisierten Caseins und der racemisierten Caseose[8]).

Bence-Jonesscher Eiweißkörper[9])	5,6 %
Weizengliadin[10])	3,34%
Menschliche Placenta[11])	6,64%
Keratin der weißen Menschenhaare[12]) vorhanden.	
Keratin der Elefantenepidermis[13])	2,43%
Keratin der Schuppen von Manis japonica[14])	4,00%
Boletuseiweiß[15])	1,3 %
Protein aus Leinsamen[16])	12,71%
In den Leitungsbahnen des Rückenmarks vom Rinde	0,51%
In den peripheren Nerven des Rindes[17])	0,68%
In der grauen Substanz des Gehirns[18])	1,50%
In der weißen Substanz des Gehirns[18])	1,11%

Bei der Hydrolyse von Diphtheriebacillen[19]). In dem Eiweißkörper von Mykobacterium lacticola[20]). Bei der Hydrolyse von Thynnin und Percin[21]).

Darstellung: Zur Darstellung eignet sich das Fischbein des Nordwales[22]).

Physiologische Eigenschaften: Beim Abbau des Valins soll im Organismus Isobuttersäure als Zwischenprodukt auftreten[23]).

---

[1]) Emil Abderhalden u. Hubert Schmidt, Zeitschr. f. physiol. Chemie **72**, 38 [1911].

[2]) P. A. Levene u. Donald D. van Slyke, Journ. of biol. Chemistry **12**, 127—139 [1912]; Chem. Centralbl. **1912**, II, 816.

[3]) Emil Abderhalden u. Arthur Weil, Zeitschr. f. physiol. Chemie **72**, 19 [1911].

[4]) Emil Abderhalden, Zeitschr. f. physiol. Chemie **74**, 443 [1911].

[5]) Hans Buchtala, Zeitschr. f. physiol. Chemie **74**, 212—220 [1911].

[6]) Y. Kotake u. F. Knoop, Zeitschr. f. physiol. Chemie **75**, 488—498 [1911].

[7]) B. Sjollema u. J. J. Rinkes, Zeitschr. f. physiol. Chemie **76**, 369—384 [1911—1912].

[8]) H. D. Dakin u. H. W. Dudley, Journ. of biol. Chemistry **15**, 263 [1913].

[9]) F. Gowland Hopkins u. Horace Savory, Journ. of Physiol. **42**, 189—250 [1911].

[10]) Thomas B. Osborne u. H. H. Guest, Journ. of biol. Chemistry **9**, 425—438 [1911]; Chem. Centralbl. **1911**, II, 969.

[11]) Arthur H. Hoelker u. J. Morris Slemons, Journ. of biol. Chemistry **9**, 471—489 [1911]; Chem. Centralbl. **1911**, II, 974.

[12]) Hans Buchtala, Zeitschr. f. physiol. Chemie **85**, 246 [1913].

[13]) Hans Buchtala, Zeitschr. f. physiol. Chemie **78**, 55—61 [1912].

[14]) Hans Buchtala, Zeitschr. f. physiol. Chemie **85**, 241—245 [1913].

[15]) Camille Reuter, Zeitschr. f. physiol. Chemie **78**, 167—245 [1912].

[16]) F. W. Foreman, Proc. Cambridge Philosoph. Soc. **16**, 87—88 [1911]; Chem. Centralbl. **1911**, I, 1218.

[17]) Emil Abderhalden u. A. Weil, Zeitschr. f. physiol. Chemie **81**, 207 [1912].

[18]) Emil Abderhalden u. A. Weil, Zeitschr. f. physiol. Chemie **83**, 425 [1913].

[19]) Sakae Tamura, Zeitschr. f. physiol. Chemie **89**, 289 [1914].

[20]) Sakae Tamura, Zeitschr. f. physiol. Chemie **88**, 190 [1913].

[21]) A. Rossel u. F. Edlbacher, Zeitschr. f. physiol. Chemie **88**, 186 [1913].

[22]) Emil Abderhalden u. Bernhard Landau, Zeitschr. f. physiol. Chemie **71**, 455—465 [1911].

[23]) A. J. Ringer, E. M. Frankel u. L. Jonas, Journ. of the biol. Chemistry **14**, 525 [1913].

Physikalische und chemische Eigenschaften: Gibt mit Triketohydrindenhydrat eine blaue Färbung[1]). Empfindlichkeitsgrenze 1 : 15 000 [2]).

Derivate von d-Valin: d-Valinpikrolonat[3]) $C_5H_{11}O_2N \cdot C_{10}H_8O_5N_4$. Krystalle. Schmelzp. 170—180°. $[\alpha]_D^{20} = +29{,}2$ in Alkohol; $c = 5{,}62$. 100 ccm Wasser lösen bei 20° 1,2 g.

Derivate von d, l-Valin: 2, 4-Dinitrophenyl-d, l-valin[4]) $C_{11}H_{13}O_6N_3$. Mol.-Gewicht: 283,13. Aus Valin und 1-Chlor-2, 4-dinitrobenzol in Gegenwart von 2 Mol. Natrium oder Kaliumcarbonat. Prachtvolle goldgelbe Blättchen. Aus Methylalkohol oder Eisessig mit Wasserzusatz umkrystallisiert. Schmelzp. 185°, nach vorhergehendem Sintern. Ausbeute 85%. Wenig löslich in kaltem Wasser, ziemlich leicht in kaltem Methylalkohol, leicht in kaltem Alkohol, mäßig leicht in kaltem Eisessig, wenig löslich in heißem Wasser, leicht in heißem Methylalkohol, Alkohol und Eisessig.

d, l-Valinpikrolonat[5]) $C_5H_{11}O_2N \cdot C_{10}H_8O_5N_4$. Krystalle. Zersetzungsp. 150—220°. 100 ccm Wasser lösen bei 20° 0,81 g.

d, l-Bisbromisovalerylglycerin[6]) $CH_2 \cdot O(OC \cdot C_4H_9Br)HC \cdot OH \cdot CH_2 \cdot O(OC \cdot C_4H_9Br) = C_{13}H_{24}Br_2O_5$. Mol.-Gewicht: 420,03. 18,2 g Bromisovaleriansäure werden in eine Lösung von 4,5 g Glycerin in 18,4 g Schwefelsäure eingegossen und auf 70—80° erwärmt. Das braungefärbte Reaktionsprodukt wird in 500 ccm abs. Äther aufgenommen und auf 200 g gepulverte krystallisierte Soda gegossen. Die ätherische Lösung wird mit gesättigter Sodalösung, dann mit Wasser gewaschen, getrocknet und eingedampft. Das hinterbleibende Öl, 6—8 g, wird unter stark vermindertem Druck destilliert. Farbloses, bitterschmeckendes Öl; siedet unter 0,3 mm Druck bei 185—200°. Leicht löslich in Alkohol, Äther, Benzol; unlöslich in Wasser, kalter wässeriger Kalilauge und verdünnter Schwefelsäure. In wässeriger Lauge löst es sich beim Erwärmen. Nach dem Lösen in konz. Schwefelsäure sublimiert beim Erwärmen Bromisovaleriansäure. Die Amidierung führte bis jetzt nicht zum Ziele, da durch Ammoniak sofort Lösung der ätherartigen Bindung und Bildung von Halogenacylamiden erfolgt. Bei längerem Stehen der ammoniakalischen Lösung verändern sich die Amide weiter, indem wahrscheinlich die α-ständigen Halogenatome substituiert werden.

Dipalmityl-d, l-Bromisovalerylglycerin[6]) $(C_{15}H_{31}CO)OCH_2 \cdot CHO \cdot (OC \cdot C_{10}H_9Br) \cdot CH_2 \cdot O \cdot (CO \cdot C_{15}H_{31}) = C_{40}H_{46}O_6Br$. Mol.-Gewicht: 702,29. Dipalmitin wird mit überschüssigem Bromisovalerylbromid auf dem Wasserbad bis zum Aufhören der Salzsäureentwicklung erwärmt. Das Reaktionsprodukt wird nach dem Erkalten in Äther aufgenommen und die Lösung mehrmals mit gesättigter Sodalösung durchgeschüttelt, mit Wasser gewaschen und mit entwässertem Natriumsulfat getrocknet und eingedampft. Drusen mikroskopischer Nädelchen aus Alkohol. Schmilzt bei 51° zu einer trüben Flüssigkeit, die bei 60° klar wird. Wenig löslich in kaltem, leicht in heißem Alkohol, leicht in Äther und Essigäther. Acroleinreaktion positiv.

Diacetatquecksilber-α-anilidoisovaleriansäureäthylester[7]) $C_{17}H_{23}NHg_2 = (CH_3 \cdot CO \cdot OHg)_2 \cdot C_6H_3 \cdot NH, \underset{\displaystyle CH(CH_3)_2}{CH} \cdot COOC_2H_5$. Mol.-Gewicht: 737,2. 10 g α-Anilidoisovaleriansäureäthylester werden mit 70 ccm Methylalkohol vermischt und unter Umrühren zu einer Lösung von 26 g Quecksilberacetat in 120 ccm Wasser und 60 ccm Methylalkohol zugesetzt. Nach einer Stunde wird in Kältemischung gekühlt, dann im Eisschrank stehen gelassen. Ausbeute 86% der Theorie. Reinigung durch Umkrystallisieren aus Methylalkohol. Stern- oder büschelförmig verwachsene Nadeln. Schmelzpunkt 125° (korr. 126°). Löslich in Methyl- und Äthylalkohol, ebenso in Chloroform, besonders leicht beim Kochen.

Dichlorquecksilber-α-anilidoisovaleriansäureäthylester[7]) $C_{13}H_{17}O_2NCl_2Hg_2$. Mol.-Gewicht: 690. Entsteht beim Lösen von Diacetatquecksilber-α-anilidoisovaleriansäureäthylester (25 g) in Alkohol und Fällen mit einer stark verdünnten Lösung von 0,4 g Natrium-

---

[1]) Emil Abderhalden u. Hubert Schmidt, Zeitschr. f. physiol. Chemie **72**, 37 [1911].

[2]) Emil Abderhalden u. H. Schmidt, Zeitschr. f. physiol. Chemie **85**, 143 [1913].

[3]) P. A. Levene u. Donald D. van Slyke, Journ. of biol. Chemistry **12**, 127—139 [1912]; Chem. Centralbl. **1912**, II, 816.

[4]) Emil Abderhalden u. Paul Blumberg, Zeitschr. f. physiol. Chemie **65**, 320 [1910].

[5]) P. A. Levene u. Donald D. van Slyke, Journ. of biol. Chemistry **12**, 127—139 [1912]; Chem. Centralbl. **1912**, II, 816.

[6]) Emil Abderhalden u. Markus Guggenheim, Zeitschr. f. physiol. Chemie **65**, 53—60 [1910].

[7]) Walter Schoeller, Walter Schrauth u. Paul Goldacker, Berichte d. Deutsch. chem. Gesellschaft **44**, 1311 [1911].

chlorid in Wasser. Mikroskopische Stäbchen aus Essigäther + Petroläther. Schmelzp. 121° (korr. 122°).

Dichlorquecksilber-α-anilidoisovaleriansäureäthylester[1]) $C_{13}H_{17}O_2NBr_2Hg_2$. Mol.-Gewicht: 779,1. Entsteht analog der Dichlorverbindung. Zur Reinigung wird in sehr wenig Essigäther gelöst. Beim Wiederaufkochen der schon kalten Lösung scheidet sich ein Teil des Esters in körniger, sich sandig anfühlender, amorpher Form ab und ist nunmehr auch durch Kochen mit viel Essigäther nicht wieder in Lösung zu bringen. Der in Lösung gebliebene Teil wird mit Petroläther gefällt. Letzteres Produkt bildet büschelartig verwachsene Nädelchen krystallisierender Niederschlag. Schmelzp. 134° (korr. 135°) zu einer gelben Flüssigkeit; der amorphe Teil zersetzt sich bei 215° ohne zu schmelzen.

Dijodquecksilber-α-anilidoisovaleriansäureäthylester[1]) $C_{13}H_{17}O_2NS_2Hg_2$. Mol.-Gewicht: 779,1. Entsteht analog der Dichlorverbindung. Schwach gelblicher Körper, der in Essigäther gelöst und mit Petroläther gefällt, in Nadeln vom Schmelzp. 128° (korr. 129°) krystallisiert.

Dioxyquecksilber-α-anilidoisovaleriansäureanhydrid[2]) $C_{11}H_{13}O_3NHg_2$

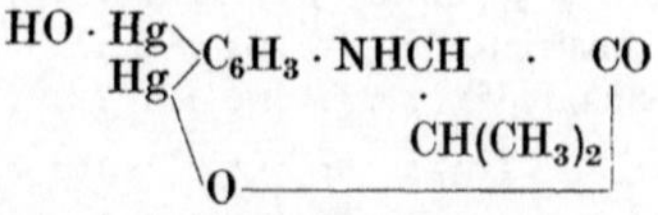

Mol.-Gewicht: 607,1. 2 g des Diacetatquecksilber-α-anilidoisovaleriansäureäthylesters werden mit 90 ccm $^1/_{10}$ n-Natronlauge ($3^1/_4$ Mol.) etwa 5 Minuten gekocht, dann das abgekühlte Filtrat mit 27 ccm $^1/_{10}$ n-Schwefelsäure ($1^1/_4$ Mol.) angesäuert. Ausbeute 1,5 g oder 90% der Theorie. Zersetzungsp. 221° (korr. 226°).

Leucin (Bd. IV, S. 543).

Vorkommen: In dem wässerigen Extrakt ägyptischer Mumien[3]). Im Darminhalt[4]). Vielleicht im Zuckerrohr (?)[5]). In Chenopodium hybridum L., Chenopodium viride L.[6]), Chenopodium ambrosioides L. var. anthelminticum Grya[7]). In Torfböden[8]). Im „Miso" (japanisches Nahrungsmittel) 7‰[9]). Im Cortinellus shiitake P. Henn[10]). Im Saké; aus 10 l wurden 0,6 g isoliert[11]). In dem Alkoholextrakt von Lycoperdon bovista[12]). Aus 4 kg Salzbrei von Bonito[13]) 4,06 g.

Im Darminhalt der folgenden Tiere: Hund, Rind, Pferd, Schaf, Schwein, Gans und Huhn[14]).

Bildung: Bei der Hydrolyse von ägyptischen Mumien mit Salzsäure[15]). Bei der Hydrolyse der Anapheseide[16]). Bei der Hydrolyse von Diphtheriebacillen[17]). Bei der Hydrolyse von Primnoastengeln[18]).

---

[1]) Walter Schoeller, Walter Schrauth u. Paul Goldacker, Berichte d. Deutsch. chem. Gesellschaft **44**, 1311 [1911].

[2]) Walter Schoeller, Walter Schrauth u. Paul Goldacker, Berichte d. Deutsch. chem. Gesellschaft **44**, 1312 [1911].

[3]) Emil Abderhalden u. Arthur Weil, Zeitschr. f. physiol. Chemie **72**, 19 [1911].

[4]) Emil Abderhalden, Zeitschr. f. physiol. Chemie **74**, 443 [1911].

[5]) Shorey, Journ. Amer. Chem. Soc. **19**, 881 [1897]; **21**, 45 [1899]; **20**, 133 [1898].

[6]) Bergmann, Das putride Gift. Dissertation Dorpat 1868. — Salmeneff, Pharmaz. Zeitschrift f. Rußland **1893**, 221.

[7]) Engelhardt, Archiv d. Pharmazie **54**, 287 [1848]. — Baumert u. Holpern, Archiv d. Pharmazie **231**, 641—648 [1893].

[8]) Chas. S. Robinson, Journ. Amer. Chem. Soc. **33**, 564—568 [1911].

[9]) Teizò Takahashi u. Gorò Abé, Journ. Coll. Agric. Tokyo **5**, 193 [1913].

[10]) R. Yoshimura u. M. Kanai, Zeitschr. f. physiol. Chemie **86**, 178 [1913].

[11]) Teizò Takahashi, Journ. Coll. Agric. Tokyo **5**, 95 [1913].

[12]) C. J. Blanksma, Chem. Weekblad **10**, 96—100 [1913]; Chem. Centralbl. **1913**, I, 1037.

[13]) U. Suzuki, C. Yoneyama u. S. Odake, Journ. Coll. Agric. Tokyo **5**, 33—41 [1912]; Chem. Centralbl. **1913**, I, 1043.

[14]) Emil Abderhalden, W. Klingemann u. Th. Pappenhusen, Zeitschr. f. physiol. Chemie **71**, 411 [1911].

[15]) Emil Abderhalden u. Arthur Weil, Zeitschr. f. physiol. Chemie **72**, 20 [1911].

[16]) Emil Abderhalden, Zeitschr. f. physiol. Chemie **74**, 427 [1911].

[17]) Sakae Tamura, Zeitschr. f. physiol. Chemie **89**, 289 [1914].

[18]) Carl Th. Mörner, Zeitschr. f. physiol. Chemie **88**, 138 [1913].

Bei der Hydrolyse des Schildpattes von Chelone imbricata[1]	3,26%
Bei der Hydrolyse von Kartoffeleiweiß[2]	12,2 %

Bei der Hydrolyse der Ichtuline (Proteine des Fischeies)[3]. Bei der Hydrolyse des racemisierten Caseins und der racemisierten Caseose[4].

Melanin[5]	2,95%
Eischale von Pollachius brandti[6]	2,40%
Gespinst von Oeceticus platensis (Berg)[7]	0,75%
Barten des Nordwales[8]	3,76%
Kokons der italienischen Seidenraupe[9]	0,75%
Kokons der japanischen Seide „Haruko"[10]	0,7 %
Leim der indischen Tussahseide[11]	4,8 %
Menschliche Placenta[12]	4,42%
Keratin der Elefantenepidermis[13]	3,60%
Keratin der Schuppen von Manis japonica[14]	10,25%
Keratin der Haut von Boa constrictor[15]	12,40%
Keratin der weißen Menschenhaare[16]	12,12%
Weizengliadin[17]	6,62%
Boletuseiweiß[18]	6,7 %
Bence-Jonesscher Eiweißkörper[19]	5,45%
Protein aus Leinsamen[20]	3,97%
In den Leitungsbahnen des Rückenmarks vom Rinde	1,1 %
In den peripheren Nerven des Rindes[21]	1,02%
In der weißen Substanz des Gehirns[22]	2,39%
In der grauen Substanz des Gehirns[22]	3,58%
In den Kokons des Ailanthusspinners[23]	1,00%
In der Tailung-Seide[23]	1,00%

Darstellung bzw. Isolierung: Zur Isolierung des Leucins kann die Carbaminoreaktion angewandt werden, wobei zuerst Glykokoll und Glutaminsäure niedergeschlagen werden und das Leucin in Lösung bleibt[24].

---

[1]) Hans Buchtala, Zeitschr. f. physiol. Chemie **74**, 212—220 [1911].
[2]) B. Sjollema u. J. J. Rinkes, Zeitschr. f. physiol. Chemie **76**, 369—384 [1911/12].
[3]) J. König u. J. Großfeld, Biochem. Zeitschr. **54**, 351 [1913].
[4]) H. D. Dakin u. H. W. Dudley, Journ. of biol. Chemistry **15**, 263 [1913].
[5]) Maurice Piekre, Compt. rend. de l'Acad. des Sc. **153**, 782—785 [1911].
[6]) K. Miyake u. T. Tadokoro, Journ. Coll. Agric. Tokyo **4**, 269—277 [1912].
[7]) Emil Abderhalden u. Bernhard Landau, Zeitschr. f. physiol. Chemie **71**, 443—445 [1910].
[8]) Emil Abderhalden u. Bernhard Landau, Zeitschr. f. physiol. Chemie **71**, 455—465 [1910].
[9]) George Roose, Zeitschr. f. physiol. Chemie **68**, 273 [1910].
[10]) Akikazu Siuva, Zeitschr. f. physiol. Chemie **68**, 275 [1910].
[11]) Friedrich Wilhelm Strauch, Zeitschr. f. physiol. Chemie **71**, 365 [1910].
[12]) Arthur H. Koelker u. J. Morris Slemons, Journ. of biol. Chemistry **9**, 471—489 [1911]; Chem. Centralbl. **1911**, II, 974.
[13]) Hans Buchtala, Zeitschr. f. physiol. Chemie **78**, 55—61 [1912].
[14]) Hans Buchtala, Zeitschr. f. physiol. Chemie **85**, 241 [1913].
[15]) Hans Buchtala, Zeitschr. f. physiol. Chemie **85**, 335 [1913].
[16]) Hans Buchtala, Zeitschr. f. physiol. Chemie **85**, 246 [1913].
[17]) Thomas B. Osborne u. H. H. Guest, Journ. of biol. Chemistry **9**, 425—438 [1911]; Chem. Centralbl. **1911**, II, 969.
[18]) Camille Pekter, Zeitschr. f. physiol. Chemie **78**, 167—245 [1912].
[19]) F. Gowland Hopkins u. Horace Savory, Journ. of Physiol. **42**, 189—250 [1911].
[20]) F. W. Foreman, Proc. Cambridge Philos. Soc. **16**, 87—88 [1911]; Chem. Centralbl. **1911**, I, 1218.
[21]) Emil Abderhalden u. A. Weil, Zeitschr. f. physiol. Chemie **81**, 207 [1912].
[22]) Emil Abderhalden u. A. Weil, Zeitschr. f. physiol. Chemie **83**, 425 [1913].
[23]) Emil Abderhalden u. R. Inouye, Zeitschr. f. physiol. Chemie **80**, 198 [1912].
[24]) M. Siegfried u. H. Schmitz, Zeitschr. f. physiol. Chemie **65**, 316 [1910].

Physiologische Eigenschaften: Beim Abbau des Leucins soll im Organismus Jsovaleriansäure als Zwischenprodukt auftreten[1]). Ist ohne jeden Einfluß auf die Katalase[2]). Das beste Verhältnis der Phosphate zu Leucin bei der Bildung von Fuselöl durch Sakéhefe ist 2—3 : 1 [3]).

Während das freie Leucin die Hippursäureausscheidung bei Kaninchen nicht beeinflußte, verursachte Benzoylleucin eine bedeutende Steigerung derselben, und zwar wirkt es sowohl dadurch, daß sein Benzoylradikal das im Organismus verfügbare Glykokoll bindet, wie auch dadurch, daß das Leucin, wenn es an die Benzoylgruppe gebunden ist, selbst in Glykokoll umgewandelt wird[4]).

Bringt man zu gut ausgewaschenem Pilzrasen von Penicillium glaucum Leucin, so steigt die Atmungskohlensäure nicht unerheblich an. Führt man den Versuch so aus, daß man den Zusatz von Leucin erst dann macht, wenn die normale Kohlensäureproduktion der Pilze annähernd konstant ist, und berechnet man die Überproduktion an Kohlensäure als von Leucin stammend, so erhält man weit größere Zahlen, als durch die gänzliche Verbrennung von Leucin gewonnen werden können; ganz ebenso, wie diese auch bei Oxysäuren gefunden werden. Die Überproduktion als Kohlensäure ist eine Reizerscheinung und ist wahrscheinlich auf Reaktionskoppelung zurückzuführen. Werden die getöteten Pilze zu Leucinlösung gegeben, so werden stets größere Mengen Kohlensäure erhalten, als wenn sie zu Wasser gebracht werden. Versuche mit Mucor Boidin und Aspergillus niger gaben negative Resultate[5]).

Die Acetessigsäurebildung aus Isovaleraldehyd, aus Isoamylamin und aus Leucinsäure in der künstlich durchströmten Leber läßt die Möglichkeit offen, daß die genannten 3 Substanzen beim Abbau des Leucins als intermediäre Produkte auftreten[6]).

Physikalische und chemische Eigenschaften: Gibt mit Triketohydrindenhydrat eine blaue Färbung[7]). Empfindlichkeitsgrenze: 1 : 25 000 [8]). Bei Anwesenheit von Eisensalzen tritt bei der Einwirkung von Sonnenlicht auf die wässerige Lösung Ammoniakabspaltung und Isovaleraldehydbildung auf[9]). Bei der Destillation mit 10 proz. Wasserstoffperoxydlösung in Gegenwart von $^1/_2$ n-Natronlauge wird die Aminogruppe vollständig abgespalten[10]). Löslichkeit in Salzlösungen[11]).

Derivate von l-Leucin: **l-Leucinpikrolonat**[12]) $C_6H_{13}O_2N \cdot C_{10}H_8O_5N_4$. Krystalle. Schmelzp. 145—150°. $[\alpha]_D^{20} = +19{,}6°$ in Alkohol; $c = 7{,}23$. 100 ccm Wasser lösen bei 20° 0,58 g.

l-Leucinsäure. Entsteht bei der Spaltung von d, l-Leucinsäure durch das Chinidinsalz, wobei zuerst die l-Säure ausfällt. Krystalle. Schmelzp. 81—82°. $[\alpha]_D^{20}$ (0,1732 g in $^1/_1$ n-Natronlauge zu 1,7622 g) = —27,8°. $[\alpha]_D^{20}$ (0,1219 g in Wasser zu 1,2336 g) = —10,4. — **Bariumsalz** $Ba(C_6H_{11}O_3)_2$. Krystalle aus Wasser. — **Äthylester.** Siedep. unter 12 mm Druck 79—80°. $[\alpha]_D^{20}$ = —11,07°. Gibt mit Brom und Phosphor d-α-Bromisocapronsäureäthylester[13]).

l-α-Oxyisobutylessigsäure[14]) (Bd. IV, S. 568). Krystallisiert aus Äther in strahlenförmigen Drusen, die gegen 65° erweichen und bei 71° (unkorr.) schmelzen. Leicht löslich in Wasser, Alkohol, Äther und Chloroform; schmeckt süß, adstringierend. $[\alpha]_D^{20}$ = —16,37° in abs. Alkohol. — Das **Kupfersalz** krystallisiert aus Wasser in glänzenden Blättchen, die nach dem Trocknen im Vakuum bei 100° blaugrüne Farbe zeigen, sich gegen 255° schwarz färben und gegen 278° (unkorr.) sich unter Aufschäumen zersetzen. Löslichkeit in kochendem Wasser etwa 1 : 600.

---

1) A. J. Ringer, E. M. Frankel u. L. Jonas, Journ. of biol. Chemistry **14**, 525 [1913].

2) Percy Waentig u. Otto Steche, Zeitschr. f. physiol. Chemie **83**, 315—337 [1913]; Chem. Centralbl. **1913**, I, 1705.

3) K. Kurono, Journ. Coll. Agric. Tokyo **1**, 283—294 [1911]; Chem. Centralbl. **1912**, I, 673.

4) Albert A. Epstein u. Samuel Bookman, Journ. of biol. Chemistry **13**, 117—131 [1912]; Chem. Centralbl. **1913**, I, 638.

5) R. O. Herzog u. O. Saladin, Zeitschr. f. physiol. Chemie **73**, 302—307 [1911].

6) F. Sachs, Biochem. Zeitschr. **27**, 27 [1910].

7) Emil Abderhalden u. Hubert Schmidt, Zeitschr. f. physiol. Chemie **72**, 37 [1911].

8) Emil Abderhalden u. H. Schmidt, Zeitschr. f. physiol. Chemie **85**, 143 [1913].

9) Carl Neuberg, Biochem. Zeitschr. **29**, 283 [1910].

10) Jean Effront, Compt. rend. de l'Acad. des Sc. **154**, 1111—1114 [1912].

11) S. B. Schryver, Proc. Roy. Soc., Serie B. **83**, 96—123 [1910].

12) P. A. Levene u. Donald D. van Slyke, Journ. of biol. Chemistry **12**, 127—139 [1912]; Chem. Centralbl. **1912**, II, 816.

13) Helmuth Scheibler u. Alvin S. Wheeler, Berichte d. Deutsch. chem. Gesellschaft **44**, 2684—2690 [1911].

14) Emil Abderhalden u. A. Weil, Zeitschr. f. physiol. Chemie **84**, 39 [1913].

Derivate von d-Leucin: d-Leucinsäure. $[\alpha]_D^{20}$ (0,1368 g in $^1/_1$ n-Natronlauge zu 1,5040 g) $= +26,3°$. Entsteht bei der Spaltung von d, l-Leucinsäure durch das Chinidinsalz, wobei die d-Säure in der Mutterlauge bleibt. Besser aus d-Leucin, Schwefelsäure und Natriumnitrit[1]).

Derivate von d, l-Leucin: d, l-Leucinpikrolonat[2]) $C_{10}H_8O_5N_4 \cdot C_6H_{13}O_2N$. Aus 2 g Leucin in 100 ccm siedendem Wasser und 2 g Pikrolonsäure in 20 ccm heißem Alkohol. Grünlichgelbe, längliche, schmale Prismen aus 96 proz. Alkohol. Wird nach scharfem Trocknen hellgelb. Beginnt gegen 130° zu erweichen. Schmelzp. gegen 150° unter Zersetzung und Gasbildung. Leicht löslich in warmem Alkohol; wenig löslich in kaltem Wasser; unlöslich in Äther, Chloroform, Aceton. — $C_6H_{13}O_2N \cdot C_{10}H_8O_5N_4$.[3]) Prismen. Zersetzungsp. 140—190°. 100 ccm Wasser lösen bei 20° 0,53 g.

Leucinimid. Gibt mit Triketohydrindenhydrat keine Färbung[4]). Entsteht beim Erhitzen von Leucin mit Glycerin[5]).

2, 4-Dinitrophenyl-d, l-leucin[6]) $C_{12}H_{15}O_6N_3$. Mol.-Gewicht: 297,15. Aus d, l-Leucin und 1 Mol. Chlor, 2, 4-Dinitrobenzol in heißem Alkohol in Gegenwart von Natrium oder Kaliumbicarbonat. Gelbe Krystalle mit grünlichem Schimmer. Erst aus Eisessig und Wasser, dann aus Alkohol und Wasser umkrystallisiert. Schmelzp. 203° unter Rotfärbung. In Wasser schwer, in Methyl- und Äthylalkohol und Eisessig in der Kälte ziemlich leicht, in der Wärme sehr leicht löslich, in Aceton und Methyläthylketon leicht löslich.

2, 4-Dinitrochlorphenyl-d, l-leucin[6]) $C_{12}H_{14}O_6N_3Cl$. Mol.-Gewicht: 331,60. 1 Mol. Leucin wird mit 2 Mol. Natriumcarbonat und 1 Mol. Dinitrochlorbenzol in heißem Alkohol zur Reaktion gebracht. Beim Fällen mit Salzsäure in der Hitze scheidet sich ein Öl ab, das beim Abkühlen halbfest wird. Bringt man es mit warmem Eisessig in Lösung, setzt Wasser bis zur Trübung zu und erwärmt, bis alles klar gelöst ist, so erhält man beim Abkühlen schöne, kleine, grünlichgelbe Blättchen. Schmelzpunkt nach vorherigem Sintern 169°, zu einer klaren, wenig gefärbten Flüssigkeit.

Leucinamid. Das im Pankreatin erhaltene Ferment, welches Leucinamid in l-Leucin, Ammoniak und d-Leucinamid spaltet, wird durch längere Einwirkung von Normalsalzsäure unwirksam[7]).

Metaphosphorsäureäthylester-d, l-leucin[8])

$$O : P\begin{cases} OH \\ O \cdot C_2H_5 \\ NH \cdot \underset{\displaystyle COOH}{CH} \cdot CH_2 \cdot CH\begin{cases} CH_3 \\ CH_3 \end{cases} \end{cases}$$

Entsteht beim Kochen von Metaphosphorsäureäthylester (2 g) in 50 ccm Chloroform und 1 g d, l-Leucin kurze Zeit, wobei das Leucin in Lösung geht. Beim Verdunsten des Chloroforms hinterbleibt ein dicker, ozonidartiger Sirup, der außer in Chloroform, in abs. Alkohol löslich ist. Wird durch schwaches Ammoniak außerordentlich leicht unter nahezu quantitativer Rückbildung des Leucins verseift.

d, l-α-Oxyisobutylessigsäure[9]) (Bd. IV, S. 576). Krystallisiert aus Äther in flachen, vierseitigen, an den Ecken abgestumpften, platten Prismen, die gegen 65° erweichen und bei 70° (unkorr.) schmelzen. Leicht löslich in Wasser, Alkohol, Äther und Chloroform, schmeckt süßsäuerlich. — **Kupfersalz.** Farbe dunkelblaugrün. Krystallisiert aus kochendem Wasser in mattglänzenden Krystallhäufchen. Gegen 255° Schwarzfärbung; gegen 275° (unkorr.) Zersetzung unter Aufschäumen.

---

[1]) Helmuth Scheibler u. Alvin S. Wheeler, Berichte d. Deutsch. chem. Gesellschaft **44**, 2684—2690 [1911].

[2]) Emil Abderhalden u. Arthur Weil, Zeitschr. f. physiol. Chemie **78**, 150—155 [1912]; Chem. Centralbl. **1912**, II, 517.

[3]) P. A. Levene u. Donald D. van Slyke, Journ. of biol. Chemistry **12**, 127—139 [1912]; Chem. Centralbl. **1912**, II, 816.

[4]) Emil Abderhalden u. Hubert Schmidt, Zeitschr. f. physiol. Chemie **72**, 38 [1911].

[5]) L. C. Maillard, Compt. rend. de l'Acad. des Sc. **153**, 1078—1080 [1911].

[6]) Emil Abderhalden u. Paul Blumberg, Zeitschr. f. physiol. Chemie **65**, 321 [1910].

[7]) P. Bergell u. P. Boll, Zeitschr. f. physiol. Chemie **76**, 464 [1911].

[8]) K. Langheld, Berichte d. Deutsch. chem. Gesellschaft **43**, 1860 [1910].

[9]) Emil Abderhalden u. A. Weil, Zeitschr. f. physiol. Chemie **84**, 39 [1913].

α-Diphenyluramidoisocapronsäure[1] $C_{19}H_{23}O_3N_3$

$$(CH_3)_2 \cdot CH \cdot CH_2 \cdot \underset{\displaystyle NH \cdot CO \cdot N(C_6H_5)_2}{\underset{|}{CH}} \cdot COOH$$

Aus Leucin, Diphenylcarbaminchlorid und Natronlauge. Blättchen. Schmelzp. 52°.

d, l-Leucinsäure[2]) $C_6H_{12}O_3$. Aus α-Bromisocapronylbromid und 3,5 Mol. $^1/_1$ n-Natronlauge. Rhombische Tafeln aus wasserfreiem Äther + 5 Vol. Petroläther. Schmelzp. 76—77°. — **Äthylester.** Siedepunkt unter 16 mm Druck 80—81°. Leicht löslich in Alkohol und Äther. Wenig löslich in Wasser.

d, l-Trimethylleucinbetain; d, l-Trimethylisobutylacetobetain[3])

$$\begin{matrix}CH_3 \\ CH_3\end{matrix}\!\!>\!CH \cdot CH_2 \cdot \underset{\displaystyle CO—O}{CH} \cdot N\!\begin{matrix}\diagup CH_3 \\ — CH_3 \\ \diagdown CH_3\end{matrix} = C_9H_{19}NO_2$$

Entsteht bei der Einwirkung von Dimethylsulfat auf d, l-Leucin. Ausbeute 86,7% an Platindoppelsalz. — **Platindoppelsalz** $(C_9H_{20}NO_2Cl)_2PtCl_4 + 2\,H_2O$. Orangegefärbte Blättchen. Schwer löslich in kaltem, leichter in warmem Wasser; unlöslich in Alkohol. Das wasserfreie Salz schmilzt bei 217—218° (korr.) unter Zersetzung. Das Krystallwasser entweicht nach 4stündigem Trocknen bei 105°. — **Golddoppelsalz** $(C_9H_{20}NO_2Cl)AuCl_3$. Goldgelbe Blättchen. Schmelzp. 164—165° (korr.). Schwer löslich in heißem, fast unlöslich in kaltem Wasser.

Isoleucin (Bd. IV, S. 578).

Vorkommen: In Torfböden[4]).

Bildung: Bei der Hydrolyse des Bence-Jonesschen Eiweißkörpers 1,01%[5]). Bei der Verdauung von Casein mit Pankreatin[6]). Bei der Hydrolyse von Diphtheriebacillen[7]).

Physiologische Eigenschaften: Nach Wirth[8]) stehen dem Körper zum Abbau des Isoleucins mehrere Wege zur Verfügung; entweder geht dieser Abbau nur über Acetessigsäure oder aber es werden nur andere verbrennliche Säuren, wie α-Oxybuttersäure, α-Oxypropionsäure, Propionsäure, gebildet, oder aber es läuft der Abbau über Acetessigsäure neben anderen Arten des Abbaues her.

Physikalische und chemische Eigenschaften: Gibt mit Triketohydrindenhydrat eine blaue Färbung[9]).

Derivate: d-Isoleucinpikrolonat[10]) $C_6H_{13}O_2N \cdot C_{10}H_8O_5N_4$. Krystalle. Schmelzp. etwa 170°. $[\alpha]_D^{20} = +32{,}8°$ in Alkohol; $c = 6{,}47$. 100 ccm Wasser lösen bei 20° 0,58 g.

Pseudoleucin, Pseudobutylaminoessigsäure.[11])

Mol.-Gewicht: 131,11.

Zusammensetzung: 54,97% C, 9,99% H, 10,69% N.

$$C_6H_{13}O_2N.$$

Darstellung: Die aus Pinacolin mit Kaliumpermanganat in alkalischer Lösung dargestellte Trimethylbrenztraubensäure liefert ein Oxim. Dasselbe wird durch Kochen mit Zinkstaub in 50 proz. Essigsäure unter Rückfluß reduziert Das Zink wird mit H_2S entfernt,

---

1) E. v. Meyer u. A. Nicolaus, Journ. f. prakt. Chemie [2] **82**, 521—538 [1910].

2) Helmuth Scheibler u. Alvin S. Wheeler, Berichte d. Deutsch. chem. Gesellschaft **44**, 2684—2690 [1911].

3) J. Novák, Berichte d. Deutsch. chem. Gesellschaft **45**, 844 [1912].

4) Chas. S. Robinson, Journ. Amer. Chem. Soc. **33**, 564—568 [1911].

5) F. Gowland Hopkins u. Horace Savory, Journ. of Physiol. **42**, 189—250 [1911].

6) Emil Abderhalden u. Karl Kautsch, Zeitschr. f. physiol. Chemie **78**, 96—114 [1912]; Chem. Centralbl. **1912**, I, 519.

7) Sakae Tamura, Zeitschr. f. physiol. Chemie **89**, 289 [1914].

8) J. Wirth, Biochem. Zeitschr. **27**, 20 [1910].

9) Emil Abderhalden u. Hubert Schmidt, Zeitschr. f. physiol. Chemie **72**, 37 [1911].

10) P. A. Levene u. Donald D. van Slyke, Journ. of biol. Chemistry **12**, 127—139 [1912]; Chem. Centralbl. **1912**, II, 816.

11) F. Knoop u. Georg Landmann, Zeitschr. f. physiol. Chemie **89**, 157 [1914].

zur Trockne gedampft, der Rückstand in wenig Wasser aufgenommen und das Pseudoleucin durch Aceton gefällt. Ausbeute 40% der Theorie. Bei der Reduktion des Oxims mit Aluminiumamalgam in 50proz. Alkohol stieg die Ausbeute auf über 80% der Theorie.

Physikalische und chemische Eigenschaften: Derbe, trapezförmige Blätter, die vielfach die Form eines halben regulären Sechseckes haben. Sie legen sich gerne zu Sechsecken oder zu dichten, manschettförmigen Krystallbündeln zusammen. Leicht löslich in Wasser, schwerer in Alkohol, unlöslich in Aceton, Äther usw., neigt zur Bildung übersättigter Lösungen. Kein Schmelzpunkt. Bei 250° beginnt die Substanz unzersetzt zu sublimieren.

Derivate: Das **Naphthalinsulfoderivat** krystallisiert aus alkoholischer Lösung bei Zusatz von heißem Wasser bis zur Trübung in langen, nadelförmigen Prismen. Schmelzp. 203° nach vorherigem Erweichen bei 200°. — Das **p-Toluolsulfoderivat** krystallisiert aus Alkohol bei Wasserzusatz in kurzen Rechtecken, die bei 226° schmelzen und in Alkohol, Äther und Aceton leicht, in Wasser schwer löslich sind. — Das **Nitrat** ist sehr leicht löslich in Wasser und Alkohol. Es fällt aus der absolut alkoholischen Lösung mit trockenem Äther in feinen Nadeln aus, die bei 151° nicht ganz scharf sich zersetzen[1]).

Norleucin (α-Aminocapronsäure).

$CH_3 \cdot CH_2 \cdot CH_2 \cdot CH_2 \cdot CH(NH_2) \cdot COOH$.

Bildung: Bildet sich bei der Durchblutung der Hundeleber mit α-Keto-n-capronsäure. Die Isolierung geschah mit Hilfe der Uraminosäure $C_7H_{14}N_2O_3$. Prismen aus heißem Wasser. Schmelzp. 176° nach vorherigem Sintern bei 172°[2]). Bei der Hydrolyse der Proteine aus Nervensubstanz[3]).

Physikalische und chemische Eigenschaften: **d-α-Aminocapronsäure** $CH_3 \cdot CH_2 \cdot CH_2 \cdot CH_2 \cdot CH \cdot NH_2COOH$[4]). Bildung aus der l-Formyl-α-aminocapronsäure durch Hydrolyse mit der 10fachen Menge 10proz. HCl. Glänzende, schuppenförmige Blättchen. Schwer löslich in Wasser und Alkohol. Sintert bei 275—280° sehr stark und sublimiert zum Teil. Schmelzp. bei 301°, bei welcher Temperatur die Substanz zum größten Teil sublimiert ist. Schmeckt fad süß. $[\alpha]_D^{20}$ in wässeriger Lösung = +5,16° (0,1268 g gelöst in Wasser zu 13,7940 g); in 20proz. HCl-Lösung = +20,49° (0,1120 g gelöst in 20proz. HCl zu 11,3896 g).

l-α-Aminocapronsäure $CH_3 \cdot CH_2 \cdot CH_2 \cdot CH_2 \cdot CH \cdot NH_2 \cdot COOH$[4]). Bildung aus der d-Formyl-α-aminocapronsäure durch Hydrolyse mit der 10fachen Menge 10proz. HCl. Glänzende, schuppenförmige Blättchen. Schwer löslich in Wasser und Alkohol. Sintert bei 275 bis 280° sehr stark und sublimiert zum Teil. Schmelzp. bei 301°, bei welcher Temperatur die Substanz zum größten Teil sublimiert ist. Schmeckt bitter. $[\alpha]_D^{20}$ = (in wässeriger Lösung) —4,49° (0,1597 g gelöst in Wasser zu 16,4970 g); in 20proz. HCl-Lösung = —20,82° (0,1360 g gelöst in 20proz. HCl-Lösung zu 11,7498 g).

Derivate: Formyl-d,l-α-aminocapronsäure $CH_3 \cdot CH_2 \cdot CH_2 \cdot CH_2 \cdot CH \cdot NH(HCO)COOH$[4]). Bildung durch 3stündiges Erhitzen von d, l-α-Aminocapronsäure mit wasserfreier Ameisensäure. Glänzende Nadeln. Schwer löslich in Wasser, Äther, Methyl- und Äthylalkohol; erweicht bei 110—111° und schmilzt bei 114°. Erleidet beim Erwärmen einen teilweisen Verlust der Formylgruppe. Wird in wässerig-alkoholischer Lösung durch wasserfreies Brucin in die optisch-aktiven Komponenten gespalten.

Formyl-d-α-aminocapronsäure $CH_3 \cdot CH_2 \cdot CH_2 \cdot CH_2 \cdot CH \cdot NH(HCO)COOH$[4]). Feine seidenglänzende Nadeln. Sehr leicht löslich in Wasser, Methyl- und Äthylalkohol und Äther. Erweicht bei 111°, schmilzt bei 114°. $[\alpha]_D^{20}$ = —15,85° (0,3769 g gelöst zu 1,7547 g in Wasser).

Formyl-l-α-aminocapronsäure $CH_3 \cdot CH_2 \cdot CH_2 \cdot CH_2 \cdot CH \cdot NH(HCO)COOH$[4]). Feine, seidenglänzende Nadeln. Sehr leicht löslich in Wasser, Methyl- und Äthylalkohol und Äther. Erweicht bei 111°, schmilzt bei 114°. $[\alpha]_D^{20}$ = +15,53° (0,2121 g gelöst in Wasser zu 10,0124 g).

l-n-α-Oxycapronsäure[3]) $C_6H_{12}O_3 = CH_3 \cdot CH_2 \cdot CH_2 \cdot CH_2 \cdot CH(OH) \cdot COOH$. Mol.-Gewicht: 132,1. Bildung aus d-α-Aminocapronsäure durch Behandeln mit Natriumnitrit und Schwefelsäure unter Eiskühlung. Feine, nadelförmige Prismen und viereckige Tafeln aus Äther. Schmelzp. 60° (unkorr.), erweicht gegen 55°. Leicht löslich in Wasser, Alkohol, Äther

[1]) F. Knoop u. Georg Landmann, Zeitschr. f. physiol. Chemie **89**, 157 [1914].
[2]) Kura Kondo, Biochem. Zeitschr. **38**, 407 [1912].
[3]) Emil Abderhalden u. A. Weil, Zeitschr. f. physiol. Chemie **84**, 39 [1913].
[4]) Emil Abderhalden, C. Froehlich u. Dionys Fuchs, Zeitschr. f. physiol. Chemie **86**, 454 [1913].

und Chloroform. Schmeckt brennend, sauer. $[\alpha]_D^{20} = -2{,}17°$ in alkoholischer Lösung. — **Kupfersalz,** krystallisiert aus Wasser in glänzenden Blättchen, die beim Trocknen bei 100° eine blaßhimmelblaue Farbe zeigen mit grünlichem Schimmer. Gegen 272° Zersetzung unter Aufschäumen, nachdem gegen 265° Schwarzfärbung eingetreten ist. Löslichkeit in kochendem Wasser etwa 1 : 700.

d, l-n-α-Oxycapronsäure[1]) $C_6H_{12}O_3 = CH_3 \cdot CH_2 \cdot CH_2 \cdot CH_2 \cdot CH(OH)COOH$. Mol.-Gewicht: 132,1. Bildung aus d, l-α-Oxycapronsäure durch Behandeln mit Natriumnitrit und Schwefelsäure unter Kühlung. Scharfkantige, vierseitige Prismen aus Äther, die gegen 54° erweichen und bei 60° (unkorr.) schmelzen. Leicht löslich in Wasser, Alkohol, Äther und Chloroform. Schmeckt brennend säuerlich. — Das **Kupfersalz** ist von blaßhimmelblauer Farbe und krystallisiert aus Wasser, in dem es sich kochend etwa 1 : 700 löst, in feinen Flocken. Gegen 265° beginnende Schwarzfärbung; gegen 270° (unkorr.) Zersetzung.

β-Naphthalinsulfo-d-n-α-aminocapronsäure[2]) $C_{16}H_{19}NO_4S$. Mol.-Gewicht: 321,23. Krystalle aus Alkohol. Unlöslich in Wasser, leicht löslich in abs. Äthylalkohol und Äther. Erweicht bei 146°, schmilzt bei 149° (unkorr.). $[\alpha]_D^{20} = -22{,}54°$ (0,2171 g Substanz in 0,7 ccm n-NaOH gelöst und zu 10,9031 g wässeriger Lösung aufgefüllt; $d = 1{,}025$).

ε-Phenyl-α-amidocapronsäure[3]) $C_{12}H_{17}O_2N = C_6H_5 \cdot CH_2 \cdot CH_2 \cdot CH_2 \cdot CH_2 \cdot \underset{NH_2}{CH} \cdot COOH$. Phenylbutylbromid und Malonester wird mit Natrium in δ-Phenylbutylmalonsäurediäthylester umgewandelt, der mit Alkali zu δ-Phenylbutylmalonsäure verseift wird. Die Malonsäure kann in ätherischer Lösung leicht bromiert werden und daraus durch Kohlensäureabspaltung ε-Phenyl-α-bromcapronsäure gewonnen werden. Letztere wird mit wässerigem Ammoniak bei 100° in ε-Phenyl-α-amidocapronsäure überführt. Der Reaktionsverlauf wird durch folgende Formeln wiedergegeben:

$$\underset{\delta\text{-Phenylbutylmalonsäurediäthylester}}{C_6H_5(CH_2)_4 \cdot CH\left\langle\begin{matrix}COOC_2H_5\\COOC_2H_5\end{matrix}\right.} \rightarrow \underset{\delta\text{-Phenylbutylmalonsäure}}{C_6H_5(CH_2)_4 \cdot CH\left\langle\begin{matrix}COOH\\COOH\end{matrix}\right.} \rightarrow$$

$$\rightarrow \underset{\delta\text{-Phenylbuthyl-}\alpha\text{-brommalonsäure}}{C_6H_5(CH_2)_4 \cdot CBr\left\langle\begin{matrix}COOH\\COOH\end{matrix}\right.} \rightarrow \underset{\varepsilon\text{-Phenyl-}\alpha\text{-bromcapronsäure}}{C_6H_5(CH_2)_4 \cdot CHBr \cdot COOH} \rightarrow$$

$$\rightarrow \underset{\varepsilon\text{-Phenyl-}\alpha\text{-aminocapronsäure}}{C_6H_5 \cdot (CH_2)_4 \cdot CH(NH_2) \cdot COOH}$$

Ausbeute 50% in bezug auf das Phenylbutylbromid. Weiße, fettig glänzende Blättchen aus Wasser. Sintert bei 227° und schmilzt zwischen 237 und 242° unter Braunfärbung. 1 g löst sich in 7 l kaltem und 600 ccm kochendem Wasser. Leicht löslich in Alkohol. Besitzt einen faden Geschmack. — Das **Kupfersalz** $(C_{12}H_{16}NO_2)_2Cu$ bildet hellblau gefärbte, in Wasser kaum lösliche Flocken. — **β-Naphthalinsulfoderivat** $C_{22}H_{23}O_4NS$. Weiße, perlmutterglänzende Blättchen aus Alkohol. Schmelzp. 112—113°.

d, l-Uramido-n-aminocapronsäure $C_7H_{14}N_2O_3$. Schmelzp. 165°[4]).

---

[1]) Emil Abderhalden u. A. Weil, Zeitschr. f. physiol. Chemie **84**, 39 [1913].
[2]) Emil Abderhalden u. A. Weil, Zeitschr. f. physiol. Chemie **88**, 272 [1913].
[3]) J. v Braun u. O. Kruber, Berichte d. Deutsch. chem. Gesellschaft **45**, 389—391 [1912].
[4]) Kura Kondo, Biochem. Zeitschr. **38**, 407—413 [1912].

B. Monoaminodicarbonsäuren.

Von

Géza Zemplén-Budapest und **Dionys Fuchs**-Budapest.

Asparaginsäure (Aminobernsteinsäure) (Bd. IV, S. 586).

Vorkommen: In dem wässerigen Extrakt ägyptischer Mumien[1]). Im Darminhalt[2]). Im Darminhalt der folgenden Tiere: Hund, Rind, Pferd, Schaf, Schwein, Gans und Huhn[3]). In Maulbeerblättern[4]). In Spuren im „Miso" (japanisches Nahrungsmittel)[5]). In der Zuckerrübenmelasse (?)[6]). Der Blütenpollen der Zuckerrübe enthält keine Asparaginsäure[7]).

Bildung: Bei der Hydrolyse von ägyptischen Mumien mit Salzsäure[8]). Bei der Hydrolyse der Anepheseide[9]).

Bei der Hydrolyse von Tai-Tsao-Tsàm-Seide (China)[10])	2,1 %
Bei der Hydrolyse von Cheefoo-Seide[11])	2,0 %
Kocons der italienischen Seidenraupe[12])	1,0 %
Kocons der japanischen Seide „Haruko" [13])	1,0 %
Gespinst von Oeceticus platensis (Berg)[14])	0,25%
Barten des Nordwales[15])	2,5 %
Bence Jonesscher Eiweißkörper[16])	2,17%
Im Casein aus Frauenmilch[17])	1,0 %
Weizengliadin[18])	0,14%
Boletuseiweiß[19])	0,7 %
Leim der indischen Tussahseide[20])	2,8 %
Menschliche Placenta[21])	2,05%

---

1) Emil Abderhalden u. Arthur Weil, Zeitschr. f. physiol. Chemie **72**, 19 [1911].
2) Emil Abderhalden, Zeitschr. f. physiol. Chemie **74**, 443 [1912].
3) Emil Abderhalden, W. Klingemann u. Th. Pappenhusen, Zeitschr. f. physiol. Chemie **71**, 411 [1911].
4) Z. Mirumoto, Journ. of the Coll. agric. Tokyo **5**, 63—65 [1912]; Chem. Centralbl. **1913**, I, 1036.
5) Teizò Takahashi u. Gerò Abé, Journ. Coll. Agric. **5**, 193 [1913].
6) Scheibler, Jahresber. üb. d. Fortschr. d. Chemie **1866**, 399.
7) Stift, Österr.-ungr. Zeitschr. f. Zuckerind. u. Landw. **24**, 783 [1895]; **30**, 43—938 [1901].
8) Emil Abderhalden u. Arthur Weil, Zeitschr. f. physiol. Chemie **72**, 21 [1911].
9) Emil Abderhalden, Zeitschr. f. physiol. Chemie **74**, 427 [1911].
10) Emil Abderhalden u. Julius Schmid, Zeitschr. f. physiol. Chemie **64**, 460 [1910].
11) Emil Abderhalden u. Julius Schmidt, Zeitschr. f. physiol. Chemie **64**, 462 [1910].
12) George Roose, Zeitschr. f. physiol. Chemie **68**, 273 [1910].
13) Akikazu Suwa, Zeitschr. f. physiol. Chemie **68**, 275 [1910].
14) Emil Abderhalden u. Bernhard Landau, Zeitschr. f. physiol. Chemie **71**, 443—445 [1910].
15) Emil Abderhalden u. Bernhard Landau, Zeitschr. f. physiol. Chemie **71**, 455—465 [1910].
16) F. Gowland Hopkins u. Horace Savory, Journ. of Physiol. **42**, 189—250 [1911].
17) Emil Abderhalden u. Leo Langstein, Zeitschr. f. physiol. Chemie **66**, 12 [1910].
18) Thomas B. Osborne u. H. H. Guest, Journ. of biol. Chemistry **9**, 425—438 [1911]; Chem. Centralbl. **1911**, II, 969.
19) Camille Reuter, Zeitschr. f. physiol. Chemie **78**, 167—245 [1912].
20) Friedrich Wilhelm Strauch, Zeitschr. f. physiol. Chemie **71**, 365 [1910].
21) Arthur H. Koelker u. J. Morris Slemons, Journ. of biol. Chemistry **9**, 471—489 [1911]; Chem. Centralbl. **1911**, II, 974.

Bei der Hydrolyse von Primnoastengeln[1]).

In den Leitungsbahnen des Rückenmarks vom Rinde 0,06%

In den peripheren Nerven des Rindes[2]).

In den Kokons des Ailanthusspinners[3]) 1,00%
In der Tailung-Seide[3]) 1,00%
In der grauen Substanz des Gehirns[4]) 0,39%
In der weißen Substanz des Gehirns[4]) 0,08%

Bildung von d, l-Asparaginsäure: Bei der Hydrolyse des racemisierten Caseins und der racemisierten Caseose[5]).

Bestimmung: Bei einmaliger Anwendung der Estermethode führt die Isolierung der Asparaginsäure zu einem Verlust von 40%. Da die Asparaginsäure stets mit Hilfe der Estermethode isoliert wird, weil zurzeit keine Methode bekannt ist, die gestattet, die Aminosäure quantitativ aus dem bei der Hydrolyse von Eiweißkörpern entstehenden Aminosäuregemisch abzutrennen, so dürften die für die einzelnen Eiweißkörper angegebenen Werte ohne weiteres mindestens verdoppelt werden[6]). Bestimmung durch die Carbaminoreaktion[7]).

Physiologische Eigenschaften: Erbsenkeimlinge bilden im Dunkeln auf Kosten der Asparaginsäure eine ansehnliche Menge Eiweißstoffe[8]). Kommt in seiner Wirkung in den künstlichen Lösungen beim Arbeiten mit dem isolierten Selachierherzen dem Harnstoff nicht nahe[9]). Fütterungsversuche mit großen Mengen Asparaginsäure mit und ohne Rohrzucker oder Brenztraubensäure gaben keine eindeutigen Resultate[10]). Einführung von Asparaginsäure verringert gewöhnlich die Ausscheidung der Acetonkörper im Harn[11]). Einwirkung auf die lipolytische Hydrolyse der Ester[12]). 3 von den 4 in Asparaginsäure enthaltenen Kohlenstoffatomen werden im Organismus in Glucose verwandelt[13]). Asparaginsäure gibt beim Abbau durch Bacillus putrificus Ameisensäure[14]). Beim Abbau der Asparaginsäure im Organismus soll Malonsäure als Zwischenprodukt auftreten[15]). Übereinstimmend mit Neuberg und Cappezzuoli[16]) konnten Abderhalden und Fodor[17]) bei der Fäulnis der Asparaginsäure in Lösungen, die einmal eine Pseudodiphtherieart (vorherrschend), eine Art aus dem Kolistamm und eine Kokkenart, ein anderes Mal den Kartoffelbacillus (vorherrschend), Proteus und eine Kokkenart enthielten, die Bildung von Bernsteinsäure, Propionsäure und Ameisensäure nachweisen. Stierhodenextrakt bildet reichliche Ammoniakmengen aus Asparagin[18]). In frischen Bambusschößlingen ist ein Ferment vorhanden, das Asparagin unter Ammoniakbildung zersetzt[19]). Bei der Fäulnis sowie durch Einwirkung von Bacillus putrificus entstehen Propionsäure, Bernsteinsäure und Ameisensäure[14]). Abderhalden und Fodor[20]) gelang es nicht, bei der Fäulnis von Asparaginsäure β-Alanin nachzuweisen.

---

[1]) Carl Th. Mörner, Zeitschr. f. physiol. Chemie **88**, 138 [1913].
[2]) Emil Abderhalden u. A. Weil, Zeitschr. f. physiol. Chemie **81**, 207 [1912].
[3]) Emil Abderhalden u. R. Inouye, Zeitschr. f. physiol. Chemie **80**, 198 [1912].
[4]) Emil Abderhalden u. A. Weil, Zeitschr. f. physiol. Chemie **83**, 425 [1913].
[5]) H. D. Dakin u. H. W. Dudley, Journ. of biol. Chemistry **15**, 263 [1913].
[6]) Emil Abderhalden u. Arthur Weil, Zeitschr. f. physiol. Chemie **74**, 445—470 [1911].
[7]) M. Siegfried u. E. Schutt, Zeitschr. f. physiol. Chemie **81**, 260 [1912].
[8]) W. Zaleski u. N. Tutorski, Biochem. Zeitschr. **43**, 7—9 [1912]; Chem. Centralbl. **1912**, II, 1470.
[9]) R. Bompiani, Atti della R. Accad. dei Lincei Roma [5] **21**, II, 667 [1912].
[10]) Emil Abderhalden, Alberto Furno, Erich Goebel u. Paul Strubel, Zeitschr. f. physiol. Chemie **74**, 481—504 [1911].
[11]) A. J. Ringer u. Graham Lusk, Zeitschr. f. physiol. Chemie **66**, 114 [1910].
[12]) Marston Lovell Hamlin, Journ. of the Amer. chem. Soc. **35**, 624—632 [1913]; Chem. Centralbl. **1913**, II, 280.
[13]) A. J. Ringer u. Graham Lusk, Zeitschr. f. physiol. Chemie **66**, 111 [1910].
[14]) Walther Brasch, Biochem. Zeitschr. **22**, 403 [1909].
[15]) A. J. Ringer, E. M. Frankel u. L. Jones, Journ. of biol. Chemistry **14**, 539 [1913].
[16]) Neuberg u. Cappezzuoli, Biochem. Zeitschr. **18**, 424 [1909]; Chem. Centralbl. **1909**, II, 512.
[17]) Emil Abderhalden u. Andor Fodor, Zeitschr. f. physiol. Chemie **85**, 112—130 [1913]; Chem. Centralbl. **1913**, II, 346.
[18]) Shiuji Mihara, Zeitschr. f. physiol. Chemie **75**, 443—455 [1911].
[19]) Kan Kato, Zeitschr. f. physiol. Chemie **75**, 456—473 [1911].
[20]) Emil Abderhalden u. A. Fodor, Zeitschr. f. physiol. Chemie **85**, 112 [1913].

Physikalische und chemische Eigenschaften: Bei Belichtung bildet sich neben Ammoniak und Kohlensäure Acetaldehyd nach der Gleichung[1]) $COOH \cdot CH(NH_2) \cdot CH_2 \cdot COOH + O = CH_3 \cdot CHO + NH_3 + 2\,CO_2$. Bei Anwesenheit von Eisensalzen tritt bei der Einwirkung von Sonnenlicht auf die wässerige Lösung Ammoniakabspaltung, Caramelgeruch, starkes Reduktionsvermögen gegen Fehlingsche Lösung, alkalisch-ammoniakalische Silbermischung und Entstehung einer osazonbildenden Säure auf[2]). Gibt mit Triketohydrindenhydrat eine blaue Färbung[3]). Bei der Alkylierung von l-Asparaginsäure (1 Mol.) mit Dimethylsulfat (6 Mol.) in alkalischer Lösung kann die Asparaginsäure praktisch quantitativ in Fumarsäure übergeführt werden. Die Aminogruppe wird dabei zu Dimethylamin alkyliert (erzielte Ausbeute 9,2%), Trimethylamin (erzielte Ausbeute 65,8%) und das quartere Ammoniumderivat (Ausbeute 21,6%), welches durch die Einwirkung von überschüssigem Dimethylsulfat auf das Trimethylamin entstanden ist. Die Bildung von Monomethylamin konnte nicht nachgewiesen werden[4]). Bei der Alkylierung mit Diäthylsulfat wurden nur 15,4% der verwendeten Säure in Fumarsäure, die abgespaltene Aminogruppe gleichzeitig fast quantitativ in Diäthylamin übergeführt. Die Bildung von Triäthylamin und des quartären Ammoniumderivates war bei der Arbeit mit nur 5 g l-Asparaginsäure nicht nachzuweisen. 28,4% der verwendeten Asparaginsäure wurden zurückgewonnen[4]).

Derivate von l-Asparaginsäure: Kupfersalz $C_4H_5NO_4Cu + 5\,H_2O$. Enthält 22,32% Cu und 31,60% Wasser[5]).

Methylasparaginsäureäthylester[6])

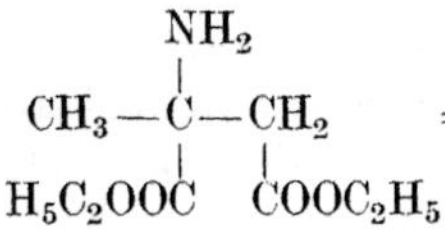

$= C_9H_{17}NO_4$

39 g Acetessigester und 18,5 g Ammoniumchlorid wurden in Wasser-Alkohol-Lösung mit 19,5 g Cyankaliumlösung zusammengebracht. Nach 20 Stunden wird das Reaktionsgemisch mit dem gleichen Volumen rauchender Salzsäure versetzt und am nächsten Tage durch zweistündiges Kochen verseift, das Wasser im Vakuum abdestilliert und der Rückstand zweimal verestert. Nach der Filtration der Mineralsalze wird der verdampfte Rückstand mit 72 g Bleihydroxyd im Vakuum destilliert. Ausbeute 38 g des Esters. Siedep. 112,5—113° bei 12 mm Druck. $d\frac{20^\circ}{4^\circ} = 1{,}0632$, $n_{20} = 1{,}4332$. Molekularrefraktion 49,68. Depression 1,08. Der Ester ist sehr beständig und hält sich gut im zugeschmolzenen Glas.

Asparagindithiocarbonsäuremonobenzylester[7]) $C_{12}H_{14}N_2O_3S_2$

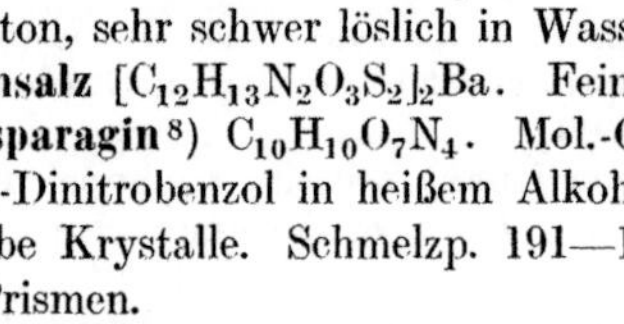

Mol.-Gewicht: 298,27. Aus 13,2 g Asparagin, 17,6 ccm 63,1 proz. Kalilauge, 6,0 ccm Schwefelkohlenstoff. Ausbeute an aus heißem Wasser umkrystallisierter Substanz: 4 g. Schmelzp. 180°. Löslich in Alkohol, Aceton, sehr schwer löslich in Wasser, Äther; unlöslich in Chloroform und Ligroin. — **Bariumsalz** $[C_{12}H_{13}N_2O_3S_2]_2Ba$. Feine Nadeln aus heißem Wasser.

2, 4-Dinitrophenyl-l-Asparagin[8]) $C_{10}H_{10}O_7N_4$. Mol.-Gewicht: 398,12. Aus l-Asparagin mit 1 Mol. 1-Chlor, 2, 4-Dinitrobenzol in heißem Alkohol, in Gegenwart von Kalium oder Natriumbicarbonat. Gelbe Krystalle. Schmelzp. 191—192° aus Eisessig mit Wasserzusatz. Aus Alkohol kleine Prismen.

---

1) Domenico Ganassini, Giornali di Farmacia e di Chimica **61**, 439—444 [1912].
2) Carl Neuberg, Biochem. Zeitschr. **29**, 283 [1910].
3) Emil Abderhalden u. Hubert Schmidt, Zeitschr. f. physiol. Chemie **72**, 37 [1911].
4) J. Novák, Berichte d. Deutsch. chem. Gesellschaft **45**, 847—848 [1912].
5) Emil Abderhalden u. Arthur Weil, Zeitschr. f. physiol. Chemie **72**, 22 [1911].
6) N. Zelinsky, A. Annenkoff u. J. Kulikoff, Zeitschr. f. physiol. Chemie **73**, 467 [1911].
7) M. Siegfried u. O. Weidenhaupt, Zeitschr. f. physiol. Chemie **70**, 158 [1910].
8) Emil Abderhalden u. Paul Blumberg, Zeitschr. f. physiol. Chemie **65**, 321 [1910].

Derivate von d, l-Asparagin: d, l-Asparaginsäurepikrolonat[1]) $C_4H_7O_4N \cdot C_{10}H_8O_5N_4$. Prismen, die sich bei 130° schwärzen. 100 ccm Wasser lösen bei 20° 1,69 g.

Asparagindicarbonsäuretetraäthylester (**α-Aminoäthan-α, α, β, β-tetracarbonsäurediäthylester**)[2]) $C_{14}H_{23}O_8N = (COOC_2H_5)_2C(NH_2) \cdot CH(COOC_2H_5)_2$. Farb- und geruchloses, dickes Öl. Löslich in Alkohol, Äther, Chloroform; schwer löslich in Wasser. Leicht löslich in verdünnten Säuren bei gewöhnlicher Temperatur; wird daraus durch alkalische Mittel unverändert ausgeschieden. Durch siedende Natronlauge wird er ohne Ammoniakverlust langsam verseift. Bei der Destillation im luftverdünnten Raum wird er dagegen wieder in seine Komponenten zerlegt, und zwar ohne nennenswerte anderweitige Zersetzung. Die Entbindung von Ammoniak beginnt bei 15 mm Druck bei etwa 135°, hört bei 180° auf, und bei 194° destilliert fast reiner Dicarbintetracarbonsäureester. Gleichfalls zum Dicarbintetracarbonsäureester zurück führt die Einwirkung von salpetriger Säure.

Asparagindicarbonsäuretetramid (**α-Aminoäthan-α, α, β, β-tetracarbonsäureamid**)[2]) $C_6H_{11}O_5N_5 = (CONH_2)_2C(NH_2) \cdot CH(CONH_2)_2$. Entsteht aus Dicarbintetracarbonsäureester bei 60stündigem Stehen mit flüssigem Ammoniak im Rohr bei gewöhnlicher Temperatur. Stark lichtbrechende, dicke Tafeln oder Prismen. Ausbeute bis über 99% der Theorie. Gibt unter vermindertem Druck langsam Ammoniak ab und riecht auch in trockenem Zustand nach Ammoniak. Leicht löslich in Wasser unter Knistern und Zersetzung, löslich in Eisessig, unlöslich in Alkohol, Äther, Chloroform, Aceton, Benzol. Zieht in gepulvertem Zustand infolge der rapiden Abgabe von Ammoniak sehr rasch Wasser an und geht an der Luft bald in eine klebrige Masse über. Große, klare Krystalle werden bei langsamem Erhitzen bei 110° trüb und porös, von 150° ab dunkel, blähen sich bei etwa 220° auf und sind bei 230° verkohlt.

Asparagin (Bd. IV, S. 597).

Vorkommen: In Wurzelstock, Samenkapsel und Samen, besonders viel aber in jungen Sprößlingen der Einbeere (Paris quadrifolia L.); in der Wurzel und im Kraut von Convallaria multiflora[3]). In etiolierten Keimpflanzen des Hanfes (Cannabis sativa L.)[4]). In Hopfenkeimen (Humulus lupulus L.)[5]). In den entzuckerten Laugen der Rübenzuckerfabrikation. In dem Saft der Runkelrübe[6]). In Trieben, Knospen und in der Zweigrinde der morgenländischen Platane[7]). In süßen Mandeln (Prunus amygdalus Stok., Amygdalus communis)[8]). In jungen Birnen ca. 0,45—0,52% der frischen Frucht; mit der Reife abnehmend: 0,1% und weniger[9]).

In etiolierten Keimpflanzen der gewöhnlichen Kiefer (Pinus silvestris)[10]), der Fichte Picea excelsa)[10]), der Edeltanne (Abies pectinata D. C.)[10]). In Keimpflanzen des Mais (Zea Mays L.), besonders bei Verdunklung[11]). In jungen Keimpflanzen der Gerste (Hordeum sativum Jess.)[12]). Die Angabe von Maxwell über das Vorkommen von Asparagin im Zuckerrohr ist angezweifelt worden[13]). Im Weizenembryo (Triticum sativum Lmk.)[14]). Im Ornitho-

[1]) P. A. Levene u. Donald D. van Slyke, Journ. of biol. Chemistry **12**, 127—139 [1912]; Chem. Centralbl. **1912**, II, 816.

[2]) Roland Scholl, Karl Holdermann u. Armin Langer, Monatshefte f. Chemie **34**, 623—629 [1913]; Chem. Centralbl. **1913**, I, 1960.

[3]) Walz, Jahrbücher f. prakt. Pharmazie **4**, 1 [1841]; **5**, 284 [1842]; **6**, 10 [1843]; **7**, 171 [1844]; Neues Jahrbuch der Pharmazie **13**, 174, 355 [1860].

[4]) Frankfurt, Landw. Versuchsstationen **43**, 143 [1894]. — E. Schulze u. Frankfurt, Zeitschr. f. physiol. Chemie **20**, 511 [1895]; Landw. Versuchsstationen **43**, 307 [1894].

[5]) Leroy, Journ. de chim. méd. **1840**, 1.

[6]) E. Schulze u. Urich, Landw. Versuchsstationen **18**, 296, 409 [1875]; **20**, 193 [1877].

[7]) E. Schulze u. Barbieri, Berichte d. Deutsch. chem. Gesellschaft **14**, 1602, 1834 [1881]; Journ. f. prakt. Chemie **25**, 145 [1882]; Zeitschr. f. physiol. Chemie **11**, 420 [1886]. — E. Schulze u. Bosshard, Zeitschr. f. physiol. Chemie **9**, 420 [1886].

[8]) Portes, Compt. rend. de l'Acad. des Sc. **83**, 912 [1876]; Journ. de Pharm. et de Chim. **25**, 30 [1877].

[9]) Huber, Schweizer. Wochenschr. f. Chemie u. Pharmazie **47**, 401 [1909].

[10]) E. Schulze, Zeitschr. f. physiol. Chemie **22**, 435 [1896]; Berichte d. Deutsch. chem. Gesellschaft **29**, 1882 [1896]; Landw. Versuchsstationen **48**, 33 [1896].

[11]) Boussingault, Compt. rend. de l'Acad. des Sc. **58**, 917 [1864].

[12]) S. Suzuki, Bull. of the Coll. of agric. Tokyo **4**, 351 [1902].

[13]) Shorey, Journ. of the Amer. chem. Soc. **19**, 881 [1897]; **20**, 133 [1898]; **21**, 45 [1899].

[14]) Frankfurt, Landw. Versuchsstationen **46**, 49 [1895]; **47**, 449 [1896]. — Schulze u. Frankfurt, Berichte d. Deutsch. chem. Gesellschaft **26**, 2151 [1893].

galum caudatum Ait.[1]). In jungen Sprossen der Spargel[2]) (Asparagus officinalis L.) und des Asparagus acutifolius L.[3]), im Wurzelstock und im Kraut der Maiblume (Convallaria majalis L.)[4]). Aus dem Extrakt von 30 kg frischer Sprößlinge von Sasa paniculata Shibata et Makino, einer Bambusart, könnten 1,0 g Asparagin isoliert werden[5]).

In der Linse: ca. 1,2 g aus 700 g Knollen und Wurzeln. Im Schilfrohr: ca. 1,5 g aus 1500 g Rhizomen. In der Legge: ca. 0,3 g aus 800 g oberirdischer Pflanzenteile. In der Herbstzeitlose: ca. 0,3 g aus 1300 g Knollen. In der Taglilie: Spuren aus 1 kg Rhizom. Im Spargel: ca. 1 g aus $2^1/_2$ kg Wurzelstöcken. Im scharfen Hahnenfuß: ca. 0,02 g aus 2 kg oberirdischen Pflanzenteilen. Im Meerrettich: Spuren aus 950 g Wurzelstöcken. Im Frauenmantel: ca. 1 g aus 1 kg Wurzelstöcken; Spuren aus 1,5 kg grünen, oberirdischer Teilen; ca. 0,3 g aus 100 g jungen Trieben. In der Luzerne: ca. 0,2 g aus 1 kg Wurzelstöcken. Im Storchschnabel: ca. 0,2 g aus 800 g Wurzelstöcken. In der Mohrrübe: ca. 1,0 g aus 5 kg Wurzeln; Spuren aus Keimlingen. In dem Salbei: ca. 0,2 g aus 700 g Wurzeln; ca. 0,2 g aus 2 kg oberirdischen Pflanzenteilen. In der Minze: ca. 0,01 g aus 250 g Wurzeln. In der Kartoffel: ca. 0,5 g aus 3 kg oberirdischen Pflanzenteilen. In der Schafgarbe: Spuren aus oberirdischen Teilen. Im Löwenzahn: ca. 0,8 g aus 1100 g Wurzelstöcken; ca. 0,5 g aus 100 g jungen Trieben[6]). In den Samenhülsen von Pisum sativum und von Phaseolus vulgaris. In den unreifen Samen und jungen Pflanzen von Vicia sativa L. In den jungen Pflanzen von Pisum sativum[7])[8]).

l-Asparagin im Hopfen[9]).

Bildung: Den Einfluß des Sauerstoffes bei der Asparaginbildung in Keimpflanzen hat S. Suzuki[10]) studiert.

Physiologische Eigenschaften: Nach den Versuchen von v. Fürth und Friedmann[11]) scheinen in den Organen des Pferdes und Schweines keine asparaginspaltenden Fermente vorzukommen. Knopf[12]) gab einem Hund, der täglich 3 Injektionen von Phlorrhizin erhalten hatte, 50 g Asparagin. Wenn man annimmt, daß das Asparagin vollständig resorbiert wurde, kann man berechnen, daß 20,55 g d-Glucose daraus entstanden sei. Ein Enzym der Bier- und Sakéhefe spaltet sehr stark Asparagin[13]). Kommt in seiner Wirkung in den künstlichen Lösungen beim Arbeiten mit dem isolierten Selachierherzen dem Harnstoff nicht nahe[14]). Hat bei den Versuchen mit Tabak die größte Menge an Alkaloiden hervorgebracht[15]). Stickstoffernährung von Aspergillus niger und deren Verwertung[16]).

Physikalische und chemische Eigenschaften: Gibt mit Triketohydrindenhydrat eine blaue Färbung[17]). Empfindlichkeit: 1 : 19 000[18]). Bei der Destillation mit 10proz. Wasserstoffsuperoxydlösung in Gegenwart von $^1/_2$n-Natronlauge entstehen aus 25 g Asparagin 1,6 g Oxalsäure, 6,5 g Essigsäure und 4,6 g Calciummalat[19]).

Käufliches Asparagin zeigt auch nach wiederholtem Umkrystallisieren eine um mehrere Grade zu niedrige spezifische Drehung. Man kann nach 12stündigem Kochen einer wässerigen

---

1) Link, Pharmaz. Centralbl. **1831**, Nr. 5. — Huenefeld, Trommsdorfs N. Journ. d. Pharmazie **1**, 101 [1837].

2) Vauquelin u. Robiquet, Annales de Chim. et de Phys. **57**, 88 [1815]. — Henry u. Plisson, Journ. de Pharm. et de Chim. **1830**, 730. — Regimbeau, Journ. de Pharm. et de Chim. **1834**, 631.

3) Regimbeau, Journ. de Pharm. et de Chim. **1834**, 531.

4) Walz, Jahrbücher f. prakt. Pharmazie **6**, 15 [1843].

5) K. Miyake, Journ. of the Coll. agric. Tokyo **4**, 261—267 [1912].

6) A. Stieger, Zeitschr. f. physiol. Chemie **86**, 245 [1913].

7) E. Schulze u. E. Winterstein, Zeitschr. f. physiol. Chemie **65**, 431 [1910].

8) E. Schulze, Zeitschr. f. physiol. Chemie **71**, 31 [1911].

9) F. B. Power, F. Tutin u. H. Rogerson, Journ. of the Chem. Soc. London **103**, 1267 [1913].

10) S. Suzuki, Bull. of the Coll. agric. Tokyo **4**, 351 [1902].

11) O. v. Fürth u. M. Friedmann, Biochem. Zeitschr. **26**, 435 [1910].

12) Knopf, Archiv f. experim. Pathol. u. Pharmakol. **44**, 123 [1903].

13) K. Kurono, Journ. of the Coll. agric. of Tokyo **1**, 295—333 [1911]; Chem. Centralbl. **1912**, I, 673.

14) R. Bompiani, Atti della R. Accad. dei Lincei Roma [5] **21**, II, 667 [1912].

15) G. Ciamician u. C. Ravenna, Atti della R. Accad. dei Lincei Roma [5] **20**, I, 614—624 [1911]; Chem. Centralbl. **1911**, II, 293.

16) Widar Brenner, Berichte d. Deutsch. botan. Gesellschaft **29**, 479—483 [1911]; Chem. Centralbl. **1912**, I, 594.

17) Emil Abderhalden u. Hubert Schmidt, Zeitschr. f. physiol. Chemie **72**, 37 [1911].

18) Emil Abderhalden u. H. Schmidt, Zeitschr. f. physiol. Chemie **85**, 143 [1913].

19) Jean Effront, Compt. rend. de l'Acad. des Sc. **154**, 1111—1114 [1912].

Lösung von l-Asparagin eine kleine Fraktion von d-Asparagin isolieren. Bei diesem Kochen findet eine Abspaltung von NH_3 statt und wird eine nicht krystallisierende, amorphe Substanz gebildet, die bisher noch nicht identifiziert wurde[1]).

Bei Belichtung bildet sich neben Ammoniak und Kohlensäure Acetaldehyd nach der Gleichung[2]): $COOH \cdot CH(NH_2) \cdot CH_2 \cdot CO \cdot NH_2 + O + H_2O = CH_3CHO + 2\,NH_3 + 2\,CO_2$.

Derivate: 3-Acetyl-2-thiohydantoin-4-acetamid[3]) $C_7H_9O_3N_3S$. Aus Asparagin, Essigsäureanhydrid und Eisessig. Prismatische Krystalle. Schmelzp. 222—223° unter Aufschäumen. Leicht löslich in heißem Wasser und in Alkohol.

1-Phenyl-2-thiohydantoin-4-acetamid[4]) $C_{11}H_{11}O_2N_3S$. Aus Asparagin, Kalilauge und Phenylisothiocyanat in Gegenwart von Alkohol beim Erwärmen. Prismen aus Alkohol. Schmelzp. 234°. Löslich in Aceton; unlöslich in Äther; löslich in etwa 1550 Teilen Wasser. — Kaliumsalz oder **1-Phenyl-2-thio-4-acetamidthiohydantoinsäure** $K \cdot C_{11}H_{12}O_3N_3S$. Platten aus Alkohol. Schmelzp. 154°. Leicht löslich in Wasser; mäßig löslich in Alkohol. Das Amid gibt mit Kalilauge **1-Phenyl-2-thiohydantoin-4-essigsäure** $C_{11}H_{10}O_3N_2S$.

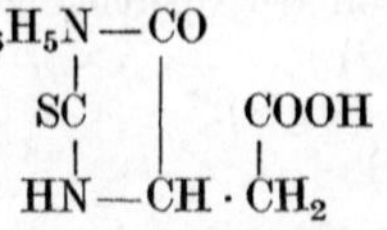

Prismen aus Alkohol. Schmelzp. 233—234° unter Aufschäumen. Löslich in etwa 1747 Teilen Wasser von 25°.

Glutaminsäure (Bd. IV, S. 607).

Vorkommen: In dem wässerigen Extrakt der ägyptischen Mumien[5]). Im Darminhalt[6]). Im Cortinellus shiitake P. Henn[7]). Im „Miso" (japanisches Nahrungsmittel)[8]). In der Zuckerrübenmelasse (?)[9]). Im Saft der Runkelrübe[10]). Der Blütenpollen der Zuckerrübe enthält keine Glutaminsäure[11]). Im Darminhalt der folgenden Tiere: Hund, Rind, Pferd, Schaf, Schwein, Gans und Huhn[12]). Im Kabeljau[13]).

Bildung: Entsteht bei der Hydrolyse der ägyptischen Mumien mit 25 proz. Schwefelsäure. Aus 630 g mit Alkohol extrahierter Substanz wurden 5,8 g Glutaminsäure isoliert. Wird bei der Hydrolyse mit Salzsäure ebenfalls erhalten[14]). Bei der Hydrolyse der Anapheseide[15]).

Bei der Hydrolyse von Kartoffeleiweiß[16]) . . . . 4,6 %
Bei der Hydrolyse von Tai-Tsao-Tsàm-Seide (China)[17]) . . . . 2,0 %
Bei der Hydrolyse von Cheefoo-Seide[18]) . . . . 2,0 %

---

[1]) F. Ehrlich u. F. Lange, Biochem. Zeitschr. **54**, 256 [1913].
[2]) Domenico Ganassini, Giornali di Farm. di Chim. **61**, 439—444 [1912].
[3]) Treat B. Johnson u. Herbert H. Guest, Amer. Chem. Journ. **48**, 103—111 [1912]; Chem. Centralbl. **1912**, II, 1530.
[4]) Charles A. Brautlecht, Journ. of physiol. Chemistry **10**, 139—146 [1911]; Chem. Centralbl. **1911**, II, 1682.
[5]) Emil Abderhalden u. Arthur Weil, Zeitschr. f. physiol. Chemie **72**, 20 [1911].
[6]) Emil Abderhalden, Zeitschr. f. physiol. Chemie **74**, 443 [1911].
[7]) K. Yoshimura u. M. Ranei, Zeitschr. f. physiol. Chemie **86**, 178 [1913].
[8]) Teizo Takahashi u. Gorò Abé, Journ. of the Coll. agric. **5**, 193 [1913].
[9]) Scheibler, Chem. Centralbl. **1869**, 508.
[10]) Schulze u. Ulrich, Berichte d. Deutsch. chem. Gesellschaft **10**, 85 [1877]. — Schulze u. Bonhard, Berichte d. Deutsch. chem. Gesellschaft **16**, 312 [1883]; Landw. Versuchsstationen **29**, 295 [1111]; **32**, 129 [1885]. — E. Schulze, Landw. Versuchsstationen **48**, 83 [1896]; Berichte d. Deutsch. chem. Gesellschaft **29**, 1882 [1896]; Zeitschr. f. physiol. Chemie **20**, 327 [1885]. — Sellier, Bull. de l'Assoc. de Chim. des Sucrer. et Distill. **21**, 754 [1904].
[11]) Stift, Österr.-ungar. Zeitschr. f. Zuckerind. u. Landw. **24**, 783 [1895]; **30**, 43, 938 [1901].
[12]) Emil Abderhalden, W. Klingemann u. Th. Pappenhusen, Zeitschr. f. physiol. Chemie **71**, 411 [1911].
[13]) K. Yoshimura u. M. Kanai, Zeitschr. f. physiol. Chemie **88**, 346 [1913].
[14]) Emil Abderhalden u. Arthur Weil, Zeitschr. f. physiol. Chemie **72**, 20 [1911].
[15]) Emil Abderhalden, Zeitschr. f. physiol. Chemie **74**, 427 [1911].
[16]) B. Sjollemer u. J. J. Rinkes, Zeitschr. f. physiol. Chemie **76**, 369—384 [1911/12].
[17]) Emil Abderhalden u. Julin Schmid, Zeitschr. f. physiol. Chemie **64**, 460 [1910].
[18]) Emil Abderhalden u. Ernst Welde, Zeitschr. f. physiol. Chemie **64**, 462 [1910].

Bei der Hydrolyse der Carcinome aus Kuhleber[1]	11,2, 12,0 bzw. 12,8 %
Bei der Hydrolyse des Sarkoms von Ratte[1]	12,5 %
Bei der Hydrolyse des Carcinoms von Maus[1]	11,5 %
Kokons der italienischen Seidenraupe[2]	0,25%
Kokons der japanischen Seide „Haruko" [3]	0,07%
Im Casein aus Frauenmilch[4]	10,95%
Boletuseiweiß[5]	0,17%
Weizengliadin[6]	43,66%
Gespinst von Oeceticus platensis (Berg)[7]	2,35%
Barten des Nordwales[8]	8,87%
Eischale von Pollachius brandti[9]	1,40%
Keratin der weißen Menschenhaare[10]	8,00%
Keratin der Schuppen von Manis japonica[11]	3,50%
Keratin der Haut von Boa constrictor[12]	2,09%
In dem keratinähnlichen Eiweißstoff der Sporenkapseln von Goussia gadi[13]	
Keratin der Elephantenepidermis[14]	10,20%
In Tomatenkonserven; aus 60 kg: 80 g[15].	
Leim der indischen Tussahseide[16]	1,8 %
Bence Jonesscher Eiweißkörper[17]	8,05%
Menschliche Placenta[18]	2,75%

Bei der Hydrolyse von Primnoastengeln[19].

In den Kokons des Ailanthusspinners[20]	0,8 %

In der Tailung-Seide[20].

In der grauen Substanz des Gehirns[21]	2,01%
In der weißen Substanz des Gehirns[21]	1,2 %
In den Leitungsbahnen des Rückenmarks vom Rinde	1,18%
In den peripheren Nerven des Rindes[22]	1,50%

Bildung von d, l-Glutaminsäure: Bei der Hydrolyse des racemisierten Caseins und der racemisierten Caseose[23].

Darstellung: Bei der Darstellung der Glutaminsäure aus dem salzsauren Salz leitet man zweckmäßig in dessen Lösung Ammoniak ein, dampft zur Trockne ein und krystallisiert den

---

[1]) Emil Abderhalden u. Florentin Medigreceanu, Zeitschr. f. physiol. Chemie **69**, 66—71 [1910].
[2]) George Roose, Zeitschr. f. physiol. Chemie **68**, 273 [1910].
[3]) Akikazu Suwa, Zeitschr. f. physiol. Chemie **68**, 276 [1910].
[4]) Emil Abderhalden u. Leo Langstein, Zeitschr. f. physiol. Chemie **66**, 12 [1910].
[5]) Camille Reuter, Zeitschr. f. physiol. Chemie **78**, 167—245 [1912].
[6]) Thomas B. Osborne u. H. H. Guest, Journ. of biol. Chemistry **9**, 425—438 [1911]; Chem. Centralbl. **1911**, II, 969.
[7]) Emil Abderhalden u. Bernhard Landau, Zeitschr. f. physiol. Chemie **71**, 455—465 [1910].
[8]) Emil Abderhalden u. Bernhard Landau, Zeitschr. f. physiol. Chemie **71**, 443—449 [1910].
[9]) K. Miyake u. T. Tadokoro, Journ. of the agric. of Tokyo **4**, 269—277 [1912].
[10]) Hans Buchtala, Zeitschr. f. physiol. Chemie **85**, 246 [1913].
[11]) Hans Buchtala, Zeitschr. f. physiol. Chemie **85**, 241 [1913].
[12]) Hans Buchtala, Zeitschr. f. physiol. Chemie **85**, 335 [1913].
[13]) Theodor Panzer, Zeitschr. f. physiol. Chemie **86**, 33 [1913].
[14]) Hans Buchtala, Zeitschr. f. physiol. Chemie **78**, 55—61 [1912].
[15]) N. Monti, Stazioni sperim. agraric. ital. **44**, 813—823 [1911]; Chem. Centralbl. **1912**, I, 501.
[16]) Friedrich Wilhelm Strauch, Zeitschr. f. physiol. Chemie **71**, 365 [1910].
[17]) F. Gowland Hopkins u. Horace Savory, Journ. of Physiol. **42**, 189—250 [1911].
[18]) Arthur H. Koelker u. J. Morris Slemons, Journ. of biol. Chemistry **9**, 471—489 [1911]; Chem. Centralbl. **1911**, II, 974.
[19]) Carl Th. Mörner, Zeitschr. f. physiol. Chemie **88**, 138 [1913].
[20]) Emil Abderhalden u. R. Inouye, Zeitschr. f. physiol. Chemie **80**, 198 [1912].
[21]) Emil Abderhalden u. A. Weil, Zeitschr. f. physiol. Chemie **83**, 425 [1913].
[22]) Emil Abderhalden u. A. Weil, Zeitschr. f. physiol. Chemie **81**, 207 [1912].
[23]) A. D. Dakin u. H. W. Dudley, Journ. of biol. Chemistry **15**, 263 [1913].

Rückstand aus heißem Wasser um. Die Hauptmenge der Glutaminsäure läßt sich durch fraktionierte Krystallisation abtrennen. Den Rest gewinnt man aus der Mutterlauge durch Fällen mit Alkohol[1]).

Bestimmung: Bei einmaliger Anwendung der Estermethode beträgt der Verlust an Glutaminsäure ca. 30%. Da fast in allen Fällen die Glutaminsäure direkt als salzsaures Salz abgeschieden wird, so dürften die in der Literatur angegebenen Werte der Wirklichkeit sehr nahekommen[2]). Bestimmung durch die Carbaminoreaktion[3]).

Nachweis: Neben Pyrrolidoncarbonsäure läßt sich sehr leicht mit Triketohydrindenhydrat nachweisen, indem die Glutaminsäure mit dem Reagens Blaufärbung gibt, Pyrrolidoncarbonsäure dagegen nicht[2]).

Zur Abscheidung der Glutaminsäure kann auch die Carbaminoreaktion dienen[4]).

Physiologische Eigenschaften: Beim Abbau der Glutaminsäure im Organismus soll Bernsteinsäure als Zwischenprodukt auftreten[5]). 3 von den 5 Kohlenstoffatomen der Glutaminsäure können in d-Glucose übergeführt werden[6]). Fütterungsversuche mit größeren Mengen Glutaminsäure mit und ohne Rohrzucker oder Brenztraubensäure gaben keine eindeutigen Resultate[7]). Einführung von Glutaminsäure verringert gewöhnlich die Ausscheidung der Acetonkörper im Harn[8]). Einwirkung auf die lipolytische Hydrolyse der Ester[9]).

Über die Bildung von γ-Aminobuttersäure bei der Fäulnis der Glutaminsäure siehe die Arbeiten von Ackermann[10]), Abderhalden und Kautzsch[11]), und Abderhalden, Fromme und Hirsch[12]).

Physikalische und chemische Eigenschaften: Gibt mit Triketohydrindenhydrat eine blaue Färbung[13]). Empfindlichkeit: 1 : 22 000[14]). Zersetzt sich nur langsam unter dem Einfluß des Lichtes, zerfällt aber schließlich in Propylaldehyd, Ammoniak und Kohlensäure[15]): $COOH \cdot CH(NH_2)CH_2 \cdot CH_2 \cdot COOH + O = CH_3 \cdot CH_2 \cdot CHO + 2\,CO_2 + NH_3$. Verhält sich gegen Sonnenlicht so wie l-Asparaginsäure (s. dort)[16]). Bei der Destillation mit 10proz. Wasserstoffsuperoxydlösung in Gegenwart von $^1/_2$ n-Natronlauge wird die Aminogruppe vollständig abgespalten[17]).

Durch Alkylierung von d-Glutaminsäure (1 Mol.) mit Dimethylsulfat (8 Mol.) in alkalischer Lösung wird diese Säure, zum Unterschiede von Asparaginsäure, nicht nur in der Aminogruppe, sondern auch in den beiden Carboxylgruppen methyliert. Die Analysen der Gold- und Platindoppelsalze stimmen sehr gut auf 5fach methylierte Glutaminsäure, möglicherweise auf den Dimethylester der N-Trimethylglutaminsäure, falls nicht mehrere isomere Körper vorliegen. Die Ausbeute an diesen Derivaten beträgt 91% und 92% der Theorie. Auch wird in geringer Menge ein nur 2 Methylgruppen enthaltendes Derivat durch sein Goldsalz charakterisiert[18]). Glutaminsäure mit Diäthylsulfat alkyliert, liefert in abs. Alkohol leicht lösliche Chlorhydrate, welche mit Platinchlorwasserstoffsäure nichtkrystallisierende Sirupe, mit Goldchlorid in Wasser schwer lösliche, stets als Öl sich abscheidende Salze bilden[18]).

---

1) Emil Abderhalden, Zeitschr. f. physiol. Chemie **77**, 75—76 [1902]; Chem. Centralbl. **1912**, I, 1713.
2) Emil Abderhalden u. Arthur Weil, Zeitschr. f. physiol. Chemie **74**, 444—470 [1911].
3) M. Siegfried u. E. Schutt, Zeitschr. f. physiol. Chemie **81**, 260 [1912].
4) M. Siegfried u. H. Schmitz, Zeitschr. f. physiol. Chemie **65**, 315 [1910].
5) A. J. Ringer, E. M. Frankel u. L. Jonas, Journ. of biol. Chemistry **14**, 539 [1913].
6) A. J. Ringer u. Graham Lusk, Zeitschr. f. physiol. Chemie **66**, 113 [1910].
7) Emil Abderhalden, Alberto Furno, Erich Goebel u. Paul Strübel, Zeitschr. f. physiol. Chemie **74**, 481—504 [1911].
8) A. J. Ringer u. Graham Lusk, Zeitschr. f. physiol. Chemie **66**, 114 [1910].
9) Marston Lovell Hamlin, Journ. Amer. Chem. Soc. **35**, 624—632 [1913]; Chem. Centralbl. **1913**, II, 280.
10) Ackermann, Zeitschr. f. physiol. Chemie **69**, 275 [1910].
11) Emil Abderhalden u. K. Kautzsch, Zeitschr. f. physiol. Chemie **81**, 294 [1912].
12) Emil Abderhalden, G. Fromme u. P. Hirsch, Zeitschr. f. physiol. Chemie **85**, 131 [1913].
13) Emil Abderhalden u. Hubert Schmidt, Zeitschr. f. physiol. Chemie **72**, 37 [1911].
14) Emil Abderhalden u. H. Schmidt, Zeitschr. f. physiol. Chemie **85**, 143 [1913].
15) Domenico Ganassini, Giornale di Farm. e di Chim. **61**, 439—444 [1912].
16) Carl Neuberg, Biochem. Zeitschr. **29**, 283 [1910].
17) Jean Effront, Compt. rend. de l'Acad. des Sc. **154**, 1111—1114 [1912].
18) J. Novák, Berichte d. Deutsch. chem. Gesellschaft **45**, 849—850 [1912].

d-Glutaminsäure wird einerseits durch salpetrige Säure in linksdrehende Oxyglutarsäure und andererseits durch Nitrosylchlorid bzw. Salzsäure und salpetrige Säure in linksdrehende Chlorglutarsäure verwandelt. Letztere liefert eine rechtsdrehende Oxyglutarsäure. Das entspricht folgendem Schema:

d-Glutaminsäure → (HNO_2) → l-α-Oxyglutarsäure
d-Glutaminsäure → (NOCl) → l-α-Chlorglutarsäure → d-α-Oxyglutarsäure[1]).

Derivate: Glutaminsaures Kalium. Beim Erhitzen der wässerigen Lösung auf 98 bis 250° in geschlossenem Rohre entstehen aus dem Salze zwei isomere Säuren der Zusammensetzung $C_5H_7O_3N$ und zwar sowohl in saurer als in alkalischer Lösung. Durch Extraktion der angesäuerten Lösung mit Äther kann eine linksdrehende Substanz erhalten werden, die bei etwa 162—163° schmilzt (Linksglutiminsäure). Beim Erwärmen auf höhere Temperaturen (über 200°) verschwindet die optische Aktivität; durch Ausziehen mit Äther wird nur eine inaktive Substanz, Schmelzp. 180—182°, erhalten (inaktive Glutiminsäure). Während des Erwärmens steigt die Alkalinität der Lösungen; Ammoniak wird nur in Spuren abgespalten[2]).

Einbasisches Ammoniumsalz.[3]) Eine mit Ammoniak versetzte Lösung von Glutaminsäure erstarrt im Vakuum über Schwefelsäure zu wawellitartigen Krystallaggregaten des Salzes. Verliert schon über Schwefelsäure langsam Ammoniak unter Annahme saurer Reaktion. Beim wiederholten Eindunsten seiner Lösung auf dem Wasserbade geht das Ammoniak vollständig fort. $[\alpha]_D$ im Mittel = —3,6° in etwa 5 proz. Lösung.

Ferrisalz der Glutaminsäure $[COOH \cdot CH(NH_2) \cdot CH_2 \cdot CH_2 \cdot COO]_2Fe$[4]). Bildung durch Kochen einer wässerigen Lösung der Glutaminsäure mit metallischem Eisen unter Luftabschluß. Es ist farblos und in trockenem Zustande luftbeständig; leicht löslich in Wasser. Beim Stehen an der Luft wird die wässerige Lösung dunkel. Das Salz soll für therapeutische Zwecke verwendet werden.

d-Glutaminsäurepikrolonat[5]) $C_5H_9O_4N \cdot C_{10}H_8O_5N_4$. Krystalle. Zersetzungsp. 183 bis 184°. Leicht löslich in Wasser. $[\alpha]_D^{20^0} = +8,5°$ in Wasser; $c = 2,1$.

Glutaminsäuremonoäthylester. Gibt mit Triketohydrindenhydrat eine blaue Färbung[6]).

Oxalyldi-(glutaminsäurediäthylester)[7]) $[CO \cdot NH \cdot CH(COOC_2H_5) \cdot CH_2 \cdot CH_2 \cdot COO \cdot C_2H_5]_2$. Aus Glutaminsäurediäthylester und Oxalylchlorid. Nadeln. Schmelzp. 94,5°.

Linksglutiminsäure[2]) $C_5H_7O_3N$. Identisch mit **Glutaminsäureanhydrid** von Menozzi und Appiani. Bildet sich beim Erhitzen von Salzen der Glutaminsäure. Kommt in der Melasse in Mengen von wenigstens 2,8% vor. Farblose Krystalle. Schmelzp. 162—163°. Sehr leicht löslich in Wasser und Alkohol. Für eine 5 proz. Lösung ist $[\alpha]_D^{20^0} = -9,9°$. Die Linksdrehung der wässerigen, mit Salzsäure versetzten Lösung, geht rasch in der Wärme, langsam bei gewöhnlicher Temperatur in Rechtsdrehung über. — **Zinksalz** $ZnC_{10}H_{12}N_2O_6 \cdot 2 H_2O$. Farblose Krystalle. Das Krystallwasser entweicht bei 120°. Schmelzp. 164°. $[\alpha]_D$ = —20,8 in 5 proz. Lösung. Durch Kochen mit Salzsäure entsteht das rechtsdrehende Chlorhydrat der Glutaminsäure.

l-α-Oxyglutarsäure.[8]) Zu einer Lösung von 100 g d-Glutaminsäure in 200 ccm Schwefelsäure von 37,5%, die in einer Kältemischung auf —7° abgekühlt ist, läßt man unter starkem Rühren oder Turbinieren eine Lösung von 150 g Kaliumnitrit in 200 ccm Wasser im Laufe einer Stunde zutropfen[9]). Zum Schluß fügt man noch ein Gemisch von 11 g konz. Schwefel-

---

[1]) Emil Fischer u. Annibale Moreschi, Berichte d. Deutsch. chem. Gesellschaft **45**, 2447 [1912].

[2]) Vl. Staněk, Zeitschr. f. Zuckerind. in Böhmen **37**, 1—17 [1912]; Chem. Centralbl. **1912**, II, 1770.

[3]) E. Schulze u. S. Trier, Berichte d. Deutsch. chem. Gesellschaft **45**, 261 [1912].

[4]) F. Hoffmann-La Roche, D. R. P. Kl. 12q, Nr. 264 390 [1913].

[5]) P. A. Levene u. Donald D. van Slyke, Journ. of biol. Chemistry **12**, 127—139 [1912].

[6]) Emil Abderhalden u. Hubert Schmidt, Zeitschr. f. physiol. Chemie **72**, 37 [1911].

[7]) J. Th. Bornwater, Koninkl. Akad. v. Wetensch. Amsterdam, Wisk. en Natk. Afd. **19**, 1408—1411 [1911]; Chem. Centralbl. **1911**, II, 441.

[8]) Dittmar, Journ. f. prakt. Chemie [2] **5**, 339 [1872]. — Markownikoff, Annalen d. Chemie u. Pharmazie **182**, 347 [1876]. — Wolff, Annalen d. Chemie u. Pharmazie **260**, 126 [1890]. — H. Ritthausen, Journ. f. prakt. Chemie [1] **103**, 239 [1868]; [2] **5**, 354 [1872].

[9]) Emil Fischer u. Annibale Moreschi, Berichte d. Deutsch. chem. Gesellschaft **45**, 2448 [1912].

säure und 40 ccm Wasser zu und verdampft unter stark vermindertem Druck auf etwa 250 ccm. Das Filtrat wird im Extraktionsapparat 12—15 Stunden mit Äther extrahiert, der getrocknete Ätherauszug verdampft und der Rückstand auf das Zinksalz verarbeitet. Ausbeute 55% vom Gewicht der Glutaminsäure. Entsteht beim Kochen der l-α-Chlorglutarsäure mit Wasser, bei der Behandlung der l-α-Chlorglutarsäure mit 2n-Natronlauge oder mit Silberoxyd bei gewöhnlicher Temperatur[1]). Zur Gewinnung des Natriumsalzes wird die wässerige Lösung der Säure (aus dem Zinksalz mit Schwefelwasserstoff dargestellt) mit reiner, aus Metall hergestellter Natronlauge so lange versetzt, bis die Flüssigkeit auch beim Erwärmen auf Phenolphthalein eben alkalisch reagiert, dann zum Sirup eingedampft und der Rückstand mit warmem Alkohol behandelt. Farbloses körniges Pulver: $C_5H_6O_5Na_2$. 0,3050 g in Wasser gelöst, Gesamtgewicht 2,0650, spez. Gewicht 1,089, $[\alpha]_D^{19°} = -8{,}65°$ ($\pm 0{,}2$)[1]). Das Bariumsalz ist in Wasser leicht löslich, läßt sich durch Alkohol als weißes, körniges Pulver fällen[1]). Drehungsvermögen der freien Säure: 0,5 g des Silbersalzes mit 6 ccm n-Salzsäure geschüttelt. Gesamtgewicht 6,718 g oder nach Abzug des Chlorsilbers 6,322 g. Das Filtrat dreht bei 18° und Natriumlicht im 2-dm-Rohr 0,01° nach links. Auch eine 10proz. frische Lösung zeigt nur sehr schwache Linksdrehung[1]).

l-α-Chlorglutarsäure. Bei der Einwirkung von Nitrosylchlorid auf d-Glutaminsäurehydrochlorid[2]). Ausbeute 18—20% vom Gewicht der angewandten Glutaminsäure. Zur völligen Reinigung eignet sich am besten Umkrystallisieren aus heißem Chloroform. Schmelzp. 99° (korr.)[2]). 0,1678 g in Wasser gelöst, Gesamtgewicht 0,4636 g, spez. Gewicht 1,15; $[\alpha]_D^{18} = -12{,}59°$[2]). Mit Wasser auf 100° erhitzt, wird in d-α-Oxyglutarsäure umgewandelt. Dasselbe Resultat entsteht bei der Einwirkung von kalter 2n-Natronlauge bei 25° und durch Silberoxyd ebenfalls bei gewöhnlicher Temperatur[2]).

N-Dimethyl-d-glutaminsäure.[3]) Entsteht bei der Methylierung von d-Glutaminsäure mit Dimethylsulfat. — **Goldsalz** $C_7H_{14}NO_4Cl \cdot AuCl_3$.

Fünffach methylierte d-Glutaminsäure (?)[4]) $C_{10}H_{19}NO_4$. Entsteht bei der Methylierung von d-Glutaminsäure (1 Mol.) mit Dimethylsulfat (8 Mol.). Aus 10 g Aminosäure erhalten 15—19 g. — **Platindoppelsalz.** Letzteres bildet sehr feine, verfilzte Nadeln aus heißem 95proz. Alkohol. $(C_{10}H_{20}NO_4)_2PtCl_4 + 3\,H_2O$. Das Krystallwasser entweicht bei 100°. Leicht löslich in Wasser. — **Golddoppelsalz** $C_{10}H_{20}NO_4Cl \cdot AuCl_3$. Goldgelbe, feine Nadeln. Goldgelbe, kurze, in Wasser schwer lösliche Säulen. Sehr leicht löslich in kaltem Methylalkohol, Äthylalkohol und Aceton; unlöslich in Äther. Schmelzp. unscharf bei 125—128°.

Thiohydantoinsäurederivat der Glutaminsäure[5]) $C_6H_{10}O_4N_2S = NH_2 \cdot CS \cdot NH-CH(COOH) \cdot CH_2 \cdot CH_2 \cdot COOH$. Erhält man in manchen Fällen beim Eingießen des Reaktionsgemisches bei der Darstellung des Thiohydantoins der Pyrrolidoncarbonsäure (s. dort) in die 3—4fache Menge Wasser, Konzentrieren der Lösung zu einer viscösen Flüssigkeit und Verreiben mit verdünnter Salzsäure. Große, rhombische Platten aus Wasser. Zersetzt sich bei 205° unter starkem Aufbrausen.

Thiohydantoin der Glutaminsäure[5]) (2-Thiohydantoin-4-propionsäure) $C_6H_8O_3N_2S$

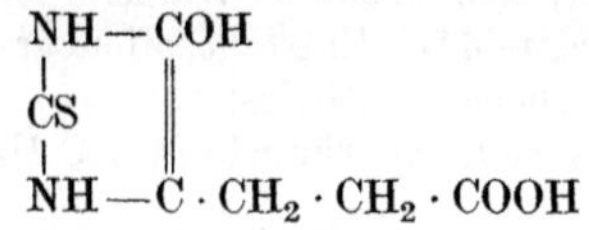

Entsteht, wenn man eine Lösung des Thiohydantoins der Pyrrolidoncarbonsäure (2 g) in 50 ccm verdünnter Salzsäure zur Trockne verdampft. Rhombische Platten aus Wasser. Schmelzp. 122° ohne Aufschäumen. Sehr leicht löslich in Alkohol, Äther, Eisessig; unlöslich in Benzol.

Hydantoin der Glutaminsäure[5]) (Hydantoin-4-propionsäure) $C_6H_8O_4N_2$

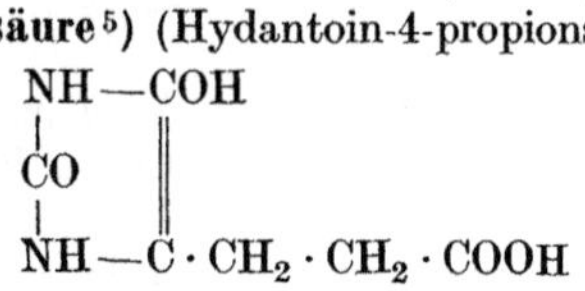

[1]) Emil Fischer u. Annibale Moreschi, Berichte d. Deutsch. chem. Gesellschaft **45**, 2448 [1912].

[2]) Emil Fischer u. Annibale Moreschi, Berichte d. Deutsch. chem. Gesellschaft **45**, 2451—2453 [1912].

[3]) J. Novák, Berichte d. Deutsch. chem. Gesellschaft **45**, 489 [1912].

[4]) J. Novák, Berichte d. Deutsch. chem. Gesellschaft **45**, 848 [1912].

[5]) Treat B. Johnson u. Herbert H. Guest, Amer. Chem. Journ. **47**, 242—251 [1912].

Beim Kochen des Thiohydantoins der Glutaminsäure (2 g) mit Chloressigsäure (1,5 g) in 10 ccm Wasser 1/2 Stunde. Ausbeute 1,1 g. Hexagonale, tafelförmige Prismen aus Wasser. Schmelzp. 165°. Entsteht in gleicher Weise, aber in bedeutend schlechterer Ausbeute aus dem Thiohydantoin der Pyrrolidoncarbonsäure. Die Verbindung bietet Interesse wegen ihrer nahen Beziehung zur Glyoxalinpropionsäure und zum Histidin.

1-Phenyl-2-thiohydantoin-4-propionsäure[1]) $C_{12}H_{12}O_3N_2S$. Aus salzsaurer Glutaminsäure, Kalilauge und Phenylisothiocyanat in Gegenwart von Alkohol beim Erwärmen. Mikroskopische Nädelchen aus Alkohol. Schmelzp. 169—170° unter schwachem Aufschäumen. Löslich in Äther, wenig löslich in Benzol, löslich in etwa 556 Teilen Wasser von 25°. — Das **Kaliumsalz der Thiohydantoinsäure** bildet glänzende Platten.

Pyrrolidoncarbonsäure (Bd. IV, S. 615).

Physikalische und chemische Eigenschaften: Gibt mit Triketohydrindenhydrat keine Färbung[2]).

Derivate: Ferrosalz der Pyrrolidoncarbonsäure.[3]) Bildung durch Kochen der Pyrrolidoncarbonsäure mit metallischem Eisen unter Ausschluß von Luft. Das Salz ist leicht löslich in Wasser und in trockenem Zustande luftbeständig.

Pyrrolidoncarbonsäureäthylester[4]) $C_7H_{11}O_3N$. Mol.-Gewicht: 157,1. 92 g d-Glutaminsäure oder die entsprechende Menge Hydrochlorid werden mit 225 ccm Alkohol und Salzsäuregas verestert. Nach weiterem Zusatz von 450 ccm Alkohol wird 3 Stunden am Rückflußkühler gekocht, dann unter vermindertem Druck verdampft. Der Rückstand erstarrt teilweise krystallinisch. Er wird im Ölbad 15 Minuten auf 160—170° erhitzt und gleichzeitig das Gefäß evakuiert, dann aus einem Ölbade von 200—210° destilliert. Siedep. ungefähr 176°. Nach zweimaliger Destillation erstarrt das Produkt bei längerem Stehen krystallinisch. Man löst in trockenem Äther und fällt mit Ligroin. Ausbeute 40 g fast reines Produkt. Der Destillationsrückstand liefert 13 g Pyrrolidoncarbonsäure. Nadeln oder ganz dünne weiße Prismen. Erweicht im Capillarrohr gegen 49° und schmilzt vollständig gegen 54°. Sehr leicht löslich in Wasser, Alkohol, Aceton und Benzol, etwas schwerer in Äther und recht schwer in Petroläther. 0,6073 g in Wasser gelöst; Gesamtgewicht 3,5962 g; spez. Gewicht 1,032; $[\alpha]_D^{16} = -2,47°$. Das Präparat ist nicht razemisiert, denn durch 2stündiges Erhitzen mit der 15fachen Menge 5 n-Salzsäure gibt es eine Glutaminsäure mit $[\alpha]_D = +30,56°$ (die reinste Glutaminsäure hat $[\alpha]_D = +30,85°$ bzw. 31,2°). Entsteht auch aus dem freien Glutaminsäurediäthylester durch Erhitzen im Ölbad auf 150—160°. Mit flüssigem Ammoniak entsteht wahrscheinlich das aktive Pyrrolidoncarbonsäureamid. Bei der Reduktion mit Alkohol und Natrium entsteht Prolin.

Pyrrolidoncarbonsäuremethylester[4]) $C_6H_9O_3N$. Mol.-Gewicht: 143,08. Darstellung wie die des Äthylesters. Siedep. bei 12 mm Druck ungefähr 180°. Fast farbloses Öl. Sehr schwer löslich in Petroläther, sehr leicht in Wasser.

Pyrrolidoncarbonsäureamid[4]). Entsteht offenbar bei der Einwirkung von flüssigem Ammoniak auf Pyrrolidoncarbonsäureäthylester.

Thiohydantoin der Pyrrolidoncarbonsäure[5]) $C_6H_6O_2N_2S$.

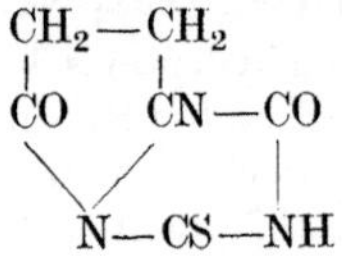

Aus 2 g Pyrrolidoncarbonsäure, 1,5 g trockenem, feingepulvertem Kaliumthiocyanat, 9 ccm Essigsäureanhydrid und 1 ccm Eisessig bei 1/2stündigem Erhitzen auf dem Dampfbade. Lange, prismatische Krystalle aus Alkohol oder Wasser. Schmelzp. 206° unter Zersetzung. Schwerer löslich in Wasser als in Alkohol. In einem Falle wurde beim Eingießen des in gleicher Weise

---

1) Charles Cl. Brautlecht, Journ. of biol. Chemistry **10**, 139—146 [1911]; Chem. Centralbl. **1911**, II, 1682.

2) Emil Abderhalden u. Hubert Schmidt, Zeitschr. f. physiol. Chemie **72**, 37 [1911].

3) F. Hoffmann-La Roche & Co., D. R. P. Kl. 12p, Nr. 264 391 [1913].

4) Emil Fischer u. Reginald Boehner, Berichte d. Deutsch. chem. Gesellschaft **44**, 1332 bis 1336 [1911].

5) Treat B. Johnson u. Herbert H. Guest, Amer. Chem. Journ. **47**, 242—251 [1912].

hergestellten Reaktionsgemisches in die 3—4fache Menge Wasser nach Konzentration der Lösung eine viscose Flüssigkeit erhalten, die beim Verreiben mit verdünnter Salzsäure das Thiohydantoinsäurederivat der Glutaminsäure gab.

d, l-Pyrrolidonyl-d, l-leucinester[1]) $C_{13}H_{22}N_2O_4$.

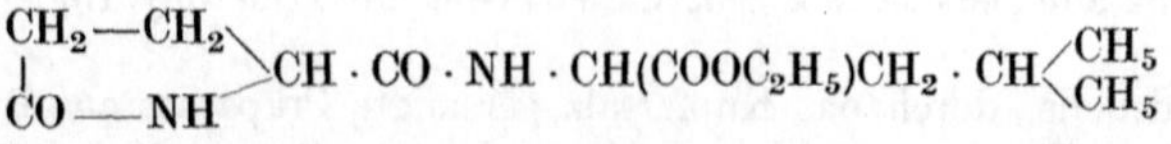

Bildung aus Pyrrolidonylchlorid und d, l-Leucinester. Kleine Prismen aus Essigester. Schmelzp. 115—117° (korr.). Sehr leicht löslich in Wasser, Methyl- und Äthylalkohol, leicht löslich in Aceton, Benzol und heißem Essigester, schwer löslich in kaltem Essigester, unlöslich in Äther und Petroläther.

Pyrrolidonylcholesterin[1]) $C_{31}H_{49}NO$.

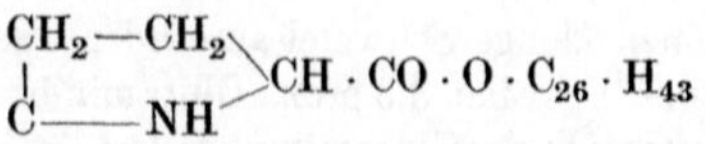

Aus Cholesterin und Pyrrolidonylchlorid. Weiße, verfilzte Nädelchen. Sintert bei 199—203°, schmilzt bei 205°. Leicht löslich in Chloroform und in Äther; in Methyl- und Äthylalkohol ist es in der Kälte sehr schwer, in der Wärme bedeutend leichter löslich. Unlöslich in Wasser und Petroläther.

d, l-Pyrrolidonyl-d-alaninester[1]) $C_{10}H_{16}N_2O_4$. Bildung aus d, l-Pyrrolidonylchlorid und d-Alaninester. Nadeln aus Chloroform. Schmelzp. 125,5° (korr.). Leicht löslich in Wasser, Methyl- und Äthylalkohol, Chloroform, Aceton, Essigester und Benzol; unlöslich in Äther und Petroläther. $[\alpha]_D^{20} = -46{,}42°$ in Wasser.

Glutamin (Bd. IV, S. 616).

Vorkommen: In geringen Mengen in etiolierten Keimpflanzen der gemeinen Kiefer (Pinus silvestris)[2]), der Edeltanne (Abies pectinata D. C.)[3]), in den etiolierten Keimpflanzen von Spinacia glabra Mill[4]), in den verdunkelten Blättern der gemeinen Rübe (Beta vulgaris) und in der Zuckerrübe[5]). In den Blättern des Seifenkrautes (Saponaria officinalis L.)[6]). In etiolierten Keimpflanzen der Ackerspörgel (Spergula arvensis L.)[7]). In Keimpflanzen der Kresse (Lepidium sativum L.)[8]), des Rapses (Brassica Napus L.)[8]). In der Wurzel des Unterkohlrabi (Brassica napobrassica Mill., Brassica Napus var. napobrassica, Brassica campestris var. napobrassica L.)[8]). In den Knollen und in den grünen Teilen des Kohlrabi (Brassica oleracea var. gongyloides L.)[8]). In etiolierten Keimlingen des weißen Senfes (Sinapis alba L.)[8]). In Keimpflanzen von Radieschen (Raphanus sativus var. a. radicula Pers.)[8]). In der Wurzel von Raphanus sativus var. rapiferus[8]). In Keimpflanzen des Leindotter (Camelina sativa Crz.)[8]). In der Schwertlilie beträchtliche Mengen aus 2 kg Rhizom; ca. 0,01 g aus 150 g jungen Trieben. Im Ampfer: ca. 0,1 g aus 2 kg oberirdischen Pflanzenteilen; ca. 0,5 g aus 200 g jungen Trieben. Im Rhabarber: ca. 0,01 g aus 3 kg Wurzelstöcken; ca. 0,02 g aus 2 kg Blättern. In der Pfingstrose: wenig aus 1400 g Rhizomen: ca. 0,03 g aus 3 kg grünen Blättern. Im Meerrettich: Spuren aus 950 g Wurzelstöcken. In der Bärenklaue: ca. 0,1 g aus 1200 g Wurzelstöcken. In der Mohrrübe: Spuren aus Keimlingen. In dem Salbei:

---

[1]) Emil Abderhalden u. E. Wurm, Zeitschr. f. physiol. Chemie **82**, 160 [1912].

[2]) E. Schulze, Zeitschr. f. physiol. Chemie **22**, 435 [1896]; Berichte d. Deutsch. chem. Gesellschaft **29**, 1882 [1896]; Landw. Versuchsstationen **48**, 33 [1896].

[3]) E. Schulze, Zeitschr. f. physiol. Chemie **22**, 435 [1896].

[4]) E. Schulze, Landw. Versuchsstationen **49**, 442 [1897].

[5]) E. Schulze u. Urich, Berichte d. Deutsch. chem. Gesellschaft **10**, 85 [1877]. — E. Schulze u. Bosshard, Berichte d. Deutsch. chem. Gesellschaft **16**, 312 [1883]; Landw. Versuchsstationen **29**, 295 [1883]; **32**, 129 [1885]. — E. Schulze, Landw. Versuchsstationen **48**, 33 [1896]; Berichte d. Deutsch. chem. Gesellschaft **29**, 1882 [1896]; Zeitschr. f. physiol. Chemie **20**, 327 [1895]. — Sellier, Bull. de l'Assoc. des Chim. de Sucrer. et Distill. **21**, 754 [1904].

[6]) E. Schulze, Landw. Versuchsstationen **48**, 33 [1896]; Zeitschr. f. physiol. Chemie **20**, 327 [1895].

[7]) E. Schulze, Landw. Versuchsstation **49**, 442 [1897].

[8]) E. Schulze, Landw. Versuchsstationen **48**, 33 [1896]; **49**, 442 [1898]; Berichte d. Deutsch. chem. Gesellschaft **29**, 1882 [1896].

Spuren aus 700 g Wurzeln. In der Tomate: ca. 0,07 g aus 1 kg unreifer Früchte[1]). In den Weinblättern[2]). In den reifenden Samen von Pisum sativum[3]).

Physiologische Eigenschaften: Eine Umwandlung des im Herbste vorhandenen Glutamins in Glutaminsäure tritt in der Zuckerrübe nicht ein[4]).

Physikalische und chemische Eigenschaften: Gibt mit Triketohydrindenhydrat eine blaue Färbung[5]).

Fünf verschiedene, durch das Kupfersalz gereinigte Präparate aus Runkelrüben gaben in ca. 4proz. wässeriger Lösung folgende Werte für $[\alpha]_D$ [4]): $+6,9°$ bei 22°; 6,6° bei 20°; 6,8° bei 19°; 6,4° bei 22°; 7,0° bei 22°. Ein anderes, ebenfalls sehr sorgfältig gereinigtes Präparat aus Kürbiskeimlingen zeigte unter denselben Bedingungen $[\alpha]_D = +6,0°$. Das wahre Drehungsvermögen für Glutamin liegt demnach mit großer Wahrscheinlichkeit zwischen $[\alpha]_D = +6°$ bis $+7°$. In 5proz. Salzsäure gaben verschiedene der reinsten Präparate folgende Werte: $[\alpha]_D^{20} = +31,2°$; $+32,5°$; $[\alpha]_D^{18} = +31,8°$. Das Drehungsvermögen des Glutamins wird in Gegenwart einer kleinen Menge Schwefelsäure oder Oxalsäure erhöht. Dieselbe Wirkung hat auch Glutaminsäure[6]). Eine 3,3proz. Glutaminlösung mit $[\alpha]_D = +5,8°$ zeigt nach Zusatz von 5% des Glutamins an Glutaminsäure $[\alpha]_D = +7,2°$. Die Differenz beträgt mehr als das Doppelte der Erhöhung, die durch das Drehungsvermögen der dem Glutamin zugesetzten Glutaminsäure hervorgebracht werden kann. Man darf es demnach für sehr wahrscheinlich erklären, daß das zu hohe Drehungsvermögen einiger Glutaminpräparate wenigstens teilweise durch eine Beimengung von Glutaminsäure verursacht wird. Letztere entsteht leicht durch Ammoniakverlust aus Glutamin[6]).

---

1) A. Stieger, Zeitschr. f. physiol. Chemie **86**, 245 [1913].
2) N. T. Deleano, Zeitschr. f. physiol. Chemie **80**, 79 [1912].
3) E. Schulze u. E. Winterstein, Zeitschr. f. physiol. Chemie **65**, 431 [1910].
4) Gustav Friedl, Österr.-ungar. Zeitschr. f. Zuckerind. u. Landw. **41**, 598—712 [1912]; Chem. Centralbl. **1912**, II, 1994.
5) Emil Abderhalden u. Hubert Schmidt, Zeitschr. f. physiol. Chemie **72**, 37 [1911].
6) E. Schulze u. G. Trier, Berichte d. Deutsch. chem. Gesellschaft **45**, 257—262 [1912].

C. Diaminomonocarbonsäuren.

Von

Géza Zemplén-Budapest und **Dionys Fuchs**-Budapest.

Arginin (Bd. IV, S. 619).

Vorkommen: In den Samen von Gingko biloba[1]), Pinus Thunbergii Parl.[1]). In Weizen, besonders im Weizenembryo (Triticum sativum Lusk)[2]). Aus 4 kg Salzbrei von Bonito[3]) 1,50 g Dipikrat. In den Böden[4]). Fand sich nur in 2 von 24 untersuchten Bodenproben vor. Scheint demnach kein längere Zeit beständiger Bodenkonstituent zu sein[5]). In der Kohlrübe; aus 25 kg Rüben 1 g Nitrat; in Topinambur, aus 25 kg Knollen 0,63 g Nitrat; in Schwarzwurzeln, aus 10 kg Wurzeln 3,6 g rohes Nitrat; Cichorie, aus 10 kg Wurzeln 0,76 g Nitrat[6]). Aus 50 kg frischem Kohl[7]) 0,7 g.

In den Kohlrüben, Topinamburknollen, Schwarzwurzeln, Dahlienknollen, in der Cichorie[8]).

Im Spargel: Spuren aus 2½ kg Wurzelstöcken. In der Pfingstrose: ca. 2,5 g (gewogen als Nitrat) aus 1400 g Rhizomen; Spuren aus 3 kg grüner Blätter. Im Meerrettich: ca. 0,05 g (gewogen als Nitrat) aus 900 g Wurzelstöcken. Im Frauenmantel: ca. 0,2 g (gewogen als Nitrat) aus 1 kg Wurzelstöcken. In der Bärenklaue: 0,02 g (gewogen als Nitrat) aus 1,2 kg Wurzelstöcken. Im Gelbweiderich: ca. 2 g (gewogen als Nitrat) aus 1200 g Rhizomen. Im Löwenzahn: ca. 0,1 g (gewogen als Nitrat) aus 1100 g Wurzelstöcken[9]).

In den Samenhülsen und reifenden Samen von Pisum sativum und Phaseolus vulgaris. In den milchreifen Samenkörnern von Triticum[10]). In den unreifen Samen und Samenhülsen junger Pflanzen und Wurzeln von Vicia sativa[11]).

Bildung: Bei der Hydrolyse von ägyptischen Mumien[12]). Spermatozoenköpfe aus Hering geben bei der Hydrolyse mit Schwefelsäure 21,64% Arginin[13]).

Bei der Hydrolyse von Kartoffeleiweiß[14])	4,2 %
Bei der Hydrolyse der Eischale von Pollachius brandti[15])	2,30%

Bei der Hydrolyse der Ichtuline (Proteine des Fischeies)[16]).

---

[1]) U. Suzuki, Bull. of the Coll. agric. Tokyo **4**, 1, 25 [1900].

[2]) E. Schulze u. Castoro, Zeitschr. f. physiol. Chemie **41**, 455 [1904].

[3]) U. Suzuki, C. Yoneyama u. S. Odake, Journ. of the Coll. agric. Tokyo **5**, 33—41 [1912]; Chem. Centralbl. **1913**, I, 1043.

[4]) Oswald Schreiner u. Edmund C. Shorey, Journ. of biol. Chemistry **8**, 381—389 [1910].

[5]) Oswald Schreiner u. Elbert C. Lathrop, Journ. of the Franklin Inst. **172**, 145—151 [1911]; Chem. Centralbl. **1911**, II, 1609.

[6]) E. Schulze u. G. Trier, Zeitschr. f. physiol. Chemie **81**, 53—58 [1912]; Chem. Centralbl. **1913**, I, 310.

[7]) H. Yoshimura, Zeitschr. f. Unters. d. Nahr.- u. Genußm. **19**, 253—256 [1910].

[8]) E. Schulze u. G. Trier, Zeitschr. f. physiol. Chemie **81**, 53 [1912].

[9]) A. Stieger, Zeitschr. f. physiol. Chemie **86**, 245 [1913].

[10]) E. Schulze u. E. Winterstein, Zeitschr. f. physiol. Chemie **65**, 431 [1910].

[11]) E. Schulze, Zeitschr. f. physiol. Chemie **71**, 31 [1911].

[12]) Emil Abderhalden u. Arthur Weil, Zeitschr. f. physiol. Chemie **72**, 22 [1911].

[13]) H. Steudel, Zeitschr. f. physiol. Chemie **73**, 471—477 [1911].

[14]) B. Sjollema u. J. J. Rinkes, Zeitschr. f. physiol. Chemie **76**, 369—382 [1911/12].

[15]) K. Miyake u. T. Tadokoro, Journ. of the Coll. agric. Tokyo **4**, 269—277 [1912].

[16]) J. König u. J. Großfeld, Biochem. Zeitschr. **54**, 351 [1913].

Aus dem „Proteid" der Hefe[1]	3,58%
Aus dem „Cerevisin" der Hefe[1]	3,95%
Nestsubstanz der eßbaren indischen Schwalbennester[2]	1,06%

Keratinähnlicher Eiweißstoff der Sporenkapsel von Goussia gadi[3])

Serumalbumin des Pferdeblutes[4]	4,43%
Serumglobulin I des Pferdeblutes[4]	3,65%
Serumglobulin II des Pferdeblutes[4]	3,42%
Fibrin des Pferdeblutes[4]	4,61%
Eiweiß aus Samen von Pinus Koraiensis Lieb. et Zucc.[5]) wirklich isoliert	0,53%
Eiweiß aus Samen von Pinus Koraiensis Sieb. et Zucc., aus dem Stickstoffgehalt berechnet	15,00 g
Bence-Jonesscher Eiweißkörper[6]	6,062%
Protein aus Leinsamen[7]	6,06%
Menschliche Placenta[8]	4,33%

Im Sperma von Perca flavescens, Stizostedion vitreum, Thynnus thynnus, Xiphias gladius, Oncorhynchus Thawytscha, Coregonus albus, Salvelinus (Cristovomer), Namaycush und Esox lucius[9]). In dem Eiweißkörper von Mykobacterium lacticola[10]). Bei der Hydrolyse von Diphtheriebacillen[11]). Bei der Hydrolyse von Azotobacter chroococcum[12]). In den Oxyproteinsäuren[13]).

In der grauen Substanz des Gehirns[14]	0,72%
In der weißen Substanz des Gehirns[14]	1,44%
In den Leitungsbahnen des Rückenmarks vom Rinde	0,63%
In den peripheren Nerven des Rindes[15]	0,77%

Bildung von d, l-Arginin: Bei der Hydrolyse des racemisierten Caseins und der racemisierten Caseose[16]).

Physiologische Eigenschaften: Im Stierhoden kommt ein Ferment vor, welches Arginin in Ornithin und Harnstoff spaltet[17]). Beim Abbau des Arginins im Organismus soll Bernsteinsäure als Zwischenprodukt auftreten[18]).

Nach den Versuchen von Kiesel[19]) wird das Arginin in der Pflanze in derselben Weise zersetzt wie in tierischen Organen und bei der Fäulnis, nämlich in Ornithin und Harnstoff. Bei der Einwirkung von Pflanzenbrei auf Arginin entsteht Ornithin, das sich aber nur isolieren läßt, wenn man in größeren Konzentrationen arbeitet, da das Ornithin sonst der Phosphorwolframsäurefällung entgeht. Der gleichzeitig entstehende Harnstoff läßt sich nur bei Verwendung solcher Pflanzen (Pilze) nachweisen, welche ein geringes Harnstoffspaltungsvermögen besitzen[19]).

---

[1]) Pierre Thomas u. Sophie Kolodziejska, Compt. rend. de l'Acad. des Sc. **157**, 243 [1913].
[2]) H. Zeller, Zeitschr. f. physiol. Chemie **86**, 85 [1913].
[3]) Theodor Panzer, Zeitschr. f. physiol. Chemie **86**, 33 [1913].
[4]) Karl Loch u. Karl Thomas, Zeitschr. f. physiol. Chemie **87**, 74 [1913].
[5]) H. Yoshimura, Zeitschr. f. Unters. d. Nahr.- u. Genußm. **19**, 257—260 [1910].
[6]) F. Gowland Hopkins u. Horace Savory, Journ. of Physiol. **42**, 189—250 [1911].
[7]) F. W. Foreman, Proc. of the Cambridge Philos. Soc. **16**, 87—88 [1911]; Chem. Centralbl. **1911**, I, 1218.
[8]) Arthur H. Koelker u. J. Morris Slemons, Journ. of the biol. Chemistry **9**, 471—489 [1911]; Chem. Centralbl. **1911**, II, 974.
[9]) A. Kossel, Zeitschr. f. physiol. Chemie **88**, 163 [1913].
[10]) Sakae Tamura, Zeitschr. f. physiol. Chemie **88**, 190 [1913].
[11]) Sakae Tamura, Zeitschr. f. physiol. Chemie **89**, 289 [1914].
[12]) W. L. Omeliansky u. N. O. Sieber, Zeitschr. f. physiol. Chemie **88**, 445 [1913].
[13]) P. Glagolew, Zeitschr. f. physiol. Chemie **89**, 432 [1914].
[14]) Emil Abderhalden u. A. Weil, Zeitschr. f. physiol. Chemie **83**, 425 [1913].
[15]) Emil Abderhalden u. A. Weil, Zeitschr. f. physiol. Chemie **81**, 207 [1912].
[16]) H. D. Dakin u. H. W. Dudley, Journ. of the biol. Chemistry **15**, 263 [1913].
[17]) Shinji Mihara, Zeitschr. f. physiol. Chemie **75**, 443—455 [1911].
[18]) A. J. Ringer, E. M. Frankel u. L. Jones, Journ. of the biol. Chemistry **14**, 539 [1913].
[19]) Alexander Kiesel, Zeitschr. f. physiol. Chemie **75**, 169—196 [1911].

Physikalische und chemische Eigenschaften: Gibt bei der Behandlung mit Dimethylsulfat ein Goldsalz der Zusammensetzung $C_{10}H_{24}N_4O_2 \cdot Au_2Cl_8$ [1]). Gibt mit Triketohydrindenhydrat eine blaue Färbung[2]). Arginin gibt in wässeriger Lösung mit Farbsäuren schwerlösliche, teils krystallinische, meist fast unlösliche Verbindungen[3]).

Derivate von d, l-Arginin: d, l-Argininsulfat.[4]) Wird die Lösung der freien Base oder des Carbonats mit verdünnter Schwefelsäure neutralisiert und mit Methyl- oder Äthylalkohol bis zur bleibenden Trübung versetzt, so scheidet sich eine ölige Masse aus, die zu einem weißen, körnig-krystallinischen Pulver erstarrt, sobald die überstehende Flüssigkeit durch wasserfreien Methylalkohol ersetzt und die Masse ausgiebig geknetet wird. Diese Krystallmasse zerfließt beim Absaugen. Fügt man aber zu der neuerdings in Wasser gelösten Masse noch ebensoviel Schwefelsäure hinzu, wie zur Neutralisation nötig war, und versetzt die Flüssigkeit abermals mit Methyl- oder Äthylalkohol bis zum Auftreten kleiner Öltröpfchen, so erfolgt nach mehrstündigem Stehen die Bildung harter Krystallkrusten des Disulfats $C_6H_{14}N_4O_2, H_2SO_4 + H_2O$. Die Substanz verändert sich beim Erhitzen auf 100°; ein scharfer Schmelzpunkt läßt sich auch nach dem Trocknen im Vakuum nicht feststellen.

d, l-Argininphosphorwolframat. Löslichkeit in Acetonwasser (4 Vol. Aceton + 3 Vol. Wasser) nach $^1/_4$stündigem Schütteln 120—130% [5]).

d,l-Argininggoldchlorid[6]) $C_6H_{14}N_4O_2, 2\,HCl\,AuCl_3 + {}^1/_2\,H_2O$. Schön entwickelte, braunrote, kugelige Krystallgebilde aus Wasser. Schmelzp. unscharf zwischen 105 und 115°. Wird es in gepulvertem Zustand längere Zeit unter vermindertem Druck auf 70—80° erhitzt, so findet eine Bräunung des ursprünglich goldgelben Pulvers statt.

Derivate von d-Arginin: d-Argininphosphorwolframat.[7]) Löslichkeit in Acetonwasser (4 Vol. Aceton : 3 Vol. Wasser) nach $^1/_4$stündigem Schütteln 120—130%[14]).

d-Argininggoldchlorid[8]) $C_6H_{14}N_4O_2,\ 2\,HCl,\ 2\,AuCl_3 + 1^1/_2\,H_2O$. Leichter löslich als die d, l-Verbindung. Die Krystallform ist gleich derjenigen des d, l-Salzes. Sintert bei 140° unter Bräunung und schmilzt unscharf bei 160°. Das Krystallwasser entweicht unter vermindertem Druck schon bei gewöhnlicher Temperatur, rascher beim Erwärmen auf 40 bis 45°.

d-Argininsulfat[8]). Darstellung wie bei d, l-Argininsulfat beschrieben. Zerfließliches Krystallpulver.

Nitroarginin.[9]) Besitzt sehr wahrscheinlich folgende Konstitution:

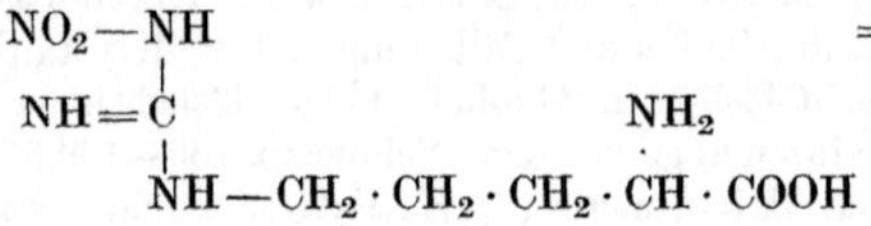

$= C_6H_{13}N_5O_4$

Mol.-Gewicht: 219,15. 10 g Nitroclupein werden mit einer Mischung von 30 g konz. Schwefelsäure und 60 ccm Wasser 6 Stunden am Rückflußkühler erhitzt, und nach passender Verdünnung mit Wasser mit dem Silbersulfat-Barytverfahren[9]) ausgefällt. Der Silberniederschlag wird in schwefelsaurer Suspension mit Schwefelwasserstoff zerlegt und die von Schwefelsäure befreite Lösung eingedampft. Man krystallisiert die ausgeschiedenen Krystalle aus Wasser um. Ausbeute 3 g. Aus d-Arginin: 2 g Argininnitrat werden mit einer Mischung von 2 ccm konz. Schwefelsäure und 1 ccm rauchender Salpetersäure, welche 10% SO_3 enthält, unter Zusatz von 1 ccm rauchender Salpetersäure unter Kühlung gelöst, dann nach 5 Minuten in Eiswasser gegossen, mit Baryt übersättigt und durch Kohlensäure neutralisiert. Das eingeengte Filtrat gibt 0,7 g Nitroarginin. Schmelzp. 227—228°. Drehung rechts. Wenig löslich in kaltem Wasser, leicht in heißem. Krystallisiert beim Erkalten aus. Leicht löslich in verdünnter Salzsäure und Salpetersäure, ebenso in verdünntem Ammoniak. In Eisessig selbst in der Siedehitze unlöslich. Die wässerige Lösung reagiert neutral.

---

[1]) R. Engeland u. Fr. Kutscher, Zeitschr. f. Biol. **59**, 415—419 [1912]; Chem. Centralbl. **1913**, I, 712.
[2]) Emil Abderhalden u. Hubert Schmidt, Zeitschr. f. physiol. Chemie **72**, 37 [1911].
[3]) W. Suida, Zeitschr. f. physiol. Chemie **68**, 387 [1910].
[4]) F. Weiß, Zeitschr. f. physiol. Chemie **72**, 492 [1911].
[5]) E. Wechsler, Zeitschr. f. physiol. Chemie **73**, 141 [1911].
[6]) F. Weiß, Zeitschr. f. physiol. Chemie **42**, 490 [1911].
[7]) E. Wechsler, Zeitschr. f. physiol. Chemie **73**, 139 [1911].
[8]) F. Weiß, Zeitschr. f. physiol. Chemie **72**, 490 [1911].
[9]) A. Kossel u. E. L. Kennaway, Zeitschr. f. physiol. Chemie **72**, 486—489 [1911].

Ornithin (Bd. IV, S. 633).

Physiologische Eigenschaften: Beim Abbau des Ornithins im Organismus soll Bernsteinsäure als Zwischenprodukt auftreten[1]). Falls man nach der Fäulnis alle Einengungen bei niedriger Temperatur vornimmt und jede Behandlung mit Baryt vermeidet, so findet keine Bildung racemischen Ornithins aus der aktiven Form statt[2]).

Derivate von d, l-Ornithin: d, l-Ornithinpikrat. Die Krystalle gehören dem triklinen System zu. Zeigen gute Spaltbarkeit nach (100), (110) und (011). Deutlicher Pleochroismus in orangegelben, schwefelgelben und grünlichgelben Tönen. Die beiden optischen Achsen treten unter starker Dispersion auf dem Prisma (110) aus[3]).

Derivate von d-Ornithin: Hexamethyl-d-Ornithin.[4]) Wird bei der Methylierung von d-Ornithin mit Dimethylsulfat und Barytwasser erhalten. — **Platinsalz** $C_{11}H_{26}N_2O_2PtCl_6 + H_2O$. Gibt sein Krystallwasser bei 120° nicht ab, zersetzt sich unter Aufschäumen bei 232—233°. — **Chlorid** zeigt schwache, aber deutliche Rechtsdrehung. — Goldsalz $C_{11}H_{26}N_2O_2 \cdot Au_2Cl_8$. Schmelzp. 204—205°. Schwer löslich.

d-Phenacetornithursäure[5]) $C_{21}H_{24}N_2O_4$. Mol.-Gewicht: 368,2. Gefunden in Alkohollösung nach der Siedemethode: 374.

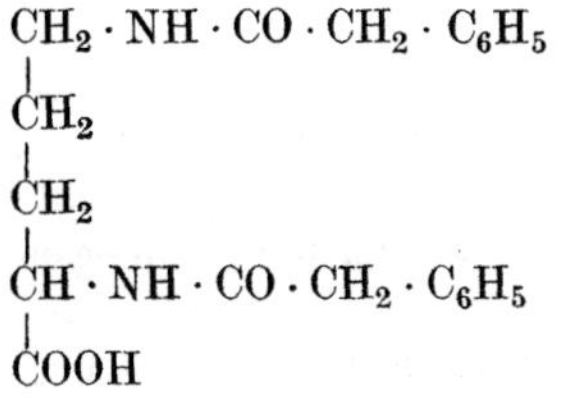

Bildet sich im Hühnerorganismus nach Verabreichung von Phenylessigsäure, die mit Ornithin gekuppelt wird und zur Ausscheidung gelangt. Der Harn der Tiere wird mit dem 5fachen Volumen Alkohol versetzt, kurze Zeit erwärmt und unter zeitweisem Schütteln 24 Stunden lang stehen gelassen. Das Filtrat wird unter vermindertem Druck eingedampft, der Rückstand mit wenig Wasser aufgenommen, stark angesäuert und mehrmals ausgeäthert. Die ätherische Lösung wird einige Tage an kühlem Orte stehen gelassen, wobei Krystallisation eintritt. Die Reinigung geschieht durch Lösen in Alkohol und Fällen mit Äther. Krystallblättchen. Schwer löslich in Wasser und Äther, leicht löslich in Alkohol. Leicht löslich in verdünnten Alkalien und wird aus der Lösung durch Säuren abgeschieden. Schmelzp. 139—139,5°. Die alkoholische Lösung ist rechtsdrehend. — Das **Calciumsalz** $(C_{21}H_{23}N_2O_4)_2Ca$ bildet wasserfreie Prismen. Bei der Hydrolyse mit Salzsäure gibt d-Phenacetornithursäure Phenylessigsäure und d-Ornithin.

Myokynin.[6])

(Wahrscheinlich ein linksdrehendes Hexamethylornithin.)

Darstellung: Das mit destilliertem Wasser und Essigsäure zerkochte Fleisch von 10 Hunden wird filtriert, das Filtrat mit Tannin gefällt und nach Abfiltrierung der Tanninfällung nach der von Kutscher vorgeschriebenen Weise mit Baryt, Schwefelsäure, Bleioxyd, Phosphorwolframsäure weiterbehandelt. Die aus der Phosphorwolframsäurefällung freigemachten Basen werden in 3 Silberfraktionen aufgeteilt, die Lysinfraktion mit Pikrinsäure gefällt, das Filtrat mit Salzsäure und Äther in eine Lösung von Chloriden überführt und nach dem Einengen zum Sirup mit alkoholischer Quecksilberlösung gefällt. Die Quecksilbersalze werden in die Goldsalze überführt, die Goldmutterlaugen durch Schwefelwasserstoff in eine Lösung des Chlorids verwandelt und diese mit alkoholischer Platinchloridlösung gefällt.

Derivate: Platinsalz $C_{11}H_{30}N_2O_4PtCl_6$ mit 2 Mol. Wasser. Ist unlöslich in Alkohol, nicht sehr leicht löslich in Wasser. Zersetzt sich unter Aufschäumen bei 233—234°.

---

1) A. J. Ringer, E. M. Frankel u. L. Jonas, Journ. of biol. Chemistry **14**, 539 [1913].
2) Carl Neuberg, Biochem. Zeitschr. **37**, 507—509 [1911].
3) P. Reiner, Zeitschr. f. physiol. Chemie **73**, 192 [1911].
4) D. Ackermann, Zeitschr. f. Biol. **59**, 433—440 [1912]; Chem. Centralbl. **1913**, I, 720.
5) G. Totani, Zeitschr. f. physiol. Chemie **68**, 75—78 [1910].
6) D. Ackermann, Zeitschr. f. Biol. **59**, 433—440 [1912]; Chem. Centralbl **1913**., I, 719.

Myokyningoldsalz $C_{11}H_{26}N_2O_2Au_2Cl_8 + 2 H_2O$. Schmelzpunkt unscharf. Wenig löslich in kaltem Wasser. Dreht nach links. Beim Abbau durch Destillation mit Baryt wurde Trimethylamin gefunden. Eine Überlegung zeigt, daß im Myokynin zwei $N(CH_3)_3$-Kerne enthalten sein müssen.

Lysin (Bd. IV, S. 637).

Vorkommen: In den Samen der gewöhnlichen Kiefer (Pinus silvestris L.)[1]. In dem keratinähnlichen Eiweißstoff der Sporenkapseln von Goussia gadi[2]. Im „Miso" (japanisches Nahrungsmittel")[3]. Im Saké; aus 10 l wurden 0,25 g isoliert[4].

Aus 50 kg frischem Kohl[5]) erhalten 0,2 g. Aus 4 kg Salzbrei von Bonito[6]) 18,14 g Pikrat. Im Harn bei Cystinurie; aus 80 l erhalten 2,6 g Lysinmonochlorid[7].

Bildung: Bei der Hydrolyse von ägyptischen Mumien[8].

Bei der Hydrolyse eines krystallinischen Eiweißkörpers aus dem Milchsafte von Antiaris toxicaria[9])	1,38%
Bei der Hydrolyse von Kartoffeleiweiß[10])	3,3 %

Bei der Hydrolyse der Ichtuline (Proteine des Fischeies)[11]. Bei der Autolyse des Kalbsgehirns[12].

Nestsubstanz der eßbaren indischen Schwalbennester[13])	0,99%
Serumalbumin des Pferdeblutes[14])	8,15%
Serumglobulin I des Pferdeblutes[14])	4,57%
Serumglobulin II des Pferdeblutes[14])	4,83%
Fibrin des Pferdeblutes[14])	5,18%
Proteid der Hefe[15])	4,09%
Cerevisin der Hefe[15])	7,14%
Protein aus Leinsamen[16])	1,11%
Bei der Hydrolyse der Eischale von Pollachius brandti[17])	1,75%
Eiweiß aus Samen von Pinus Koriaensis Sieb. et Zucc.[18]), wirklich vorhanden	0,89 %
Eiweiß aus Samen von Pinus Koriaensis Sieb. et Zucc., aus dem Stickstoffgehalt berechnet	5,31%
Bence-Jonesscher Eiweißkörper[19])	3,67%
Menschliche Placenta[20])	3,46%

Bei der Hydrolyse von Diphtheriebacillen[21]. Bei der Hydrolyse von Azotobacter chroococcum[22]. In dem Eiweißkörper von Mykobacterium lacticola[23].

1) E. Schulze, Landw. Versuchsstationen **55**, 267 [1901].
2) Theodor Panzer, Zeitschr. f. physiol. Chemie **86**, 33 [1913].
3) Teizò Takahashi u. Gorò Abé, Journ. of the Coll. agric. Tokyo **5**, 193 [1913].
4) Teizò Takahashi, Journ. of the Coll. agric. Tokyo **5**, 95 [1913].
5) K. Yoshimura, Zeitschr. f. Unters. d. Nahr.- u. Genußm. **19**, 253—256 [1910].
6) U. Suzuki, C. Yoneyama u. S. Odake, Journ. of the Coll. agric. Tokyo **5**, 33—41 [1912]; Chem. Centralbl. **1913**, I, 1043.
7) D. Ackermann u. F. Kutscher, Zeitschr. f. Biol. **57**, 355—359 [1911].
8) Emil Abderhalden u. Arthur Weil, Zeitschr. f. physiol. Chemie **72**, 22 [1911].
9) Y. Kotake u. F. Knoop, Zeitschr. f. physiol. Chemie **75**, 488—498 [1911].
10) B. Sjollema u. J. J. Rinkes, Zeitschr. f. physiol. Chemie **76**, 369—384 [1911/12].
11) J. König u. J. Großfeld, Biochem. Zeitschr. **54**, 351 [1913].
12) F. Traetta-Mosca, Gazz. chim. ital. **43**, II, 138 [1913].
13) H. Zeller, Zeitschr. f. physiol. Chemie **86**, 85 [1913].
14) Karl Lock u. Karl Thomas, Zeitschr. f. physiol. Chemie **87**, 74 [1913].
15) Pierre Thomas u. Sophie Kolodziejska, Compt. rend. de l'Acad. des Sc. **157**, 243 [1913].
16) F. W. Foreman, Proc. of the Cambridge Philos. Soc. **16**, 87—88 [1911]; Chem. Centralbl. **1911**, I, 1218.
17) K. Miyake u. T. Tadokoro, Journ. of the Coll. agric. Tokyo **4**, 269—277 [1912].
18) K. Yoshimura, Zeitschr. f. Unters. d. Nahr.- u. Genußm. **19**, 257—260 [1910].
19) F. Gowland Hopkins u. Horace Savory, Journ. of Physiol. **42**, 189—250 [1911].
20) Arthur H. Koelker u. J. Morris Slemons, Journ. of the biol. Chemistry **9**, 471—489 [1911]; Chem. Centralbl. **1911**, II, 974.
21) Sakae Tamura, Zeitschr. f. physiol. Chemie **89**, 289 [1914].
22) W. L. Omeliansky u. N. O. Sieber, Zeitschr. f. physiol. Chemie **88**, 445 [1913].
23) Sakae Tamura, Zeitschr. f. physiol. Chemie **88**, 190 [1913].

In der grauen Substanz des Gehirns[1] . . . . 2,2 %
In der weißen Substanz des Gehirns[1] 1,98%

In den reifenden Samen von Pisum sativum[2].

In den Leitungsbahnen des Rückenmarks vom Rinde 0,54%
In den peripheren Nerven des Rindes[3] 0,84%

Bei der Hydrolyse eines sorgfältig gereinigten Gliadins wurden geringe, aber deutlich nachweisbare Mengen von Lysin gefunden[4]. In den Produkten der Hydrolyse des Leins konnte dagegen Lysin nicht aufgefunden werden.

Bildung von d, l-Lysin: Bei der Hydrolyse des racemisierten Caseins und der racemisierten Caseose[5].

Isolierung. Aus Cystinharn: 80 l Harn werden nach Zusatz von etwa 1,5% Salzsäure und 3% Schwefelsäure mit Phosphorwolframsäure gefällt, der Niederschlag wie üblich behandelt, die Purinbasen entfernt und das Filtrat von Chlorsilber und Bariumsulfat von neuem mit Phosphorwolframsäure gefällt, der Niederschlag mit Baryt und Kohlensäure behandelt und die Lösung der kohlensauren Basen bis zur schwachen Blaufärbung gegen Kongo mit Salzsäure angesäuert. Nun wird stark eingeengt, das Chlorkalium abfiltriert und der Sirup mit Alkohol erschöpfend extrahiert. Dann wird Methylalkohol zugesetzt, der in Methylalkohol wenig lösliche Teil (das Lysinmonochlorid) abgetrennt. Daraus werden Lysindichlorid und weitere Salze des Lysins dargestellt[6].

Physiologische Eigenschaften: Beim Abbau des Lysins im Organismus soll Glutarsäure als Zwischenprodukt auftreten[7].

Physikalische und chemische Eigenschaften: Gibt mit Triketohydrindenhydrat eine blaue Färbung[8]. Als 2 g Lysin mit 16 g Dimethylsulfat in Gegenwart von Bariumcarbonat und Barytwasser methyliert wurden, entstand ein Produkt, dessen schwerlösliches **Goldsalz** die Zusammensetzung $C_{14}H_{34}N_2O_3 \cdot Au_2Cl_8$ zeigte und bei 208° schmolz. Wahrscheinlich handelt es sich um das krystallwasserhaltige Aurat des Äthylesters des Hexamethyllysins[9].

Derivate von d, l-Lysin: d, l-Lysinchloroplatinat. Dicke, hellgelbrote Prismen. Zeigt nach dem Trocknen über Schwefelsäure die Zusammensetzung $C_6H_{14}N_2O_2 \cdot H_2PtCl_6$ [10].

d-Lysinchlorplatinat. Feine, dunkelgelbrote Nadeln. Nach dem Trocknen über Schwefelsäure besitzt es die Zusammensetzung $C_6H_{14}N_2O_2 \cdot PtCl_6H_2 + C_2H_5OH$ [10].

d-Lysinphosphorwolframat. Löslichkeit in Acetonwasser (4 Vol. Aceton und 3 Vol. Wasser) nach 1/4stündigem Schütteln: 140% [11].

---

1) Emil Abderhalden u. A. Weil, Zeitschr. f. physiol. Chemie **83**, 425 [1913].
2) E. Schulze u. E. Winterstein, Zeitschr. f. physiol. Chemie **65**, 431 [1910].
3) Emil Abderhalden u. A. Weil, Zeitschr. f. physiol. Chemie **81**, 207 [1912].
4) T. B. Osborne u. C. S. Leavenworth, Journ. of the biol. Chemistry **14**, 481 [1913]; Chem. Centralbl. **1913**, II, 586.
5) H. D. Dakin u. H. W. Dudley, Journ. of biol. Chemistry **15**, 263 [1913].
6) D. Ackermann u. F. Kutscher, Zeitschr. f. Biol. **57**, 355—359 [1911]; Chem. Centralbl. **1912**, I, 370.
7) A. J. Ringer, E. M. Frankel u. L. Jonas, Journ. of the biol. Chemistry **14**, 539 [1913].
8) Emil Abderhalden u. Hubert Schmidt, Zeitschr. f. physiol. Chemie **72**, 37 [1911].
9) R. Engeland u. Fr. Kutscher, Zeitschr. f. Biol. **59**, 415—419 [1912]; Chem. Centralbl. **1913**, I, 712.
10) M. Siegfried, Zeitschr. f. physiol. Chemie **74**, 234 [1911].
11) E. Wechsler, Zeitschr. f. physiol. Chemie **73**, 141 [1911].

D. Schwefelhaltige Aminosäuren.

Von

Géza Zemplén-Budapest und Dionys Fuchs-Budapest.

l-Cystin (Bd. IV, S. 648).

Vorkommen: In Spuren im Saké[1]). In Spuren im „Miso" (japanisches Nahrungsmittel)[2]). Im Darminhalt der folgenden Tiere: Hund, Rind, Pferd, Schaf, Schwein, Gans und Huhn[3]).

Bildung: Bei der Hydrolyse der Proteine: Keratin der Elefantenepidermis[4]) . . 4,70%
Keratin der Schuppen von Manis japonica[5]) 4,50%
Keratin der weißen Menschenhaare[6]) 11,55%
Keratin der Haut von Boa constrictor[7]) 3,75%
Barten des Nordwales[8]) 4,15%
Bence Jonesscher Eiweißkörper[9]) 0,57%
Bei der Hydrolyse des Schildpattes von Chelone imbricata[10]) 5,19%
Bei der Hydrolyse eines krystallisierten Eiweißkörpers aus dem Milchsafte von Antiaris toxicaria[11]) 10,60%
Bei der Hydrolyse von Kartoffeleiweiß[12]). . . . . 4,4 %

In den Oxyproteinsäuren[13]).

Physiologische Eigenschaften: Bakterien (Coli, Typhus, Paratyphus, Dysenterie, Subtilis usw.) entwickeln zumeist aus Cystin Schwefelwasserstoff, ausgenommen B. Fluorescens, Pyocyaneus und Staphylokokkenarten[14]). Bei gleichzeitiger Verfütterung von Cystin, Alanin und Tyrosin an Hunden stieg der Aminostickstoffwert des Harnes nicht an, ja er war bedeutend geringer, als wenn etwa die Hälfte des mit den genannten Aminosäuren zugeführten Stickstoffs in Form von Fleisch gegeben wurde[15]).

Physikalische und chemische Eigenschaften: Gibt mit Triketohydrindenhydrat eine blaue Färbung[16]). Bei vollständiger Oxydation mit alkalischem Kaliumpermanganat geht es in Oxalsäure, Schwefelsäure, Kohlensäure, Essigsäure, Salpetersäure, Ammoniak und

---

[1]) Teizò Takahashi, Journ. of the Coll. agric. Tokyo **5**, 95 [1913].
[2]) Teizò Takahashi u. Gorò Abé, Journ. of the Coll. agric. Tokyo **5**, 195 [1913].
[3]) Emil Abderhalden, W. Klingemann u. Th. Pappenhusen, Zeitschr. f. physiol. Chemie **71**, 411 [1911].
[4]) Hans Buchtala, Zeitschr. f. physiol. Chemie **78**, 55—61 [1912].
[5]) Hans Buchtala, Zeitschr. f. physiol. Chemie **85**, 241 [1913].
[6]) Hans Buchtala, Zeitschr. f. physiol. Chemie **85**, 246 [1913].
[7]) Hans Buchtala, Zeitschr. f. physiol. Chemie **85**, 335 [1913].
[8]) Emil Abderhalden u. Bernhard Landau, Zeitschr. f. physiol. Chemie **71**, 455—465 [1910].
[9]) F. Gowland Hopkins u. Horace Savory, Journ. of Physiol. **42**, 189—250 [1911].
[10]) Hans Buchtala, Zeitschr. f. physiol. Chemie **74**, 212—220 [1911].
[11]) Y. Kotake u. F. Knoop, Zeitschr. f. physiol. Chemie **75**, 488—498 [1911].
[12]) B. Sjollema u. J. J. Rinkes, Zeitschr. f. physiol. Chemie **76**, 369—384 [1911/12].
[13]) P. Glagolew, Zeitschr. f. physiol. Chemie **89**, 432 [1914].
[14]) Takaoki Sasaki u. Ichiro Otsuka, Biochem. Zeitschr. **39**, 208—215 [1912].
[15]) Emil Abderhalden, Alberto Furno, Erich Goebel u. Paul Strubel, Zeitschr. f. physiol. Chemie **74**, 481—504 [1911].
[16]) Emil Abderhalden u. Hubert Schmidt, Zeitschr. f. physiol. Chemie **72**, 37 [1911].

freien Schwefel über. Bei ungenügenden Mengen Oxydationsmittel ließ sich Brenztraubensäure nachweisen[1]).

Durch Stehenlassen einer Lösung von Cystin in starkem Ammoniak (spez. Gewicht 0,91) mit Zinkstaub, Entfernen des abgeschiedenen Schwefels mit Bleioxyd und Wiederholung des Verfahrens, bis eine Bräunung von Bleioxyd nicht mehr zu bemerken war, konnte Alanin in erheblichen Mengen gewonnen werden, das sich aber als optisch inaktiv erwies. Bei der Einwirkung einer wässerigen Kaliumcyanatlösung (6 Mol.) auf 1 Mol. Cystin geht dieses durch Aufnahme von Cyan in die l-α-Amino-β-rhodanpropionsäure $C_4H_6N_2SO_2 = CH_2S \cdot CN \cdot CHNH_2 \cdot COOH$ über. Sechsseitige Täfelchen oder Prismen aus Wasser mit 1 Mol. Wasser, das bei 100° leicht abgegeben wird; bräunt sich von etwa 180° an, zersetzt sich rasch gegen 220° unter starker Gasentwicklung. $[\alpha]_D^{18} = -83{,}17°$ [2]).

Cystein (Bd. IV, S. 662).

Vorkommen: Es ist anzunehmen, daß Cystin der Körper ist, welcher in allen Organextrakten durch die Nitroprussidreaktion nachgewiesen wird. Es findet sich reichlicher in der Milz, am reichlichsten in der Leber. Im Sinne Kossels ist es als primärer Zellbestandteil anzusehen[3]). Die sämtlichen empfindlichen und weniger empfindlichen Cystinreaktionen wurden auf die enteiweißten Organextrakte angewandt, und es ergab sich, daß sämtliche Extrakte eine intensive Farbenreaktion mit Nitroprussidnatrium gaben. Positiv waren auch die Fällungsreaktion der Cystin-Kupfer-Verbindung mit Nitroprussidnatron und die Farbenreaktion mit Eisenchlorid und Ammoniak. Vorübergehende Violettfärbung mit Kupfersulfat zeigten auch Milz und Thymusextrakte, während Muskelextrakte diese Reaktion nicht mehr zeigten. Die Violettfärbung mit Ammoniak zeigten in deutlicher Weise nur Leberextrakte.

Nachweis: Die nächst der Farbenreaktion mit Nitroprussidnatrium empfindlichste Cystenreaktion beruht darauf, daß eine angesäuerte Lösung der Cystin-Kupfer-Verbindung auf Zusatz einer 4—5 proz. Nitroprussidnatriumlösung einen voluminösen, flockigen, rostbraun gefärbten Niederschlag gibt. Dabei ist ein Überschuß von Kupfersulfatlösung möglichst zu vermeiden. Eine zweite, weniger empfindliche Reaktion beruht darauf, daß eine Lösung der Cystin-Kupfer-Verbindung auf Zusatz von verdünnter Natronlauge eine düsterviolette Färbung annimmt.

---

[1]) W. Denis, Journ. of biol. Chemistry **9**, 365—374 [1911]; Chem. Centralbl. **1911**, II, 603

[2]) J. Mauthner, Zeitschr. f. physiol. Chemie **78**, 28—36 [1912]; Chem. Centralbl. **1912**, II, 243.

[3]) Vinzenz Arnold, Zeitschr. f. physiol. Chemie **70**, 314—325 [1910].

II. Aromatische Aminosäuren.

Von

Géza Zemplén-Budapest und **Dionys Fuchs**-Budapest.

Phenylalanin (Bd. IV, S. 668).

Vorkommen: Auffallend große Mengen in dem wässerigen Extrakt ägyptischer Mumien[1]). Im Cortinellus shiitake P. Henn[2]). Im Darminhalt der folgenden Tiere: Hund, Rind, Pferd, Schaf, Schwein, Gans und Huhn[3]).

Bildung von l-Phenylalanin: Bei der Hydrolyse von ägyptischen Mumien mit Salzsäure[4]).

Bei der Hydrolyse des Schildpattes von Chelone imbricata[5])	1,08%
Bei der Hydrolyse des Kartoffeleiweißes[6])	3,9 %
Gespinst von Oeceticus platensis (Berg)[7])	1,8 %
Barten des Nordwales[8])	0,47%
Keratin der weißen Menschenhaare[9])	0,62%
Keratin der Schuppen von Manis japonica[10])	2,67%
Keratin der Elefantenepidermis[11])	3,33%
Keratin der Haut von Boa constrictor[12])	3,80%
Boletuseiweiß[13])	0,3 %
Weizengliadin[14])	1,8 %
Leim der indischen Tussahseide[15])	0,3 %
Bence-Jonesscher Eiweißkörper[16])	4,92%
Menschliche Placenta[17])	2,19%

Bildung von d, l-Phenylalanin: Bei der Hydrolyse des racemisierten Caseins und der racemisierten Caseose[18]).

---

[1]) Emil Abderhalden u. Arthur Weil, Zeitschr. f. physiol. Chemie **72**, 20 [1911].
[2]) K. Yoshimura u. M. Kanai, Zeitschr. f. physiol. Chemie **86**, 178 [1913].
[3]) Emil Abderhalden, W. Klingemann u. Th. Pappenhusen, Zeitschr. f. physiol. Chemie **71**, 411 [1911].
[4]) Emil Abderhalden u. Arthur Weil, Zeitschr. f. physiol. Chemie **72**, 21 [1911].
[5]) Hans Buchtala, Zeitschr. f. physiol. Chemie **74**, 212—220 [1911].
[6]) B. Sjollema u. J. J. Rinkes, Zeitschr. f. physiol. Chemie **76**, 369—384 [1911/12].
[7]) Emil Abderhalden u. Bernhard Landau, Zeitschr. f. physiol. Chemie **71**, 443—445 [1910].
[8]) Emil Abderhalden u. Bernhard Landau, Zeitschr. f. physiol. Chemie **71**, 455—465 [1910].
[9]) Hans Buchtala, Zeitschr. f. physiol. Chemie **85**, 246 [1913].
[10]) Hans Buchtala, Zeitschr. f. physiol. Chemie **85**, 241 [1913].
[11]) Hans Buchtala, Zeitschr. f. physiol. Chemie **78**, 55—61 [1912].
[12]) Hans Buchtala, Zeitschr. f. physiol. Chemie **85**, 335 [1913].
[13]) Camille Reuter, Zeitschr. f. physiol. Chemie **78**, 167—245 [1912]; Chem. Centralbl. **1912**, II, 936.
[14]) Thomas B. Osborne u. H. H. Guest, Journ. of biol. Chemistry **9**, 425—438 [1911]; Chem. Centralbl. **1911**, II, 969.
[15]) Friedrich Wilhelm Strauch, Zeitschr. f. physiol. Chemie **71**, 365 [1910].
[16]) F. Gowland Hopkins u. Horace Savory, Journ. of Physiol. **42**, 189—250 [1911].
[17]) Arthur H. Koelker u. J. Morris Slemons, Journ. of biol. Chemistry **9**, 471—489 [1911]; Chem. Centralbl. **1911**, II, 974.
[18]) H. D. Dakin u. H. W. Dudley, Journ. of biol. Chemistry **15**, 263 [1913].

Durch Erhitzen von 2-Thio-3-benzoylhydantoin mit Benzaldehyd und Natriumacetat in Eisessiglösung erhält man 2-Thio-3-benzoyl-4-benzalhydantoin. Gelbe Substanz. Unlöslich in Wasser und Alkohol, löslich in verdünnter Natronlauge. Mit Natronlauge wird das Natriumsalz der 2-Thio-3-benzoyl-4-benzalhydantoinsäure $NH_2 \cdot CS \cdot N(CO \cdot C_6H_5) \cdot C(COONa) : CH \cdot C_6H_5$ (gelbe Krystalle aus Wasser, Zersetzungsp. 88—89°) gebildet. Versetzt man die wässerige Lösung dieses Salzes mit wenig Salzsäure, so wird die Benzoylgruppe abgespalten und es entsteht 2-Thio-4-benzalhydantoin. Prismen aus Alkohol. Schmelzp. 258°. Die Verbindung geht beim Digerieren mit einer 20proz. wässerigen Lösung von Chloressigsäure in 4-Benzalhydantoin (Nadeln aus Alkohol, Schmelzp. 220°) über. Durch Reduktion des 2-Thio-4-Benzalhydantoins mit Zinn und Salzsäure in alkoholischer Lösung erhält man Phenylalanin[1]):

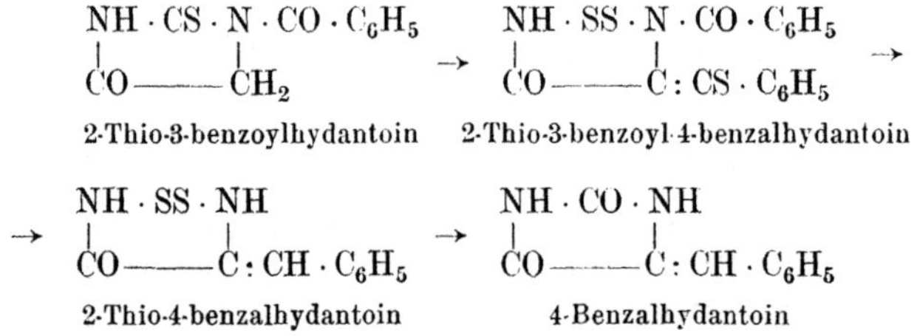

2-Thio-3-benzoylhydantoin — 2-Thio-3-benzoyl-4-benzalhydantoin — 2-Thio-4-benzalhydantoin — 4-Benzalhydantoin

Physiologische Eigenschaften: Bei der Einwirkung von Oidium lactis auf d, l-Phenylalanin in Gegenwart von Zucker und Nährsalzen bildet sich d-Phenylmilchsäure[2]).

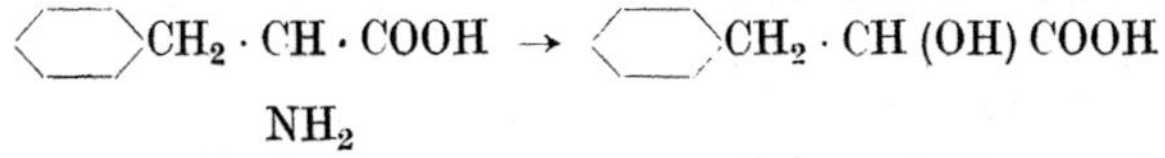

Phenylalanin — d-Phenylmilchsäure.

Bei der Durchblutung der Hundeleber mit Zugabe von Phenylalanin ließen sich erhebliche Mengen von Tyrosin nachweisen, und zwar bei der Durchströmung mit d, l-Phenylalanin entstehendes Tyrosin war reines, natürliches l-Tyrosin. Aus diesen Versuchen geht hervor, daß der Abbau des Phenylalanins im Hauptwege mit einer Oxydation im Kern beginnt, die direkt zum Tyrosin oder, unter gleichzeitiger oxydativer Desamidierung in der Seitenkette, zu p-Oxyphenylbrenztraubensäure führt, die ihrerseits, wie bekannt, im Durchblutungsversuche leicht zu Tyrosin amidiert wird[3]).

Physikalische und chemische Eigenschaften: Gibt mit Triketohydrindenhydrat eine blaue Färbung[4]). Mit Methylal in konz. Salzsäure auf dem Wasserbade entsteht Tetrahydroisochinolin-3-carbonsäure[5]). Löslichkeit in Salzlösungen[6]).

Derivate von l-Phenylalanin: l-Phenylalaninpikrolonat[7]) $C_9H_{11}O_2N \cdot C_{10}H_8O_5N_4$. Krystalle. Schmelzp. 208° unter Zersetzung. $[\alpha]_D^{20} = +30{,}1°$ in Alkohol; $c = 6{,}44$. 100 ccm Wasser lösen bei 20° 0,34 g.

Derivate von d, l-Phenylalanin: d, l-Phenylalaninpikrolonat[7]) $C_9H_{11}O_2N \cdot C_{10}H_8O_5N_4$. Prismen. Zersetzungsp. 211—212°. 100 ccm Wasser lösen bei 20° 0,12 g.

N-Methylphenylalanin[8]) $C_6H_5 \cdot CH_2 \cdot CH(NH \cdot CH_3) \cdot COOH$. Bildung aus Phenyl-$\alpha$-brompropionsäure und Methylamin. Dreiseitige Blättchen. Sublimiert von 252—254° unter geringer Zersetzung.

---

1) Treat B. Johnson u. William B. O'Brien, Journ. of biol. Chemistry **12**, 205—213 [1912]; Chem. Centralbl. **1912**, II, 1207.

2) Felix Ehrlich u. K. A. Jacobsen, Berichte d. Deutsch. chem. Gesellschaft **44**, 888—897 [1911].

3) Gustav Embden, Biochem. Zeitschr. **55**, 301 [1913]; Chem. Centralbl. **1911**, II, 1602.

4) Emil Abderhalden u. Hubert Schmidt, Zeitschr. f. physiol. Chemie **72**, 37 [1911].

5) Amé Pictet u. Theod. Spengler, Berichte d. Deutsch. chem. Gesellschaft **44**, 2030 bis 2036 [1911].

6) S. B. Schryver, Proc. of the Roy. Soc., Serie B, **83**, 96—123 [1910].

7) P. A. Levene u. Donald D. van Slyke, Journ. of biol. Chemistry **12**, 127—139 [1912]; Chem. Centralbl. **1912**, II, 816.

8) E. Friedemann u. S. Gutmann, Biochem. Zeitschr. **27**, 491 [1910].

m-Methylphenylalanin, m-Tolylalanin[1]) $C_{10}H_{13}NO_2$

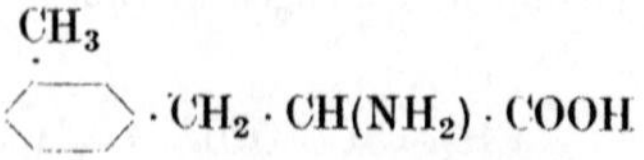

Mol.-Gewicht: 00,00. Bildung durch Kondensation von m-Tolylaldehyd mit Hippursäure, Reduktion des entstandenen Zimtsäurederivats und Abspaltung der Benzoylgruppe. Feine Nädelchen. Schmelzp. 245° (unkorr.). Sehr leicht löslich in Wasser, unlöslich in Alkohol und Äther. Hat einen außerordentlich unangenehmen bitteren Geschmack. Es werden im Organismus (Hund, Mensch) rund zwei Drittel der verfütterten Menge verbrannt[2]).

2-Thio-3-acetyl-4-benzylhydantoin[3])

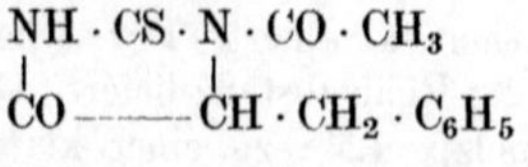

Aus Phenylalanin beim Erwärmen mit Kaliumrhodanat, Essigsäureanhydrid und Eisessig.

2-Thio-3-acetyl-4-benzylhydantoin. Prismen oder hexagonale Platten aus heißem Alkohol. Schmelzp. 170°. Wenig löslich in Wasser. Wird durch Salzsäure quantitativ in das Thiohydantoin des Phenylalanins überführt[4]).

1-Phenyl-4-benzyl-2-thiohydantoin[5]) $C_{16}H_{14}ON_2S$. Aus Phenylalanin, Kalilauge und Phenylisothiocyanat in Gegenwart von Alkohol beim Erwärmen. Prismen aus Alkohol. Schmelzp. 187°. Leicht löslich in Aceton, Benzol und Eisessig; unlöslich in Wasser.

d, l-3, 4-Dioxyphenylalanin[6]) $C_9H_{11}O_4N$.

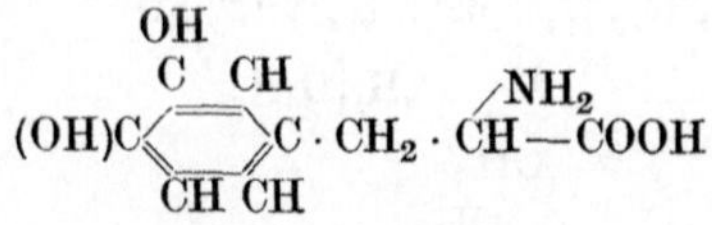

Zunächst werden 60 g 3, 4-Carbonyldioxybenzaldehyd mit 66,5 g Hippursäure durch einstündiges Erwärmen mit 112 g Essigsäureanhydrid und 30 g Natriumacetat zum α-Benzoylamino-3, 4-carbonyldioxyzimtsäurelactimid $C_{17}H_9O_5N$

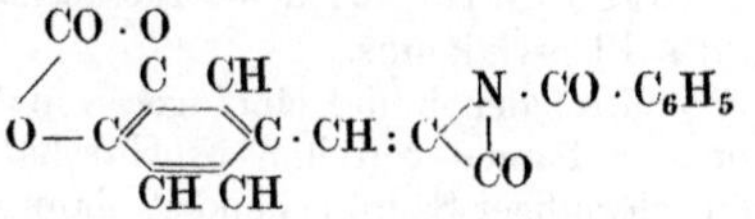

kondensiert, das beim Erhitzen mit 10proz. Natronlauge in a-Benzoylamino-3, 4-dioxyzimtsäure übergeht. Diese liefert bei der Reduktion mit Natriumamalgam die **Benzoylverbindung** $C_{16}H_{15}O_5N$. Krystalle aus Wasser mit 1 Mol. Wasser. Schmelzp. wasserfrei 190—195°. Unlöslich in Benzol, leicht löslich in heißem Wasser, Alkohol, Eisessig, Essigäther. Bei der Verseifung mit 20proz. Salzsäure entsteht **d, l-3, 4-Dioxyphenylalanin.** Krystalle aus Wasser. Schmelzp. 263—272°. Wird in neutraler oder alkalischer Lösung zu einem schwarzen Pigment oxydiert. Gibt mit Salpetersäure eine rote, mit Ferrichlorid eine grüne, mit Millons Reagens eine orange Färbung. Wirkt reduzierend. Wird durch Laccase und durch Tyrosinase angegriffen[7]).

p-Aminophenylalanin. Am Tage der Darreichung des p-Aminophenylalanins an einen Alkaptonuriker findet eine geringe Steigerung der Homogentisinsäure statt, die noch am nächsten Tag anhält. Die Zunahme ist im Vergleich mit den nach Eingabe von Tyrosin,

---

[1]) Ludwig Böhm, Zeitschr. f. physiol. Chemie **89**, 101 [1914].

[2]) K. Fromherz u. L. Hermanns, Zeitschr. f. physiol. Chemie **89**, 113 [1914].

[3]) Treat B. Johnson u. William B. O'Brien, Journ. of biol. Chemistry **12**, 205—213 [1912]; Chem. Centralbl. **1912**, II, 1207.

[4]) Treat B. Johnson u. Ben H. Nicolet, Amer. Chem. Journ. **49**, 197—204 [1913]; Chem. Centralbl. **1913**, I, 1758.

[5]) Charles A. Brautlecht, Journ. of biol. Chemistry **10**, 139—146 [1911]; Chem. Centralbl. **1911**, II, 1682.

[6]) Casimir Funk, Journ. of the Chem. Soc. **99**, 554—557 [1911].

[7]) Casimir Funk, Journ. of the Chem. Soc. **101**, 1004—1008 [1912]; Chem. Centralbl. **1912**, II, 824.

Phenylalanin und Aminotyrosin beobachteten sehr gering, so daß es überhaupt zweifelhaft scheint, ob das p-Aminophenylalanin in Homogentisinsäure übergeht [1]).

d-Phenylmilchsäure. [2])

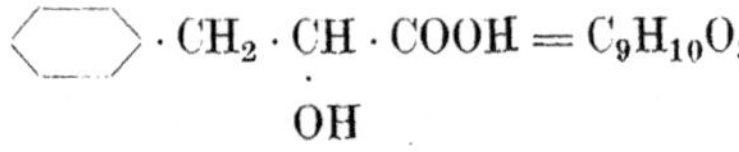

6 g d, l-Phenylalanin werden mit 25 g Invertzucker, 1 g K_2HPO_4, 1 g KH_2PO_4, 1 g Magnesiumsulfat und Spuren von Natrium und Eisenchlorid in 2 l Wasser gelöst und die sterilisierte Lösung mit Oidium lactis geimpft. Die Behandlung der Kultur s. bei d, p-Oxyphenylmilchsäure. Nach 4 Wochen wird das Filtrat eingedampft, mit Alkohol verrieben, aus dem Filtrat der Alkohol abdestilliert, der Rückstand mit Wasser aufgenommen, mit Schwefelsäure angesäuert und erschöpfend mit Äther extrahiert. Der Ätherrückstand gibt 3 g Rohprodukt, das aus Wasser umkrystallisiert, 2 g Reinsubstanz liefert. Glänzende, regelmäßig ausgebildete Nädelchen und Stäbchen. Schmelzp. 124° zu einer klaren, farblosen Flüssigkeit. Leicht löslich in heißem Wasser, in Methyl-, Äthyl- und Amylalkohol, Essigäther und Aceton, schwerer in Chloroform, Benzol und Toluol. Von kochendem Ligroin wird Petroläther nur wenig, von Schwefelkohlenstoff fast gar nicht aufgenommen. 0,2178 g in Wasser gelöst; Gesamtgewicht 10,0643; $[\alpha]_D^{20} = +22,22°$.

Dioxyphenylalanin, 3,4-Dioxyphenyl-α-aminopropionsäure.[3])

Mol.-Gewicht: 197,12.
Zusammensetzung: 54,79% C, 5,62% H, 7,12% N.

$C_9H_{11}O_4N$.

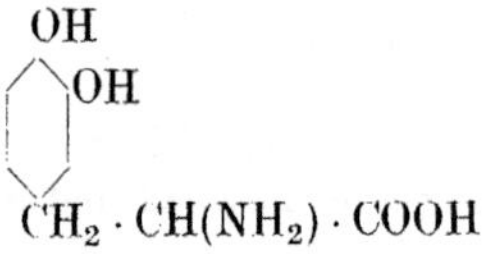

Wurde zuerst von M. Guggenheim aus den Fruchtschalen von Vicia faba isoliert. Siehe auch unter Derivate des Phenylalanins.

Vorkommen: In den Fruchtschalen und Keimlingen von Vicia faba.

Darstellung: 10 kg von den Samen befreiten Fruchtschalen (Vicia faba) werden mit einer verdünnten Lösung von schwefliger Säure behandelt, dann in einer Fleischhackmaschine fein zerkleinert. Die zerkleinerte Masse wird mit Essigsäure deutlich angesäuert und mit ca. 30 l Wasser extrahiert. Das trübe, schwach grünliche Filtrat wird mit 2½ l 20 proz. Bleiacetatlösung versetzt. Der reichliche, gut absitzende Niederschlag wird abfiltriert und ausgewaschen. Das Filtrat wird mit Ammoniak deutlich lackmusalkalisch gemacht, wobei sich ein reichlicher, gelblichweißer Niederschlag absetzt. Dieser wird abgesaugt und mehrmals mit Wasser ausgewaschen. Schließlich wird in ca. 5 l Wasser aufgeschlemmt und mit Schwefelwasserstoff zersetzt. Das von Bleisulfid abfiltrierte schwach gelbliche Filtrat wird im Wasserstoff- oder Kohlensäurestrom bei ca. 15 mm Druck stark konzentriert. Das Dioxyphenylalanin scheidet sich dabei als gelblichweißes, krystallinisches Pulver ab. Die Ausbeute ist recht beträchtlich; aus 10 kg frischen Schalen erhält man ca. 25 g Rohprodukt. Zur Reinigung wird die rohe Aminosäure aus heißem Wasser, welches mit einer geringen Menge schwefliger Säure versetzt war, bei Zusatz von etwas Tierkohle umkrystallisiert.

Physiologische Eigenschaften: Im Tierkörper wird Dioxyphenylalanin nur unvollständig verbrannt. In einem Kaninchenversuch sowie in einem Selbstversuch (M. Guggenheim) zeigte sich, daß ein Teil der Aminosäure zu Protocatechinsäure oxydiert wird, ein anderer Teil scheint unverändert ausgeschieden zu werden.

Physikalische und chemische Eigenschaften: Derbe Prismen oder feine Nädelchen. Schmelzp. 280° (Zersetzung, unkorr.). $[\alpha]_D^{20} = -14,28°$ (+0,20) (1,092 g Substanz gelöst in 10,0450 g normaler Salzsäure; Gesamtgewicht der Lösung 11,137 g). Löslichkeit in kaltem

---

[1]) L. Blum, Zeitschr. f. physiol. Chemie **67**, 192 [1910].

[2]) Felix Ehrlich u. K. A. Jacobsen, Berichte d. Deutsch. chem. Gesellschaft **44**, 888—897 [1911].

[3]) M. Guggenheim, Zeitschr. f. physiol. Chemie **88**, 276 [1913].

Wasser 1 : 200, in heißem 1 : 40. In Alkohol sowie in sämtlichen indifferenten Lösungsmitteln und in Eisessig ist es unlöslich. In Soda löst es sich mit schwach gelber Farbe. Die Lösung wird durch Luftzutritt allmählich rotbraun. Die Lösung in Ätzalkalien ist, sofern man im Wasserstoffstrom arbeitet, gelb; sie wird bei Luftzutritt rot. Verdünnte Mineralsäuren lösen die Substanz leicht unter Bildung von Salzen. Die wässerige Lösung der Aminosäure gibt mit $HgCl_2$ keine Fällung. Erst bei Zusatz von Soda scheidet sich ein brauner, flockiger Niederschlag ab. Neutrales Bleiacetat gibt auf Zusatz von Ammoniak eine weiße, flockige Fällung. Silbernitrat wird schon in der Kälte sofort reduziert. Eine etwas konz. Eisenchloridlösung (1—5%) gibt eine schöne, smaragdgrüne Färbung, welche längere Zeit bestehen bleibt; eine verdünnte gibt nur eine vorübergehende Grünfärbung. Durch weiteren Zusatz von Eisenchlorid läßt sich dann keine bleibende Grünfärbung mehr erzielen. Millonsches Reagens bewirkt eine orangerote, Diazobenzolsulfosäure eine tief rotbraune Färbung. Phosphorwolframsäure gibt keine Fällung, die Lösung färbt sich allmählich rotviolett. Beim Kochen mit Kupfercarbonat geht dieses unter CO_2-Entwicklung in Lösung; diese ist zuerst hellblau, nimmt aber bald einen etwas dunkleren Ton an und oxydiert sich beim Eindampfen. Auch metallisches Kupfer löst sich bei längerem Kochen[1]).

Derivate: Salzsaures Salz des Dioxyphenylalaninesters.[1]) Schwach rosaviolett gefärbter, sehr hygroskopischer Sirup; wenig löslich in Äther, leicht löslich in Alkohol. Bildung beim Kochen der Aminosäure mit der 5fachen Menge gesättigtem, salzsaurem Alkohol im CO_2-Strom.

Tribromdioxyphenylalanin[1]) $C_9H_8O_4NBr_3$.

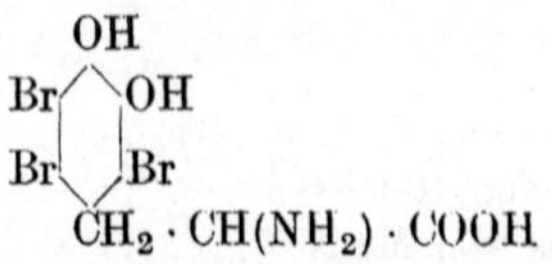

Mol.-Gewicht: 434,0. Bildung durch die Einwirkung von Bromdämpfen auf Dioxyphenylalanin. Feine, farblose Nädelchen. Schmelzp. bei ca. 200° (unkorr.) unter Zersetzung. Wenig löslich in kaltem, leicht löslich in heißem Wasser.

Tribenzoyldioxyphenylalanin[1]) $C_{30}H_{23}O_7N$.

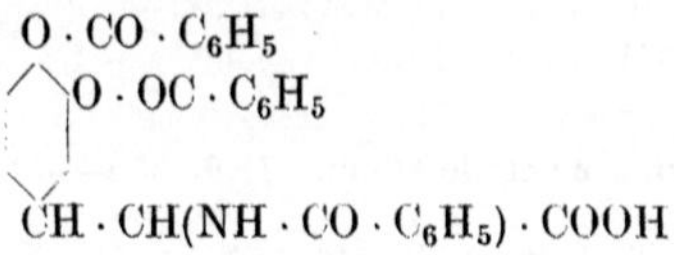

Mol.-Gewicht: 509,17. Bildung durch Behandeln von Dioxyphenylalanin mit Benzoylchlorid in sodaalkalischer Lösung. Feine, weiße Nädelchen, deren Schmelzpunkt unscharf bei 170° liegt. Wenig löslich in heißem Wasser, leicht löslich in Eisessig und in Alkohol. Beim Kochen mit Alkali verseift es sich unter Rotfärbung.

Tyrosin (Bd. IV, S. 681).

Vorkommen: In der Zuckerrübenmelasse[2]). In der Wurzel von Kramoeria Tryandra[3]). Aus dem Extrakt von 30 kg frischer Schößlinge von Sasa paniculata Shibata et Makino, einer Bambusart, konnten 1,5 g Tyrosin isoliert werden[4]). Im Rogen von Fluß- und Seefischen[5]). Im Saké; aus 10 l wurden 6,0 g isoliert[6]). In Spuren im „Miso" (japanisches Nahrungsmittel)[7]). Im Darminhalt der folgenden Tiere: Hund, Rind, Pferd, Schaf, Schwein, Gans und Huhn[8]). In den Samenhülsen von Phaseolus vulgaris. In den reifenden Samen von Pisum sativum[9]).

---

[1]) M. Guggenheim, Zeitschr. f. physiol. Chemie **88**, 276 [1913].
[2]) Gonnermann, Archiv f. d. ges. Physiol. **82**, 289 [1900].
[3]) Wittstein, Vierteljahrsschr. f. prakt. Pharmazie **3**, 348, 658 [1854]; **6**, 621 [1857].
[4]) K. Miyake, Journ. of the Coll. agric. Tokyo **4**, 261—267 [1912].
[5]) J. König u. J. Großfeld, Biochem. Zeitschr. **54**, 351 [1913].
[6]) Teizò Takahashi, Journ. of the Coll. agric. Tokyo **5**, 95 [1913].
[7]) Teizò Takahashi u. Gorò Abé, Journ. of the Coll. agric. Tokyo **5**, 193 [1913].
[8]) Emil Abderhalden, W. Klingemann u. Th. Pappenhusen, Zeitschr. f. physiol. Chemie **71**, 411 [1911].
[9]) E. Schulze u. E. Winterstein, Zeitschr. f. physiol. Chemie **65**, 431 [1910].

Juge fand im Harnsediment eines Diabetikers Tyrosinkrystalle in reichlicher Menge, während der Harnstoffgehalt gleichzeitig hinter der normalen Menge zurückblieb[1]).

In dem Alkoholextrakt von Lycoperdon bovista (?)[2]). Aus 4 kg Salzbrei von Bonito[3]) 3 g. Im Roquefortkäse konnte Dox[4]) regelmäßig Krystalle von Tyrosin beobachten.

Bildung: Entsteht bei der Hydrolyse der ägyptischen Mumien-Substanz mit Schwefelsäure. Aus 630 g mit Alkohol extrahiertem Material wurden 1,2 g Tyrosin isoliert[5]). Bei der Hydrolyse der Anapheseide[6]) in großen Mengen.

Bei der Hydrolyse des Schildpattes von Chelone imbricata[7])	13,59%
Bei der Hydrolyse eines krystallisierten Eiweißkörpers aus dem Milchsafte von Antiaris toxicaria[8])	2,68%
Bei der Hydrolyse von Kartoffeleiweiß[9])	4,3 %
Bence-Jonesscher Eiweißkörper[10])	4,23%
Protein aus Leinsamen[11])	0,65%
Leim der indischen Tussahseide[12])	1,0 %
Eischale von Pollachius brandti[13])	1,53%
Barten des Nordwales[14])	5,66%
Keratin der Elefantenepidermis[15])	5,20%
Keratin der weißen Menschenhaare[16])	3,30%
Keratin der Haut von Python[17])	9,50%
Keratin der Schuppen von Manis japonica[18])	13,00%
Keratin der Haut von Boa constrictor[17])	10,50%
Menschliche Placenta[19])	1,68%
Melanin[20])	0,11%
Bei der Hydrolyse der Carcinome aus Kuhleber[21])	1,95, 2,05 bzw. 2,15%
Bei der Hydrolyse des Sarkoms von Ratte[21])	1,75%
Bei der Hydrolyse des Carcinoms von Maus[21])	2,0 %
Leitungsbahnen des Rückenmarks vom Rinde	0,46%
Periphere Nerven des Rindes[22])	0,52%
Kokons des Ailanthusspinners	3,34%
In der Tailung-Seide[23])	2,7%—3,6 %
Graue Substanz des Gehirns[24])	1,5 %
Weiße Substanz des Gehirns[24])	0,70%

[1]) P. Juge, Journ. de Pharm. et de Chim. [7] 8, 559—561 [1913]; Chem. Centralbl. **1914**, I, 413.

[2]) J. J. Blanksma, Chemisch Weekblad **10**, 96—100 [1912]; Chem. Centralbl. **1913**, I, 1037.

[3]) U. Suzuki, C. Yoneyama u. S. Odake, Journ. of the Coll. agric. Tokyo **5**, 33—41 [1912]; Chem. Centralbl. **1913**, I, 1043.

[4]) Arthur W. Dox, Journ. of the Amer. chem. Soc. **33**, 423—425 [1911].

[5]) Emil Abderhalden u. Arthur Weil, Zeitschr. f. physiol. Chemie **72**, 20 [1911].

[6]) Emil Abderhalden, Zeitschr. f. physiol. Chemie **74**, 427 [1911].

[7]) Hans Buchtala, Zeitschr. f. physiol. Chemie **74**, 212—220 [1911].

[8]) Y. Kotake u. F. Knoop, Zeitschr. f. physiol. Chemie **75**, 488—498 [1911].

[9]) B. Sjollema u. J. J. Rinkes, Zeitschr. f. physiol. Chemie **76**, 369—384 [1911/12].

[10]) F. Gowland Hopkins u. Horace Savory, Journ. of Physiol. **42**, 189—200 [1911].

[11]) F. W. Foreman, Proc. of the Cambridge Philos. Soc. **16**, 87—88 [1911]; Chem. Centralbl. **1911**, I, 1218.

[12]) Friedrich Wilhelm Strauch, Zeitschr. f. physiol. Chemie **71**, 365 [1910].

[13]) K. Miyake u. T. Tadokoro, Journ. of the Coll. agric. Tokyo **4**, 269—277 [1912].

[14]) Emil Abderhalden u. Bernhard Landau, Zeitschr. f. physiol. Chemie **71**, 455—465 [1910].

[15]) Hans Buchtala, Zeitschr. f. physiol. Chemie **78**, 55—61 [1912].

[16]) Hans Buchtala, Zeitschr. f. physiol. Chemie **85**, 246 [1913].

[17]) Hans Buchtala, Zeitschr. f. physiol. Chemie **85**, 335 [1913].

[18]) Hans Buchtala, Zeitschr. f. physiol. Chemie **85**, 241 [1913].

[19]) Arthur H. Koelker u. J. Morris Slemons, Journ. of biol. Chemistry **9**, 471—489 [1911]; Chem. Centralbl. **1911**, II, 974.

[20]) Maurice Piettre, Compt. rend. de l'Acad. des Sc. **153**, 782—785 [1911].

[21]) Emil Abderhalden u. Florentin Medigreceanu, Zeitschr. f. physiol. Chemie **69**, 66—71 [1910].

[22]) Emil Abderhalden u. A. Weil, Zeitschr. f. physiol. Chemie **81**, 207 [1912].

[23]) Emil Abderhalden u. R. Inouye, Zeitschr. f. physiol. Chemie **80**, 198 [1912].

[24]) Emil Abderhalden u. A. Weil, Zeitschr. f. physiol. Chemie **83**, 425 [1913].

Bei der Hydrolyse von Diphtheriebacillen[1]). Bei der Hydrolyse von Primnoastengeln[2]). In dem keratinähnlichen Eiweißstoff der Sporenkapseln von Goussia gadi[3]). Bei der Hydrolyse der Ichtuline (Proteine des Fischeies)[4]).

Bildung von d, l-Tyrosin: Bei der Hydrolyse des racemisierten Caseins und der racemisierten Caseose[5]).

Darstellung: Man vermischt fein zerriebenes Schweinepankreas mit der gleichen Gewichtsmenge Wasser, fügt etwas Chloroform hinzu, läßt 2 Tage bei Zimmertemperatur stehen, verdaut 24 Stunden lang im Thermostat bei 38°, läßt erkalten, filtriert, versetzt mit Casein (100—150 g auf 1 l Filtrat), macht mit NH_3 schwach alkalisch, unterwirft das Gemisch wieder 3—7 Tage in einem Thermostat einer Temperatur von 38°, läßt einige Stunden stehen, filtriert, wäscht den Niederschlag mit kaltem Wasser aus, extrahiert den Niederschlag dreimal mit siedendem Wasser, dampft die wässerigen Extrakte ein und läßt erkalten, wobei das Tyrosin sich in Krusten oder Krystallen abscheidet[6]).

Bestimmung von Tyrosin: Nach der Hydrolyse mit rauchender Salzsäure wird die Hauptmenge der Salzsäure durch Verdampfen unter vermindertem Druck entfernt, der Rückstand in Wasser gelöst und Ammoniakgas bis zur Sättigung eingeleitet oder der Rückstand in überschüssigem, wässerigem Ammoniak gelöst. Man dampft wieder zur Trockne und laugt dann, falls man Seidenabfälle verwendet hat, den Rückstand mit kaltem Wasser aus. Es verbleibt das Tyrosin. Noch vorteilhafter löst man den ganzen Rückstand in heißem Wasser und kocht mit Tierkohle. Aus dem Filtrat krystallisiert reines Tyrosin. Ausbeute quantitativ[7]).

Man kocht 1 g des zu untersuchenden Proteins 12 Stunden lang mit 25 ccm 20proz. Salzsäure, läßt erkalten, füllt auf 100 ccm auf, versetzt 1 oder 2 ccm der Lösung mit 5 ccm des sog. Phenolreagens (100 g wolframsaures Natrium, 20 g Phosphormolybdänsäure und 50 ccm 85proz. Phosphorsäure werden mit 750 g Wasser 2 Stunden am Rückflußkühler gekocht und nach dem Erkalten auf 1 l verdünnt), fügt nach 5 Minuten 25 ccm gesättigte Sodalösung hinzu, füllt auf 100 ccm auf und vergleicht die Farbe mit der einer aus 0,001 g Tyrosin, 5 ccm Phenolreagens und 25 ccm Sodalösung bereiteten Standardlösung. Die Untersuchung verschiedener Proteine auf ihren Gehalt an Tyrosin unter Verwendung dieser Methode ergab wesentlich höhere Werte als bisher in der Literatur verzeichnet sind[8]).

Die Bestimmung des l-Tyrosins im Gemisch mit anderen Aminosäuren durch Krystallisierenlassen liefert bessere Resultate, wenn man zur Abscheidung des Tyrosins unter vermindertem Druck eindampft. Beim exakten Arbeiten läßt sich nach diesem Verfahren dem Leim zugesetztes Tyrosin in guter Ausbeute wiedergewinnen. Die colorimetrische Methode von Folin und Denis[9]) vermag seine Bestimmung durch Krystallisation nicht zu ersetzen, da sie auch andere Aminosäuren [Tryptophan, Oxytryptophan und l-Oxyprolin[10])] mitbestimmt und infolgedessen zu hohe Werte liefert. Das Ausbleiben des Auskrystallisierens ganz erheblicher Tyrosinmengen ist oft durch die offenbar salzartige Verbindung von Tyrosin mit Bausteinen der Proteine bedingt. In solchem Falle läßt sich die Krystallisation nach Fällung der stark verdünnten Lösung mit Phosphorwolframsäure und Filtration bewirken[11]).

Physiologische Eigenschaften: Versetzt man eine Lösung von Tyrosin mit Tyrosinase, so treten eine Reihe von Farbenänderungen auf und schließlich resultiert ein schwarzer, unlöslicher Niederschlag. Fügt man aber zu dem Gemisch von Tyrosin und Tyrosinase etwas Orcin, Resorcin oder Phloroglucin hinzu, so tritt keine Färbung auf. Diese Erscheinung be-

---

[1]) Sakae Tamura, Zeitschr. f. physiol. Chemie **89**, 289 [1914].
[2]) Carl Th. Mörner, Zeitschr. f. physiol. Chemie **88**, 138 [1913].
[3]) Theodor Panzer, Zeitschr. f. physiol. Chemie **86**, 33 [1913].
[4]) J. König u. J. Großfeld, Biochem. Zeitschr. **54**, 351 [1913].
[5]) H. D. Dakin u. H. W. Dudley, Journ. of the biol. Chemistry **15**, 263 [1913].
[6]) E. K. Marshall jun., Journ. of the biol. Chemistry **15**, 85 [1913].
[7]) Emil Abderhalden, Zeitschr. f. physiol. Chemie **77**, 75—76 [1912]; Chem. Centralbl. **1912**, I, 1713.
[8]) Otto Folin u. W. Denis, Journ. of biol. Chemistry **12**, 245—251 [1912]; Chem. Centralbl. **1912**, II, 1239.
[9]) Otto Folin u. W. Denis, Journ. of biol. Chemistry **12**, 245 [1912]; Chem. Centralbl. **1912**, II, 1239.
[10]) Emil Abderhalden, Zeitschr. f. physiol. Chemie **85**, 91 [1913].
[11]) Emil Abderhalden u. Dionys Fuchs, Zeitschr. f. physiol. Chemie **83**, 468—473 [1913].

ruht darauf, daß die m-Dioxyverbindung wie eine Antioxydase wirkt und die Einwirkung der Tyrosinase verhindert[1]).

Wird durch Microspira tyrosinatica, einem im Kloakenwasser vorkommenden, dem Choleravibrio nahe verwandten Organismus, zu einem Melanin oxydiert[2]).

Bacillus aminophilus intestinalis bildet p-Oxyphenyläthylamin[3]).

Nur in einem Falle wurde bei einem Menschen ohne Alkaptonurie nach Eingabe von 50 g l-Tyrosin per os, von dem etwa 44 g zur Resorption gelangten, Ausscheidung von Homogentisinsäure beobachtet. Unentschieden bleibt die Frage, ob dieser Befund als Beweis dafür angesprochen werden darf, daß auch vom normalen Organismus das gesamte Tyrosin über Homogentisinsäure abgebaut wird[4]).

Bei gleichzeitiger Verfütterung von Tyrosin, Alanin und Cystin an Hunde stieg der Aminostickstoffwert des Harnes nicht an, ja er war bedeutend geringer, als wenn etwa die Hälfte des mit den genannten Aminosäuren zugeführten Stickstoffs in Form von Fleisch gegeben wurde[5]).

Wird bei der Einwirkung von Oidium lactis in d, p-Oxyphenylmilchsäure übergeführt[6]):

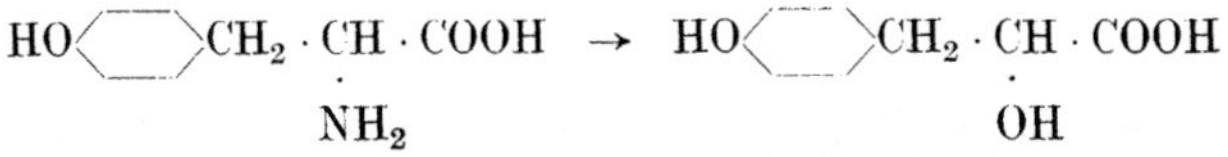

Tyrosin d-p-Oxyphenylmilchsäure

Monilia candida verwandelt l-Tyrosin ungefähr zur Hälfte in p-Oxyphenylmilchsäure, während es die andere Hälfte zu Tyrosol (p-Oxyphenyläthylalkohol) abbaut[6]).

Wenn man Hefe in Tyrosinlösungen, die mit Zucker und Nährsalzen versetzt sind, wachsen läßt, oder bei der Vergärung von Tyrosin mit viel Hefe und Zucker läßt sich aus der von der Hefe abfiltrierten Flüssigkeit stets leicht Tyrosol gewinnen:

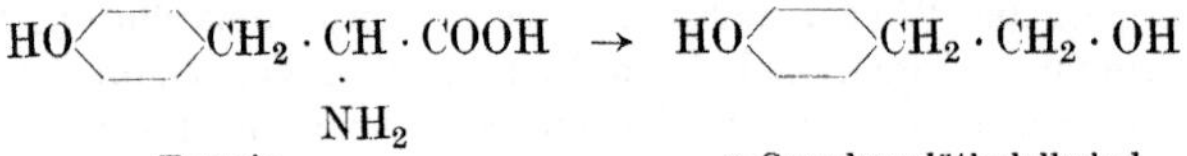

Tyrosin p-Oxyphenyläthylalkohol (Tyrosol)

Nach beiden Verfahren erhält man aus Tyrosin ungefähr 60—80% der theoretisch berechneten Ausbeute an reinem Tyrosol. Nebenher entstehen dabei ätherlösliche, die Millonsche Reaktion gebende Säuren, deren Untersuchung nicht abgeschlossen ist, unter denen sich aber vermutlich ein Zwischenprodukt der Reaktion, die p-Oxyphenylmilchsäure

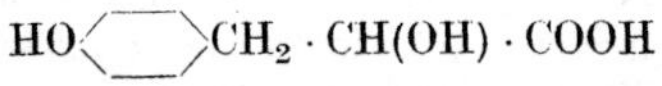

oder ein Oxydationsprodukt des Alkohols, die p-Oxyphenylessigsäure

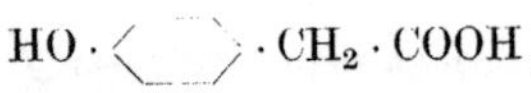

befindet[7]). Die Hefe ist imstande, bei Vergärung von reinen Zuckerlösungen ohne Zusatz von Stickstoffsubstanzen aus ihrem eigenen Körpereiweiß resp. dem hieraus abgespaltenen Tyrosin in ähnlich geringer Menge wie Fuselöl usw. auch Tyrosol zu bilden[7]).

Durch Einwirkung von Bacillus putrificus entsteht p-Oxyphenylpropionsäure[8]).

---

[1]) Ross Aiken Gortner, Journ. of biol. Chemistry **10**, 113—122 [1911]; Chem. Centralbl. **1911**, II, 1700.

[2]) M. W. Beijerinck, Koninkl. Akad. v. Wetensch. Amsterdam, Wisk. en Natk. Afd. **19**, 1092—1103 [1911]; Chem. Centralbl. **1911**, I, 1232.

[3]) Albert Berthelot u. D. M. Bertrand, Compt. rend. de l.Acad. des Sc. **154**, 1826—1829 [1912]; Chem. Centralbl. **1912**, II, 857.

[4]) Emil Abderhalden, Zeitschr. f. physiol. Chemie **77**, 454—461 [1912]; Chem. Centralbl. **1912**, I, 2046.

[5]) Emil Abderhalden, Alberto Furne, Erich Goebel u. Paul Strubel, Zeitschr. f. physiol. Chemie **74**, 481—504 [1911].

[6]) Felix Ehrlich u. K. A. Jacobsen, Berichte d. Deutsch. chem. Gesellschaft **44**, 888 bis 897 [1911].

[7]) Felix Ehrlich, Berichte d. Deutsch. chem. Gesellschaft **44**, 139—146 [1911].

[8]) W. Brasch, Biochem. Zeitschr. **22**, 403 [1909].

Wurde einem Hunde eine Nahrung verabreicht, die außer Fetten und Zucker ein vollständig abgebautes Casein enthielt, aus dem das Tyrosin bis auf Spuren entfernt war, dann gelang es nicht, das Körpergewicht zu halten und in 9 Tagen erfolgte eine Gewichtsabnahme von 750 kg. Wurde nunmehr der Nahrung Tyrosin zugesetzt, dann stieg das Körpergewicht während 10 Tagen um 1120 g. Es scheint somit das Tyrosin nicht ersetzbar zu sein[1]).

Physikalische und chemische Eigenschaften: Gibt mit Triketohydrindenhydrat eine blaue Färbung. Bei Verwendung von 0,1 g des Reagens in 30 ccm Wasser gab 0,1 ccm dieser Lösung noch in einer Verdünnung von 1 : 5000 eine deutliche Reaktion[2]).

Mit Methylal in konz. Salzsäure auf dem Wasserbade entsteht 7-Oxytetrahydroisochinolin-3-carbonsäure[3]):

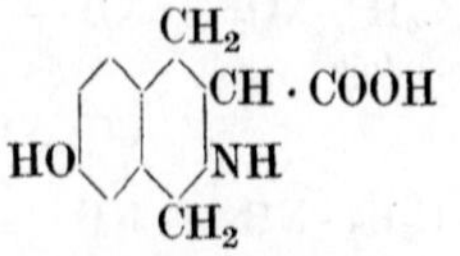

Mit Paraformaldehyd in konz. Schwefelsäure gelöst, entsteht Grünfärbung[4]).

Liefert bei der Oxydation mit alkalischer Permanganatlösung Ammoniak, Kohlensäure, Oxalsäure, Essigsäure, Salpetersäure und Spuren einer Säure, welche vielleicht p-Oxybenzoesäure ist[5]).

Derivate: Quecksilberverbindung $C_9H_9NO_3Hg$. Entsteht beim Kochen der Tyrosinlösungen mit Quecksilberacetat, Oxyd usw. Das Präparat findet unter dem Namen Merlusan Verwendung als Antilueticum[6]).

Basisches Bleisalz des Tyrosins[7]) $2\,Pb(C_9H_{10}O_3N)_2 \cdot 5\,Pb(OH)_2$. Entsteht beim Fällen einer ammoniakalischen Lösung von Tyrosin mit basischem Bleiacetat.

Tyrosinpikrolonat[8]) $C_9H_{11}O_3N \cdot C_{10}H_8O_5N_4$. Stäbchen. Zersetzungsp. 260°. 100 ccm Wasser löslich bei 20°: 0,29 g.

Tyrosinäthylester hat keine sympathomimetische Wirksamkeit[9]).

Monopalmityl-l-tyrosin. Nach Eingabe von Monopalmityl-l-tyrosin scheint der Stoffwechsel gestört zu sein. Es dauert längere Zeit, bis wieder eine einigermaßen konstante Ausscheidung von Homogentisinsäure erreicht wird. Es ist möglich, daß auch andere Faktoren mitwirken. Es geht aus den Versuchen deutlich hervor, daß die Verabreichung der Substanz eine Steigerung der Homogentisinsäureausscheidung zur Folge hatte[10]).

Distearyl-l-tyrosin verhält sich in physiologischer Hinsicht wie Monopalmityl-l-tyrosin[10]) (s. dort).

N-Methyltyrosin[11]) $OH \cdot C_6H_4 \cdot CH_2 \cdot CH(NH \cdot CH_3)COOH$. Bildung aus p-Methoxyphenyl-α-methylaminopropionsäure durch Verseifung mit Bromwasserstoffsäure. Nadeln mit schräg abgestumpften Ecken. Zersetzungspunkt liegt bei 318° (unkorr.). Gibt die Millonsche Reaktion. Es ist wahrscheinlich identisch mit dem Surinamin.

Tyrosinhydantoin.[12]) Durch Reduktion von Benzalhydantoin mit Natriumamalgam erhält man Benzylhydantoin, das durch Nitrierung mittels Salpetersäure, spez. Gewicht 1,52, bei 0° in I4-p-Nitrobenzylhydantoin (blaßgelbe Prismen aus siedender Essigsäure, Schmelzp. 238—240° unter Zersetzung) überführt wird. Unterwirft man 4-p-Nitrobenzyl-

---

[1]) Emil Abderhalden, Zeitschr. f. physiol. Chemie **83**, 444 [1913].

[2]) Emil Abderhalden u. Hubert Schmidt, Zeitschr. f. physiol. Chemie **72**, 40 [1911].

[3]) Amé Pictet u. Theod. Spengler, Berichte d. Deutsch. chem. Gesellschaft **44**, 2030 bis 2036 [1911].

[4]) L. Lewin, Berichte d. Deutsch. chem. Gesellschaft **46**, 1796—1788 [1913].

[5]) W. Denis, Journ. of biol. Chemistry **10**, 73—76 [1911]; Chem. Centralbl. **1911**, II, 1216.

[6]) Hans Buchtala u. Rudolf Matzenauer, Wiener med. Wochenschr. **63**, 2337, 2504 [1913].

[7]) F. W. Foreman, Proc. of the Cambridge Philos. Soc. **16**, 87—88 [1911]; Chem. Centralbl. **1911**, I, 1219.

[8]) P. A. Levene u. Donald D. van Slyke, Journ. of the biol. Chemistry **12**, 127—139 [1912]; Chem. Centralbl. **1912**, II, 816.

[9]) G. Barger u. H. H. Dale, Journ. of Physiol. **41**, 19—60 [1910].

[10]) Emil Abderhalden u. Rudolf Massini, Zeitschr. f. physiol. Chemie **66**, 140—144 [1910].

[11]) E. Friedmann u. S. Gutmann, Biochem. Zeitschr. **27**, 491 [1910].

[12]) Treat B. Johnson u. Charles A. Brautlecht, Journ. of biol. Chemistry **12**, 175—196 [1912]; Chem. Centralbl. **1912**, II, 1205.

hydantoin oder 4-p-Nitrobenzalhydantoin in alkoholischer Lösung der Reduktion mittels Zinn und Salzsäure, so entsteht 4-p-Aminobenzalhydantoin. Prismen aus 95 proz. Alkohol. Schmelzp. 145°. Durch Diazotierung von 4-p-Aminobenzylhydantoin und Erhitzen des Diazoniumsalzes auf dem Dampfbad erhält man Tyrosinhydantoin.

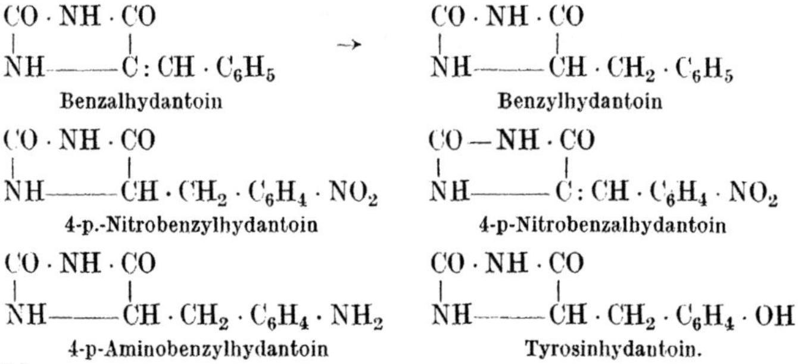

Schmelzp. 258°.

3, 5-Dichlortyrosinhydantoin[1]) $C_{10}H_8O_3N_2Cl_2$

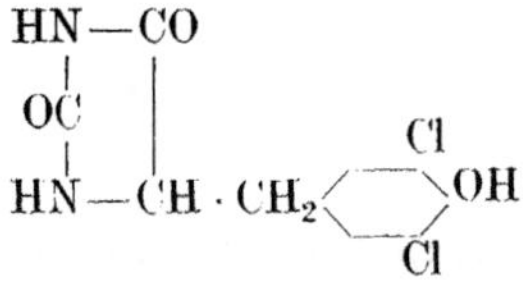

Aus Tyrosinhydantoin in Eisessig bei 100° mit Chlor bis zur Lösung. Aus 3, 5-Dichlor-p-oxybenzalhydantoin in Eisessig und Jodwasserstoff bei 100°. Rhomboedrische Prismen aus Alkohol. Schmelzp. 202° unter Zersetzung. Wenig löslich in Wasser. Gibt keine Millonsche Reaktion.

3, 5-Dichlortyrosin[1]) $C_9H_9O_3NCl_2$. Entsteht bei der Behandlung von 3, 5-Dichlortyrosinhydantoin mit Barytwasser. Rechteckige, prismatische Krystalle aus heißem Wasser mit 2 Mol. Wasser, von welchen es einen Teil bei 75—80°, den Rest bei 110° verliert. Schmelzp. 252° unter Zersetzung. Löslich in etwa 25 Teilen Wasser; schwer löslich in Alkohol, Äther und Benzol. Wird von konz. Schwefelsäure und Salpetersäure unter Freiwerden von Chlor zersetzt. Wird aus verdünnter schwefelsaurer Lösung durch Phosphorwolframsäure gefällt. Gibt keine Millonsche Reaktion. **Sulfat** und **Chlorid** sind leicht löslich; das **Kupfer-** und **Silbersalz** wenig löslich. — **Hydrochlorid** $C_9H_9O_3NCl_2 \cdot HCl$. Prismatische Krystalle. Schmelzp. 260—265°.

p-Methoxybenzylhydantoin[1]) $C_{11}H_{12}O_3N_2$

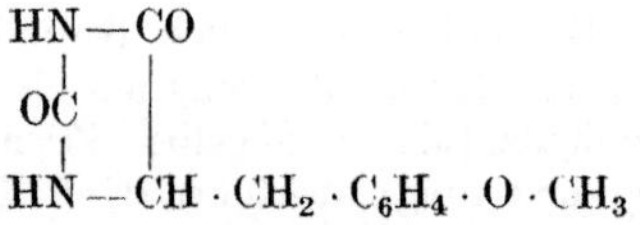

Aus Anisalhydantoin in Eisessig mit Jodwasserstoff bei 100°. Gelbe, hexagonale Tafeln aus Wasser. Schmelzp. 174°. Löslich in heißem Wasser und Alkohol.

3, 5-Dibrom-4-hydroxybenzylhydantoinsäure[2]) $C_{10}H_{10}O_4N_2Br_2$

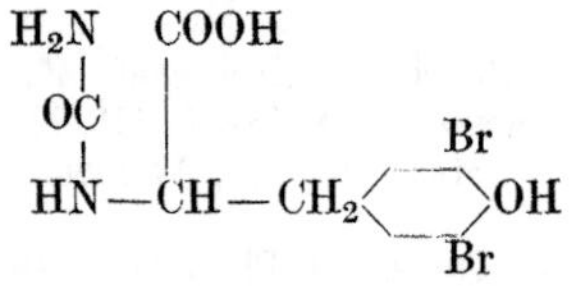

Aus 3, 5-Dibromtyrosin und Kaliumthiocyanat durch 10 Minuten langes Erhitzen auf 100°. Rhomboedrische, häufig verzwillingte Platten aus Alkohol. Quadratische Blöcke oder Prismen aus Wasser. Schmelzp. 191° unter Zersetzung.

---

[1]) Henry L. Wheeler, Charles Hoffmann u. Treat B. Johnson, Journ. of biol. Chemistry **10**, 147—158 [1911]; Chem. Centralbl. **1911**, II, 1683.

[2]) Treat B. Johnson u. Charles Hoffmann, Amer. Chem. Journ. **47**, 20—27 [1912]; Chem. Centralbl. **1912**, I, 730.

3, 5-Dibromtyrosinhydantoin[1]) $C_{10}H_8O_3N_2Br_2$

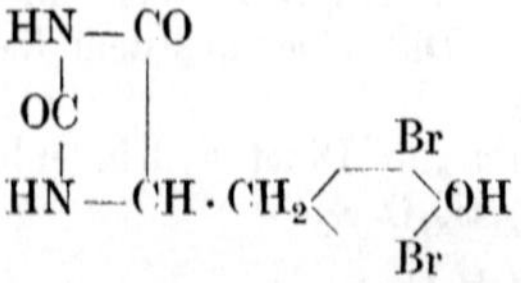

Entsteht beim Digerieren von 3, 5-Dibrom-4-hydroxylbenzylhydantoinsäure mit konz. Salzsäure. Rautenförmige Prismen oder rhomboedrische Tafeln aus 95 proz. Alkohol. Schmelzp. 223—225° unter Zersetzung. Sehr leicht löslich in Eisessig; mäßig löslich in Benzol, Aceton; schwer löslich in siedendem Wasser. Löst sich in Alkali und wird aus der alkalischen Lösung durch Essigsäure ausgefällt.

2-Thio-4(p-oxybenzyl-)hydantoin[2]) $C_{10}H_{10}O_2N_2S$

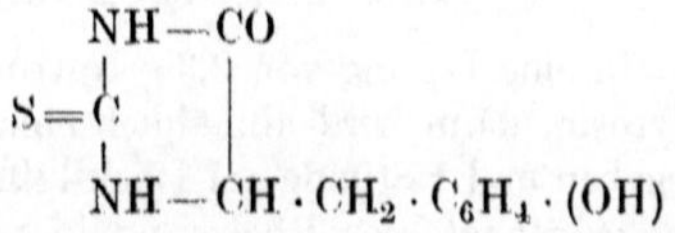

Nahezu farblose Nadeln aus heißem Wasser. Schmelzp. 211°. Leicht löslich in 95 proz. Alkohol. Geht bei der Entschwefelung mit Monochloressigsäure in das Hydantoin des Tyrosins über.

1-Phenyl-4-p-oxybenzyl-2-thiohydantoin[3]) $C_{16}H_{14}O_2N_2S$

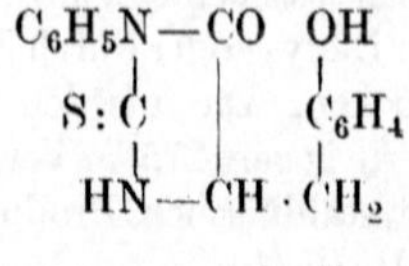

Aus Tyrosin, Kalilauge und Phenylisothiocyanat in Gegenwart von Alkohol beim Erwärmen. Prismen aus 95 proz. Alkohol. Schmelzp. 214—216°. 100 g Wasser lösen bei 25° 0,0789 g. Löslich in Eisessig und Aceton.

Aminotyrosin[4]) $C_9H_{12}O_3N_2$. Aus 104 g Nitrotyrosin in Wasser bei 1 stündigem Erhitzen mit 200 g Zinn und 1200 ccm Salzsäure (4 : 10). Graue Prismen aus Wasser. Schmelzp. 265° unter Zersetzung. Wird durch Laccase und Tyrosinase angegriffen.

2-Aminotyrosin[4]) $C_9H_{12}O_3N_2 = (HO)^4(NH_2)^2C_6H_3 \cdot CH_2 \cdot CH(NH_2) \cdot COOH$. Aus Aminotyrosin, in Schwefelsäure gelöst, beim Einleiten von gasförmiger, salpetriger Säure bei —2° und 1 stündigem Kochen. Gelbe Nadeln aus Wasser. Schmelzp. 273°. Beständig gegen Oxydationsmittel und Oxydasen.

Tribenzoyl-2-aminotyrosin[4]) $C_{30}H_{24}O_6N_2$. Farblose, mikroskopische Nadeln aus Eisessig + Essigäther. Schmelzp. 192—195° unter Zersetzung. Wenig löslich in Alkohol; unlöslich in Wasser.

l-Nitrotyrosin[4]). Aus 150 g Tyrosin, in Wasser suspendiert, beim Eintropfen von 600 ccm Salpetersäure (spez. Gewicht 1,3) und Zersetzung des Nitrats mit wässerigem Ammoniak. Gelbe Nadeln. Schmelzp. 220°. — **Nitrat.** Goldgelbe Nadeln. Schmelzp. 170° unter Zersetzung. Das aus Nitrotyrosin gewonnene Aminotyrosin ist wahrscheinlich ein Gemisch von 2- und 3-Aminotyrosin, von denen das erstere bei der Einwirkung von salpetriger Säure unverändert bleibt, während das andere zerstört wird, ohne daß 3, 4-Dioxyphenylalanin erhalten wird. Die Anwesenheit von 3-Aminotyrosin folgt daraus, daß das ursprüngliche Aminotyrosin durch Laccase und Tyrosinase oxydiert wird, während nach der Einwirkung von salpetriger Säure keine Einwirkung mehr stattfindet. Dies deutet auf das Vorliegen einer m-Verbindung.

---

[1]) Treat B. Johnson u. Charles Hoffmann, Amer. Chem. Journ. **47**, 20—27 [1912]; Chem. Centralbl. **1912**, I, 730.

[2]) Treat B. Johnson u. Ben H. Nicolet, Amer. Chem. Journ. **49**, 197—204 [1913]; Chem. Centralbl. **1913**, I, 1758.

[3]) Charles A. Brautlecht, Journ. of biol. Chemistry **10**, 139—146 [1911]; Chem. Centralbl. **1911**, II, 1682.

[4]) Casimir Funk, Journ. of the chem. Soc. **101**, 1004—1008 [1912]; Chem. Centralbl. **1912**, II, 824.

Kupfersalz des Glycerinmonotyrosinäthers[1]) $C_{24}H_{32}N_2O_{10}Cu$. Mol.-Gewicht: 571,6. Entsteht beim Kochen des Glycerinmonotyrosinäthers mit Kupferoxyd.

Glycerinmonotyrosinäther. Die reine, aus dem Kupfersalz regenerierte Verbindung zeigt die Millonsche Reaktion[1]).

Diglyceryltyrosinäther. Gibt mit Diketohydrindenhydrat eine blaue Färbung[2]).

Glycerindityrosinäther[3]) $C_{21}H_{26}O_7N_2$

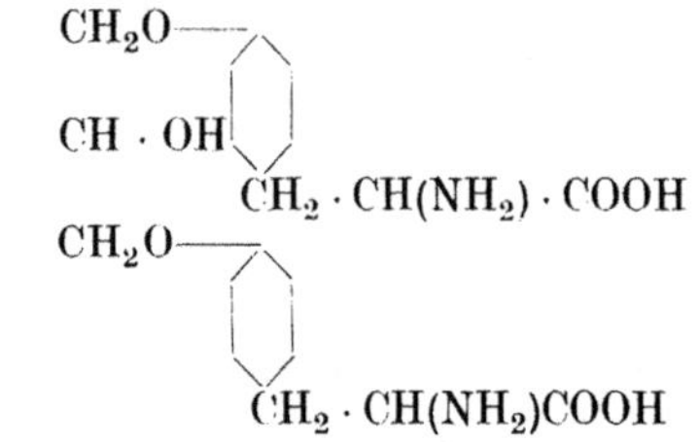

Mol.-Gewicht: 418,23. Man trägt in eine Lösung von 2,3 g Natrium in 300 ccm abs. Alkohol 9 g reines, gut getrocknetes l-Tyrosin, dann wird allmählich eine Lösung von 3,3 g α, α-Dichlorhydrin in abs. Alkohol zugegeben und 1 Stunde am Rückflußkühler gekocht. Das Filtrat wird unter vermindertem Druck eingeengt, der Rückstand in wenig Wasser aufgenommen und mit verdünnter Essigsäure angesäuert. Die gallertartig ausfallende Masse wird nach dem Absaugen und Waschen getrocknet und aus Wasser umgelöst. Krystallisiert nicht. Leicht löslich in verdünnten Alkalien und Säuren; schwer in kaltem Wasser, in Alkohol, Äther, Benzol und Chloroform. Mit Millons Reagens tritt beim Erwärmen Rotfärbung auf. Läßt sich schwer reinigen; am besten gelingt dies durch Dialyse oder durch Zerlegen des Kupfersalzes. — **Kupfersalz** $C_{21}H_{24}O_7N_2Cu$. Hellblaue Flocken. Die aus dem Kupfersalz regenerierte Verbindung zersetzt sich nach vorherigem Sintern gegen 275°. Versuche, den Äther mit Methylalkohol zu verestern, führten zu keinem krystallinischen Produkt.

Glycerintrityrosinäther[4]) $C_{30}H_{35}N_3O_9$

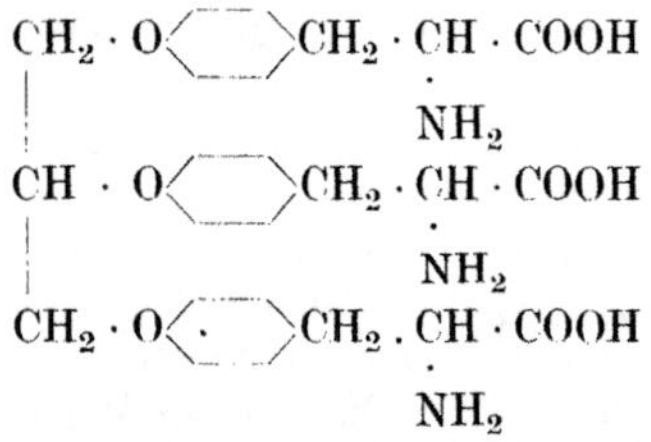

Mol.-Gewicht: 581,31. Zusammensetzung: 61,93% C, 6,07% H, 7,23% N. 9 g l-Tyrosin werden in 300 ccm abs. Alkohol, in dem 2,3 g Natrium gelöst waren, mit 2,45 g Trichlorhydrin 1 Stunde auf dem Wasserbade gekocht, das Filtrat unter vermindertem Druck verdampft, in Wasser gelöst und mit verdünnter Essigsäure angesäuert. Mikrokrystallinisches Produkt (feine Nädelchen). Schmelzp. gegen 295° (korr.). Leicht löslich in Wasser, unlöslich in den gebräuchlichen Lösungsmitteln. Durch öfteres Umlösen wird die Substanz immer schwerer löslich. — **Glycerintrityrosinätheräthylesterchlorhydrat** $C_{36}H_{47}N_3O_9Cl_3$. Schmelzp. unscharf gegen 83°. Sehr hygroskopisch und zerfließt rasch an der Luft. Leicht löslich in Alkohol.

d-p-Oxyphenylmilchsäure[5])

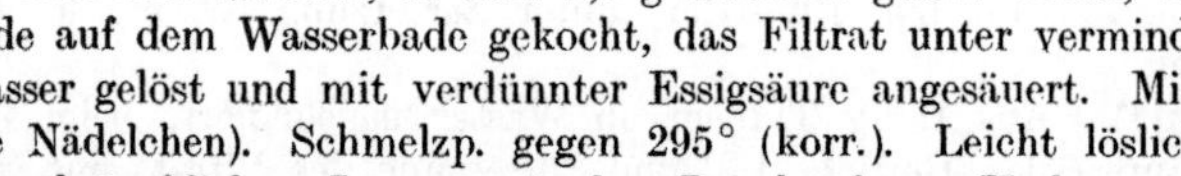

2 g l-Tyrosin werden unter Erwärmen in 2 l einer Nährflüssigkeit, die 20 g Invertzuckersirup, 0,5 g K_2HPO_4, 0,5 g KH_2PO_4, 0,1 g Magnesiumsulfat und Spuren Natrium und Eisenchlorid

[1]) Emil Abderhalden u. Louis Baumann, Zeitschr. f. physiol. Chemie **72**, 50 [1911].
[2]) Emil Abderhalden u. Hubert Schmidt, Zeitschr. f. physiol. Chemie **72**, 38 [1911].
[3]) Emil Abderhalden u. Louis Baumann, Zeitschr. f. physiol. Chemie **72**, 52 [1911].
[4]) Emil Abderhalden u. Louis Baumann, Zeitschr. f. physiol. Chemie **72**, 56 [1912].
[5]) Felix Ehrlich u. K. A. Jacobs, Berichte d. Deutsch. chem. Gesellschaft **44**, 888—897 [1911].

enthält, aufgelöst. Die sterilisierte Lösung wird mit Oidium lactis geimpft. Nach 6 Tagen taucht durch Schütteln die starke Pilzdecke unter, die nach einigen Tagen sich wieder neu bildet. Die Neubildung der Pilzdecke erfolgt immer langsamer, bis nach 4 Wochen das Wachstum ganz aufzuhören scheint. Nach 5 Wochen wird das Filtrat im Vakuum eingedampft, der Sirup mit Alkohol verrührt, das Filtrat verdunstet, der Rückstand in wenig Wasser gelöst, mit Natriumbicarbonat bis zur schwach alkalischen Reaktion versetzt und im Extraktionsapparat erschöpfend mit Äther extrahiert. Der Ätherauszug hinterläßt Spuren p-Oxyphenyläthylalkohol (Tyrosol). Die Flüssigkeit wird angesäuert und mit Äther wieder extrahiert. Der getrocknete Ätherauszug gibt einen krystallinischen Rückstand: 2,2 g. Er wird in Wasser gelöst, mit Tierkohle gekocht und das Filtrat eingeengt. Ausbeute 1,8 g. Lange, farblose, seidenglänzende Nadeln. Schmelzp. 169°. Die wässerige Lösung reagiert stark sauer und gibt schon beim gelinden Erwärmen deutlich die Millonsche Reaktion. Das Krystallwasser entweicht bei 100—110°. Löslich bei 16° in 77,5 Teilen Wasser. Sehr leicht löslich in warmem Wasser. Leicht löslich in Methyl- und Äthylalkohol, Äther, Aceton und Essigäther; von Amylalkohol wird sie schwer, noch schwerer von Benzol und Toluol aufgenommen; so gut wie unlöslich in Ligroin, Petroläther und Schwefelkohlenstoff. 0,1139 g in Wasser gelöst; Gesamtgewicht 10,0550 g; $[\alpha]_D^{20} = +18,14°$.

l-p-Oxyphenylmilchsäure. Bildung aus l-Tyrosin mit Schwefelsäure und Bariumnitrit. Lange Nadeln. Schmelzp. 162—164°. Leicht löslich in Wasser. $[\alpha]_D = -17,98$ in Wasser[1]). Kommt im Harn von Hunden nach Phosphorvergiftung vor[1]).

l- und d, l-p-Oxyphenylmilchsäure. Werden im Tierkörper fast vollständig unverändert im Harne ausgeschieden[2]).

3, 5-Dijodtyrosin (Bd. IV, S. 699).

Zur Geschichte der Jodgorgosäure s. Adolf Oswald[3]).

Bildung: Entsteht bei der Hydrolyse von Jodcasein mit Barytwasser; allerdings ist die Ausbeute sehr gering. 80 g Jodcasein gaben 0,8 g[4]).

Bei der Spaltung von Gorgonin, der Substanz des Achsenskelettes der Koralle Gorgonia Cavolini mit Barytwasser[5])	0,9 %
Bei der Spaltung von Spongin mit Barytwasser[5])	0,38%

Darstellung von 3, 5-Dijodtyrosin. Aus Jodeiweiß[6]): 100 g Jodalbacid werden 18 Stunden in 800 ccm Wasser, dem 200 g reiner Ätzbarit zugesetzt war, in schwachem Sieden erhalten. Nach dem Abkühlen wird von einem sandigen Bodensatz, der zum größten Teile aus Carbonaten besteht, abfiltiert. Das Filtrat wird auf dem Wasserbade eingeengt und von dem beim Abkühlen auskrystallisierenden Ätzbaryt abgesaugt. Alsdann wird die Flüssigkeit der freiwilligen Verdunstung überlassen, wobei es beim Eindicken auf der Oberfläche ein wie ein Schimmelrasen aussehendes Filzwerk mikroskopischer Nadeln absetzt. Da die Krystalle von dem dicken Sirup nicht trennbar sind, wird die ganze Masse in etwa $1^1/_2$ l gelöst, dann mit ausgekochter Salpetersäure bis zur deutlichen Reaktion versetzt und Silbernitratlösung hinzugefügt und das ausgeschiedene Jodsilber auf der Nutsche abgesaugt. Das saure Filtrat wird mit weiteren Mengen Silbernitrat versetzt und mit Ammoniak schwach alkalisch gemacht. Dabei scheidet sich ein weißer, flockiger Niederschlag. Er wird mit Wasser verrieben und das Silber mit Schwefelwasserstoff gefällt. Das klargelbe Filtrat wird unter vermindertem Druck eingeengt und mit Schwefelsäure von den Barytspuren befreit. Die Lösung wird jetzt mit Schwefelsäure angesäuert (bis zu 10%) und mit Phosphorwolframsäure gefällt. Der Niederschlag wird mit Baryt zerlegt, der Überschuß des Baryts mit Kohlensäure entfernt und das Filtrat konzentriert. Jetzt wird die Lösung nochmals mit Silbernitrat versetzt, mit ausgekochter verdünnter Salpetersäure angesäuert und das Filtrat mit Ammoniak schwach alkalisch gemacht. Die üppigen, schneeweißen Niederschläge werden mit Wasser zerrieben, das Silber mit Schwefelwasserstoff entfernt. Das Filtrat scheidet nach wenigen Stunden weiße, kugelförmige Gebilde ab, die sich unter dem Mikroskop als aus dicken, zugespitzten Nadeln bestehend

[1]) J. Kotake, Zeitschr. f. physiol. Chemie **65**, 397 [1910].
[2]) J. Kotake, Zeitschr. f. physiol. Chemie **69**, 409 [1910].
[3]) Adolf Oswald, Zeitschr. f. physiol. Chemie **74**, 299 [1911].
[4]) Adolf Oswald, Zeitschr. f. physiol. Chemie **74**, 290—296 [1911]
[5]) Adolf Oswald, Zeitschr. f. physiol. Chemie **75**, 353—362 [1911].
[6]) Adolf Oswald, Zeitschr. f. physiol. Chemie **70**, 310 [1910].

erweisen. Die Reinigung geschieht durch Lösen in verdünntem Ammoniak und Ansäuern mit Essigsäure. Dabei erscheinen kleine, an beiden Enden zugespitzte Plättchen. Ausbeute 0,4 g.

Darstellung von 3, 5-Dijodtyrosin: Aus Jodglidin[1]): 85 g Jodglidin werden mit 272 g alkalifreiem Baryt in 800 ccm Wasser 22 Stunden in schwachem Sieden gehalten, heiß filtriert, auf dem Wasserbade eingeengt und 24 Stunden stehen gelassen. Das Filtrat wird mit ausgekochter Salpetersäure (1 Teil konz. Säure und 4 Teile Wasser) bis zur positiven Kongoreaktion angesäuert, alsdann Silbernitratlösung hinzugefügt und das Filtrat schwach alkalisch gemacht. Der erhaltene Silberniederschlag wird mit Schwefelwasserstoff zerlegt und das Filtrat unter vermindertem Druck eingeengt. Ausbeute 0,7 g, nach weiterem Einengen 0,2 g. Durch Behandeln der Mutterlauge mit Phosphorwolframsäure lassen sich noch weitere 0,25 g gewinnen.

Physiologische Eigenschaften: Eingegeben per os an Mensch 1,0 g J in Form von Dijod-l-Tyrosin. Ausgeschieden nach 2 Tagen im Harn 0,49 g J[2]).

Derivate: **3, 5-Dijodtyrosinhydantoin**[3]) $C_{10}H_8O_3N_2J_2$. Durch Einmischung von 2 Mol. feingepulvertem Jod auf eine 3 Mol. Kalilauge enthaltende wässerige Lösung von Tyrosinhydantoin bei 0—10°. Ausbeute 86% der Theorie. Hexagonale Platten aus Alkohol. Schmelzp. 235° unter Zersetzung und Entwicklung von Joddämpfen. Mäßig löslich in Alkohol, wenig löslich in Wasser.

Methyljodgorgosäure, **α-Methylamin-β-(3, 5-dijod-4-hydroxyphenylpropionsäure**[4]) $C_{10}H_{11}O_3NJ_2$

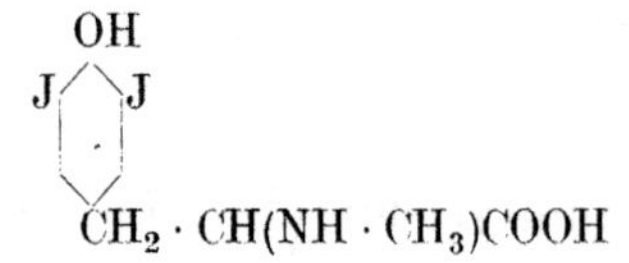

Durch Einwirkung von 2 Mol. feingepulvertem Jod auf eine wässerige Lösung von Methyltyrosin und 2 Mol. Kalilauge. Ausbeute 76% der Theorie. Fast farblose Krystalle in ammoniakalischer Lösung mit Tierkohle entfärbt und mit Essigsäure ausgefällt. Zersetzt sich beim schnellen Erhitzen bei etwa 205° unter starkem Aufbrausen. Leicht löslich in verdünnten Säuren, Alkalien; schwer löslich in heißem Wasser. Wird durch kalte, verdünnte Salpetersäure nicht zersetzt. Konz. Salpetersäure setzt auch bei gewöhnlicher Temperatur sofort Jod in Freiheit. Wird aus verdünnter, schwefelsaurer Lösung durch Phosphorwolframsäure gefällt. Platinchlorwasserstoffsäure, Pikrinsäure und Mercurichlorid fällen nicht.

Dijodelaidyl-dijod-l-tyrosin.[5])

Mol.-Gewicht: 951,2.

Zusammensetzung: 34,06% C, 4,35% H, 53,39% J, 1,47% N.

$$C_{27}H_{41}O_4NJ_4.$$

$$C_{17}H_{33}J_2 \cdot CO \cdot NH \cdot CH \cdot COOH$$
$$CH_2 \cdot C_6H_2 \cdot OHJ_2$$

Darstellung: 20 g Dijodtyrosin werden in 80 ccm Normalnatronlauge gelöst und mit 22 g Dijodelaidylchlorid in Äther und der äquivalenten Menge Normalnatronlauge gekuppelt. Das Reaktionsprodukt wird von Äther durch einen Luftstrom befreit, angesäuert und mit Wasser häufig ausgewaschen.

Physiologische Eigenschaften: Eingegeben per os an Mensch 3,14 g J in Form von Dijodelaidyl-dijod-l-tyrosin. Ausgeschieden nach 7 Tagen im Harn 1,34 g J, im Kot 1,47 g J. Verfüttert an Mensch 3,14 g J in Form von Dijodelaidyl-dijod-l-tyrosin. Ausgeschieden nach 8 Tagen 1,33 g J, im Kot 1,47 g.

---

1) Adolf Oswald, Zeitschr. f. physiol. Chemie **71**, 200 [1910].
2) Emil Abderhalden u. Paul Hirsch, Zeitschr. f. physiol. Chemie **75**, 51 [1911].
3) Treat B. Johnson u. Charles Hoffmann, Amer. Chem. Journ. **47**, 20—27 [1912]; Chem. Centralbl. **1912**, I, 730.
4) Treat B. Johnson u. Ben H. Nicolet, Amer. Chem. Journ. **47**, 459—475 [1912]; Chem. Centralbl. **1912**, II, 500.
5) Emil Abderhalden u. Paul Hirsch, Zeitschr. f. physiol. Chemie **75**, 44 [1911].

Physikalische und chemische Eigenschaften: Sintert bei 92°, schmilzt bei 170°. Löslich in warmem Alkohol, wenig löslich in Äther. In Chloroform zu einer opalen Flüssigkeit löslich. Unlöslich in Glycerin und Olivenöl. Wenig löslich in verdünnten Alkalien, unlöslich in verdünnten Säuren.

3, 5-Dibrom-d, l-tyrosin.[1])

Bildung: Bei der Barythydrolyse von Primnoastengeln. Aus 746 g lufttrockenem Material, entsprechend 650 g wasser- und aschefreier Substanz, wurden 1,5 g isoliert.

Darstellung: Primnoastengel (aus Primnoa lepadifera) werden mit der 4fachen Menge $Ba(OH)_2$ enthaltenden Barytwassers hydrolysiert. Die aus der bariumhydroxydalkalischen, filtrierten Hydrolyseflüssigkeit mit 5 Vol. 95 proz. Alkohol erhaltene und mit Alkohol (5 Vol. 95 proz. und 1 Vol. Wasser) reichlich gewaschene und ausgepreßte Fällung wird in Wasser aufgeschwemmt, H_2SO_4 bis zu vollständiger Ausfällung von Baryt und in solchem Überschuß hinzugesetzt, daß die Flüssigkeit auf Kongo stark sauer reagiert. Nach Verdünnung mit Wasser wird vollständige Ausfällung mit Phosphorwolframsäure vorgenommen; aus dem Filtrat wird der PWS-Überschuß mittels BaOH entfernt und der Überschuß hiervon wiederum mittels H_2SO_4, worauf das Filtrat leicht mit NH_3 alkalisiert, auf ein geringes Volumen abgedampft und noch warm mit 3 Vol. warmem 95 proz. Alkohol versetzt wird.

Nach 1 Tage wird filtriert, der Alkohol auf Wasserbad abgetrieben, Essigsäure bis zu stark saurer Reaktion hinzugesetzt und die Mischung zur Auskrystallisierung in den Kälteschrank gesetzt.

Modifikationen des von Gorup-Besnez angegebenen Verfahrens s. bei C. Th. Mörner[2]).

Physikalische und chemische Eigenschaften: Feine Nadeln ohne Krystallwasser oder dünne Tafeln mit 2 Mol. Krystallwasser. Beide Formen besitzen schönen Seiden- bzw. Perlmutterglanz. Löslichkeit in Wasser 1 : 345 bei 20°. Schmelzp. 245° unter Zersetzung. $[\alpha]_D^{20} = +1{,}30°$ in HCl-haltiger Lösung. Gibt nicht die Piriasche Reaktion. Von konz. Salzsäure wird es nicht angegriffen. Mit Salpetersäure gibt Xanthoproteinreaktion. Gegen Barium oder Natriumhydroxyd ist es sehr resistent. Mit Mercurichlorid oder -cyanid und $AgNO_3$ gibt es keine Trübung. Mit Silbernitrat in ammoniakalischer Lösung entsteht eine weiße, dickflockige Fällung, welche im Überschuß des Ammoniaks vollständig löslich ist. Bei Zusatz von $NaHCO_3$ in Überschuß oder von einigen Tropfen Normal-NH_3 entsteht gelbgrüne Fällung, mit Cupriacetat entsteht gelbgrüne Fällung, mit Überschuß des Reagens klare grasgrüne Flüssigkeit ergebend. Phosphorwolframsäure verursacht keine Trübung. Mit Chlorwasser und durch Alkohol (in alkalischer Lösung) entsteht ein Niederschlag. Durch Kochen der wässerigen Lösung mit Zinkstaub entsteht quantitativ Tyrosin.

Derivate: Dibrom-d, l-tyrosin. Glasklare, kurze, vierkantige Prismen oder dicke Tafeln. Nach Auspressen kein Seidenglanz. Krystallwassergehalt entsprechend 1 Mol. Die übrigen Eigenschaften entsprechen dem Dibrom-l-tyrosin.

Siehe noch unter Derivaten des Tyrosins.

Thiotyrosin.[3])

$$HS \cdot C_6H_4 \cdot CH_2 \cdot CH(NH_2)COOH.$$

Bildung: Entsteht durch Reduktion von Thiotyrosindisulfid in alkoholischer Lösung mit Zinn und Salzsäure. Läßt sich auch aus 4-p-Aminobenzylhydantoin gewinnen.

Darstellung: Tyrosinhydantoin (s. dort) wird in das Diazoniumsalz überführt und in wässeriger Lösung der Einwirkung von Kaliumxanthogenat ausgesetzt. Dabei entsteht 4-p-Diazobenzylhydantoinäthylxanthogenat (voluminöser, gelber Niederschlag). Das Produkt geht schon bei gewöhnlicher Temperatur, rascher bei 90° in 4-p-Benzylhydantoinäthylxanthogenat (Platten aus Methylalkohol, Schmelzp. etwa 170° unter Aufschäumen) über. Durch Digerieren mit Alkali verwandelt sich die Verbindung in Thiotyrosinhydantoin (Nadeln aus 95 proz.

---

[1]) Carl Th. Mörner, Zeitschr. f. physiol. Chemie **88**, 138 [1913].

[2]) Carl Th. Mörner, Zeitschr. f. physiol. Chemie **88**, 124 [1913].

[3]) Treat B. Johnson u. Charles A. Brautlecht, Journ. of biol. Chemistry **12**, 175, 196 [1912]; Chem. Centralbl. **1912**, II, 1206.

Alkohol, Schmelzp. 248—249°; wenig löslich in Wasser). Wird Thiotyrosinhydantoin mit einer starken wässerigen Lösung von Barythydrat erhitzt, so zersetzt es sich unter Bildung von Kohlensäure, Ammoniak und Thiotyrosindisulfid. Letzteres gibt durch Reduktion mit Zinn und Salzsäure in alkoholischer Lösung Thiotyrosin[1]).

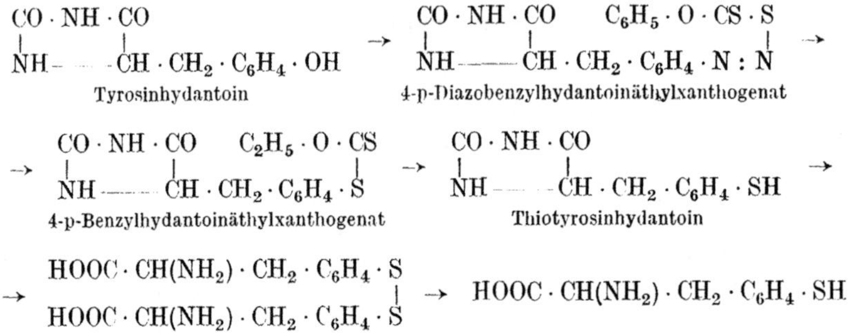

Physikalische und chemische Eigenschaften[1]): Farblose, amorphe Masse. Schmelzp. etwa 250° unter Aufschäumen. Löslich in heißem Wasser, unlöslich in Alkohol.

Derivate: Chlorhydrat $C_9H_{11}O_2NS \cdot HCl$. Farblose Prismen aus 20proz. Salzsäure. Schmelzp. 249° unter Aufschäumen.

Thiotyrosindisulfid[1]) $[HOOC \cdot CH \cdot (NH_2) \cdot CH_2 \cdot C_6H_4 \cdot S]_2$. Krystalle aus heißem Wasser. Schmelzp. 278° unter Zersetzung. Schwer löslich in Wasser. Gibt beim Erhitzen mit konz. Schwefelsäure eine purpurrote Färbung. — **Chlorhydrat** $C_{18}H_{20}O_4N_2S_2 \cdot 2\,HCl$. Nadeln aus Salzsäure. Zersetzungsp. 278°. — **Sulfat** $C_{18}H_{20}O_4N_2S_2 \cdot H_2SO_4$. Mikroskopische Krystalle aus verdünnter Schwefelsäure. — **Dibenzoylderivat** $C_{32}H_{28}O_6N_2S_2$. Prismen aus Eisessig. Zersetzungsp. etwa 200°.

Surinamin.[2])

(Wahrscheinlich identisch mit Methyltyrosin. Vgl. auch Ratanhin, S. 164.)

Mol.-Gewicht: 195,11.
Zusammensetzung: 61,50% C, 6,71% H, 7,18% N.

$$C_{10}H_{13}O_3N.$$

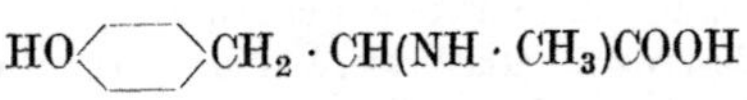

Bildung: Aus der Rinde von Geoffroya surinamensis und aus anderen exotischen Papilionaceen als Spaltprodukt gewonnen.

Darstellung: Das aus der Rinde von Geoffroya gewonnene Rohmaterial wird in sehr verdünnter Salzsäure in der Hitze aufgelöst, vom schmierigen Rückstand getrennt, neutralisiert, die sich dabei bildenden Krystalle abfiltriert, mit Salzsäure gelöst, mit Tierkohle gereinigt und das Filtrat zur Krystallisation gebracht[3]). Anisalhydantoin reagiert mit Methyljodid in verdünntem Alkohol bei Gegenwart von Alkali unter Bildung von 1, 3-Dimethylanisalhydantoin. Dieses spaltet beim Digerieren mit Jodwasserstoff Jodmethyl ab und wird zu 1, 3-Dimethyltyrosinhydantoin reduziert, das beim Verseifen mit Barytwasser unter Entwicklung von Methylamin in das Bariumsalz des Methyltyrosins übergeht. Die Methode kann auch in der Weise modifiziert werden, daß 1, 3-Dimethylanisalhydantoin zunächst mit Zinn und Salzsäure zu 1, 3-Dimethylanisylhydantoin reduziert wird. Letzteres wird durch Barytwasser zur α-Methylamino-β-p-methoxyphenylpropionsäure verseift. Diese Säure geht beim Erhitzen mit Bromwasserstoffsäure in Methyltyrosin über[4]).

---

[1]) Treat B. Johnson u. Charles A. Brautlecht, Journ. of biol. Chemistry **12**, 175, 196 [1912]; Chem. Centralbl. **1912**, II, 1206.
[2]) H. Blau, Zeitschr. f. physiol. Chemie **58**, 153 [1908].
[3]) H. Blau, Zeitschr. f. physiol. Chemie **58**, 153—155 [1908].
[4]) Treat B. Johnson u. Ben H. Nicolet, Amer. Chem. Journ. **47**, 459—475 [1912]; Chem. Centralbl. **1912**, II, 498.

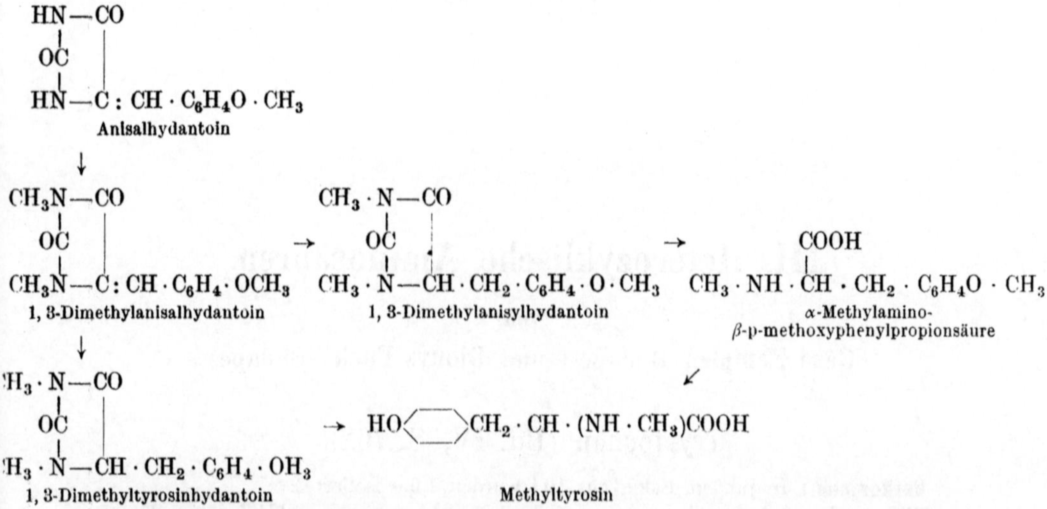

Physikalische und chemische Eigenschaften. Surinamin: Seidenglänzende, farblose Nadeln. Zersetzt sich bei 233°, schmilzt vollständig bei 246°. Das bei der Trockendestillation bei 230—250° erhaltene ölige Sublimat erstarrt krystallinisch. In Wasser gelöst, mit Platinchlorid gefällt, gibt es ein bei 205° schmelzendes, in gelben Nadeln krystallisierendes **Platinsalz** (Platingehalt 27,30 und 27,69%). Bei der Kalischmelze wurde ein Körper gewonnen, dessen Eigenschaften mit denen der p-Oxybenzoesäure übereinstimmen[1]). — Methyltyrosin: Zersetzt sich, je nach der Schnelligkeit des Erhitzens, zwischen 265 und 320°. Gibt intensive Millonsche Reaktion und auch Pirias-Tyrosinreaktion[2]).

Derivate: 1-Methyltyrosinhydantoin. 1-Methyl-4-p-hydroxybenzylhydantoin[2]) $C_{11}H_{12}O_3N_2$.

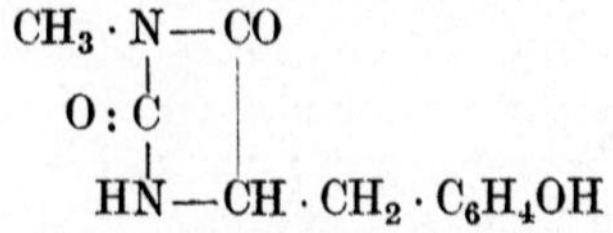

Kurze, farblose Prismen aus Alkohol. Schmelzp. 200°. Leicht löslich in Wasser.

[1]) H. Blau, Zeitschr. f. physiol. Chemie **58**, 153—155 [1908].
[2]) Treat B. Johnson u. Ben H. Nicolet, Amer. Chem. Journ. **47**, 459—475 [1912]; Chem. Centralbl. **1912**, II, 498.

III. Heterozyklische Aminosäuren.

Von

Géza Zemplén-Budapest und **Dionys Fuchs**-Budapest.

Tryptophan (Bd. IV, S. 702).

Vorkommen: In jungem Saké; aus 10 l wurden 1,0 g isoliert[1]).

Bildung: Durch Aspergillus oryzae, verschiedene Schimmelpilze und Hefen, in gedämpftem Reis (Saké)[2]).

Bei der Hydrolyse der Proteine:

Albumin aus Blut[3])	0,95%
Albumin aus Milch[3])	0,91%
Blutfibrin[3])	1,05%
Casein[3])	0,51%
Caseoglutin[3])	0,08%
Conglutin aus gelben Lupinen[3])	0,06%
Edestin aus Ölsamen[3])	0,58%
Elastin[3])	0,22%
Globulin aus Kürbiskernen[3])	0,61%
Glutencasein aus Weizenkleber[3])	0,07%
Hühnereiweiß[3])	0,52%
Keratin[3])	0,03%
Legumin aus Erbsen[3])	0,33%
Pflanzenfibrin[3])	0,04%
Wittepepton[3])	1,25%
Pflanzenleim[3])	0,42%
Tyreoalbumin[3])	0,05%
Vitellin aus Kürbis[3])	0,30%
Brot (weiß, Trockensubstanz 69,9%)[3])	0,03%
Milch (spez. Gewicht 1,031)[3])	0,02%
Keratin (verhornte Ochsenhaut)	0,3 %
Casein	0,65%
Edestin	0,378%
Lactalbumin[4])	3,068%
Bence-Jonesscher Eiweißkörper[5])	0,82%

In der grauen und weißen Substanz des Gehirns[6]). In den Leitungsbahnen des Rückenmarks und in den peripheren Nerven des Rindes[7]). In Spuren bei der Hydrolyse von Diphteriebacillen[8]).

---

[1]) Teizò Takahashi, Journ. of the Coll. agric. Tokyo **5**, 95 [1913].
[2]) Hirosaburò Ito, Journ. of the Coll. agric. Tokyo **5**, 125 [1913].
[3]) E. Herzfeld, Biochem. Zeitschr. **56**, 258 [1913].
[4]) Hugo Fasal, Biochem. Zeitschr. **44**, 392—401 [1912]; Chem. Centralbl. **1912**, II, 1735.
[5]) F. Gowland Hopkins u. Horace Savory, Journ. of Physiol. **42**, 189—250 [1911].
[6]) Emil Abderhalden u. Arthur Weil, Zeitschr. f. physiol. Chemie **83**, 425 [1913].
[7]) Emil Abderhalden u. Arthur Weil, Zeitschr. f. physiol. Chemie **81**, 207 [1912].
[8]) Sakae Tamura, Zeitschr. f. physiol. Chemie **89**, 289 [1914].

Bestimmung: Nach E. Herzfeld[1]). Die Methode beruht auf der Beobachtung von Herzfeld, daß die rote Farbe, welche durch Zusammenbringen von Tryptophan mit p-Dimethylamidobenzaldehyd und konz. Salzsäure entsteht, nach mehreren Stunden in eine konstante Blaufärbung übergeht. Skatol gibt dieselbe Färbung; nur ist dieser Farbstoff in Chloroform leicht löslich, der Tryptophanfarbstoff dagegen unlöslich. Tryptophan gibt schon in einer Verdünnung von 1 : 1 000 000 deutliche blaue Färbung. Diese Reaktion wurde nun zunächst zu einer colorimetrischen Bestimmungsmethode des Tryptophans benutzt. Als Vergleichslösung dient eine ammoniakalische Cu-Lösung. 1 g geglühtes $CuSO_4$ in 100 ccm Wasser gelöst, davon genau 1 ccm abgemessen, mit etwa 20 ccm NH_3 versetzt und mit Wasser auf 100 ccm aufgefüllt, gibt eine blaue Lösung, die der Färbung von 0,0001 g Tryptophan mit salzsaurem Dimethylaminobenzaldehyd gleichgestellt werden konnte. Für genaue Bestimmung wurde eine spektrophotometrische Methode ausgearbeitet. Der Extinktionskoeffizient der blauen Lösung ist genau proportional der Tryptophanmenge. Der von einer unbekannten Tryptophanlösung erhaltene Extinktionskoeffizient gibt, mit einer empirisch gefundenen Konstante 0,00225 multipliziert, die Menge des Tryptophans. Zur Bestimmung des Tryptophans in Eiweißkörpern verfährt man wie folgt: 1 g des trockenen Eiweißkörpers wird in 500 ccm 0,5 proz. Na_2CO_3-Lösung gelöst, mit 0,5 g Pankreatin versetzt, mit Chloroform unterschichtet und Toluol überschichtet und 24 Stunden im Brutschrank verdaut. 50 ccm der Verdauungsflüssigkeit werden mit 10 ccm p-Dimethylamidobenzaldehydlösung (20 g in 500 ccm konz. HCl + 500 ccm Wasser) und 40 ccm konz. Salzsäure 30 Stunden bei Zimmertemperatur stehen gelassen. Die entstandene blaue Lösung wird durch ein Doppelfilter filtriert und colorimetrisch oder spektrophotometrisch untersucht. Etwa vorhandenes Indol muß vorher durch Destillation entfernt werden.

Die Rotviolettfärbung, die bei Einwirkung von Glyoxylsäure (2 ccm) und konz. Schwefelsäure (6 ccm) auf eine abgewogene Menge trockener Hornsubstanz usw. entsteht, wird colorimetrisch mit der Färbintensität der unter gleichen Bedingungen mit Tryptophanstandardlösung erhaltenen Reaktion verglichen[2]).

Nachweis: Formaldehyd ist ein wesentlicher Faktor für die Adamkiewiczsche Reaktion[3]).

Physiologische Eigenschaften: Wenn man Hefe auf Lösungen von Tryptophan mit Zusatz von Zucker und anorganischen Nährsalzen wachsen läßt, oder wenn man Tryptophan direkt mit viel Zucker und Preßhefe vergärt, so entsteht bis zu 80% der Theorie Tryptophol (β-Indolyläthylalkohol)[4]).

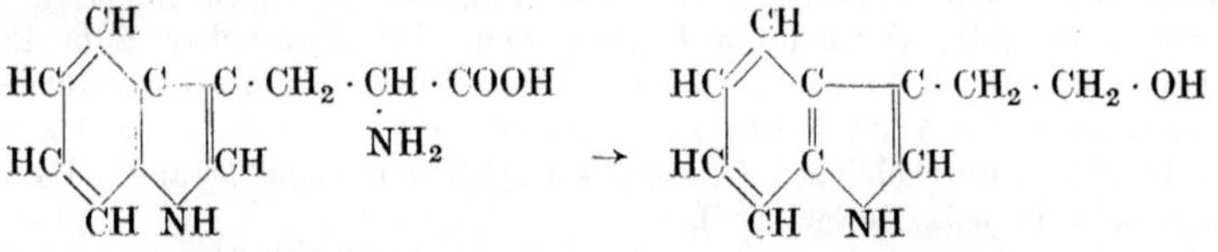

Tryptophan → Tryptophol

Die besten Bedingungen zur Darstellung des Alkohols sind folgende: 5 g Tryptophan werden mit 600 g Zucker (Raffinade) in 6 l Wasser gelöst und in einer großen, mit Gärverschluß versehenen Flasche mit 300 g frischer Preßhefe, Rasse XII, bei Zimmertemperatur vergoren. Nach 3 Tagen ist kein Zucker mehr vorhanden. Die von der Hefe durch Tonfilter klar abgesaugte Lösung ergibt, unter vermindertem Druck verdampft, einen braunen Sirup, der mit Alkohol verrührt wird. Das alkoholische Filtrat wird verdampft, der Rückstand mit 200 ccm Wasser aufgenommen, mit 10 g festem Ätznatron versetzt und auf dem Wasserbade erwärmt. Dabei scheidet sich ein dunkelgefärbtes Öl, das beim Abkühlen bald zu Krystallschuppen erstarrt und leicht in Äther übergeht, ab. Nach erschöpfter Extraktion ergeben die gesammelten Ätherauszüge ein bräunliches, eigentümlich riechendes Öl, das sich beim Reiben in kurzer Zeit in eine eisblumenähnliche Krystallmasse (3,3 g) verwandelt. Das Produkt wird in etwa $^3/_4$ l kochendem Wasser gelöst, mit etwas Kieselgur behandelt und das Filtrat eingeengt. Die beim Abkühlen erhaltenen Krystalle werden in wenig Äther gelöst, mit wenig

---

1) E. Herzfeld, Biochem. Zeitschr. **56**, 258 [1913].

2) Hugo Fasal, Biochem. Zeitschr. **44**, 392—401 [1912]; Chem. Centralbl. **1912**, II, 1735.

3) Annie Homer, Proc. of the Cambridge Philos. Soc. **16**, 405—408 [1912]; Chem. Centralbl. **1912**, I, 1625.

4) Felix Ehrlich, Berichte d. Deutsch. chem. Gesellschaft **45**, 883—889 [1912].

Petroläther zuerst bräunlich gefärbte Verunreinigungen gefällt und dann die abgegossene Flüssigkeit mit viel Petroläther versetzt. Schmelzp. des Tryptophols 59°. Sehr leicht löslich in Äther, Methyl- und Äthylalkohol, Aceton, Chloroform, Essigäther und Eisessig; leicht löslich in kaltem Amylalkohol, Benzol und Toluol und in heißem Schwefelkohlenstoff; schwer löslich in Ligroin und Petroläther und in kaltem Wasser; leichter in heißem Wasser. Tafelförmige, monokline Krystalle[1]).

Das Tryptophol bildet sich bei der Vergärung des Tryptophans durch die meisten Arten und Rassen von Hefen, mag es sich um eine obergärige, untergärige, Wein- oder Kahmhefe handeln. Kahmhefen oder ihnen nahestehende Heferassen, wie Willia anomala, bilden Tryptophol aus Tryptophan selbst dann, wenn ihnen als Kohlenstoffnahrung nur Äthylalkohol statt Zucker geboten wird[1]).

Bei der Einwirkung von Oidium lactis in Gegenwart von Zucker und Nährsalzen wird l-Tryptophan in l-Indolmilchsäure übergeführt[2]):

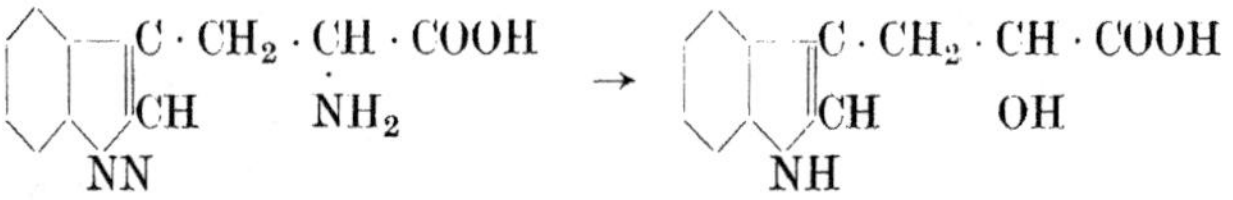

l-Tryptophan l-Indolmilchsäure

Nach den Untersuchungen von Knaffl-Lenz scheint der Tryptophangehalt der Peptone mit der Wirkungsstärke derselben im Zusammenhang zu sein. Tryptophanfreie Peptone sind ungiftig. Die Giftigkeit nimmt mit dem Tryptophangehalt zu[3]).

Bei Versuchen mit Sakéhefe, Milchsäurebacillen und sog. alternder Hefe an „Koje"-Extrakt (gedämpfter Reis mit Aspergillus Oryzae-Kulturen), der eine starke Tryptophanreaktion gab, wurde gefunden, daß Sakéhefe und alternde Hefe Tryptophan sehr schnell assimilieren, Milchsäurebacillen dagegen sehr langsam[4]).

Bacillus aminophilus intestinalis bildet Indoläthylamin[5]). Die aus Gras isolierten Stämme des Bacterium coli geben positive Tryptophanreaktion[6]).

Ein Hund erhielt außer Fett und Zucker ein vollständig abgebautes Casein, dem Tryptophan entzogen worden war. Es gelang nicht, mit diesem Präparate den Gewichtsverlust des Tieres aufzuhalten; der Hund verlor während 10 Tagen 1400 g. Nun wurde der Nahrung Tryptophan zugesetzt. Das Körpergewicht schwankte um das Anfangsgewicht der Periode; ein Gewichtsverlust tritt während 13 Tagen nicht ein. Bei Verfütterung von vollständig abgebautem Fleisch, dem das Tryptophan zum größten Teil entzogen war, blieb das Körpergewicht während 11 Tage ziemlich unverändert. Es war bemerkenswert, daß das Versuchstier am Schlusse dieser Perioden, wo das Tryptophan fehlte, sich trotz des unerheblichen Gewichtsverlustes sehr elend befand. Es schlief fortwährend und scheute jede Bewegung[7]).

Physikalische und chemische Eigenschaften: Gibt mit Triketohydrindenhydrat eine blaue Färbung[8]). Bei Anwesenheit von Eisensalzen tritt bei der Einwirkung von Sonnenlicht auf die wässerige Lösung in kleinen Mengen ein flüchtiges, aldehydähnliches Derivat der Indolreihe auf[9]).

Beim längeren Stehen einer Tryptophanlösung bildet sich ein brauner Farbstoff, welcher sowohl in Säuren wie in Alkali löslich ist, in Wasser ist er unlöslich[10]).

Die Liebermannsche Reaktion geben nur solche Eiweißkörper, die Tryptophan und zugleich eine Hexosegruppe enthalten. Beim Erwärmen derselben mit Salzsäure entsteht

---

[1]) Felix Ehrlich, Berichte d. Deutsch. chem. Gesellschaft **45**, 883—889 [1912].

[2]) Felix Ehrlich u. K. A. Jacobsen, Berichte d. Deutsch. chem. Gesellschaft **44**, 888 bis 897 [1911].

[3]) E. v. Knaffl-Lenz, Archiv f. experim. Pathol. u. Pharmakol. **73**, 292 [1913].

[4]) Hirosaburò Ito, Journ. of the Coll. agric. Tokyo **5**, 125 [1913].

[5]) Albert Berthelot u. D. M. Bertrand, Compt. rend. de l'Acad. des Sc. **154**, 1826—1829 [1912]; Chem. Centralbl. **1912**, II, 857.

[6]) R. Burri u. Paul Andrejew, Centralbl. f. Bakt. u. Parasitenk., I. Abt., **56**, 217—233 [1910].

[7]) Emil Abderhalden, Zeitschr. f. physiol. Chemie **83**, 444 [1913].

[8]) Emil Abderhalden u. Hubert Schmidt, Zeitschr. f. physiol. Chemie **72**, 37 [1911].

[9]) Carl Neuberg, Biochem. Zeitschr. **29**, 284 [1910].

[10]) Emil Abderhalden, Zeitschr. f. physiol. Chemie **78**, 159 [1912].

zunächst aus der Hexosegruppe ω-Oxymethylfurfurol, und dies gibt mit Tryptophan die charakteristische blauviolette Färbung[1]). Das Folin-Denissche[2]) Reagens gibt mit Tryptophan zunächst grünblaue, dann reinblaue Färbung[3]).

Derivate: Tryptophan gibt mit feuchtem Äther, der mittels eines Glasstabes lokal erhitzt wurde, wobei Wasserstoffsuperoxyd und Formaldehyd entstehen, die Verbindung $C_{24}H_{26}O_5N_4 + 2\,H_2O$. Krystallinisch. Schmelzp. 322°. Wenig löslich in Wasser, Alkohol. Verliert bei 110° 2 Mol. Wasser, geht bei 150—200° in die Verbindung $C_{24}H_{24}O_4N_4$ über. Löslich in Natriumcarbonat, woraus sie durch Säuren wieder gefällt wird. Wird durch konz. Säuren und Alkalien zersetzt. Mit Formaldehyd liefert Tryptophan die Verbindung $C_{12}H_{12}O_2N_2 + 2\,H_2O$. Schmelzp. 235—240° unter Zersetzung. Verwandelt sich bei 110° in $C_{12}H_{12}O_2N_2 + H_2O$ und beginnt bei 150° sich zu zersetzen. Geht bei der Hydrolyse in die Verbindung $C_{24}H_{24}O_4N_4$ über[4]).

Aus Glyoxylsäure und Tryptophan in Wasser entsteht die Säure $C_{13}H_{11}O_4N_2$. Krystallinisch. Schmelzp. 322°. Wenig löslich in heißem Wasser, Alkohol; leicht löslich in wässerigen Alkalien, woraus Essigsäure $Na\cdot C_{13}H_{10}O_4N_2 + 4\,H_2O$ abscheidet. Zerfällt bei 205° in Kohlensäure und $C_{24}H_{24}O_4N_4$ [4]).

l-Indolmilchsäure[5])

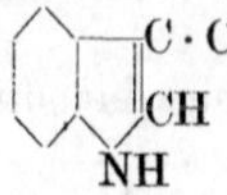

$C\cdot CH_2\cdot CH(OH)\cdot COOH = C_{11}H_{11}O_3N$

2 g l-Tryptophan werden in 1 l Wasser mit 10 g Invertzucker, 1 g K_2HPO_4, 0,1 g Magnesiumsulfat und Spuren NaCl und $FeCl_3$ gelöst und die sterilisierte Lösung mit Oidium lactis geimpft. Nach 4 Wochen wird das Filtrat unter vermindertem Druck eingedampft, der zurückbleibende Sirup mit Alkohol verrührt, das Filtrat verdunstet, der Rückstand in Wasser gelöst, mit Schwefelsäure versetzt und mit Äther erschöpfend extrahiert. Der verdampfte Ätherrückstand erstarrt zu einem Krystallbrei (1,8 g). Die Reinigung geschieht durch Lösen in Äther und Fällen mit Petroläther. Ausbeute 0,85 g. Seidenglänzende, verfilzte Krystallmasse. Schmelzp. 99° zu einer fast farblosen Flüssigkeit. Schon in der Kälte spielend leicht löslich in Methylalkohol, Äthylalkohol, Äther, Aceton, Essigäther; schwerer in Wasser und Chloroform; noch schwerer in Benzol; fast unlöslich in Petroläther, Ligroin und Schwefelkohlenstoff. 0,1032 g in Wasser gelöst. Gesamtgewicht 7,4178 g. $[\alpha]_D^{20} = -5{,}34°$. Gibt mit einer Lösung von Quecksilbersulfat einen gelben Niederschlag und mit Bromwasser sofort eine flockige Fällung. Beim Erwärmen der Säure mit Millonscher Reagens tritt eine braunrote Färbung auf. Dimethylamidobenzaldehyd und konz. Schwefelsäure geben, mit der Lösung der Substanz vermischt, eine blaugrün gefärbte Flüssigkeit. Die farblose, wässerige Lösung der reinen Säure färbt sich schon für sich beim Eindampfen auf dem Wasserbade nach kurzer Zeit rotviolett, wobei sich ein indolähnlicher Geruch bemerkbar macht.

Oxytryptophan (Bd. IV, S. 711).

Physikalische und chemische Eigenschaften: Das Folin-Denissche[2]) Reagens liefert mit Oxytryptophan einen zunächst grünblauen, dann tiefblau werdenden Farbstoff[6]).

---

[1]) W. Alberda van Ekenstein u. J. J. Blanksma, Chemisch Weekblad **8**, 313—315 [1911].

[2]) Folin u. Denis, Journ. of biol. Chemistry **12**, 245 [1912]; Chem. Centralbl. **1912**, II, 1239.

[3]) Emil Abderhalden u. Dionys Fuchs, Zeitschr. f. physiol. Chemie **83**, 468—473 [1913]; Chem. Centralbl. **1913**, I, 1609.

[4]) Annie Homer, Proc. of the Cambridge Philos. Soc. **16**, 405—408 [1912]; Chem. Centralbl. **1912**, I, 1625.

[5]) Felix Ehrlich u. K. A. Jacobsen, Berichte d. Deutsch. chem. Gesellschaft **44**, 888 bis 897 [1911].

[6]) Emil Abderhalden u. Dionys Fuchs, Zeitschr. f. physiol. Chemie **83**, 468—473 [1913].

Histidin (Bd. IV, S. 712).

Vorkommen: Wurde in 17 von 24 untersuchten Bodenproben gefunden[1]). In Spuren im „Miso" (japanisches Nahrungsmittel)[2]). Aus 50 kg frischem Kohl[3]) Spuren. In Topinambur und Schwarzwurzeln[4]). In Sardinien[5]). Im Thyreoglobulin vom Schwein[6]). Aus 4 kg Salzbrei von Bonito[7]) 0,50 g Pikrat. In Spuren im Saké[8]). In den Samen der gewöhnlichen Kiefer (Pinus silvestris L.)[9]).

Bildung: Bei der Hydrolyse der Proteine:

Serumalbumin des Pferdeblutes[10])	2,44%
Serumglobulin I des Pferdeblutes[10])	0,81%
Serumglobulin II des Pferdeblutes[10])	1,28%
Fibrin des Pferdeblutes[10])	2,05%
„Proteid" der Hefe[11])	2,63%
In dem „Cerevisin" der Hefe[11])	2,02%
Eiweiß aus Samen von Pinus Koriaensis Sieb. et Zucc.[12]), wirklich isoliert	0,53%
Eiweiß aus Samen von Pinus Koriaensis Sieb. et Zucc., aus dem Stickstoffgehalt berechnet	2,03%
Protein aus Leinsamen[13])	1,66%
Unter den Spaltungsprodukten der Hydrolyse von Pollachius brandti[14]).	
Bence-Jonesscher Eiweißkörper[15])	0,780%
In dem keratinähnlichen Eiweißstoff der Sporenkapseln von Goussia gadi[16]).	
In der Nestsubstanz der eßbaren indischen Schwalbennester[17])	1,35%
Menschliche Placenta[18])	0,24%
Bei der Hydrolyse von ägyptischen Mumien[19]).	
Bei der Hydrolyse von Kartoffeleiweiß[20])	2,3 %
Bei der Hydrolyse der Ichtuline (Proteine des Fischeies)[21]).	
In der grauen Substanz des Gehirns[22])	0,17%
In der weißen Substanz des Gehirns[22])	0,32%
In den Leitungsbahnen des Rückenmarks vom Rinde	0,05%
In den peripheren Nerven des Rindes[23])	0,13%

[1]) Oswald Schreiner u. Elbert C. Lathrop, Journ. of the Franklin Inst. **172**, 145—151 [1911]; Chem. Centralbl. **1911**, II, 1609.

[2]) Teizò Takahashi u. Gorò Abé, Journ. of the Coll. agric. Tokyo **5**, 193 [1913].

[3]) K. Yoshimura, Zeitschr. f. Unters. d. Nahr.- u. Genußm. **19**, 253—256 [1910].

[4]) E. Schulze u. G. Trier, Zeitschr. f. physiol. Chemie **81**, 53—58 [1912]; Chem. Centralbl. **1913**, I, 310.

[5]) U. Suzuki u. M. Mihata, Journ. of the Coll. agric. Tokyo **5**, 1—24 [1912]; Chem. Centralblatt **1913**, I, 1042.

[6]) Fred C. Koch, Journ. of biol. Chemistry **9**, 121—122 [1911]; Chem. Centralbl. **1911**, I, 1549.

[7]) U. Suzuki, C. Yoneyama u. S. Ōdake, Journ. of the Coll. agric. Tokyo **5**, 33—41 [1912]; Chem. Centralbl. **1913**, I, 1043.

[8]) Teizò Takahashi, Journ. of the Coll. agric. Tokyo **5**, 95 [1913].

[9]) E. Schulze, Landw. Versuchsstationen **55**, 267 [1901].

[10]) Karl Lock u. Karl Thomas, Zeitschr. f. physiol. Chemie **87**, 74 [1913].

[11]) Pierre Thomas u. Sophie Kolodziejska, Compt. rend. de l'Acad. des Sc. **157**, 243 [1913].

[12]) K. Yoshimura, Zeitschr. f. Unters. d. Nahr.- u. Genußm. **19**, 257—260 [1910].

[13]) F. W. Foreman, Proc. of the Cambridge Philos. Soc. **16**, 87—88 [1911]; Chem. Centralbl. **1911**, I, 1218.

[14]) K. Miyake u. T. Tadokoro, Journ. of the Coll. agric. Tokyo **4**, 269 [1912].

[15]) F. Gowland Hopkins u. Horace Savory, Journ. of Physiol. **42**, 189—250 [1911].

[16]) Theodor Panzer, Zeitschr. f. physiol. Chemie **86**, 33 [1913].

[17]) H. Zeller, Zeitschr. f. physiol. Chemie **86**, 85 [1913].

[18]) Arthur H. Koelker u. J. Morris Slemons, Journ. of biol. Chemistry **9**, 471—489 [1911]; Chem. Centralbl. **1911**, II, 974.

[19]) Emil Abderhalden u. Arthur Weil, Zeitschr. f. physiol. Chemie **72**, 22 [1911].

[20]) R. Sjollema u. J. J. Rinkes, Zeitschr. f. physiol. Chemie **76**, 369—384 [1911/12].

[21]) J. König u. J. Großfeld, Biochem. Zeitschr. **54**, 351 [1913].

[22]) Emil Abderhalden u. Arthur Weil, Zeitschr. f. physiol. Chemie **83**, 425 [1913].

[23]) Emil Abderhalden u. Arthur Weil, Zeitschr. f. physiol. Chemie **81**, 207 [1912].

Bei der Hydrolyse von Diphteriebacillen[1]). Bei der Hydrolyse von Azotobacter chroococcum[2]). In den Eiweißkörpern von Mykobacterium lacticola[3]). Im Sperma von Perca flavescens, Stizostedion vitreum[4]).

Bildung von d, l-Histidin: Bei der Hydrolyse des racemischen Caseins und der racemischen Caseose[5]).

Entsteht beim Erhitzen von Histidin mit konz. Salzsäure, 20 proz. Schwefelsäure oder mit Kaliumhydrosulfat auf 240° [6]).

4(5)-Chlormethylglyoxalin

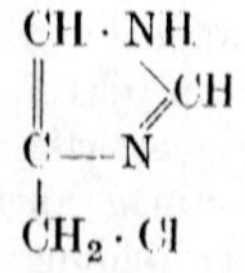

kondensiert sich normalerweise mit Natriumchlormalonester und liefert 4(5)-Glyoxalinmethylchlormalonester:

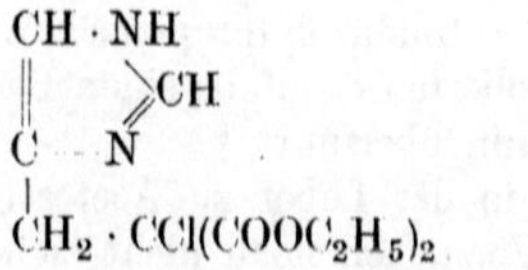

der bei der Hydrolyse d, l-α-Chlor-β-glyoxalin-4(5)-propionsäure

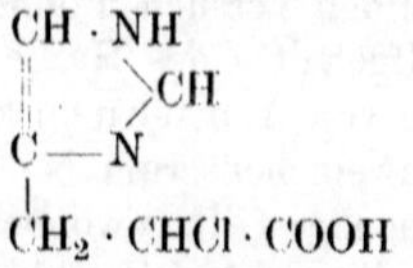

gibt. Diese setzt sich mit Ammoniak zu d, l-Histidin um[7]).

Bildung von d-Histidin[7]): Entsteht bei der Spaltung von d, l-Histidin durch das weinsaure Salz, wobei die d-Verbindung zunächst ausfällt.

Nach Verfütterung von d, l-Histidin an Kaninchen gelang aus dem Harn die Isolierung von reinem d-Histidin[8]).

Bildung von l-Histidin: Durch Spaltung von d, l-Histidin durch das weinsaure Salz, wobei die l-Verbindung in den Mutterlaugen bleibt[9]).

Darstellung von d, l-Histidin: l-Histidinmonochlorhydrat wird in heißem Wasser 5 Stunden mit Baryt bei 5 Atmosphären Druck im Autoklaven erhitzt[10]).

Darstellung von l-Histidin: Beim Kochen des Chlorhydrates mit Bleioxyd, um die Aminosäure freizumachen, wird sie stark racemisiert, dagegen wurden gute Resultate mit Lithiumhydroxyd erhalten[10]). Am besten erhält man die freie Säure aus dem Chlorhydrat in konz. wässeriger Lösung mit Ammoniakgas.

Nachweis: Die störende Eigenschaft des Tyrosins, mit Diazobenzolsulfosäure gleichfalls unter Bildung eines Farbstoffs zu reagieren, wird durch vorherige Behandlung des Eiweißkörpers mit Benzoylchlorid zunichte gemacht, während Benzoylhistidin ebenso wie Dinaphthalinsulfohistidin mit Diazobenzolsulfosäure reagiert. Da die Reaktion zum Nachweis der Histidingruppe im unzersetzten Molekül nicht zu verwenden ist, gestattet sie eine bequeme Unterscheidung des im Protein gebundenen Histidins vom nichtgebundenen. Mit Hilfe dieser

---

[1]) Sakae Tamura, Zeitschr. f. physiol. Chemie **89**, 289 [1914].

[2]) W. L. Omeliansky u. N. O. Sieber, Zeitschr. f. physiol. Chemie **88**, 445 [1913].

[3]) Sakae Tamura, Zeitschr. f. physiol. Chemie **88**, 190 [1913].

[4]) A. Kossel, Zeitschr. f. physiol. Chemie **88**, 163 [1913].

[5]) H. D. Dakin u. H. W. Dudley, Journ. of the biol. Chemistry **15**, 263 [1913].

[6]) Arthur James Ewins u. Frank Lee Pyman, Journ. of the chem. Soc. **99**, 339—344 [1911].

[7]) Frank Lee Pyman, Journ. of the chem. Soc. **99**, 1386—1401 [1911]; Chem. Centralbl. **1911**, II, 762.

[8]) Emil Abderhalden u. Arthur Weil, Zeitschr. f. physiol. Chemie **77**, 435 [1912].

[9]) Frank Lee Pyman, Journ. of the chem. Soc. **99**, 1386—1401 [1911]; Chem. Centralbl. **1911**, II, 762.

[10]) Emil Abderhalden u. Arthur Weil, Zeitschr. f. physiol. Chemie **77**, 435—453 [1912]; Chem. Centralbl. **1912**, I, 2027.

Reaktion ist man imstande, die fermentative Abspaltung des Histidins aus Eiweiß in ähnlicher Weise zu verfolgen, wie dies beim Tryptophan und Tyrosin ausgeführt ist[1]).

Nach K. Inouye[2]) führt man die Paulysche Reaktion mit Diazobenzolsulfosäure — um die störende Wirkung des Tyrosins zu vermeiden — nach Vorbehandlung des Reaktionsgemisches mit Benzoylchlorid aus.

Physiologische Eigenschaften: Nach der von Berthelot[3]) vorgeschlagenen Methode gelang es Albert Berthelot und Bertrand[4]) unter Anwendung eines an Histidin reichen Nährbodens aus menschlichem Darminhalt ein Bacterium zu isolieren, das imstande war, Histidin in β-Imidazolyläthylamin umzuwandeln. Der Bacillus wurde Bacillus aminophilus intestinalis genannt und gehört in die Gruppe des Bac. pneumoniae. Ein anderes aus Faeces isoliertes Bacterium besitzt ebensolche Eigenschaften[4]).

Bacillus aminophilus intestinalis vermag auch in schwach saurer Flüssigkeit (entsprechend 3‰ Milchsäure) Histidin unter Bildung von Imidazolyläthylamin zu zerlegen[5]).

Gibt man dem Bacillus aminophilus als einzige Nahrungsquelle Histidin und Salze, welche absolut frei von Nitraten sind, so wird kein β-Imidazolyläthylamin gebildet; hingegen gelang dann der Nachweis von β-Imidazolylpropionsäure[6]).

Mellanby und Twort isolierten ebenfalls einen Bacillus aus dem Darminhalt, welcher Histidin in β-Imidazolyläthylamin überführt[7]).

Es scheint, daß Histidin in der Leber zu Acetessigsäure abgebaut wird, doch lassen sich sichere Schlüsse aus den Versuchen noch nicht ziehen[8]).

Fütterungsversuche mit großen Mengen Histidin an Hund, mit und ohne Rohrzucker oder Brenztraubensäure, ergaben bei den Versuchen ohne Zugabe von Rohrzucker eine erhebliche Steigerung des Aminostickstoffgehaltes des Harnes[9]).

Im Gegensatz zu den Angaben von Aronson[10]) konnte aus Histidinchlorhydrat durch Einwirkung von normalem Meerschweinchenserum bei 37° kein für Meerschweinchen akut tödliches oder auch nur krankmachendes Gift gewonnen werden[11]).

Versuche, durch Spaltung mit Hefe das d-Histidin zu gewinnen, führten nur zu einem Gemisch von d-Histidin und Racemkörper. Nach Verfütterung von d, l-Histidin an Kaninchen gelang es, aus dem Harn derselben reines d-Histidin zu isolieren[12]).

Physikalische und chemische Eigenschaften von l-Histidin: Gibt mit Triketohydrindenhydrat eine blaue Färbung; nach einiger Zeit wird die Lösung burgunderrot[13]). Empfindlichkeit 1 : 79 000[14]). Histidin gibt in wässeriger Lösung mit Farbsäure schwer oder unlösliche, teils krystallinische Verbindungen[15]). Bei direkter Methylierung des Histidins wird auch der Stickstoff des Imidazolrings methyliert; es entstehen Tetra- und Pentamethylhistidin. Letzteres entsteht nach besonderer Methode in guter Ausbeute. Die freie Base ist wenig beständig, wohl aber das Chlorid[16]).

---

[1]) K. Inouye, Zeitschr. f. physiol. Chemie **83**, 79—82 [1913]; Chem. Centralbl. **1913**, I, 1139.

[2]) K. Inouye, Zeitschr. f. physiol. Chemie **83**, 79 [1913].

[3]) Albert Berthelot, Compt. rend. de l'Acad. des Sc. **153**, 306 [1911]; Chem. Centralbl. **1911**, II, 778.

[4]) Albert Berthelot u. D. M. Bertrand, Compt. rend. de l'Acad. des Sc. **154**, 1643—1645 [1912]; Chem. Centralbl. **1912**, II, 857.

[5]) Albert Berthelot u. D. M. Bertrand, Compt. rend. de l'Acad. des Sc. **156**, 1027—1030 [1913]; Chem. Centralbl. **1913**, I, 1832.

[6]) Albert Berthelot u. D. M. Bertrand, Compt. rend. de l'Acad. des Sc. **154**, 1826—1829 [1912]; Chem. Centralbl. **1912**, II, 857.

[7]) Edmund Mellanby u. F. W. Twort, Journ. of Physiol. **45**, 53—60 [1912]; Chem. Centralbl. **1912**, II, 1672.

[8]) H. D. Dakin u. A. J. Wakeman, Journ. of the biol. Chemistry **10**, 499—502 [1912]; Chem. Centralbl. **1912**, I, 742.

[9]) Emil Abderhalden, Alberto Furno, Erich Goebel u. Paul Strübel, Zeitschr. f. physiol. Chemie **74**, 481—504 [1911].

[10]) Aronson, Berliner klin. Wochenschr. **49**, Nr. 5, 6, 14; Chem. Centralbl. **1912**, II, 41, 42.

[11]) E. Friedberger u. Hans Langer, Zeitschr. f. Immunitätsforschung u. experim. Ther., I. Teil, **15**, 528—534 [1912]; Chem. Centralbl. **1913**, I, 442.

[12]) Emil Abderhalden u. Arthur Weil, Zeitschr. f. physiol. Chemie **77**, 435 [1912].

[13]) Emil Abderhalden u. Hubert Schmidt, Zeitschr. f. physiol. Chemie **72**, 37 [1911].

[14]) Emil Abderhalden u. Hubert Schmidt, Zeitschr. f. physiol. Chemie **85**, 143 [1913].

[15]) W. Suida, Zeitschr. f. physiol. Chemie **68**, 387 [1910].

[16]) R. Engeland u. Fr. Kutscher, Centralbl. f. Physiol. **26**, 569—570 [1912]; Chem. Centralbl. **1912**, II, 28.

Beim Erhitzen mit konz. Salzsäure, 20proz. Schwefelsäure oder mit Kaliumhydrosulfat auf 265—270° entstehen 25% 4(5)-β-Aminoäthylglyoxalin [1]). Synthetisches Produkt: Monokline, sechseckige Tafeln aus Wasser. Zersetzt sich bei 287—288° (korr.). $[\alpha]_D = -38,1°$ (0,3447 g in 15 ccm Wasser bei 26°) [2]). $[\alpha]_D^{20} = -39,44°$ (0,2928 g in 8,3620 g wässeriger Lösung). Färbt sich bei etwa 255° braun; zersetzt sich bei 279° (285° korr.). Aus dem Chlorhydrat mit Ammoniakgas dargestellt. $[\alpha]_D^{20} = -39,65°$ (0,2161 g in 9,8168 g wässeriger Lösung [3]).

Viereckige Prismen mit quadratischen Grundflächen aus siedendem Wasser. Färbt sich bei raschem Erhitzen zwischen 255—260°. Zersetzt sich gegen 279—280° (285—286° korr.). Schmeckt schwach süßlich. Wenig löslich in kaltem Wasser, in siedendem etwa 1 : 20; unlöslich in Alkohol, Äther, Aceton, Chloroform. Gibt mit Bromwasser beim Erwärmen Rotviolettfärbung, die in Schwarz übergeht [3]).

Physikalische und chemische Eigenschaften von d, l-Histidin: [2]) [3]) Vierseitige Tafeln aus Wasser. Zersetzt sich bei 283° (korr.). Leicht löslich in heißem Wasser, fast unlöslich in abs. Alkohol und in anderen organischen Flüssigkeiten.

Physikalische und chemische Eigenschaften von d-Histidin: [2]) [3]) Farblose, monokline, sechsseitige Tafeln aus Wasser. Zersetzt sich bei 287—288° (korr.). Wenig löslich in kaltem Wasser, leicht löslich in heißem Wasser. Fast unlöslich in organischen Lösungsmitteln. $[\alpha]_D^{23°} = +39,3°$ (0,401 g in 15 ccm Wasser).

Tafeln von der Gestalt eines Rechtecks, an das auf der einen Schmalseite ein gleichseitiges, auf der anderen ein ungleichseitiges Dreieck angesetzt ist. Färbt sich beim raschen Erhitzen gegen 250° braun bis schwarz; zersetzt sich unter Aufschäumen bei 281° (287° korr.). Wenig löslich in kaltem Wasser; in heißem etwa 1 : 10; unlöslich in Alkohol, Äther, Chloroform, Aceton. Schmeckt süß, etwa wie Rohrzucker. Gibt mit Bromwasser die bekannte Reaktion. $[\alpha]_D^{20} = +40,15°$ ($\pm$0,88°; 0,2310 g in 10,2865 g wässeriger Lösung) [4]).

Derivate von d, l-Histidin: Formyl-d, l-histidin [4]) $C_7H_9O_3N_3$. Aus d, l-Histidin mit wasserfreier Ameisensäure bei Wasserbadtemperatur. Doppelpyramiden, Oktaeder aus verdünntem Alkohol. Sintert bei 195°, schäumt bei 203—204° (korr. 207—208°) auf. Wenig löslich in kaltem Wasser, leicht löslich in warmem Wasser, wenig löslich in abs. Alkohol, Pyridin, leichter löslich in 50proz. Alkohol, fast unlöslich in Äther, Aceton, Chloroform. Schmeckt bitter-sauer. Zersetzt sich in wässeriger Lösung beim Einengen unter vermindertem Druck schon bei 40°.

Hydrochlorid [2]) $C_6H_9O_2N_3 \cdot HCl$. Nadeln mit 2 Mol. Wasser aus Wasser. Schmelzp. 117—119° (korr.), nach dem Sintern bei 112°. Verliert bei 100° etwa 1½ Mol. Wasser. Leicht löslich in Wasser, wenig löslich in Alkohol. Krystalle.

Dihydrochlorid [2]) $C_6H_9O_2N_3 \cdot 2\,HCl$. Krystallpulver. Zersetzt sich bei 235—236° (korr.), nach dem Sintern bei 230°.

Histidinsesquihydrochlorid [1]) $(C_6H_9O_2N_3)_2\ 3\,HCl + H_2O$. Nadeln aus verdünntem Alkohol. Schmelzp. 168—170° (korr.).

Pikrat. Schmilzt lufttrocken bei 100°, getrocknet unter Zersetzung bei 190° (korr.), nach dem Sintern bei etwa 183°. Schmilzt nicht hinreichend an der Luft getrocknet, nach dem Trocknen bei 100° bei 140—150° und zersetzt sich bei 190°.

d, l-Histidindipikrat $C_{18}H_{15}O_{16}N_9 + 2\,H_2O$. Gelbe Tafeln aus Wasser, zersetzt sich wasserfrei bei 190° (korr.) nach dem Sintern bei 182°. Leicht löslich in Alkohol, wenig löslich in kaltem Wasser.

d, l-Histidinmonopikrat [1]) $C_{12}H_{12}O_9N_6 + H_2O$. Tafeln aus Wasser. Zersetzt sich bei 180—181° (korr.) nach dem Sintern bei etwa 175°.

d, l-α-Oxy-β-glyoxalin-4(5)-propionsäure [2]) $C_6H_8O_3N_2 = C_3H_3N_2 \cdot CH_2 \cdot CH(OH) . COOH$ Aus d, l-α-Chlor-β-glyoxalin-4(5)-propionsäure bei der Einwirkung von Silberoxyd. Prismen mit 1 Mol. Wasser aus Wasser. Schmelzp. 222° (korr.). Wenig löslich in kaltem Wasser, Alkohol, leicht löslich in heißem Wasser.

---

[1]) Arthur James Ewins u. Frank Lee Pyman, Journ. of the chem. Soc. **99**, 339—344 [1911].

[2]) Frank Lee Pyman, Journ. of the chem. Soc. **99**, 1386—1401 [1911].

[3]) Emil Abderhalden u. Arthur Weil, Zeitschr. f. physiol. Chemie **77**, 435 [1912].

[4]) Emil Abderhalden u. Arthur Weil, Zeitschr. f. physiol. Chemie **77**, 435—453 [1912]; Chem. Centralbl. **1912**, I, 2028.

Derivate von l-Histidin: l-Histidinpikrat[1]) $C_{18}H_{15}O_{16}N_9 + 2\,H_2O$. Blättchen aus Wasser. Schmelzp. 86° (korr.), nach dem Sintern bei etwa 80°.

l-Histidinphosphorwolframat $(C_6H_9N_3O_2)_3 \cdot 2\,H_3PO_4 + 24\,WO_3$. Löslichkeit in Acetonwasser (4 Vol. Aceton + 3 Vol. Wasser) nach $^1/_4$stündigem Schütteln 160%[2]).

Ferrosalz des Histidins $(C_6H_8O_2N_3)_2Fe$[3]). Bildung durch Kochen des Histidins mit Eisenstaub unter Luftabschluß. Schwach gelblich gefärbtes Salz. Unlöslich in organischen Flüssigkeiten, leicht löslich in Wasser.

Formyl-l-histidin.[4]) Zersetzt sich bei 198° (korr. 202°); $[\alpha]_D^{20} = +56,73°$ ($\pm$0,91°; 0,2019 g in 9,3086 g wässeriger Lösung).

Saures d-weinsaures-l-Histidin[4]) $C_6H_9O_2N_3 \cdot C_4H_6O_6$. Aus l-Histidin in siedendem Wasser mit d-Weinsäure. Dreieckige Blättchen aus verdünntem Alkohol. Erreicht gegen 175° (korr. 178°). Zersetzt sich gegen 182°, bei langsamem Erhitzen Erweichung bei etwa 155°. Schmelzp. 169—171°. Zersetzung unter Aufschäumen gegen 180° (unkorr.). Leicht löslich in kaltem und heißem Wasser, warmem, verdünntem Alkohol (bis etwa 80%); fast unlöslich in abs. Alkohol, Chloroform; unlöslich in Äther, Aceton, Methylalkohol. Schmeckt schwach sauer mit fadem Nachgeschmack. Reagiert gegen Lackmus stark sauer. Gibt mit Bromwasser die Histidinreaktion. $[\alpha]_D^{20} = +15,70°$ ($\pm$1,04; in wässeriger Lösung, $c = 1,9107$). Kann aus den Mutterlaugen der d-Verbindung nach der Spaltung der d, l-Verbindung isoliert werden. $[\alpha]_D^{20}$ in wässeriger Lösung = +13,65° ($\pm$0,36°; $c = 5,4934$); +15,29 · ($\pm$0,61°; $c = 3,2705$); +15,89° ($\pm$1,00°; $c = 1,0075$).

Saures l-Histidin-l-tartrat[5]) $C_6H_9O_2N_3 \cdot C_4H_6O_6$. Aus der Mutterlauge der d-Verbindung. Prismen aus Wasser. Zersetzt sich bei 234° (korr.). Wenig löslich in kaltem Wasser. $[\alpha]_D^{22°} = -12,1°$ (0,6792 g in 15 ccm Wasser).

l-Histidinchlorhydrat.[4]) $[\alpha]_D^{20}$ auf wasserfreie Substanz berechnet = +1,05° ($\pm$0,26°; $c = 7,6048$); +1,18° ($\pm$0,26°; $c = 7,6194$); +2,27° ($\pm$0,57°; $c = 3,5235$); +4,00° ($\pm$0,57°; $c = 3,4971$).

2, 4-Dinitrophenyl-l-histidin.[6]) Histidin liefert nebeneinander zwei Reaktionsprodukte mit 1-Chlor-2, 4-dinitrobenzol. Wird 1 Mol. Histidinchlorhydrat mit 4 Mol. Natriumbicarbonat und 2 Mol. Dinitrochlorbenzol in 100 ccm Alkohol 4 Stunden gekocht, der Alkohol verdampft, der Rückstand in etwa 500 ccm Wasser gelöst und heiß mit verdünnter Salzsäure gefällt, so entsteht ein Niederschlag, der aus Eisessig mit Wasserzusatz umkrystallisiert das **Biderivat** $C_{18}H_{13}O_{10}N_7$, Mol.-Gewicht 487,17, liefert. Grünlichgelbe Krystalle, die sich im Capillarrohr bei 250° zersetzen. — Das Filtrat scheidet nach längerem Stehen das **Monoderivat** $C_{12}H_{11}O_6N_5$, Mol.-Gewicht 221,14, aus. Prachtvolle rote Nadeln, welche schon an der Luft, noch schneller beim Trocknen im Vakuum gelb werden. In heißem Wasser ziemlich löslich, und läßt sich daraus umkrystallisieren. Nach 8stündigem Erhitzen des Reaktionsproduktes mit Alkohol erhält man nur das Biderivat.

Derivate von d-Histidin:[7]) **Saures d-weinsaures-d-Histidin** $C_6H_9O_2N_3 \cdot C_4H_6O_6$. Aus d, l-Histidin in siedendem Wasser mit d-Weinsäure. Ungleichseitige, sechseckige Tafeln von Wetzsteinform, aus Wasser. Erweicht gegen 225° (korr. 229°), bei langsamem Erhitzen Schmelzp. gegen 221—222°. Zersetzt sich unter Aufschäumen gegen 230° (korr. 235°). Wenig löslich in kaltem Wasser, leicht löslich in siedendem und verdünntem Alkohol, unlöslich in Äther, Aceton, Chloroform. Schmeckt säuerlich-süß. $[\alpha]_D^{20}$ in wässeriger Lösung = +11,95° ($\pm$0,73°; $c = 3,1788$); +12,01° ($\pm$0,80°; $c = 2,4986$); +15,23° ($\pm$0,90°; $c = 2,2325$). Aus der wässerigen Lösung des sauren d, l-Histidin-d-tartrats krystallisiert die Verbindung aus. Prismen. Zersetzt sich bei 234° (korr.). Löslich in 25—30 Teilen kaltem Wasser, leichter in heißem Wasser. $[\alpha]_D^{28°} = +13,3°$ (0,9220 g in 25 ccm Wasser)[5]).

---

[1]) Arthur James Ewins u. Frank Lee Pyman, Journ. of the chem. Soc. **99**, 339—344 [1911].

[2]) E. Wechsler, Zeitschr. f. physiol. Chemie **73**, 141 [1911].

[3]) F. Hoffmann-La Roche & Co., D. R. P. Kl. 12q, Nr. 266 522 [1913].

[4]) Emil Abderhalden u. Arthur Weil, Zeitschr. f. physiol. Chemie **77**, 435—453 [1912]; Chem. Centralbl. **1912**, I, 2028.

[5]) Frank Lee Pyman, Journ. of the chem. Soc. **99**, 1386—1401 [1911].

[6]) Emil Abderhalden u. Paul Blumberg, Zeitschr. f. physiol. Chemie **65**, 321 [1910].

[7]) Emil Abderhalden u. Arthur Weil, Zeitschr. f. physiol. Chemie **77**, 435—453 [1912]; Chem. Centralbl. **1912**, I, 2027.

Trimethylhistidin.

Vorkommen: Im alkoholischen Extrakt der lufttrockenen Steinpilze[1])[2]). Trimethylhistidin aus dem Ergothionein des Mutterkorns ist identisch mit dem von Reuter aus Boletus edulis isolierten und mit dem von Kutscher beschriebenen[3]).

Darstellung: 2 g Histidinmonochlorhydrat werden in konz. Salzsäure aufgeschwemmt und langsam mit 3 g Silbernitrit versetzt. Nach Entfernung der überschüssigen salpetrigen Säure und des Chlorsilbers wird die Flüssigkeit zum Sirup eingeengt, dieser mit Alkohol aufgenommen und mit überschüssiger alkoholischer Trimethylaminlösung versetzt und 8 Stunden auf 80° erwärmt. Nach Entfernung des Alkohols wird mit Phosphorwolframsäure gefällt, aus dem Niederschlag die freien Basen dargestellt, diese in die Chloride übergeführt, mit Alkohol aufgenommen und mit alkoholischer Platinchloridlösung gefällt. Das Platinsalz wird in das Goldsalz $C_9H_{17}N_3O_2Au_2Cl_8$ übergeführt. Schmelzp. 183° unter Zersetzung[4]).

Physikalische und chemische Eigenschaften: $[\alpha]_D$ für das Dichlorid bei Gegenwart von 6 Mol. freier HCl $= +30{,}0°$. $[\alpha]_D$ für die freie Base bei Gegenwart von 8 Mol. freier HCl $= +41{,}1°$. $[\alpha]_D = +46{,}5°$ [3]).

Derivate: Histidinbetainmonopikrat. Feine, weiche Nädelchen mit 1 Mol. Krystallwasser, das bei 105° entweicht. Schmelzp. 201°.

Histidinbetaindipikrat $C_9H_{15}O_2N_3(C_6H_3O_7N_3)_2 + 2\,H_2O$. Flache, dünne Prismen mit 2 Mol. Krystallwasser, die bei 105° unter Verwitterung abgegeben werden. Schmelzp. 212—213° (nach vorhergehender Bräunung). Schmilzt wasserfrei bei 212—214°, wasserhaltig bei 123—124°, verliert im Vakuum über H_2SO_4 nur schwer sein Krystallwasser. Längliche, rechtwinklige Platten aus Wasser[3]).

Pentamethylhistidin.[5]) 2 g Histidinmonochlorid werden in 10 ccm Wasser gelöst, der Flüssigkeit überschüssiges Bariumcarbonat und einige Tropfen Barytwasser und 2 g Dimethylsulfat zugefügt und 10 Minuten auf 37° erwärmt. Dies wird wiederholt, bis die Flüssigkeit keine Diazoreaktion mehr gibt (nach Zugabe von 16 g Dimethylsulfat). Man filtriert, säuert mit konzentrierter Salzsäure an und dampft am Wasserbade ein, unter Zugabe von überschüssigem Bariumchlorid. Den Rückstand nimmt man mit abs. Alkohol auf, filtriert und fällt mit alkoholischer Platinchloridlösung. Die Fällung wird mit Schwefelwasserstoff zerlegt, das Filtrat mit 20 proz. wässeriger Goldchloridlösung gefällt, die Fällung aus verdünnter Salzsäure umkrystallisiert. Dabei erhält man das **Goldsalz** $C_{11}H_{21}N_3H_2 \cdot Au_2Cl_8$. Glänzende Nadeln. Schmilzt unter Aufschäumen und Schwarzwerden. Das Chlorid krystallisiert nicht. Leicht löslich in Alkohol und Wasser; gibt keine Diazoreaktion. Die freie Base ist außerordentlich leicht zersetzlich. Beim Eindampfen hinterbleibt eine in langen Nadeln krystallisierende Masse, die wenig löslich in kaltem Alkohol ist. Aus dem Filtrat des Pentamethylhistidinaurats krystallisiert ein zweites Aurat, dessen Zusammensetzung zu einem Tetramethylhistidinaurat stimmt: $C_{10}H_{19}N_3O_2 \cdot Au_2Cl_8$.

Prolin (Bd. IV, S. 722).

Vorkommen: In dem wässerigen Extrakt ägyptischer Mumien[6]). Aus 4 kg Salzbrei von Bonito[7]) 1,03 g Kupfersalz. Im Saké; aus 10 l wurden 0,1 g isoliert[8]). Im Cortinellus shiitake P. Henn[9]). Im „Miso“ (japanisches Nahrungsmittel)[10]) 0,3‰.

---

1) E. Winterstein u. Camille Reuter, Centralbl. f. Bakt. u. Parasitenk., II. Abt., **34**, 566—572 [1912]; Chem. Centralbl. **1912**, II, 936.

2) Camille Reuter, Zeitschr. f. physiol. Chemie **78**, 167 [1912].

3) George Barger u. A. J. Ewins, Biochem. Journ. **7**, 204 [1913].

4) R. Engeland u. Fr. Kutscher, Centralbl. f. Physiol. **26**, 569—570 [1912]; Chem. Centralbl. **1912**, II, 28.

5) R. Engeland u. Fr. Kutscher, Zeitschr. f. Biol. **59**, 415—419 [1912]; Chem. Centralbl. **1913**, I, 712.

6) Emil Abderhalden u. Arthur Weil, Zeitschr. f. physiol. Chemie **72**, 20 [1911].

7) U. Suzuki, C. Yoneyama u. S. Odake, Journ. of the Coll. agric. Tokyo **5**, 33—41 [1912]; Chem. Centralbl. **1913**, I, 1043.

8) Teizò Takahashi, Journ. of the Coll. agric. Tokyo **5**, 95 [1913].

9) K. Yoshimura u. M. Kanai, Zeitschr. f. physiol. Chemie **86**, 178 [1913].

10) Teizò Takahashi u. Gorò Abé, Journ. of the Coll. agric. Tokyo **5**, 193 [1913].

Bildung: Bei der Hydrolyse von ägyptischen Mumien[1]). Bei der Hydrolyse der Anapheseide[2]).

Bei der Hydrolyse eines krystallisierten Eiweißkörpers aus dem Milchsafte von Antiaris toxicaria[3])	4,56%
Bei der Hydrolyse von Kartoffeleiweiß[4])	3,0 %
Bei der Hydrolyse des racemisierten Caseins und der racemisierten Caseose[5]).	
Gespinst von Oeceticus platensis (Berg)[6])	3,2 %
Barten des Nordwales[7])	2,60%
Kokons der italienischen Seidenraupe[8])	0,8 %
Kokons der japanischen Seidenraupe[9])	0,7 %
Leim der indischen Tussahseide[10])	3,0 %
Boletuseiweiß[11])	2,0 %
Protein aus Leinsamen[12])	2,85%
Menschliche Placenta[13])	1,73%
Bence-Jonesscher Eiweißkörper[14])	2,71%
Weizengliadin[15])	13,22%
Keratin der Schuppen von Manis japonica[16])	3,50%

In den Kokons des Ailanthusspinners. In der Tailungseide[17]).

In den Leitungsbahnen des Rückenmarks vom Rinde	0,08%
In den peripheren Nerven des Rindes[18])	0,15%
In der grauen Substanz des Gehirns[19])	0,23%
In der weißen Substanz des Gehirns[19])	0,15%

Bei der Hydrolyse von Thynnin und Percin[20]). Bei der Hydrolyse von Diphtheriebacillen[21]). In den Eiweißkörpern von Mykobacterium lacticola[22]).

In dem Trockenrückstand vom Darmchymus des mit Gliadin gefütterten Hundes war nach der langen (8—9 Monate) Verdauung bei 37° der Gehalt an freiem Prolin annähernd von der gleichen Größenordnung, wie ihn Abderhalden und Samuely[23]) in dem Gliadin (aus Weizenmehl) nach der völligen Hydrolyse mit Säuren festgestellt haben. Es wurde erhalten 1,55% aktives Prolin in dem Verdauungspräparat[24]). Man darf demnach annehmen, daß bei der lang anhaltenden Verdauung des Gliadins das Prolin vollständig oder zum allergrößten

---

[1]) Emil Abderhalden u. Arthur Weil, Zeitschr. f. physiol. Chemie **72**, 21 [1911].
[2]) Emil Abderhalden, Zeitschr. f. physiol. Chemie **74**, 427 [1911].
[3]) Y. Kotake u. F. Knoop, Zeitschr. f. physiol. Chemie **75**, 488—498 [1911].
[4]) B. Sjollema u. J. J. Rinkes, Zeitschr. f. physiol. Chemie **76**, 369—384 [1911/12].
[5]) H. D. Dakin u. H. W. Dudley, Journ. of the biol. Chemistry **15**, 263 [1913].
[6]) Emil Abderhalden u. Bernhard Landau, Zeitschr. f. physiol. Chemie **71**, 443—445 [1910].
[7]) Emil Abderhalden u. Bernhard Landau, Zeitschr. f. physiol. Chemie **71**, 455—465 [1910].
[8]) George Roose, Zeitschr. f. physiol. Chemie **68**, 273 [1910].
[9]) Akikazu Suwa, Zeitschr. f. physiol. Chemie **68**, 275 [1910].
[10]) Friedrich Wilhelm Strauch, Zeitschr. f. physiol. Chemie **71**, 365 [1910].
[11]) Camille Reuter, Zeitschr. f. physiol. Chemie **78**, 167—245 [1912].
[12]) F. W. Foreman, Proc. of the Cambridge philos. Soc. **16**, 87—88 [1911]; Chem. Centralbl. **1911**, I, 1218.
[13]) Arthur H. Koelker u. J. Morris Slemons, Journ. of biol. Chemistry **9**, 471—489 [1911]; Chem. Centralbl. **1911**, II, 974.
[14]) F. Gowland Hopkins u. Horace Savory, Journ. of Physiol. **42**, 189—250 [1911].
[15]) Thomas B. Osborne u. H. H. Guest, Journ. of biol. Chemistry **9**, 425—438 [1911]; Chem. Centralbl. **1911**, II, 969.
[16]) Hans Buchtala, Zeitschr. f. physiol. Chemie **85**, 241 [1913].
[17]) Emil Abderhalden u. K. Inouye, Zeitschr. f. physiol. Chemie **80**, 198 [1912].
[18]) Emil Abderhalden u. Artur Weil, Zeitschr. f. physiol. Chemie **81**, 207 [1912].
[19]) Emil Abderhalden u. Artur Weil, Zeitschr. f. physiol. Chemie **83**, 425 [1913].
[20]) A. Korsel u. F. Edlbacher, Zeitschr. f. physiol. Chemie **88**, 186 [1913].
[21]) Sakae Tamura, Zeitschr. f. physiol. Chemie **89**, 289 [1914].
[22]) Sakae Tamura, Zeitschr. f. physiol. Chemie **88**, 190 [1913].
[23]) Emil Abderhalden u. Samuely, Zeitschr. f. physiol. Chemie **44**, 276 [1905].
[24]) Emil Fischer u. E. S. London, Zeitschr. f. physiol. Chemie **73**, 398 [1911].

Teil in Freiheit gesetzt wurde. Dadurch gewinnt die Ansicht, daß die Aminosäure in den Proteinen präformiert ist, eine neue Stütze.

Abderhalden und Kautsch[1]) ist es gelungen, aus fermentativ abgebauter Gelatine und vom Darminhalt Prolin ohne Anwendung der Estermethode direkt als Hydantoin zur Abscheidung zu bringen.

Entsteht bei der Reduktion des Pyrrolidoncarbonsäureäthylesters mit Natrium und Alkohol. Ausbeute 3,7% der Theorie[2]).

Bestimmung: Man verfügt zurzeit über keine Methode, um Prolin in reinem Zustande quantitativ nachzuweisen. Ausschließlich reines, identifiziertes Prolin ist wohl nur in den seltensten Fällen der Berechnung der Ausbeute zugrunde gelegt worden; sehr oft wurde unzweifelhaft sehr unreines in Alkohol lösliches Material als Prolin in Rechnung gesetzt. Die Angaben über die Mengen, in denen Prolin in den einzelnen Proteinen vorkommt, haben demnach nur relativen Wert. Abderhalden und Kautsch[1]) schlagen vor, die Ausbeuten an Prolin wie folgt anzugeben. Entweder wird das Prolin in den aktiven und racemischen Anteil zerlegt und mitgeteilt, daß x Gramm reines racemisches Prolin erhalten wurden, ferner y Gramm krystallisiertes aktives Prolinkupfer, oder es wird das aktive Prolin als solches gewonnen und analysiert. Man kann es aus der alkoholischen Lösung mit Äther fällen, ferner durch Erhitzen mit Baryt alles Prolin in die Racemform überführen und dann das racemische Prolin reinigen. Endlich kann man die das aktive Prolin enthaltende Masse prüfen, indem man in einem aliquoten Teil ihr Drehungsvermögen, ferner den Stickstoffgehalt und endlich den Aminostickstoff nach van Slyke bestimmt, dann aus allen Daten die Menge des Prolins berechnet, die vorhanden sein könnte, und schließlich das Hydantoin des Prolins darstellt[1]).

Physiologische Eigenschaften: Beim Abbau des Prolins im Organismus soll Bernsteinsäure als Zwischenprodukt auftreten[3]).

Überlebende Hundelebern wurden mit Blut durchströmt, welchem Prolin zugesetzt war; nach 50 Minuten wurde der Gehalt der Durchströmungsflüssigkeit an Acetessigsäure bestimmt und mit dem bei Kontrollversuchen, bei welchem eine Durchströmungsflüssigkeit verwandt worden war, die kein Prolin enthielt, verglichen. Eine Steigerung der Acetessigsäurebildung als Folge des Prolinzusatzes wurde nicht beobachtet. Ebensowenig wurde die Acetessigsäureausscheidung von durch Phlorrhizin diabetisch gemachten Hunden gesteigert, wenn man denselben Prolin injizierte. Dagegen war die von den Hunden ausgeschiedene Zuckermenge unter der Einwirkung der Prolininjektion vermehrt[4]).

Bei der Einwirkung von Bakterien (Fäulnis) entsteht S-Aminovaleriansäure[5])

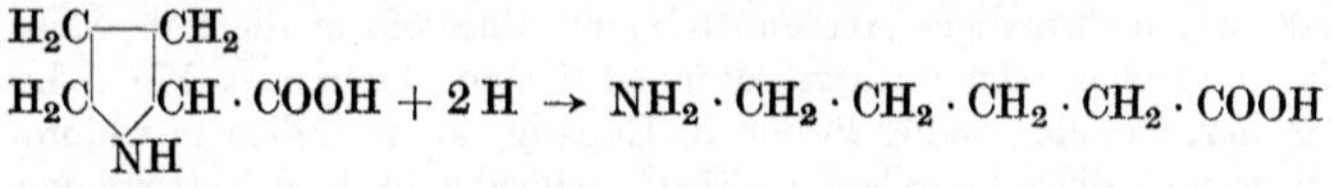

Enthält 1 Mol. Krystallwasser, das schon unter vermindertem Druck über Schwefelsäure entweicht[5]).

Physikalische und chemische Eigenschaften: Gibt mit Triketohydrindenhydrat eine gelbe Färbung[6]).

Derivate von l-Prolin: Nahezu reines l-Prolinkupfer kann man darstellen, wenn man die alkoholische Lösung der nach Chloroformextraktion hinterbleibenden Prolinfraktion des Hydrolysats mit frisch gefälltem trockenem und gepulvertem $Cu(OH)_2$ kocht[7]).

Derivate von d, l-Prolin: d, l-Prolinchloroaurat[5]) $C_5H_9NO_2HAuCl_4$. Bildet pleochroistische, tafelartige oder prismatische Krystalle, ohne Krystallwasser. Langsam erwärmt, entsteht bei 158° eine klare, blasentreibende Schmelze.

---

[1]) Emil Abderhalden u. Karl Kautsch, Zeitschr. f. physiol. Chemie **78**, 96—114 [1912]; Chem. Centralbl. **1912**, II, 519.

[2]) Emil Fischer u. Reginald Boehner, Berichte d. Deutsch. chem. Gesellschaft **44**, 1335 [1911].

[3]) A. J. Ringer, E. Cl. Frankel u. L. Jonas, Journ. of the biol. Chemistry **14**, 539 [1913].

[4]) H. D. Dakin, Journ. of biol. Chemistry **13**, 513—516 [1912]; Chem. Centralbl. **1913**, I, 947.

[5]) D. Ackermann, Zeitschr. f. Biol. **57**, 104—111 [1911].

[6]) Emil Abderhalden u. Hubert Schmidt, Zeitschr. f. physiol. Chemie **72**, 37 [1911].

[7]) F. W. Foreman, Biochem. Zeitschr. **56**, 1 [1913].

Oxyprolin,[1] γ-Oxypyrrolidin-α-carbonsäure (Bd. IV, S. 729).

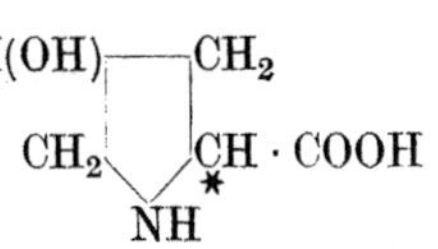

Bildung von d, l-Oxyprolin: Der Dichlorester

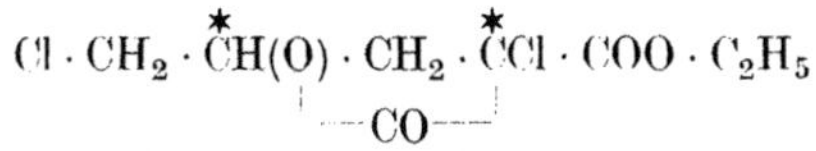

kann auf dem Wege über die α, δ-Dichlorvalerolactone

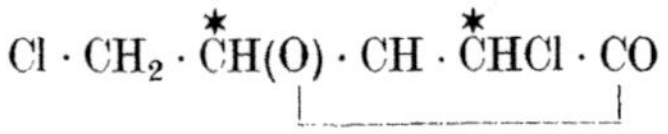

in γ-Oxyprolin verwandelt werden. Dabei entstehen zwei Verbindungen a und b, von der die a-Verbindung der d, l-Form des natürlichen Oxyprolins entspricht.

Bildung von l-Oxyprolin: Entsteht bei der Spaltung der Phenylisocyanatverbindung durch das Chininsalz.

Bildung von d-Oxyprolin: Entsteht bei der Spaltung der Phenylisocyanatverbindung durch das Chininsalz.

Physikalische und chemische Eigenschaften von l-Oxyprolin. Synthetisches Produkt: Schmelzp. gegen 274° unter Zersetzung. $[\alpha]_D^{20} = -75{,}6°$. Natürliches Produkt: Schmelzp. gegen 274° unter Zersetzung. $[\alpha]_D^{20} = -76{,}3°$. Gibt mit Triketohydrindenhydrat eine rote, eosinfarbene Färbung[2]). Gibt Blaufärbung mit dem Folin-Denisschen Reagens auf Tryptophan[3]).

Derivate: Phenylisocyanat-l-oxyprolin. Natürliches Produkt: $[\alpha]_D^{20} = -37{,}2°$ (0,1820 g in 1,46 ccm $^1/_2$ n-Kalilauge). **Chininsalz.** Sehr feine, gallertige Nadeln oder dünne Prismen. Schmelzp. bei 206—209° bei mäßig schnellem Erhitzen unter Zersetzung. Ziemlich leicht löslich in heißem Methyl- und Äthylalkohol und siedendem Wasser, schwerer in Aceton. — Synthetisches Produkt: **Chininsalz.** Kleine, dünne Prismen, Schmelzp. bei mäßig schnellem Erhitzen bei 202° unter Zersetzung. Liefert durch Suspension in Wasser, Versetzen mit Ammoniak und mehrmaliges Ausschütteln mit Chloroform die freie Säure. Glänzende, 8- und 4seitige Blättchen oder 6seitige, dünne Prismen. Schmelzp. 175°. Leicht löslich in Alkohol und Äther, ziemlich wenig löslich in Eisessig, wenig löslich in Chloroform; fast unlöslich in Aceton und Benzol. $[\alpha]_D = -37{,}0°$ (0,0550 g in $^1/_2$ n-Natronlauge zu 0,4966 g).

l-Oxyprolinhydantoin. Natürliches Produkt: Nadeln oder dünne Prismen. Schmelzpunkt 122—123°. Leicht löslich in Alkohol, Aceton, Eisessig; ziemlich löslich in Äther, Chloroform, Essigäther; schwerer in Benzol. $[\alpha]_D^{20} = -50{,}7°$ (—50,4°) (0,0362 g zu 4,174 g in Wasser gelöst).

Phenylisocyanat-d-oxyprolin. Aus der Mutterlauge der l-Form. $[\alpha]_D^{20} = +34{,}1°$ (0,0490 g in $^1/_2$ n-Natronlauge zu 0,4434 g gelöst).

β-Alanin (Bd. IV, S. 730).

Bildung: Entsteht bei der Hydrolyse von Carnosin mit Barytwasser neben d, l-Histidin[4]).

Physikalische und chemische Eigenschaften: Gibt beim gelinden Erwärmen mit Alkali oder Bleioxyd Bildung von Ammoniak; die erhaltene Lösung reduziert momentan Kaliumpermanganatlösung in der Kälte[4]).

---

[1]) Hermann Leuchs, Michele Giua u. J. F. Brewster, Berichte d. Deutsch. chem. Gesellschaft **45**, 1960—1969 [1912]. — Hermann Leuchs u. J. F. Brewster, Berichte d. Deutsch. chem. Gesellschaft **46**, 986—1000 [1913].

[2]) Emil Abderhalden u. Hubert Schmidt, Zeitschr. f. physiol. Chemie **72**, 37 [1911].

[3]) Emil Abderhalden, Zeitschr. f. physiol. Chemie **85**, 91 [1913]; Chem. Centralbl. **1913**, II, 366.

[4]) Wl. Gulewitsch, Zeitschr. f. physiol. Chemie **73**, 434 [1911].

Derivate: **α-Naphthylisocyanat-β-alanin**[1]) $C_{14}H_{14}N_2O_3$. Enthält 10,9% Stickstoff. 4seitige regelmäßig ausgebildete Tafeln; durch die Abrundung von stumpfen Winkeln bisweilen Wetzsteinformen. Die stumpfen Linearwinkel der Tafeln betragen im Mittel 108°; bei 6seitigen Tafeln werden Winkel von 127—128° beobachtet. Die Auslöschungsrichtung ist diagonal und der längeren Kante der 6seitigen Tafeln parallel. Diese Kante, wie auch die kürzere Diagonale der 4seitigen Tafeln fallen mit der Achse der größeren Elastizität zusammen. Im konvergenten Lichte sind keine Interferenzfiguren zu erkennen. Etwa 1 proz. wässerige Lösungen der Ammoniumsalze liefern gallertartige Niederschläge mit Kupferacetat, Zinksulfat, Bleizucker; mit Barium und Calciumchlorid entstehen nach einiger Zeit krystallinische, in kochendem Wasser lösliche Niederschläge. Das Silbersalz löst sich beim Kochen der mit 3 Volumen Wasser verdünnten Flüssigkeit nicht vollständig auf. Nach dem Erkalten scheiden sich gallertartige Niederschläge aus, welche unter dem Mikroskop aus kleinen Drüsen von äußerst zarten Nadeln und Trichiten bestehen, welche im parallelen Lichte zwischen gekreuzten Nicols ein dunkles Kreuz zeigen, dessen Arme den Hauptschnitten der Nicols parallel sind; d. h. die Auslöschungsrichtung fällt mit der Achse der Nadeln zusammen. 1 g der Verbindung löst sich bei 25° in 404—410 Teilen Alkohol. Schmelzp. 230—232° (korr.) unter starker Zersetzung.

β-Alaninäthylesterchlorhydrat.[2]) Durch Einleiten von trockenem Chlorwasserstoff in die Suspension von β-Alanin in der 3fachen Menge Alkohol. Schmelzp. 64°. Bleibt nach zweimonatigem Aufbewahren im Exsiccator über Schwefelsäure unverändert.

β-Alaninäthylester. Aus dem Chlorhydrat mit Natriumäthylat. Siedep. bei 14 mm Druck 58°. Zersetzt sich bei der Destillation teilweise in Ammoniak und Akrylsäureester. Diese Zersetzung kann als scharfer Nachweis des β-Alaninäthylesters benutzt werden wegen des Auftretens der stechend riechenden Akrylsäuredämpfe.

Phtalyl-β-alanylmalonester[3]) $C_8H_4O_2 : N \cdot CH_2 \cdot CH_2 \cdot COCH(COOC_2H_5)_2$. Aus β-Phthalylalanylchlorid und Natriummalonester in Benzol. Nadeln aus Alkohol. Schmelzp. 68 bis 69°. Färbt sich mit Ferrichlorid rot. Gibt beim Kochen mit Wasser den Phthalyl-β-alanylessigester.

γ-Aminobuttersäure (Bd. IV, S. 738).

Nach Wiederholung der Versuche von Ackermann[4]) unter den von ihm angegebenen Bedingungen bei 37° gelang es Abderhalden, Fromme und Hirsch[5]) nicht, einen Abbau von Glutaminsäure zu γ-Aminobuttersäure zu erhalten; dagegen gelang es bei Anwesenheit von verschiedenen Hefen und grampositiven Kokken (teils Diplokokken, teils Staphylokokken), in der Fäulnisflüssigkeit bei der Fäulnis von Glutaminsäure die bei alkalischer Reaktion mit verfaultem Pankreasgewebe durchgeführt wurde, γ-Aminobuttersäure zu erhalten. Die ganz ungleichen Befunde werden auf eine verschiedenartige Bakterienflora zurückgeführt; sie lassen gleichzeitig schließen, daß die γ-Aminobuttersäure kein regelmäßig auftretendes Abbauprodukt der Glutaminsäure ist, oder daß sie immer nur in Spuren gebildet und gleich wieder zersetzt wird.

δ-Aminovaleriansäure (Bd. IV, S. 741).

Bildung: Wurde bei der Fäulnis von lysinfreiem Eiweiß von Gliadin gewonnen[6]). Entsteht bei der Fäulnis des Prolins durch Bakterienmischung[7]):

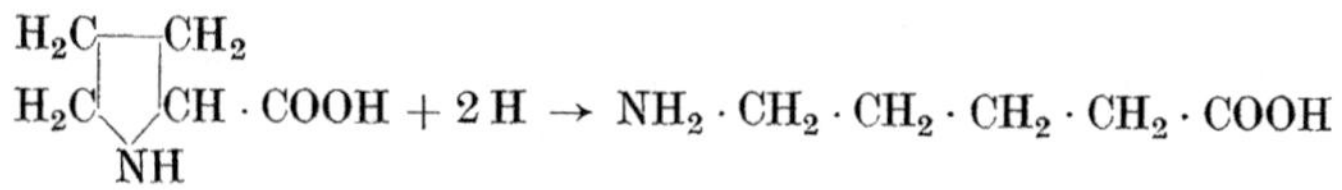

[1]) Wl. Gulewitsch, Zeitschr. f. physiol. Chemie **73**, 434 [1911].

[2]) Emil Abderhalden u. Andor Fodor, Zeitschr. f. physiol. Chemie **85**, 112—130 [1913]; Chem. Centralbl. **1913**, II, 346.

[3]) Ernst Pfaehler, Berichte d. Deutsch. chem. Gesellschaft **46**, 1702 [1913].

[4]) Ackermann, Zeitschr. f. physiol. Chemie **69**, 273 [1911]; Chem. Centralbl. **1911**, I, 474.

[5]) Emil Abderhalden, Georg Fromme u. Paul Hirsch, Zeitschr. f. physiol. Chemie **85**, 131—135 [1913]; Chem. Centralbl. **1913**, II, 346.

[6]) D. Ackermann, Zeitschr. f. physiol. Chemie **64**, 91—94 [1910].

[7]) D. Ackermann, Zeitschr. f. Biol. **57**, 104—111 [1911].

Derivate: **δ-Guanidovaleriansäure** [1]) $C_6H_{13}N_3O_2$. Zur Darstellung werden 3 g δ-Aminovaleriansäure in wenig Wasser gelöst, mit einer wässerigen Lösung von Cyanamid (1,1 g) vermischt, mit einigen Tropfen 10proz. wässerigen Ammoniaks alkalisch gemacht und unter zeitweiligem Ersatz des Ammoniaks leicht bedeckt stehen gelassen. Im Laufe von 5 Wochen scheiden sich reichlich Krystalle von δ-Guanidovaleriansäure aus. Aus heißem Wasser harte, häufig zu Drüsen zusammengewachsene Krystalle, ohne Krystallwasser. Schmelzp. 265—266° unter Aufschäumen und Braunfärbung. Leicht löslich in heißem Wasser, wenig löslich in kaltem Wasser, schwer löslich in kaltem Alkohol. Bei mehrmaligem Abdampfen mit starker Salzsäure entsteht das **Hydrochlorid** $C_6H_{13}N_3O_2 \cdot HCl$. Leicht löslich in Wasser, wenig löslich in Salzsäure und absolutem Alkohol. Lange Nadeln. Schmelzp. 170—171° unter vorangegangenem Sintern. **Goldsalz.** Breite Blätter aus heißer verdünnter Salzsäure. Ist lichtempfindlich. Schmelzp. nach vorherigem Sintern 120—122°.

α, β-Diaminopropionsäure (Bd. IV, S. 745).

Physikalische und chemische Eigenschaften: Gibt mit Triketohydrindenhydrat eine blaue Färbung[2]).

α-Amino-n-buttersäure (Bd. IV, S. 750).

Bildung von d-α-Aminobuttersäure: Entsteht bei der Spaltung von d, l-α-Aminobutyrylglycin mit einem Präparat aus Hefe[3]). Ist die ev. in der Natur vorkommende Form der α-Aminobuttersäure[4]).

Bildung von d, l-α-Aminobuttersäure: Entsteht bei der Durchblutung der Hundeleber mit α-Ketobuttersäure. Wurde als Naphthalinsulfonverbindung $C_{14}H_{15}NSO_4$ isoliert. Blättchen aus heißem Wasser. Schmelzp. 103°. Dreht in alkoholischer Lösung nach links[5]). α-Aminobuttersäure, die bisher unter den Eiweißspaltungsprodukten nicht gefunden worden ist, wurde bei der Hydrolyse des Caseins aus der Prolinfraktion isoliert[6]).

Darstellung der d-α-Aminobuttersäure. Durch Spaltung der Formyl-d-α-aminobuttersäure (s. dort) mit 10proz. Salzsäure[7]).

Darstellung der l-α-Aminobuttersäure. Durch Spaltung der Formyl-l-α-aminobuttersäure (s. dort) mit 10proz. Salzsäure[7]).

Physiologische Eigenschaften von d, l-α-Aminobuttersäure. Als 10 g d, l-α-Aminobuttersäure in 2 l Wasser in Gegenwart von 250 g Rohrzucker mit 150 g Hefe (Rasse XII des Instituts für Gärungsgewerbe) der Gärung ausgesetzt waren, wurden 1,5 g Substanz erhalten, die $[\alpha]_D^{20} = -3{,}19°$ zeigten. Demnach wird in erster Linie die d-Komponente angegriffen[4]). — Zur Spaltung von d, l-Aminobuttersäure mittels Hefe, wobei die d-Komponente angegriffen wird, siehe Abderhalden[8]).

Physiologische Eigenschaften von d-Aminobuttersäure. Wird von Hefe leichter angegriffen als die l-Verbindung[9]).

Physikalische und chemische Eigenschaften von l-α-Aminobuttersäure. $[\alpha]_D^{20} = -7{,}43°$. Gibt in Schwefelsäure + Wasser mit Kaliumbromid und Brom und Einleiten von Stickoxyd unter Eiskühlung d-α-Brombuttersäure. Siedep. unter 0,5 mm Druck 83—85°. $[\alpha]_D^{20} = +15{,}43°$. Letztere gibt mit 25proz. wässerigem Ammoniak d-α-Aminobuttersäure. Schmelzp. 302° (korr.). $[\alpha]_D^{20} = +5{,}11°$ [10]).

---

1) D. Ackermann, R. Engeland u. Fr. Kutscher, Zeitschr. f. Biol. **57**, 179—182 [1911].
2) Emil Abderhalden u. Hubert Schmidt, Zeitschr. f. physiol. Chemie **72**, 37 [1911].
3) A. H. Koelker, Zeitschr. f. physiol. Chemie **73**, 312 [1911].
4) Emil Abderhalden, Hsing Lang Chang u. Erich Wurm, Zeitschr. f. physiol. Chemie **72**, 24 [1911].
5) Kura Kondo, Biochem. Zeitschr. **38**, 407 [1912].
6) F. W. Foreman, Biochem. Zeitschr. **56**, 1 [1913].
7) Emil Abderhalden, Hsing Lang Chang u. Erich Wurm, Zeitschr. f. physiol. Chemie **72**, 30 [1911].
8) Emil Abderhalden, Zeitschr. f. physiol. Chemie **74**, 509 [1911].
9) Emil Abderhalden, Hsing Lang Chang u. Erich Wurm, Zeitschr. f. physiol. Chemie **72**, 26 [1911].
10) Emil Abderhalden u. Hsing Lang Chang, Zeitschr. f. physiol. Chemie **77**, 471—487 [1912]; Chem. Centralbl. **1912**, I, 1987.

Physikalische und chemische Eigenschaften von d, l-α-Aminobuttersäure. Gibt mit Triketohydrindenhydrat eine blaue Färbung[1]).

Derivate der l-α-Aminobuttersäure: Formyl-l-α-aminobuttersäure[2]) $CH_3 \cdot CH_2 \cdot \underset{NH \cdot CO \cdot H}{CH} \cdot COOH$ $= C_5H_9NO_3$. Mol.-Gewicht: 131,08. Man löst 12,2 g Formyl-d, l-α-aminobuttersäure in 30 ccm abs. Alkohol, mengt mit 36,6 g wasserfreien Brucins in 600 ccm abs. Alkohol in der Wärme, saugt nach 12 Stunden ab. Ausbeute 24 g. Nach dem Zerlegen des Brucinsalzes mit Natronlauge erhält man die Verbindung, die aber schon beim Kochen mit Wasser die Formylgruppe abspaltet. Drehungsvermögen positiv.

Derivate der d-α-Aminobuttersäure: Formyl-d-α-aminobuttersäure[2]) $CH_3 \cdot CH_2 \cdot \underset{NH \cdot CO \cdot H}{CH} \cdot COOH$ $= C_5H_9NO_3$. Mol.-Gewicht: 131,08. Man verdampft die Mutterlauge nach der Ausscheidung des Brucinsalzes der Formyl-l-α-aminobuttersäure (s. dort) und zerlegt das Brucinsalz mit Natronlauge. Drehungsvermögen etwa —30°. Wird schon beim Kochen mit Wasser gespalten.

Derivate der d, l-α-Aminobuttersäure: Formyl-d, l-α-aminobuttersäure[3]) $CH_3 \cdot CH_2 \cdot \underset{NH \cdot CO \cdot H}{CH} \cdot COOH = C_5H_9NO_3$. 100 g d, l-$\alpha$-Aminobuttersäure werden 3 Stunden mit 150 g wasserfreier Ameisensäure auf dem Wasserbade erhitzt, die Lösung unter vermindertem Druck verdampft und dieselbe Operation noch zweimal wiederholt. Der über Kaliumhydroxyd getrocknete Formylkörper wird fein gepulvert und mit 50 ccm n-Salzsäure verrieben, dann abgesaugt und gewaschen. Ausbeute im besten Falle 68,5%. Es wird aus Wasser umkrystallisiert. Blättchen aus Wasser, Nadeln aus Alkohol. Schmelzp. gegen 153°. Löst sich in etwa 3 Teilen kaltem Wasser, beträchtlich leichter in warmem Wasser. Leicht löslich in Methyl- und Äthylalkohol, schwer löslich in Aceton und Benzol, unlöslich in Chloroform, Essigäther, Petroläther und Äther.

Dioxyquecksilber-α-anilidobuttersäureanhydrid[4])

$$\begin{array}{l} \qquad\qquad\qquad\qquad\quad CH_2 \cdot CH_3 \\ HO \cdot Hg \\ \quad\;\; Hg \end{array} \!\!> C_6H_3 \cdot NH \cdot CH \cdot CO = C_{10}H_{11}O_3NHg_2 \quad (Hg\text{—}O\text{—}CO)$$

Mol.-Gewicht: 593,1. 3 g Diacetatquecksilber-α-anilidobuttersäureäthylester werden in 150 ccm Wasser aufgeschlämmt und nach Zugabe von 15 ccm n-Natronlauge ($3^1/_4$ Mol.) 5—10 Minuten im Sieden gehalten. Das Filtrat wird mit $1^1/_4$ Mol. n-Schwefelsäure gefällt. Weiße Flocken. Ausbeute 90—92% der Theorie. Färbt sich gegen 200° gelbbraun und zersetzt sich bei 205° (korr. 209°). Nach dem Trocknen nimmt sie aus der Luft 1 Mol. Wasser auf.

Diacetatquecksilber-α-anilidobuttersäureäthylester[4])

$$(CH_3 \cdot COOHg)_2C_6H_3 \cdot NH \cdot \underset{CH_2 \cdot CH_3}{CH} \cdot COOC_2H_5 = C_{16}H_{21}O_6NHg_2$$

Mol.-Gewicht: 723,2. 35 g Quecksilberacetat werden in 80 ccm Wasser gelöst; alsdann gibt man 40 ccm Methylalkohol hinzu. Unter Umrühren werden jetzt 10 g α-Anilidobuttersäureäthylester in 40 ccm Methylalkohol zugefügt. Nach einer halben Stunde wird in Kältemischung abgekühlt. Ausbeute 82—83% der Theorie. Dicke Stäbchen aus Methylalkohol. Schmelzp. 153° (korr. 154,5°) nach vorheriger Sinterung bei 150°, zu einer hellgelben Flüssigkeit. Leicht löslich in Chloroform, Methyl- und Äthylalkohol, wenig in anderen Lösungsmitteln. — Das **Chlorid** des Esters $C_{12}H_{15}O_2NCl_2Hg_2$, Mol.-Gewicht: 676, wird erhalten durch Lösen des Acetates (3 g) in Alkohol und Fällen mit der berechneten Menge Chlornatrium (0,4 g). Die weiße Fällung wird durch reichlichen Zusatz von Wasser vollständig. Feine verwachsene

---

[1]) Emil Abderhalden u. Hubert Schmidt, Zeitschr. f. physiol. Chemie **72**, 37 [1911].

[2]) Emil Abderhalden, Hsing Lang Chang u. Erich Wurm, Zeitschr. f. physiol. Chemie **72**, 30 [1911].

[3]) Emil Abderhalden, Hsing Lang Chang u. Erich Wurm, Zeitschr. f. physiol. Chemie **72**, 28 [1911].

[4]) Walter Schoeller, Walter Schrauth u. Paul Goldacker, Berichte d. Deutsch. chem. Gesellschaft **44**, 1308 [1911].

Nadeln aus Essigäther + Petroläther. Leicht löslich zumal beim Erwärmen in den üblichen organischen Solvenzien, besonders in Essigäther. Erweicht bei 124° (korr. 125°) und schmilzt bei 126° (korr. 127°).

Bromquecksilber-α-anilidobuttersäureäthylester $C_{12}H_{15}O_2NBr_2Hg_2$. Mol.-Gewicht: 765. Wird wie das Chlorid dargestellt und zeigt mit demselben die weitgehendste Übereinstimmung. Nadeln. Erweicht, im Capillarrohr erhitzt, bei 124° (korr. 125°) und schmilzt bei 126° (korr. 127°).

Jodquecksilber-α-anilidobuttersäureäthylester. Nadeln. Schmelzp. 119° (korr. 120°).

1-Phenyl-4-äthyl-2-thiohydantoin [1]) $C_{11}H_{12}ON_2S$

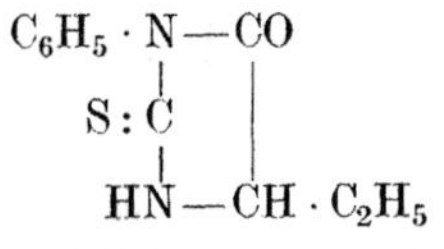

Aus α-Amino-n-buttersäure in Wasser, Kalilauge und Phenylisothiocyanat in 95 proz. Alkohol beim Erwärmen. Viereckige Platten aus Alkohol. Schmelzp. 190—192°. Wenig löslich in heißem Wasser und in verdünntem Alkohol.

1-Phenyl-4-isopropyl-2-thiohydantoin [1]) $C_{12}H_{14}ON_2S$. Aus Valin in Wasser, Kalilauge und Phenylisothiocyanat in 95 proz. Alkohol beim Erwärmen. Nadeln aus Alkohol. Schmelzp. 206—208°.

d, l-Naphthalinsulfo-α-aminobuttersäure [2]) $C_{14}H_{15}NSO_4$. Sintert bei 145° und schmilzt bei 148°.

Ratanhin.[3])

$C_{10}H_{13}O_3N$.

Wurde für eine p-Oxyphenylaminobuttersäure oder Isobuttersäure gehalten. Neuere Versuche haben ergeben, daß es mit Surinamin (vgl. S. 146) identisch ist[4]).

Physikalische und chemische Eigenschaften: Schmilzt bei langsamem Erhitzen bei 252° nach vorherigem Sintern unter Gasentwicklung; bei raschem Erhitzen sintert es bei 250°, beginnt bei 265° unter Gasentwicklung zu schmelzen, ist völlig geschmolzen bei etwa 280°. $[\alpha]_D^{19} = -18{,}6°$. In der Reaktion mit Mercurinitrat und rauchender Salpetersäure, sowie den Proben nach Pisia, Denigès, Mörner, Watrster, Alloy und Rabaut zeigt es große Ähnlichkeit mit dem Tyrosin. Beim Schmelzen mit Kalilauge entsteht unter Entwicklung von Ammoniak p-Oxybenzoesäure. Das beim Erhitzen von Ratanhin entstehende balsamartige, glasig erstarrende Zersetzungsprodukt gibt mit Salzsäure ein Salz der Zusammensetzung $C_9H_{13}ON \cdot HCl$. Kleine, weiße Prismen.

Derivate: Chlorhydrat $C_{10}H_{13}O_3N \cdot HCl$. Monokline Krystalle aus salzsaurer Lösung.

Kupfersalz $Cu(C_{10}H_{12}O_3N)_2$. Aus Ratanhin in wässeriger Suspension mit frisch gefälltem Cuprooxydhydrat. Dunkelviolette, derbe Prismen. Zersetzt sich nicht beim Kochen der wässerigen Lösung.

Methylester $C_{11}H_{15}O_3N$. Ausbeute 60% der Theorie. Monokline Prismen aus Essigäther. Schmelzp. 116—117. Wenig löslich in kaltem, leicht löslich in siedendem Wasser, Benzol und abs. Alkohol, schwerer in Aceton.

Isoserin (Bd. IV, S. 757).

Physikalische und chemische Eigenschaften: Bei Anwesenheit von Eisensalzen tritt bei der Einwirkung von Sonnenlicht auf die wässerige Lösung starke Reduktion von Fehlingscher Lösung in der Kälte, positive Naphthoresorcinreaktion und Acetaldehydbildung auf[5]). Wird bei der Methylierung mit Jodmethyl in β-Trimethyl-α-lactobetain (s. dort) übergeführt[6]).

[1]) Charles A. Brautlecht, Journ. of biol. Chemistry **10**, 139—146 [1911]; Chem. Centralbl. **1911**, II, 1682.

[2]) Kura Kondo, Biochem. Zeitschr. **38**, 407—413 [1912].

[3]) Guido Goldschmiedt, Monatshefte f. Chemie **33**, 1379—1388 [1912].

[4]) Guido Goldschmiedt, Monatshefte f. Chemie **34**, 659 [1913].

[5]) Carl Neuberg, Biochem. Zeitschr. **29**, 283 [1910].

[6]) Adolf Rollet, Zeitschr. f. physiol. Chemie **68**, 1—11 [1910].

Pyrrolin-α-carbonsäure.[1])

Mol.-Gewicht: 113,06.

Zusammensetzung: 53,06% C; 6,24% H; 12,39% N.

$C_5H_7O_2N$.

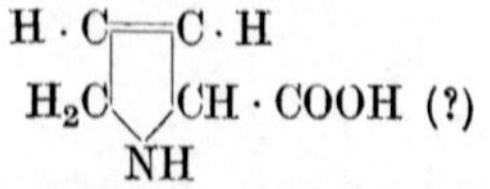

Die Lage der Doppelbindung ist noch nicht festgestellt.

Infolge der großen Übereinstimmung der Eigenschaften kann es leicht mit dem Prolin verwechselt werden. Wenn man sich bei der Analyse von d, l-Prolinkupfer auf die Bestimmung von Krystallwasser und Kupfer beschränkt, würde man eine Beimengung von pyrrolincarbonsaurem Kupfer höchstwahrscheinlich übersehen. Es ist möglich, daß Pyrrolin-α-carbonsäure neben Prolin in den natürlichen Eiweißstoffen vorkommt, aber aus obigen Gründen bisher übersehen wurde.

Darstellung: 2 g feingepulvertes Carbopyrrolamid werden mit 2 g Jodphosphonium und 30 ccm Jodwasserstoffsäure vom spez. Gew. 1,96 im geschlossenen Rohr bei 35° geschüttelt. Nach 2 Tagen wird der Rohrinhalt in ca. 80 ccm Eiswasser gegossen und unter stark vermindertem Druck verdampft. Der Rückstand wird mehrmals mit Äther extrahiert, das Ungelöste in etwa 100 ccm Wasser gelöst, mit fein zerriebenem, aufgeschlämmtem, gelbem Quecksilberoxyd $^1/_4$ Stunde gekocht, das Filtrat noch 1—2 mal in der gleichen Weise behandelt, bis in der Flüssigkeit kein Halogen mehr nachweisbar ist. Nach Entfernung des Quecksilbers mit Schwefelwasserstoff und Verjagung des letzteren wird die Flüssigkeit mit gefälltem Kupferoxyd gekocht und eingeengt, wobei das Kupfersalz auskrystallisiert. Ausbeute etwa die Hälfte des angewandten Amids. Die Reinigung geschieht durch Umkrystallisieren aus heißem Wasser. Durch Zerlegen des Kupfersalzes mit Schwefelwasserstoff und Eindampfen des Filtrats erhält man die freie Säure.

Physikalische und chemische Eigenschaften: Aus Methylalkohol krystallisiert in mikroskopischen schief abgeschnittenen, ziemlich dicken Säulen, und auch in flächenreichen Formen. Sehr leicht löslich in Wasser, sehr schwer in abs. Alkohol. Schmilzt bei raschem Erhitzen gegen 235° (korr.) unter Gasentwicklung. Die beim stärkeren Erhitzen entstehenden Dämpfe riechen etwas ammoniakalisch. Die Zersetzungsprodukte geben stark die Fichtenspanreaktion. Schmeckt süß und ganz schwach bitter. Die schwefelsaure Lösung gibt mit Phosphorwolframsäure einen Niederschlag, der anfangs häufig ölig ist, aber sehr bald krystallinisch wird. Die Krystalle sehen unter dem Mikroskop meist wie lange, ganz schmale Platten, seltener wie Nadeln oder Prismen aus. In der Wärme löst sich das Wolframat ziemlich leicht auf. Die wässerige Lösung der Säure absorbiert schon in der Kälte Brom und trübt sich dabei. Suspendiert man die Aminosäure in trockenem Methylalkohol und leitet Salzsäure ein, so geht sie rasch in Lösung über und wird dabei verestert. Beim Verdunsten der alkoholischen Lösung bleibt eine krystallinische Masse zurück. Daraus kann man mit einer höchst konzentrierten Lösung von kohlensaurem Kalium und Äther den Ester in der gewöhnlichen Weise abscheiden. Er hat einen ähnlichen Geruch wie der Ester der anderen einfachen Aminosäuren. Er löst sich leicht in Äther und läßt sich daraus durch gasförmige Salzsäure fällen. Das salzsaure Salz ist in Alkohol schlecht löslich und krystallisiert auf Zusatz von Äther in langen, feinen Nadeln.

Derivate: Kupfersalz $C_{10}H_{12}O_4N_2Cu + 2\,H_2O$. Mol.-Gewicht: 323,72. Enthält 11,13% H_2O und 22,10% Kupfer. Tiefblaue Krystallmasse, die unter dem Mikroskop als ein Gewirr von unregelmäßigen und vielfach verwachsenen Platten erscheint. Beim Austreiben des Krystallwassers nimmt das Salz einen violetten Ton an. Bemerkenswert ist die Ähnlichkeit mit dem racemischen Prolinkupfer. Schwer löslich in kaltem, leicht in heißem Wasser.

[1]) Emil Fischer u. Ferdinand Gerlach, Berichte d. Deutsch. chem. Gesellschaft **45**, 2453 [1912].

Stickstoffhaltige Abkömmlinge des Eiweißes unbekannter Konstitution (Bd. IV, S. 761).

Von

Géza Zemplén-Budapest und **Dionys Fuchs**-Budapest.

Oxyproteinsäure.

Der Stickstoff an freien Aminogruppen macht in der Antoxyproteinsäure 11,3%, in der Oxyproteinsäure 38,8% des Gesamtstickstoffs aus. Der Aminostickstoff des Harns ist zum größeren Teil oder ganz den Oxyproteinen zuzurechnen[1]).

---

[1]) Josef Browinski u. Stefan Dombrowski, Zeitschr. f. physiol. Chemie **77**, 92—106 [1912]; Chem. Centralbl. **1912**, I, 1916.

Harnstoff und Derivate (Bd. IV, S. 765).

Von

Géza Zemplén-Budapest und **Dionys Fuchs**-Budapest.

Harnstoff (Bd. IV, S. 765).

Vorkommen: In Lycoperdon bovista bis 3,5% der Trockensubstanz[1]). In Bauchwassersuchtflüssigkeiten 0,3—0,75 g pro Liter[2]). In der Hydrocephalusflüssigkeit[3]). In Tricholoma Georgii Fr. und in der wildwachsenden Psalliota campestris. In der kultivierten Psalliota campestris nicht vorhanden[4]). In den alkoholischen Auszügen, im Zellsaft und in den Ausscheidungsprodukten von Seeanemonen, Seesternen, Blutegeln, Krebsen, Langusten, Seidenraupen und Weinbergschnecken[5]). War in bebrüteten Eiern nur in minimalen Mengen nachzuweisen[6]). Im Saft der Blätter von Cichorium endivia, Cucurbita maxima, Cucumis melo, Brassica oleracea, Brassica napus, Spinacia oleracea, Daucus carota, Solanum tuberosum[7]). Im Blutserum eines Saturnisten ergab sich 5,2‰ Harnstoff[8]).

Nach R. Fosse[7]) stammt der Harnstoff im Saft der Blätter der von ihm untersuchten Pflanzen möglicherweise ganz oder teilweise aus der Humuserde.

Fosse[9]) isolierte aus dem Zellsaft der spontan auf Raulinscher Nährlösung entwickelten Pilzmycelien, sowie aus dem Zellsaft der Mycelien von Aspergillus niger und Penicillium glaucum Harnstoff in Form von Dixanthylharnstoff.

Fosse[10]) konnte in keimendem Weizen, Gerste, Mais, Klee, Erbsen und Bohnen Harnstoff nachweisen. Die Ausbeute betrug auf 1 kg trockener Erbsenpflänzchen berechnet 0,64 g. Aus trockenen, im Ruhezustand befindlichen Erbsen, Mais und Weizen konnte ebenfalls Harnstoff in Form von Dixanthylharnstoff isoliert werden, während die diesbezüglichen Versuche bei der weißen Lupine und den Gemüsebohnen negativ ausfielen. Beim Keimen häuft sich der Harnstoff im Embryo an; die Kotyledonen sind frei oder nahezu frei von diesem Körper. In Maispflänzchen, welche aseptisch gekeimt hatten und in ausgewachsenen Pflanzen, die in einer sterilen Nährlösung kultiviert worden waren, ließ sich ebenfalls Harnstoff nachweisen[10]).

Bildung: Die Harnstoffbildung ist eine umkehrbare Reaktion. Bei großen Mengen eingebrachten Harnstoffs wird Ammoniak gebildet[11]). Wie das Kaffein und Diuretin, besitzen verschiedene Alkaloide: Cocain, Morphin, Chinin, Strychnin, Chinidin, einen ausgesprochenen Einfluß auf das Harnstoffbildungsvermögen der Leber in vitro. Die Menge des gebildeten

---

[1]) M. Bamberger u. A. Landsiedl, Monatshefte f. Chemie **24**, 218 [1903]. — R. Gare, Chem. Centralbl. **1905**, I, 924; Archiv d. Pharmazie **243**, 78 [1905].

[2]) André Lagneau, Journ. de Pharm. et de Chim. [7] **3**, 489—490 [1911].

[3]) E. Sieburg, Zeitschr. f. physiol. Chemie **86**, 503 [1913].

[4]) A. Goris u. M. Mascré, Compt. rend. de l'Acad. des Sc. **153**, 1082—1084 [1911].

[5]) R. Fosse, Compt. rend. de l'Acad. des Sc. **157**, 151 [1913].

[6]) L. S. Fridericia, Skand. Archiv f. Physiol. **26**, 1—128 [1912]; Chem. Centralbl. **1912**, I, 1579.

[7]) R. Fosse, Compt. rend. de l'Acad. des Sc. **155**, 851—852 [1912].

[8]) G. Meillerè, Journ. de Pharm. et de Chim. [7] **7**, 26—27 [1913]; Chem. Centralbl. **1913**, I, 825.

[9]) R. Fosse, Compt. rend. de l'Acad. des Sc. **156**, 263—265 [1913]; Chem. Centralbl. **1913**, I, 948.

[10]) R. Fosse, Compt. rend. de l'Acad. des Sc. **156**, 567—568 [1913]; Chem. Centralbl. **1913**, I, 1209.

[11]) Charles G. L. Wolf u. Emil Osterberg, Biochem. Zeitschr. **40**, 234—276 [1912].

Harnstoffs wird vergrößert durch Cocaindosen von 0,1—0,25% (berechnet auf das Flüssigkeitsvolumen der Immersionsflüssigkeit), 0,5% Cocain haben keinen Einfluß mehr, 1—2% hemmen fast vollständig. Morphin verzögert in Dosen von 0,1‰, bei 2,5% erfolgt fast völlige Hemmung. Chinin und Chinidin haben eine hemmende Wirkung in Dosen von 0,2‰ bis 0,2% bzw. 0,2—0,1%, Strychnin in Dosen von 0,1—1‰ [1]). Bei der Oxydation von koaguliertem Eiweiß durch Kaliumpermanganat bildet sich Harnstoff [2]). Kohlenhydrate liefern bei energischer Oxydation mittels Kaliumpermanganat in Gegenwart von Ammoniak nicht unbedeutende Mengen Harnstoff [3]). Bei der Hydrolyse der Proteine mit Kalilauge, Natronlauge, Kaliumcarbonat, Natriumcarbonat und Calciumhydroxyd [4]). Die Versuche von Folin und Denis [5]) lehren, daß die Resorption von Aminosäuren im Verlauf von einiger Zeit die Bildung von Harnstoff zur Folge hat, dagegen wurde eine Umwandlung von Kreatin oder Kreatinin in Harnstoff nicht beobachtet.

Ammoniumcarbaminat zerfällt beim Erhitzen im Rohr auf 130—140° unter Abspaltung von Wasser in Harnstoff [6]). Das Carbaminat zerfällt unter gewöhnlichem Druck bei 60° vollkommen in Ammoniak und Kohlensäure. Diese Zerfallsprodukte kommen für die Harnstoffbildung nicht in Betracht. Nur das unvergaste Carbaminat kann reagieren; deshalb geht die Reaktion nur im Druckrohr vor sich. Der Zerfall erfolgt hier aber nur so lange, bis der Dissoziationsdruck (bei 130° 36,6 bzw. 36,9 Atmosphären, bei 133° 41 Atmosphären) erreicht ist. Bei geringer Füllung des Rohres wird demnach relativ mehr Carbaminat vergast, als bei starker Füllung [7]).

Die Synthese von Harnstoff und Ammoniumcyanat aus Ammoniak, Kohlendioxyd und Wasser, für die alle drei die freie Energie schon bestimmt worden war, haben Lewis und Burrows [8]) genau untersucht. Die Umwandlung von Ammoniumcyanat in Harnstoff, besonders unter dem Einfluß von Alkoholen, hat Walker verfolgt [9]).

Bei der Elektrolyse von Ammoniumcarbaminat + Ammoniaklösungen in Wasser wird das Ammoniak zu Hydroxylamin oxydiert, welches seinerseits das Carbaminat zu Formamid reduziert. Das Formamid wird in Gegenwart von Ammoniak zu Harnstoff oxydiert [10]).

Das Ammoniumcyanat wird durch Hitze in HNCO und Ammoniak zerlegt, und dann das Ammoniak addiert [11]):

$$\begin{array}{l} H\cdot N:C:O \\ \;|\quad\;\; | \\ H\;\; NH_2 \end{array} \rightarrow H_2N\cdot CO\cdot NH_2$$

Nach Chattaway [12]) findet die Bildung von Harnstoff aus Ammoniumcyanat nach folgendem Schema statt:

$$NH_4\cdot N:C:O \rightleftarrows H\cdot N:C:O + NH_3 \rightleftarrows NH:C(OH)\cdot NH_2 \rightleftarrows H_2N\cdot CO\cdot NH_2.$$

Darstellung: Aus Cyanamid durch Erhitzen mit geringen Mengen Säuren in wässeriger Lösung unter Druck [13]). Als Katalysator kann man Mangansuperoxyd oder Mangansuper-

---

1) Giovanni Bakista Zanda, Arch. di Farm. sperim. **12**, 418—423 [1911]; Chem. Centralbl. **1912**, I, 156.

2) R. Fosse, Compt. rend. de l'Acad. des Sc. **154**, 1187—1189 [1912].

3) R. Fosse, Compt. rend. de l'Acad. des Sc. **154**, 1448—1450 [1912].

4) R. Fosse, Compt. rend. de l'Acad. des Sc. **154**, 1819—1821 [1912].

5) Otto Folin u. W. Denis, Journ. of biol. Chemistry **12**, 141—162 [1912]; Chem. Centralbl. **1912**, II, 939.

6) Basaroff, Journ. f. prakt. Chemie [2] **1**, 283 [1870]. — Bourgeois, Bull. de la Soc. chim. [3] **17**, 474 [1897].

7) Fr. Fichter u. Bernhard Becker, Berichte d. Deutsch. chem. Gesellschaft **44**, 3473 bis 3480 [1911].

8) Gilbert N. Lewis u. George H. Burrows, Journ. of the Amer. chem. Soc. **34**, 1515 bis 1529 [1912]; Chem. Centralbl. **1913**, I, 895.

9) E. E. Walker, Proc. Roy. Soc., Serie A, **87**, 539—554 [1912]; Chem. Centralbl. **1913**, I, 897.

10) Fr. Fichter, Karl Stutz u. Fritz Grieshaber, Verhandl. der Naturf.-Ges. Basel **23**, 221—263 [1913]; Chem. Centralbl. **1913**, I, 1271.

11) Alvin S. Wheeler, Journ. of the Amer. chem. Soc. **34**, 1269—1270 [1912]; Chem. Centralbl. **1912**, II, 1622.

12) Frederick Daniel Chattaway, Journ. of the Chem. Soc. **101**, 170—173 [1912].

13) H. Immendorf u. H. Kappen, D. R. P. Kl. 12o, Nr. 267 207 [1911].

oxydhydrate verwenden[1][2]. Eine wesentliche Beschleunigung der Reaktion und eine Verminderung der Dicyandiaminbildung läßt sich auch erreichen, wenn man von einer anfänglich neutralen Lösung ausgeht und im Verlauf der Reaktion durch Zusatz von Säure dafür Sorge trägt, daß die neutrale Reaktion während der ganzen Dauer des Verfahrens erhalten bleibt[3].

Um jede Möglichkeit einer Bildung von Harnstoff während der Extraktion desselben aus den Pflanzen zu vermeiden, hat Fosse[4] diese Verbindung direkt aus den Pflanzensäften oder den wässerigen Macerationen der Pflanzen mit Hilfe von Xanthydrol, also ohne Anwendung von Hitze isoliert.

Bestimmung: 1. Eine hinreichend genaue Methode zur Bestimmung von Harnstoff in Harn beruht auf der Zersetzung des Harnstoffs mit salpetriger Säure enthaltender Salpetersäure zu Kohlensäure und Stickstoff. Aus dem erhaltenen Stickstoffvolumen läßt sich die Prozentzahl des Harnstoffs nach der Formel

$$p = 0{,}2141\, v\, g$$

berechnen, wo p = Prozentzahl des Harnstoffs, v = Stickstoffvolumen, g = Gewicht von 1 ccm Stickstoff in Milligramm bei herrschender Temperatur und Druck und 0,2141 = konstanter Faktor[5]. Die Methode gibt nicht ganz richtige Zahlen, denn andere Stoffe (Aminosäuren usw.) ebenfalls bei dieser Reaktion Stickstoff abspalten.

2. Man verdünnt 5 ccm Harn mit Wasser auf 100—125 ccm, fügt 2 ccm Sojabohnenextrakt und einige Tropfen Toluol hinzu, läßt über Nacht stehen und titriert das gebildete Ammoniumcarbonat mit $^1/_{10}$ n-Salzsäure und Methylorange. Eine zweite Harnprobe wird in derselben Weise behandelt, nur daß dieser Probe keine Enzymlösung zugesetzt wird. Die Differenz der beiden Ergebnisse entspricht dem Harnstoffgehalt des untersuchten Harnes[6].

3. Mit Hypobromit[7].

4. In 5 ccm Harn bestimmt man, wieviel einer 10 proz. Lösung von Phosphorwolframsäure in $^1/_2$ n-Schwefelsäure nötig ist, um eben eine vollständige Fällung hervorzurufen. Man mißt dann 10 ccm Harn ab, setzt die erforderliche Menge Phosphorwolframsäure hinzu, füllt mit $^1/_2$ n-Schwefelsäure auf 100 ccm auf, schüttelt, läßt stehen, bis der Niederschlag sich gesetzt hat, bringt zweimal je 10 ccm des Filtrates in einen Autoklaven, erhitzt $1^1/_2$ Stunden auf 150° und bestimmt das gebildete Ammoniak durch Titration, nachdem man es entweder nach Zusatz von Natriumcarbonat durch Durchleiten von Luft oder nach Zusatz von methylalkoholischem Barythydrat durch Destillation unter vermindertem Druck übergetrieben hat[8].

5. Nach Folin und Pettibone liefert gute Ergebnisse die Bestimmung des Harnstoffes mittels Phosphorsäure. Ein anderes Verfahren ist folgendes: Man verdünnt den zu untersuchenden Harn derart, daß 1 ccm Flüssigkeit 0,00075—0,00015 g Harnstoffstickstoff enthält, vermischt 1 ccm dieses Harns mit 7 g trockenen Kaliumacetats, 1 ccm 50 proz. Essigsäure und etwas Zinkpulver, erhitzt 10 Minuten lang auf 153—160°, verdünnt mit 5 ccm Wasser, fügt 2 ccm konzentrierte Natronlauge zu, leitet das freiwerdende Ammoniak mittels eines kräftigen Luftstromes in ein Gemisch von etwa 35 ccm Wasser und 2 ccm $^1/_{10}$ n-Säure und ermittelt die Menge des vorhandenen Ammoniaks colorimetrisch durch Vergleich mit einer aus 0,001 g Stickstoff in Form von Ammoniumsulfat bereiteten Standardlösung. Das Verfahren eignet sich auch zur Bestimmung von Harnstoff in zuckerhaltigen Harnen; man muß nur den Harn so weit verdünnen, daß jedes Kubikzentimeter 0,0001 g Harnstoffstickstoff enthält[9].

---

[1] Heinrich Immendorff u. Hubert Kappen, D. R. P. Kl. 12o, Nr. 254 474, v. 20. Juli 1910 [4. Dez. 1912].

[2] Heinrich Immendorff u. Hubert Kappen, D. R. P. Kl. 12o, Nr. 256 525, v. 22. Sept. 1910 [12. Febr. 1913].

[3] Heinrich Immendorff u. Hubert Kappen, D. R. P. Kl. 12o, Nr. 257 643, v. 1. Juli 1911 [14. März 1913].

[4] R. Fosse, Compt. rend. de l'Acad. des Sc. **156**, 1938 [1913]; Chem. Centralbl. **1913**, II, 587.

[5] Riegler, Zeitschr. f. analyt. Chemie **33**, 49 [1894]; Apoth.-Ztg. **12**, 89 [1897]. — Th. Ekecrantz u. K. A. Söderman, Zeitschr. f. physiol. Chemie **76**, 173—176 [1911/12].

[6] E. K. Marshall jun., Journ. of biol. Chemistry **14**, 283—290 [1913]; Chem. Centralbl. **1913**, I, 2069.

[7] L. Grimbert u. M. Laudert, Journ. de Pharm. et de Chim. [7] **7**, 569—574 [1913]; Chem. Centralbl. **1913**, II, 384.

[8] Levene u. Meyer, Journ. of the Amer. Chem. Soc. **31**, 717 [1909]. — V. Henriques u. S. A. Gammeltoft, Skand. Archiv f. Physiol. **25**, 153—168 [1911]; Chem. Centralbl. **1911**, I, 1450.

[9] Otto Folin u. C. J. V. Pettibone, Journ. of biol. Chemistry **11**, 507—522 [1912]; Chem. Centralbl. **1912**, II, 760.

6. Rasmussen[1]) verglich Harnstoffbestimmungen, die nach Christensen[2]) und nach Henriques und Gammeltoft[3]) ausgeführt sind. Beide Methoden beruhen auf der Hydrolyse des Harnstoffs durch Erhitzen in wässeriger Lösung unter Druck. Christensen bestimmt die entstehende CO_2, Henriques und Gammeltoft bestimmen das gebildete NH_3. Christensens Verfahren gibt zwar mit reinem Harnstoff genaue Werte, im Harn, der vorher durch $Ba(OH)_2$ ausgefällt wird, liefert es aber zweifellos zu hohe Werte. Die Methode von Henriques und Gammeltoft, bei der die Hauptmenge der N-haltigen Harnbestandteile durch vorhergehende Fällung mit Phosphorwolframsäure entfernt wird, gibt regelmäßig niedrigere Werte und scheint sichere Resultate zu liefern.

Taylor[4]) empfiehlt, wo es auf genaue Bestimmung des Harnstoffs im Harn ankommt, die Folinsche Methode anzuwenden, wogegen in anderen Fällen meist die bequemere Methode von Benedikt genügt.

Ekecrantz und Erikson[5]) schlagen vor, für die unter Stickstoffentwicklung sich zersetzenden begleitenden Substanzen des Harnstoffs im Harn eine Korrektur anzubringen und den Faktor 0,926 zu benutzen. — Analyse eines Salpetersäure-Harnstoff-Wasser-Gemisches[6]).

Bestimmung im Blut: 1. Nach Marshall jun.[7]). Es wird in 10 ccm defibriniertem Serum der Harnstoff mit Sojabohnenextrakt in Ammoniumcarbonat übergeführt und nach Ansäuern mit Mineralsäuren das NH_3 nach Folins Methode durch einen Luftstrom in vorgelegte $^1/_{25}$ n-HCl hinübergetrieben. In einem Kontrollversuch wird der NH_3-Gehalt des Bluts bestimmt, und aus der Differenz ergibt sich der Harnstoff-N. Die Methode ist ohne vorherige Entfernung der Proteine anwendbar. Sie ist auch für andere Körperflüssigkeiten geeignet, während man aus den Geweben den Harnstoff erst mit Alkohol extrahieren und nach dem Verdampfen des letzteren den Rückstand in Wasser lösen muß. Stark saure oder Mercurichlorid enthaltende Flüssigkeiten lassen sich nicht verwenden. Die Methode ist auch für kleine Mengen Harn gut anwendbar[8]).

2. Betreffend die Bestimmung des Harnstoffs im Blut durch Natriumhypobromit vgl. bei André Guillaumin[9]).

Heyninx hat einen Apparat „Präzisionsureometer" konstruiert, mit dessen Hilfe man den Harnstoff im Harn, im Blute und in der Cerebrospinalflüssigkeit bestimmen kann. Die Methode bedient die Natriumhypobromitreaktion als Grundlage[10]).

Einen Ureometer für Harnstoffbestimmung hat Tamayo[11]) vorgeschlagen.

Nach M. Krogh[12]) durch Ausfällen mit Phosphorwolframsäure, Neutralisation, Zersetzung mit Bromnatron in einer Zusammensetzung aus 1 ccm Brom in 24,5 ccm 30proz. $NaOH + 470$ ccm Wasser. Die entwickelte Gasmenge multipliziert mit $\frac{100}{96,5}$ gibt den Harnstoffstickstoff an. Oder Zersetzung mit Bromnatron in einer Zusammensetzung von 1 ccm Brom in 196 ccm 30proz. NaOH. Die entwickelte Gasmenge entspricht alsdann genau dem Harnstoffstickstoff.

Im Blut siehe bei C. G. L. Wolf und McKim Marriot[13]).

Physiologische Eigenschaften: Nach Einführung von Harnstoff mehrmals per os und subcutan an entleberten Gänsen wurde derselbe als Harnstoff ausgeschieden, ohne daß eine Erhöhung der Ammoniumwerte angetroffen wurde[14]). — Nach Jacoby[15]) werden 17,4% des Harnstickstoffs durch nicht gekochten Lebersaft in Ammoniakstickstoff übergeführt. Nach

---

[1]) H. T. B. Rasmussen, Skand. Archiv f. Physiol. **30**, 191 [1913].
[2]) Christensen, Nord. med. Arkiv **1886**, 18.
[3]) Henriques u. Gammeltoft, Skand. Archiv f. Physiol. **25**, 153 [1911].
[4]) Alonzo Englebert Taylor, Journ. of biol. Chemistry **9**, 25—28 [1911].
[5]) Th. Ekecrantz u. S. Erikson, Zeitschr. f. physiol. Chemie **79**, 171—176 [1912].
[6]) A. Massink, Chemisch Weekblad **9**, 1000—1002 [1912]; Chem. Centralbl. **1913**, I, 464.
[7]) E. K. Marshall jun., Journ. of biol. Chemistry **15**, 487 [1913].
[8]) E. R. Marshall jun., Journ. of biol. Chemistry **15**, 495 [1913].
[9]) André Guillaumin, Journ. of de Pharm. et de Chim. [7] **8**, 64 [1913].
[10]) Heyninx, Biochem. Zeitschr. **51**, 355 [1913].
[11]) Espinoza Tamayo, Annales de Chim. analyt. appl. **16**, 453—454 [1911]; Chem. Centralbl. **1912**, I, 458.
[12]) Marie Krogh, Zeitschr. f. physiol. Chemie **84**, 378 [1913].
[13]) C. G. L. Wolf u. McKim Marriot, Biochem. Zeitschr. **26**, 165 (1910).
[14]) Minkowski, Archiv f. experim. Pathol. u. Pharmakol. **21**, 41 [1886].
[15]) Jacoby, Zeitschr. f. physiol. Chemie **30**, 169 [1900].

Lang[1]) werden beim Schütteln von zerkleinerter Leber mit einer Harnstofflösung 10% des Harnstoffs in Ammoniak übergeführt. Beim Schütteln mit zerkleinertem Pankreas wurden sogar 35% des Harnstickstoffs in Ammoniak verwandelt.

Eppinger[2]) führte Kaninchen tödlich-toxische Dosen von Salzsäure und gleichzeitig Harnstoff zu und fand, daß der zugeführte Harnstoff alle Vergiftungserscheinungen unterdrückte. Pohl und Münzer[3]) haben jedoch bei der Wiederholung dieser Versuche durchaus negative Resultate erhalten.

Eine Umbildung von Harnstoff in Ammoniumsalze im Sinne einer ausgesprochenen Gleichgewichtsreaktion ist im normalen menschlichen Körper nicht nachweisbar[4]).

Per os eingeführter Harnstoff kann beim Menschen einen gesteigerten Eiweißumsatz oder eine Ausschwemmung stickstoffhaltiger Körper hervorrufen[4]).

Nach Ambard ist die Ausscheidung des Harnstoffs proportional dem Quadrat des Blutharnstoffs und umgekehrt proportional der Quadratwurzel der Harnstoffkonzentration im Harn, eine Beziehung, die sich in der Formel:

$$\frac{U}{\sqrt{D\sqrt{C}}} = K$$

ausdrückt, worin U den Blutharnstoff, D den pro 24 Stunden ausgeschiedenen Harnstoff, C den Harnstoff des Harns pro Liter bedeutet. Bei Annahme eines Körpergewichts von 70 kg und einer Harnstoffkonzentration von 2,5% ergibt sich für gesunde normale Personen der Wert 0,065. — Rodillon[5]) empfiehlt aus mnemotechnischen Gründen den reziproken Wert der Konstante N anzunehmen, das Körpergewicht in Tonnen auszudrücken und mit dem Faktor 6,5 zu multiplizieren, wobei sich die Formel:

$$N = \frac{\sqrt{\frac{3D}{P}\sqrt{\frac{C}{25}}}}{U}$$

ergibt, welche für eine gesunde Person einen Durchschnittswert 100 liefert.

Es gelang durch Zulage reichlicher Stickstoffmengen in Form von Harnstoff mit einer Kost, deren Eiweißgehalt unterhalb der Abnutzungsquote lag, und die allein zu erheblichen Stickstoffverlusten führte, in einer 12tägigen Periode einen deutlichen Stickstoffansatz zu erzielen. Beim Schwein wird der Stickstoffansatz nur dann erreicht, wenn bei gleichzeitiger Verfütterung sehr großer Mengen von Ammoniumsalzen und Harnstoff die Menge des Nahrungseiweißes mindestens $^1/_2$—$^1/_3$ der Abnutzungsquote beträgt. Die Versuche lassen nicht entscheiden, ob der Stickstoff nur retiniert oder direkt zum Ansatz gekommen ist[6]). Eine Sparwirkung des Harnstoffs in bezug auf den Stickstoffstoffwechsel bei Schweinen konnten Abderhalden und Lampé[7]) nicht feststellen. Auf eine eventuell geringere Stickstoffausscheidung erfolgte bald eine vermehrte Stickstoffausfuhr[7]).

Howe und Hawk[8]) ließen einen gesunden, im Stickstoffgleichgewicht befindlichen Hund bis zum prämortalen Ansteigen der Stickstoffausscheidung hungern (15 Tage), ernährten wieder normal, bis das ursprüngliche Körpergewicht und das Stickstoffgleichgewicht erreicht waren (47 Tage) und ließen dann wieder bis zum Tode hungern (30 Tage). Die Menge des ausgeschiedenen Harnstoffs war annähernd proportional der Menge des Gesamtstickstoffs[8]).

Per os eingeführter Harnstoff kann einen gesteigerten Eiweißumsatz oder eine Ausschwemmung stickstoffhaltiger Körper hervorrufen[9]).

---

1) Lang, Beiträge z. chem. Physiol. u. Pathol. **5**, 320 [1904].

2) Eppinger, Zeitschr. f. experim. Pathol. u. Ther. **3**, 530 [1906]; Wiener klin. Wochenschr. **1906**, Nr. 5.

3) Pohl-Münzer, Centralbl. f. Physiol. **20**, 232 [1906].

4) N. Janney, Zeitschr. f. physiol. Chemie **76**, 99—135 [1911].

5) Rodillon, Journ. de Pharm. et de Chim. [7] **7**, 13—20 [1913]; Chem. Centralbl. **1913**, I, 825.

6) E. Grafe, Zeitschr. f. physiol. Chemie **84**, 69—96 [1913]; Chem. Centralbl. **1913**, I, 1888.

7) Emil Abderhalden u. Arno Ed. Lampé, Zeitschr. f. physiol. Chemie **84**, 218—222 [1913]; Chem. Centralbl. **1913**, I, 1889.

8) Paul E. Howe u. F. B. Hawk, Journ. of the Amer. chem. Soc. **33**, 215—254 [1911].

9) N. Janney, Zeitschr. f. physiol. Chemie **76**, 99—135 [1912].

Zwei Männer von 23 Jahren, die mindestens 6 Monate nach niedriger Stickstoffdiät gelebt hatten, fasteten 7 Tage unter Aufnahme einer konstanten Wassermenge. Die Harnstoffausscheidung ging der des Gesamtstickstoffs parallel, doch verminderte sich der Prozentgehalt des Harnstoffs, bezogen auf Gesamtstickstoff[1]). Die prozentuale Menge des Harnstoff stickstoffs zeigte bei enteraler sowie parenteraler Zufuhr von Eiweiß nur geringe Unterschiede[2]).

Die Ratte scheidet bei einer purinfreien Nahrung innerhalb von 24 Stunden pro kg Körpergewicht 0,45—0,76 g Harnstoffstickstoff aus[3]).

Aus den Versuchen von Grafe und Turban ergibt sich, daß sich durch Verfütterung von Harnstoff zu einer überreichlichen Kohlenhydratkost erhebliche Stickstoffretentionen, vorübergehend sogar ein Gleichgewicht, erzielen läßt; ein kleiner Teil des retinierten Stickstoffs wird in den Nachperioden wieder ausgeschieden, die überwiegende Menge wird aber anscheinend dauernd retiniert[4]).

Bei günstiger Wahl der Versuchsbedingungen (kleine und verteilte Harnstoffportionen) lassen sich mit Fütterung von Harnstoff sehr erhebliche Stickstoffretentionen erzielen[5]).

Bei einer nephritischen Frau war sowohl im Blute wie auch in der Milch der nicht eiweißartige Stickstoff vermehrt. Es ist anzunehmen, daß die im Blute zirkulierenden, hauptsächlich aus Harnstoff bestehenden Körper direkt in die Milch übergehen und so teilweise zur Ausscheidung kommen[6]). Unter dem Einflusse der Harnstofffütterung geht der Reststickstoff im Blutserum und in der Milch absolut und im Verhältnis zum Gesamtstickstoff in die Höhe[7]).

Nach Phlorrhizininjektion an Hungerkaninchen verläuft die Ausscheidung des Harnstoffs in seiner absoluten Menge dem Gesamtstickstoff ziemlich parallel, seine relative Menge zum letzteren bleibt aber stets innerhalb der physiologischen Grenzen[8]).

Eine Lösung von 10 g Harnstoff, 16 g Pepton, 7 g Kochsalz in 1000 g Wasser wurde mit Tuberkelbacillen bzw. mit verschiedenen Mengen Tuberkulin gemischt, bei 31° gehalten und nach 30 Tagen mit Micrococcus ureae besät. Dieser wurde durch die Gegenwart der Tuberkelbacillenkulturen bzw. deren Abauprodukte in seiner Entwicklung und in seiner Wirkung auf den Harnstoff nicht behindert[9]).

Um zu erfahren, ob die durch die Leber bewirkte Umwandlung von Ammoniumcarbonat in Harnstoff eine umkehrbare Reaktion ist, wurden überlebende Hundelebern mit einer Mischung von Hundeblut, Kochsalzlösung und Harnstoff durchströmt und es wurde der Ammoniakgehalt des Blutes vor und nach der Durchströmung bestimmt. Eine Bildung von Ammoniak auf Kosten des Harnstoffs ließ sich nicht beobachten[10]).

Eine Reihe von Assimilationsversuchen in Harnstofflösungen, wobei als C-Quelle Maltose bzw. Dextrose diente, ergab, daß Hefen den Harnstoff als N-Quelle gut verwerten können[11]).

Harnstoff konnte von einer Reihe von untersuchten Schimmelpilzen nicht als alleinige Kohlenstoffquelle verwendet werden[12]). Demgegenüber die Schimmelpilze: Botrytis bassiaria, Penicillium crustaceum, Penicillium brevicaule, Mucor Boidin, Cladosporium harbarum, Phytophtora infestans, Aspergillus glaucus, Aspergillus niger, Isaria farinosa und ein Fusisporium aus dem Stengel einer blattrollkranken Kartoffel entwickelten sich gut auf Lösungen, die als einzige Stickstoffquelle Harnstoff enthielten, unter Ammoniakentwicklung[13]).

---

[1]) Paul E. Howe, H. A. Makill u. P. B. Hawk, Journ. of the Amer. chem. Soc. **33**, 568 bis 598 [1911].

[2]) Sigmund v. Somogyi, Zeitschr. f. physiol. Chemie **71**, 125—133 [1910].

[3]) Otto Folin u. J. Lucien Morris, Journ. of biol. Chemistry **14**, 509 [1913].

[4]) E. Grafe u. K. Turban, Zeitschr. f. physiol. Chemie **83**, 25 [1912].

[5]) E. Grafe, Zeitschr. f. physiol. Chemie **85**, 347 [1913].

[6]) St. Engel u. H. Murschhauser, Zeitschr. f. physiol. Chemie **73**, 101 [1911].

[7]) St. Engel u. H. Murschhauser, Zeitschr. f. physiol. Chemie **73**, 130—137 [1911].

[8]) Junzi Yoshikawa, Zeitschr. f. physiol. Chemie **75**, 475—487 [1911].

[9]) Malméjac, Journ. de Pharm. et de Chim. [7] **4**, 112—113 [1911]; Chem. Centralbl. **1911**, II, 1052.

[10]) A. J. Wakeman u. H. D. Dakin, Journ. of biol. Chemistry **9**, 327—328 [1911]; Chem. Centralbl. **1911**, II, 223.

[11]) P. Lindner u. G. Wüst, Wochenschr. f. Brauerei **30**, 477 [1913].

[12]) Alexander Kossowicz, Zeitschr. f. Gärungsphysiol., allgem. landw. u. techn. Mykologie **2**, 81—83 [1912].

[13]) Alexander Kossowicz, Zeitschr. f. Gärungsphysiol., allgem. landw. u. techn. Mykologie **1**, 60—62 [1912].

Eine Begünstigung der Harnstoffzersetzung unter Einwirkung von Bacillus Pasteuri durch das Solenoid ließ sich nicht feststellen, auch dann nicht, wenn der Kulturlösung Magnesiumsulfat und Dikaliumhydrophosphat zugesetzt wurde[1]).

Stierhodenextrakt bewirkt keine nennenswerte Ammoniakbildung aus Harnstoff[2]).

In frischen Bambusschößlingen ist ein Ferment vorhanden, das Harnstoff unter Ammoniakbildung zersetzt[3]). In dem Ricinussamen ist ebenfalls ein Ferment vorhanden (Urease), das Harnstoff unter Ammoniumcarbonatbildung zerstört[4]). Höhere Pflanzen enthalten sehr viel Urease. Weizenkeime z. B. spalten den zugesetzten Harnstoff bis zu 91%[5]). Géza Zemplén[6]) bestimmte den Ureasegehalt von etwa 40 Pflanzensamen verschiedener Gattung. Die Urease der Sojabohne wird verwendet, um den Harnstoff des Urins in Ammoniumcarbonat überzuführen und technisch Ammoniumsulfat zu gewinnen[7]).

Mit Harnstoff erfolgt Vasodilatation der überlebenden Arterien, namentlich an den splanchnischen Gefässen[8]). Nach der Einspritzung in die Jugularvene von Kaninchen zeigte Harnstoff in 10-, 5- bzw. 2 proz. Lösung andauernd Blutdrucksteigerung[9]).

Bei der Reaktivierung einer durch Dialyse inaktivierten Selachierdiastase kommt dem Harnstoff eine fördernde Wirkung zu[10]).

Glykokoll, Asparagin und Asparaginsäure, sowie Glycerin, Aceton und Urethan können in den künstlichen Lösungen beim Arbeiten mit dem isolierten Selachierherzen nicht den Harnstoff ersetzen[11]).

Nach Zusatz von 1—2‰ Kaffein oder Diuretin vermehrt sich der Harnstoffgehalt der Leber in vitro bis zu 0,031—0,195‰[12]).

Fördert das Wachstum der Pflanzen ebensowenig wie die anorganischen Basen[13]).

Einwirkung auf die Entwicklung und Knollenbildung der Radieschen[14]).

Physikalische und chemische Eigenschaften: Gibt mit Triketohydrindenhydrat keine Färbung[15]).

Die Reaktion zwischen Harnstoff und salpetriger Säure verläuft in gerader Richtung, wenn die Anfangskonzentration der salpetrigen Säure 0,1 : 1 000 000 beträgt, und der Gehalt an Harnstoff dieser Konzentration äquivalent ist. Der Harnstoff reagiert nicht mehr mit salpetriger Säure, wenn letztere durch Zusatz von Gries - Ilosvayschem Reagens in den charakteristischen Farbstoff übergeführt ist[16]). Beim Erhitzen im Vakuum auf 160—190° wird es vollkommen in Ammoniumcyanat verwandelt und sublimiert als solches über[17]).

Bei der Acetylierung in ätherischer Lösung mit Acethylchlorid erhielt Dehn[18]) eine halbfeste, zähe Masse.

Bei der Dekomposition des Harnstoffes mit Natriumhypobromit wird nur ein Teil des Stickstoffes frei, der Rest wird zu Sauerstoffverbindungen des Stickstoffs umgebildet. Von dem Kohlenstoff wird nur ein Teil zu CO_2 oxydiert, der Rest wird nur zu CO oxydiert[19]).

Mit α-Oxyisobuttersäure bildet Harnstoff Harnsäure[20]). Harnstoff ist nicht imstande, mit Farbsäuren schwer- oder unlösliche Verbindungen einzugehen[21]). Wird durch Phosphor-

---

1) Katharina Laschina, Archiv f. Anat. u. Physiol., Physiol. Abt. **1911**, 260—272.
2) Shuiji Mihara, Zeitschr. f. physiol. Chemie **75**, 443—455 [1911].
3) Kan Kato, Zeitschr. f. physiol. Chemie **75**, 456—473 [1911].
4) K. George Falk, Journ. of the Amer. chem. Soc. **35**, 292 [1913].
5) Alexander Kiesel, Zeitschr. f. physiol. Chemie **75**, 169—196 [1911].
6) Géza Zemplén, Zeitschr. f. physiol. Chemie **79**, 229—234 [1912].
7) T. Takenchi, Chem.-Ztg. **35**, 408 [1911].
8) Douglas Cow, Journ. of Physiol. **42**, 125—143 [1911].
9) E. Louis Backman, Centralbl. f. Physiol. **26**, 166—169 [1912].
10) E. Starkenstein, Biochem. Zeitschr. **47**, 300—319 [1912]; Chem. Centralbl. **1913**, I, 446.
11) R. Bompiani, Atti della R. Accad. dei Lincei Roma [5] **21**, II, 667—672 [1912]; Chem. Centralbl. **1913**, I, 183.
12) Giovanni Battista Zanda, Arch. di Farm. sperim. **11**, 125—135 [1911].
13) G. A. Borowikow, Biochem. Zeitschr. **50**, 119—128 [1913]; Chem. Centralbl. **1913**, I, 1825.
14) Marin Molliard, Compt. rend. de l'Acad. des Sc. **153**, 958—960 [1911].
15) Emil Abderhalden u. Hubert Schmidt, Zeitschr. f. physiol. Chemie **72**, 38 [1911].
16) W. D. Bonner u. E. S. Bishop, Journ. of Ind. and Engineering Chemistry **5**, 134—136 [1913].
17) R. Escales, Chem.-Ztg. **35**, 595 [1911].
18) William M. Dehn, Journ. of the Amer. chem. Soc. **34**, 1399—1409 [1912].
19) Marie Krogh, Zeitschrift f. physiol. Chemie **84**, 378 [1913].
20) F. Traetta - Mosca u. Golda Mizzenmacher, Gazz. chim. ital. **40**, II, 378—388 [1910].
21) W. Suida, Zeitschr. f. physiol. Chemie **68**, 387 [1910].

wolframsäure nicht gefällt. Über die Hydrodiffusion von Carbamid hat Öholm Versuche angestellt[1]). Verzögernder Einfluß auf die Geschwindigkeit der Inversion des Rohrzuckers[2]).

Derivate: Chlorharnstoff[3]) $NH_2 \cdot CO \cdot NHCl$. Man leitet in einem Gemisch von 60 g Harnstoff und 13 g Wasser unter Eiskühlung Chlor ein, bis die Gewichtszunahme etwa 32 g beträgt. Stellt die so gewonnene klare Lösung etwa 30 Minuten in Methylchlorid, saugt die abgeschiedene Krystallmasse ab, wäscht mit einer aus einer früheren Darstellung herrührenden Lösung von Chlorharnstoff und preßt zwischen Filtrierpapier ab. Reagiert mit Jodkalium und Schwefeldioxyd wie freie unterchlorige Säure:

$$NH_2 \cdot CO \cdot NHCl + COOH \cdot CH_3 + 2\,KJ = NH_2 \cdot CO \cdot NH_2 + 2\,J + KCl + CH_3 \cdot COOK\,,$$

$$NH_2 \cdot CO \cdot NHCl + 2\,H_2O + SO_2 = NH_2 \cdot CO \cdot NH_2 + HCl + H_2SO_4\,.$$

Schmelzp. 71° unter Zersetzung. Löslich in etwa 5 Teilen kochenden Wassers. Die verdünnte wässerige Lösung ist farblos und zersetzt sich nur langsam unter Entwicklung von Stickstoff und Bildung von Biuret und Chloramin, welch letzteres weiter zerfällt. Reagiert mit den gesättigten organischen Verbindungen teils als Chlorierungs-, teils als Oxydationsmittel, teils auf beide Weise zugleich. Mit ungesättigten Verbindungen entstehen Additionsverbindungen von unterchloriger Säure oder Chlorharnstoff, oder Sprengungen des Moleküls durch Oxydation.

Dichlorharnstoff. Bildet mit Ammoniak Uracin und führt Amine in Chloramine über[4]).

Perchlorat des Ferriharnstoffs $[Fe(CON_2H_4)_6](ClO_4)_3$ [5]). Bildung aus einer mit Perchlorsäure angesäuerten wässerigen Ferriperchloratlösung und einer konzentrierten Lösung von Harnstoff in Wasser. Hellblaue, nadelförmige Krystalle, wenig löslich in kaltem, leicht löslich in heißem Wasser. Liefert beim Umkrystallisieren aus Wasser viel hellere, blaugrüne Krystalle.

Nitrat des Ferriharnstoffs $Fe(CON_2H_4)_6 \cdot (NO_3)_3$ [5]). Bildung durch Eindunstenlassen einer mit festem $CO(NH_2)_2$ versetzten wässerigen $Fe(NO_3)_3$-Lösung über konz. H_2SO_4. Blaugrüne Krystalle. Leicht löslich in Wasser, etwas zerfließlich, bildet Mischkrystalle mit den analogen Chromiverbindungen.

Permanganat des Ferriharnstoffs $[Fe(CON_2H_4)_6](MnO_4)_3$ [5]). Bildung aus dem Nitrat und $NaMnO_4$. Dunkles Krystallpulver. Löslich in Wasser mit violetter Färbung, in festem Zustande in dem Perchlorat des Ferriharnstoffs, sowie in dem Permanganat des Chromiharnstoffs in jedem Verhältnis löslich.

Bichromat des Ferriharnstoffs $[Fe(CON_2H_4)_6]_2 \cdot Cr_2O_7)_3$ [5]). Orangegelbes, krystallinisches Pulver. Wird am Licht grün.

Ferriharnstoffchlorid $[Fe(CON_2H_2)_6] \cdot Cl_3 \cdot 3\,H_2O$ [5]). Bildung aus den Komponenten in konz. wässeriger Lösung. Weißes krystallinisches Pulver. Wird im Vakuum über P_2O_5 wasserfrei; bildet mit dem analogen Cr-Salz in jedem Verhältnis feste Lösungen, die ebenfalls mit 3 H_2O krystallisieren.

Ferriharnstoffbromid $[Fe(CON_2H_4)_6]Br \cdot 3\,H_2O$ [5]). Weißgrünliches, krystallinisches Pulver.

Ferriharnstoffperbromid $[Fe(CON_2H_4)_6]Br_3 \cdot 3\,H_2O$ [5]). Bildet ein braungelbes Pulver. Verliert beim Trocknen Br und ist weniger stabil als das analoge Cr-Derivat.

Nitratperjodid des Ferriharnstoffs $[Fe(CON_2H_4)_6] \cdot (NO_3)_2J \cdot J_2$ [5]). Bildung aus Ferriharnstoffnitrat in konz. wässeriger Lösung und Jod in NaJ-Lösung. Rotbraune, mikroskopische Prismen. Beständig an der Luft.

Harnstoff-Formaldehydverbindung $C_2H_6N_2O_2$ [6]). Harnstoff wird in wässeriger Lösung mit der molekularen Menge 36 proz. Formalinlösung versetzt. Nach einigen Stunden wird die Flüssigkeit gelinde erwärmt und die Krystalle abgesaugt. Weißes geruch- und geschmackloses Pulver. Unlöslich in kaltem Wasser, schwer löslich in warmem Wasser. Unlöslich in den

---

[1]) L. William Öholm, Meddelanden från K. Vetenskafsakademiens Nobelinstitut **2**, Nr. 23 [1912]; Chem. Centralbl. **1913**, I, 1649.

[2]) Wm. E. Cross u. W. G. Taggart, Zeitschr. d. Vereins d. deutsch. Zuckerind. **1913**, 560 bis 565.

[3]) A. Béhal u. A. Detoeuf, Compt. rend. de l'Akad. des Sc. **153**, 681—683 [1911].

[4]) Rasik Lal Datta, Journ. of the chem. Soc. **101**, 166—169 [1911]; Chem. Centralbl. **1912**, I, 1212.

[5]) G. A. Barbieri, Atti della R. Accad. dei Lincei Roma [5] **22**, I, 867 [1913].

[6]) Stefano di Palma, Boll. chim. Farm. **51**, 78—79 [1912]; Chem. Centralbl. **1912**, II, 329.

meisten organischen Solvenzien. Konzentrierte Natronlauge spaltet Ammoniak ab. Konzentrierte Salpetersäure färbt in der Wärme rot unter Gasentwicklung. Verdünnte wässerige Salzsäure spaltet Aldehyd ab. Verliert im Exsiccator über Schwefelsäure 50% Wasser, sodann, beim Erhitzen auf 100—105°, noch 6,7% Wasser. Bräunt sich bei 244° und zersetzt sich bei 245° unter Gasentwicklung.

Verbindung mit Wasserstoffsuperoxyd. Durch Zusatz von geringen Mengen organischer Säuren (0,1% Citronensäure oder 0,2% Gerbsäure) oder saurer Salze organischer Säuren gelingt es, die Verbindung beständig zu machen[1]).

Ureabromin $CaBr_2 \cdot 4 \cdot CH_4ON_2$ [2]). Eine Verbindung aus Harnstoff und Bromcalcium. Farb- und geruchlose etwas hygroskopische Krystalle. Schmelp. 186°. Leicht löslich in Wasser und Alkohol. Geschmack: kühlend und etwas bitter. Enthält 36% Brom.

Dimethylharnstoff bildet mit Alloxansäureanhydrid in Alkohol oder Eisessiglösung bei 70—80° in reichlicher Ausbeute 7,9-Dimethylharnsäureglykol[3]).

Dicarboäthylharnstoff[4]) $H_2N \cdot CO \cdot N(COO \cdot C_2H_5)_2$. Aus Cyanimidodicarbonsäurediäthylester $NC \cdot N(COO \cdot C_2H_5)_2$ und konz. Salzsäure. Prismen von schwach süßem Geschmack aus Methylalkohol. Siedep. 86—87°. Ziemlich löslich in Alkohol und Wasser. Zersetzt sich beim Erhitzen mit Wasser.

Dicarboxymethylharnstoff[4]) $H_2N \cdot CO \cdot (N \cdot COO \cdot CH_3)_2$. Aus Cyanimidodicarbonsäuredimethylester und konz. Salzsäure. Nadeln aus Methylalkohol. Schmelzp. 137—138° unter Zersetzung. Meist ziemlich wenig löslich. Zersetzt sich beim Erhitzen mit Wasser.

Asymm. Dimethylharnstoff[4]) $H_2N \cdot CO \cdot N(CH_3)_2$. Aus Dimethylcyanamid und 50 proz. Schwefelsäure. Prismen aus Methylalkohol. Schmelzp. 181—182°. Leicht löslich in kaltem Alkohol, fast unslöslich in Äther. Schmeckt süß.

Bisäthylharnstoff[5]) $C_6H_{14}O_2N_4 = C_2H_5 \cdot NH \cdot CO \cdot NH \cdot NH \cdot CO \cdot NH \cdot C_2H_5$. Aus Hydrazin und Äthylisocyanat in ätherischer Lösung. Krystalle aus siedendem Eisessig. Schmelzp. 250°. Schwerlöslich in Wasser und Alkohol, leicht löslich in siedendem Eisessig.

Isopropylharnstoff[5]) $C_4H_{10}ON_2$. Nadeln aus Essigäther. Schmelzp. 154°. Leicht löslich in Wasser, Alkohol, Aceton; schwer löslich in Äther und Petroläther; ziemlich löslich in Chloroform und Essigäther.

Phenylisopropyharnstoff[5]) $C_{10}H_{14}ON_2$. Nadeln aus heißem Benzol. Schmelzp. 156°. Schwer löslich in Wasser, leicht löslich in Alkohol, Äther und Chloroform.

Tetramethylenharnstoff $NH \cdot CH_2 \cdot CH_2 \cdot CH_2 \cdot CH \cdot NH = C_5H_{10}N_2O$ [6]). Bildung
(NH und NH über CO ringförmig verbunden)

durch 12 stündiges Erhitzen der Kohlensäureverbindung des Tetramethylendiamins im geschlossenen Rohr auf 220°. Nach ihrem Verhalten ist die Substanz als ein Polymeres des Tetramethylenharnstoffes anzusprechen. Sie bräunt sich beim Erhitzen von 260° ab und wird über 320° ganz schwarz. Schwer löslich oder unlöslich in Wasser, Alkali und sehr verdünnten Säuren und den gebräuchlichen organischen Solvenzien.

Phenylharnstoff. Ist nicht imstande, mit Farbsäuren schwer- oder unlösliche Verbindungen einzugehen[7]). Fällt nicht mit Phosphorwolframsäure.

Ditriphenylmethylharnstoff[8]) $C_{39}H_{32}ON_2 = CO[NH \cdot C(C_6H_5)_3]_2$. Aus Triphenylmethylchlorid und Harnstoff in siedendem Pyridin. Krystalle aus Alkohol.

Methyltriphenylmethylharnstoff $C_{21}H_{20}ON_2 = CO(NH \cdot CH_3) \cdot [NHC(C_6H_5)_3]$. Aus Methylharnstoff und Triphenylmethylchlorid. Nadeln. Schmelzp. 263°.

Phenyltriphenylmethylharnstoff $C_{25}H_{22}ON_2 = CO(NH \cdot C_6H_5) \cdot [NH \cdot C(C_6H_5)_3]$. Aus Phenylharnstoff und Triphenylchlorid. Nadeln. Schmelzp. 242°.

Methylphenylharnstoff (symmetrisch) $C_6H_5 \cdot NH \cdot CO \cdot NH \cdot CH_3$ [9]). Bildet sich durch Kochen des Methylcarbaminsäureazids mit Anilin in abs. alkoholischer Lösung.

---

[1]) Chemische Fabrik Gedeon Richter (Budapest), D. R. P. Kl. 12o, Nr. 259 826 v. 21. Mai 1911 [30. April 1913]; Chem. Centralbl. **1913**, I, 1845.

[2]) A. Biltz, Pharmaz. Ztg. **56**, 827 [1911]; Pharmaz. Centralhalle **53**, 245—246 [1912].

[3]) Heinrich Biltz, Berichte d. Deutsch. chem. Gesellschaft **55**, 3673 [1912].

[4]) Otto Diels u. Richard Gollmann, Berichte d. Deutsch. chem. Gesellschaft **44**, 3158 bis 3165 [1911].

[5]) Ch. Mauguin, Annales de Chim. et de Phys. [8] **22**, 297—369 [1911].

[6]) Emil Fischer, Berichte d. Deutsch. chem. Gesellschaft **46**, 2504 [1913].

[7]) W. Suida, Zeitschr. f. physiol. Chemie **68**, 387 [1910].

[8]) E. v. Meyer u. P. Fischer, Journ. f. prakt. Chemie [2] **82**, 521—538 [1910].

[9]) E. Oliveri-Mandalà u. E. Calderaro, Gazz. chim. ital. **43**, I, 538 [1913].

Methylharnstoff $CH_3 \cdot NH \cdot CO \cdot NH_2$ [1]). Bildet sich neben Ammoniumfulminat aus Methylcarbaminsäureazid durch Einwirkung von alkoholischem Ammoniak in der Kälte.

Diphenylmethylharnstoff (unsymmetrisch) $C_{14}H_{14}ON_2 = (C_6H_5)_2CH \cdot NH \cdot CO \cdot NH_2$) [1]). Bildung durch Einwirkung von konz. alkoholischem Ammoniak im Rohr bei 100—110° auf Diphenylcarbaminsäureazid. Nadeln. Schmelzp. 143°. Wenig löslich in Äther, Benzol, mäßig löslich in Chloroform und Essigester.

α-Phenyl-β-diphenylmethylharnstoff $(C_6H_5)_2CH \cdot NH \cdot CO \cdot NH \cdot C_6H_5$ [1]). Bildet sich aus Diphenylmethylharnstoff und Anilin in abs. alkoholischer Lösung bei 90°. Krystalle aus viel Alkohol. Schmelzp. 208—209°. Unlöslich in Wasser und kaltem Alkohol, schwer löslich in Äther, Benzol, Ligroin, leicht löslich in Essigsäure und Chloroform; in konz. H_2SO_4 mit orangeroter Färbung löslich.

Chlorbenzoylharnstoff. [2]) Man löst 10 g Benzoylcyanamid in 150 ccm heißem Eisessig, kühlt langsam auf 40° ab und sättigt in der Wärme mit einem raschen Chlorstrom [3]). Nadeln aus Chloroform (3—4 g). Zersetzungsp. 157° (korr.). Unlöslich in Wasser, Äther und Petroläther, schwer löslich in Tetrachlorkohlenstoff, 50 proz. Essigsäure und kaltem Chloroform [3]). Wird der Chlorkörper in n-Natronlauge gelöst und unter Kühlung mit Salzsäure gefällt, so entsteht ein Produkt $C_8H_6O_2N_2$. Schmelzp. 141° (korr.), welches chlorfrei ist und aus Benzol in weißen Krystallnadeln herauskommt. Löslich in viel kochendem Wasser und krystallisiert daraus in Nadeln. Die Verbindung besitzt vielleicht die Struktur:

$$\begin{array}{l} C_6H_5 \cdot CO \cdot N \\ \quad\quad\quad\quad\; | \!> CO \\ \quad\quad\quad\quad NH \end{array}$$

Leicht löslich in Äther, löslich in kochenden Säuren. Auf Fehlingsche Lösung wirkt die Substanz nicht ein, und die alkalische Lösung wird von Wasserstoffsuperoxyd (30%) beim kurzen Erwärmen nicht angegriffen. Bildet ein Phenylisocyanat $C_{15}H_{11}O_3N_3$. Schmelzp. 150° (korr.) [3]).

Terephthalyldiharnstoff [4]) $C_{10}H_{10}O_4N_4 = C_6H_4(CO \cdot NH \cdot CO \cdot NH_2)_2$. Beim Erhitzen von Terephthalylchlorid mit dem 3—4fachen der berechneten Menge Harnstoff 2 Stunden auf 160° und Reinigen des Produkts durch 48stündige Extraktion mit siedendem Methylalkohol. Ausbeute 80% der Theorie. Amorph. Außerordentlich wenig löslich in Wasser, Äther, Benzol, Methylalkohol, Ligroin, Pyridin und Chinolin. Sublimiert oberhalb 200° unter Zersetzung. Wird durch Alkalien leichter als durch Säuren verseift.

Terephthalyldinitroharnstoff [4]) $C_{10}H_8O_8N_6 = C_6H_4(CO \cdot NH \cdot CO \cdot NH \cdot NO_2)_2$. Durch 1—2stündige Einwirkung von etwa 1,7 ccm rauchender Salpetersäure auf 0,4 g Terephthalyldiharnstoff unter Fernhaltung des Sonnenlichts. Ausbeute an Natriumsalz 80% der Theorie. Die freie Verbindung ist weiß, in Wasser viel schwerer löslich als das Natriumsalz und wirkt als starke zweibasische Säure. Verpufft auch bei vorsichtigstem Erhitzen, vermutlich unter Abspaltung von Stickoxyden. Gibt die Natriumreaktion von Thiele. — Das **Natriumsalz** $Na_2 \cdot C_{10}H_6O_8N_6$ bildet weiße, sternförmig gruppierte Nadeln. Ziemlich wenig löslich in kaltem, ziemlich leicht löslich in Wasser von 50° mit neutraler Reaktion. Wird durch anhaltendes Kochen mit Säuren oder Alkalien zu Terephthalsäure verseift. Äußerst hygroskopisch. Der Krystallwassergehalt schwankt mit der Temperatur und Luftfeuchtigkeit zwischen 5,5 und 6 Mol. Wasser. Die wässerige Lösung beginnt sich bei 65° zu zersetzen; bei 70° wird die Zersetzung schwächer, bei höherer Temperatur wieder stärker.

Acetylmethylharnstoff $CH_3 \cdot NH \cdot CO \cdot NH \cdot CO \cdot CH_3$ [5]). Aus Acetamid und der Natriumverbindung des Bromacetamids in Gegenwart von Benzol. Anscheinend trikline Krystalle, $a : b : c = 1,483 : 1 : 0,9953$. Schmelzp. 180°. Liefert bei der Einwirkung von Salpetersäure das Nitrat des Methylharnstoffs vom Schmelzp. 128°.

Propionyläthylharnstoff $C_2H_5 \cdot NH \cdot CO \cdot NH \cdot CO \cdot C_2H_5$. Schmelzp. 100°.

Isobutyrylisopropylharnstoff $(CH_3)_2CH \cdot NH \cdot CO \cdot NH \cdot CO \cdot CH(CH_3)_2$. Schmelzpunkt 80°.

---

[1]) E. Oliveri-Mandalà u. E. Calderaro, Gazz. chim. ital. **43**, I, 538 [1913].

[2]) Chakaway, Megnezin Society **95**, 129 [1909].

[3]) Otto Diels u. Alfred Wagner, Berichte d. Deutsch. chem. Gesellschaft **45**, 874—883 [1912].

[4]) Michael Pfannl u. Otto Dafert, Monatshefte f. Chemie **33**, 485—505 [1912].

[5]) Ch. Mauguin, Annales de Chim. et de Phys. [8] **22**, 297—369 [1911].

Äthylacetylharnstoff. Rautenförmige, trikline Tafeln. Schmelzp. 124°.

Butyrylpropylharnstoff[1]) $C_3H_7 \cdot NH \cdot CO \cdot NH \cdot CO \cdot C_3H_7$. Rautenförmige trikline Tafeln. $a : b : c = 1{,}245 : 1 : 0{,}5054$. Schmelzp. 100°. Schwer löslich in Wasser, leicht löslich in den organischen Lösungsmitteln.

Acetylpropylharnstoff $C_6H_{12}O_2N_2 = C_3H_7 \cdot NH \cdot CO \cdot NH \cdot CO \cdot CH_3$. Blättchen aus Schwefelkohlenstoff. Schmelzp. 115°. Ziemlich löslich in Wasser, Alkohol und Äther.

Acetylphenylharnstoff[1]) $C_6H_5 \cdot NH \cdot CO \cdot NH \cdot CO \cdot CH_3$. Schmelzp. 183°.

Bromdiäthylacetylharnstoff[2]) $(C_2H_5)_2CBr \cdot CO \cdot NH \cdot CO \cdot NH_2$. Aus Harnstoff und den Halogeniden der Bromdiäthylessigsäure. Farbloses, fast geschmackloses Krystallpulver. Schmelzp. 115—116°. Löslich in kaltem Wasser zu 0,05%, leichter löslich in heißem Wasser. Leicht löslich in Alkohol, Benzol, wenig löslich in Petroläther. Wird durch Natronlauge und durch Kochen mit Wasser zersetzt. Ist ein gutes Sedativum mit leicht hypnotischer Wirkung.

Bromural. Monobromisovalerianylharnstoff $(CH_3)_2CH \cdot CHBr \cdot CO \cdot NH \cdot CO \cdot NH_2$. Die pharmakologische Wirkung har Airila[3]) untersucht.

Adalin. Bromdiäthylacetylharnstoff $(C_2H_5)_2CBr \cdot CO \cdot NH \cdot CO \cdot NH_2$. Die pharmakologische Wirkung hat Airila[3]) untersucht.

Benzoylenharnstoff $C_8H_6O_2N_2$ [4])

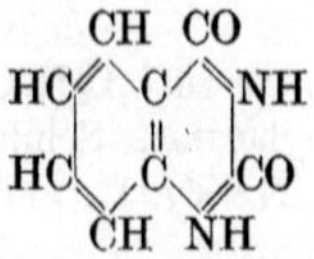

Mol.-Gewicht: 162,07. Man behandelt das rohe, zinkhaltige Reduktionsprodukt einer Darstellung von o-Aminobenzoylharnstoff mit viel verdünnter Schwefelsäure auf dem Wasserbade. Schöne weiße Krystalle aus kochendem Eisessig. Schmelzp. 356° (korr.). In verdünnten Säuren, auch in 50 proz. Essigsäure, ist es in der Hitze löslich und krystallisiert beim Abkühlen in prismatischen Stäbchen aus. In heißem Alkohol noch schwerer löslich als o-Aminobenzoylharnstoff, und die Lösung fluoresciert nicht. Die Lösungen in konz. Schwefelsäure und verdünnten Alkalien fluorescieren mit blauvioletter Grundfarbe, die etwas fahler ist als beim Amin. Langgestreckte, sechseckige, flache Blättchen aus Eisessig, die sich meist zu Rosetten kreuzen.

o-Nitrobenzoylharnstoff[4]) $NO_2 \cdot C_6H_4 \cdot CO \cdot NH \cdot CO \cdot NH_2 = C_8H_7O_4N_3$. Mol.-Gewicht: 209,09. Aus 3,5 g (2 Mol.) trockenem Harnstoff und 5 g o-Nitrobenzoylchlorid nach $1^1/_2$—2 stündigem Erhitzen auf 130—140°. Schöne gelbe Nadeln aus etwa 6 Teilen Eisessig. Schmelzp. 237° (korr.) unter Zersetzung. Löslich in der 8—10 fachen Menge siedenden Eisessigs, auch in 50 proz. Essigsäure, und krystallisiert daraus in flimmernden Blättchen und beiderseits gezackten Stäbchen, die sich zu Büscheln kreuzen. Sehr schwer löslich in Alkohol. Löst sich in Alkalien mit hellgelber Farbe und ist daraus durch Säuren fällbar.

o-Aminobenzoylharnstoff[4]) $NH_2 \cdot C_6H_4 \cdot CO \cdot NH \cdot CO_2NH_2 = C_8H_9O_2N_3$. Mol.-Gewicht: 179,10. 2 g o-Nitrobenzoylharnstoff werden mit 75 ccm abs. Alkohol am Rückflußkühler zum lebhaften Sieden erhitzt, dann mit 25 ccm Wasser und 2 g Natriumchlorid versetzt, nochmals aufgekocht und mit 20 g Zinkstaub vermischt. Sobald spontan keine Gasentwicklung mehr stattfindet, wird eine Viertelstunde auf dem Wasserbade digeriert und heiß filtriert. Beim Abkühlen scheiden sich gelbe Krystalle aus. Ohne diese zu filtrieren, wird der Alkohol abdestilliert. Beim Erkalten fällt aus der braunen Flüssigkeit eine schöne, braune, verfilzte Krystallmasse aus, die noch Zink enthält. Die Krystalle werden aus 5 ccm heißer 50 proz. Essigsäure umkrystallisiert. Ausbeute 0,2 g an kleinen, braunen Nadeln. Beim schnellen Erhitzen gibt es bei 200° unter Zusammenziehen und Dunkelwerden Ammoniak ab und wandelt sich quantitativ in Benzoylenharnstoff über. Beim Kochen mit verdünnten Säuren, auch Essigsäure, löst es sich; in dem Augenblick aber, wo die Lösung vollständig wird, scheidet sich in weißen, voluminösen Krystallen der Benzoylenharnstoff aus. Bei gewöhnlicher Temperatur wird das Amin während eines Tages beim Stehen mit verdünnten Säuren nicht verändert. Schwer löslich in Alkohol, mit blauvioletter Fluorescenz, fast unlöslich in Methylalkohol, sehr

---

[1]) Ch. Mauguin, Annales de Chim. et de Phys. [8] **22**, 297—369 [1911].

[2]) Apoth.-Ztg. **25**, 885 [1910].

[3]) Y. Airila, Skand. Archiv f. Physiol. **28**, 193—277 [1913]; Chem. Centralbl. **1913**, I, 2055.

[4]) Otto Diels u. Alfred Wagner, Berichte d. Deutsch. chem. Gesellschaft **45**, 874—883 [1912].

schwer löslich in Benzol. Aus allen drei letztgenannten Mitteln kommt es in ganz feinen, irisierenden Nadeln heraus, die eine bräunliche Farbe besitzen.

Symm. Di-δ-heptylcarbamid $C_{15}H_{32}ON_2 = [CH(C_3H_7)_2 \cdot NH]_2CO$ [1]). Aus 2 Mol. α-Propylvaleramid und 1 Mol. Brom beim Erhitzen mit 10proz. wässerigem NaOH. Farblose Nadeln aus Alkohol. Schmelzp. 239—241° (korr.). Unlöslich in siedendem Wasser, wenig löslich in Äther, leicht löslich in heißem Alkohol, unlöslich in verdünnten Säuren, Alkalien.

Symm. Di-γ-hexylcarbamid $C_{13}H_{28}ON_2 = [CH(C_2H_5)(C_3H_7) \cdot NH]_2CO$ [1]). Schmelzp. 220—222° (korr.).

Symm. Di-γ-amylcarbamid $C_{11}H_{24}ON_2 = [CH(C_2H_5)_2 \cdot NH]_2CO$ [1]). Schmelzp. 212 bis 214° (korr.).

Symm. Di-β-butylcarbamid [1]) $C_9H_{20}ON_2 = [CH(CH_3)(C_2H_5) \cdot NH]_2CO$. Schmelzp 134 bis 135° (korr.).

α-Propylvalerobromamid $C_8H_{16}ONBr = CH(C_3H_7)_2 \cdot CO \cdot NHBr$ [1]). Farblose Nadeln aus Äther. Schmelzp. 116° (korr.). Unlöslich in kaltem Wasser, leicht löslich in Alkohol, wenig löslich in kaltem Äther. Zersetzt sich beim Aufbewahren.

α-Äthylbutyrobromamid $C_6H_{12}ONBr = CH(C_2H_5)_2 \cdot CO \cdot NHBr$ [1]). Farblose Nadeln aus Äther. Schmelzp. 86—87° (korr.). Unlöslich in Wasser, leicht löslich in Alkohol, wenig löslich in kaltem Äther.

α-Carbäthoxyl-β-oxalyläthoxylharnstoff $C_2H_5O \cdot CO \cdot CO \cdot NH \cdot CO \cdot NH \cdot COOC_2H_5$ [2]). Glänzende Nadeln aus trockenem Äthylacetat. Schmelzp. 152°.

δ-Carbimidoheptan $CH(C_3H_7)_2 \cdot N \cdot CO$ [1]). Farbloses Öl. Siedep. 171° (korr.), mit Wasserdampf flüchtig.

δ-Heptylcarbamid $CH(C_3H_7)_2 \cdot NH \cdot CO \cdot NH_2$ [1]). Farblose Nadeln aus Alkohol. Schmelzp. 173° (korr.).

α-Propylvaleryl-δ-heptylcarbamid $C_{16}H_{32}O_2N_2 = CH(C_3H_7)_2 \cdot CO \cdot NH \cdot CO \cdot NH$ $CH(C_3H_7)_2$ [1]). Prismen aus Alkohol. Schmelzp. 89—90°.

Ureide von Oxysäuren und von Aminosäuren (Bd. IV, S. 775).

Hydantoin. Darstellung: Durch die Umwandlung von Hippursäure in 2-Thio-3-benzoylhydantoin mittels Ammoniumrhodanat nach Johnson und Nicolet [3]) und Entschwefelung und Hydrolyse dieses Thiohydantoins durch Digestion mit einer wässerigen Lösung von Chloressigsäure unter Rückfluß. Die Ausbeute beträgt etwa 70% der theoretischen [4]).

Methylhydantoin. Nach Ackermann gibt das Methylhydantoin nicht nur die Weylsche, sondern auch die Jaffesche Reaktion mit Pikrinsäure und NaOH [5]).

α-Phenylhydantoin. Ist nicht imstande, mit Farbsäuren schwer- oder unlösliche Verbindungen einzugehen [6]). Fällt nicht mit Phosphorwolframsäure.

1, 3, 6-Triacetyl-5-aminohydantoin $C_9H_{11}O_5N_3$ [7]). Fast rechteckige Täfelchen. Sintert von 173° ab. Schmelzp. bei 184—185°. Bräunt sich bei ca. 230°. Zersetzt sich gegen 245°.

1, 6-Diacetyl-5-aminohydantoin $C_7H_9O_4N_3$ [7]). Blättchen von rhombischem Umriß. Sintert von 227°. Schmilzt bei 240—241°.

Salzsaures 5-Aminohydantoin $C_3H_6O_2N_3Cl$ [7]). Achteckige Blättchen aus HCl-haltiger Lösung. Schäumt auf bei 218—222°, bräunt sich gegen 240°, wird gegen 290° unter erneuter Gasentwicklung dunkel.

4-(3-Methoxy-4-oxybenzol-)hydantoin $C_{11}H_{10}O_4N_2$ [8]). Körnige Krystalle. Schmelzp. 264—265°.

4-(3-Methoxy-4-oxybenzyl-)hydantoin $C_{11}H_{12}O_4N_2$ [8]). Walzenförmige Prismen. Schmelzp. 194—195°.

2-Thio-4-(3-methoxy-4-oxybenzal-)hydantoin $C_{11}H_{10}O_3N_2S$ [8]). Gelbe Nadeln. Schmelzp. 232—233°.

---

1) Frank Lee Pyman, Journ. of the chem. Soc. London **103**, 852 [1913].
2) J. Th. Bornwater, Koninkl. Akad. v. Wetensch. Amsterdam, Wisk. en Natk. Afd. **22**, 190 [1913].
3) Johnson u. Nicolet, Journ. of the Amer. chem. Soc. **33**, 1973 [1912].
4) T. B. Johnson u. R. Bengis, Journ. of the Amer. chem. Soc. **35**, 1605 [1913].
5) D. Ackermann, Zeitschr. f. Biol. **62**, 208 [1913].
6) W. Suida, Zeitschr. f. physiol. Chemie **68**, 387 [1910].
7) H. Biltz u. E. Giesler, Berichte d. Deutsch. chem. Gesellschaft **46**, 3410 [1913].
8) T. B. Johnson u. R. Bengis, Journ. of the Amer. chem. Soc. **35**, 1606 [1913].

3-Methoxy-4-oxybenzylthiohydantoinsäure $C_{11}H_{14}O_4N_2S$ [1]). Viereckige Platten oder Tafeln aus Eisessig. Gelbe Prismen aus heißem Wasser. Schmelzp. 181—182° unter Aufschäumen.

2-Thio-4-(3, 4-dimethoxybenzal-)hydantoin $C_{12}H_{12}O_3N_2S$ [1]). Prismen aus Alkohol. Schmelzp. 229—230°.

2-Thio-4-(3, 4-dimethoxybenzyl-)hydantoin $C_{12}H_{14}O_3N_2S$ [1]). Krystalle aus Wasser mit 1 Mol. H_2O. Schmelzp. 102—103°.

1-Methyl-4-(3, 4-dimethoxybenzal-)hydantoin $C_{13}H_{14}O_4N_2$ [1]). Prismatische Krystalle aus Alkohol. Schmelzp. 218°.

1, 3-Dimethyl-4-(3, 4-dimethoxybenzal-)hydantoin $C_{14}H_{16}O_4N_2$ [1]). Prismen aus Alkohol. Schmelzp. 122—124°.

2-Thio-3-p-methoxybenzoylhydantoin $C_{11}H_{10}O_3N_2S$ [2]). Hellgelbe Prismen aus Alkohol. Schmelzp. 166°. Wenig löslich in Wasser.

2-Thio-3-phenylsulfonylhydantoin $C_9H_8O_3N_2S_2$ [2]). Nadeln (aus heißem Wasser). Zersetzt sich bei etwa 190° und schmilzt bei 210—211° zu einem Öl.

2-Thio-3-carbäthoxyhydantoin $C_6H_8O_3N_2S$ [2]). Platten. Schmelzp. 168°.

2-Thio-3-m-nitrobenzoylhydantoin $C_{10}H_7O_4N_3S$ [2]). Krystalle aus Alkohol. Schmelzp. 198—199°.

2-Thio-3-acetyl-4-dibrombenzoylhydantoin $C_{12}H_{10}O_2N_2Br_2S$ [2]). Platten aus Alkohol. Schmelzp. 171°.

2-Thio-4-dibrombenzoylhydantoin $C_{10}H_8ON_2Br_2S$ [2]). Nadeln aus Alkohol. Schmelzpunkt 243°.

2-Thio-3-benzoyl-4-methylhydantoin $C_{11}H_{10}O_2N_2S$ [2]). Krystalle aus Alkohol. Schmelzpunkt 158°.

β-Naphthalinhydantoinsäure. [3]) Durch Einwirkung von Harnstoff auf β-Naphthalanin beim Erhitzen mit Barytlösung. Bildet feine verfilzte Nadeln mit schräg abgestumpften Ecken. Schmelzp. 194—195°. Leicht löslich in Alkohol, Methylalkohol und in heißem Wasser, schwer löslich in kaltem Wasser, in Aceton und Äther, unlöslich in Essigäther, Chloroform, Schwefelkohlenstoff, Benzol, Toluol und Petroläther.

Ureide der Kohlensäure (Bd. IV, S. 776).

Allophansäurechlorid [4]) $NH_2 \cdot CO \cdot NH \cdot COCl$. Man erwärmt Harnstoffchlorid am Rückflußkühler bei 30° für sich allein oder in Gegenwart eines indifferenten Lösungsmittels. Weißes, an der Luft rauchendes, zersetzliches Pulver. Unlöslich in den gebräuchlichen organischen Lösungsmitteln. Mit Wasser zersetzt es sich unter stürmischer Kohlensäureentwicklung. Dampft man die erhaltene Lösung ein, so läßt sich aus dem Rückstand Harnstoff isolieren.

Phenylallophansäuremethylester [5]) $C_6H_5 \cdot NH \cdot CO \cdot NH \cdot COO \cdot CH_3$. Aus Carboxymethylisocyanat $OC : N \cdot COO \cdot CH_3$ und Anilin in Äther und unter Eiskühlung. Nadeln aus Alkohol. Schmelzp. 143—144°. Leicht löslich in Alkohol, wenig löslich in Äther. — **Ammoniumsalz** $C_4H_9O_2N_3 = NC \cdot N(NH_4) \cdot COO \cdot C_2H_5$. Aus Cyanimidodicarbonsäurediäthylester $NC \cdot N(COO \cdot C_2H_5)_2$ und Ammoniak (D = 0,91) unter Eiskühlung. Oktaedrische Krystalle. Schmelzp. 107—108°. Leicht löslich in Wasser, Alkohol und Aceton, unlöslich in Äther.

Ureocarbonsäureester = Allophansäureester. [6])

Methylureocarbonsäureäthylester [6]) $C_5H_{10}O_3N_2 = CH_3 \cdot NH \cdot CO \cdot NH \cdot CO \cdot OC_2H_5$. Weiße Nadeln aus heißem Wasser. Schmelzp. 134°. Wenig löslich in Wasser, leichter in Alkohol, Benzol, leicht löslich in Chloroform und Eisessig, schwer löslich in Äther und Petroläther.

Methylureocarbonsäuremethylester $C_4H_8O_3N_2$. Schmelzp. 163°.

Methylureocarbonsäurepropylester $C_6H_{12}O_3N_2$. Schmelzp. 130°.

---

[1]) T. B. Johnson u. R. Bengis, Journ. of the Amer. chem. Soc. **35**, 1606 [1913].

[2]) T. B. Johnson u. W. M. Scott, Journ. of the Amer. chem. Soc. **35**, 1130 [1913].

[3]) W. Türk, Biochem. Zeitschr. **55**, 477 [1913].

[4]) Vereinigte Chininfabriken Zimmer & Co. (Frankfurt a. M.), D. R. P. Kl. 12o, Nr. 238 961 v. 12. Sept. 1909 [6. Okt. 1911].

[5]) Otto Diels u. Richard Gollmann, Berichte d. Deutsch. chem. Gesellschaft **44**, 3158 bis 3165 [1911].

[6]) Ch. Mauguin, Annales de Chim. et de Phys. [8] **22**, 297—369 [1911].

Äthylureocarbonsäuremethylester [1]) $C_5H_{10}O_3N_2$. Nadeln aus heißem Wasser. Schmelzpunkt 95°. Sublimiert zwischen 40 und 50°. Ziemlich löslich in siedendem Wasser, leicht löslich in den üblichen Lösungsmitteln.

Äthylureocarbonsäureäthylester $C_6H_{12}O_3N_2$. Nadeln aus Petroläther. Schmelzp. 72°.

Äthylureocarbonsäurepropylester $C_7H_{14}O_3N_2$. Stark doppelbrechende Blättchen. Schmelzp. 81°.

Äthylureocarbonsäureisobutylester $C_8H_{16}O_{13}N_2$. Stark doppelbrechende Blättchen aus Petroläther. Schmelzp. 87°.

Äthylureocarbonsäureisoamylester $C_9H_{18}O_3N_2$. Nadeln aus Petroläther. Schmelzp. 67—68°.

Isopropylureocarbonsäuremethylester $C_6H_{12}O_3N_2$. Kleine monokline Prismen. Schmelzp. 70°. Ziemlich löslich in Wasser und den organischen Lösungsmitteln. $a : b : c = 0{,}697 : 1 : 1{,}115$.

Isopropylureocarbonsäureäthylester [1]) $C_7H_{14}O_3N_2$. Krystalle aus Petroläther. Schmelzp. 40°. Wenig löslich in Wasser, leicht löslich in Petroläther.

Triphenylsemicarbazid [2]) (Diphenylcarbaminphenylhydrazin) $C_{19}H_{17}ON_3 = (C_6H_5)_2 \cdot N \cdot CO \cdot NH \cdot NH \cdot C_6H_5$. Aus Diphenylcarbaminchlorid und Phenylhydrazin in Benzollösung. Blättchen aus Alkohol. Konz. Schwefelsäure färbt schwach carminrot, nach Zusatz von Nitrit grün. — **Acetylverbindung** $(C_6H_5)_2N \cdot CO \cdot N \cdot (CO \cdot CH_3) \cdot NH \cdot C_6H_5$. Nadeln. Schmelzp. 165°.

Diphenylcarbaminphenylnitrosohydrazin $C_{19}H_{16}O_2N_4 = (C_6H_5)_2N \cdot CO \cdot N(NO) \cdot NH \cdot C_6H_5$. Aus Diphenylcarbaminphenylhydrazin mit Natriumnitrit. Gelbliche Nadeln. Schmelzpunkt 131°. Sehr unbeständig.

Azodiphenylcarbaminphenyl [2]) $C_{19}H_{15}ON_3 = (C_6H_5)_2 \cdot N \cdot CO \cdot N : N \cdot C_6H_5$. Aus Diphenylcarbaminphenylhydrazin durch Oxydation mit Eisenchlorid. Hellrote Nadeln. Schmelzp. 138°. Löst sich in verdünnter Schwefelsäure mit tiefroter Farbe.

Diazotetrazolsemicarbazid [3]) $C_2H_5ON_9 + 1\,H_2O = HN_4C \cdot N_2 \cdot NH \cdot NH \cdot CO \cdot NH_2 + 1\,H_2O$. Bildet sich in einer kalten Lösung von Semicarbazidchlorhydrat und Natriumacetat mit Diazotetrazollösung oder aus Acetonsemicarbazid und Diazotetrazol. Farblose, doppeltbrechende Kryställchen aus kalter Lauge + Salpetersäure. Schmelzp. 122°. Verpufft erst bei sehr hoher Temperatur; ist unbegrenzt haltbar. Reagiert trotz seiner geringen Löslichkeit in Wasser gegen Lackmus stark sauer und wird von Laugen zunächst unverändert gelöst; erst nach langem Verweilen tritt Spaltung ein unter Bildung von Tetrazylazoimid und Harnstoff bzw. dessen Spaltungsprodukten. Dieselbe Spaltung erfolgt bei längerem Erhitzen mit Wasser oder verdünnten Säuren.

Biuretkohlensäurechlorid [4]) $C_2H_4N_3O_2 \cdot COCl$. Man erwärmt Harnstoffchlorid am Rückflußkühler bei 60° entweder für sich allein oder in Gegenwart eines indifferenten Lösungsmittels, bis die entsprechende Abnahme an Salzsäure stattgefunden hat. Weißes, in den üblichen organischen Lösungsmitteln unlösliches Pulver, welches an der Luft raucht und bei Abschluß von Feuchtigkeit beständig ist. Mit Wasser gibt es unter Entwicklung von Kohlensäure Biuret.

Carbonyldiharnstoff [5]) $NH_2 \cdot CO \cdot NH \cdot CO \cdot NH \cdot CO \cdot NH_2$. Verfütterung von 8 g der Verbindung ergab bei purinarmer konstanter Kost, daß die Verbindung zu Harnstoff, Ammoniak und Kohlensäure verbrannt wird.

Carbaminsäure (Bd. IV, S. 778).

Carbaminsäure ist eine sehr schwache Säure, ihr Ammoniumsalz ist stark hydrolysiert [6]):

$$NH_4 \cdot OH + NH_2 \cdot COOH = 2\,NH_4^+ + CO_3^{--}.$$

[1]) Ch. Mauguin, Annales de Chim. et de Phys. [8] **22**, 297—369 [1911].

[2]) E. v. Meyer u. A. Nicolaus, Journ. f. prakt. Chemie [2] **82**, 521—538 [1910].

[3]) K. A. Hofmann u. Heinrich Hock, Berichte d. Deutsch. chem. Gesellschaft **44**, 2946 bis 2956 [1911].

[4]) Vereinigte Chininfabriken Zimmer & Co. (Frankfurt a. M.), D. R. P. Kl. 12o, Nr. 238 961 v. 12. Sept. 1909 [6. Okt. 1911].

[5]) Kurt Henius, Zeitschr. f. experim. Pathol. u. Ther. **10**, 293—295 [1912]; Chem. Centralbl. **1912**, I, 1483.

[6]) George H. Burrows u. Gilbert N. Lewis, Journ. of the Amer. chem. Soc. **34**, 993—995 [1912]; Chem. Centralbl. **1912**, II, 1812.

Derivate: Methylcarbaminsaures Methylammonium[1]) $CH_3 \cdot NH \cdot COO \cdot NH_3 \cdot CH_3$. Durch Zusammenleiten von Kohlensäure und Methylamin. Nach Methylamin riechende Krystallmasse. Schmelzp. 105°. Leicht löslich in Wasser und Alkohol; zerfließlich. Geht beim Erhitzen auf 130° und höhere Temperatur in symmetrischen Dimethylharnstoff über; die Temperatur der Reaktion liegt bei 170°.

Äthylcarbaminsaures Äthylamin[1]) $C_2H_5 \cdot NH \cdot COO \cdot NH_3 \cdot C_2H_5$. Krystalle. Schmelzp. 118° in zugeschmolzenen Röhrchen. Leicht löslich in Wasser und Alkohol. Geht beim Erhitzen im Rohr auf 120° und höhere Temperatur in symmetrischen Diäthylharnstoff über. Das Temperaturoptimum der Reaktion ist 150°.

Benzhydrylcarbaminsaures Benzhydrylammonium[1]) $(C_6H_5)_2CH \cdot NH \cdot COO \cdot NH_3 \cdot CH(C_6H_5)_2$. Beim Einleiten von Kohlensäure in eine getrocknete ätherische Lösung von Benzhydrylamin. Weißer Niederschlag. Schmelzp. 165° unter Zersetzung. Wenig löslich in Äther, leicht löslich in Alkohol. Schmilzt beim Erwärmen mit Wasser.

Diäthylcarbaminsaures Diäthylammonium[1]) $(C_2H_5)_2N \cdot COO \cdot NH_2(C_2H_5)_2$. Man destilliert Diäthylamin im langsamen Kohlensäurestrome in ein innen und außen gekühltes Gefäß. Weiße Krystallmasse. Schmilzt bei Zimmertemperatur, färbt sich beim Stehen bräunlich. Gibt beim Erhitzen auf Temperatur zwischen 130 und 250° im Rohr den Geruch des Tetraäthylharnstoffs.

Diphenylcarbaminchlorid[2]) $(C_6H_5)_2N \cdot CO \cdot Cl$. Aus Diphenylamin und Phosgen in Chloroform mit Pyridin.

Diphenylcarbaminpyridiniumchlorid $C_5H_5N \cdot CO \cdot N(C_6H_5)_2Cl$. Aus dem Chlorid und Pyridin. Nadeln aus Alkohol + Äther. Schmelzp. 107°. Färbt sich an der Luft rot. — **Chloroplatinat.** Hellbraune Nädelchen. Zersetzungsp. 170°. — **Pikrat.** Hellgelbe Nadeln. Schmelzp. 161°. — **Jodid.** Aus dem Chlorid und Jodkalium. Nadeln. Schmelzp. 182°.

Diphenylcarbaminsäureäthylester $(C_6H_5)_2N \cdot COOC_2H_5$. Aus Diphenylcarbaminchlorid mit Äthylalkohol in Gegenwart geringer Mengen Alkali oder Cyankalium. Rhombische Täfelchen aus verdünntem Alkohol. Schmelzp. 72°.

Diphenylcarbaminsäuremethylester $(C_6H_5)_2N \cdot COOCH_3$. Blättchen aus verdünntem Alkohol. Schmelzp. 86°.

Diphenylcarbaminsäureisopropylester[2]) $(C_6H_5)_2 \cdot N \cdot COO \cdot C_3H_7$. Schmelzp. 117°.

δ-Heptylcarbaminsäuremethylester $C_9H_{19}O_2N = CH(C_3H_7)_2 \cdot NH \cdot CO_2CH_3$ [3]). Nadeln. Schmelzp. 45—46° (korr.). Siedep. 223°. Unlöslich in Wasser, leicht löslich in Alkohol und Äther.

δ-Heptylcarbaminsäureäthylester $C_{10}H_{21}O_2N = CH(C_3H_7)_2 \cdot NH \cdot CO_2C_2H_5$ [3]). Schmelzp. 29—30° (korr.). Siedep. 230—231° (korr.).

Methylcarbaminsäureäthylester[4]) $CH_3 \cdot NH \cdot CO \cdot O \cdot C_2H_5$. Entsteht bei der Zersetzung der Natriumverbindung des Bromacetamids durch abs. Alkohol. Siedep. 170°. Siedepunkt unter 15 mm Druck 80°. Spez. Gewicht $D_{15} = 1{,}035$. $n_D = 1{,}421$. Molekularrefraktion: 25,2, berechnet 26,4.

Äthylcarbaminsäureäthylester[4]) $C_2H_5 \cdot NH \cdot CO \cdot O \cdot C_2H_5$. Siedep. 170°. Siedepunkt unter 15 mm Druck 79—80°. Spez. Gewicht $D_{15} = 0{,}997$. $n_D = 1{,}423$. Molekularrefraktion 29,9, berechnet 31,0.

Carbamidimidazid[5]) $(H_2N)(HN:)C \cdot N_3$. Zu Aminoguanidinnitrat wird unter starkem Alkohol salpetrige Säure geleitet.

Carbaminsäureazid[5]) $(NH_2) \cdot CO \cdot N_3$. Aus Semicarbazidchlorhydrat und Natriumnitrit. Liefert mit Kupferacetat zuerst ein Kupferazidacetat $CuN_3C_2H_3O_2$, gelbbraune Nadeln, und dann Kupferazid.

Hydrazodicarbonamid[5]) $(NH_2 \cdot)CO \cdot NH \cdot NH \cdot CO(NH_2)$. Aus Semicarbazidchlorhydrat, Natriumacetat und Natriumnitrit in Wasser unter starker Kühlung. Farblose Täfelchen. Liefert bei der Oxydation mit Bichromat und verdünnter Schwefelsäure Azodicarbonsäureamid.

---

[1]) Fr. Fichter u. Bernhard Becker, Berichte d. Deutsch. chem. Gesellschaft **44**, 3481 bis 3485 [1911].

[2]) E. v. Meyer u. A. Nicolaus, Journ. f. prakt. Chemie [2] **82**, 521—538 [1910].

[3]) Frank Lee Pyman, Journ. of the chem. Soc. London **103**, 852 [1913].

[4]) Ch. Mauguin, Annales de Chim. et de Phys. [8] **22**, 297—369 [1911].

[5]) K. A. Hofmann, Heinrich Hock u. Heinrich Kirmreuther, Annalen d. Chemie u. Pharmazie **380**, 131—147 [1911].

Azid der Diphenlycarbaminsäure $(C_6H_5)_2CH \cdot NH \cdot CO \cdot N_3$ [1]. Durch Einwirkung von Stickstoffwasserstoffsäure auf Diphenylketen. Längsgestreifte, gerade Prismen mit quadratischer Grundfläche oder Nadeln aus Benzol. Schmelzp. 121—123°. Unlöslich in Wasser und Petroläther, wenig löslich in Benzol, löslich in Alkohol, Äther, Chloroform und Essigester.

Azid der Methylcarbaminsäure $CH_3 \cdot NH \cdot CO \cdot N_3$ [1]. Man läßt Bromacetylbromid in CO_2-Atmosphäre auf mit abs. Äther überschichtete Zinkspäne tropfen und fängt das so entstandene Keten in einer stark gekühlten ätherischen Lösung von Stickstoffwasserstoffsäure auf. Dünne Blättchen aus Ligroin bzw. längsgestreifte Tafeln. Schmelzp. 46—47°. Mäßig löslich in Wasser, leicht löslich in Äther, Alkohol, Benzol, Chloroform, fast unlöslich in kaltem, wenig löslich in warmem Petroläther. Leicht flüchtig, ätzend. Verursacht bei längerem Einatmen Kopfschmerzen. Beim Aufkochen mit Wasser zerfällt das Azid in CO_2, Stickstoffwasserstoffsäure und Methylamin.

Über Azide der Carbaminsäure[2].

Urethane (Bd. IV, S. 779).

Urethan kommt in seiner Wirkung in den künstlichen Lösungen beim Arbeiten mit dem isolierten Selachierherzen im Vergleich zum Harnstoff nicht in Betracht[3]. Wurde normalen Kaninchen intravenös eine sehr verdünnte Adrenalinlösung (1 : 125 000 bis 1 : 500 000) injiziert, so trat keine Glucosurie auf; dieselben Adrenalinlösungen erzeugten aber sofort eine deutliche Glucosurie, wenn das Tier vor Ausführung der Injektion 1 g Urethan pro Kilogramm Körpergewicht per os erhalten hatte. Urethan allein erzeugt keine Glucosurie[4].

Über Chloralurethan s. die Arbeit von Otto Diels und Armenak Gutrassianz[5].

Isopropylurethan[6] $C_6H_{13}O_2N$. Flüssigkeit. Siedep. unter 15 mm Druck 79°. Löslich in Äther, Alkohol, schwer löslich in Wasser. Spez. Gewicht $D_{15} = 0{,}957$. $n_D = 1{,}424$. Molekularrefraktion 34,9, berechnet 35,6.

Methylurethanquecksilberhydroxyd[7] $CH_3O \cdot CO \cdot NH \cdot Hg \cdot OH$. Durch Einwirkung von Methylurethan und Quecksilberacetat aufeinander in äquimolekularen alkoholischen Lösungen. Durchscheinende, gelbe Schuppen. Unlöslich in den gewöhnlichen Lösungsmitteln.

Methylurethanquecksilberacetat[7] $CH_3O \cdot CO \cdot NH \cdot Hg \cdot C_2H_3O_2$. Scheidet sich aus dem Gemisch der wässerigen Lösungen von Methylurethan und Quecksilberacetat in warzenartig gruppierten, unlöslichen Krystallen aus.

Quecksilberäthylurethan[7] $HgN \cdot CO \cdot O \cdot C_2H_5$. Bildet sich aus den beiden Komponenten in wässeriger Lösung. Warzenartig gruppierte Nadeln. Unlöslich in den gebräuchlichen Lösungsmitteln. Verliert beim Trocknen über Schwefelsäure 1 Mol. Wasser, das an der Luft nicht wieder aufgenommen wird.

α-Azidoäthylurethan[8] $CH_3 \cdot CHN_3 \cdot NH \cdot COO \cdot C_2H_5 = C_5H_{10}O_2N_4$. Mol.-Gewicht: 158,12. Die ätherische Lösung von α-Azidopropionsäureazid wird mit Alkohol versetzt und der Äther langsam verdampft, wobei Stickstoffentwicklung einsetzt. Gelbes, leicht bewegliches Öl. Scheidet nach längerem Stehen Äthylidenurethan ab.

β-Azidoäthylurethan[9] $N_3 \cdot CH_2 \cdot CH_2 \cdot NH \cdot COO \cdot C_2H_5 = C_5H_{10}O_2N_4$. Mol.-Gewicht: 158,12. Aus β-Azidopropionsäurehydrazid, wie die α-Verbindung. Schwachgelbes, leicht bewegliches Öl von angenehmem Geruch. Die wässerige Lösung zeigt ganz schwach saure Reaktion. Mit Wasserdämpfen nicht flüchtig. Leicht löslich in warmem Wasser und in Äther, schwerer in kaltem Wasser. Zeigt auch nach langem Aufbewahren keine Veränderung.

γ-Azidopropylurethan[10] $N_3 \cdot CH_2 \cdot CH_2 \cdot CH_2 \cdot NH \cdot COO \cdot C_2H_5 = C_6H_{12}O_2N_4$. Mol.-Gewicht: 172,14. Die getrocknete ätherische Lösung des γ-Azidobuttersäureazids wird mit

[1] E. Oliveri-Mandalà u. E. Calderaro, Gazz. chim. ital. **43**, I, 538 [1913].
[2] E. Oliveri-Mandalà u. F. Noto, Gazz. chim. ital. **43**, I, 514—520 [1913]; Chem. Centralbl. **1913**, II, 354.
[3] R. Bompiani, Atti della R. Accad. dei Lincei Roma [5] **21**, II, 667—672 [1912].
[4] Frank P. Underhill, Journ. of biol. Chemistry **9**, 13—18 [1911].
[5] Otto Diels u. Armenak Gukassianz, Berichte d. Deutsch. chem. Gesellschaft **43**, 3314—3320 [1910].
[6] Ch. Mauguin, Annales de Chim. et de Phys. [8] **22**, 297—369 [1911].
[7] A. Pieroni, Gazz. chim. ital. **41**, II, 754—756 [1912]; Chem. Centralbl. **1912**, I, 796.
[8] Th. Curtius u. Hans Franzen, Berichte d. Deutsch. chem. Gesellschaft **45**, 1041 [1912].
[9] Th. Curtius u. Hans Franzen, Berichte d. Deutsch. chem. Gesellschaft **45**, 1044 [1912].
[10] Th. Curtius u. Wilhelm Giulini, Berichte d. Deutsch. chem. Gesellschaft **45**, 1050 [1912].

Alkohol am Rückflußkühler bis zur Beendigung der Gasentwicklung gekocht. Gelbes, ziemlich leichtflüssiges Öl, das sich beim Aufbewahren nicht verändert; es siedet auch unter vermindertem Druck nicht unzersetzt.

Urethan aus Azidobernsteinsäureazid (Azidoäthylendiurethan)[1]

$$\begin{array}{l} N_3 \cdot CH \cdot NH \cdot COO \cdot C_2H_5 \\ \quad | \\ C_2H \cdot NH \cdot COO \cdot C_2H_5 \end{array} = C_8H_{15}O_4N_5$$

Mol.-Gewicht: 245,17. Die trockene ätherische Azidlösung aus der Acetonverbindung wird mit abs. Alkohol erwärmt. Das Urethan zersetzt sich beim Aufbewahren unter Abscheidung eines krystallinischen Produkts, das noch nicht näher untersucht wurde.

Azidomethylurethan[2] $N_3 \cdot CH_2 \cdot NH \cdot COO \cdot C_2H_5 = C_4H_8O_2N_4$. Mol.-Gewicht: 144,1. Entsteht beim Erwärmen von Azidoessigsäureazid[3]) mit Alkohol. In Wasser unlösliches Öl von kaum wahrnehmbarem, nicht unangenehmem Geruch und schwach saurer Reaktion. Ist nicht explosiv. Überschüttet man das Produkt mit Wasser und fügt zuerst etwas Ammoniak, dann Silbernitratlösung hinzu, so entsteht sofort ein dicker, weißer Niederschlag von explosivem Stickstoffsilber[3]).

o-Nitroisatosäureurethan[2][4]) $C_{10}H_{10}O_6N_2$.

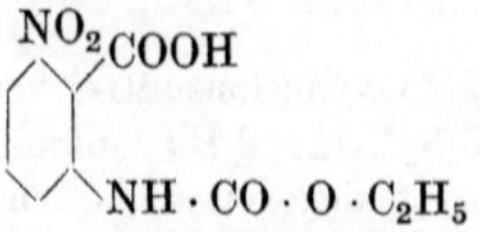

Mol.-Gewicht: 254,10. o-Nitroisatosäureanhydrid wird mit möglichst abs. Alkohol längere Zeit gekocht, wobei Lösung erfolgt. Nach dem Verdampfen des Alkohols wird der gelbliche krystallinische Rückstand mit kaltem Benzol behandelt, wobei das Urethan ungelöst zurückbleibt. Prächtige, glänzende, schwach gelblich gefärbte, flache Nadeln aus verdünntem Alkohol bzw. heißem Wasser. Schmelzp. 187°. Spaltet beim Kochen mit verdünnter Natronlauge Kohlensäure und Alkohol ab. Beim Ansäuern fällt ein krystallinischer Niederschlag von Nitroaminobenzoesäure, welcher aus heißem Wasser in schönen, gelben Nadeln vom Schmelzp. 184° krystallisiert und beim Kochen mit verdünnter Schwefelsäure weiter in Kohlensäure und m-Nitroanilin zerfällt.

Thioharnstoff (Bd. IV, S. 780).

Darstellung: Girsewald und Kudelka[5]) haben ein Verfahren angegeben, dadurch gekennzeichnet, daß man die Schwermetallcyanamide mit Schwefelwasserstoff zu Thioharnstoff umsetzt. Wässerige Cyanamidlösungen werden bei erhöhter Temperatur mit Schwefelwasserstoff behandelt. Die Reaktion wird zur Beschleunigung zweckmäßig in Gegenwart fester Stoffe mit oder ohne Zusatz von sauren oder alkalisch wirkenden Mitteln vorgenommen[6]).

Über den Nachweis vgl. bei T. Sato[7]).

Physiologische Eigenschaften: Nach subcutaner Injektion von Sulfoharnstoff nach gleichzeitiger Verfütterung von Phenol trat eine geringe Vermehrung der Ätherschwefelsäuren im Harn von Kaninchen auf[8]). In einem Versuche, in dem Sulfoharnstoff allein, ohne Phenol, gegeben wurde, hatte der Körper allein eine vermehrte Ätherausscheidung zur Folge[8]). Dieselbe Beobachtung wurde von Masuda[9]) und Konschegg[10]) bestätigt.

---

[1]) Th. Curtius u. Friedrich Hartmann, Berichte d. Deutsch. chem. Gesellschaft **45**, 1056 [1912].

[2]) Th. Curtius u. August Bockmühl, Berichte d. Deutsch. chem. Gesellschaft **45**, 1036 [1912].

[3]) Th. Curtius u. August Bockmühl, Berichte d. Deutsch. chem. Gesellschaft **41**, 354 [1908].

[4]) Th. Curtius u. August Semper, Berichte d. Deutsch. chem. Gesellschaft **46**, 1169 [1913].

[5]) C. v. Girsewald u. S. Kudelka, D. R. P. Kl. 12o, Nr. 266 404 [1913].

[6]) Hubert Kappen (Jena), D. R. P. Kl. 12o, Nr. 260 061 v. 1. Nov. 1911 [13. Mai 1913].

[7]) T. Sato, Biochem. Zeitschr. **23**, 45 [1910].

[8]) T. Sato, Archiv f. experim. Pathol. u. Phramakol. **36**, 197 [1895].

[9]) Niro Masuda, Zeitschr. f. physiol. Chemie **67**, 28 [1910].

[10]) A. Konschegg, Archiv f. experim. Pathol. u. Pharmakol. **62**, 502 [1910].

Nach subcutaner Injektion von 3 g Harnstoff an einem Hund trat im Harn sehr wenig Phenol auf, an den 3 Tagen nach der Schwefelzufuhr nahm die ausgeschiedene Phenolmenge immer entsprechend der Menge des gefressenen Futters ab und zu. Bei dem zweiten Versuch mit Schwefelharnstoff war die gesteigerte Phenolausscheidung noch 2 Tage nach der Zufuhr erfolgt. Die Phenolmenge hat fast immer entsprechend der Menge der Ätherschwefelsäuren ab- oder zugenommen. Die Vermehrung des Phenols war fast jedesmal pro Tag höchstens bis auf ca. 0,03 g gegen ca. 0,015—0,018 g der Normaltagesmenge[1]).

Wird Schwefelwasserstoff an Hund per os eingegeben, so hustet das Tier, zeigt Speichelfluß und wenig Freßlust. Beim zweiten Versuch wird der Schwefelharnstoff schon ganz gut vertragen[1]).

Subcutan eingeführter Schwefelharnstoff vermehrt den neutralen Schwefel des Harns erheblich und ist als solcher im Harn nachweisbar, ein Teil erscheint als Ätherschwefelsäure im Harn. Ob außerdem auch Vermehrung der Sulfatschwefelsäure eintritt, läßt sich nach den Untersuchungen nicht entscheiden[2]).

Physikalische und chemische Eigenschaften: Liefert schraubenförmig eingerollte Krystallgebäude, wenn man ihn auf der Glasplatte bis zur beginnenden Zersetzung kocht. Alsdann entstehen beim Verdunsten zuerst die Sphaerolite, dann die gewöhnlichen Krystalle. Frische Lösungen geben nur die letzteren, welche also wohl ihre Gestalt durch Aufnahme fremder Stoffe ändern[3]).

Bei Anwendung von Jod als Oxydationsmittel verläuft die Einwirkung nach folgender Gleichung: $2\,CSN_2H_4 + J_2 = C_2S_2N_4H_6 \cdot 2\,HJ$, ohne sekundäre Reaktion. In neutraler wässeriger Lösung von Thioharnstoff dagegen stellt sich bei Zusatz von Jodlösung ein Gleichgewicht ein; bei immer weiter getriebener Verdünnung wird immer wieder Jod entfärbt, bis bei einem Gehalt von nicht über 0,02% Thioharnstoff der Punkt des stabilen Gleichgewichts nach obiger Gleichung erreicht ist[4]).

Die Einwirkung von salpetriger Säure auf Thioharnstoff hat Werner[5]) genau untersucht. — In saurer Lösung akzeptiert Werner[5]) aus dem Verhalten gegen Salpetersäure die unsymmetrische Formel $HS \cdot C(NH_2)(:NH)$ von Storch. Nach dieser Formel muß eine gegenseitige Anziehung zwischen der positiven NH_2 und der negativen SH-Gruppe stattfinden, welche schließlich eine ammoniumartige Konfiguration

$$HN:C\begin{matrix} \diagup NH_3 \\ | \\ \diagdown S \end{matrix}$$

zuließe. Thioharnstoff liefert nur Salze mit starken Säuren. In Gegenwart von schwachen Säuren läßt sich bei Einwirkung von salpetriger Säure die Bildung von Rhodanwasserstoff und Stickstoff einfach durch Abspaltung von Ammoniak erklären. Über die dynamische Isomerie von Ammoniumthiocyanat und Thioharnstoff haben Atkins und Werner Untersuchungen angestellt[6]). Über den Einfluß von Salzen auf die dynamische Isomerie von Ammoniumrhodanid und Thioharnstoff haben Atkins und Werner Untersuchungen angestellt[7]).

Derivate: Tetramethylthioharnstoff[8]) $C_5H_{12}N_2S$. Farblose Krystalle. Schmelzp. 78°, Siedep. 245°. Ziemlich leicht löslich in heißem Wasser. **Jodmethylat** $C_6H_{15}N_2JS$. Farblose Prismen aus heißem Alkohol mit 1 Mol. Krystallwasser. Sehr leicht löslich in Wasser, unlöslich in Äther. 1 Mol. Silbernitrat gibt ein Nitromethylat, ein zweites Mol. Silbernitrat fällt Silbermethylmercaptid aus.

Tetraäthylthioharnstoff[8]) $C_9H_{20}N_2S$. Ölige, angenehm riechende Flüssigkeit. Siedep. 264—266°. Siedepunkt unter 12 mm Druck 130°. Spez. Gewicht $D^0/_4$: 0,9804; $D^{18}/_4$: 0,9662.

---

1) Kenji Kojo, Zeitschr. f. physiol. Chemie **76**, 159—169 [1911/12].

2) Niro Masuda, Zeitschr. f. physiol. Chemie **67**, 28—34 [1910].

3) P. Gaubert, Compt. rend. de l'Acad. des Sc. **153**, 683—695.

4) Emil Alphonse Werner, Journ. of the chem. Soc. **101**, 2166—2180 [1912]; Chem. Centralbl. **1913**, I, 792.

5) Emil Alphonse Werner, Journ. of the chem. Soc. **101**, 2180—2191 [1912]; Chem. Centralbl. **1913**, I, 793.

6) William Ringrose Gelston Atkins u. Emil Alphonse Werner, Journ. of the chem. Soc. **101**, 1167 [1912]; Chem. Centralbl. **1912**, II, 1346.

7) William Ringrose Gelston Atkins u. Emil Alphonse Werner, Journ. of the chem. Soc. **101**, 1982—1991 [1912]; Chem. Centralbl. **1913**, I, 514.

8) Marcel Delépine, Bull. de la Soc. chim. de France [4] **7**, 988 [1910].

Tripropylthioharnstoff[1]) $C_{10}H_{22}N_2S$. Farb- und geruchlose Nadeln. Schmelzp. 33°. Unlöslich in Wasser.

Tetrapropylthioharnstoff[1]) $C_{13}H_{28}N_2S$. Dicke, fast farblose Flüssigkeit. Siedep. 305°. Siedepunkt unter 12 mm Druck 165°. Spez. Gewicht: $D^0/_4$: 0,9430; $D^{18}/_4$: 0,9300.

Triphenylmethylthioharnstoff[2]) $C_{20}H_{18}N_2S = CS(NH_2) \cdot NHC(C_6H_5)_3$. Aus Schwefelharnstoff und Triphenylmethylchlorid in heißem Pyridin neben Dithioharnstoffpyridinhydrochlorid. Prismen. Schmelzp. 217°.

1-Phenyl-2-methoxymethylthioharnstoff[3]) $CH_3 \cdot O \cdot CH_2 \cdot NH \cdot CS \cdot NH \cdot C_6H_5 = C_6H_{12}ON_2S$. Entsteht glatt beim Umkrystallisieren von 1-Phenyl-2-äthoxy- und 1-Phenyl-2-isoamoxymethylthioharnstoff aus Methylalkohol. Prismatische Krystalle. Schmelzp. 133°.

1-p-Tolyl-2-methoxymethylthioharnstoff[3]) $C_{10}H_{14}ON_2S$. Entsteht ebenso wie die vorige Verbindung aus der p-Tolyläthoxy- und -isoamoxyverbindung. Schmelzp. 129°.

1-Phenyl-2-äthoxymethylthioharnstoff[3]) $C_{10}H_{14}ON_2S = C_2H_5O \cdot CH_2 \cdot NH \cdot CS \cdot NH \cdot C_6H_5$. Aus der 1-Phenyl-2-isoamoxyverbindung und heißem abs. Alkohol. Schmelzp. 125—126°.

1-p-Tolyl-2-äthoxymethylthioharnstoff[3]) $C_{12}H_{16}ON_2S$. Schmelzp. 120°.

1-Phenyl-2-isoamoxymethylthioharnstoff[3]) $C_{13}H_{20}ON_2S = C_5H_{11}OCH_2 \cdot NH \cdot CS \cdot NH \cdot C_6H_5$. Aus der 1-Phenyl-2-äthoxyverbindung und Isoamylalkohol. Schmelzp. 109°.

1-p-Tolyl-2-isoamoxymethylthioharnstoff[3]) $C_{12}H_{22}ON_2S$. Schmelzp. 119°.

Dithioharnstoffpyridinhydrochlorid[2]) $(CS \cdot N_2H_4)_2C_5H_5N \cdot HCl$. Prismen. Schmelzpunkt 176°.

Verbindung mit Hydrazinjodid[4]) $C_4H_{16}N_8S_4 \cdot N_2H_4 \cdot HJ$. Seidenglänzende Nadeln. Schmelzp. 136°.

Verbindung mit Hydroxylaminjodid $C_6H_{16}N_8S_4 \cdot NH_2 \cdot OH \cdot HJ$. Nadeln. Schmelzpunkt 178°.

Verbindung mit Aminoguanidinhydrojodid $C_4H_{16}N_8S_4 \cdot CN_4H_6 \cdot HJ$. Seidenglänzende Nadeln. Schmelzp. 174°.

Verbindung mit Pyridinhydrojodid $C_2H_8N_4S_2, C_5H_5N \cdot HJ$. Nadeln. Schmelzp. 157°.

Verbindung mit Pyridinmethyljodid $C_2H_8N_4S_2, C_5H_5N \cdot CH_3J$. Flache Prismen. Schmelzp. 144°.

Verbindung mit Chinolinhydrojodid $C_2H_8N_4S_2, C_9H_7N, HJ$. Rosetten von gelben Nadeln. Schmelzp. 137°.

Verbindung mit Chinolinmethyljodid $C_2H_8H_4S_2, C_9H_7N, CH_3J$. Nadeln von der Form der Tetrathioharnstoffverbindung. Schmelzp. 134°.

Verbindung mit Chinolinäthyljodid $C_2H_8N_4S_2, C_9H_7N, C_2H_5J$. Kanariengelbe Prismen. Schmelzp. 126°[5]).

Verbindung mit Caesiumjodid[6]) $(SC \cdot N_2H_4)_4CsJ$ aus heißer alkoholischer Lösung. Seidenglänzende Nadeln. Schmelzp. 191° unter Zersetzung.

Verbindung mit Rubidiumjodid $(SCN_2H_4)_4RbJ$. Seidenglänzende Nadeln. Schmelzp. 202° unter Zersetzung.

Verbindung mit Kaliumjodid $(SCN_2H_4)_4KJ$. Schmelzp. 189°. Zeigt im Gegensatz zu freiem Thioharnstoff bei 192° keine Umwandlungserscheinungen.

Verbindung mit Kaliumrhodanat[6]) $(SCN_2H_4)_3 \cdot KSCN \cdot$ Seidenglänzende Nadeln aus Alkohol. Schmelzp. 143°.

1,1′-Dibrom-2,2′-dinaphthylthioharnstoff. Weiße Kryställchen. Schmelzp. 185°[7]).

2-Thiohydantoin $C_3H_4ON_2S = NH \cdot CS \cdot NH \cdot CH_2CO$. Wurde von Klason[8]) durch Erhitzen von Aminoessigsäureäthylester mit Kaliumthiocyanat auf 140—150° erhalten.

---

[1]) Marcel Delépine, Bull. de la Soc. chim. de France [4] **7**, 988 [1910].

[2]) E. v. Meyer u. P. Fischer, Journ. f. prakt. Chemie [2] **82**, 521—538 [1910].

[3]) Treat B. Johnson u. Herbert H. Guest, Journ. of the Amer. chem. Soc. **32**, 1279—1285 [1910].

[4]) William Ringrose Gelston Atkins u. Emil Alphonse Werner, Journ of the chem. Soc. **101**, 1982—1991 [1912]; Chem. Centralbl. **1913**, I, 514.

[5]) William Ringrose Gelston Atkins u. Emil Alphonse Werner, Journ. of the chem. Soc. **101**, 1982—1991 [1912]; Chem. Centrlabl. **1913**, I, 515.

[6]) William Ringrose Gelston Atkins u. Emil Alphonse Werner, Journ. of the chem. Soc. **101**, 1167 [1912]; Chem. Centralbl. **1912**, II, 1346.

[7]) Farbenfabriken vorm. Friedr. Bayer & Co., D. R. P. Kl. 12p, Nr. 264 265 [1912].

[8]) Klason, Ofv. kongl. Vet.-Ak.

Ausbeute sehr gering. Beim Erhitzen von Thiohydantoinsäureäthylester mit verdünntem **HCl** ließ sich keine Bildung von 2-Thiohydantoin nachweisen[1]).

Bisthiohydantoin

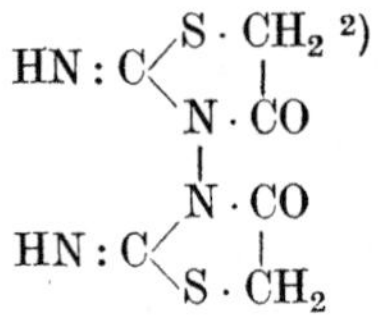

Aus Bisthioharnstoff gelöst in Wasser, beim Kochen mit Monochloressigsäure. Unlösliche Nädelchen; zersetzt sich bei hoher Temperatur, ohne vorher zu schmelzen.

Kaliumsalz $C_6H_6O_2N_4S_2 + 2\,KOH$ [2]). Krystallinisches Pulver.

Bariumsalz $C_6H_6O_2N_4S_2 + Ba(OH)_2$. Krystallinischer Niederschlag[2]).

N, N-Dimethylbisthiohydantoin $C_8H_{10}O_2N_4S_2$ [2]). Bildung aus der alkoholisch-wässerigen Lösung des Kaliumsalzes mit Methyljodid. Nadeln aus Essigester. Schmilzt oberhalb 270°.

N, N-Diäthylbisthiohydantoin $C_{10}H_{14}O_2N_4S_2$ [2]). Bildet sich aus der alkoholisch-wässerigen Lösung des Kaliumsalzes. Nadeln aus Alkohol. Schmelzp. 224°.

C, C[1]-Dimethylbisthiohydantoin $C_8H_{10}O_2N_4S_2$ [2]). Aus Bisthioharnstoff, gelöst in heißem Wasser, beim Kochen mit α-Brompropionsäure. Krystalle aus Essigester mit 1 Mol. CH_3CO_2H, welches sich an der Luft verflüchtigt und durch Wasser und Äther weggewaschen werden kann. Schmilzt unter Zersetzung oberhalb 280°. Löslich in heißem Alkohol.

Kaliumsalz $C_8H_{10}O_2N_4S_2 + 2\,KOH$ [2]).

Bariumsalz $C_8H_{10}O_2N_4S_2 + Ba(OH)_2$. Ziemlich leicht löslicher Niederschlag[2]).

N, N-Dimethyl-C, C[1]-dimethylbisthiohydantoin $C_{10}H_{14}O_2N_4S_2$. Nadeln aus Essigester. Schmelzp. 255—256° [2]).

N, N-Diäthyl-C, C[1]-dimethylbisthiohydantoin $C_{12}H_{18}O_2N_4S_2$. Nadeln aus heißem Alkohol. Schmelzp. 187°.

C, C[1]-Diäthylbisthiohydantoin $C_{10}H_{14}O_2N_4S_2$. Aus Bisthioharnstoff in Wasser beim Kochen mit α-n-Brombuttersäure. Schwach rosa gefärbte Blättchen (aus Essigester) mit 2 Mol. $CH_3 \cdot CO_2H$, welche an der Luft oder beim Waschen mit Äther abgegeben werden. Schmelzp. 225—226°. Leicht löslich in Alkohol.

Bariumsalz $C_{10}H_{14}O_2N_4S_2 + Ba(OH)_2$. Ziemlich leicht löslich. Krystallinisches Pulver.

Kaliumsalz $C_{10}H_{14}O_2N_4S_2 + 2\,KOH$.

N, N-Dimethyl-C, C[1]-diäthylbisthiohydantoin $C_{12}H_{18}O_2N_4S_2$. Nadeln aus Alkohol. Schmelzp. 216—217°.

N, N-Diäthyl-C, C[1]-diäthylbisthiohydantoin $C_{14}H_{22}O_2N_4S_2$. Krystalle aus Alkohol. Schmelzp. 154°.

Pseudothiohydantoinessigsäure $C_5H_6O_9N_2S$ [3])

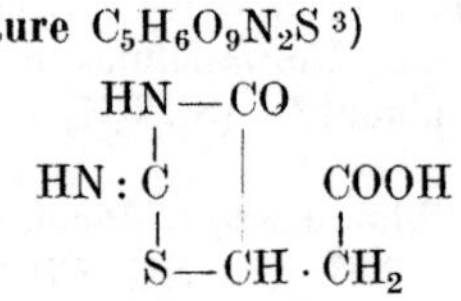

Entsteht aus Thioharnstoff und Fumarsäure. Prismatische Krystalle aus heißem Wasser. Schmilzt nicht bei 210°, zersetzt sich bei 245—250°. Gibt bei der Hydrolyse mit Salzsäure Dioxythiazolessigsäure.

---

[1]) Treat B. Johnson, Journ. of the Amer. chem. Soc. **35**, 780 [1913].

[2]) G. Frerichs u. H. Höller, Annalen d. Chemie u. Pharmazie **398**, 256 [1913].

[3]) Treat B. Johnson u. Joseph A. Ambler, Amer. Chem. Journ. **48**, 197—205 [1912].

Guanidin, Kreatin, Kreatinin.

Von

Géza Zemplén-Budapest und **Dionys Fuchs**-Budapest.

Guanidin (Bd. IV, S. 783).

Vorkommen: Im Harn von parathyreoidektomierten Hunden[1]). In Boletus edulis Bull. [2]).

Bildung: Bei der Einwirkung von Wasserstoffsuperoxyd auf Hippomelanin konnte Herzmark[3]) entgegen den Angaben von Rona und Riesser[4]) kein Guanidin auffinden.

Darstellung: Die Überführung von Dicyandiamid in Guanidinnitrat erfolgt vorteilhaft mit einem Gemisch aus 25% Salzsäure (1,19) und 35% Salpetersäure (40° Bé). Ausbeute 90,22%[5]).

Durch Hydrolyse von Dicyandiamid bzw. Dicyandiamidinsalzen mit Säuren ohne Anwendung von Druck kann man zu fast theoretischen Ausbeuten von Guanidin gelangen, wenn man den Prozeß unterbricht, sobald sich kein Dicyandiamidin in der Reaktionsmischung mehr nachweisen läßt. An Stelle des Dicyandiamidins kann man auch andere Umwandlungsprodukte des Dicyandiamids, wie z. B. Biguanid, oder andere Polymerisationsprodukte des Cyanamids, wie z. B. Melamin, als Ausgangsmaterial benutzen[6]).

Physiologische Eigenschaften: Mit Rinderserum vorbehandelte Meerschweinchen erhalten durch präventive Guanidinbehandlung einen antianaphylaktischen Zustand, der sie vor den Wirkungen reinjizierten Serums schützt. Weniger intensiv ist diese Schutzwirkung bei Vorbehandlung mit Wittes Pepton, völlig abwesend bei vorhergehender Injektion von Albumosen. Eine einmalige schwere Guanidinvergiftung schützt das Tier gegen die gleich hohe toxische Dosis. Das Reaktionsvermögen des Tieres gegen diese Substanz stellt sich erst allmählich wieder ein[7]).

Physikalische und chemische Eigenschaften: Reinbasische, nicht sulfurierte Farbstoffe, z. B. Chrysoidin, Neuphosphin G, Brillantgrün, Fuchsin, Krystallviolett, Methylgrün usw. geben keine Fällung mit einer essigsauren Lösung von salzsaurem Guanidin[8]). Bei den Farbstoffen, die Aminosulfosäuren sind: Orseillersalz N extra, Toluylenrot, Säureviolett 6 BN, Chinolingelb, Guineagrün B, Patentblau VN superfin, Echtsäureviolett 10 B, Säureviolett 4 B extra, Säureviolett 7 B, Rohviolett 5 RS, Lichtgrün SF bläulich, Echtgrün, Marinebalu BW, Fuchsin S, Pyraminorange 3 G, kann man eine Abnahme der Fällbarkeit mit Zunahme der Aminogruppen und der Sulfoxylgruppen häufig wahrnehmen. Indes ist dieser Schluß nicht immer gerechtfertigt, und hier scheinen wohl auch noch andere Momente mit im Spiele zu sein. Nahezu alle untersuchten Oxyazofarbstoffe (mit Ausnahme von Eosamin B und Azofuchsin G) sowie Pikrinsäure und Alizarinrot werden durch Guanidinchlorhydrat in Gegenwart von Essigsäure mehr oder weniger gefällt. Für den quantitativen Verlauf der Reaktion scheint hier neben der Zahl auch die Stellung der Hydroxyl- und Sulfoxylgruppen von Einfluß zu sein[8]).

---

[1]) W. F. Koch, Journ. of biol. Chemistry **15**, 43 [1913].
[2]) Camille Reuter, Zeitschr. f. physiol. Chemie **78**, 167 [1912].
[3]) Jenny Adler-Herzmark, Biochem. Zeitschr. **49**, 130—136 [1913]; Chem. Centralbl. **1913**, I, 1521.
[4]) Rona u. Rieser, Zeitschr. f. physiol. Chemie **57**, 143 [1908]; **61**, 12 [1909].
[5]) N. Caro, Zeitschr. f. angew. Chemie **23**, 2405—2417 [1911].
[6]) Farbenfabriken vorm. Friedr. Bayer & Co., D. R. P. Kl. 12o, Nr. 267 380 [1912].
[7]) M. Heyde, Centralbl. f. Physiol. **26**, 401—404 [1912]; Chem. Centralbl. **1912**, II, 1473.
[8]) W. Suida, Zeitschr. f. physiol. Chemie **68**, 381—390 [1910].

Zu dieser Gruppe gehören: Echtrot, Orange GG, Ponceau 2 R, Krystallponceau, Echtrot B, Coccin 2 B, Chrysoin usw. Oxyazofarbstoffe (z. B. Phenoflavin, Palatinschwarz, Lanacylviolett, Cyanol extra, Chromotrop 6 B usw), welche gleichzeitig noch freie oder alkylierte Aminogruppen enthalten, werden mit Zunahme der Aminogruppen immer schlechter gefällt. Während die Carbonsäure-Disulfosäure (Tastrazin) keine Fällung gibt, erhält man mit den Farbstoffen, welche Hydroxylgruppen und Carboxylgruppen oder diese und Sulfoxylgruppen aufweisen, gleichgültig, ob sie noch Aminogruppen enthalten oder nicht, starke Fällungen[1]). Sind in den Farbstoffen Aminogruppen neben Carboxylgruppen vorhanden, so tritt keine Fällung ein. (Beispiele: Benzoorange R, Oxaminmarron, Oxaminrot, Carbazolgelb, Rhodamin S, Rhodamin G, Chromgrün.) Wenn das Guanidinchlorhydrat somit auch kein untrügliches Erkennungsmittel für alle Farbstoffe genannt werden kann, so dürfte es doch in vielen Fällen ein brauchbares Hilfsmittel bei der Identifizierung von Farbstoffen sein[1]).

Fügt man zu irgendeinem in Wasser löslichen Guanidinsalz Phosphorwolframsäure so fällt sofort ein dicker, sich rasch absetzender weißer Niederschlag aus, der auch beim Kochen der Flüssigkeit unter Zusatz von mehr Wasser nicht in Lösung geht. Es löst sich sofort auf Zusatz von Ammoniak und Ammoniumcarbonat. Kocht man den Niederschlag mit Farbsäuren, welche auch lösliche Guanidinsalze prompt fällen, so tritt keine Veränderung ein. Fügt man aber ein wenig Ammoniak oder Ammoniumcarbonatlösung hinzu, so tritt momentan Veränderung ein, der Niederschlag wird gefärbt und gewinnt ein krystallinisches Äußere[1]).

Derivate: Aus Dicyandiamidin oder Dicyandiamidinsalzen lassen sich die Guanidinsalze unter Verwendung von Druck durch Behandeln mit Wasser darstellen[2]). Die Gegenwart von unorganischen, nicht oxydierenden Stoffen, die in die Guanidingruppe selbst nicht eingehen oder nach der Reaktion in dem gebildeten Produkt nicht wiederzufinden sind, z. B. Bariumchlorid, üben eine vorteilhafte Einwirkung auf die Reaktion aus[2]).

Guanidincarbonat. Gibt mit Triketohydrindenhydrat nach einiger Zeit eine rötliche Färbung[3]).

Guanidinnitrat. Beim Erhitzen einer 4 proz. Dicyandiamidinnitratlösung auf 165° erzielt man eine Ausbeute von 98,2% der Theorie an Substanz[2]). Stickstoffernährung von Aspergillus niger und deren Verwertung[4]).

Guanidinphosphorwolframat. Löslichkeit in Acetonwasser (4 Vol. Aceton + 3 Vol. Wasser) nach 1 stündigem Schütteln 22,80%[5]).

Dreibasisches Guanidiniumsalz der Molybdänsäurephosphorsäure[6]) $(CN_3H_5)_3H_3PO_4 \cdot (MoO_3)_{12} \cdot 12\,H_2O$. Tiefgelber mikrokrystallinischer Niederschlag.

Siebenbasisches Guanidiniumsalz $(CN_3H_5)_7H_3PO_4(MoO_3)_{12} \cdot 10\,H_2O$. Hellgelbe Säulen.

Guanidiniumsalz der Molybdänsäurearsensäure[6]) $(CN_3H_5)_3H_7 \cdot [As(Mo_2O_7)_5] \cdot 5H_2O$.

Guanidiniumsalz der Molybdänkieselsäure[6]) $(CN_3H_5)_4H_8 \cdot [Si(Mo_2O_7)_6] \cdot 6\,H_2O$. Tiefblaue Blättchen.

Guanidinium-3-molybdänat[6]) $(CN_3H_5)_2H_2Mo_3O_{10} \cdot 5\,H_2O$. Nadeln.

Kobaltsalz[7]) $(CN_3H_6)_3[Co(OH)_3(NO_2)_3]$. Aus 3 Mol. Guanidiniumcarbonat mit einer Lösung von 1 Mol. $Na_3Co(NO_2)_6$. Große, granatrote, glänzende Krystalle aus kaltem Wasser. Löst sich in Wasser tiefrot; die Lösung ist bei gewöhnlicher Temperatur beständig und zersetzt sich beim Kochen unter Abscheidung von Kobaltioxyd. Aus der Mutterlauge krystallisiert eine Verbindung von derselben Zusammensetzung in dunkelziegelroten Nadeln, die sich durch leichtere Löslichkeit und auch einige Fällungsreaktionen unterscheiden. Wahrscheinlich liegt Stereoisomerie vor.

Guanidinrhodanat $NH : C(NH_2)_2 \cdot HSCN$[8]). Bildung durch Erhitzen von Ammoniumrhodanat oder Thioharnstoff auf 180°. Krystallisiert farblos aus Essigester.

---

1) W. Suida, Zeitschr. f. physiol. Chemie **68**, 381—390 [1910].

2) Stockholms Superfosfat Fabriks Aktiebolag (Stockholm), D. R. P. Kl. 12o, Nr. 242216 v. 21. Dez. 1909 [28. Dez. 1911].

3) Emil Abderhalden u. Hubert Schmidt, Zeitschr. f. physiol. Chemie **72**, 38 [1911].

4) Widar Brenner, Berichte d. Deutsch. botan. Gesellschaft **29**, 479—483 [1911]; Chem. Centralbl. **1912**, I, 594.

5) E. Wechsler, Zeitschr. f. physiol. Chemie **73**, 141 [1911].

6) Arthur Rosenheim u. Jacob Pinkser, Zeitschr. f. anorgan. Chemie **70**, 73—85 [1911].

7) Arthur Rosenheim u. A. Garfunkel, Berichte d. Deutsch. chem. Gesellschaft **44**, 1865—1873 [1911].

8) H. Krall, Journ. of the chem. Soc. London **103**, 1378 [1913].

Guanidinpikrat $CH_5N_3 \cdot C_6H_3O_7N_3$ [1]). Orange Nadeln. Werden dunkel bei etwa 270° und zersetzen sich bei 285—290° unter Wärmeentwicklung. Explodieren bei raschem Erhitzen. Bei 12° ist die Löslichkeit $< 7 : 10\,000$, aber größer bei Gegenwart von Salzen.

Malonylguanidin gibt in wässeriger Lösung mit Farbsäuren schwer oder unlösliche, teils krystallinische Verbindungen [2]).

Benzoylphenylguanidin. [3]) Aus Benzoylcyanamin und Anilinchlorhydrat erhält man das **Chlorhydrat** des Benzoylphenylguanidins $C_6H_5 \cdot CO \cdot NH \cdot C(:NH) \cdot NH \cdot C_6H_5 \cdot HCl$. Weiße Nadeln. Schmelzp. 159°. Leicht löslich in Alkohol. Die freie Base schmilzt bei 91—92°. Geht in verdünnter schwach salzsaurer Lösung unter dem Einfluß von Natriumnitrit in Benzoylphenylharnstoff, durch Kochen mit 5 proz. Natronlauge unter Abspaltung der Benzoylgruppe in Phenylguanidin über.

m-Tolylbenzoylguanidin [3]) $CH_3 \cdot C_6H_4 \cdot NH \cdot C(:NH) \cdot NH \cdot CO \cdot C_6H_5$. Nadeln oder Blättchen. Schmilzt langsam von 71° ab. Leicht löslich in Alkohol, Äther, Chloroform, Benzol, weniger leicht in Petroläther, wenig löslich in Wasser. — **Chlorhydrat.** Kurze farblose Prismen. Schmelzp. 170°. Löslich in Alkohol, wenig löslich in kaltem Wasser.

Cinnamylphenylguanidin $C_6H_5 \cdot CH : CH \cdot CO \cdot NH \cdot C(:NH) \cdot NH \cdot C_6H_5$. Prismatische Nadeln aus Alkohol. Schmelzp. 140°. Wenig löslich in Alkohl, unlöslich in Wasser. — **Chlorhydrat.** Farblose Nadeln. Schmelzpunkt unscharf. Weniger löslich als die vorhergehenden beiden Salze.

Pseudocumidylbenzoylguanidin [3]) $(CH_3)_3C_6H_2 \cdot NH \cdot C(:NH) \cdot NH \cdot CO \cdot C_6H_5$. Prismatische Nadeln aus Benzol. Schmelzp. 140—141°.

Benzoyl-o-phenylenguanidin $C_6H_4{<}(NH)_2{>}C : N \cdot CO \cdot C_6H_5$. Schmelzp. 237°. Bildet mit verdünnter Salzsäure kein Salz. Wird durch Kalilauge in Benzoesäure und o-Phenylenguanidin gespalten.

Cinnamyl-o-phenylenguanidin [3]) $C_6H_4{<}(NH)_2{>}C : N \cdot CO \cdot CH : CH \cdot C_6H_5$. Farblose Nadeln aus Alkohol oder Pyridin. Schmelzp. 262°. Unlöslich in Wasser, schwer löslich in Aceton und Äther, wenig löslich in kaltem Alkohol. Wird durch Alkalien in Zimtsäure und o-Phenylenguanidin gespalten.

Diazotetrazolaminoguanidin [4]) $C_2H_6N_{10} + 1\,H_2O = HN_4 \cdot C \cdot N_2 \cdot NH \cdot NH \cdot C(NH_2) \cdot (NH) + H_2O$. Bildet sich aus den Komponenten in essigsaurer Lösung. Blaugelbe Nädelchen, doppeltbrechend. Zersetzt sich gegen 142°. Hält sich auch in feuchter Luft und bei Temperaturen von 25—35°. Reagiert in Wasser gegen Lackmus sauer, leicht löslich in verdünnter Säure, z. B. 3 proz. Salpetersäure, ohne charakteristische Salze zu bilden. Gibt mit konz. Jodwasserstoffsäure bei Luftabschluß ein **Perjodid** $C_2H_7N_{10}J_2$. Oberflächlich glänzendschwarze, von Braun nach Schwarz pleochroistische Krystalle mit würfelähnlichem Habitus. Verpufft, wie das Ausgangsmaterial, nur schwach, explodiert aber in Berührung mit Silbernitrat und Salpetersäure äußerst gefährlich. Mit Natriumacetatlösung gibt das Perjodid unter Hydrolyse das anhängende Hydrazid. Geschlämmtes Quecksilberoxyd verändert das Diazotetrazolaminoguanidin bei gewöhnlicher Temperatur nicht. Fehlingsche Lösung entwickelt Stickstoff und hinterläßt anscheinend Diazotetrazolkupfer. Benzaldehyd gibt keine Verbindung. Natronlauge spaltet bei gewöhnlicher Temperatur Tetrazylazoimid, Ammoniak und Cyanamid. Beim Kochen mit 4 proz. Schwefelsäure oder Salpetersäure entstehen Cyan, Stickstoff, Aminoguanidin bzw. seine Spaltungsprodukte und Aminotetrazolsäure.

Diazotetrazolbenzalaminoguanidin [4]) $C_9H_{10}N_{10} + 1\,H_2O = HN_4 \cdot C \cdot N_2 \cdot N \cdot (N \cdot C_7H_6) \cdot C(NH_2)(NH) + H_2O$. Aus Benzalaminoguanidin in essigsaurer Lösung mit Diazotetrazollösung. Orangerote Nadeln aus Alkohol. Haltbar bei Zimmertemperatur. Zerfällt gegen 132°. Zerfällt bei der Säurespaltung zu $^4/_5$ unter Bildung von Stickstoff, Cyan, Benzaldehyd, Hydrazin; der Rest liefert nebenher Aminotetrazol und Ammoniak. Mit konz. Natronlauge bildet es ohne Spaltung ein **Natriumsalz.** Orangerote Nadeln, dessen rotgelbe wässerige Lösung bei 90° unverändert bleibt. Beim Kochen der angesäuerten Lösung erfolgt Spaltung, ohne daß Tetrazylazoimid auftritt.

[Äthoxyacetyl-]guanidin $C_5H_{11}O_2N_3$ [5]). Aus Äthoxyessigester und Guanidin in abs. Alkohol. Krystalle aus Alkohol. Schmelzp. 162°. Leicht löslich in Wasser und heißem Alkohol, wenig löslich in Aceton, fast unlöslich in Äther und Benzol.

---

[1]) H. Krall, Journ. of the chem. Soc. London **103**, 1378 [1913].
[2]) W. Suida, Zeitschr. f. physiol. Chemie **68**, 387 [1910].
[3]) P. Pierron, Compt. rend. de l'Acad. des Sc. **151**, 1364—1366 [1911].
[4]) K. A. Hofmann u. Heinrich Hock, Berichte d. Deutsch. chem. Gesellschaft **44**, 2946 bis 2956 [1911].
[5]) W. Traube u. R. Ascher, Berichte d. Deutsch. chem. Gesellschaft **46**, 2077 [1913].

[Äthoxypropionyl-]guanidin $C_6H_{15}O_2N_3$ [1]). Durch Einwirkung von Guanidin auf Äthoxypropionsäureester in Alkohol. Schmelzp. 196°. Leicht löslich in Wasser und heißem Alkohol, wenig löslich in Aceton, fast unlöslich in Äther und Benzol.

Benzylmethylguanidin $C_9H_{13}N_3$. **Platinsalz des Hydrochlorids** $(C_9H_{13}N_3 \cdot HCl)_2 \cdot PtCl_4$. Krystalle aus 20proz. HCl. Schmelzp. 148°. **Goldsalz des Hydrochlorids** $C_9H_{13}N_3 \cdot HCl \cdot AuCl_3$. Leicht zersetzliche Nadeln. Schmelzp. 190—191° [2]).

Isohydantoin (2-Imino-4-ektotetrahydrooxazol)

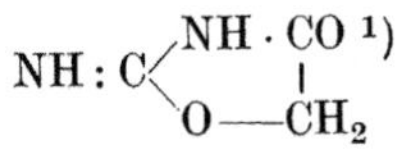

Bildung aus Glykokollsäureester und Guanidin unter Erwärmung. Ausbeute 40—50% der Theorie. Große starkbrechende Prismen aus verdünntem Alkohol. Beginnt bei 240° zu sintern und schmilzt bei 246—247° unter völliger Zersetzung. Sehr leicht löslich in Wasser, wenig löslich in absolutem Alkohol, sonst so gut wie unlöslich. Bildet mit Schwermetallen Salze; mit $AgNO_3$ entsteht in NH_3-Lösung eine in viel heißem Wasser lösliche Ag-Verbindung, mit NH_3-Cu-Lösung ein hellblaues Cu-Salz. Spaltet beim Erwärmen mit Säuren hydrolytisch NH_3 ab unter Bildung eines Diketotetrahydrooxazols. Durch Kochen mit Barytwasser wird in NH_3, CO_2 und Glykolsäure gespalten. — **Salzsaures Salz** $C_3H_4O_2N_2 \cdot HCl$. Rhombische Tafeln. Sintert bei 152°, schmilzt bei 164° unter Zersetzung.

Methylisohydantoin $C_4H_6O_2N_2$ [1]). Aus Milchsäureester und einer konz. alkoholischen Guanidinlösung. Irisierende Blättchen aus heißem Wasser. Schmelzp. 226°. — **Chlorhydrat** $C_4H_6O_2N_2 \cdot HCl$. Spitze, zu Rosetten vereinigte Nädelchen.

Phenylisohydantoin $C_9H_8O_2N_2$ [1]). Aus Mandelsäureester und Guanidin in Alkohol. Krystalle. Schmelzp. 256—257° unter Zersetzung. Ziemlich leicht löslich in heißem Alkohol, schwerer in heißem Wasser. — **Nitrat** $C_9H_8O_2N_2 \cdot HNO_3$. Prismatische Krystalle. Zersetzt sich bei 133°.

(Oxymethyl-)isohydantoin

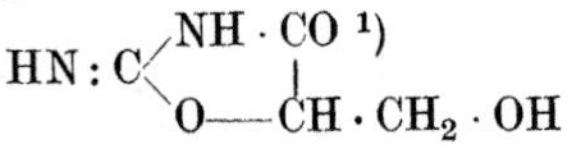

Aus Glycerinsäuremethylester und Guanidin in Alkohol. Kleine Prismen aus sehr wenig Wasser. Schmelzp. 197°. Sehr leicht löslich in Wasser, etwas schwerer in Alkohol, sonst schwer löslich.

Additionsverbindung von Triketohydrinden und Guanidin [3]) $C_{19}H_9O_3N_2$

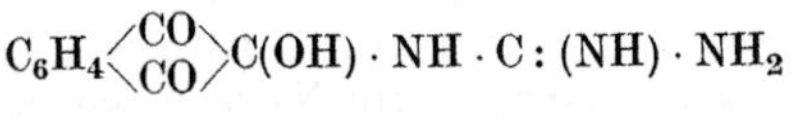

Aus Triketohydrindenhydrat und Guanidin in Wasser. Farblose, feste Substanz. Schmilzt nicht, wird bei etwa 190° dunkel und schließlich schwarz. Unlöslich in Wasser, Alkohol und Benzol.

Pentamethylendiguanidin [4]) $C_7H_{18}N_6$. Es besteht die Wahl zwischen den beiden Formeln:

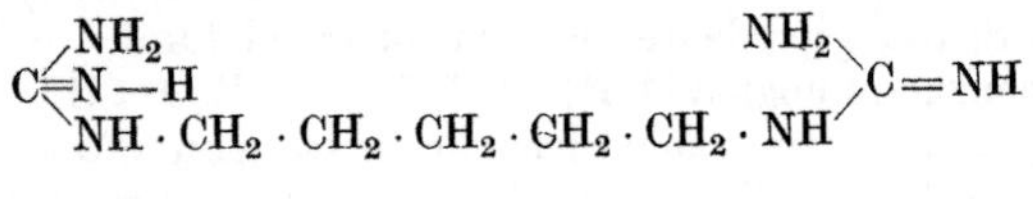

oder

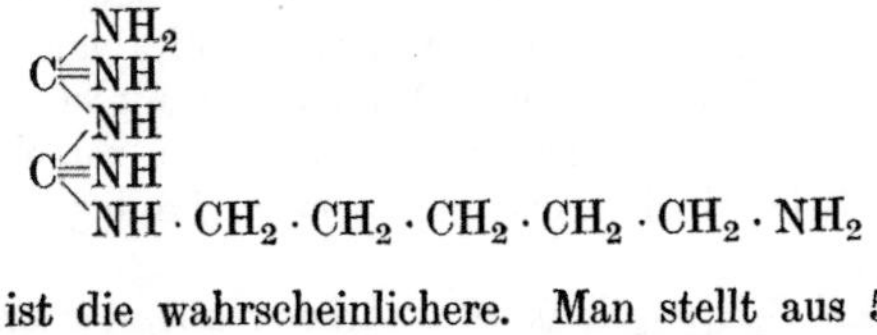

Die erstere Formel ist die wahrscheinlichere. Man stellt aus 50 g Trimethylenbromid das Chlorhydrat des Pentamethylendiamins her, setzt aber die Base nicht durch Kalilauge und Ausschütteln mit Äther in Freiheit, sondern durch aufeinanderfolgende Behandlung mit Silbersulfat, Schwefelwasserstoff und Baryt. Die wässerige Lösung des Pentamethylendiamins wird

---

[1]) W. Traube u. R. Ascher, Berichte d. Deutsch. chem. Gesellschaft **46**, 2077 [1913].
[2]) W. Henning, Archiv d. Pharmazie **251**, 396 [1913].
[3]) Siegfried Ruhemann, Journ. of the chem. Soc. **97**, 2025—2031 [1910].
[4]) Otto Ripke, Zeitschr. f. physiol. Chemie **72**, 484 [1911].

mit einem größeren Überschuß von Cyanamid bei Zimmertemperatur im Exsiccator 17 Tage lang stehen gelassen. Die Lösung wird jetzt mit Schwefelsäure angesäuert, mit einer kochend heißen wässerigen Lösung von Silbersulfat versetzt, bis in einer Tüpfelprobe mit Barytwasser statt des gelben ein dunkelbrauner Niederschlag ausfällt, mit Barytwasser neutralisiert und das Filtrat mit Baryt gesättigt ist. Der Niederschlag wird abgesaugt, mit Wasser gewaschen, in verdünnter Schwefelsäure zerteilt und mit Schwefelwasserstoff zerlegt. — Das nach dem Eindampfen der Lösung erhaltene **Sulfat** beträgt 3 g. Es krystallisiert gut und ist in Wasser ziemlich schwer löslich. Bei 300° schmilzt es noch nicht. — **Chloroaurat** $C_7H_{18}N_6 \cdot 2\,HCl \cdot 2\,AuCl_3$. Schmelzp. nach dem Trocknen im Vakuum: 161° (unkorr.). — **Chlorhydrat.** Leicht löslich in Wasser.

Phenylglykocyamidin.[1])

Mol.-Gewicht: 175,1.

Zusammensetzung: 61,68% C, 5,19% H, 24,00% N

$C_9H_9N_3O$.

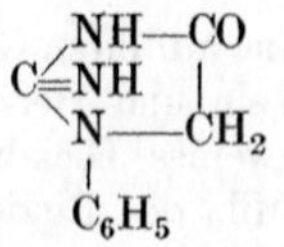

Bildung: Durch Einwirkung von Cyanamid auf Phenylglycin neben Diphenyl-α, γ-diacipiperazin. Farblose Blättchen. Schmelzp. 227—228° bei langsamem, 235—236° bei raschem Erhitzen unter Zersetzung. Beim Stehen mit Alkalien bildet sich Phenylhydantoin. Kaninchen scheiden die subcutan zugeführte Substanz unverändert aus.

Alkylguanide (Bd. IV, S. 786).

Methylguanidin.

Vorkommen: Im Harn eines Hundes, dessen Schilddrüse und Glandulae parathyreoideae man exstirpiert hatte, wurde Methylguanidin aufgefunden. Aus 1 l Harn wurden etwa 2 g Goldsalz erhalten[2]). Im Harn parathyreoidektomierter Hund[3]). In 1 kg frischer Muskeln von Pferd wurden 0,11 g gefunden[4]).

Physiologische Eigenschaften: Die mit Methylguanidin an Meerschweinchen erzeugte anaphylaxieähnlichen Vergiftungssymptome lassen sich durch Neurin und Cholin nicht in gleicher Weise hervorrufen[5]).

Über methylierte Guanidine[6]).

Symm. Dimethylguanidin (Bd. IV, S. 787).

Im Harn parathyreoidektomierter Hunde[3]).

Asymm. Dimethylguanidin (Bd. IV, S. 787).

Im Harn parathyreoidektomierter Hunde[3]).

Glykocyamin (Bd. IV, S. 788).

Glykocyamin gibt in wässeriger Lösung mit Farbsäure keine schwer löslichen Verbindungen[7]).

---

[1]) A. Ellinger u. Z. Matsuoka, Zeitschr. f. physiol. Chemie **89**, 441 [1914].
[2]) W. F. Koch, Journ. of biol. Chemistry **12**, 313—315 [1912].
[3]) W. F. Koch, Journ. of biol. Chemistry **15**, 43 [1913].
[4]) J. Smorodinzew, Zeitschr. f. physiol. Chemie **87**, 12 [1913].
[5]) M. Heyde, Centralbl. f. Physiol. **26**, 401—404 [1912]; Chem. Centralbl. **1912**, II, 1473.
[6]) Martin Schenck, Zeitschr. f. physiol. Chemie **77**, 328—393 [1912]; Chem. Centralbl. **1912**, I, 1819.
[7]) W. Suida, Zeitschr. f. physiol. Chemie **68**, 387 [1910].

Glykocyamidin (Bd. IV, S. 789).

Glykocyamidin gibt in wässeriger Lösung mit Farbsäuren schwer oder unlösliche, teils krystallinische Verbindungen[1]). Fällt aus verdünnten Lösungen mit Phosphorwolframsäure[1]).

Kreatin (Bd. IV, S. 790).

Vorkommen: Im Harn von Kindern[2]). In 1 kg frischer Muskeln vom Pferd wurden 0,58 g gefunden[3]). Aus 1 kg frischem Fleisch des Wildkaninchens wurden 2 g Kreatin isoliert[4]).

In Bonitofleisch (Gymnosarda affinis)[5])	0,649%
Thunfisch (Thunnus Schlegeli)	0,497%
Lachs (Oncorhynchus tshawytscha)	0,560%
Barsch (Pagrus major)	0,754%
Karpfen (Cyprinus carpio)	0,421%
Haifisch[5])	0,655%

Beker hat die verschiedenen Organe auf ihren Gehalt an Kreatin untersucht. Es wurde festgestellt, daß die willkürlichen Muskeln und Herzmuskeln des Rindes und Hundes, die Gebärmuttermuskel des Rindes und Schweines, Dickdarm- und Dünndarmmuskel des Kaninchens, Testis des Rindes, Gehirn und Milz des Rindes und Hundes, Kleinhirn des Rindes, Leber des Rindes, Kaninchens und Schweines, Niere und Pankreas des Rindes, Hundes und Schweines, sowie Glandula thyreoidea und Thymus erheblich mehr Kreatin enthalten als das Blut; auffallend ist besonders der beträchtliche Kreatingehalt des Hodens und Gehirns. Im embryonalen Leben enthält der Körper viel weniger Kreatin als nach der Geburt; ebenso wurde während der Schwangerschaft beim Menschen und beim Rinde eine stetig, absolut und relativ zunehmende Vermehrung des Kreatingehalts im Uterus gefunden[6]).

Bestimmung: Die Benedict-Myersche Abänderung der Folinschen Methode gibt bei Gegenwart von Zucker zu hohe Resultate. Das folgende Verfahren ist frei von diesem Fehler und eignet sich zur Untersuchung sowohl von normalem wie von diabetischem Harn: 10 ccm Harn werden mit 20 ccm 3 proz. Phosphorsäure versetzt und das Gemisch $^1/_2$ Stunde lang im Autoklaven auf 117—120° erhitzt; man läßt erkalten, neutralisiert, behandelt mit Natronlauge und Pikrinsäure, wie bei dem Folinschen Verfahren und läßt 5 Minuten stehen. Man verdünnt so, daß die Ablesung im Colorimeter zwischen 7 und 12 mm liegt, läßt die gefärbte Lösung noch 3—4 Minuten stehen und liest ab[7]).

Ein colorimetrisches Verfahren haben Autenrieth und Müller[8]) ausgearbeitet.

Physiologische Eigenschaften: Der Kreatingehalt der Muskeln ist bei den einzelnen Tierspezies recht konstant; im Durchschnitt wurden in der Muskulatur des Kaninchens 0,52%, in der des Hundes 0,37%, in der der Katze 0,45%, in der des Menschen 0,39% Kreatin gefunden. Die Kreatininausscheidung durch den Harn beim Kaninchen war um so bedeutender, je höher der Gesamtkreatingehalt des Körpers des betreffenden Tieres war[9]). Der Kreatingehalt von Froschmuskeln, die durch Öffnungs- und Schließungsreize, sowie durch Tetanisierung Arbeit geleistet hatten, war mitunter vermindert, mitunter auch vermehrt, und die Ergebnisse verliefen im gleichen Sinne, gleichviel, ob die normale Zirkulation erhalten war oder nicht. Die Geringfügigkeit der beobachteten Schwankungen in der Menge des Muskelkreatins nach Arbeitsleistung führen zu der Annahme, daß eine Beeinflussung des Kreatingehalts durch die Muskeltätigkeit nicht besteht[10]). Der Kreatingehalt der Muskulatur und des Gesamtkörpers bei

---

1) W. Suida, Zeitschr. f. physiol. Chemie **68**, 387 [1910].

2) Otto Folin u. W. Denis, Journ. of biol. Chemistry **11**, 253—256 [1912].

3) J. Smorodinzew, Zeitschr. f. physiol. Chemie **87**, 12 [1913].

4) Kiyohesa Yoshimura, Biochem. Zeitschr. **37**, 477—481 [1911].

5) Y. Okuda, Journ. of the Coll. agric. Tokyo **5**, 25—31 [1912]; Chem. Centralbl. **1913**, I, 1289.

6) J. C. Beker, Zeitschr. f. physiol. Chemie **87**, 21 [1913].

7) William C. Rose, Journ. of biol. Chemistry **12**, 73—80 [1912]; Chem. Centralbl. **1912**, II, 871.

8) W. Autenrieth u. Gerhard Müller, Münch. med. Wochenschr. **58**, Nr. 17 [1911]; Chem. Centralbl. **1911**, II, 1381.

9) Victor C. Myers u. Morris S. Fine, Journ. of biol. Chemistry **14**, 9—26 [1913]; Chem. Centralbl. **1913**, I, 1293.

10) Vittorio Scaffidi, Biochem. Zeitschr. **50**, 402—417 [1913]; Chem. Centralbl. **1913**, II, 63.

fastenden Kaninchen nimmt während des Fastens zunächst zu, dann ab. Im Harn wurde während des Fastens Kreatin in ständig steigenden Mengen ausgeschieden. Das im Harn während des Fastens ausgeschiedene Kreatin entstammt höchstwahrscheinlich dem Muskelgewebe[1]). Der Kreatingehalt der Muskulatur von Kaninchen, die längere Zeit hindurch lediglich mit Kohlenhydraten ernährt wurden, nahm zunächst zu, dann ab[2]). Im Harn wurden verhältnismäßig geringe Mengen Kreatin ausgeschieden.

Fast stets war der Kreatingehalt der Muskeln der Hungertiere beträchtlich höher als der der Muskeln der Kontrolltiere. Man muß demnach annehmen, daß im Hungerzustand eine gesteigerte Bildung von Kreatin im Organismus statthat[3]).

39 Muster Harn, die von Kindern und jungen Leuten im Alter von 1—21 Jahren stammten, wurden auf ihren Gehalt an Kreatin untersucht. In fast allen Harnmustern von Kindern unter 15 Jahren war Kreatin zugegen. Die Untersuchung der Muskeln eines neugeborenen Kindes ergab die Gegenwart von 0,19% Kreatin (auf feuchten Muskel berechnet)[4]). Collum und Steenbock[5]) untersuchten den Kreatin- und Kreatiningehalt des Harns junger Schweine während des Fastens und bei Verabreichung verschiedener Diätformen. 15tägiges Fasten bewirkte keine Kreatinausscheidung; das Schwein scheint demnach gegen Fasten noch widerstandsfähiger zu sein als der Hund. Im übrigen wurde bei hoher Proteinzufuhr zuweilen erhebliche Kreatinausscheidung beobachtet; zuweilen aber, nämlich wenn andere, ebenfalls sehr eiweißreiche Nahrungsstoffe verabreicht wurden, war dieselbe sehr gering. Man kann hieraus schließen, daß Kreatin sowohl dem exogenen, wie dem endogenen Eiweißstoffwechsel entstammen kann[5]).

Über die Bildung des Kreatins im tierischen Organismus hat Riesser Versuche angestellt, die Beweise liefern für die Annahme, daß Kreatin im Organismus aus Cholin oder dessen Oxydationsprodukt, dem Betain und Harnstoff, entsteht[6]).

Wenn der Körper bei Phlorrhidzindiabetes rasch an Kohlenhydraten verarmt und dieser Verlust durch genügende Kohlenhydratzufuhr nicht ausgeglichen wird, erscheint im Harn Kreatin. Das Auftreten von Kreatin, begleitet von einer vermehrten Stickstoffausscheidung, deutet auf eine infolge des Kohlenhydratmangels vermehrte Inanspruchnahme der Proteinsubstanzen. Werden genügend Kohlenhydrate zugeführt, so erscheint im Harn trotz Glucosurie kein Kreatin. Da die Kreatinausscheidung nur von einer geringen oder gar keiner Acidosis begleitet ist, scheint zwischen beiden kein wesentlicher Zusammenhang zu bestehen[7]). Fastende Hunde wurden zunächst in normalem Zustande und sodann, nachdem sie durch Injektion von Phlorrhidzin diabetisch gemacht worden waren, auf ihren Stoffwechsel untersucht. Die Kreatinausscheidung nahm bei Phlorrhidzindiabetes in der Weise zu, daß das Verhältnis Kreatinstickstoff : Gesamtstickstoff während der Vergiftung stetig anstieg. Die Prozesse, welche die Bildung von Acetonverbindungen veranlassen, sind offenbar von denen, die zur Ausscheidung von Kreatin führen, verschieden. Zwischen dem Gesamtschwefelstoffwechsel und der Menge des ausgeschiedenen Kreatins ergaben sich keine Beziehungen[8]).

Howe und Hawk[9]) ließen einen gesunden, im Stickstoffgleichgewicht befindlichen Hund bis zum prämortalen Ansteigen der Stickstoffausscheidung hungern (15 Tage), ernährten wieder normal, bis das ursprüngliche Körpergewicht und das Stickstoffgleichgewicht erreicht waren (47 Tage) und ließen dann wieder bis zum Tode hungern (30 Tage). Die gesamte Kreatinausscheidung war während beider Hungerzeiten praktisch die gleiche, der tägliche Durchschnitt besaß aber während der ersten Periode etwa den doppelten Wert. Die Ausscheidung von Kreatin stieg wenige Tage vor dem Sinken der Gesamtstickstoffausscheidung, das dem prämortalen Anstiege vorangeht, plötzlich an; von dieser Zeit bis zum Ende überwog der aus-

---

[1]) V. C. Myers u. M. S. Fine, Journ. of biol. Chemistry **15**, 283 [1913].

[2]) V. C. Myers u. M. S. Fine, Journ. of biol. Chemistry **15**, 305 [1913].

[3]) Lafayette B. Mendel u. Williams C. Rose, Journ. of biol. Chemistry **10**, 255—264 [1911]; Chem. Centralbl. **1911**, II, 1950.

[4]) Williams C. Rose, Journ. of biol. Chemistry **10**, 265—270 [1911]; Chem. Centralbl. **1911**, II, 1950.

[5]) E. V. McCollum u. H. Steenbock, Journ. of biol. Chemistry **13**, 209—218 [1912]; Chem. Centralbl. **1913**, I, 725.

[6]) Otto Riesser, Zeitschr. f. physiol. Chemie **86**, 415 [1913]; **90**, 221 [1914].

[7]) E. P. Cathcart u. M. Ross. Taylor, Journ. of Physiol. **41**, 276—284 [1910].

[8]) C. G. L. Wolf u. Emil Osterberg, Amer. Journ. of Physiol. **28**, 71—80 [1911]; Chem. Centralbl. **1911**, II, 1054.

[9]) Paul E. Howe u. P. B. Hawk, Journ. of the Amer. chem. Soc. **33**, 215—254 [1911].

geschiedene Kreatinstickstoff den Kreatininstickstoff. Nimmt man an, daß das Kreatin im Harn aus abgebautem Muskelgewebe stammt und berechnet man so und aus dem Gesamtstickstoffverlust den Verlust an Muskelgewebe, so ergibt sich eine Differenz, aus der man schließen kann, daß über 50% des ausgeschiedenen Stickstoffs eine andere Quelle als Muskelgewebe haben. Der Kreatingehalt der Muskeln zeigt infolge des Hungerns eine erhebliche Verminderung (über 60%), während der Stickstoffgehalt nur wenig vermindert war. Es scheint also, daß das Harnkreatin entweder aus abgebautem oder aus noch funktionierendem Muskelgewebe stammt[1]).

Auf Grund der vorliegenden Literatur zeigt Wolf, daß weder Störungen im Kohlenhydratstoffwechsel, noch Störungen der Leberfunktion allein genügen, um Kreatin im Harn auftreten zu lassen, daß vielmehr noch andere Prozesse hierbei eine Rolle spielen müssen[2]).

Die Ratte scheidet bei einer purinfreien Nahrung innerhalb von 24 Stunden pro Kilogramm Körpergewicht 0,0001—0,0009 g Kreatin-N aus[3]).

Rowe[4]) untersuchte die Einwirkung von Schilddrüsenextrakt und von Nebennierenextrakt vom Schaf auf eine wässerige 0,5 proz. Kreatinlösung bei Gegenwart von Toluol und bei 37° in der Weise, daß er nach 16—72stündiger Einwirkung ermittelte, wieviel Kreatin und Kreatinin noch unzersetzt im Reaktionsprodukt enthalten war. Das Kreatin wurde sehr träge zersetzt, und die Versuche lassen keinen Schluß zu betreffend die Frage, ob die Reaktion beim toxischen Stoffwechsel eine wichtige Rolle spielt.

Twort und Mellanby gelang aus menschlichen Faeces und aus dem Darminhalt einer mit Milch und Fleisch gefütterten Katze die Isolierung eines großen, anaeroben Bacillus, welcher in erheblichem Maße Kreatinin zerstört. Einige zur Typhoid-Koligruppe gehörige Bakterien zeigten ebenfalls kreatinzerstörende Eigenschaften. Von vielen anaeroben Bakterien zerstörte nur B. tetani Kreatin[5]).

Nach der Einspritzung einer 3- bzw. 1,3 proz. Lösung in die Jugularvene von Kaninchen war eine andauernde Erhöhung des Blutdrucks (maximal 12 mm) zu beobachten[6]).

Ausschaltung der Leber beim Vogel (Ente, Gans) bewirkt trotz einer tiefgehenden Änderung in der Ammoniakstickstoff- und Harnsäurestickstoffverteilung keine Verschiebung im Kreatininumsatz, der demnach von der Leber unabhängig verläuft[7]).

Mikrorespiratometrische Messungen stellten fest, daß Kreatin imstande ist, den Gasaustausch des überlebenden Froschmuskels zu steigern. Die Steigerung wird größer, wenn der Kreatinzusatz von 10 auf 100 Millimol. pro Liter Wasser steigt[8]).

Bei den Versuchen von Folin und Denis[9]) wurde keine Umwandlung von Kreatin oder Kreatinin in Harnstoff nach der Resorption derselben beobachtet.

Nach subcutaner Zuführung von Cholin und Betain bei Kaninchen tritt eine bedeutende Mehrausscheidung von Kreatinin im Harne auf[10]).

Die Kreatininausscheidung wird unter dem Einfluß des Muskeltonus erhöht, während die mechanische Arbeitsleistung (zu Fuß gehen) keine außerhalb der gewöhnlichen täglichen Schwankungen fallende Änderung zur Folge hat[11]).

Die Mengen des Kreatins wechseln nach Mario Cabella je nach der Art des Muskelgewebes: sie sind am beträchtlichsten im gestreiften willkürlichen Muskel, geringer im Herzmuskel, am geringsten im glatten Muskelgewebe. Bei den Vögeln (Huhn, Ente) sind die Mengen des Kreatins, welche in den Brustmuskeln enthalten sind, beständig größere als die der Schenkelmuskeln. Es sind ähnliche Verschiedenheiten im Kreatingehalte aller

---

[1]) Paul E. Howe u. P. B. Hawk, Journ. of the Amer. chem. Soc. **33**, 215—254 [1911].
[2]) Charles G. L. Wolf, Journ. of biol. Chemistry **10**, 473—478 [1911]; Chem. Centralbl. **1912**, I, 737.
[3]) Otto Folin u. J. Lucien Morris, Journ. of biol. Chemistry **14**, 509 [1913].
[4]) Albert Holmes Rowe, Amer. Journ. of Physiol. **31**, 169—173 [1912]; Chem. Centralbl. **1913**, I, 1042.
[5]) F. W. Twort u. Eduard Mellanby, Journ. of Physiol. **44**, 43—49 [1912]; Chem. Centralbl. **1912**, II, 202.
[6]) E. Louis Backman, Centralbl. f. Physiol. **26**, 166—169 [1912].
[7]) D. Noel Paton u. W. C. Mackie, Journ. of Physiol. **45**, 115—118 [1912]; Chem. Centralbl. **1912**, II, 1674.
[8]) Torsten Thunberg, Centralbl. f. Physiol. **25**, 915—916 [1911].
[9]) Otto Folin u. W. Denis, Journ. of biol. Chemistry **12**, 141—162 [1912]; Chem. Centralbl. **1912**, II, 939.
[10]) Otto Riesser, Zeitschr. f. physiol. Chemie **90**, 221 [1914].
[11]) C. A. Pekelharing, Zeitschr. f. physiol. Chemie **75**, 207 [1911].

Wahrscheinlichkeit nach für die einzelnen Muskeln ein und desselben Tieres zu finden. Das Prozentverhältnis zwischen Gesamtstickstoff und Kreatinstickstoff schwankt für die willkürlichen Muskeln der Säuger, Vögel, Fische und für den Herzmuskel des Rindes zwischen 3 und 4, für die Brustmuskeln der Vögel zwischen 4 und 5; bewegt sich um 1 für den Herzmuskel des Huhnes und das glatte Muskelgewebe[1]).

Riesser[2]) verfolgte die Kreatininausscheidung nach Verfütterung oder Injektion von Glykokoll und Sarkosin mit und ohne Harnstoffzusatz bei kreatinfrei ernährten Hunden und bei Kaninchen, sowie durch Versuche über den Einfluß dieser Substanzen auf den Kreatingehalt der zerriebenen Muskulatur frisch getöteter Kaninchen. Die Versuche gaben keine eindeutige Resultate. Glykokoll zeigte weder im Fütterungsversuch noch im Injektionsversuch, noch im Versuch mit Muskelbrei einen Einfluß auf Kreatinbildung bzw. Kreatininausscheidung. Dagegen fand sich bei den Versuchen mit Sarkosin in 50% der Versuche eine merkliche Vermehrung. Direkte Versuche mit Zusatz von Betainchlorid zu Muskelbrei lieferten ganz wechselnde Resultate. In weiteren Versuchen wurde versucht, durch Injektion von Cholin oder Betain eine Vermehrung des Kreatiningehaltes der Muskeln herbeizuführen. Unter dem Einfluß des Cholins sowie des Betains tritt eine Vermehrung des Kreatingehaltes zutage. Injektionen von Lecithin und von Sarkosin führten zu keiner Vermehrung des Muskelkreatins.

Physikalische und chemische Eigenschaften: Kreatin gibt in wässeriger Lösung mit Farbsäuren keine schwer löslichen Verbindungen[3]). Fällt mit Phosphorwolframsäure aus verdünnten Lösungen aus.

Kreatinin (Bd. IV, S. 792).

Vorkommen: Kreatinin findet sich sowohl in bebauten als auch in eben abgeernteten Böden, und zwar in letzteren in größerer Menge. Es wird auch im Wasser gefunden, in welchem Keimpflanzen gezogen worden sind, ferner in Weizenkeimen, Weizenpflanzen, Weizenkleie, Roggen, Klee, Luzerne und Kartoffeln[4])[5]). Die aus Rinderharn isolierten Stämme des Bacterium coli, die positive Indolreaktion geben, enthalten auch Kreatinin[6]). Der Kreatiningehalt des Hühnereies ist sehr gering[7]).

In Bonitofleisch (Gymnosarda affinis)[8])	0,134%
Thunfisch (Thunnus Schlegeli)	0,064%
Lachs (Oncorhynchus tshawytscha)	0,067%
Barsch (Pagrus major)	0,070%
Karpfen (Cyprinus carpio)	0,077%
Haifisch[8])	0,134%

Bestimmung: Im Harn, welcher Acetessigsäure oder Aceton enthält, läßt sich Kreatinin nach der Folinschen Methode nur dann bestimmen, wenn man die genannten Substanzen zuvor entfernt. Dies geschieht zweckmäßig in der Weise, daß man den mit Salzsäure angesäuerten Harn 2 Stunden lang im Soxhletschen Extraktionsapparat mit Äther extrahiert und sodann 1 Stunde lang Luft durch ihn hindurchleitet. Glucose beeinflußt in Konzentrationen bis zu 5% die Kreatinbestimmung nach der Folinschen Methode nicht[9]).

Nach Taylor[10]) beruhen die Fehlerquellen der Folinschen Methode auf ungleichmäßiger Verdünnung des zu untersuchenden Harns, auf der Gegenwart von Pigmentstoffen und auf ungleichmäßiger Beleuchtung bei den colorimetrischen Ablesungen.

---

1) Mario Cabella, Zeitschr. f. physiol. Chemie **84**, 29 [1913].

2) Otto Riesser, Zeitschr. f. physiol. Chemie **86**, 415 [1913].

3) W. Suida, Zeitschr. f. physiol. Chemie **68**, 387 [1910].

4) M. X. Sullivan, Journ. of the Amer. chem. Soc. **33**, 2035—2042 [1911]; Chem. Centralbl. **1912**, I, 515.

5) Edmund C. Shorey, Journ. of the Amer. chem. Soc. **34**, 99—107 [1912]; Chem. Centralbl. **1912**, I, 1048.

6) R. Burri u. Paul Andrejew, Centralbl. f. Bakt. u. Parasitenk., I. Abt., **56**, 217—233 [1910].

7) Kenji Kojo, Zeitschr. f. physiol. Chemie **75**, 1—12 [1912].

8) Y. Okuda, Journ. of the Coll. agric. Tokyo **5**, 25—31 [1912]; Chem. Centralbl. **1913**, I, 1289.

9) Isidor Greenwald, Journ. of the biol. Chemistry **14**, 87—93 [1913]; Chem. Centralbl. **1913**, I, 1633.

10) Alonzo Englebert Taylor, Journ. of biol. Chemistry **9**, 19—20 [1911]; Chem. Centralbl. **1911**, I, 1250.

Ein colorimetrisches Verfahren haben Autenrieth und Müller[1]) ausgearbeitet.

Physiologische Eigenschaften: Howe und Hawk[2]) ließen einen gesunden, im Stickstoffgleichgewicht befindlichen Hund bis zum prämortalen Ansteigen der Stickstoffausscheidung hungern (15 Tage), ernährten wieder normal, bis das ursprüngliche Körpergewicht und das Stickstoffgleichgewicht erreicht waren (47 Tage) und ließen dann wieder bis zum Tode hungern (30 Tage). Die Ausscheidung von Kreatininstickstoff nahm während beider Hungerperioden gleichmäßig ab und stieg während der dazwischen liegenden Fütterungszeit ebenso gleichmäßig an[2]).

Zwei Männer von 23 Jahren, die mindestens 6 Monate nach niedriger Stickstoffdiät gelebt hatten, fasteten 7 Tage unter Aufnahme einer konstanten Wassermenge. Die Kreatininausscheidung sank etwas, es wurde Kreatin ausgeschieden. Die täglich abgegebene Menge des Gesamtkreatinins (Kreatin + Kreatinin) blieb während der ganzen Dauer des Hungerns fast konstant[3]).

Sieben Schweine wurden längere Zeit hindurch (21—36 Tage) auf stickstofffreie Diät gesetzt, und es wurde während dieser Zeit die tägliche Gesamtstickstoffausscheidung und die tägliche Kreatininausscheidung bestimmt. Das Verhältnis von Gesamtstickstoff zum Kreatininstickstoff näherte sich im Lauf der Versuchstage immer mehr einem konstanten Wert und betrug im Durchschnitt 100 : 18,5 = 5,4 [4]).

Normale Hunde und Hunde, bei welchen man eine Ecksche Fistel angelegt hatte, erhielten per os oder subcutan Kreatin oder Kreatinin; während der Versuchszeit wurde der Harn der Tiere auf seinen Gehalt an Gesamtstickstoff, Kreatinin und Kreatin untersucht. Die Hunde erhielten während der Versuchszeit teilweise eine gleichmäßig zusammengesetzte, kreatinfreie Nahrung; teilweise hungerten sie und erhielten lediglich 300 ccm Wasser täglich. Die Hunde mit Eckscher Fistel reagierten auf die Verabfolgung von Kreatin und Kreatinin in derselben Weise wie normale Hunde. Im übrigen war die Kreatininausscheidung bei konstanter Diät eine ziemlich wechselnde; die Verfütterung von Kreatin per os hatte keine Steigerung der Menge des ausgeschiedenen Kreatinins zur Folge, wogegen subcutane Verabfolgung von Kreatin die Kreatininausscheidung im Harn etwas steigerte und die Ausscheidung von Kreatin im Harn verursachte. Verfütterung oder Injektion von Kreatinin ergaben keine eindeutigen Resultate. Bei hungernden Hunden hatte die Injektion von Kreatin keine Steigerung der Kreatininausscheidung zur Folge, wogegen nach Injektion von Kreatinin eine vermehrte Kreatin- und Kreatininausscheidung im Harn statthatte. Das gelegentliche Auftreten von Kreatin im Harn nach Kreatininverabfolgung und die gelegentliche Zunahme der Kreatininausscheidung nach Kreatinverabfolgung lassen den Schluß zu, daß im Tierkörper eine reversible Reaktion: Kreatin $\rightleftarrows$ Kreatinin + H_2O sich abspielt[5]).

In zwei Fällen von Leukämie konnte kein direkter Zusammenhang zwischen dem Kreatinin und den Purinstoffen konstatiert werden, hingegen zeigte sich ein gewisser Parallelismus zwischen der Ausscheidung des Kreatinins und des Gesamtstickstoffes; auch eine Steigerung der Kreatininwerte infolge der Bestrahlung war unverkennbar. Das Auftreten von Kreatinurie in einem Fall von Inaktivitätsatrophie kann mit dem Zerfall des Muskelgewebes in Verbindung gebracht werden[6]).

Fastende Hunde wurden zunächst in normalem Zustande und sodann, nachdem sie durch Injektion von Phlorrhidzin diabetisch gemacht worden waren, auf ihren Stoffwechsel untersucht. Die Menge des ausgeschiedenen Kreatinins nahm während der Glucosurie zu, aber keineswegs proportional der Menge des abgebauten Eiweißes[7]).

Die Ratte scheidet bei einer purinfreien Nahrung innerhalb von 24 Stunden pro Kilogramm Körpergewicht 0,008—0,015 g Kreatinin-N aus[8]).

---

[1]) W. Autenrieth u. Gerhard Müller, Münch. med. Wochenschr. **58**, Nr. 17 [1911]; Chem. Centralbl. **1911**, II, 1381.

[2]) Paul E. Howe u. F. B. Hawk, Journ. of the Amer. chem Soc. **33**, 215—254 [1911].

[3]) Paul E. Howe, H. A. Mattill u. P. B. Hawk, Journ. of the Amer. chem. Soc. **33**, 568 bis 598 [1911].

[4]) E. V. McCollum, Amer. Journ. of Physiol. **29**, 210—214 [1911]; Chem. Centralbl. **1912**, I, 591.

[5]) C. Towles u. C. Voegtlin, Journ. of biol. Chemistry **10**, 479—497 [1911]; Chem. Centralbl. **1912**, I, 737.

[6]) Bernhard Vas, Biochem. Zeitschr. **38**, 65—67 [1912]; Chem. Centralbl. **1912**, I, 936.

[7]) C. G. L. Wolf u. Emil Osterberg, Amer. Journ. of Physiol. **28**, 71—80 [1911]; Chem. Centralbl. **1911**, II, 1054.

[8]) Otto Folin u. J. Lucien Morris, Journ. of biol. Chemistry **14**, 509 [1913].

Fuchs und Coyote lieferten, was Gesamtstickstoffausscheidung und Kreatininausscheidung betrifft, ziemlich ähnliche Daten; der Hund schied dagegen doppelt soviel Kreatinin aus[1]).

Im Harn der Wöchnerinnen scheidet sich Kreatinin in ziemlich variierenden Mengen aus: 0,641 g, 0,466 g, 0,791 g, 0,476 g, 0,294 g, 0,333 g, 0,906 g, gegen 0,724 g normal[2]).

Die Versuche von Scaffidi zeigen, daß Kreatinin im Muskel des Frosches und des Hundes präformiert nicht vorkommt und daß es auch, wie Versuche am Frosch zeigen, nach Arbeitsleistung im Muskel nicht gefunden wird[3]).

Nach enteraler sowie parenteraler Eiweißzufuhr war Kreatinin in der Periode der parenteralen Zufuhr nur an zwei Tagen und auch nur unsicher im Harn nachzuweisen[4]).

Bei Kaninchen, die mit Bacillus suipesticus infiziert waren, oder deren Temperatur dadurch erhöht worden war, daß man sie im Brutschrank erwärmt hatte, wurde mit dem Ansteigen der Körpertemperatur regelmäßig auch eine Steigerung der Kreatininausscheidung beobachtet[5]).

Bei dem Abbau des Kreatinins mittels Fäulnisbakterien konnte aus dem Filtrat der Phosphorwolframsäurefällung N-Methylhydantoin $C_4H_6N_2O_2$ (Schmelzp. 155—156°), isoliert werden[6]).

Weil der normale Harn fast keine Reduktion liefert, so glaubt Funk[7]), daß die Zahlen für den Kreatiningehalt des Harnes (0,6—2,1 g pro Tag) zu hoch gegriffen sind, denn eine Kreatininlösung von demselben Gehalt liefert schon eine kräftige Reduktion[7]).

Das Vorkommen des Kreatinins in Böden erhöht die Fruchtbarkeit derselben[8]).

Physikalische und chemische Eigenschaften: Kreatinin fällt aus verdünnten Lösungen mit Phosphorwolframsäure[9]). Natriumnitrit bildet in einer abgekühlten Lösung von Kreatinin in Salpetersäure neben geringen Mengen Kreatininoxim als Hauptprodukt Methylhydantoinoxim[10]). Kreatinin gibt in wenig Lösung mit Farbsäuren schwer- oder unlösliche, teils krystallinische Verbindungen[11]). Durch Einwirkung von verdünnter Sodalösung entsteht Methylhydantoin[12]).

Derivate: Kreatininphosphorwolframat. Löslichkeit in Acetonwasser (4 Vol. Aceton + 3 Vol. Wasser) nach einstündigem Schütteln 13,34%[13]).

Kreatininsilber[14]) $C_4H_6ON_3Ag$.

Methylkreatininhydrojodid[15]) $C_4H_6(CH_3)ON_3 \cdot HJ$. Farblose oder blaßgelbliche Nadeln bzw. große, durchsichtige, gelbliche Prismen. Schmelzp. 211—212°.

Methylkreatininhydrochlorid.[15]) Nadeln aus abs. Alkohol. Schmelzp. je nach der Schnelligkeit des Erhitzens 233—235° oder 235—237°. Sehr leicht löslich in Wasser.

Kreatininjodhydrat.[15]) Gelbliche, kompakte Krystalle. Schmelzp. 195°

Methylkreatinin.[15]) Das wasserhaltige Produkt ist ziemlich lichtbeständig, wird dagegen sehr hygroskopisch, wenn es einen Teil seines Wassers im Exsiccator verloren hat. Schmelzp. wasserfrei bei 79—81°. Durch Kochen mit Barytwasser wird nach der Gleichung:

$$C_4H_6(CH_3)ON_3 + 3\,H_2O = CH_3 \cdot NH \cdot CH_2 \cdot COOH + NH_3 + NH_2 \cdot CH_3 + CO_2$$

in Ammoniak, Methylamin, Kohlensäure und Sarkosin gespalten.

Diäthylkreatinin[16]) $C_8H_{15}ON_3$. Entsteht bei der Einwirkung von Jodäthyl in abs. alkoholischer Lösung auf Äthylkreatinin im Rohr bei 100°. Dabei entsteht in der Hauptsache

---

[1]) P. B. Hawk, Journ. of biol. Chemistry **8**, 465—477 [1910].

[2]) Helga Grönwall, Biochem. Zeitschr. **40**, 145—151 [1912].

[3]) Vittorio Scaffidi, Biochem. Zeitschr. **50**, 402—417 [1913]; Chem. Centralbl. **1913**, II, 63.

[4]) Sigmund v. Somogyi, Zeitschr. f. physiol. Chemie **71**, 125—133 [1910].

[5]) Victor C. Myers u. G. O. Volovic, Journ. of biol. Chemistry **14**, 489 [1913].

[6]) D. Ackermann, Zeitschr. f. Biol. **62**, 208 [1913].

[7]) Casimir Funk, Zeitschr. f. physiol. Chemie **69**, 72—75 [1910].

[8]) M. X. Sullivan, Journ. of the Amer. chem. Soc. **33**, 2035—2042 [1911]; Chem. Centralbl. **1912**, I, 515.

[9]) W. Suida, Zeitschr. f. physiol. Chemie **68**, 388 [1910].

[10]) Ernst Schmidt, Archiv d. Pharmazie **250**, 330—381 [1912]; Chem. Centralbl. **1912**, II, 1202.

[11]) W. Suida, Zeitschr. f. physiol. Chemie **68**, 387 [1910].

[12]) A. Ellinger u. Z. Matsuoka, Zeitschr. f. physiol. Chemie **89**, 44 [1914].

[13]) E. Wechsler, Zeitschr. f. physiol. Chemie **73**, 141 [1911].

[14]) Ernst Schmidt, Archiv d. Pharmazie **248**, 568—578 [1911].

[15]) Gerhard Kunze, Archiv d. Pharmazie **248**, 578—593 [1910].

[16]) Carl Henzerling, Archiv d. Pharmazie **248**, 594—608 [1910].

Äthylkreatininhydrojodid. Aus den Mutterlaugen läßt sich in geringen Mengen die gewünschte Verbindung isolieren. — **Platinsalz** $(C_8H_{15}ON_3 \cdot HCl)_2PtCl_4$. Schmelzp. 201—202°.

Methyläthylkreatinin.[1]) Bei der Methylierung von Äthylkreatinin. — **Platinsalz** $(C_7H_{13}ON_3 \cdot HCl)_2PtCl_4$. Rotgelbe kompakte Krystalle. Schmelzp. 181—182°.

Dimethylkreatinin[2])

$$CH_3 \cdot N : C\begin{cases} N(CH_3) \cdot CH_2 \\ \qquad\qquad\ | \\ N(CH_3) \cdot CO \end{cases}$$

Entsteht beim Erhitzen von Methylkreatinin mit der doppelten Menge Methyljodid 6 Stunden auf 50—70° im Rohr. — **Jodhydrat** $C_4H_5(CH_3)_2ON_3 \cdot HJ$. Farblose zu Drusen gruppierte Blättchen. Schmelzp. 179—180°. — **Chloroaurat** $C_4H_5(CH_3)_2ON_3 \cdot HCl \cdot AuCl_3$. Gelbe lockere Nadeln. Schmelzp. 128—129°. — **Platinsalz.** Rotgelbe in Wasser leicht lösliche Krystalle. Schmelzp. 177—179°. Bei der Oxydation mit Permanganat liefert Dimethylkreatinin Oxalsäure und symmetrisches Trimethylguanidin.

Trimethylkreatinin.[2]) Aus den Mutterlaugen des Dimethylkreatininhydrojodids läßt sich in geringen Mengen das **Platinsalz** isolieren $[C_4H_5(CH_3)_2ON_3 \cdot CH_3Cl]_2PtCl_4 \cdot 2\,H_2O$. An beiden Seiten zugespitzte, orangerote, rhombische Tafeln. Schmelzp. 205° unter Zersetzung. — **Goldsalz** $C_4H_5(CH_3)_2ON_3 \cdot CH_3Cl \cdot AuCl_3$. Anscheinend rhombische Krystalle. Schmelzp. 137—138°.

Äthylkreatininhydrojodid[1]) $C_6H_{11}ON_3 \cdot HJ$. Farblose, häufig zu Drusen angeordnete Nadeln. Schmelzp. 217—219°. Leicht löslich in Wasser und Alkohl, schwer löslich in Aceton und Äther. — **Goldsalz** $C_6H_{11}ON_3 \cdot HCl \cdot AuCl_3$. Gelbe Nadeln oder Blättchen. Schmelzp. 151—152°. — **Platinsalz** $[C_6H_{11}ON_3 \cdot HCl]_2 \cdot PtCl_4$. Rotgelbe, monokline Tafeln $a : b : c = 0{,}8685 : 1 : 0{,}7385$, $\beta = 86°24'$. Sintert bei 197°, schmilzt bei 211°. Leichter löslich in Wasser als das Goldsalz. — Durch Zersetzung des Äthylkreatininhydrojodids mit feuchtem Silberoxyd wurde **Äthylkreatinin,** als wachsartige, nicht krystallisierbare Masse erhalten. Gibt bei der Oxydation mit Kaliumpermanganat Methyläthylguanidin. Bei der Hydrolyse mit Barytwasser entsteht Kohlensäure, Ammoniak, Äthylamin und Sarkosin.

Benzylkreatinin $C_4H_6(C_6H_5 \cdot CH_2)N_3O = C_{11}H_{13}N_3O$ [3]). Scheidet sich aus Alkohol und Äther in kleinen blaßgelblichen Krystallen ab. Schmelzp. 225°. Leicht löslich in Wasser und Alkohol.

Benzylkreatininhydrochlorid $C_{11}H_{13}N_3O \cdot HCl$[3]). Blaßgelbliche Nadeln. Schwärzt sich bei 230°, verkohlt bei noch höherer Temperatur. Leicht löslich in Wasser, schwer löslich in absolutem Alkohol. — **Goldsalz** $C_{11}H_{13}ON_3 \cdot HCl \cdot AuCl_3$. Gelbe Nadeln aus siedendem Wasser. Schmelzp. 158°. — **Platinsalz** $(C_{11}H_{13}ON_3 \cdot HCl)_2PtCl_4$. Rote Krystalle aus Wasser. Schmelzp. 177—178°. Leicht löslich in Wasser.

Kreatininoxim[4]) $C_4H_6O_2N_4$. Weißes, aus kleinen Nadeln bestehendes Krystallpulver. Bräunt sich bei 250° ohne zu schmelzen. Schwer löslich in Wasser, leicht löslich in verdünnten Alkalien und Mineralsäuren. — Identisch mit dem **Nitrosokreatinin** von Kramm. Liefert bei der Einwirkung von Salzsäure je nach den Versuchsbedingungen entweder ein Hydrochlorid oder Methylparabansäure und Hydroxylamin, oder Methylamin und Ammoniumtetraoxalat. Bei der Reduktion durch Zinn und Salzsäure entsteht in der Hauptsache Methylguanidin. — **Nitrat.** Kleine Blättchen. Zersetzt sich bei 123—125° unter Aufschäumen. — **Chloroplatinat** $(C_4H_6O_2N_4HCl)_2PtCl_4$. Wasserfreie, tafelförmige Krystalle, die bei 250° noch nicht schmelzen. Durch Einwirkung von Natriumnitrit auf die abgekühlte, salpetersaure Lösung des Kreatininoxims geht dieses in Methylhydantoinoxim über. Die auf Zusatz von Silbernitrat und Ammoniak zur wässerigen Lösung des Kreatininoxims entstehende Silberverbindung $2\,C_4H_5O_2N_4Ag + H_2O$ ist ein weißer, amorpher Niederschlag $C_4H_6O_2N_4 \cdot HCl + H_2O$. Weiße, undurchsichtige Nadeln oder kompakte, prismatische Krystalle. Zersetzt sich bei 200—205° unter Aufschäumen. Bildet ein normales und ein anormales **Chloraurat** $C_4H_6O_2N_4 \cdot HCl \cdot AuCl_3$, Nadeln, Schmelzp. 187°, bzw. $(C_4H_6O_2N_4 \cdot HCl)_2AuCl_3$. Blättchen, Schmelzp. 194—196°, die beide durch viel Wasser hydrolysiert werden. — **Diacetylderivat** $C_4H_4O_2N_4(CO \cdot CH_3)_2$. Farblose Nadeln aus abs. Alkohol. Schmelzp. 210°.

---

[1]) Carl Henzerling, Archiv d. Pharmazie **248**, 594—608 [1910].
[2]) Gerhard Kunze, Archiv d. Pharmazie **248**, 578—593 [1910].
[3]) W. Henning, Archiv d. Pharmazie **251**, 396 [1913].
[4]) Ernst Schmidt, Archiv d. Pharmazie **250**, 330—381 [1912]; Chem. Centralbl. **1912,** II. 1202,

Guanylharnstoff (Bd. IV, S. 798).

Physikalische und chemische Eigenschaften: Guanylharnstoff (Dicyandiamidin) wird durch Phosphorwolframsäure vollständig gefällt[1]). Gibt in wässeriger Lösung mit Farbsäuren schwer lösliche, teils krystallinische, meist fast unlösliche Verbindungen[2]).

Biguanid (Bd. IV, S. 799).

Physikalische und chemische Eigenschaften: Biguanid gibt in wässeriger Lösung mit Farbsäuren schwer lösliche, teils krystallinische, meist fast unlösliche Verbindungen[2]). Fällt aus verdünnten Lösungen mit Phosphorwolframsäure[3]).

Derivate: Biguanidsulfat[4]) $(C_2N_5H_7)H_2SO_4$. Feine nadelförmige Krystalle. Mit Orange II bildet sich die schwer lösliche Verbindung $C_{34}H_{31}N_9S_2O_8$, mit Krystallponceaufarbsäure die Verbindung $C_{24}H_{28}N_{12}S_2O_7$.

Phenylbiguanid[5]) $C_8H_{11}N_5 = C_6H_5 \cdot NH \cdot C(:NH) \cdot NH \cdot C(:NH) \cdot NH_2$. Aus Dicyandiamid und Anilinchlorhydrat beim Kochen in wässeriger Lösung. Die Base wird aus dem Hydrochlorid mit Kalilauge erhalten. Perlmutterglänzende Blätter aus Wasser oder Toluol. Schmelzp. 144—146°. Ziemlich leicht löslich in kaltem Wasser. Schmeckt brennend bitter. — **Hydrochlorid.** Krystalle aus Wasser. Löslich bei 16° in 115 Teilen Wasser. — **Pikrat.** Gelbe Nädelchen aus Alkohol. Schmelzp. 176—179°.

m-Nitrophenylbiguanid $C_8H_{10}ON_6$. Aus m-Nitranilin und Dicyandiamid. Gelbe Blättchen oder Prismen mit Krystallalkohol aus Alkohol. Schmelzp. nach dem Trocknen 147—149°. **Hydrochlorid.** Gelbe Warzen aus Wasser. Schwer löslich in kaltem Wasser. — **Pikrat.** Gelber Niederschlag. Wenig löslich in Alkohol. Schmelzp. 210—211°.

p-Oxyphenylbiguanid[5]) $C_8H_{11}ON_5 + 2\,H_2O$. Aus p-Aminophenolchlorhydrat und Dicyandiamid. Weiße Nadeln aus Wasser. Schmelzp. 203°. Ferrichlorid gibt violette, schnell braun werdende Färbung. — **Pikrat.** Gelber Niederschlag. Wenig löslich in Alkohol. Schmelzp. 205—206°, nach vorheriger Sinterung bei 203°. Das Hydrochlorid liefert mit Essigsäureanhydrid und Natriumacetat eine Verbindung. Schmelzp. 236—237°.

p-Phenetylbiguanid[5]) $C_{10}H_{15}ON_5 = C_2H_5O \cdot C_6H_4 \cdot C_2H_6N_5$. Aus p-Phenetidinhydrochlorid und Dicyandiamid. Farblose Blättchen oder Rhomben aus Alkohol. Schmelzp. 170 bis 172°. Leicht löslich in Aceton und heißem Alkohol. — **Hydrochlorid.** Schwach rosa gefärbte Krystalle. Löslich in etwa 36 Teilen Wasser von 20°. — **Pikrat.** Gelber Niederschlag. Wenig löslich in Alkohol. Schmelzp. 186—189°. Das Hydrochlorid liefert mit konz. Schwefelsäure eine Verbindung $C_{10}H_{14}O_2N_4 = C_2H_5 \cdot O \cdot C_6H_4 \cdot NH \cdot CO \cdot NH \cdot C(:NH)NH_2$ (?). Kugelige Aggregate aus Wasser. Basisch. Schmelzp. 225—226° unter Zersetzung.

Phenylbiguanid-p-carbonsäureäthylester[5]) $C_{11}H_{15}O_2N_5 + H_2O = C_2H_5O \cdot CO \cdot C_6H_4 \cdot C_2H_6N_5 + H_2O$. Aus p-Aminobenzoesäureester und Dicyandiamid. Klare, wasserfreie Blätter. Schmelzp. 177—178°, oder Blätter mit 1 Mol. Wasser aus verdünntem Alkohol. Sehr leicht löslich in heißem Wasser. Schmeckt bitter. — **Pikrat.** Gelber Niederschlag. Schmelzp. 196—197°.

α-Naphthylbiguanid[5]) $C_{12}H_{13}N_5 = C_{10}H_7 \cdot C_2H_6N_5$. Aus α-Naphtylamin und Dicyandiamid. Farblose Blätter aus Benzol. Schmelzp. 154—155°. — **Hydrochlorid.** Krümelige Massen aus Wasser. — **Pikrat.** Eigelber Niederschlag. Schmelzp. 200—203°.

m-Phenylendibiguanid[5]) $C_6H_4(C_2H_5N_5)_2$. Aus m-Phenylendiamin und Dicyandiamid. Weißes Krystallpulver aus verdünntem Aceton. Schmelzp. 168—169° unter Zersetzung. Leicht löslich in Wasser, schwer löslich in Benzol und Äther. Schmeckt bitter. — **Pikrat.** Schmelzp. 208—210°. Leicht löslich in siedendem Alkohol.

Diphenyldibiguanid $C_2H_6N_5 \cdot C_6H_4 \cdot C_6H_4 \cdot C_2H_6N_5$. Aus Benzidin und Dicyandiamid. Schmelzp. 241°. Unlöslich in den üblichen Lösungsmitteln. — **Hydrochlorid.** Krystalle. Scheidet sich aus Wasser zuerst gelatinös ab. — **Sulfat.** Warzen aus Wasser. Wenig löslich in kaltem Wasser.

---

1) W. Suida, Zeitschr. f. physiol. Chemie **68**, 389 [1910].
2) W. Suida, Zeitschr. f. physiol. Chemie **68**, 387 [1910].
3) W. Suida, Zeitschr. f. physiol. Chemie **68**, 388 [1910].
4) L. Radlberger, Zeitschr. f. physiol. Chemie **68**, 391—394 [1910].
5) Georg Cohn, Journ. f. prakt. Chemie [2] **84**, 394—409 [1911].

Amidodiphenylbiguanid [1]) $NH_2 \cdot C_6H_4 \cdot C_6H_4 \cdot C_2H_6N_5$. Aus Benzidin und Dicyandiamid. Krystalle aus Anilin. Schmelzp. 203—204°. Schwer löslich in Alkohol. Schmeckt bitter. — **Sulfat.** Leicht löslich in Wasser.

Phenylbiguanid-o-carbonsäureanhydrid [1]) $C_9H_9ON_5$

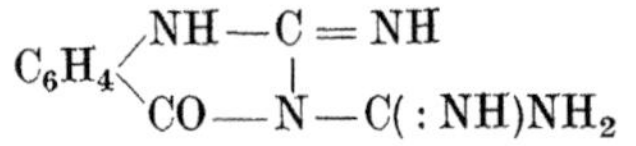

Aus Anthranilsäure und Dicyandiamid. Krystallinisches Pulver. Schmilzt bei 280° noch nicht. Wenig löslich in siedendem Wasser und Alkohol. — **Hydrochlorid.** Ziemlich wenig löslich in verdünnter Salzsäure. Gibt mit salpetriger Säure eine krystallinische Verbindung, die sich bei 245—246° zersetzt.

Phenylmethylbiguanid [1]) $C_6H_5 \cdot N(\cdot CH_3) \cdot C_2H_5N_4$. Aus Methylanilinchlorhydrat und Dicyandiamid. Weiße Nadeln aus Aceton oder Benzol. Sehr hygroskopisch. Zersetzt sich beim Erhitzen.

Phenylguanazol [1])

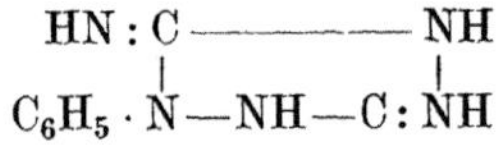

Beim Kochen von Phenylhydrazinchlorhydrat mit Dicyandiamid in wässeriger Lösung. Glitzernde Krystalle aus Wasser oder Aceton. Leicht löslich in Alkohol, schwer löslich in Äther. Schmelzp. 174—175°.

Cyanguanidin, Dicyandiamid (Bd. IV, S. 799).

Mit Acetamidin bzw. Benzamidin liefert Cyanguanidin unter Ammoniakabspaltung Acetoguanamin bzw. Benzoguanamin (Methyl- und Phenyldiaminotriazin) [2]). Wird durch Phosphorwolframsäure nicht gefällt [3]); gibt in wässeriger Lösung mit Farbsäuren schwer lösliche, teils krystallinische, meist fast unlösliche Verbindungen [4]).

Nitroguanidin (Bd. IV, S. 800).

Gibt in wässeriger Lösung mit Farbsäuren keine schwerlöslichen Verbindungen [4]). Fällt nicht mit Phosphorwolframsäure [4]).

Aminoguanidin (Bd. IV, S. 800).

Gibt in wässeriger Lösung mit Farbsäuren schwer lösliche, teils krystallinische, meist fast unlösliche Verbindungen [4]). Fällt in verdünnter Lösung mit Phosphorwolframsäure [5]).

---

1) Georg Cohn, Journ. f. prakt. Chemie [2] **84**, 394—409 [1911].
2) A. Ostrogovich, Atti della R. Accad. dei Lincei Roma [5] **20**, I, 182—186.
3) W. Suida, Zeitschr. f. physiol. Chemie **68**, 389 [1910].
4) W. Suida, Zeitschr. f. physiol. Chemie **68**, 387 [1910].
5) W. Suida, Zeitschr. f. physiol. Chemie **68**, 388 [1910].

Amine (Bd. IV, S. 801).

Von

Géza Zemplén-Budapest und **Dionys Fuchs**-Budapest.

Einleitung.

In charakteristischer Weise zeigen primäre und sekundäre Amine sympathomimetische Wirkungen. Die quaternären Basen, welche den sympathomimetischen Aminen der Phenol- und Brenzcatechinreihe entsprechen, besitzen eine deutliche Wirkung von völlig verschiedenem Typus, der sich sehr der Nicotinwirkung nähert. Die Annäherung an Adrenalinstruktur ist von einer Steigerung der sympathomimetischen Wirksamkeit begleitet. Für die primären und sekundären Amine erweist sich als günstigstes Kohlenstoffskelett der Benzolring mit einer Seitenkette von Kohlenstoffatomen, wobei die Aminogruppe und der Benzolring von je einem verschiedenen Kohlenstoffatom dieser Seitenkette befestigt ist. Die Wirksamkeit wird gesteigert durch Phenolhydroxyle in der 3,4-Stellung zur Seitenkette. Sind diese beiden Hydroxyle vorhanden (aber nur dann), so wird die Wirksamkeit durch ein Alkoholhydroxyl an einem Kohlenstoffatom der Seitenkette gesteigert. Die von den Substanzen ausgeübten hemmenden und fördernden Wirkungen werden in verschiedener Weise beeinflußt, wenn ein Wasserstoffatom der Aminogruppe durch verschiedene Alkylradikale substituiert wird [1]).

1. Aliphatische Amine.

Primäre Amine.

Methylamin (Bd. IV, S. 801).

Vorkommen: In Garneelenkonserven [2]).

Bildung: Bei der biolytischen Spaltung der Gelatine durch manche Proteus- und Sarcinaarten [3]).

Physiologische Eigenschaften: Bei intravenöser Injektion von 0,005—0,01 g Monomethylamin pro Kilogramm Kaninchen ergab sich eine zwischen 14 und 16 mm Quecksilber variierende Blutdrucksenkung [4]). Einfluß auf die Geschwindigkeit der Oxydationen im unbefruchteten Ei des Seeigels [5]).

Derivate: **Stickstoffwasserstoffsaures Methylamin** CH_6N_4 [6]). Zerfließlich, leicht löslich in Alkohol und Wasser, hat keinen scharfen Schmelzpunkt, ist bei 115° vollständig geschmolzen.

---

1) G. Barger u. H. H. Dale, Journ. of Physiol. **41**, 19—60 [1910].
2) W. D. Bigelow u. R. F. Bacon, Journ. of Ind. a. Engin. Chemistry **3**, 832—834 [1911].
3) W. S. Ssadikow, Biochem. Zeitschr. **41**, 287—297 [1912].
4) Desgrez u. Dorléans, Compt. rend. de l'Acad. des Sc. **156**, 823—824 [1913].
5) Jacques Loeb u. Hardolph Wasteneys, Journ. of biol. Chemistry **14**, 355—361 [1913].
6) E. Oliveri-Mandalà u. E. Calderaro, Gazz. chim. ital. **43**, I, 538 [1913].

Äthylamin (Bd. IV, S. 802).

Einfluß auf die Geschwindigkeit der Oxydationen im unbefruchteten Ei des Seeigels[1]).

Trimethylamin (Bd. IV, S. 805).

Vorkommen: In den Blüten von Pirus aucuparia Gärtn. (Sorbus aucuparia L.) (Vogelbeere, Eberesche)[2]). Im Rogen des Herings[3]). In Austern in geringen Mengen[4]). In Spuren im Cortinellus shiitake P. Henn[5]).

Bildung: Bei der Zersetzung von Tetramethylammoniumamalgam[6]). Durch Zusatz von Lecithin und Cholin zu den Kartoffelkulturen von Bacterium prodigiosum läßt sich die Bildung von Trimethylamin ganz erheblich steigern[7]).

Bestimmung: Nach K. Budai[8]): Trimethylamin und Ammoniak lassen sich in der Weise nebeneinander bestimmen, daß die wässerige Lösung der Hydrochloride mit überschüssigem, neutralem Formalin versetzt und in Gegenwart einiger Tropfen Phenolphthaleinindicator mit bekannter Lauge bis zu schwach Rosafärbung titriert wird, woraus sich der Ammoniakstickstoff berechnen läßt. Die mit viel Wasser verdünnte Lösung wird nach dem Ansäuern mit konz. HCl über freier Flamme auf ein Drittel eingedampft. Nach dem Übersättigen der Lösung mit Lauge wird aus einem Kjeldahlkolben in gewogene Säure destilliert. Die Differenz der Zahlen der verbrauchten Kubikzentimeter, multipliziert mit den Zahlen des Stickstoffs, 1,4 mg, ergibt unmittelbar die Stickstoffmenge des tertiären Amins in Milligramm.

Physiologische Eigenschaften: Befördert die Lipasewirkung[9]). Einfluß auf die Geschwindigkeit der Oxydationen im unbefruchteten Ei des Seeigels[1]).

Diamine.

Tetramethylendiamin (Bd. IV, S. 808).

Vorkommen: Vielleicht in Datura[10]). Im Rogen des Herings[3]).

Bildung: Wurde bei der Fäulnis von lysinfreiem Eiweiß, vom Gliadin, gewonnen[11]).

Agmatin (Bd. IV, S. 810).

Hat auf den überlebenden Uterus der Katze eine relativ geringe kontrahierende Wirkung. Auf den Meerschweinchenuterus ist es in der Konzentration 1 : 2500 ohne Wirkung[12]).

---

1) Jacques Loeb u. Hardolph Wasteneys, Journ. of biol. Chemistry **14**, 355—361 [1913]; Chem. Centralbl. **1913**, II, 163.

2) Wittstein, Wittsteins Viertelsjahrsschr. f. prakt. Pharmazie **8**, 33 [1859].

3) K. Yoshimura, Zeitschr. f. physiol. Chemie **86**, 174 [1913].

4) U. Suzuki, K. Yoshimura u. Y. Tanakā, Journ. of the Coll. agric. Tokyo **5**, 1—24 [1912]; Chem. Centralbl. **1913**, I, 1043.

5) K. Yoshimura u. M. Kanai, Zeitschr. f. physiol. Chemie **86**, 178 [1913].

6) Herbert N. Mc Coy u. William C. Moore, Journ. of the Amer. chem. Soc. **33**, 273—292 [1911].

7) D. Ackermann u. H. Schütze, Archiv f. Hyg. **73**, 145—152 [1911].

8) K. Budai, Zeitschr. f. physiol. Chemie **86**, 107 [1913].

9) N. L. Söhngen, Koninkl. Akad. v. Wetensch. Amsterdam, Wisk. en Natk. Afd. **19**, 1263 bis 1274 [1911]; Chem. Centralbl. **1911**, I, 1708.

10) G. Ciamician u. C. Ravenna, Atti della R. Accad. dei Lincei Roma [5] **20**, I, 614—624 [1911]; Chem. Centralbl. **1911**, II, 293.

11) D. Ackermann, Zeitschr. f. physiol. Chemie **64**, 91—94 [1910].

12) H. H. Dale u. P. P. Laidlaw, Journ. of biol. Chemistry **10**, 182—195 [1911]; Chem. Centralbl. **1911**, II, 1952.

2. Aromatische Amine.

ω-Phenyläthylamin.

Physikalische und chemische Eigenschaften: Bei der direkten Nitrierung in schwefelsaurer Lösung entstehen 45% p-Nitrophenyläthylamin und 18% m-Nitrophenyläthylamin[1]). Mit Methylal in konz. Salzsäure auf dem Wasserbade entsteht Tetrahydroisochinolin[2]).

Derivate: p-Nitrophenyläthylamin. Man tropft 30 g ω-Phenyläthylamin unter Kühlung in 100 g konz. Schwefelsäure und fügt bei —10° in Portionen allmählich 11,1 ccm Salpetersäure (spez. Gewicht 1,5) zu. Nach 15stündigem Stehen bei gewöhnlicher Temperatur wird auf Eis gegossen, unter Kühlung mit Natronlauge behandelt und ausgeäthert. Der Ätherrückstand gibt mit Salzsäure 23 g.

p-Nitrophenyläthylaminhydrochlorid $C_8H_{10}N_2O_2 \cdot HCl$. Mol.-Gewicht: 202,57. Enthält 17,53% Cl und 13,83% N. Citronengelbe, schön ausgebildete Tafeln und Blättchen aus Alkohol. Schmelzp. 211°. Sehr leicht löslich in Wasser, wenig in kaltem Alkohol, leichter in heißem[1]). Entsteht bei der Nitrierung von Benzalphenyläthylamin ebenfalls[3]). Mit Kaliumnitrit entsteht p-Nitrophenyläthylalkohol, der mit Zink und Salzsäure reduziert p-Amidophenäthylalkohol, und letzteres mit salpetriger Säure Tyrosol (p-Oxyphenyläthylalkohol) liefert.

m-Nitrophenyläthylaminhydrochlorid.[1]) Wird aus den alkoholischen Mutterlaugen der p-Verbindung gewonnen (Ausbeute 9 g). Schmelzp. 160°. Leicht löslich in kaltem Alhohol.

p-Amido-ω-phenyläthylamin.[4]) Man setzt zu einem Gemisch von 5 g granuliertem Zinn und 25 ccm Salzsäure vom spez. Gewicht 1,19 unter Kühlung allmählich 2 g p-Nitrophenyläthylaminchlorhydrat. Nach vollständiger Lösung erwärmt $^1/_2$ Stunde auf dem Wasserbade, verdünnt mit Wasser, fällt das Zinn mit Schwefelwasserstoff und fällt das eingeengte Filtrat mit Alkohol, wobei 2 g **Dihydrochlorid des p-Amido-ω-phenyläthylamins** erhalten werden. — $C_8H_{12}N_2 \cdot 2\,HCl$. Enthält 33,97% Cl. Fein krystallinisches, schwach bräunliches Pulver. Schmilzt nach dem Trocknen bei 110°, bei ca. 296° unter Zersetzung. Liefert bei der Behandlung mit Kaliumnitrit und Salzsäure in schlechter Ausbeute Tyrosol (p-Oxyphenyläthylalkohol).

β-Phenyläthylmethylamin.

$C_6H_5 \cdot CH_2 \cdot CH_2 \cdot NH \cdot CH_3$.

Bildet sich aus Phenylacetaldehyd bei der Kondensation mit Methylamin in Gegenwart von Natronlauge und Reduktion des Produktes mit Natrium und Alkohol. Aus α-Chlor-β-phenyläthan und alkoholischem Methylamin bei 100°. Siedep. 205°[5]).

Derivate: 4-Oxy-β-m-tolyläthylamin[5]) $C_9H_{13}ON = HO \cdot C_6H_3(CH_3) \cdot CH_2 \cdot CH_2 \cdot NH_2$. Aus p-Oxy-m-tolylacetonitril bei der Reduktion mit Natrium und heißem Alkohol. Krystalle aus Xylol. Nach der Sublimation unter vermindertem Druck Schmelzp. 132—133°. — **Salzsaures Salz** $C_9H_{13}ON \cdot HCl$. — **Dibenzoylderivat.** Nadeln aus verdünntem Alkohol. Schmelzp. 130—131°. Quartäres Jodid $HO \cdot C_6H_3(CH_3) \cdot CH_2 \cdot CH_2 \cdot N(CH_3)_3J$. Schmelzp. 231—232°.

3, 4-Dioxy-β-phenyläthylamin[5]) $(OH)_2 \cdot C_6H_3 \cdot CH_2 \cdot CH_2 \cdot NH_2$. Aus 3,4-Dimethoxy-β-phenyläthylamin bei zweistündigem Erhitzen mit konz. Salzsäure auf 170°. — **Chlorhydrat.** Fast farblose Tafeln aus 90 proz. Alkohol. Schmelzp. 240—241° unter Zersetzung. — **Bromhydrat** $C_8H_{11}O_2N \cdot HBr$. Tafeln. Schmelzp. 212°. Die wässerige Lösung der Salze gibt mit Ferrichlorid Grünfärbung. — **3, 4-Dioxy-β-phenyläthyltrimethylammoniumchlorid.** Krystalle aus Alkohol + Äther. Schmelzp. 201°.

2, 3, 4-Trioxy-β-phenyläthylaminhydrochlorid $C_8H_{10}O_3N \cdot HCl = (OH)_3 \cdot C_6H_2 \cdot CH_2 \cdot CH_2 \cdot NH_2 \cdot HCl$. Aus 2, 3, 4-Trimethoxy-β-phenylpropionsäurehydrazid dargestelltes Azid

---

1) Felix Ehrlich, Berichte d. Deutsch. chem. Gesellschaft **45**, 2431 [1912].

2) Amé Pictet u. Theod. Spengler, Berichte d. Deutsch. chem. Gesellschaft **44**, 2030 bis 2036 [1911].

3) G. Barger u. G. S. Walpole, Chem. Centralbl. **1910**, I, 170.

4) F. Ehrlich, Berichte d. Deutsch. chem. Gesellschaft **45**, 2434 [1912].

5) George Barger u. Arthur James Ewins, Journ. of the chem. Soc. **97**, 2253 [1910].

wird durch Kochen in Alkohol in das Urethan verwandelt, das durch Erhitzen mit konz. Salzsäure auf 170—180° die Verbindung gab. Braune Krystalle aus Alkohol + Äther. Schmelzp. 162—163°. Gibt mit Ferrichlorid eine purpurbraune, wenig beständige Färbung.

p-Oxyphenyläthylamin (Bd. IV, S. 814).

Bildung: Wahrscheinlich bei der Autolyse von Boletus edulis Bull.[1]).

Darstellung: p-Methoxyphenylpropionsäureamid $(CH_3O) \cdot C_6H_4 \cdot CH_2 \cdot CH_2 \cdot CO \cdot NH_2$ (aus Methyldihydro-p-cumarsäure), liefert mit Natriumhypochlorit p-Methoxyphenyläthylamin, dessen Chlorhydrat aus heißem Alkohol in glänzenden Blättchen, Schmelzp. 210°, krystallisiert. Durch Spaltung mit konz. Halogenwasserstoffsäuren entsteht p-Oxyphenyläthylamin[2]).

Aus p-Methoxyphenylacetaldoxim, Natriumamalgam und Eisessig erhält man p-Methoxyphenyläthylamin als Öl, dessen Chlorhydrat aus heißem Alkohol in glänzenden Blättchen, Schmelzp. gegen 210°, krystallisiert und in Wasser leicht löslich, in kaltem Alkohol wenig löslich, in Äther unlöslich ist. Mit Mineralsäuren liefert das Produkt p-Oxyphenyläthylamin[3]).

Physiologische Eigenschaften: Nach Verfütterung von p-Oxyphenyläthylamin an Hunde konnte im Harn ca. 25% als p-Oxyphenylessigsäure isoliert werden. Über das Schicksal der im Harn nicht nachweisbaren Umwandlungsprodukte haben A. J. Ewins und P. P. Laidlaw[4]) durch Perfusionsversuche an überlebenden Organen Aufschluß erhalten. In den überlebenden Lebern wurden von 200 mg im Maximo 70% aus der Perfusionsflüssigkeit isoliert. Perfusion des isolierten Uterus bewirkte dieselbe Umwandlung. Bei der Durchströmung des überlebenden Herzens erfolgte ebenfalls eine Umwandlung des p-Oxyphenyläthylamins. Doch wird keine p-Oxyphenylessigsäure gebildet; die Perfusionsflüssigkeit und das durchströmte Herz geben keine Amin- und keine Millonsche Reaktion. Es scheint eine völlige Aufspaltung des Benzolringes stattzufinden. Die glatten Muskeln der Lungengefäße scheinen bei der Perfusion keine Veränderung des p-Oxyphenyläthylamins zu bewirken. Die Base wird weniger rasch als das primäre Amin umgewandelt. Acetylderivate des Paraoxyphenyläthylamins haben keine sympathomimetische Wirksamkeit[5]).

Physikalische und chemische Eigenschaften: Werden 2 g des Chlorhydrates mit 2,08 g Kaliumnitrit in 100 ccm Wasser gelöst, mit $^1/_{10}$ n-Salzsäure gegen Lackmus neutralisiert und 3 Stunden gekocht, so gibt der Ätherextrakt 0,6 g fast reinen Tyrosol[6]).

Derivate: Dijod-p-oxyphenyläthylamin.[7]) Nadeln. Schmelzp. 189—190° unter Zersetzung. Löslich in heißem Wasser, unlöslich in Chloroform, Benzol, Äther und Alkohol. — Das **Chlorhydrat** und **Jodhydrat** sind schwer löslich in Wasser, löslich in wässerigem Alkohol.

N-Benzyl-p-oxyphenyläthylaminochlorhydrat $C_{15}H_{17}ON$. Aus Benzaldehyd und p-Oxyphenyläthylamin und Reduktion der Schiffschen Base mit Natriumamalgam. Nadeln. Schmelzp. 143°. Leicht löslich in Äther, Chloroform; wenig löslich in kaltem Alkohol, Benzol; leicht löslich in heißem Alkohol und Benzol. — **Chlorhydrat.** Schmelzp. 216°.

N-Benzyldijod-p-oxyphenyläthylamin.[7]) Gelbliche Nadeln. Schmelzp. 159—160° unter Zersetzung. Wenig löslich in heißem Wasser; schwer löslich in kaltem Wasser; unlöslich in Alkohol, Äther. — Das **Chlorhydrat** ist wenig löslich in Wasser, ziemlich löslich in Alkohol.

N-Piperonyl-p-oxyphenyläthylamin $C_{16}H_{17}O_3N$. Durch Kondensation von Piperonal und p-Oxyphenyläthylamin und nachfolgender Reduktion der Schiffschen Base mit Natriumamalgam. Schmilzt bei 115°. Schwer löslich in kaltem Alkohol und Benzol, ziemlich löslich in wässerigem Alkohol. — Das **Chlorhydrat** schmilzt bei 219°. Wenig löslich in kaltem, leicht in heißem Wasser.

N-Piperonyldijod-p-oxyphenyläthylamin.[7]) Zersetzt sich bei 165°. Schwer löslich in Wasser. Die halogenwasserstoffsauren Verbindungen sind in Alkohol löslich.

---

[1]) Camille Reuter, Zeitschr. f. physiol. Chemie **78**, 167 [1912].

[2]) Farbenfabriken vorm. Friedr. Bayer & Co. (Elberfeld), D. R. P. Kl. 12q, Nr. 233 551 v. 28. Juli 1909 [10. April 1911].

[3]) Farbenfabriken vorm. Friedr. Bayer & Co. (Elberfeld), D. R. P. Kl. 12q, Nr. 230 043 v. 4. Sept. 1909 [14. Jan. 1911].

[4]) A. J. Ewins u. P. P. Laidlaw, Journ. of Physiol. **41**, 78—87 [1910].

[5]) G. Barger u. H. H. Dale, Journ. of Physiol. **41**, 19—60 [1910].

[6]) Felix Ehrlich, Berichte d. Deutsch. chem. Gesellschaft **45**, 2430 [1912].

[7]) F. Hoffmann-La Roche & Co. (Grenzach), D. R. P. Kl. 12q, Nr. 259 193 v. 5. Mai 1912 [22. April 1913]; Chem. Centralbl. **1913**, I, 1845. D. R. P. Kl. 12q, Nr. 259 874 v. 13. Okt. 1912 [5. April 1913].

N-Veratryl-p-oxyphenyläthylamin. [1]) Durch Reduktion der Schiffschen Base aus p-Oxyphenyläthylamin und Veratrumaldehyd. Schmelzp. 118°. Leicht löslich in Alkohol, Chloroform; wenig löslich in kaltem Alkohol, Benzol; leicht löslich in heißem Alkohol und Benzol. — **Chlorhydrat.** Schmelzp. 215°.

N-o'-oxybenzyl-p-oxyphenyläthylamin. [1]) Durch Reduktion der Schiffschen Base aus p-Oxyphenyläthylamin und Salicylaldehyd. Farblose Nadeln. Schmelzp. 115°.

Hordenin (Bd. IV, S. 816).

Mol.-Gewicht: 165,13.
Zusammensetzung: 72,73% C, 9,09% H, 8,49% N.

$C_{10}H_{15}ON$.

Vorkommen: Ungekeimte Gerste enthält kein Hordenin. Der größte Hordeningehalt zeigt sich in den ersten 4 Tagen; er beträgt in den Würzelchen etwa 0,4—0,45% der Trockensubstanz, im Keimling 0,10%. Der Hordeningehalt nimmt mit zunehmendem Alter der Keimpflanze ab. Nach 25 Tagen ist er gleich Null. Bei der Keimung der Samen von Weizen, Erbsen und Lupine konnte kein Hordenin gefunden werden [2]).

Bildung: Tyrosol (p-Oxyphenyläthylalkohol), das aus Tyrosin in beliebigen Mengen durch Hefegärung [3]) entsteht, läßt sich mit Salzsäure quantitativ in das p-Oxyphenyläthylchlorid überführen, das, mit Dimethylamin behandelt, ebenfalls glatt Hordenin liefert. Die Synthese eignet sich zur präparativen Gewinnung des Hordenins und verläuft nach folgendem Schema [4]):

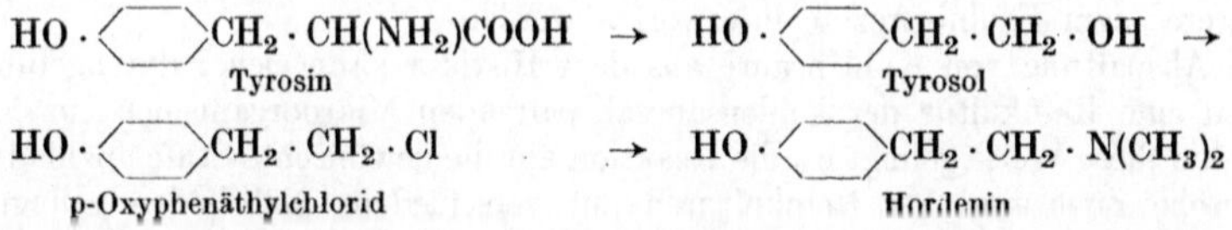

Darstellung: 3 g Tyrosol werden in einem Schießrohr mit 30 ccm rauchender Salzsäure eingeschlossen und das Gemisch 3 Stunden auf 100° erhitzt. Es scheidet sich ein dunkelbraunes Öl ab, das nach Verdünnen der Salzsäure mit Wasser mit Äther ausgeschüttelt wird. Der getrocknete Ätherauszug hinterläßt einen öligen Rückstand, der bei der Destillation unter 20 mm Druck bei 157° übergeht. Ausbeute 3 g. Es ist unlöslich in Wasser, leicht löslich in Alkohol, Äther und in Kalilauge und scheidet sich aus der letzteren beim Ansäuern unverändert aus. Das p-Oxyphenyläthylchlorid [5]) (3 g) wird mit einem Überschusse der berechneten Menge 33proz. alkoholischer Dimethylaminlösung im geschlossenen Rohr 3 Stunden auf 100° erhitzt. Die nach dem Verdampfen des Alkohols und Amins verbleibende krystallinische Masse wird in wenig Wasser aufgenommen, mit einem Überschusse von Natriumcarbonat versetzt und im Extraktionsapparat mit Äther ausgezogen. Beim Verdampfen des Äthers bleibt die freie Base zurück und wird aus Wasser umkrystallisiert [6]).

Das aus p-Oxyphenyläthylamin, Jodmethyl und Natriumäthylat dargestellte Hordeninjodmethylat gibt bei der Destillation Hordenin [7]).

Bestimmung: Das zu untersuchende Material wird mit verdünnter Weinsäurelösung 12 Stunden maceriert, 3 Stunden erhitzt und heiß filtriert. Der Rückstand des weinsauren Extraktes wird mit frisch gemahlenem Gyps zerrieben und mit Alkohol ausgezogen. Der Alkoholrückstand wird in wenig Wasser aufgenommen, die wässerige Lösung mit Äther von Farbstoffen und Fettsubstanzen befreit, dann mit Kaliumcarbonat alkalisch gemacht und mit Äther erschöpft. Aus der konz. ätherischen Lösung extrahiert man das Hordenin mit verdünnter wässeriger Schwefelsäure; die Sulfatlösung wird abermals alkalisch gemacht und mit Äther extrahiert. Der Ätherrückstand gibt reines Hordenin [2]).

---

[1]) F. Hoffmann-La Roche & Co. (Grenzach), D. R. P. Kl. 12q, Nr. 259 874 v. 13. Okt. 1912 [5. Mai 1913]; Chem. Centralbl. **1913**, I, 1943.
[2]) Torquato Torquati, Arch. di Farmacol. sperim. **10**, 62—71 [1910].
[3]) Felix Ehrlich, Berichte d. Deutsch. chem. Gesellschaft **44**, 139 [1911].
[4]) Felix Ehrlich, Berichte d. Deutsch. chem. Gesellschaft **45**, 2429 [1912].
[5]) J. v. Braun, Berichte d. Deutsch. chem. Gesellschaft **45**, 1281 [1912].
[6]) Felix Ehrlich, Berichte d. Deutsch. chem. Gesellschaft **45**, 2436—2437 [1912].
[7]) Farbenfabriken vorm. Bayer & Co. (Elberfeld), D. R. P. Kl. 12q, Nr. 233 069 v. 9. Jan. 1910 [28. März 1911].

Physikalische und chemische Eigenschaften: Hordenin wird langsamer in p-Oxyphenylessigsäure umgewandelt als p-Oxyphenyläthylamin[1]).

Derivate: Jodmethylat. Schmelzp. 230°.

Chlormethylat[2]) Schmelzp. 285° unter Zersetzung.

β-Imidazolyläthylamin (Histamin).

Vorkommen: Im Harn parathyreoidektomierter Hunde[3]). In dem wässerigen Extrakt von Maguro (Thynnus thunnus), wahrscheinlich durch Kohlensäureabspaltung aus Histidin entstanden[4]).

Darstellung: Man überläßt Histidin der kurzdauernden Fäulniswirkung spezifischer, auf gefaulter Thymussubstanz angesiedelter Fäulniserreger und isoliert das gebildete β-Imidazolyläthylamin. Ausbeute nahezu quantitativ[5]). An Stelle von einheitlichem Histidin kann ein von anderen Aminosäuren möglichst befreites histidinreiches Eiweißhydrolysat verwendet werden. Führt man die Hydrolyse eines histidinreichen Proteins, z. B. von Blut mit Schwefelsäure aus, so kann nach Entfernung der Schwefelsäure mit Barythydrat durch fraktionierte Krystallisation und Abtrennung der wenig löslichen Aminosäuren Leucin, Tyrosin, Phenylalanin, Glutaminsäure, das Histidin in der Mutterlauge derartig angereichert werden, daß zuletzt ein Sirup zurückbleibt, der fast ausschließlich aus Histidin, Glykokoll und Alanin sowie Ammoniumchlorid und schwefelhaltigen Verbindungen besteht. Das Ammoniak und ein großer Teil des Schwefelwasserstoffes kann nach Zugabe von Barythydrat und Durchleiten von Luft vertrieben werden. Die bariumfreie Lösung kann in entsprechender Verdünnung ohne weiteres dem Fäulnisprozeß unterworfen werden[6]).

Die Abspaltung von Kohlensäure aus dem Histidin kann sicher durchgeführt werden, wenn man eine Reinkultur der kohlensäureabspaltenden Mikroorganismen zur Fäulnis verwendet. Auf diese Weise gelingt es, die Reaktion auf die gewünschte Stufe anzuhalten. Durch systematische Züchtung von Reinkulturen auf verschiedene Nährböden gelingt es, einen kokkenähnlichen Bacillus zu isolieren, der imstande ist, Histidin unter Ausschluß jedes anderen Fäulniserregers derart abzubauen, daß sich das β-Imidazolyläthylamin als wesentliches Abbauprodukt bildet. Das Bacterium wächst spärlich auf Histidinlösungen allein, üppig in schwach alkalischen Lösungen des Histidins, die mit etwas steriler Bouillon oder mit Nucleinsäure versetzt sind[7]). Nach beendeter Fäulnis wird das Reaktionsgemisch in alkalischer Lösung mit Chloroform erschöpft und den Chloroformauszügen das β-Imidazolyläthylamin mit verdünnter Säure entzogen[8]). Isolierung aus der Darmschleimhaut[9]).

Physiologische Eigenschaften: Die blutgefäßerweiternde Wirkung wurde auch am Affen und am Huhn beobachtet. Sie ist eine direkte Wirkung der Base. Nach intravenöser Injektion wird die Koagulationsgeschwindigkeit des Blutes leicht vermindert, die Ausflußgeschwindigkeit der Lymphe aus dem Ductus thoracicus vergrößert. Auch in subletalen Dosen wird ein rascher und tiefer Temperaturfall erzeugt. Alle diese Effekte lassen enge Beziehungen zwischen Vorkommen von Histidinderivaten und wirksamen Organextrakten vermuten[10]).

---

1) A. J. Ewins u. P. P. Laidlaw, Journ. of Physiol. **41**, 78—87 [1910].

2) Farbenfabriken vorm. Bayer & Co. (Elberfeld), D. R. P. Kl. 12q, Nr. 233069 v. 9. Jan. 1910 [28. März 1911].

3) W. F. Koch, Journ. of biol. Chemistry **15**, 43 [1913].

4) U. Suzuki u. M. Mihata, Journ. of the agric. Coll. Tokyo **5**, 1—24 [1912]; Chem. Centralbl. **1913**, I, 1042.

5) F. Hoffmann - La Roche & Co. (Grenzach), D. R. P. Kl. 12p, Nr. 252 872 v. 29. Okt. 1911 [29. Okt. 1912].

6) F. Hoffmann - La Roche & Co. (Grenzach), D. R. P. Kl. 12p, Nr. 252 873 v. 29. Okt. 1911 [29. Okt. 1912].

7) F. Hoffmann - La Roche & Co. (Grenzach), D. R. P. Kl. 12p, Nr. 256 116 v. 4. April 1912 [1. Febr. 1913]; Chem. Centralbl. **1913**, I, 671.

8) F. Hoffmann - La Roche & Co. (Grenzach), D. R. P. Kl. 12p, Nr. 252 874 v. 29. Okt. 1911 [1. Nov. 1912].

9) G. Barger u. H. H. Dale, Journ. of Physiol. **41**, 499—503 [1911]; Chem. Centralbl. **1911**, I, 745.

10) H. H. Dale u. P. P. Laidlaw, Journ. of biol. Chemistry **10**, 182—195 [1911]; Chem. Centralbl. **1911**, II, 1952.

Die Befunde von Barger und Dale[1]) berechtigen zur Annahme, daß die Wirkung von Popielskis[2]) hypothetischem Vasodilatin zum Teil durch einen Gehalt an β-Imidazolyläthylamin bedingt ist. Nach Popielski[3]) ist die Ansicht von Barger und Dale nicht gerechtfertigt. Über die Wirkungsweise des β-Imidazolyläthylaminchlorhydrats hat C. Oehme Versuche angestellt[4]).

Über die Folgen der Vergiftung durch β-Imidazolyläthylamin sowie der anaphylaktischen Vergiftung in bezug auf das vegetative Nervensystem haben Fröhlich und Pick[5]) Untersuchungen angestellt. Wird nicht zur Plasteinbildung verwendet[6]). Imidazolyläthylamin war wirkungslos auf die isolierte Bronchialmuskulatur[7]). Der durch β-Imidazolyläthylamininjektion erzeugte Bronchialkrampf wird durch Adrenalin nicht aufgehoben[8]). Nach Durchschneidung der Splanchnici hat Verabreichung von β-Imidazolyläthylamin keine Adrenalinausschwemmung aus den Nebennieren zur Folge[9]).

Die vasodilatierende Base ruft an dem mit anderen Substanzen nicht vorbehandelten Gefäßapparat keinerlei nennenswerte Effekte hervor. Nach konstringierenden Substanzen (Adrenalin) wirkt sie stark dilatierend[10]).

Versuche am isolierten Froschherzen zeigen, daß β-Imidazoläthylamin in niedrigen Konzentrationen (1 : 100 000) Herabsetzung der Frequenz und geringe Verstärkung der Kontraktionen bewirkt. Höhere Konzentrationen (von 1 : 10 000 ab) bedingen periodische Herzstillstände und Gruppenbildung. An dem überlebenden Säugetierherzen bewirkt β-Imidazoläthylamin eine sehr starke vorübergehende Erhöhung der Frequenz, die dann allmählich unter die Norm absinkt. Die Kontraktionsgröße nimmt gleichzeitig zu[11]).

Peptamine.

Durch Kupplung von Aminosäuren mit proteinogenen Aminen[12]) — p-Oxyphenyläthylamin, β-Imidazolyläthylamin — gelangte Guggenheim[13]) zu einer Gruppe basischer Verbindungen, welche er Peptamine nennt und die sich aus den Dipeptiden durch Verlust des endständigen Carboxyls in ähnlicher Weise ableiten, wie die proteinogenen Amine aus den Aminosäuren. Die biochemische Entstehung von Peptaminen ermöglicht sich einerseits durch die Einwirkung bakterieller und fermentativer Prozesse auf die zugrunde liegenden Polypeptide, andererseits durch fermentativen Aufbau aus den Aminen. Die Darstellung der Peptamine erfolgte nach E. Fischer durch Kupplung der Amine mit Chloracetylchlorid bzw. mit Brompropionylchlorid in alkalischer, wässeriger Lösung und mit nachfolgender Amidierung.

---

[1]) G. Barger u. H. H. Dale, Journ. of Physiol. **41**, 499—503 [1911].

[2]) L. Popielski, Centralbl. f. Physiol. **24**, 135 [1910].

[3]) L. Popielski, Centralbl. f. Physiol. **24**, 1102—1104 [1911].

[4]) C. Oehme, Archiv f. experim. Pathol. u. Pharmakol. **72**, 76—96 [1913]; Chem. Centralbl. **1913**, II, 67.

[5]) A. Fröhlich u. E. P. Pick, Archiv f. experim. Pathol. u. Pharmakol. **71**, 23—61 [1912]; Chem. Centralbl. **1913**, I, 1223.

[6]) E. v. Knaffl-Lenz u. E. P. Pick, Archiv f. experim. Pathol. u. Pharmakol. **71**, 296 bis 310 [1913]; Chem. Centralbl. **1913**, I, 1531.

[7]) Paul Trendelenburg, Archiv f. experim. Pathol. u. Pharmakol. **69**, 79—107 [1912]; Chem. Centralbl. **1912**, II, 1297.

[8]) Hans Januschke u. Leo Pollak, Archiv f. experim. Pathol. u. Pharmakol. **66**, 205 bis 220 [1911].

[9]) T. R. Elliott, Journ. of Physiol. **44**, 374—409 [1912]; Chem. Centralbl. **1912**, II, 1473.

[10]) Hans Handovsky u. E. P. Pick, Archiv f. experim. Pathol. u. Pharmakol. **71**, 89—101 [1913]; Chem. Centralbl. **1913**, I, 1355.

[11]) W. Einis, Biochem. Zeitschr. **52**, 96 [1913]; Chem. Centralbl. **1913**, II, 525.

[12]) Mit diesem Namen werden diejenigen aliphatischen, fettaromatischen und heterozyklischen Amine bezeichnet, welche aus den die Proteine konstituierenden Aminosäuren entstehen, wenn diese das zur Aminogruppe α-ständige Carboxyl verlieren.

[13]) M. Guggenheim, Biochem. Zeitschr. **51**, 369 [1913].

Physiologische Eigenschaften: Die physiologische Prüfung der Peptamine an Kaninchen und Meerschweinchen ergab eine gegenüber den zugrundeliegenden Aminen bedeutend herabgeminderte Toxizität. Vom Glycyl-β-imidazolyläthylamin waren ca. 0,05 g pro Kilogramm Kaninchen tödlich, pro 1000 g Meerschweinchen ca. 0,02 g. Die am Kaninchen ausgeführten Blutdruck- und Respirationsversuche ergaben ebenfalls eine gegenüber den Aminen bedeutend herabgesetzte Wirksamkeit der Peptamine, ebenso die Versuche am überlebenden Darm des Meerschweinchens und am überlebenden Uterus der Katze und Ratte. Qualitativ entsprach die Wirkung der Peptamine der Aminwirkung. Am überlebenden Froschherzen stimmte die Wirkung der Peptamine sowohl qualitativ als auch nahezu quantitativ überein; sie äußerte sich, je nach der Konzentration, in einer bedeutenden Verkleinerung bei völligem Auslöschen der Herzpulse. Die wirksame Grenzkonzentration ist für Glycyl-p-oxyphenyläthylamin am Meerschweinchendünndarm 1 : 20 000 bis 1 : 40 000 (für p-Oxyphenyläthylamin 1 : 50 000 bis 1 : 100 000), am Froschherzen 1 : 300, für Glycyl-β-imidazolyläthylamin am Meerschweinchendarm 1 : 20 000 000 (für β-Imidazolyläthylamin 1 : 200 000 000 bis 300 000 000), am Froschherzen 1 : 500 [1]).

Glycyl-p-oxyphenyläthylamin.

Mol.-Gewicht: 194,1.

$$OH \cdot C_6H_7 \cdot CH_2 \cdot CH_2 \cdot NH \cdot CO \cdot CH_2 \cdot NH_2 = C_{10}H_{14}N_2O_2.$$

Bildung: Aus Chloracetyl-p-oxyphenyläthylamin mit 20proz. wässerigem Ammoniak. Das zur Trockne gedampfte Amidierungsprodukt wird mit Ag_2O von Halogen befreit. Derbe, zu Drusen vereinigte Nadeln aus heißem Alkohol. Schmelzp. 136°. Wenig löslich in kaltem, leicht löslich in heißem Wasser, wenig löslich in kaltem, leicht löslich in heißem Alkohol, schwer löslich in Äther. Gibt die Millonsche Reaktion. Die Substanz reagiert gegen Lackmus alkalisch. Das neutrale Sulfat ist eine amorphe, hygroskopische Masse. Das Chlorhydrat krystallisiert aus Alkohol und Äther und ist sehr hygroskopisch. Mit Pikrinsäure entsteht keine Fällung, mit Phosphorwolframsäure eine Trübung, mit 10proz. wässerigem Sublimat in wässeriger Lösung eine Trübung, in sodaalkalischer Lösung eine flockige Fällung. — **Chloracetyl-p-oxyphenyläthylamin.** Derbe Krystalle aus wässerigem Alkohol. Wenig löslich in kaltem, leicht löslich in warmem Wasser, schwer löslich in Alkohol und Äther.

d, l-Alanyl-p-oxyphenyläthylamin. [1])

Mol.Gewicht: 208.

$$OH \; C_6H_4 \cdot CH_2 \cdot CH_2 \cdot NH \cdot CO \cdot CH(NH_2) \cdot CH_3 = C_{11}H_{16}N_2O_2.$$

Bildung: Aus α-Brompropionylchlorid und p-Oxyphenyläthylamin mit 20proz. wässerigem Ammoniak. Nädelchen aus Alkohol. Schmelzp. 116°. — **Brompropionyl-p-oxyphenyläthylamin.** Derbe Nadeln aus Alkohol + Wasser. Schmelzp. 98°. Schwer löslich in Wasser, leicht löslich in Alkohol und Äther.

Glycyl-β-imidazolyläthylaminchlorhydrat. [1])

Mol.-Gewicht: 241,07.

$$C_3H_3 \cdot N_2 \cdot CH_2 \cdot CH_2 \cdot NH \cdot CO \cdot CH_2 \cdot NH_2 \cdot 2\,HCl = C_7H_{14}ON_4Cl_2.$$

Bildung: Aus dem Chloracetyl-β-imidazolyläthylamin, einem nicht krystallisierbaren Sirup mit wässerigem Ammoniak. Das Amidierungsprodukt wurde mit Ag_2SO_4 von Halogen befreit. Das freie Glycyl-β-imidazolyläthylamin ist eine schwach gelblich gefärbte, stark alkalische Masse, leicht löslich in Alkohol, wenig löslich in Äther. Das Chlorhydrat scheidet sich bei der Neutralisation der alkoholischen Lösung mit alkoholischem HCl ab. Es ist leicht löslich in Wasser, wenig löslich in kaltem, ziemlich löslich in heißem Alkohol. Schmelzp. 250° unter Zersetzung (unkorr.). Gibt mit Diazobenzolsulfosäure Rotfärbung, mit sodaalkalischer $HgCl_2$-Lösung flockige, voluminöse Fällung. Mit konz. HCl erfolgt Spaltung unter Bildung von β-Imidazolyläthylamin. — **Au-Salz** $C_7H_{13}N_4OCl_8Au_2$. Derbe, orangefarbene Drusen. Schmelzp. 215° unter Zersetzung. — **Pikrat.** Derbe Krystalle. Sintern bei 195°, schmelzen bei 211—212°.

---

[1]) M. Guggenheim, Biochem. Zeitschr. **51**, 369 [1913].

Basen mit unbekannter und nicht sicher bekannter Konstitution (Bd. IV, S. 818).

Von

Géza Zemplén-Budapest und **Dionys Fuchs**-Budapest.

Carnosin.[1])

Mol.-Gewicht: 226,15. Gefunden kryoskopisch in Wasser: 219.
Zusammensetzung: 47,76% C, 6,24% H, 24,77% N.

$C_9H_{14}N_4O_3$.

Vielleicht β-Alanylhistidin oder Histidyl-β-Alanin.

Vorkommen: In 1 kg frischer Muskeln vom Pferd wurden 1,82 g gefunden[1]). Aus 1 kg frischem Fleisch des Wildkaninchens wurden 2,23 g Carnosin isoliert[2]).

Physikalische und chemische Eigenschaften: Carnosin — erhalten aus dem Nitrat, das aus wässeriger Lösung mit 25 proz. Phosphorwolframsäure ausgefällt war, mit reinem Barythydrat — ist krystallwasserfrei. Leicht löslich in Wasser (1 : 3,2), merklich löslich in verdünntem Alkohol. Schneeweiße, nadelförmige Krystalle, die unter Mikroskop parallele Auslöschung zeigen und der Länge nach positiv sind. Schmelzp. 246—250° unter starker Zersetzung. Schmeckt fade und reagiert stark alkalisch. Die beim Schmelzen entweichenden Dämpfe geben starke Pyrrolreaktion. Wässerige Carnosinlösung gibt mit $HgNO_3$ geringen, rasch grau werdenden Niederschlag; Kaliumwismutjodid erzeugt geringe Fällung; wässerige $HAuCl_4$-Lösung gibt mäßig gelblichen, bald sich verharzenden Niederschlag. Mit alkoholischer H_2PtCl_6-Lösung entstehen bei längerem Stehen orangefarbige, in Wasser leicht lösliche Prismen. Tannin und Phosphorwolframsäure erzeugen sehr starke Fällungen; letztere auch in sehr verdünnten Lösungen. Gegenwart von Acetaten beeinträchtigt die Fällbarkeit von Carnosinlösungen durch Phosphorwolframsäure stark.

Das Drehungsvermögen des Carnosins ($[\alpha]_D = +21,0°$) steigt nur sehr wenig mit einer ca. 20 fachen Verdünnung an[3]). Bei der Hydrolyse mit Barytwasser entsteht d, l-Histidin und β-Alanin[4]).

Carnosinnitrat. Scheidet sich aus wässerigen Lösungen ohne Krystallwasser aus. Nadelförmige Krystalle, die unter Mikroskop als rechteckig oder schief abgeschnittene oder keilförmig zugespitzte Prismen oder Tafeln erscheinen. Schmilzt bei 219° unter starker Zersetzung. Leicht löslich in Wasser (100 Teile lösen 96,2 Teile bei 25,2°). Die wässerige Lösung reagiert schwach sauer und schmeckt schwach salzartig. $[\alpha]_D^{19,5} = +22,2°$. Das spezifische Drehungsvermögen des Nitrates steigt etwas mit der Verdünnung seiner wässerigen Lösung, was wahrscheinlich durch die elektrolytische Dissoziation des Salzes veranlaßt wird; durch Zusatz von HNO_3 wird es stark herabgesetzt[4]).

Carnosinphosphorwolframat. Mikroskopische kurze Täfelchen und Prismen. Wenig löslich in heißem Wasser, leicht löslich in Acetonwasser[4]).

---

[1]) J. Smorodinzew, Zeitschr. f. physiol. Chemie **87**, 12 [1913].
[2]) Kiyohisa Yoshimura, Biochem. Zeitschr. **37**, 477—481 [1911].
[3]) Wl. Gulewitsch, Zeitschr. f. physiol. Chemie **73**, 434 [1911].
[4]) Wl. Gulewitsch, Zeitschr. f. physiol. Chemie **87**, 1 [1913].

Carnitin. In 1 kg frischer Muskeln vom Pferd wurden gefunden[1]) 0,17 g.

Ignotin, nach Jona[2]) identisch mit Carnosin.

Novain, nach Jona[2]) identisch mit Carnitin.

Tyramin. Die vasodilatierende Base, Tyramin, ruft an dem mit anderen Substanzen nicht vorbehandelten Gefäßapparat keinerlei nennenswerte Effekte hervor. Nach konstringierenden Substanzen (Adrenalin) wirkt sie stark dilatierend[3]).

Base $C_{15}H_{22}N_2$.[4]) Wird d-Lupanin erhitzt, so entweichen alkalische, nach Pyridin riechende Dämpfe, und die orangefarbige Schmelze geht in Braun über. Aus dieser Schmelze kann die Base isoliert werden. — **Platinsalz** $C_{15}H_{22}N_2(HCl)_2 \cdot PtCl_4 \cdot + 4\,^1/_2\, H_2O$. Das Krystallwasser entweicht bei 100°. Schmelzp. 160—165° unter Gasentwicklung. — **Pikrat.** Durchsichtige Krystalle. — **Chlorhydrat.** Weiße, glänzende Krystalle. Schmelzp. 165° unter Gasentwicklung.

Base $C_9H_{15}N_3O_2$.[5]) In dem alkoholischen Extrakt der lufttrockenen Steinpilze. — **Monopikrat.**[6]) Feine Nädelchen. Schmelzp. 201°. — **Dipikrat.** Große, längliche Platten. Schmelzp. 205—206° mit 2 Mol. Wasser[6]).

Kanirin[7]) $C_6H_{14}O_2N_2$. In Krabben und Taifleisch. Ist nicht identisch mit Lysin. — **Pikrat** $C_6H_{14}O_2N_2 \cdot 2\, C_6H_3O_7N_3$. Hellgelbe Prismen bzw. Tafeln aus Alkohol. Schmelzp. 188°. Ziemlich wenig löslich in Wasser. — **Chlorhydrat.** Hygroskopische Prismen. Schmelzp. 204—207°. Ist optisch inaktiv. — **Platinsalz** $C_6H_{14}O_2N_2 \cdot H_2PtCl_6$. Rotbraune Prismen. Zersetzungsp. 227°. Ziemlich leicht löslich in Wasser, weniger in Alkohol.

$C_{12}H_9O_4N_4$. Die von Swain[8]) im Harn des Coyoten entdeckte Substanz $C_{12}H_9O_4N_4$ konnten Hunter und Gweiss[9]) nicht auffinden.

---

[1]) J. Smorodinzew, Zeitschr. f. physiol. Chemie **87**, 12 [1913].

[2]) Temistocle Jona, Chem. Centralbl. **1912**, I, 1134.

[3]) Hans Handovsky u. E. P. Pick, Archiv f. experim. Pathol. u. Pharmakol. **71**, 89—101 [1913]; Chem. Centralbl. **1913**, I, 1355.

[4]) S. Di Palma, Giornali di Farmacol. e di Chim. **61**, 152—166 [1912].

[5]) Kutscher, Zeitschr. f. Unters. d. Nahr.- u. Genußm. **21**, 535 [1910]; Chem. Centralbl. **1911**, I, 497.

[6]) E. Winterstein u. C. Reuter, Centralbl. f. Bakteriol. u. Parasitenk., II. Abt., **34**, 566 bis 572 [1912]; Chem. Centralbl. **1912**, II, 936.

[7]) U. Suzuki, Journ. of the Coll. agric. Tokyo **5**, 1—24 [1912]; Chem. Centralbl. **1913**, I, 1042.

[8]) Swain, Amer. Journ. of Physiol. **13**, 30 [1905].

[9]) Andrew Hunter u. Maurice H. Gweiss, Journ. of biol. Chemistry **8**, 449—463 [1910].

Cholin, Betain, Neurin, Muscarin, Trigonellin, Stachydrin, Hypaphorin (Bd. IV, S. 828).

Von

Géza Zemplén-Budapest und **Dionys Fuchs**-Budapest.

Cholin (Bd. IV, S. 828).

Vorkommen: Im Hopfen (Homulus lupulus L.)[1]. In den Samen des Goldlackes (Cheiranthus Cheiri L.)[2]. In Weizenkeimen[3]. Im Cortinellus shiitake P. Henn[4]. In den getrockneten Flores helianthi beträchtliche Mengen[5]. Im Speichel der Pferde[6]. Im Harn von parathyreoidektomierten Hunden[7]. Im Rogen des Herings[8].

Im frischen Ochsengehirn ist kein freies Cholin vorhanden. Der Befund von Gulewitsch[9] hat seine Erklärung in der hydrolysierenden Wirkung der verwendeten Salzsäure auf einen Teil des Protagons resp. Lecithins[9][10].

Aus 50 kg frischem Kohl erhalten[11] 0,3 g. Aus 100 Teilen Rohoryzanin erhält man 30 Teile Cholin + Nicotinsäure[12]. Cholin ist aus den Bambusschößlingen isoliert worden[13].

Im Triazomonophosphatid Carnaubon[14] 9,93%.

Wird in Pflanzenextrakten stets aufgefunden, und zwar ist die Verbindung als solche in der Pflanze vorhanden. Es wurde sicher nachgewiesen in der Kohlrübe (Brassica napus), in den Knollen und oberirdischen Teilen von Topinambur (Helianthus tuberosus), Schwarzwurzeln (Scorzonera hispanica), in Wurzeln und Blättern der Cichorie (Cichorium intybus), in Dahlienknollen (Dahlia variabilis), in Möhren (Daucus carota), in den Knollen der Sellerie (Apium graveolens), in den oberirdischen Teilen des Wiesensalbei (Salvia pratensis), in den oberirdischen Teilen des Waldstachys (Stachys silvatica), in Betonica officinalis und im Sesamkuchen (Sesamum indicum)[15].

---

[1]) Griess u. Harrow, Pharmaceut. Journ. **15**, 821 [1885]. — Griessmayer, Polytechn. Journ. **259**, 292 [1886]. — F. B. Power, F. Tutin u. H. Rogerson, Journ. of the chem. Soc. London **130**, 1267 [1913].

[2]) Reeb, Archiv f. experim. Pathol. u. Pharmakol. **41**, 302 [1898]; **43**, 130 [1899]. — Schlagdenhauffen u. Reeb, Journ. de Pharm. d'Alsace-Lorraine **1896**, Nr. 7.

[3]) F. B. Power u. A. H. Salvay, Pharmaceut. Journ. [4] **37**, 117 [1913].

[4]) K. Yoshimura u. M. Kanai, Zeitschr. f. physiol. Chemie **86**, 178 [1913].

[5]) E. Buschmann, Archiv d. Pharmazie **249**, 1—6 [1911].

[6]) J. Hondas, Compt. rend. de l'Acad. des Sc. **156**, 824—826 [1913].

[7]) W. F. Koch, Journ. of biol. Chemistry **15**, 43 [1913].

[8]) K. Yoshimura, Zeitschr. f. physiol. Chemie **86**, 174 [1913].

[9]) Wl. Gulewitsch, Zeitschr. f. physiol. Chemie **27**, 50 [1899].

[10]) Max Kaufmann, Zeitschr. f. physiol. Chemie **74**, 175 [1911].

[11]) K. Yoshimura, Zeitschr. f. Unters. d. Nahr.- u. Genußm. **19**, 253—256 [1910].

[12]) U. Suzuki, T. Shinnamura u. S. Odake, Biochem. Zeitschr. **43**, 89—153 [1912]; Chem. Centralbl. **1912**, II, 1675.

[13]) G. Totani, Zeitschr. f. physiol. Chemie **70**, 388 [1910].

[14]) Edward K. Dunham u. C. A. Jacobson, Zeitschr. f. physiol. Chemie **64**, 302—315 [1910].

[15]) E. Schulze u. G. Trier, Zeitschr. f. physiol. Chemie **81**, 53—58 [1912]; Chem. Centralbl. **1913**, I, 309.

Die in den Früchten der Rotbuche (Fagus silvatica L.) aufgefundene und Fagin[1]) genannte Substanz wurde später als Cholin erkannt[2]). Allerdings wurde das Cholin aus Preßkuchen der Rotbuchenfrüchte isoliert und dadurch ist sein primäres Vorkommen nicht zweifellos bewiesen. In den Samen der Zirbelkiefer (Pinus cembra L.)[3]). In Malzkeimen[4]). Im Weizenembryo (Triticum sativum Lusk.)[5]). In der Arecanuß der Betelpalme (Areca catechu L.)[6]). Im Endosperm der Cocosnüsse (Cocos nucifera L.)[7]). Im Wurzelstock des Kalmus (Acorus calamus L.) (Kalmuswurzel)[8]). In den Hanfsamen (Cannabis sativa L.)[9]). In indischem Hanf (Cannabis sativa var. indica)[9]).

In Boletus edulis Bull[10]). In den Weinblättern[11]). In den jungen Pflanzen von Pisum sativum[12]). In den aus den Leguminosensamen von Vicia sativa L., Pisum sativum L., Phaseolus vulgaris L. und Avena sativa L. dargestellten Phosphatiden kommt Cholin als einzige Base vor[13]).

Nach den Untersuchungen von Schulze und Trier scheint das Cholin in der Pflanzenwelt im Gegensatz zu den Betainen eine allgemeine Verbreitung zu haben. Es wurde in den folgenden Pflanzen nachgewiesen: Kohlrüben (Brassica napus), Topinambur (Helianthus tuberosus), Schwarzwurzeln (Scorzonera hispanica), Zichorie (Cichoryum intybus), Dahlienknollen (Dahlia varialibis), Möhren (Daucus carota), Sellerie (Apium graveolens), Wiesensalbei (Salvia pratensis), Waldstachys (Stachys silvatica), Betonica officinalis, Sesamkuchen (Sesamum indicum)[14]).

Nachweis: Die Gegenwart von Cholin neben Betainen kann man dadurch erkennen, daß sein Phosphorwolframat in sodaalkalischer Lösung im Gegensatz zu dem des Stachydrins und anderer Betaine nur unvollkommen löslich ist[15]).

Physiologische Eigenschaften: Dem Cholin kommt nach Vorbehandlung mit konstringierenden Mitteln (Normalserum, Oxalatplasma) eine vasodilatierende Wirkung zu[16]). Reines Cholin ist ohne jede Wirkung auf das Froschgefäßpräparat[17]).

Das synthetisch dargestellte salzsaure Cholin (Höchst) ist ein haltbares Produkt und wirkt dennoch ungleich. Nach intravenöser Eingabe wirkt es depressorisch und pressorisch. Nach protrahierter Äthernarkose, nach Verwendung gewisser Curaresorten kann der pressorische Effekt ausbleiben. Bei wenig narkotisierten Tieren, wie nach Durchtrennung der Oblongata, prädominiert die pressorische Blutdruckswirkung. Bei subcutaner Einwirkung ist das Cholin weniger giftig[18]).

---

1) Buchner u. Herberger, Buchners Repertorium der Pharmazie **7**, 381 [1836]; Archiv d. Pharmazie **35**, 149 [1831]. — Buchner, Scheiggers Journ. **60**, 255 [1830]. — Zanon, Buchners Repertorium der Pharmazie **7**, 381 [1836]. — Habermann, Verhandl. des Naturforscher-Vereins Brünn **22**.

2) Boehm, Archiv d. Pharmazie [3] **22**, 159 [1884]; Archiv f. experim. Pathol. u. Pharmakol. **19**, 60 [1885].

3) E. Schulze u. Rougger, Landw. Versuchsstationen **51**, 189 [1899]. — E. Schulze, Hiestand u. Bissegger, Landw. Versuchsstationen **67**, 57 [1907].

4) E. Schulze u. Frankfurt, Berichte d. Deutsch. chem. Gesellschaft **26**, 2151 [1893].

5) Frankfurt, Land. Versuchsstationen **46**, 49 [1895]; **47**, 449 [1896].

6) Jahns, Berichte d. Deutsch. chem. Gesellschaft **21**, 3404 [1888]; **23**, 2972 [1890]; **24**, 2615 [1891]; Archiv d. Pharmazie **229**, 669 [1891]. — Bombelon, Pharmaz. Ztg. **31**, 146 [1886]; **34** 82 [1889].

7) E. Schulze, Landw. Versuchsstationen **49**, 203 [1897].

8) Geuther, Archiv d. Pharmazie **225**, 43 [1887]. — Kunz, Archiv d. Pharmazie **226**, 529 [1888].

9) E. Schulze u. Frankfurt, Berichte d. Deutsch. chem. Gesellschaft **27**, 769 [1894]. — Marino-Zucco u. Vignolo, Gazz. chim. ital. **25**, 262 [1895]; Atti della R. Accad. dei Lincei Roma [5] **4**, 253, 446 [1895].

10) Camille Reuter, Zeitschr. f. physiol. Chemie **78**, 167 [1912].

11) N. T. Deleano, Zeitschr. f. physiol. Chemie **80**, 79 [1912].

12) E. Schulze, Zeitschr. f. physiol. Chemie **71**, 31 [1911].

13) E. Schulze u. U. Pfenninger, Zeitschr. f. physiol. Chemie **71**, 174 [1910].

14) E. Schulze u. G. Trier, Zeitschr. f. physiol. Chemie **81**, 53 [1912].

15) K. Yoshimura u. G. Trier, Zeitschr. f. physiol. Chemie **77**, 290—302 [1912]; Chem. Centralbl. **1912**, I, 2038.

16) Hans Handovsky u. E. P. Pick, Archiv f. experim. Pathol. u. Pharmakol. **71**, 89—101 [1913]; Chem. Centralbl. **1913**, I, 1355.

17) S. Samelson, Archiv f. experim. Pathol. u. Pharmakol. **66**, 347—351 [1911]; Chem. Centralbl. **1912**, I, 841.

18) J. Pal, Zeitschr. f. experim. Pathol. u. Ther. **9**, 191—206 [1911].

Die Höhe der Dosis, die Art der Narkose, begleitende Nebenumstände sind von erheblichem Einfluß auf die Art der Blutdruckwirkung des Cholins. Dosen von etwa 1 mg pro Kilogramm wirken auch bei sicher nicht reinem Cholinchlorid nur blutdrucksenkend. Das Vorhandensein von Verunreinigungen ist aus dem Verlauf der Blutdruckkurve allein nicht zu erschließen. Viel charakteristischer als die Wirkung des Cholins allein ist die Umkehr der Wirkung aus Senkung in Blutdrucksteigerung, wie sie die Atropininjektion hervorbringt[1]). Literatur über Blutdrucksenkung des Cholins s. die Arbeit von Meyer[2]).

Wurde Meerschweinchen 1—5 ccm 1 proz. Cholinchlorhydratlösung subcutan injiziert, so erfolgte Gewichtszunahme der Tiere. Von den 10 Jungen der 4 Versuchstiere waren 9 Männchen[3]).

Derivate: α-Methylcholinchlorid[4]) $(CH_3)_3 \cdot NCl \cdot CH(CH_3) \cdot CH_2OH$. Aus 2-Chlorpropanol-3: $CH_3 \cdot CHCl \cdot CH_2 \cdot OH$ nach 3stündigem Erwärmen mit einer 33 proz. alkoholischen Lösung von Trimethylamin. Weiße, krystallinische, hygroskopische Masse. — **Platinsalz** $2\,C_6H_{16}ONCl \cdot PtCl_4$. Gelbe Krystalle aus heißem Wasser. Zersetzungsp. 254—255°. Fast unlöslich in Alkohol, leicht löslich in heißem Wasser. — **Goldsalz** $C_6H_{16}ONCl \cdot AuCl_3$. Blaßgelber, krystallinischer Niederschlag. Schmelzp. 198—200°.

β-Dimethylcholinchlorid[4]) $(CH_3)_2 \cdot NCl \cdot CH_2 \cdot C(OH)(CH_3)_2$. Durch 4stündiges Erhitzen von 2-Methyl-3-chlorpropanol-2: $(CH_3)_2C(OH) \cdot CH_2Cl$ mit 33 proz. alkoholischer Trimethylaminlösung auf 100°. Weiße, krystallinische, hygroskopische Masse. Leicht löslich in Alkohol. — **Platinsalz** $2\,C_7H_{18}ONCl \cdot PtCl_4$. Gelbe Prismen aus heißem Wasser. Zersetzungsp. 240—245°. Unlöslich in Alkohol, ziemlich löslich in kaltem Wasser.

β-Methyl-β-Äthylcholin[4]) $(CH_3)_3 \cdot NCl \cdot CH_2 \cdot C(OH) \cdot (CH_3) \cdot CH_2 \cdot CH_3$. Durch 3stündiges Erhitzen von 3-Methyl-4-chlorbutanol-3: $CH_3 \cdot CH_2 \cdot C(OH)(CH_3) \cdot CH_2Cl$ mit 33 proz. alkoholischer Trimethylaminlösung auf 150—160°. Weiße, krystallinische Masse. — **Platinsalz** $2\,C_8H_{20}ONCl \cdot PtCl_4$. Gelbe Krystalle aus heißem Wasser + Alkohol. Schmelzp. 242—243° unter Zersetzung.

Valeryl-α-methylcholinchlorid[5]) $(CH_3)_3NCl \cdot CH(CH_3) \cdot CH_2 \cdot O \cdot CO \cdot CH(CH_3) \cdot CH_2 \cdot CH_3$. — **Platinsalz** $2\,C_{11}H_{24}O_2NCl \cdot PtCl_4$. Zersetzungsp. 228—229°. — **Goldsalz** $C_{11}H_{24}O_2N \cdot Cl \cdot AuCl_3$. Prismen. Schmelzp. 72—75°. Unlöslich in kaltem Wasser, leicht löslich in heißem Alkohol.

Monobromisocapronyl-α-methylcholinchlorid[5]) $(CH_3)_3NCl \cdot CH(CH_3) \cdot CH_2 \cdot O \cdot CO \cdot CHBr \cdot CH_2 \cdot CH(CH_3)_2$. — **Platinsalz** $2\,C_{12}H_{25}O_2NCl \cdot PtCl_4$. Mikroskopische Nadeln aus heißem Wasser. Zersetzungsp. 226—227°. Unlöslich in Alkohol, kaltem Wasser; löslich in heißem Wasser.

Palmityl-α-methylcholinchlorid[5]) $(CH_3)_3NCl \cdot CH(CH_3) \cdot CH_2 \cdot O \cdot CO \cdot C_{15}H_{31}$. — **Platinsalz** $2\,C_{22}H_{46}O_2NCl \cdot PtCl_4$. Zersetzungsp. 240—241°. Unlöslich in Wasser und Alkohol. — **Goldsalz** $C_{22}H_{26}O_2NCl \cdot AuCl_3$. Blaßgelber Niederschlag. Schmelzp. 72—75°. Leicht löslich in Alkohol, wenig löslich in Wasser.

Acetyl-α-methylcholinchlorid[5]) $(CH_3)_3NCl \cdot CH(CH_3)CH_2 \cdot O \cdot CO \cdot CH_3$. Weiße, krystallinische Masse. — **Platinsalz** $2\,C_8H_{18}O_2NCl \cdot PtCl_4$. Gelber, krystallinischer Niederschlag. Schmelzp. 222—223° unter Zersetzung. Unlöslich in abs. Alkohol, löslich in Wasser. — **Goldsalz** $C_8H_{18}O_2NCl \cdot AuCl_3$. Blaßgelbe, krystallinische Masse. Schmelzp. 124—125,5°.

Benzoyl-α-methylcholinchlorid[5]) $(CH_3)_3NCl \cdot CH(CH_3) \cdot CH_2 \cdot O \cdot CO \cdot C_6H_5$. Weiße, krystallinische Masse. — **Platinsalz** $2\,C_{13}H_{20}O_2NCl \cdot PtCl_4$. Schmelzp. 233—237°. Unlöslich in kaltem Wasser. — **Goldsalz** $C_{13}H_{20}O_2NCl \cdot AuCl_3$. Gelbes, zähes Öl. Löslich in Alkohol, wenig löslich in heißem Wasser.

Phenylacetyl-α-methylcholinchlorid[5]) $(CH_3)_3N \cdot Cl \cdot CH(CH_3) \cdot CH_2 \cdot O \cdot CO \cdot CH_2 \cdot C_6H_5$. Öl. — **Platinsalz** $2\,C_{14}H_{22}O_2NCl \cdot PtCl_4$. Gelber Niederschlag. Schmelzp. 229—247° unter Zersetzung. Löslich in kaltem Wasser, unlöslich in Alkohol. — **Goldsalz** $C_{14}H_{22}O_2NCl \cdot AuCl_3$. Öl. Leicht löslich in heißem Wasser.

Propionyl-α-methylcholinchlorid[5]) $(CH_3)_3N \cdot Cl \cdot CH(CH_3) \cdot CH_2 \cdot O \cdot CO \cdot CH_2 \cdot CH_3$. — **Platinsalz** $2\,C_9H_{20}O_2NCl \cdot PtCl_4$. Krystalle aus heißem Wasser. Zersetzungsp. 231—232°.

Phenylacetyl-β-methylcholinchlorid[5]) $(CH_3)_3NCl \cdot CH_2 \cdot CH(CH_3)O \cdot CO \cdot CH_2 \cdot C_6H_5$. Öliges Produkt. — **Platinsalz** $2\,C_{14}H_{22}O_2NCl \cdot Pt \cdot Cl_4$. Krystalle aus heißem Wasser.

---

[1]) Emil Abderhalden u. Franz Müller, Zeitschr. f. physiol. Chemie **74**, 253—272 [1911].

[2]) Hans Meyer, Centralbl. f. Physiol. **24**, 16 [1912]. — Busquet u. Pachon, Compt. rend. de la Soc. de Biol. **68**, 156, 223 [1912].

[3]) R. Robinson, Compt. rend. de l'Acad. des Sc. **154**, 1634—1636 [1912].

[4]) G. A. Menge, Journ. of biol. Chemistry **10**, 399—406 [1911]; Chem. Centralbl. **1912**, I, 404.

[5]) G. A. Menge, Journ. of biol. Chemistry **13**, 97—109 [1912]; Chem. Centralbl. **1912**, II, 1769.

Schmelzp. 216—217°. — **Goldsalz** $C_{14}H_{22}O_2NCl \cdot AuCl_3$. Blaßgelbe Krystalle. Schmelzp. 60—85°.

Phenylacetyl-γ-homocholinchlorid[1]) $(CH_3)_3NCl \cdot CH_2 \cdot CH_2 \cdot CH_2 \cdot O \cdot CO \cdot CH_2 \cdot C_6H_5$. Beim Erhitzen von γ-Homocholin mit Phenylacetylchlorid im Rohr auf 100°. Weiße Masse. — **Platinsalz** $2\,C_{14}H_{22}O_2NCl \cdot PtCl_4$. Prismen aus heißem Wasser. Schmelzp. 193—194° unter Zersetzung. Unlöslich in Alkohol, wenig löslich in heißem Wasser. — **Goldsalz** $C_{14}H_{22}O_2NCl \cdot AuCl_3$. Blaßgelbe Krystalle aus wenig Wasser. Schmelzp. 129—131°. Unlöslich in kaltem Wasser, löslich in Alkohol.

γ-Homocholin. Durch Methylierung des β-Aminopropylalkohols[2]) mit Jodmethyl. — **Goldsalz** $C_6H_{16}NClO \cdot AuCl_3$. Schmelzp. 163°[3]).

β-Homocholin Morleys[4]) ist mit dem β-Homocholin von Malengreau und Lebailly[5]) identisch.

1, 3-Oxypropyltrimethylammoniumchlorhydrat[5]), **γ-Homocholinchlorhydrat**

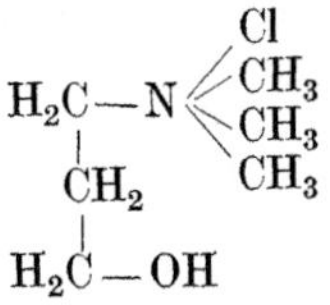

$= C_6H_{16}NOCl$

Mol.-Gewicht: 147,60. Entsteht aus der Verbindung des Trimethylamins mit dem Trimethylenchlorhydrin im zugeschmolzenen Rohr bei 100°. Das Trimethylenchlorhydrin kann aus 2 Mol. Kaliumacetat und 1 Mol. Trimetylenchlorobromid bei Gegenwart von Eisessig dargestellt werden, wobei das Diacetat entsteht, das durch Verseifen mit 2,5 proz. salzsäurehaltigem Methylalkohol in Trimethylenglykol überführt wird. Dasselbe wird mit gasförmiger Salzsäure gesättigt und im eingeschmolzenen Rohr auf 100° erwärmt. Man erhält ein Gemisch von bei 119° siedendem Dichlorhydrin und von bei 160° siedendem Monochlorhydrin, die man durch fraktionierte Destillation leicht trennen kann. Bessere Ausbeuten liefert die Methode, wobei man nur 1 Mol. Kaliumacetat auf 1 Mol. Trimethylenchlorobromid reagieren läßt. So erhält man neben dem nicht angegriffenen Chlorobromid und dem gebildeten Diacetat hauptsächlich das Acetat des Trimethylenchlorids. Dieses wie oben verseifte Acetat gibt sofort das bei 160° siedende Trimethylenchlorhydrin. 7 g Trimethylenchlorhydrin werden mit 15 g einer 33 proz. Trimethylaminalkohollösung im Rohr 6 Stunden auf 100° erwärmt; beim Abkühlen erfolgt Krystallisation. Große, farblose, prismatische, zerfließliche Krystalle. Sehr leicht löslich in Wasser und in Alkohol. Aus der Alkohollösung wird es durch Sublimat gefällt. Digeriert man eine Lösung von γ-Homocholinchlorhydrat mit frisch gefälltem Silberoxyd, so bleibt nach dem Verdunsten ein stark alkalischer Sirup, welcher, über Natronkalk getrocknet, nach und nach krystallisiert. Das so erhaltene Homocholin ist unter der Einwirkung der Wärme unbeständig und zersetzt sich in Trimethylamin und das entsprechende Glykol.

γ-Homocholingoldchlorid[6])[7]) $C_3H_6(OH)N(CH_3)_3 \cdot Cl \cdot AuCl_3 = C_6H_{16}NOAuCl_4$. Mol.-Gewicht: 457,00. Reingelbe, in kaltem Wasser unlöslicher Niederschlag. Kleine, glänzende, blättchenförmige Krystalle aus heißem Wasser. Sehr leicht löslich in Alkohol. Schmilzt bei 183° (korr.) zu einer roten Flüssigkeit, ohne sich zu zersetzen.

γ-Homocholinplatinchlorid[6]) $(OH) \cdot C_3H_6 \cdot N \cdot (CH_3)_3 \cdot Pt \cdot Cl_6$. Feine, lange, seidenartige, orangegelbe Nadeln aus heißem 85 proz. Alkohol. Ganz unlöslich in Alkohol, löslich in Wasser. Schmilzt unter Zersetzung bei 227—228° (korr.).

1, 2-Oxypropyltrimethylammoniumchlorhydrat[6]); **β-Homocholinchlorhydrat.** Die Base existiert in zwei isomeren Formen, je nach der Stellung der Hydroxyl- und der Aminogruppe

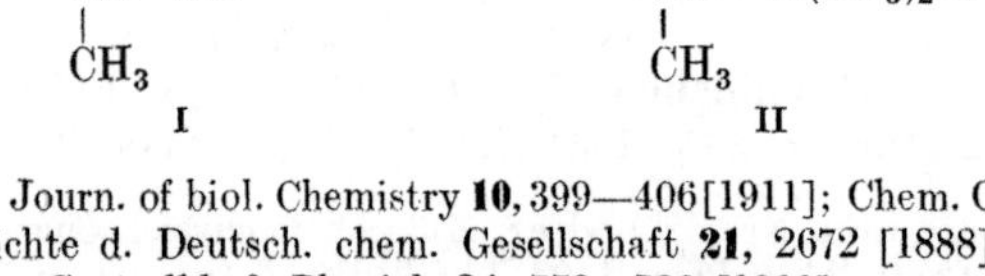

I II

---

[1]) G. A. Menge, Journ. of biol. Chemistry **10**, 399—406 [1911]; Chem. Centralbl. **1912**, II, 1769.
[2]) Gabriel, Berichte d. Deutsch. chem. Gesellschaft **21**, 2672 [1888].
[3]) Ernst Berlin, Centralbl. f. Physiol. **24**, 779—780 [1910].
[4]) Morley, Berichte d. Deutsch. chem. Gesellschaft **13**, 1805 [1880].
[5]) F. Malengreau u. A. Lebailly, Zeitschr. f. physiol. Chemie **67**, 35 [1910].
[6]) F. Malengreau u. A. Lebailly, Zeitschr. f. physiol. Chemie **67**, 39 [1910].
[7]) Partheil, Annalen d. Chemie u. Pharmazie **268**, 152 [1892].

Die der Formel I entsprechende Substanz erhält man, indem man von dem Propylenchlorhydrin ausgeht, welches durch Versetzen des Allylchlorids mit konz. Schwefelsäure bequem dargestellt wird. Der unter solchen Bedingungen gewonnene Schwefelsäureester zersetzt sich beim Kochen mit Wasser und gibt dann das entsprechende, bei 128° siedende Propylenchlorhydrin. 7 g der Substanz werden mit 20 g einer 33 proz. alkoholischen Lösung von Trimethylamin 6 Stunden auf 100° erwärmt, nach dem Abkühlen wird die Flüssigkeit verdunstet, wobei Krystallisation eintritt. Schöne, prismatische, rautenförmige Krystalle, die leicht zerfließbar sind. Sehr leicht löslich in Wasser und Alkohol, unlöslich in Äther. Digeriert man das Chlorhydrat mit frisch gefälltem Silberoxyd, so verbleibt nach dem Verdampfen eine sirupartige, stark alkalinische Masse, welche keine Neigung zum Krystallisieren zeigt. Durch Wärme wird es in Trimethylamin und das entsprechende Glykol (Siedep. 170—180°) gespalten.

β-Homocholingoldchlorid $CH_3 \cdot CH_2 \cdot OH \cdot CH_2N \cdot (CH_3)_3 \cdot AuCl_4 = C_6H_{16}NOAuCl_4$. Mol.-Gewicht: 457,00. Kleine, glänzende, goldgelbe Blättchen. Leicht löslich in Alkohol, unlöslich in kaltem Wasser, löslich in heißem. Schmelzp. unter Zersetzung 195—196° (korr.).

β-Homocholinplatinchlorid $[CH_3 \cdot CH \cdot OH \cdot CH_2 \cdot N \cdot (CH_3)_3]_2PtCl_6 = C_{12}H_{32}N_2O_2PtCl_6$. Mol.Gewicht: 508,06. Kleine Oktaeder aus 75 proz. Alkohol. Etwas weniger löslich als das entsprechende γ-Homocholinsalz. Schmelzp. unter Zersetzung gegen 248° (korr.). Die Krystalle der Platindoppelsalze des Homocholins sind in beiden Fällen sehr eigenartig, gleichviel, ob es sich um γ- oder β-Homocholin handelt, und es läßt sich die fragliche Base leicht erkennen. Beide scheiden sich beim freiwilligen Verdunsten ihrer Lösung in großen, sehr charakteristischen Krystallen aus, und zwar in einem Falle in langen, seidenglänzenden, büschelförmigen Nadeln, im anderen Falle in dicken, orangegelben, regelmäßigen Oktaedern.

Betain (Bd. IV, S. 833).

Vorkommen: Die Trockensubstanz der jungen Blätter enthält mehr Betain als die Trockensubstanz der alten Blätter derselben Pflanze, und auch das Verhältnis zum Gesamtstickstoff stellt sich bei den ersten höher. Bei dem Reifen und Ableben der Pflanzenorgane verschwindet das Betain gleichzeitig mit den anderen Stickstoffarten. Doch vermindert sich dabei zugleich das Verhältnis zwischen Betainstickstoff und gesamtem Stickstoff. Da das wahrscheinlichste Zersetzungsprodukt von Betain — das Trimethylamin — gleichzeitig nicht nachgewiesen werden kann, ist es annehmbar, daß Betain nach Beendigung der vegetativen Tätigkeit der Organe in die Mutterpflanze zurückwandert [1]).

Die Verteilung des Betains in den Pflanzen ist sehr unregelmäßig. Den größten Gehalt findet man in den Blättern, und zwar viel mehr in den jungen Frühlingsblättern als in den alten Blättern im Herbst. Auch die jungen, grünen Sprößlinge sind ziemlich betainreich. Die Rinde, obzwar noch saftig und unterhalb der braunen Oberfläche grün, hat schon weniger davon, und im Holz findet man nur noch unbedeutende Mengen. Ziemlich auffallend ist der geringe Gehalt von Betain in reinen, enthülsten Samen [2]).

In Topinamburknollen; aus 25 kg frischer Knollen etwa 2 g salzsaures Salz [3]). In den getrockneten Flores helianthi beträchtliche Mengen [4]). In Weizenkeimen [5]). Betain ist aus Bambusschößlingen isoliert worden [6]). Betain findet sich nicht nur als spezifischer Bestandteil der Giftdrüse der Cephalopoden, sondern kommt in reichlichen Mengen in den frischen Muskeln dieser Tiere vor [7]).

In den Samen der Sonnenblume (Helianthus annuus L.) [8]). Erhalten aus 5 kg Sonnenblumenkuchen [9]) . . . . Chlorhydrat: 0,5 g
In den offizinellen Flores helianthi [10]).
Aus 6 kg frischer Topinamburstengel und Blätter [9]) . . . . Chlorhydrat: 1,4 g

[1]) Vl. Staněk, Zeitschr. f. physiol. Chemie **75**, 262—271 [1911].
[2]) Vl. Staněk, Zeitschr. f. physiol. Chemie **72**, 402—409 [1911].
[3]) E. Schulze, Zeitschr. f. physiol. Chemie **65**, 293 [1910].
[4]) E. Buschmann, Archiv d. Pharmazie **249**, 1—6 [1911].
[5]) F. B. Power u. A. H. Salvay, Pharmaceut. Journ. [4] **37**, 117 [1913].
[6]) G. Totani, Zeitschr. f. physiol. Chemie **70**, 388 [1910].
[7]) M. Henze, Zeitschr. f. physiol. Chemie **70**, 253—255 [1910].
[8]) E. Schulze u. N. Castoro, Zeitschr. f. physiol. Chemie **41**, 464 [1904].
[9]) E. Schulze u. G. Trier, Zeitschr. f. physiol. Chemie **76**, 261—290 [1911/12].
[10]) E. Buschmann, Archiv d. Pharmazie **291**, 1 [1911].

Aus 25 kg Topinamburknollen	Chlorhydrat:	2,0 g
Aus 488 g frischer Sonnenhülsen von Vicia sativa L.	Chlorhydrat:	1,33 g
In den Samen der Wicke (Vicia sativa L.)[1]		0,36—0,40%
In Wickenpflanzen[1]		0,238%
Aus 50 kg frischem Kohl erhalten[2] vielleicht		0,1 g
In Stielen der äußeren Blätter der Zuckerrübe[3]		1,32%
In Stielen der inneren Blätter der Zuckerrübe		4,68%
Blattsubstanz der äußeren Blätter der Zuckerrübe		2,22%
Blattsubstanz der inneren Blätter der Zuckerrübe		5,10%
In grünen Blättern von Lycium barbarum		2,46%
In gelben Blättern von Lycium barbarum		0,50%
In grünen Blättern von Atriplex patula[3]		3,38%
In gelben Blättern von Atriplex patula		1,21%
In grünen Früchten von Lycium barbarum		2,43%
In reifen Früchten von Lycium barbarum		1,89%
Rübenstengel während der Blütezeit		1,42%
Blütenstengel, nachdem die Samen reif geworden sind		0,27%
20tägige grüne Gerstenpflanzen ohne Wurzel[3]		0,64%
20tägige etiolisierte Gerstenpflanzen ohne Wurzel		0,62%
12tägige belichtete Pflanzen von Amaranthus caudatus		0,33%
12tägige etiolisierte Pflanzen von Amaranthus caudatus[3]		0,17%
Rübenwurzel[3]		0,81%
Beta vulgaris sacchar[4]	Samenknäuel	1,20%
	Reine Samen	0,18%
	Blätter	2,62%
	Blattstiele	1,38%
	Wurzel	0,95%
	Eine andere Wurzel	1,20%
Lycium barbarum	Junge Blätter	3,91%
	Alte Blätter	1,62%
	Blüten ohne Kelch	1,50%
	Sprößlinge	1,55%
	Rutenrinde	0,49%
	Holz	0,12%
Triticum vulgare in der Blütezeit	Blätter	0,81%
	Halme	0,30%
	Ähren	0,28%
Triticum vulgare	Reifes Korn	0,09%
Atriplex canescens	Alte Blätter	3,20%
	Junge Blätter	5,40%
	Stengel	2,12%
	Rinde	2,82%
Amaranthus retroflexus	Reine Samen	0,22%
	Samenhülsen	1,32%
	Blätter	2,16%
	Stengel	1,08%
	Wurzel	0,48%
Amarantus caudatus[5], Samen		0,14%
Amarantus caudatus[5], Blätter		2,18%
Beta maritima, Knäuel		0,20%
Beta maritima, Blätter		2,29%
Spinacia oleracea, Samen		0,12%
Spinacia oleracea, Blätter		1,90%

[1]) E. Schulze u. G. Trier, Zeitschr. f. physiol. Chemie **76**, 261—290 [1911/12].
[2]) K. Yoshimura, Zeitschr. f. Unters. d. Nahr.- u. Genußm. **19**, 253—256 [1910].
[3]) Vl. Staněk, Zeitschr. f. physiol. Chemie **75**, 262—271 [1911].
[4]) Vl. Staněk, Zeitschr. f. physiol. Chemie **72**, 402—409 [1911].
[5]) Vl. Staněk, Zeitschr. f. physiol. Chemie **72**, 403—409 [1911].

Hablitria tamnoides, Samen	Spuren
Hablitria tamnoides, ganze Pflanze	1,00%
Beta trigyna, Blätter	2,10%
Beta trigyna, Wurzel	1,30%
Chenopodium foetidum[1]), Samen	0,00%
Chenopodium foetidum[1]), ganze Pflanze	1,44%

In grünen Tabakblättern[2]). In den Ochsennieren[3]). In den Giftdrüsen und frischen Muskeln bei Cephalopoden[4]).

Bildung: Während des Keimens der Samen wird Betain gebildet. Es erübrigt zu entscheiden, ob diese Bildung in den Reservestoffen oder in dem assimilierten Stickstoff ihre Quelle hat. Betain wird gebildet resp. angehäuft auch ohne Wirkung des Lichtes in etiolisierten Blättern, woraus zu schließen ist, daß es bei der Assimilation des Kohlenstoffs keine Rolle spielt[5]). Entsteht bei der Methylierung von Glykokoll mit Dimethylsulfat in einer Ausbeute von 92,6—93,8% neben kleinen Mengen (1,3%) N-Trimethylaminoessigsäuremethylester[6]).

Darstellung: Aus Melasse. 1 kg Melasseschlempe mit ca. 20% Wassergehalt wird mit $1^1/_2$ l Äthylalkohol von 95—96% in einer Kugelmühle oder in einem ähnlichen geeigneten Schüttel- oder Rührapparat sehr energisch längere Zeit durchgemischt. Nach einigem Stehen setzt sich die ungelöst gebliebene Schlempe als zähe Masse an dem Boden und den Wandungen des Gefäßes ab. Die abgegossene Flüssigkeit wird bis zum Sirup eingeengt. Beim Aufbewahren in einem kühlen Raum schießen häufig dezimeterlange Krystalle von Betain an, die aber infolge der starken Hygroskopizität bald wieder zerfließen. Man übergießt jetzt mit einem geringen Überschuß von konz. Salzsäure, wobei zunächst geringe Mengen anorganischer Salze ausfallen. Das Filtrat gibt beim Einengen Betainhydrochlorid, das nach zweimaligem Umkrystallisieren aus Äthyl- oder Methylalkohol unter Zusatz von Tierkohle vollkommen reines Betainhydrochlorid liefert. Ausbeute 10—12% auf die ursprüngliche Schlempe berechnet[7]). Diese Methode ist viel besser und führt zu viel reineren Produkten als das Verfahren von Stolzenberg[8]), wobei die Melasse gleich mit Salzsäure behandelt wird.

Zur Darstellung von Betain aus Melasseschlempen werden die getrockneten Schlempen mit einem Gemenge von abs. Alkohol und Aceton oder abs. Alkohol und Kohlenstofftetrachlorid oder einem anderen in Alkohol löslichen Lösungsmittel für die Fettstoffe gewaschen[9]).

Bestimmung: [10]) Die getrocknete und gepulverte Substanz (5—50 g) wird mit der 10- bis 20fachen Menge abs. Alkohols entweder dreimal ausgekocht oder in dem Apparat von Poupě extrahiert, der Extrakt mit etwa 5% Natriumhydroxyd alkalisch gemacht und der Alkohol abdestilliert. Der Rückstand wird in etwa 100 ccm Wasser aufgelöst und bei Siedehitze eine Kupferchloridlösung bis zum Verschwinden der alkalischen Reaktion auf Phenolphthalein zugetropft. Der Niederschlag, welcher nebst den Proteinen eine Reihe von anderen Verbindungen enthält, wird abgesaugt, mit Wasser gewaschen, das Filtrat mit Sodalösung schwach alkalisch gemacht und auf dem Wasserbade zur Trockne verdampft. Während des Abdampfens scheidet sich fast alles vorhandene Kupfer als Kupferoxydul ab. Der Rückstand wird in 50 ccm einer kaltgesättigten Kochsalzlösung aufgelöst und das Filtrat nach dem Ansäuern mit etwa 5% Salzsäure mit überschüssigem Kaliumtrijodid ausgefällt. In den meisten Fällen entsteht ein krystallinischer Niederschlag oder ein Öl, welches bald krystallinisch erstarrt. Manchmal scheidet sich der Niederschlag schmierig ab und läßt sich nicht gut filtrieren. In diesem Falle braucht man nur die Mischung etwa 1 Stunde mit Kältemischung abzukühlen, worauf die

[1]) Vl. Staněk, Zeitschr. f. physiol. Chemie **72**, 403—409 [1911].
[2]) N. T. Deleano u. G. Trier, Zeitschr. f. physiol. Chemie **79**, 242 [1912].
[3]) R. Bebeschin, Zeitschr. f. physiol. Chemie **72**, 380 [1911].
[4]) M. Henze, Zeitschr. f. physiol. Chemie **70**, 253 [1910].
[5]) Vl. Staněk, Zeitschr. f. physiol. Chemie **75**, 262—291 [1912].
[6]) J. Novák, Berichte d. Deutsch. chem. Gesellschaft **45**, 834—850 [1912].
[7]) C. Stiepel, D. R. P. Nr. 157 173 v. 4. März 1904. — F. Ehrlich, Centralbl. f. d. Zuckerind. **16**, 1271 [1908]; Chem. Centralbl. **1908**, II, 1646; Chem.-Ztg. **35**, 661 [1911]; Berichte d. Deutsch. chem. Gesellschaft **45**, 2411 [1912].
[8]) H. Stolzenberg, Berichte d. Deutsch. chem. Gesellschaft **45**, 2248 [1912].
[9]) Gaston Philippe Guignard (Melun) u. Henri Louis Adolphe Marie Watrigand (Lille), D. R. P. Kl. 23c, Nr. 253 573 v. 27. Mai 1911 [12. Nov. 1912].
[10]) Vl. Staněk, Zeitschr. f. physiol. Chemie **46**, 280 [1905]; **47**, 83 [1906]; **48**, 334 [1906]; **54**, 354 [1908]; **72**, 402 [1911].

gebildeten Krystalle sich leicht auswaschen lassen. Den Niederschlag der Perjodide wäscht man dreimal mit je 5 ccm einer gesättigten Kochsalzlösung, dann wird er mit nassem Molekularkupfer verrieben, auf dem Wasserbade unter zeitweiligem Verreiben eine halbe Stunde lang erwärmt, mit Wasser verdünnt und filtriert. Der Rückstand wird 10 mal mit je 5 ccm Wasser ausgewaschen, das Filtrat auf dem Wasserbade zur Trockne verdampft und der Rückstand nochmals nach Zusatz von 10 ccm konz. Salzsäure verdampft. Man löst den Rückstand in 25 ccm Wasser, neutralisiert das Filtrat (mit Waschwasser, etwa 50 ccm) mit Soda, setzt etwa 1 g Natriumbicarbonat hinzu und scheidet das Cholin mit einer gesättigten Lösung von Jod in 10 proz. Jodkali ab. Nach 6 Stunden wird abgesaugt, das Filtrat auf etwa 50 ccm abgedampft, mit Salzsäure angesäuert, mit Kochsalz gesättigt und mit Kaliumtrijodid gefällt. Nach 1 Stunde wird das Perjodid abfiltriert, 5 mal mit je 5 ccm einer gesättigten Kochsalzlösung und 2 mal mit 2,5 ccm kaltem Wasser ausgewaschen und wiederum mit molekularem Kupfer zersetzt. Man setzt dabei etwas kohlensaures Kupferoxyd hinzu, welches das Betainjodhydrat zersetzt und die freie Base abscheidet. Das Filtrat vom Kupferjodür wird mit Salzsäure angesäuert und zur Trockne verdampft. Das erhaltene reine Betainchlorhydrat wird durch Bestimmung der Acidität und des Stickstoffgehaltes, ev. auch noch durch Überführen in das Chloroaurat identifiziert.

Die Trennung des Betains und des Trigonellins von dem stets daneben sich vorfindenden Cholin gründet sich auf die Tatsache, daß die salzsauren Salze der beiden ersteren Basen in kaltem, wasserfreiem Alkohol fast unlöslich sind[1]).

Physiologische Eigenschaften: Betain passiert den Organismus des Menschen und der meisten Tiere völlig unverändert. Ebenso wird Betain nicht assimiliert durch untergärige oder obergärige Bierhefen und Brennereihefen, ebenso nicht durch eine Reihe bekannter Heferassen. Dagegen zeigte sich, daß die meisten hautbildenden und an Oxydasen reichen Hefen, wie Kahmhefen, Willia anomala Hansen usw., auf Betain ausgezeichnet gedeihen und die Substanz intensiv abbauen. Auch viele Schimmelpilzarten können Betain besonders gut für ihren Eiweißabbau ausnutzen. Es ließ sich beim Wachstum von Willia anomala Hansen auf Betainlösungen, die neben Alkohol nur noch anorganische Nährsalze enthielten, ein stickstofffreies Abbauprodukt, nämlich die Glykolsäure, isolieren. Sie bildet sich offenbar aus Betain durch Wasseranlagerung und Trimethylaminabspaltung:

$$\underbrace{(CH_3)_3N \cdot CH_2 \cdot COO} + H_2O = CH_2(OH)COOH + N(CH_3)_3 .$$

Die Glykolsäure soll kein Endprodukt, sondern nur ein Zwischenprodukt bei der Assimilation des Betains darstellen[2]).

Bezüglich des Verhaltens im Organismus von Herbivoren und Carnivoren fand Kohlrausch [2]) nur einen quantitativen Unterschied, indem die Herbivoren (Kaninchen) wohl mehr zugeführtes Betain zersetzen als die Carnivoren (Katze, Hund), aber doch auch bald mehr, bald weniger davon mit dem Harn ausscheiden können, gleichgültig, ob sie es per os oder subcutan erhalten. Nach Verfütterung von Betain an Kaninchen tritt Trimethylamin im Harn auf, während es sonst nicht darin zu finden ist. Betain wird also zum Teil abgebaut und als Aporrhegma wird daraus Trimethylamin abgespalten. Nach intravenöser Injektion von 0,2 g Betainchlorhydrat an eine 2,3 kg schwere Katze mit Urethannarkose zeigte sich Blutdrucksenkung und nach kurzem Atemstillstand dyspnöische, vertiefte Inspiration; dieselbe Wirkung trat beim Kaninchen nach Injektion von 0,1 g ein, nur schwächer[3]).

Eine neutralisierte Betainlösung ist dem Tetanustoxin gegenüber ohne Wirkung, dagegen vermag eine saure Lösung bei ca. 15 Minuten dauernder Einwirkung in vitro auf das Toxin dieses zu zerstören. Diese Wirkung kann als einfache Säurewirkung erklärt werden[4]).

Während des Sprossens der Rübenwurzel wird Betain in den Blättern angehäuft und verschwindet zugleich aus der Wurzel, wodurch seine Wichtigkeit bei den Vegetationsvorgängen bestätigt wird[5]). Die Aufgabe des Betains im Leben der Pflanzen ist noch unaufgeklärt, ebenso wie diejenige der Alkaloide[5]).

---

[1]) E. Schulze u. G. Trier, Zeitschr. f. physiol. Chemie **76**, 258—290 [1911/12].

[2]) F. Ehrlich u. F. Lange, Berichte d. Deutsch. chem. Gesellschaft **46**, 2746 [1913].

[3]) Arnt Kohlrausch, Zeitschr. f. Biol. **57**, 273—307 [1911]; Chem. Centralbl. **1912**, I, 275.

[4]) Vald. Adsersen, Zeitschr. f. Immunitätsforsch. u. experim. Ther., I. Teil, **17**, 135—140 [1913].

[5]) Vl. Staněk, Zeitschr. f. physiol. Chemie **75**, 262—271 [1911].

Nach E. Schulze und Trier[1]) sind die Gründe, die Staněk der großen physiologischen Bedeutung des Betains beimessen will, unzureichend.

Physikalische und chemische Eigenschaften: Wird bei der Kjeldahlbestimmung schwer oxydiert[2]). Verzögernder Einfluß auf die Geschwindigkeit der Inversion des Rohrzuckers[3]).

Derivate: Betainhydrochlorid. Da das Salz sehr leicht zu reinigen ist, kein Krystallwasser enthält, nicht hygroskopisch und bei 110° unzersetzt zu trocknen ist, außerdem aber ein verhältnismäßig großes Molekül besitzt, so kann man es mit Vorteil als Urtitersubstanz für die Alkalimetrie verwenden[4]).

Triäthylbetain. Entsteht bei der Einwirkung von Diäthylsulfat auf Glykokoll. Aus 5 g Aminosäure werden 7,86 g Platindoppelsalz erhalten[5]).

d, l-Trimethylpropiobetain.[6]) Entsteht bei der Einwirkung von Dimethylsulfat auf d, l-Alanin. Ausbeute 83,6%. — **Platinsalz** $(C_6H_{14}NO_2Cl)_2PtCl_4 + 2\,H_2O$.

β-Trimethyl-α-lactobetain.[7])

Mol.-Gewicht: 147,14.

Zusammensetzung: 48,94% C, 8,90% H, 9,79% N.

$C_6H_{13}O_3N$.

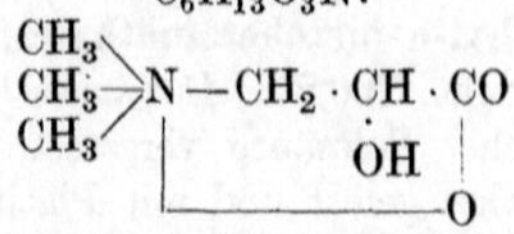

Darstellung: 1 g des basischen Jodhydrats wird in wenig Wasser gelöst, durch frisch gefälltes Silberoxyd vom Halogen befreit, aus dem Filtrat durch Schwefelwasserstoff geringe Mengen von in Lösung gegangenen Silbers entfernt und hierauf das Wasser unter vermindertem Druck unter öfterem Alkoholzusatz verdampft. Es hinterbleibt ein Rückstand, der sich aus abs. Alkohol umkrystallisieren läßt.

Physikalische und chemische Eigenschaften: Stark hygroskopische Krystalle. Löst sich äußerst leicht in Wasser, schwerer in Alkohol, unlöslich in Äther. Die wässerige Lösung reagiert neutral und schmeckt süß. Schmelzp. 203° unter Zersetzung.

Derivate: Basisches Jodhydrat des β-Trimethyl-α-lactobetains $C_{12}H_{27}O_6N_2J$. Mol.-Gewicht: 422,16. 2,1 g Isoserin werden in 60 ccm einer 7,5 proz. methylalkoholischen Natronlauge gelöst, unter Wasserkühlung 7,5 ccm Jodmethyl zugesetzt und über Nacht stehen gelassen. Dabei krystallisiert das Natriumsalz $C_{12}H_{26}O_6N_2NaJ$, das aus 200 ccm 96 proz. Alkohol sich in zentimeterlangen dünnen, glänzenden Nadeln ausscheidet. Schmelzpunkt unter Jodfärbung 203—206°. Ausbeute 2,5 g. Die Mutterlaugen liefern noch 1,6 g. Die Krystalle sind in Wasser mit neutraler Reaktion leicht, ziemlich leicht in Methylalkohol, schwerer in Äthylalkohol löslich. 5,6 g des Natriumsalzes werden aus 100 ccm 96 proz. Alkohols, dem 13 ccm einer normalen alkoholischen Lösung von Jodwasserstoff zugefügt waren, umkrystallisiert. Dabei erhält man das freie basische Jodhydrat in derben, glasglänzenden Prismen. Mehrere Millimeter lange, zu charakteristischen Drusen vereinigte Krystalle aus Methylalkohol. Löslich in etwa 60—70 Teilen 96 proz. Äthylalkohols, leichter in Methylalkohol, sehr leicht in Wasser. Die wässerige Lösung reagiert sauer.

Basisches Chlorohydrat des β-Trimethyl-α-lactobetains $C_{12}H_{27}O_6N_2Cl$

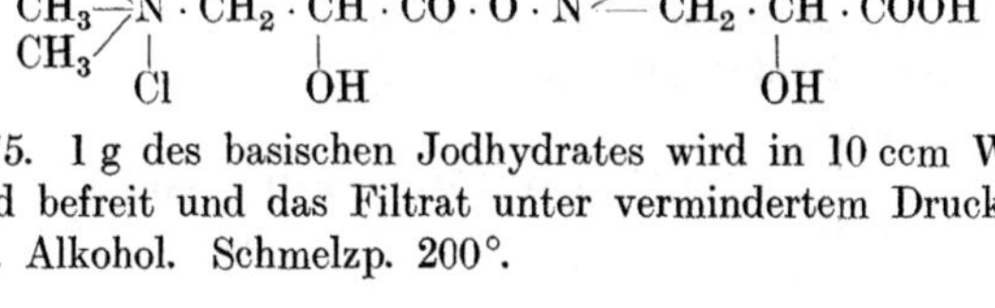

Mol.-Gewicht: 330,75. 1 g des basischen Jodhydrates wird in 10 ccm Wasser gelöst, durch Chlorsilber vom Jod befreit und das Filtrat unter vermindertem Druck verdunstet. Feine Nadeln aus 96 proz. Alkohol. Schmelzp. 200°.

---

1) E. Schulze u. S. Trier, Zeitschr. f. physiol. Chemie **76**, 258—290 [1911/12].
2) H. Stoltzenberg, Zeitschr. d. Vereins d. deutsch. Zuckerind. **1912**, 440—445.
3) Wm. E. Cross u. W. G. Taggart, Zeitschr. f. Vereins d. deutsch. Zuckerind. **1913**, 560—565.
4) Felix Ehrlich, Berichte d. Deutsch. chem. Gesellschaft **45**, 2412 [1912].
5) J. Novák, Berichte d. Deutsch. chem. Gesellschaft **45**, 840 [1912].
6) J. Novák, Berichte d. Deutsch. chem. Gesellschaft **45**, 841 [1912].
7) Adolf Rollet, Zeitschr. f. physiol. Chemie **68**, 1—11 [1910].

Normales Jodhydrat des β-Trimethyl-α-lactobetains $C_6H_{14}NO_2J$

$$\begin{array}{l} CH_3\diagdown \\ CH_3\!\rightarrow\! N - CH_2\cdot CH\cdot OH\cdot COOH \\ CH_3\diagup \;\;| \\ \qquad\;\; J \end{array}$$

Mol.-Gewicht: 261. 1,1 g basisches Jodhydrat werden in 70 ccm heißem 96proz. Alkohol gelöst und 7,5 ccm normaler, alkoholischer Jodwasserstofflösung zugesetzt. Mit Äther fällt aus der eingeengten Lösung ein bald krystallisierender Sirup. Schmelzp. unscharf 70—80°. Beim Umkrystallisieren aus Alkohol scheidet sich beim Abkühlen basisches Jodhydrat ab.

Normales Chlorhydrat des β-Trimethyl-α-lactobetains $C_6H_{14}NO_3Cl$. Mol.-Gewicht: 183,56. Das basische oder neutrale Jodhydrat wird in wässeriger Lösung mit frisch gefälltem Silberoxyd und überschüssiger Salzsäure behandelt, das Filtrat eingedampft und der Rückstand aus wenig Alkohol unter Zusatz von Äther umkrystallisiert. Feine Krystalle. Schmelzp. 155—158°.

Chloroplatinat $C_{12}H_{28}N_2O_6PtCl_6$. Mol.-Gewicht: 703,8. Wird aus dem Chlorhydrat in alkoholischer Lösung dargestellt und aus 5 Teilen 50proz. Alkohols umkrystallisiert. Fast kugelförmige Krystallgebilde. Leicht löslich in Wasser, sehr schwer in Alkohol.

Chloroplatinat des β-Trimethyl-α-lactobetainäthylesters $[(CH_3)_3\cdot N\cdot(Cl)\cdot CH_2\cdot CH(OH)\cdot CO\cdot O\cdot C_2H_5]_2PtCl_4$. Mol.-Gewicht: 760,27. Das basische Chlorhydrat wird durch zweistündiges Kochen mit alkoholischer Salzsäure verestert, unter vermindertem Druck eingedampft, der Rückstand in Alkohol gelöst und mit Platinchlorid gefällt. Sehr charakteristische hexagonale Drusen aus wässerigem Alkohol. Zersetzungsp. 235°. Dieser Ester bildet sich äußerst leicht. Wenn man z. B. nach der u. a. von Engeland [1]) geübten Arbeitsweise die Methylierung des Isoserins in wässerig-alkoholischer Lösung ausführt und dann die anorganischen Salze durch wiederholtes Aufnehmen in Alkohol und Abdampfen bei salzsaurer Reaktion entfernt, erhält man bereits statt des Betains dessen Äthylester.

d, l-γ-Trimethyl-β-oxybutyrobetain; d, l-Isocarnitin. [2]) Aus Epichlorhydrin und Blausäure läßt sich das Nitril der γ-Chlor-β-Oxybuttersäure leicht darstellen [3]). Das Nitril wird in der ca. 10fachen Menge Alkohol gelöst, bis etwa zur Halbsättigung Salzsäuregas eingeleitet, hierauf ebensoviel Wasser zugesetzt als Nitril angewandt wurde und auf dem Wasserbade erwärmt. Bald (10 Minuten) beginnt die Abscheidung von Chlorammonium. Das Kochen wird noch 5 Minuten fortgesetzt, das Filtrat unter vermindertem Druck stark eingeengt, der Rückstand in Äther aufgenommen, mit Kaliumcarbonat entsäuert, mit Natriumsulfat getrocknet, verdampft und der Rückstand unter vermindertem Druck destilliert. Siedepunkt bei 19 mm Druck 121—123° [4]). Ausbeute 80%. 8,4 g des erhaltenen γ-Chlor-β-Oxybuttersäureesters werden mit 10 ccm 33proz. alkoholischem Trimethylamin im Rohre 6 Stunden auf 100° erhitzt. Das Reaktionsprodukt wird mit Wasser verdünnt, durch Silberoxyd vom Chlor befreit und wiederholt unter vermindertem Druck unter Alkoholzusatz eingedampft. Der Rückstand wird in Alkohol gelöst und mit Platinchlorid gefällt. Man erhält etwa 10 g **Platinsalz des γ-Trimethyl-β-oxybutyrobetainäthylesters** $C_{18}H_{40}N_2O_6PtCl_6$

$$\left[\begin{array}{l} CH_3\diagdown \\ CH_3\!\rightarrow\! N - CH_2\cdot CH\cdot CH_2\cdot CO\cdot OC_2H_5 \\ CH_3\diagup \;\;| \qquad\quad\;\; | \\ \qquad\;\; Cl \qquad\;\; OH \end{array}\right]_2 PtCl_4$$

Mol.-Gewicht: 788,10. Hellgelbe, feine Nädelchen aus 90proz. Alkohol. Zersetzungsp. 233 bis 234°. Leicht löslich in Wasser, schwer in Alkohol. Der schwer lösliche Rückstand bei der Darstellung der Platinsalze ist Trimethyläthylammoniumplatinat.

γ-Trimethyl-β-oxybutyrobetainplatinat $C_{14}H_{32}N_2O_6PtCl_6$

$$\left[\begin{array}{l} CH_3\diagdown \\ CH_3\!\rightarrow\! N\cdot CH_2\cdot CH\cdot CH_2\cdot COOH \\ CH_3\diagup \;\;| \qquad\quad\;\; | \\ \qquad\;\; Cl \qquad\;\; OH \end{array}\right]_2 \cdot PtCl_4$$

Mol.-Gewicht: 732,04. 2 g des Äthylesterplatinats werden in 30 ccm verdünnter Salzsäure gelöst, durch halbstündiges Kochen der größte Teil der Flüssigkeit weggedampft, das Platinat

---

[1]) R. Engeland, Berichte d. Deutsch. chem. Gesellschaft **42**, 2964 [1909].

[2]) Adolf Rollet, Zeitschr. f. physiol. Chemie **69**, 60—65 [1910].

[3]) Hörmann, Berichte d. Deutsch. chem. Gesellschaft **12**, 23 [1879].

[4]) R. Lespieau, Compt. rend. de l'Acad. des Sc. **127**, 965 [1898]; **129**, 224 [1899].

durch Alkoholzusatz gefällt und aus 80proz. Alkohol umkrystallisiert. Ausbeute 1,3 g. Tieforange gefärbte Krystalle. Zersetzungsp. 248°. In diesem Körper ist ein Isomeres des Kutscherschen Novain-[1]) resp. Gulewitschschen Carnitinplatinats[2]) zu erblicken, allerdings in der racemischen Form.

Neurin (Bd. IV, S. 855).

Vorkommen: Im Harn von parathyreoidektomierten Hunden[3]).

Physiologische Eigenschaften: Neurin besitzt eine außerordentlich starke, weit über das Maß der meisten anderen Alkalien hinausgehende Lösungsfähigkeit gegenüber gewissen Substanzen der Tuberkelbacillen; speziell ist es wohl die fettartige Substanz, welche durch das Neurin aus den Bacillen ausgelaugt wird. Eine restlose Auflösung der gesamten Tuberkelbacillenmasse ohne Rückstand, die etwa der anderer Bacillen in Antiformin an die Seite zu stellen wäre, war nie zu beobachten. Für die Auflösung der Tuberkelbacillen in Neurin erschien die erhöhte Temperatur von 56°, ferner die höchstmögliche Konzentration des Lösungsmittels das beste Resultat[4]).

Die 25proz. Mercksche Neurinlösung löst große Mengen Tuberkelbacillen fast vollständig auf. Die Auflösung geht um so rascher und vollständiger vor sich, je höher die Temperatur ist. Das Optimum liegt bei 56°. Die lösende Kraft des Neurins ist nicht nur Basenwirkung; Neurin löst gleiche Mengen Tuberkelbacillen in kürzerer Zeit viel intensiver auf als es gleichstarke alkalische Natronlauge oder Ammoniak tun. Bei der Auflösung durch Neurin ist zuerst eine Quellung der Bacillen bemerkbar, dann wird das Protoplasma, mit Ausnahme der Granula, gelöst, zuletzt erfolgt Lösung der Granula, ob aller, ist noch nicht sicher erwiesen. Das Neurintuberkulin enthält nicht die bei der Tuberkulinreaktion giftig wirkenden Stoffe aus Tuberkelbacillen. Anaphylaxie durch Neurintuberkulin konnte weder gegen Neurintuberkulin noch gegen Tuberkulin mit Wahrscheinlichkeit nachgewiesen werden, ebensowenig Anaphylaxie gegen Neurintuberkulin durch tuberkulöse Infektion. Als Antigen in der Bordes-Gengouschen Reaktion ist das Neurintuberkulin brauchbar. Durch 10 Minuten lange Einwirkung von 25proz. Merckschem Neurin auf eine sehr dichte Typhusbacillenemulsion (Neurin + Emulsion zu gleichen Teilen) bei 42° wird die spezifisch agglutinogene Substanz der Typhusbacillen nicht zerstört[5]).

Eine neutralisierte Neurinlösung ist dem Tetanustoxin gegenüber ohne Wirkung, dagegen vermag eine saure Lösung bei ca. 15 Minuten dauernder Einwirkung in vitro auf das Toxin dieses zu zerstören. Diese Wirkung kann als einfache Säurewirkung erklärt werden[6]).

Das salzsaure Neurin wirkt bei Katzen in vieler Beziehung ähnlich dem Cholin, nur ist seine Wirkung intravenös eine mächtigere und namentlich hinsichtlich der Gefäßwirkung, die mitunter schon in Dosen von unter 0,0001 stark zutage tritt, vorherrschend pressorisch. Die muscarinartige Wirkung auf das Herz ist wie beim Cholin inkonstant und von den Versuchsbedingungen abhängig. Sehr kleine Gaben machen intravenös oft geringe Depression, ohne nachfolgende Steigerung; bei größeren ist die Depression vorübergehend. Subcutan wirkt das Neurin drucksteigernd mit nachfolgenden Schwankungen[7]).

Derivate: Neurinbromid. Zur Darstellung größerer Mengen erhitzt man eine wässerige Lösung von Bromäthyltrimethylammoniumbromid mit etwas mehr als der äquimolekularen Menge Barytwasser 3 Stunden auf dem Wasserbade, filtriert, fällt aus dem Filtrat das Barium durch verdünnte Schwefelsäure aus, entfernt das Bariumsulfat, engt die filtrierte Flüssigkeit bei mäßiger Wärme auf ein kleines Volumen ein und läßt den Rückstand im Kalkexsiccator krystallisieren[8]).

---

[1]) Kutscher, Zeitschr. f. physiol. Chemie **51**, 457 [1907].

[2]) Wl. Gulewitsch u. Krimberg, Zeitschr. f. physiol. Chemie **45**, 326 [1905].

[3]) W. F. Koch, Journ. of biol. Chemistry **15**, 43 [1913].

[4]) Hans Bontemps, Zeitschr. f. Immunitätsforsch. u. experim. Ther., I. Teil, **15**, 436—446 [1912]; Chem. Centralbl. **1913**, I, 456.

[5]) Wilhelm Schlandraff, Zeitschr. f. Immunitätsforsch. u. experim. Ther., I. Teil, **12**, 91—126 [1911]; Chem. Centralbl. **1912**, I, 514.

[6]) Vald. Adsersen, Zeitschr. f. Immunitätsforsch. u. experim. Ther., I. Teil, **17**, 135—140 [1913].

[7]) J. Pal, Zeitschr. f. experim. Pathol. u. Ther. **9**, 191—206 [1911].

[8]) Ernst Schmidt u. A. Seeberg, Apoth.-Ztg. **27**, 682—683 [1912]; Chem. Centralbl. **1912**, II, 1530.

Muscarin (Bd. IV, S. 836).

Vorkommen: In dem indischen Hanf (Cannabis sativa var. indica)[1]).

Darstellung: Die getrockneten und gepulverten Fliegenschwämme werden wiederholt mit verdünntem Alkohol extrahiert, die Auszüge mit Bleiessig + Barytwasser gefällt und das alkoholische Filtrat vom Bleiniederschlag nach Neutralisation mit Schwefelsäure unter vermindertem Druck bei 20° eingeengt. Dann setzt man einen Überschuß von Schwefelsäure zu und filtriert. Indem man zum Filtrat so lange abwechselnd Phosphorwolframsäure und Schwefelsäure setzt, als sich noch ein Niederschlag bildet, und 24 Stunden stehen läßt, erhält man die unlöslichen Phosphorwolframate der Myketoxine. Aus dem Filtrat wird das Muscarin und das Cholin nach Entfernung der Phosphorwolframsäure mit Bariumquecksilberjodid gefällt und die Fällung durch verdünnte Quecksilberchloridlösung vervollständigt, der gelbe Niederschlag gewaschen und mit Silbercarbonat zersetzt. Cholin und Muscarin trennt man durch Überführung in saure, weinsaure Salze. Das Cholinsalz ist in abs. Alkohol unlöslich. Das Muscarin wird abermals mit Bariumquecksilberjodid + Quecksilberchlorid gefällt, in das Hydrochlorat verwandelt und daraus das Goldsalz dargestellt. Aus diesem wird das cholinfreie Muscarin gewonnen[2]).

Physiologische Eigenschaften: Honda[3]) verglich die Wirkung des natürlichen, cholinfreien Muscarins mit derjenigen des synthetischen, durch Oxydation von Cholinplatinchlorid erhaltenen. Die an überlebenden Froschherzen ausgeführten Versuche ergaben für die beiden Muscarine eine verschiedene Wirksamkeit auf die nervösen Hemmungsvorrichtungen. Vom synthetischen Muscarin waren 0,0013 mg, von natürlichem 0,0007 mg nötig, um das Froschherz (Rana temporaria und esculenta) zum Stillstand zu bringen. Die Wirksamkeit war zu verschiedenen Jahreszeiten verschieden. Auch bei subcutaner Injektion differierte die Wirksamkeit beider Produkte; beide zeigten sich jedoch hierbei wirksamer an Rana temporaria als an Rana esculenta, was wahrscheinlich mit den Resorptionsverhältnissen zusammenhängt. Nach Ausschaltung der Hemmungsvorrichtungen im Herzen verursachten 0,090 mg salzsaures synthetisches Muscarin vollständige curarinartige Lähmung der motorischen Nervenendigungen von 50 g Rana esculenta, während bei Injektion von 9,35 mg natürlichem Muscarin noch keine Lähmung nachweisbar war[3]).

Zwischen der Wirkung elektrischer Vagusreizung einerseits, des Muscarins andererseits ergab sich eine derartige Analogie, daß man die letztere als Vagusreizung auffassen kann. Der Sitz dieser Reizung wird in die Nervenmuskelverbindung verlegt. Die Analogie erstreckt sich auf die Änderung der Erregbarkeit des Vagus, namentlich auf die Aufhebung der hemmenden Vaguswirkung. Sie kommt, wie im Verlaufe der Vergiftungen, so auch während elektrischer Vagusreizung vor und ist nachweisbar bei Superposition von elektrischem Vagusreiz und von Giftreiz auf elektrische Vagusreizung und auf Giftreiz. Danach darf man auch die Erregbarkeitsänderung des Vagus durch die Gifte auf deren Vagusreiz zurückführen[4]).

Die Deformation des normalen Elektrodiagramms bei Wirkung des Muscarins auf das Froschherz sprechen dafür, daß dieses Gift auf die Herzmuskulatur wirkt[5]).

Bepinselung des Froschherzens (Sinus) mit 0,1 proz. Muscarin (Grübler) bewirkt am Elektrokardiogramm dieselbe Änderung wie Vagusreizung[6]).

Schott konnte ebenfalls die Summierbarkeit der Muscarinwirkung und Vagusreizung an Katzen und Kaninchen für das Säugetierherz feststellen[7]).

---

[1]) Marino-Zucco u. Vignolo, Gazz. chim. ital. **25**, 262 [1895]; Atti della R. Accad. dei Lincei Roma [5] **4**, 253, 446 [1895].

[2]) J. Honda, Archiv f. experim. Pathol. u. Pharmakol. **65**, 454—466 [1911]; Chem. Centralbl. **1911**, II, 1049.

[3]) J. Honda, Archiv f. experim. Pathol. u. Pharmakol. **64**, 72 [1910]; Chem. Centralbl. **1911**, I, 410; Archiv f. experim. Pathol. u. Pharmakol. **65**, 454—466 [1911]; Chem. Centralbl. **1911**, II, 1049.

[4]) O. Loewi, Archiv f. experim. Pathol. u. Pharmakol. **70**, 323—368 [1912].

[5]) W. Straub, Centralbl. f. Physiol. **26**, 990—993 [1913].

[6]) A. Samojlow, Centralbl. f. Physiol. **27**, 7 [1913].

[7]) Eduard Schott, Archiv f. experim. Pathol. u. Pharmakol. **65**, 239—252 [1911].

Stachydrin (Bd. IV, S. 837).

Vorkommen:

Aus 565 g Stengeln und Blättern von Stachys tuberifera Ndn. erhalten[1] . . . . 1,1 g
Junge Blätter der Orange (Citrus aurantium L.)[1] 0,37%
Alte Blätter der Orange (Citrus aurantium L.)[1] 0,22%

In Betonica officinalis[1])[2].

Das aus dem sogenannten dalmatinischen Insektenpulver, den gepulverten Blüten von Chrysanthemum cinerariifolium Bocc. erhaltene Alkaloid Chysanthemin[3] ist keine einheitliche Verbindung, sondern besteht aus einem Gemisch von Cholin und Stachydrin. In Galeopsis grandiflora seu ochroleuca, in Citrus medica, Citrus aurantium amar.[4].

Bestimmung: Zur Trennung des Stachydrins vom Cholin benutzt man, falls sich dieses Ziel nicht schon durch Umkrystallisieren des Stachydrins aus Wasser oder Alkohol erreichen läßt, die Fällbarkeit des Cholins durch Kaliumtrijodid in alkalischer Lösung[1].

Derivate: **l-Stachydrinchlorhydrat.**[5] Prismen aus Wasser. Schmelzp. etwa 235°. Ziemlich schwer löslich in abs. Alkohol, etwa 0,23 g in etwa 15 ccm. $[\alpha]_D = -26{,}5°$ (0,8000 g in 11 ccm Wasser bzw. 0,3120 g in 10 ccm Wasser). — **Goldsalz** $C_7H_{13}O_2N \cdot HCl \cdot AuCl_3$. Schmelzp. 225°. — **Pikrat** $C_7H_{13}O_2N \cdot C_6H_3O_7N_3$. Gelbe Nadeln. Schmelzp. 195°. Hygroskopisch, leicht löslich in Wasser und Alkohol, schmeckt süßlich, reagiert neutral. Bei $^1/_2$stündigem Kochen mit Barytwasser wird l-Stachydrin zum Teil racemisiert[5].

Trigonellin (Bd. IV, S. 838).

Vorkommen: In Hanfsamen (Cannabis sativa L.)[6]. Im indischen Hanf (Cannabis sativa var. indica)[6]. In Dahlienknollen und Schwarzwurzeln[7]. In den Knollen der Dahlie (Dahlia variabilis) und der Schwarzwurzel (Scorzonera hispanica) in sehr geringen Mengen[1]. Aus $1^1/_2$ kg der jungen Pflanzen von Stachys sylvatica L.; erhalten Chlorid 0,5 g [1]. Ältere Pflanzen liefern mehr[1]. In den Samenhülsen, unreifen Samenkörnern und ausgereiften Samen von Pisum sativum und Phaseolus vulgaris[8]. In den jungen Pflanzen von Pisum sativum[9].

In Erbsensamen (Pisum sativum L.)[1] 0,05%
In Erbsenpflanzen[1] 0,088%

Bildung: Bei Verfütterung von Nicotinsäure (als Natriumsalz; 9 g innerhalb 5 Tagen) an einen Hund wird ein Teil derselben an Glykokoll gebunden als Nicotinursäure ausgeschieden, ein anderer Teil als Trigonellin durch Methylierung und Betainbildung[10].

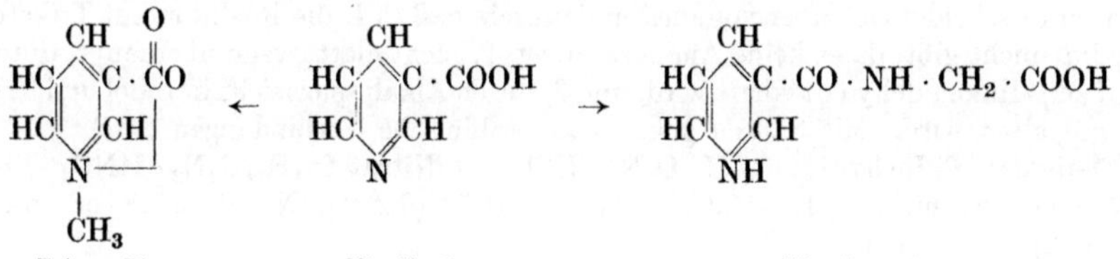

Trigonellin — Nicotinsäure — Nicotinursäure

[1]) E. Schulze u. G. Trier, Zeitschr. f. physiol. Chemie **76** 258—290 [1911/12].
[2]) E. Schulze u. G. Trier, Zeitschr. f. physiol. Chemie **81**, 53—58 [1912]; Chem. Centralbl. **1913**, I, 310.
[3]) Marino-Zucco, Atti della R. Accad. dei Lincei Roma [5] **4**, I, 247; Chem. Centralbl. **1895**, I, 1068.
[4]) K. Yoshimura u. G. Trier, Zeitschr. f. physiol. Chemie **77**, 290—302 [1912]; Chem. Centralbl. **1912**, I, 2038.
[5]) K. Yoshimura u. G. Trier, Zeitschr. f. physiol. Chemie **77**, 290—302 [1912]; Chem. Centralbl. **1912**, I, 2038.
[6]) E. Schulze u. Frankfurt, Berichte d. Deutsch. chem. Gesellschaft **27**, 769 [1894]. — Marino-Zucco u. Vignolo, Gazz. chim. ital. **25** 262 [1895]; Atti della R. Accad. dei Lincei Roma [5] **4**, 253, 446 [1895].
[7]) E. Schule u. G. Trier, Zeitschr. f. physiol. Chemie **81**, 53—58 [1912]; Chem. Centralbl. **1913**, I, 310.
[8]) E. Schulze u. E. Winterstein, Zeitschr. f. physiol. Chemie **65**, 431 [1910].
[9]) E. Schulze, Zeitschr. f. physiol. Chemie **71**, 31 [1911].
[10]) D. Ackermann, Zeitschr. f. Biol. **59**, 17—22 [1912]; Chem. Centralbl. **1912**, II, 1140.

Bestimmung: Für die Identifizierung des Trigonellins lassen sich die Eigenschaften seiner Chloroaurate verwerten. Versetzt man eine nicht zu verdünnte wässerige Trigonellinchloridlösung mit Goldchlorid, so erhält man eine voluminöse krystallinische Fällung. Dieses bei 180° schmelzende Produkt kann weder für das normale noch für das basische Chloroaurat erklärt werden; es ist vielleicht ein Gemisch der beiden. Zur Abscheidung des normalen Salzes (Schmelzp. 198°) muß man Goldchlorid im Überschusse zusetzen und im Wasserbade erhitzen, bis die Fällung größtenteils oder ganz gelöst wird [1]).

Die Trennung des Trigonellins und Betains von dem stets daneben sich befindenden Cholin gründet sich auf die Tatsache, daß die salzsauren Salze der beiden ersteren Basen in kaltem, wasserfreiem Alkohol fast unlöslich sind [1]).

Physiologische Eigenschaften: Das dem tierischen Organismus einverleibte Trigonellin wird wieder unverändert ausgeschieden. Nach subcutaner Injektion wirkt es genau so wie Betain (s. dort) [2]).

Derivate: **Trigonellinpikrat** [3]) $C_7H_7O_2N \cdot C_6H_3O_7N_3$. Prismen. Schmelzp. 198—200°. Leicht löslich in Wasser, wenig löslich in abs. Alkohol, leicht löslich in Methylalkohol, fast unlöslich in Äther.

Hypaphorin, Tryptophanbetain. [4])

Mol.-Gewicht: 246,10.
Zusammensetzung: 68,26% C, 7,37% H, 11,39% N.

$$C_{14}H_{18}O_2N_2.$$

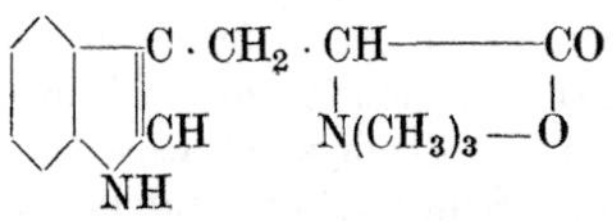

Vorkommen: In den Samen von Erythrina Hypaphorus Boerl.

Bildung: Bei 8stündigem Kochen von 1 g Tryptophan in 25 ccm Methylalkohol mit 25 g Methyljodid in Gegenwart von etwas Alkali, das zeitweilig zu ersetzen ist, entsteht α-Trimethylamino-β-indolpropionsäuremethylesterjodid, das bei kurzem Erwärmen mit 1 proz. wässeriger Natronlauge in Hypaphorin übergeht.

Physikalische und chemische Eigenschaften: Schmelzp. 255° unter Zersetzung. $[\alpha]_D = +91$ bis 93°. Wirkt wie Tryptophan reduzierend und gibt die Adamkiewiczsche Reaktion; unterscheidet sich aber von diesem dadurch, daß es 1. die Reaktion mit Triketohydrindenhydrat nicht gibt, da es keine Aminosäure ist, 2. nicht glatt, wenn überhaupt, durch Ferrichlorid zu β-Indolaldehyd oxydiert wird, und 3. durch Alkali sehr leicht in Indol und Trimethylamin gespalten wird. Mit Säuren geht es krystallinische Verbindungen ein [5]).

Derivate: **Chlorhydrat** $C_{14}H_{18}O_2N_2 \cdot HCl$. — **Nitrat** $C_{14}H_{18}O_2N_2 \cdot HNO_3$. Krystalle aus Wasser. Schmelzp. 215—220°. $[\alpha]_D = +94{,}7°$ (0,299 g Nitrat in 18 ccm wässerigem Ammoniak).

α-Trimethylamino-β-indolpropionsäuremethylesterjodid $C_{15}H_{21}O_2N_2J$

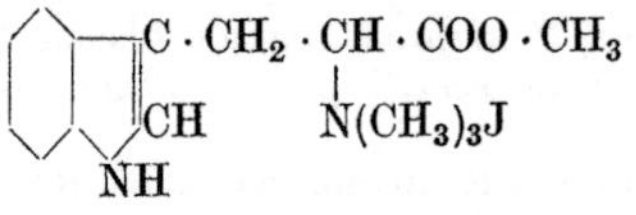

Tafeln aus Wasser. Schmelzp. 197°. 100 g Wasser lösen bei 18° 0,501 g. Bei kurzem Erwärmen mit 1 proz. wässeriger Natronlauge geht es in Hypaphorin über.

---

[1]) E. Schulze u. G. Trier, Zeitschr. f. physiol. Chemie **76**, 258—290 [1911/12].

[2]) Arnt Kohlrausch, Zeitschr. f. Biol. **57**, 273—307 [1911]; Chem. Centralbl. **1912**, I. 275.

[3]) K. Yoshimura u. G. Trier,, Zeitschr. f. physiol. Chemie **77**, 20—303 [1912]; Chem. Centralbl. **1912**, I, 2038.

[4]) P. van Romburgh, Koninkl. Akad. v. Wetensch. Amsterdam Wisk- en Natk. Afd. **19**, 1250—1253 [1911]. — P. van Romburgh u. George Barger, Journ. of the chem. Soc. **99**, 2068 bis 2071 [1911].

[5]) Greshoff, Mededeelingen uit's Lands Plantenkein **25**, 54 [1898].

Betonicin und Turicin.

Betonicin und Turicin sind als Betaine des natürlichen Oxyprolins aufzufassen.

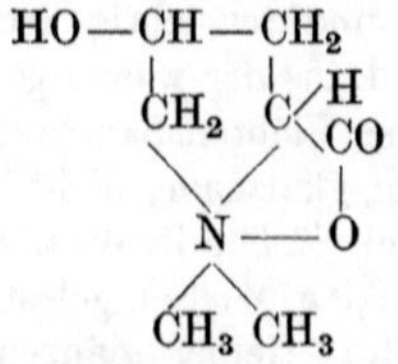

Aus dem durch erschöpfende Methylierung von natürlichem Oxyprolin erhaltenen Gemisch wurde die Trennung des synthetischen Betonicins vom Turicin in der gleichen Weise durchgeführt wie bei dem natürlich vorkommenden Gemisch. Eine Spiegelbildisomerie der beiden Basen ist wegen des verschiedenen Aussehens und der ungleichen Löslichkeit der Basen und ihrer Derivate nicht wahrscheinlich; eher ist eine Racemisierung nur einer der beiden asymmetrischen Kohlenstoffatome anzunehmen [1]).

Betonicin. [2])

Mol.-Gewicht: 159,11.
Zusammensetzung: 52,79% C, 8,23% H, 8,81% N.

$$C_7H_{13}NO_3.$$

Vorkommen: In Betonica officinalis L., Stachys silvatica. Die jungen Pflanzen gaben aus $1^1/_2$ kg 1 g. Ältere Pflanzen liefern mehr.

Darstellung: Man extrahiert ältere Pflanzen von Stachys silvatica mit verdünntem Weingeist und verarbeitet die Flüssigkeit nach dem bei der Darstellung von Betain beschriebenen Verfahren nach Schulze. Nachdem aus der bei der Zerlegung des Phosphorwolframsäureniederschlages erhaltenen Lösung die durch Silbernitrat und Baryt fällbaren Basen entfernt wurden, werden die übrigen wieder durch Phosphorwolframsäure gefällt, dann in salzsaure Salze überführt. Die Flüssigkeit wird zu einem dicken Sirup eingedampft und mit kaltem abs. Alkohol behandelt, wobei ein Rückstand bleibt, der neben einer sehr geringen Menge von anorganischem Material freies Betonicin einschließt. Letzteres kann durch Umkrystallisieren aus Alkohol gereinigt werden.

Physikalische und chemische Eigenschaften: Vierseitige, abgestumpfte, nicht hygroskopische Pyramiden ohne Krystallwasser aus Alkohol. Löslich in Wasser mit neutraler Reaktion. Schwer löslich in kaltem Alkohol. Zersetzt sich bei 243—244°. $[\alpha]_D^{15} = -36,60°$ (0,4040 g in 7,8634 g Wasser). Schmeckt süß. Die Dämpfe geben intensive Fichtenspanreaktion [2]).

Derivate: Betonicinhydrochlorid $C_7H_{13}NO_3 \cdot HCl$ [2]) [3]). Glänzende, gut ausgebildete Prismen aus Alkohol. Leicht löslich in Wasser. Aus der zu Sirup eingedunsteten Lösung scheidet sich das Salz in feinen, meist strahlenförmig vereinigten dünnen Nadeln aus. Beim Erhitzen liefert es Dämpfe, die sehr starke Pyrrolreaktion geben. Die wässerige Lösung reagiert sauer. Sie gibt mit den Alkaloidreagenzien Reaktionen, die mit denjenigen des Betains übereinstimmen. Zersetzungsp. 222—223°. Schwerer löslich in Alkohol als Turicinchlorid. $[\alpha]_D^{15} = -24,79°$ (0,6988 g gelöst in 7,4382 g Wasser).

Betonicinchloraurat $C_{17}H_{13}NO_3 \cdot HCl \cdot AuCl_3$. Mattgelbe Krystallblättchen. Zersetzungsp. 242°. Leichter löslich in Wasser als Stachydringoldchlorid. — **Platinsalz.** [3]) Kurze Prismen. Zersetzungsp. 226° nach vorausgegangener Sinterung.

Turicin.

Darstellung: Man löst das Betaingemisch aus Stachys silvatica in Form der freien Basen in siedendem 90—95 proz. Alkohol und erhält nach dem Erkalten im Niederschlag das Turicin; aus der Mutterlauge wird nach Verwandlung in die Chloride das in Alkohol wenig lösliche Betonicin als Chlorid erhalten [3]).

---

[1]) A. Küng, Zeitschr. f. physiol. Chemie **85**, 217—224 [1913]; Chem. Centralbl. **1913**, II 444.
[2]) E. Schulze u. G. Trier, Zeitschr. f. physiol. Chemie **76**, 258—290 [1911/12].
[3]) A. Küng u. G. Trier, Zeitschr. f. physiol. Chemie **85**, 209—216 [1913].

Physikalische und chemische Eigenschaften: Durchsichtige, glänzende, flache, nicht hygroskopische Prismen aus siedendem Alkohol. Krystallisiert mit 1 Mol. Wasser. Schmelzp. unter Zersetzung 249°. $[\alpha]_D = +36,26°$ (0,8226 g in 6,0 ccm Wasser gelöst); verwittert sehr rasch im Exsiccator; wird weiß und undurchsichtig. Sehr leicht löslich in Wasser mit neutraler Reaktion. Schmeckt süß. Wird aus der wässerigen Lösung mit Phosphorwolframsäure ausgefällt. Gibt in Dampfform starke Fichtenspanreaktion [1]).

Derivate: Chlorhydrat. [1]) Feine, glänzende, nicht hygroskopische Nadeln aus siedendem Alkohol. Sehr leicht löslich in Alkohol; löslich in Wasser mit saurer Reaktion. Zersetzungsp. 223°. $[\alpha]_D = +24,65°$ (0,4643 g in 6,0 g Wasser gelöst).

Goldsalz [1]) $C_7H_{13}NO_3$, $HAuCl_4$. Gelbe, glänzende Prismen. Schmelzp. unter Zersetzung 232°.

Platinsalz [1]) $(C_7H_{13}NO_3)_2H_2PtCl_6$. Krystalle vom Zersetzungsp. 223° bei raschem Erhitzen.

---

[1]) A. Küng u. G. Trier, Zeitschr. f. physiol. Chemie **85**, 209—216 [1913].

Indol und Indolabkömmlinge.

Von

Géza Zemplén-Budapest und **Dionys Fuchs**-Budapest.

Indol (Bd. IV, S. 844).

Bildung: Bei der Zersetzung des Peptons durch Bacterium lactis aerogenes und Bacterium vulgare[1]). Jede Rasse des Proteus vulgaris Hauser bildet Indol. Eine besondere Art Proteus anindologenes existiert nicht[2]).

Bei der Verdauung und Fäulnis verschiedener Eiweißkörper. Moraczewski[3]) erhielt folgende Zahlen:

	Pepsin g	Pankreatin g	N g	Indolmenge g
1 g Casein	1	1	0,120	0,0030—0,0036
5 g Thymus	1	1	0,116	0,0018
5 g Hoden	1	1	0,113	0,0036
10 g Hoden	1	1	0,226	0,0075
5 g Eieralbumin	1	1	0,176	0,0028—0,0048
2,5 g Eieralbumin	1	1	0,087	0,0036
5 g Eigelb	1	1	0,186	0,0060—0,0072
1 g Witte-Pepton	—	—	0,133	0,0150
0,5 g Witte-Pepton	—	—	0,066	0,0075

	N g	Indolmenge g
0,5 g Edestin	0,086	0,0024—0,0034
1 g Edestin	0,176	0,0048—0,0060
1 g Serumalbumin	0,126	0,0065
1 g Hämoglobin (Merck)	0,145	0,0052—0,0048
1 g Lactalbumin	0,197	0,0084
0,5 g Lactalbumin	0,097	0,0042
1 g Harnalbumin	0,149	0,0036
1 g Fibrin	0,1396	0,0096
I. Gehirn	0,0858	0,0042
II. Gehirn	0,1215	0,0048
III. Gehirn	0,0434	0,0015
I. Leber	0,028	0,0014
II. Leber	0,026	0,0028
Eieralbumin	0,1677	0,0054
Eieralbumin	0,0838	0,0030—0,0036
Eigelb	0,124	0,0039—0,0060
Eigelb	0,248	0,0130
Kalbfleisch	0,112	0,0060
20 ccm Milch	0,136	0,0024
Rindfleisch	0,114	0,0039
5 g Linsen	0,070	0,0018
Schweinefleisch	0,1204	0,0030

---

1) Joh. Mendel, Centralbl. f. Bakt. u. Parasitenk., II. Abt., **29**, 290—330 [1911].

2) Albert Berthelot, Compt. rend. de l'Acad. des Sc. **156**, 641—643 [1913]; Chem. Centralbl. **1913**, I, 1448.

3) W. v. Moraczewski, Biochem. Zeitschr. **51**, 340—354 [1913].

Bei Choleravibrionen erscheint die Indolbildung schon nach 6 Stunden in den Kulturen in nur Pepton enthaltendem Wasser, erreicht ihr Maximum nach etwa 42 Stunden, also früher als die größte Menge von N_2O_3 erreicht wird, die der Vibrio zu erzeugen fähig ist. Die Indolreaktion in den Kulturen, die sich in Nitratnährböden entwickelt haben, bekundet sich nur dann, wenn die zum Peptonwasser hinzugesetzte N_2O_5-Menge weniger als 0,4% beträgt und ist am stärksten bei 0,01%. Man erhält niemals eine Indolreaktion in N_2O_3 haltigen Böden, wenn in diesem mehr als 0,25% N_2O_3 vorhanden ist. Der Zusatz von N_2O_5 zu den Kulturen in Peptonwasser, in denen die Indolreaktion stattgefunden hatte, hemmt und verdeckt sie niemals in beträchtlicher Weise; dagegen bewirkt Nitritzusatz eine Hemmung der Reaktion, sobald dieser stattfindet zu einer Zeit, wo die Reaktion sich noch nicht kundgegeben hat; war letzteres der Fall, so verschwindet die Reaktion wieder. In dem Destillat der Kulturen in nur Pepton enthaltender Lösung, sowie bei Gegenwart von N_2O_5 und N_2O_3 tritt die Indolreaktion schon bei Zusatz von Schwefelsäure ein. Die Griessche Reaktion bekundet keineswegs die Gegenwart von N_2O_3 in dem Destillat, welches aus nur Pepton enthaltender wässeriger Lösung gewonnen wird, wenn auch die Cholerarotreaktion bei ausschließlichem Zusatz von Schwefelsäure stattfindet. Die Indolbildung seitens der Choleravibrionen ist unabhängig von dem Reduktionsvermögen der Salpetersäure, weil sie, auch in Gegenwart einer großen Menge von N_2O_5 und N_2O_3, selbst wenn sie nicht fähig sind N_2O_5 zu reduzieren, die Eigenschaft der Indolbildung bewahren[1]).

Bei der alkalischen Hydrolyse der verschiedenen Eiweißkörper und des Tryptophans[2]).

Darstellung: Walter Madelung hat ein Verfahren zur Darstellung von in α-Stellung substituierten Indolen angegeben[3]), welche darin besteht, daß man N-Monoacidylderivate aromatischer, in o-Stellung methylsubstituierter Amine, mit Ausnahme der Formylderivate, mit alkalischen, nicht verseifend wirkenden Kondensationsmitteln, wie Erdalkalioxyden oder Alkalialkoholaten, auf höhere Temperaturen, zweckmäßig unter Luftabschluß, erhitzt. Beim Erhitzen von 1,1'-Dimethyl-2,2'-oxalylaminobenzol mit Natriumamylalkoholat auf 360° erhält man α,α'-Diindyl $C_6H_4\left\langle\begin{matrix}CH\\NH\end{matrix}\right\rangle C{-}C\left\langle\begin{matrix}CH\\NH\end{matrix}\right\rangle C_6H_4$. Gelbliche Krystalle. Schmelzp. ca. 300° (Zersetzung). Schwer löslich in organischen Flüssigkeiten. Die Lösung in H_2SO_4 ist orangefarbig, die Lösung in Essigsäure gibt mit Wasserstoffsuperoxyd eine kräftig rote Färbung; ein mit einer Lösung des α,α'-Diindyls getränkter Fichtenspan färbt sich im Salzsäuredampf sofort blauschwarz. Die Patentschrift enthält ferner Beispiele für die Herstellung von α-Methylindol aus 1-Methyl-2-acetylaminobenzol, α-Phenylindol aus 1-Methyl-2-benzoylaminobenzol, 2, 5-Dimethylindol aus 1, 3-Dimethyl-4-acetylaminonbenzol und α-Indolcarbonsäure aus dem Kaliumsalz der 1-Methylbenzol-2-oxaminsäure.

Man erwärmt Indoxyl oder dessen Carbonsäure mit Ätzalkalien oder deren Gemische mit Erdalkalihydroxyden in Gegenwart von Wasser auf über 200° bis zur Zersetzung des anfänglich gebildeten indigoiden Farbstoffes. Jetzt destilliert man aus dem Reaktionsprodukt das gebildete Indol unter vermindertem Druck ab. Ausbeute 20% und darüber von der angewandten Indoxylsäure[4]).

Die Bestimmung von Moewes beruht auf der chromophotometrischen Messung des in der Faecesdestillation aus Indol + Skatol mit Dimethylaminobenzaldehyd erhaltenen Farbstoffs. Die Faeces werden im Verhältnis 30 : 200 mit Wasser verdünnt, zerrieben und mit 1 l Wasser im Dampfstrom destilliert. Vom gemessenen Destillat werden 200 ccm mit Ligroin (50 ccm) ausgeschüttelt und 10 ccm des Ligroinextraktes mit 1 ccm einer 2 proz. Dimethylaminobenzaldehydlösung in 20 proz. Salzsäure gefällt. Der in 4 ccm Wasser gelöste Farbstoff wird im Pleschschen Kolbenkeilchromophotometer mit einer aus gleichen Teilen Indol-Skatol hergestellten Testlösung 1 : 100 000 verglichen. Die erhaltenen Werte schwanken zwischen 0,008—0,024 g Indol-Skatol pro 100 g Kot[5]).

---

[1]) Loreto Mazzetti, Centralbl. f. Bakt. u. Parasitenk., I. Abt., **68** 129—145 [1913]; Chem. Centralbl. **1913**, I, 1448.

[2]) E. Herzfeld, Biochem. Zeitschr. **56**, 82 [1913].

[3]) Walter Madelung, D. R. P. Kl. 12p Nr. 262 327 [1912].

[4]) Badische Anilin- u. Sodafabrik, D. R. P. Kl. 12p, Nr. 260 327 v. 14. April 1912 [15. Mai 1913].

[5]) Curt Moewes, Zeitschr. f. experim. Pathol. u. Ther. **11**, 555 [1912]; Chem. Centralbl. **1912**, II, 1702.

Nachweis: Die Möglichkeit der Indolbildung durch Bakterien hängt ab von der Gegenwart der Tryptophangruppe (Indol-α-aminopropionsäure) im Nährsubstrat. Zipfel[1]) empfiehlt daher zur Prüfung der Indolbildung bei Bakterien eine Nährlösung, bestehend aus Asparagin und Ammoniumlactat, je 5 g, Dikaliumphosphat 2 g, Magnesiumsulfat 0,2 g in 1 l destilliertem Wasser. Dieser Lösung setzt man Tryptophan zu in Mengen von 0,1—0,5‰. Der Peptonlösung gegenüber hat diese Lösung den großen Vorteil der Farblosigkeit, so daß die Indolreaktion scharf und nicht gestört durch die Eigenfarbe des Peptons hervortritt. Die Lösung ist ferner konstant in ihrer Zusammensetzung herzustellen, weshalb die Reaktion nicht, wie es bei Peptonen verschiedener Herstellungsart meist der Fall ist, von unkontrollierbaren Faktoren beeinträchtigt werden kann.

Physiologische Eigenschaften: Per os eingeführtes Indol paart sich vorzugsweise mit Schwefelsäure[2]). Die Vermehrung der Ätherschwefelsäure auf die Zufuhr oder Bildung von aromatischen Substanzen, besonders Indol und Kresol, tritt prompter ein als die der Glucuronsäure[3]).

Bei gesunden Versuchspersonen wurde die Ausscheidung des Indols im Harn und die Menge des Indols unter verschiedenen Ernährungsbedingungen untersucht, und zwar bei eiweißreicher, bei fettreicher und bei kohlenhydratreicher Kost. Eine einfache Beziehung zwischen Harn- und Kotindol besteht nicht. Zuckerzusatz zur Nahrung steigert zunächst die Indoxylmenge des Harns, worauf indessen sehr bald eine bleibende Herabsetzung eintritt. Das Indol des Harns zeigt keine Beziehungen zum Kotindol, ebensowenig zum Harnindican. Vegetabilien und Fette verhindern die Resorption des Indols, setzen also die Indicanmenge herab. Durch Verabreichung von Indol wird weder im Harn noch im Kot die Indolmenge vermehrt[4]).

Moraczewski[5]) ermittelte die Indolmenge, die durch künstliche Verdauung und nachfolgende Fäulnis aus Casein entsteht, außerdem bestimmte er den Einfluß von Zucker-, Fett-, Gallezusatz usw. auf die Indolmenge. Die Bedingungen der Pankreasverdauung und Fäulnis, unter denen das Indol gebildet wird, wurden ebenfalls näher untersucht[5]). Nur die aus Rinderharn isolierten Bacteriumcoli-Stämme gaben die Indolreaktion. Immer, wo Indolreaktion vorhanden war, wurde auch Kreatinin nachgewiesen[6]).

Physikalische und chemische Eigenschaften: Gibt in 2 Tropfen Alkohol gelöst mit einer gesättigten Mercuronitratlösung einen graugrünen Niederschlag, Mercurinitrat erzeugt einen grauen Niederschlag. Mit Mercurichlorid entsteht eine weiße Fällung[7]). Mit Indol tritt sowohl mit dem in reiner als in unreiner Schwefelsäure gelösten Triformoxin bzw. Paraformaldehyd eine sehr bald schmutzig werdende, aber lange bestehen bleibende Violettfärbung auf[8]).

Die Trinitrotoluolderivate der Indole lassen sich aus Alkohol gut umkrystallisieren. Man kann sie auch wieder in die Komponenten spalten, indem sie mit KOH zersetzt und durch die alkalische Mischung einen raschen Dampfstrom durchleitet. Daher lassen sich die Trinitrotoluolderivate mit Vorteil an Stelle der Pikrate bei der Untersuchung der Indole verwenden[9]).

Derivate: N-Indolbenzoat. Oxydiert man N-Indolbenzoat mit Kaliumpermanganat in Aceton, so entsteht Benzoylanthranilsäure[10]).

Chlorindolbenzoat[10]) $C_5H_{10}ONCl$. Darstellung wie beim Bromderivat. Farblose Prismen aus Alkohol. Schmelzp. 97—99°. Die Ausbeute ist qualitativ und quantitativ abhängig von der Menge des eingeleiteten Chlors, welches zwar in einem geringen Überschuß zugeführt werden kann, bei weiterer Einwirkung indessen Anlaß zur Bildung höher schmelzender Produkte gibt. Entspricht chemisch und in bezug auf Löslichkeit dem Bromderivat. Liefert beim Kochen mit Natriumalkoholatlösung Chlorindol von Mazzena und Borgo.

---

1) Hugo Zipfel, Centralbl. f. Bakt. u. Parasitenk., I. Abt., **64**, 65—80 [1912]; Chem. Centralbl. **1912**, II 1497.

2) C. Tollens, Zeitschr. f. physiol. Chemie **67**, 138 [1910].

3) Felix Stern, Zeitschr. f. physiol. Chemie **68**, 52—68 [1910].

4) W. v. Moraczewski u. E. Herzfeld, Biochem. Zeitschr. **51**, 314—339 [1913]; Chem. Centralbl. **1913**, II, 285.

5) W. v. Moraczewski, Biochem. Zeitschr. **51**, 340—354 [1913].

6) R. Bursi u. Paul Andrejew, Centralbl. f. Bakt. u. Parasitenk. I. Abt., **56**, 217—233 [1910].

7) Bernardo Oddo, Gazz. chim. ital. **41**, I, 221—234 [1911].

8) L. Lewin, Berichte d. Deutsch. chem. Gesellschaft **46**. 1796—1798 [1913].

9) R. Ciusa u. T. Vecchiotti, Gazz. chim. ital. **43**, II, 91 [1913].

10) R. Weißgerber, Berichte d. Deutsch. chem. Gesellschaft **46**, 651—659 [1913]; Chem. Centralbl. **1913**, I, 1349.

Monobromindol[1]) (wahrscheinlich β-Monobromindol) C_8H_6NBr. Aus Monobromindolbenzoat. Die Verseifung des Monobromindolbenzoats zum Bromindol kann auf verschiedene Weise, selbst durch schwach alkalisch wirkende Mittel (Ammoniak) geschehen. Zweckmäßig behandelt man in heißem Alkohol mit Natriumalkoholat, setzt Wasser hinzu, kocht und fällt mit viel Wasser. Die zuerst ausfallenden schwach rötlichen Blättchen können durch verlustreiches Umkrystallisieren aus verdünntem Alkohol gereinigt werden. Silberglänzende Blättchen. Sehr leicht löslich in allen Mitteln mit Ausnahme von Petrolbenzin unter Wasser; besitzt noch weit mehr als Indol starken Fäkalgeruch. Bei 67° tritt unter Ausstoßung gelber Dämpfe und Hinterlassung kohliger Massen unter Verpuffung Zersetzung ein. Bei größeren Mengen, deren Zersetzung sich auch bei der Berührung mit einem erhitzten Gegenstand spontan durch die ganze Masse fortpflanzt, erinnert das Verhalten an das eines schwachen Explosivstoffes. Ist unrein oder feucht nur wenig beständig und zerfällt schnell in stark gefärbte, schmierige Produkte. Das Brom ist fest gebunden; es ist durch Alkalien nicht zu entfernen. Silberoxyd scheint chemisch zu verändern, vermag aber gleichfalls das Brom nicht herauszunehmen. Mit Methylmagnesiumjodid entsteht eine in Äther unlösliche Doppelverbindung, die mit Wasser das Ausgangsmaterial zurückliefert.

Monobromindolbenzoat[1]) $C_{15}H_{10}ONBr$. Durch Einwirkung von Brom auf die Lösung des Benzoats in Schwefelkohlenstoff. Schwach gefärbtes, bald erstarrendes Öl; derbe Tafeln aus Alkohol. Schmelzp. 97—98°. Leicht löslich in Äther, Benzol, Eisessig; schwerer in kaltem Alkohol und Petrolbenzin. Ausbeute 82% vom Ausgangsmaterial.

β-Jodindol. 0,2 g Indol werden in 20 ccm 96proz. Alkohol gelöst, dazu 4 ccm 10proz. Kalilauge (= 1 Mol. KOH) gebracht, dann die Lösung mit Wasser bis zur beginnenden Trübung versetzt und unter Schütteln 0,43 g Jod in wässeriger Jodkaliumlösung in kleinen Portionen zugesetzt. Es fällt sofort die Verbindung aus[2]).

Allgemeine Darstellung der Indolderivate: Der Reaktion der Arylhydrazone von Aldehyden oder Ketonen mit Kondensationsmitteln, wie Chlorzink, läßt sich ein ruhiger Verlauf geben, die Harzbildung fast ganz vermeiden, die Anwendung beliebig großer Mengen ermöglichen und die Ausbeute beträchtlich steigern, wenn man die Acylhydrazone in einem indifferenten Lösungsmittel, wie Solventnaphtha, oder neutralen Teerölen, löst, und die Einwirkung des Chlorzinks bei einer Temperatur vornimmt, welche diejenige nicht wesentlich übersteigt, bei der überhaupt noch eine Reaktion stattfindet[3]).

α-Methylindol.

Bildung: Entsteht beim Erhitzen von Acet-o-toluid mit etwa der gleichen Menge Natriumäthylat. Ausbeute 60% der Theorie[4]).

Physikalische und chemische Eigenschaften: Bei der Einwirkung von Aldehyden auf α-Methylindol in alkalischer Lösung reagiert, ebenso wie in neutraler oder saurer Lösung, die Methingruppe der Indolverbindung, gleichzeitig nimmt aber auch der als Lösungsmittel dienende Alkohol an der Reaktion unter Bildung von Verbindungen der Formel

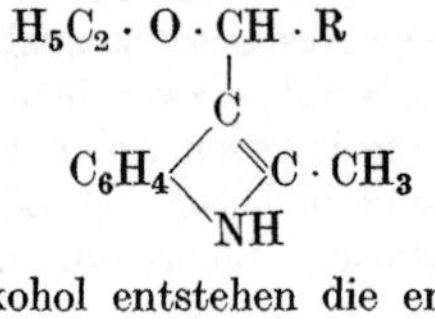

teil. In Gegenwart von Methylalkohol entstehen die entsprechenden Methylverbindungen. Wendet man in alkoholischer Lösung an Stelle von NaOH Piperidin als Kondensationsmittel an, so tritt dieses in die entstehende Verbindung ein und es werden Verbindungen von der Formel:

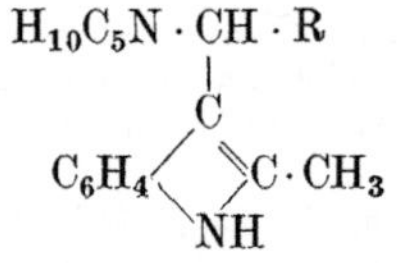

erhalten[5]).

---

[1]) R. Weißgerber, Berichte d. Deutsch. chem. Gesellschaft **46**, 651—659 [1913]; Chem. Centralbl. **1913**, I, 1349.

[2]) Adolf Ostwald, Zeitschr. f. physiol. Chemie **73**, 129 [1911].

[3]) Gesellschaft für Teerverwertung m. b. H., D. R. P. Kl. 12p. Nr. 238 138 v. 3. März 1911 [16. Sept. 1911].

[4]) W. Madelung, Berichte d. Deutsch. chem. Gesellschaft **45**, 1129 [1912].

[5]) M. Scholtz, Berichte d. Deutsch. chem. Gesellschaft **46**, 2138 [1913].

Derivate: α-Methylindoltrinitrobenzol $C_9H_9N \cdot C_6H_3(NO_2)_3$ [1]. Bildung beim Mischen der konz. alkoholischen siedenden Lösungen der beiden Komponenten. Rote Nadeln aus wenig Alkohol. Schmelzp. 152°.

α-Methylindoltrinitrotoluol $C_9H_9N \cdot C_6H_2(NO_2)_3 \cdot CH_3$ [1]. Gelbe Nadeln. Schmelzp. 110°. Liefert bei der Zersetzung mit Kali und Wasserdampfdestillation quantitativ α-Methylindol zurück.

α-Methylindoltrinitroanilin $C_9H_9N \cdot C_6H_2(NO_2)_3 \cdot NH_2$ [1]. Ziegelrote Nadeln mit metallischem Reflex. Schmelzp. 166°. Wenig löslich in Alkohol.

α-Methylindolpikrylchlorid $C_9H_9N \cdot C_6H_2(NO_2)_3Cl$ [1]. Rote Nadeln. Schmelzp. 115°. Enthält nur 1 Mol. Pikrylchlorid.

α-Methylindolpikrat. Bildungswärme = 2082 Cal. (25,3°) [2].

α-Methyl-β-acetylindol, C-Acetylmethylketol [3])

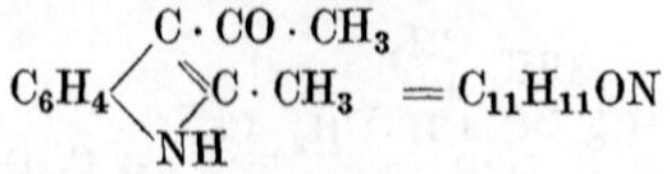

Mol.-Gewicht: 173,15. Bildung durch allmähliches Zufügen einer mit Äther verdünnten äquimolekularen Menge Acetylchlorid zu einer ätherischen Lösung der Magnesiumverbindung des Methylketols unter Kühlung und Ausschluß der Feuchtigkeit, nachherigem, etwa einstündigem Erwärmen auf dem Wasserbade und Zersetzung mit Eis. Farblose Nadeln aus Benzin. Schmelzp. 196°. Wenig löslich in Wasser, Äther, Benzol; leicht löslich in Alkohol und Aceton. Wird von heißen Alkalihydraten nicht verändert. Ziemlich löslich in verdünntem HCl; leicht löslich in konzentriertem, löslich in konz. H_2SO_4 mit leicht gelblicher Farbe, die beim Erwärmen bläulichgelb wird. — **Chlorhydrat** $C_{11}H_{11}ON \cdot HCl$. Kleinkörniges, weißes Pulver; wird an der Luft leicht hydrolysiert. — **Chloraurat** $C_{11}H_{11}ON \cdot HCl \cdot AuCl_3$. Gelber, flockiger Niederschlag. Schmelzp. 158° unter Zersetzung, bräunt sich bei etwa 135°. Leicht löslich in Alkohol, läßt sich jedoch daraus nicht ohne Zersetzung umkrystallisieren; wird mit Wasser alsbald zersetzt. — **Chloroplatinat** $(C_{11}H_{11}ON \cdot HCl)_2PtCl_4$. Gelber, flockiger Niederschlag, schwärzt sich bei etwa 170°. Schmelzp. 195° unter Zersetzung. Wird vom Wasser leicht hydrolysiert.

α-Methyl-β-propionylindol, C-Propionylmethylketol [3])

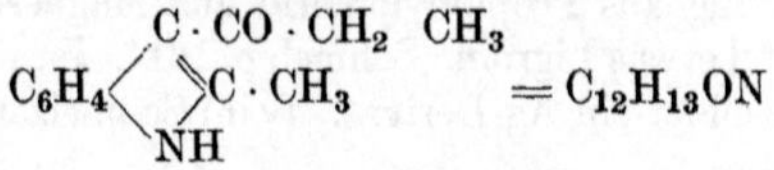

Mol.-Gewicht: 187,11. Bildung aus Magnesiummethylketol und Propionylchlorid auf dem Wasserbade. Weiße Krystalle aus Benzol. Schmelzp. 194°. Löslich in Alkohol und Benzol; wenig löslich in Äther; weniger in Ligroin; fast unlöslich in Petroläther; wenig löslich selbst in siedendem Wasser; beständig gegen Alkali; liefert ein Ag-Derivat. Bei der Oxydation mit $KMnO_4$ in siedender, wässeriger Lösung entsteht Acetyl-o-aminobenzoesäure.

α-Methyl-β-butyrylindol, C-Butyrylmethylketol [3])

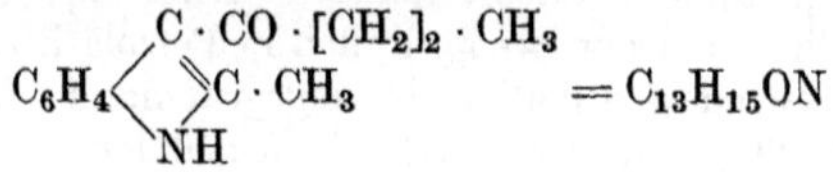

Mol.-Gewicht: 201,13. Weiße Krystalle aus Benzol, die an der Luft leicht gelblich werden. Schmelzp. 157—158°. Wenig löslich in Ligroin; fast unlöslich in Petroläther; löslich in Benzin und Alkohol; wenig löslich in siedendem Wasser. Resistent gegen Alkali. Liefert ein Ag-Salz.

α-Methyl-β-benzoylindol, C-Benzoylmethylketol [3])

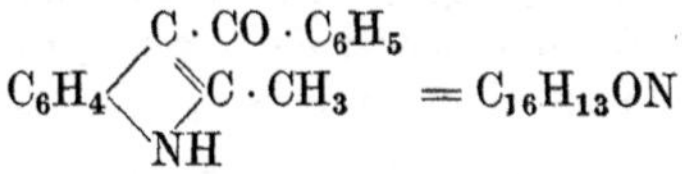

Mol.-Gewicht: 235,11. Bildung aus Benzoylchlorid und Magnesiummethylketol. Weiße Nadeln aus Benzol. Schmelzp. 181°. Wenig löslich in Ligroin; fast unlöslich in Petroläther. Resistent gegen Alkali; bildet ein Ag-Salz.

---

[1]) R. Ciusa u. T. Vecchiotti, Gazz. chim. ital. **43**, II. 91 [1913].
[2]) B. L. Vanzetti, Atti della R. Accad. dei Lincei Roma [5] **22**, I, 103—109 [1913].
[3]) B. Oddo, Gazz. chim. ital. **43**, II, 190 [1913].

Skatol, 3-Methylindol (Bd. IV, S. 868).

Läßt sich unter den bei der Darstellung von β-Jodindol beschriebenen Bedingungen nicht jodieren [1]). Gibt in 2 Tropfen Alkohol gelöst, mit einer gesättigten Mercuronitratlösung einen gelben Niederschlag. Unlöslich in Wasser. Mit Mercurinitrat entsteht ein hellgelber, mit Mercurichlorid ein weißer Niederschlag [2]). Versuche über Desodorierung [3]).

Derivate: **β-Methylindolpikrylchlorid** $C_9H_9N \cdot C_6H_2(NO_2)_3Cl$ [4]). Rote Nadeln. Schmelzp. 120°. Enthält nur 1 Mol. Pikrylchlorid.

Hydroskatol (Dihydroskatol). Das **Benzoylderivat** [5]) unterscheidet sich sehr vorteilhaft vom Benzoyldihydroindol und Benzoyldihydromethylketol durch seine Schwerlöslichkeit in kaltem Alkohol und große Krystallisationstendenz. — $C_{16}H_{15}NO_2$. Schmelzp. 102°. Geht bei der Aufspaltung mit Chlorphosphor in o-β-Chlorisopropylbenzanilid

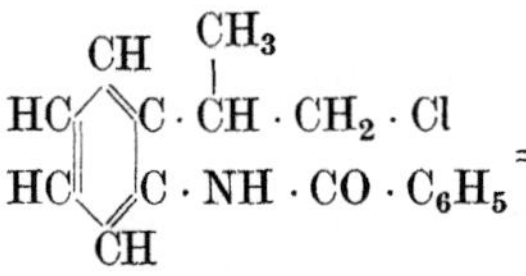

$= C_{16}H_{16}NOCl$

über. Lange, zu Rosetten vereinigte Nadeln. Schmelzp. 133° [5]).

N-Propionyl-β-methylindol, N-Propionylskatol [6])

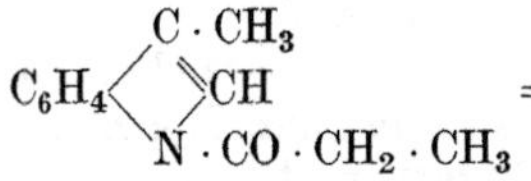

$= C_{12}H_{13}ON$

Mol.-Gewicht: 187,11. Bildung bei der Einwirkung von Propionylchlorid auf die Magnesiumverbindung des Skatols. Krystalle aus Wasser und wenig Alkohol. Schmelzp. 45°.

α-Propionyl-β-methylindol, C-Propionylskatol [6])

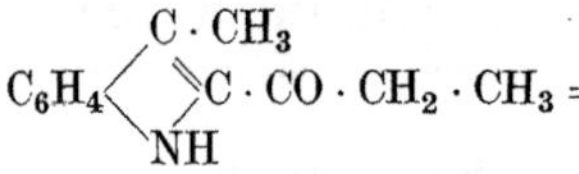

$= C_{12}H_{13}ON$

Mol.-Gewicht: 187,11. Bildung aus Propionylchlorid und Magnesiumverbindung des Skatols. Krystalle aus Petroläther und etwas Ligroin. Schmelzp. 161°. Ist im Gegensatz zum N-Derivat beständig gegen Alkali und bildet ein Ag-Derivat. Beim Schmelzen mit Kali entsteht β-Indolcarbonsäure.

β-Methyl-α-acetylindol, C-Acetylskatol [6])

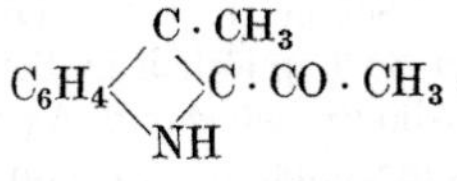

$= C_{11}H_{11}ON$

Mol.-Gewicht: 173,10. Bildung als fast einziges Produkt aus der Skatolmagnesiumverbindung und Acetylchlorid. Wollige Nadeln aus Petroläther. Schmelzp. 146,5°. Fast unlöslich in kaltem Wasser; mäßig löslich in Äther; wenig löslich in Petroläther; leicht löslich in Alkohol und Aceton. Wird von siedendem Alkali nicht angegriffen; die Lösung in heißem Wasser gibt beim Zufügen von $AgNO_3$ und etwas NH_3 einen gelblichen Niederschlag, der sich alsbald zersetzt unter Schwärzung. Löslich in konz. H_2SO_4 mit orangegelber Farbe, beim Erwärmen tritt eine purpurrote Farbe auf. Die Verbindung zeigt weniger basische Eigenschaften wie das isomere C-Acetylderivat des Methylalkohols. — **Chlorhydrat** $(C_{11}H_{11}ON)_2 \cdot HCl$. Gelbe Krystalle. Mäßig löslich in Äther, verwittert an der Luft unter hydrolytischer Spaltung. Die Lösung in konz. HCl gibt mit Phosphorwolframsäure einen schmutzigweißen, bald gelb werdenden Niederschlag, mit Kaliumwismutjodid einen geringen violetten, später grauen Niederschlag, mit Kaliumbichromat eine schwache, gelblichweiße Fällung. $AuCl_3$ gibt nur

[1]) Adolf Oswald, Zeitschr. f. physiol. Chemie **73**, 129 [1911].

[2]) B. Oddo, Gazz. chim. ital. **41**, I, 221—234 [1911].

[3]) Karl Kißkalt, Zeitschr. f. Hyg. u. Infektionskrankh. **71**, 273—295 [1912]; Chem. Centralbl. **1912**, I, 1670.

[4]) R. Ciusa u. L. Vecchiotti, Gazz. chim. ital. **43**, II, 91 [1913].

[5]) J. v. Braun u. G. Kirschbaum, Berichte d. Deutsch. chem. Gesellschaft **45**, 1263—1266 [1912].

[6]) B. Oddo, Gazz. chim. ital. **43**, II, 190 [1913].

in konz. Lösung einen gelben Niederschlag. — **Chloroplatinat** $(C_{11}H_{11}ON \cdot HCl)_2PtCl_4$. Gelber, pulveriger Niederschlag.

β-Methyl-N-acetylindol, N-Acetylskatol [1])

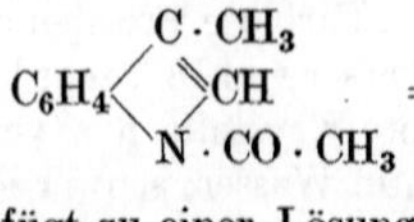

$= C_{11}H_{11}ON$

Mol.-Gewicht: 173,10. Man fügt zu einer Lösung der Magnesiumverbindung des Skatols in wasserfreiem Äther (1 Mol.) tropfenweise mit abs. Äther verdünnten Acetylchlorid (1 Mol.) unter Eiskühlung hinzu und läßt 12 Tage in der Kälte stehen. Weiße Nadeln aus Wasser + Alkohol. Schmelzp. 68°. Mäßig löslich in siedendem Wasser; leicht löslich in Alkohol sowie in kaltem Äther, Benzol, Ligroin; etwas weniger löslich in Petroläther; unlöslich selbst in konz. HCl; wird beim Erwärmen damit verseift. Löslich in konz. H_2SO_4 mit gelber Farbe, die beim Erwärmen in Purpurrot umschlägt. Die alkoholische Lösung wird beim Zufügen von 50 proz. KOH-Lösung schon in der Kälte, vollständig beim Erwärmen gespalten. Beim Zufügen von $AgNO_3$-Lösung und etwas NH_3 zur Lösung in siedendem Wasser erhält man keinen Niederschlag.

Weitere Indolderivate: **α, β-Dimethylindoltrinitrobenzol** $C_{10}H_{11}N \cdot C_6H_2(NO_2)_3$ [2]). Rote Nadeln. Schmelzpunkt 175°.

α, β-Dimethylindoltrinitrotoluol $C_{10}H_{11}N \cdot C_6H_3(NO_2)_3 \cdot CH_3$ [2]). Rote Nadeln. Schmelzp. 118°.

α, β-Dimethylindolpikrylchlorid $C_{10}H_{11}N \cdot C_6H_2(NO_2)_3Cl$ [2]). Dunkelrote Nadeln. Schmelzp. 140°.

α-(o-Amidophenyl-)indol [3]) $C_{14}H_{12}N_2$

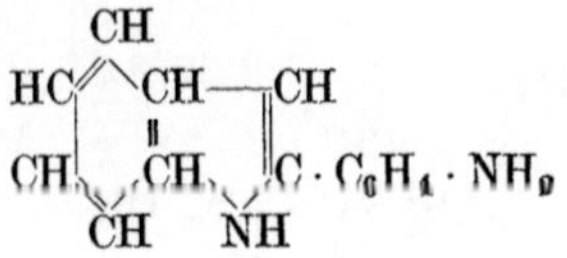

o, o′-Diamidotolan

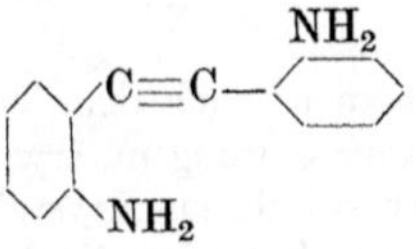

wird in konz. Schwefelsäure eingetragen und 1/2 Stunde im siedenden Wasserbad erhitzt. Aus der mit Eiswasser verdünnten Lösung fällt das Indolderivat auf Zusatz von Ammoniak aus. Zur Reinigung wird das Pikrat dargestellt durch Erwärmen mit Pikrinsäure. Dasselbe Pikrat entsteht durch Umlagerung der Pikrinsäure-Verbindung des o, o′-Diamidotolans. Das Indolderivat krystallisiert aus Alkohol in stark lichtbrechenden, prismatischen Stäbchen. Schmelzp. 154°. Leicht löslich in Aceton, Eisessig, Chloroform auch in der Kälte; mäßig löslich in Äther; sehr schwer in Ligroin.

Pr-2-Phenylindol (α-Phenylindol). Aus Benz-o-toluid beim Erhitzen mit Natriumäthylat. Das Produkt wird mit Wasser zersetzt und das in Wasser unlösliche Produkt abgesaugt [4]).

3-β-Aminoäthylindol [5])

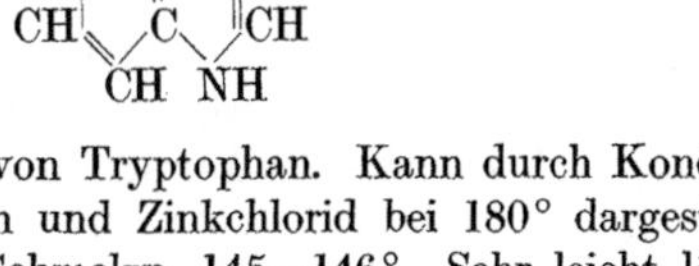

$= C_{10}H_{12}O_2$

Entsteht bei der Fäulnis von Tryptophan. Kann durch Kondensation von γ-Aminobutyrylacetal mit Phenylhydrazin und Zinkchlorid bei 180° dargestellt werden. Farblose Nadeln aus Alkohol + Benzol. Schmelzp. 145—146°. Sehr leicht löslich in Alkohol, Aceton; fast

1) B. Oddo, Gazz. chim. ital. **43**, II, 190 [1913].
2) R. Ciusa u. L. Vecchiotti, Gazz. chim. ital. **43**, II, 91 [1913].
3) A. Kliegl u. Karl Haas, Berichte d. Deutsch. chem. Gesellschaft **44**, 1217 [1911].
4) W. Madelung, Berichte d. Deutsch. chem. Gesellschaft **45**, 1131 [1912].
5) Arthur James Ewins, Journ. of the chem. Soc. **99**, 270—273 [1911].

unlöslich in Wasser, Äther, Benzol, Chloroform. Zersetzt sich beim Erhitzen unter gewöhnlichem Druck. Gibt mit Glyoxylsäure und konz. Schwefelsäure die blauviolette Färbung des Tryptophans noch bei einer Verdünnung von 1 : 300 000. Die Bromreaktion des Tryptophans bleibt aus. — **Chlorhydrat** $C_{10}H_{12}N_2 \cdot HCl$. Farblose Prismen aus 95 proz. Alkohol + Äther. Schmelzp. 246°. Löslich in etwa 12 Teilen Wasser von 18°; sehr leicht löslich in heißem Wasser. — **Pikrat** $C_{10}H_{12}N_2 \cdot C_6H_3O_7N_3$. Dunkelrote Krystalle aus verdünntem Aceton. Schmelzp. 242—243° unter Zersetzung. Fast unlöslich in Wasser; schwer löslich in Alkohol, Chloroform, Essigäther; leicht löslich in Aceton. — **Pikrolonat.** Chromgelbe Prismen aus Wasser. Schmelzp. 231° unter Zersetzung. — **Benzoylderivat.** Prismen aus Äther + Petroläther. Schmelzp. 137—138°.

α-Phenylindol.

Entsteht beim Erhitzen von Acetophenonphenylhydrazon entweder für sich allein oder mit Natriumäthylat[1]).

3-Amino-2-phenylindol[2])

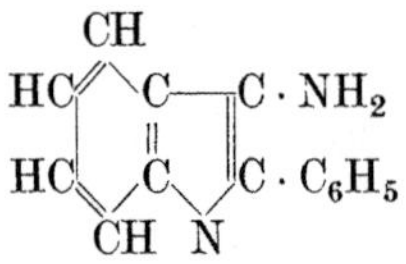

70 g 3-Isonitroso-2-phenylindol werden in einer Mischung von 400 ccm doppeltnormaler Natronlauge und 200 ccm Alkohol bei Wasserbadtemperatur gelöst und unter ständigem Umschütteln 150 g Natriumbisulfit allmählich zugesetzt, wobei sich das Reaktionsprodukt in farblosen bis gelblichen Flocken abscheidet. Man kühlt schnell ab und wäscht mit Wasser und Alkohol. Ausbeute 84—92% der Theorie.

3-Isonitroso-2-phenylindol[2])

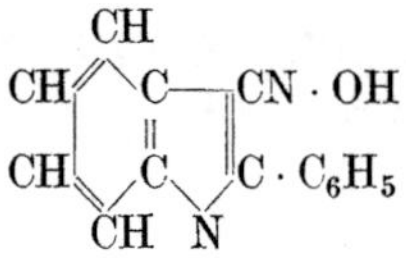

Das Rohphenylindol wird so, wie man es nach dem Verfahren von E. Fischer aus Acetophenonphenylhydrazon erhält, der Nietrosierung unterworfen. Man löst es in heißem Eisessig, kühlt rasch ab und trägt in den entstandenen Krystallbrei unter Eiskühlung und Rühren festes Natriumnitrit in geringem Überschuß ein. Nach halbstündigem Stehen wird mit viel Wasser verdünnt und abgesaugt. Zur Reinigung löst man in heißer, verdünnter Natronlauge, filtriert die erkaltete Lösung und fällt mit Essigsäure. Ausbeute aus 500 g Acetophenonphenylhydrazon 320 g.

Äthyläther des 3-Nitroso-2-phenylindols $C_{16}H_{14}ON_2$ [3]). Mol.-Gewicht: 250,13. Bildung durch Zufügen von 3-Nitroso-2-phenylindol (1 Mol.) zu einer alkoholischen Natriumäthylatlösung (1 Mol.) und Kochen der erhaltenen Suspension mit etwas mehr als der äquimolekularen Menge Äthyljodid am Rückflußkühler bis zur neutralen Reaktion. Orangerote sternförmig gruppierte Prismen aus Petroläther. Schmelzp. 42°. Leicht löslich in warmem, weniger in kaltem Petroläther. Scheidet sich bisweilen aus Petroläther in roten, tiefer als die vorhergehenden gefärbten, rhombischen Prismen ab. Dieselben enthalten augenscheinlich Krystallflüssigkeit und sind etwas weniger löslich in Petroläther. Sie schmelzen bei 61° zu einer trüben Flüssigkeit, die bei ca. 100° anfängt, Gasblasen zu entwickeln und die bei ca. 110—115° vollständig klar wird. Wird bei 100° an der Luft petrolätherfrei. Krystallisiert auch aus Alkohol mit Krystallflüssigkeit. Dieselbe Verbindung wird auch erhalten durch Versetzen einer Suspension des trockenen Silbersalzes mit etwas mehr als der äquimolekularen Menge Äthyljodid unter Kühlung und nachherigem Erwärmen auf dem Wasserbade.

Aminophenylindol

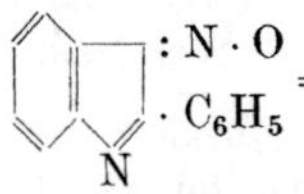

$= C_{14}H_{12}N_2$ [3])

---

[1]) Ludwig Wolff, Annalen d. Chemie u. Pharmazie **394**, 86—108 [1912].

[2]) Ludwig Kalb u. Joseph Bayer, Berichte d. Deutsch. chem. Gesellschaft **45**, 2157 [1912].

[3]) L. Alessandri, Atti R. della Accad. dei Lincei Roma [5] **22**, II, 227 [1913].

Mol.-Gewicht: 208,12. Bildung durch Reduktion des Methyläthers des 3-Nitroso-2-phenylindols gelöst in Alkohol mit Zink und Eisessig bis zur vollständigen Entfärbung. Perlmutterglänzende, leicht violett gefärbte Schuppen aus Benzol. Schmelzp. 177°.

Phenylindol-1$^1/_2$-trinitrotoluol $2\,C_{14}H_{11}N \cdot 3\,C_6H_2(NO_2)_3 \cdot CH_3$ [1]). Gelbe Nadeln. Schmelzp. 97°.

Phenylindolpikrylchlorid $C_{14}H_{11}N \cdot C_6H_2(NO_2)_3Cl$ [1]). Carminrote Nadeln. Schmelzp. 119°. Mit Pikrinsäure wird nur das **Pikrat** $C_{14}H_{11}N \cdot C_6H_2 \cdot (NO_2)_3 \cdot OH$ (Schmelzp. 127°) erhalten.

3-Imino-2-phenylindol [2])

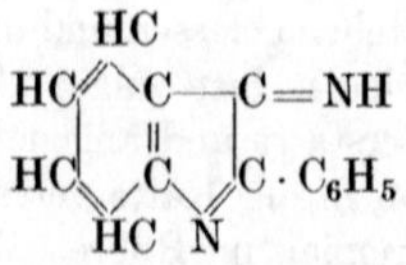

50 g 3-Amino-2-phenylindol werden in 800 ccm Benzol fein verteilt, 200 g Bleisuperoxyd zugegeben und unter zeitweiligem Eintauchen des Kolbens in heißes Wasser so lange geschüttelt, bis eine abfiltrierte Probe beim Erwärmen mit Eisessig keine Grünfärbung mehr gibt. Man saugt vom Bleischlamm ab und wäscht mit heißem Benzol nach. Das Filtrat wird unter vermindertem Druck bis zur beginnenden Krystallisation eingeengt. Ausbeute 42 g (85% der Theorie). Glänzende Blättchen. Schmelzp. 114,5°. Unlöslich in Wasser und Gasolin, sehr schwer in Mineralsäuren ohne Farbveränderung; leicht in Äther und Benzol. Beim Erwärmen mit verdünnten Säuren tritt Verseifung der Iminogruppe ein, wobei viel Phenylindolon

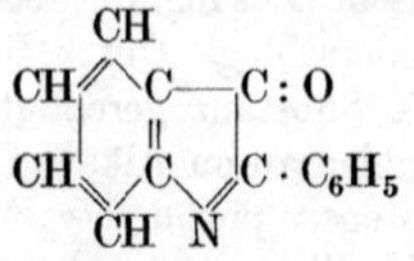

als rotes Öl ausgeschieden wird. Rauchende Salzsäure und konz. Schwefelsäure verseifen schon in der Kälte unter Bildung von rotbraunen Indolonsalzen.

Indolcarbonsäuren.

α-Indolcarbonsäure bildet sich in geringen Mengen bei der Alkoholatschmelze des oxaltoluidsauren Kaliums neben einer isomeren Indolcarbonsäure, die zwei Hydroxylgruppen enthält [3]). Darstellung aus Oxal-o-toluidsäure [4]).

β-Indolcarbonsäure. Leitet man in eine durch überschüssiges Alkali stark alkalisch gemachte Lösung des Natrium- oder Kaliumsalzes in Wasser einen Strom ozonisierter Luft, so erfolgt Ausscheidung eines blauen, an Menge schnell zunehmenden Niederschlags, welcher aus reinem Indigo besteht [5]).

β-Methyl-N-indolcarbonsäure [6]) $C_{10}H_9NO_2$

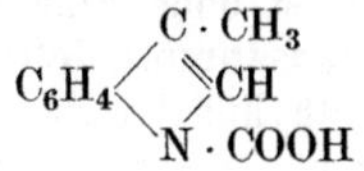

Durch Einleiten von getrockneter Kohlensäure 1 Stunde in der Kälte und in der Wärme in eine ätherische Lösung von frisch bereitetem Skatolmagnesiumbromid. Man löst das gebildete Magnesiumsalz durch wenig verdünnte Schwefelsäure in der Kälte, zieht den schmutzigweißen Niederschlag mit Alkohol aus, schüttelt die ätherische Lösung wiederholt mit Natriumcarbonat aus und fällt mit Schwefelsäure, löst in kaltem Essigäther und entfärbt die Lösung mit Tierkohle. Das Filtrat gibt beim schnellen Verdampfen schneeweiße Krystalle. Schmelzp. 129°

---

1) R. Ciusa u. L. Vecchiotti, Gazz. chim. ital. **43**, II, 91 [1913].
2) Ludwig Kalb u. Joseph Bayer, Berichte d. Deutsch. chem. Gesellschaft **45**, 2157 [1912].
3) W. Madelung, Berichte d. Deutsch. chem. Gesellschaft **45**, 3521 [1912].
4) W. Madelung, Berichte d. Deutsch. chem. Gesellschaft **45**, 3521—3527 [1912]; Chem. Centralbl. **1913**, I, 291.
5) R. Weißgerber, Berichte d. Deutsch. chem. Gesellschaft **46**, 651—659 [1913]; Chem. Centralbl. **1913**, I, 1319.
6) B. Oddo, Gazz. chim. ital. **42**, I, 361—375 [1912]; Chem. Centralbl. **1912**, II, 194.

unter starker Zersetzung. Die Säure gibt nicht die von Salkowski beschriebene Färbung mit salpetriger Säure und Calciumhypochlorit, ist viel weniger beständig, wie die natürliche Säure, zerfällt beim Kochen mit Ammoniak oder Wasser oder Benzol in Kohlensäure und Skatol. Mit konz. Schwefelsäure gibt sie eine an Pikrinsäure erinnernde Färbung, die beim Erwärmen in tiefes Purpurrot übergeht. Die wässerige Lösung des Ammoniumsalzes gibt mit Ferrichlorid einen rotbraunen, mit Bleiacetat einen weißen, käsigen Niederschlag. Kupfersulfat fällt gelbgrün, Silbernitrat und Bariumchlorid weiß. — **Äthylester** $C_{12}H_{13}O_2N$. Durch Einwirkung von Chlorkohlensäureäthylester auf Skatolmagnesiumbromid in ätherischer Lösung. Das sich abscheidende braune Öl geht allmählich in einen leuchtend gelben Niederschlag über. Über Nacht wird kalt stehen gelassen und mit Äther ausgezogen. Aus ihm hinterbleibt ein ziemlich dickes, gelbes Öl, das fast vollständig bei 215° und 10 mm Druck überdestilliert, nicht in Kältemischung erstarrt und angenehm ätherisch riecht. Wird durch Alkalien in alkoholischer Lösung schon in der Kälte verseift unter Bildung von Skatol, ebenso beim Erhitzen mit wässerigem Ammoniak im Rohre. Vollständig flüchtig mit Wasserdampf. Siedepunkt unter 760 mm Druck 288,5° unter geringer Zersetzung.

β-Methyl-α-indolcarbonsäure [1] $C_{10}H_9O_2N$.

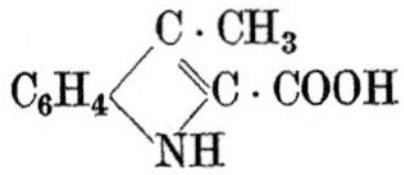

Durch Erhitzen von frisch hergestelltem β-Methylindolmagnesiumbromid mit Kohlensäure etwa 3 Stunden lang auf 315—320°. Das Reaktionsprodukt wird mit Schwefelsäure angesäuert und mit Äther erschöpft, die ätherische Lösung mit Sodalösung ausgeschüttelt. Beim Ansäuern fällt die Säure als gelber Niederschlag. Durch Kochen mit Tierkohle in Lösung mit Benzol + wenig Petroläther wird die Substanz gereinigt. Kleine weiße Nadeln. Schmelzp. 164—165°. Vollständig löslich in kohlensauren Alkalien. Mit Schwefelsäure entsteht in der Kälte Gelbfärbung, in der Wärme intensiv purpurrote Färbung. Die Reaktionen der Lösung des Ammoniumsalzes mit Ferrichlorid, Bleiacetat und Kupfersulfat sind dieselben wie bei der β-Methyl-N-indolcarbonsäure. — **Bariumsalz.** Kleine, weiße Krystalle.

α-Methyl-β-indolcarbonsäure [2] $C_{10}H_9O_2N$.

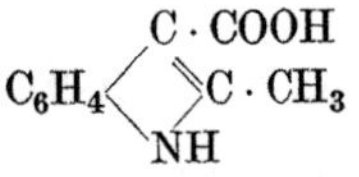

Aus α-Methylindolmagnesiumbromid in Lösung mit Toluol unter Erwärmen auf dem Wasserbade. Aus der alkalischen Lösung des Rohproduktes fällt bei einigem Stehen unverändertes α-Methylindol aus. Jetzt säuert man an und reinigt den gelben Niederschlag durch Kochen in Aceton mit Tierkohle. Weiße Krystalle aus Chloroform. Schmelzp. 174° unter Zersetzung. Die Lösung der Säure gibt mit Ferrichlorid einen braunen, mit Bleiacetat in konz. Lösung einen weißen Niederschlag, die Lösung des Ammoniumsalzes mit Silbernitrat einen weißen, krystallinischen Niederschlag, mit Kupfersulfat einen grünblauen, mit Mercurichlorid einen weißen Niederschlag. Schwefelsäure ist ohne Einwirkung. — **Bariumsalz.** Kleine, weiße Krystalle. — **α-Methyl-β-indolcarbonsäureäthylester** $C_{12}H_{13}O_2N$. Durch Einwirkung von Chlorkohlensäureäthylester auf α-Methylindolmagnesiumbromid in ätherischer Lösung unter Kühlung. Das sich bildende gelbbraune Öl wird bei einstündigem Erhitzen auf dem Wasserbade weiß und pulverig. Nach dem Abkühlen wird mit Schwefelsäure neutralisiert und mit Äther extrahiert. Beim Einengen fällt der Ester krystallinisch aus, verunreinigt mit Methylketol, welches durch vorsichtige Destillation mit Wasserdampf entfernt wird. Der Rückstand wird aus Petroläther + Benzol umkrystallisiert. Kleine Nadeln. Schmelzp. 135°. Löslich in Alkohol, wenig löslich in kaltem und warmem Wasser, löslich in Äther und Benzol, wenig löslich in Petroläther.

---

[1] B. Oddo, Gazz. chim. ital. **42**, I, 361—375 [1912]; Chem. Centralbl. **1912**, II, 194.

[2] B. Oddo, Gazz. chim. ital. **42**, I, 361—375 [1912]; Chem. Centralbl. **1912**, II, 195.

Nucleoproteide und Nucleinsäuren.

Von
Paul Hirsch-Jena.

Nucleoproteide (Bd. IV, S. 986).

Definition: Man unterscheidet α-Nucleoproteide, darstellbar durch Anwendung kalter, indifferenter Extraktions- und Lösungsmittel, und β-Nucleoproteide, von anderer Zusammensetzung als α-Nucleoproteide, gewonnen durch Anwendung heißer Lösungsmittel. Sie entstehen aus den α-Nucleoproteiden durch Zerfall derselben in der Hitze in einen koagulierenden Eiweißkörper und das löslich bleibende β-Nucleoproteid. Meistens stellt man nur die β-Nucleoproteide dar.

Vorkommen: Jede Kernart besitzt spezifisch gebaute Nucleoproteide [1]). Je jugendlicher rote Blutkörperchen sind, um so mehr Nucleoproteide enthalten sie [2]). Masing [3]) bestimmte den Nucleinphosphor in Kaninchenembryonen und Kaninchenlebern in verschiedenen Entwicklungsstufen. Mit zunehmendem Alter sinkt derselbe. Im Blutserum von Mensch und Pferd, ebenso in der Ascitesflüssigkeit konnte Patein [4]) nach der Methode von Goubeau kein Nucleohiston nachweisen. In organischen Düngemitteln [5]) (Sojabohnenkuchen, Rapskuchen, Rotkleien, Heringsguano, Knochenmehl, Preßkuchen von Seidenraupenpuppen und Krabbenschalen) kommen Nucleine nur in relativ geringer Menge vor.

Physiologische Eigenschaften: Im Magen gehen Nucleoproteide nach London [6]) zu ungefähr $^2/_3$ in Lösung, nur ganz geringe Mengen (2—3%) Phosphorsäure werden abgespalten. Im Darm tritt Spaltung in Protein und Nucleinbestandteile ein, das Nucleinsäuremolekül wird zersetzt. Die Nucleinkomponente wird in der Hauptsache vom Darmsaft verdaut. — Das Nuclein des Heringsguano besitzt keinen unmittelbaren Düngewert [7]).

Biologische Wirkung. Wiederholte Injektion einer bestimmten Kernsubstanz oder der aus den Nucleoproteiden darstellbaren Nucleine rufen nach Abderhalden und Kashiwado [1]) Anaphylaxie hervor. — Gewebsnucleoproteide haben nach Guerrini [8]) die Eigenschaft, stark charakteristische anaphylaktische Reaktion hervorzurufen. Dieselbe ist für ein und dasselbe Organ spezifisch. Auch Bakteriennucleoproteide haben die gleiche Wirkung. Sie ist für die Bakterienart, aus der das Nucleoproteid gewonnen wurde, spezifisch.

Wells [9]) übt Kritik an den bisherigen Arbeiten über die antigene Natur der Nucleoproteine. Er kommt zu dem Schluß, daß reine Nucleine wahrscheinlich überhaupt keine Antigene sind, da ihre Bestandteile, Nucleinsäuren und Histone oder Protamine, nicht antigen wirksam sind. Beobachtete antigene Eigenschaften sind sicher auf beigemengte Proteine zurückzuführen.

Durch Verabreichung von Nucleoproteiden aus der Hundeleber, dem Rindermuskel, der Pferdemilz und aus Muskeln verschiedener Tierarten kann man nach Testa und Sormani [10]) die mechanische Muskelarbeit von Froschmuskeln bedeutend steigern. Die Zu-

---

1) E. Abderhalden u. T. Kashiwado, Zeitschr. f. physiol. Chemie **81**, 285 [1912].
2) E. Masing, Archiv f. experim. Pathol. u. Pharmakol. **66**, 71 [1911].
3) E. Masing, Zeitschr. f. physiol. Chemie **75**, 135 [1912].
4) G. Patein, Journ. de Pharm. et de Chim. **7**, 55 [1913].
5) S. Tsuda, Journ. of the Coll. of Agric. Tokyo **1**, 167 [1909].
6) E. S. London, Zeitschr. f. physiol. Chemie **62**, 451 [1909].
7) R. Mitsuta, Journ. of the Coll. of Agric. Tokyo **1**, 163 [1909].
8) G. Guerrini, Zeitschr. f. Immunitätsforsch. u. experim. Ther., 1. Teil, **14**, 70 [1912].
9) G. H. Wells, Zeitschr. f. Immunitätsforsch. **19**, Orig., 599—611 [1913].
10) G. C. Testa u. G. Sormani, Atti Soc. Lomb. scienz. med. e biol. **1**, fasc. **3** [1913].

nahme der Muskeltätigkeit steht stets im Verhältnis zu der verabreichten Nucleoproteidmenge.

In gleicher Weise wie die Albumine zur Entfaltung ihrer thromboplastischen Wirkung Aminokörper als Zwischenkörper brauchen, sind für die Nucleine die Purinbasen nach de Waele[1]) unentbehrlich. Es genügt, die Nucleine etwas abzubauen oder ihnen etwas Abbauprodukte, sogar Harnsäure, zuzufügen, um ihnen Giftigkeit zu verleihen. Die Nucleoproteine werden auch durch Aminosäuren von der Albuminseite her aktiviert. Nucleohistone sind durch ihre Histongruppe an sich giftig, für manche Nucleoproteine sind die Tiere an sich anaphylaktisiert, wie die fleischfressenden Tiere für Peptone, so z. B. für die Nucleoproteine aus Thymus.

Bildung im Organismus: McCollum[2]) konnte beweisen, daß der tierische Organismus die Fähigkeit besitzt, die Nucleinbasen, die er zur Nucleinbildung braucht, gewissen Gruppen des Eiweißmoleküls zu entnehmen. Abderhalden[3]) zeigte, daß bei Stoffwechselversuchen die Bausteine der Nucleoproteide dieselben vollständig ersetzen können.

Spaltungen: Auf Grund biologischer Untersuchungen muß nach Abderhalden und Kashiwado[4]) jede Kernart, mithin auch jedes Nucleoproteid spezifisch gebaute Eiweißanteile besitzen.

Pflanzliche Nucleoproteide.

Vorkommen: Aus verschiedenen Futtermitteln (Mohn und Palmölkuchen) stellte Klinkenberg[5]) Nucleine dar. Das Vorkommen von Nuclein in Schimmelpilzen und in der Hefe stellte zuerst Stutzer[6]) fest. 40,75% des Stickstoffes kommen auf Nucleinstickstoff. Nach Zaleski[7]) kommen sie in allen wachsenden Zellen vor, es spricht dies dafür, daß sie formative Stoffe sind. In hungernden Teilen der Pflanze keine Abnahme der Nucleoproteide. Der Aufbau findet in den Achsenorganen statt, der Abbau in den Kotyledonen. Bei Verwundungen fand Kovchoff[8]) in den Gewebsneubildungen eine Vermehrung der Nucleoproteide.

Nucleoproteid aus Gerste.

Darstellung: Petit[9]) erhielt ein Fe-haltiges Nucleoproteid.

Physikalische und chemische Eigenschaften: Frei von S, Millonsche Reaktion negativ.

Nucleoproteid aus Cholerabacillen.

Darstellung: Nach Galeotti[10]) werden stark virulente Bouillonkulturen 1 Stunde mit KOH behandelt, mit Essigsäure und dann mit Ammonsulfat versetzt. Entstehenden Niederschlag umlösen mit 0,5proz. Sodalösung.

Physiologische Eigenschaften: Die charakteristischen Cholerasymptome sind durch das Nucleoproteid bedingt. Es wird möglich sein, durch Einführung auf gastrischem Wege Menschen mit seiner Hilfe zu immunisieren.

Animalische Nucleoproteide.

Nucleoproteid aus Thymus (Bd. IV, S. 995).

Zusammensetzung: Die von Abderhalden und Kashiwado[4]) ausgeführte Hydrolyse von nach Kashiwado[11]) dargestellten Thymuskernen ergab Anwesenheit von Glykokoll, Alanin, Valin, Leucin, Prolin, Asparaginsäure, Glutaminsäure, Phenylalanin, Tyrosin,

[1]) H. de Waele, Zeitschr. f. Immunitätsforsch. u. experim. Ther. [1] **18**, 410—422 [1913].
[2]) E. V. Mc Collum, Amer. Journ. of Physiol. **25**, 120 [1909].
[3]) E. Abderhalden, Zeitschr. f. physiol. Chemie **77**, 22 [1912].
[4]) E. Abderhalden u. T. Kashiwado, Zeitschr. f. physiol. Chemie **81**, 285 [1912].
[5]) W. Klinkenberg, Zeitschr. f. physiol. Chemie **6**, 155, 566 [1882].
[6]) A. Stutzer, Zeitschr. f. physiol. Chemie **6**, 572 [1882].
[7]) W. Zaleski, Berichte d. Deutsch. botan. Gesellschaft **28**, 146 [1911]; **27**, 202 [1909].
[8]) J. Kovchoff, Berichte d. Deutsch. botan. Gesellschaft **21**, 165 [1903].
[9]) P. Petit, Compt. rend. de l'Acad. des Sc. **116**, 995 [1893].
[10]) G. Galeotti, Centralbl. f. Bakt. u. Parasitenk., Abt. I, **67**, 225 [1912].
[11]) T. Kashiwado, Deutsches Archiv f. klin. Medizin **104**, 584 [1911].

Tryptophan und Cystin in der Eiweißkomponente. Steudel[1]) konnte die Analysenergebnisse von Lilienfeld[2]) bestätigen.

Physiologische Eigenschaften: Biologische Wirkung. Nach Untersuchungen von Schlittenhelm und Weichhardt[3]) bei parenteraler Einverleibung keinerlei giftige Wirkung.

Darstellung: Durch Essigsäurefällung aus dem Wasserextrakt fein zerhackter Thymusdrüsen.

Abbau: Durch 2stündiges Kochen mit Natriumacetat und Natronlauge erhielt Steudel[1]) neben geringen Mengen Phosphor im Rückstande echte Nucleinsäure. Diese ist als einzige Nucleinsäure im Nucleohiston anzunehmen.

Nucleohiston aus Thymus (Bd. IV, S. 994).

Physiologische Eigenschaften: Biologische Wirkung. Nach Bang[4]) dargestelltes bei parenteraler Zufuhr ohne Wirkung[3]), nach Lilienfeld[2]) frisch dargestelltes Nucleohiston erwies sich als relativ giftig[3]). Seine akute Wirkung äußerte sich bei Injektion von 0,08 g in Krämpfen und Atemnot. Kleinere Dosen (0,04 g) Gewichtsabnahme, die zum Tode führte; proteinogene Kachexie.

Nucleoproteid aus Leber, Antithrombin (Bd. IV, S. 989).

Darstellung: Durch 12—16 Stunden Abkühlung mit CO_2-Schnee entsteht in der Leber Antithrombin[5]). Bei Durchströmung der vorher abgekühlten Leber mit normalem Blut bei 37° geht die Substanz in das Blut über. Das perfundierte Blut vermag die Gerinnung normalen Blutes in vitro zu verhindern. — Durch 1 Stunde Perfussion mit 1 l 4‰ NaCl + 5‰ Na_2CO_3-Lösung bei 40° von gefrorener und nach 24 Stunden wieder aufgetauter Leber[6]), durch Fällen mit Eisessig konnte die Substanz abgeschieden werden.

Physiologische Eigenschaften: Stark gerinnungshemmend, auch nach mehrmaligem Umfällen noch antikoagulierende Eigenschaften. Das aus der Hundeleber durch künstliche Transfusion extrahierte Nucleoproteid steht mit der antikoagulierenden Eigenschaft des Transfusats in innigem Zusammenhang[7]).

Physikalische und chemische Eigenschaften: Löslich in Alkali, kann mehrmals umgefällt werden, enthält C, N und P.

Nucleoproteid aus Gehirn (Bd. IV, S. 988).

Darstellung: Durch Ansäuern mit Eisessig und Zentrifugieren konnte Marie[8]) aus Gehirnbrei des Menschen, Affen, Hundes, Kaninchens und Meerschweinchens ein Nucleoproteid isolieren.

Physiologische Eigenschaften: Antitoxin gegen Tollwutgift[9]). Das aus normalem Hirn dargestellte Nucleoproteid neutralisiert ungefähr das Zweifache seines Volumens an Wutgift, das Hirn eines an Tollwut gestorbenen Tieres das Fünffache, das Hirn eines geimpften Tieres das 15—40fache[10]).

Physikalische und chemische Eigenschaften: Thermostabil.

Nucleoproteide aus Pankreas (Bd. IV, S. 992).

α-Nucleoproteid.

Physikalische und chemische Eigenschaften: Nach Michaelis und Davidsohn[11]) liegt das Koagulationsoptimum eines aus Pankreasextrakten fällbaren α-Nucleoproteids bei einer Wasserstoffionenkonzentration von $2{,}6 \cdot 10^{-4}$.

Biologische Eigenschaften: Eine sehr leichte chemische Modifikation des Nucleoproteids ist wahrscheinlich mit Trypsin identisch[11]).

---

1) H. Steudel, Zeitschr. f. physiol. Chemie **87**, 207—213 [1913].
2) J. Lilienfeld, Zeitschr. f. physiol. Chemie **18**, 473 [1894].
3) A. Schittenhelm u. W. Weichhardt, Zeitschr. f. Immunitätsforsch. u. experim. Ther. **14**, 609 [1912].
4) J. Bang, Beiträge z. chem. Physiol. u. Pathol. **4**, 115, 362 [1904].
5) M. Doyon, Compt. rend. de l'Acad. des Sc. **151**, 1074 [1910].
6) M. Doyon, A. Morel u. A. Policard, Compt. rend. de l'Acad. des Sc. **152**, 279 [1911].
7) M. Doyon, A. Morel u. A. Policard, Compt. rend. de l'Acad. des Sc. **152**, 726 [1911].
8) A. Marie, Compt. rend. de l'Acad. des Sc. **150**, 1775 [1910].
9) A. Marie, Compt. rend. de l'Acad. des Sc. **149**, 234 [1909].
10) A. Marie, Compt. rend. de l'Acad. des Sc. **152**, 1514 [1911].
11) L. Michaelis u. H. Davidsohn, Biochem. Zeitschr. **30**, 481 [1911].

β-Nucleoproteid.

Zusammensetzung: Nach Knopf[1]) entspricht der P-Gehalt den bisher gefundenen Werten, an Guanin wurde nur der vierte Teil der aus dem P-Gehalt berechneten Menge Guanin nachgewiesen. Da dieser Wert größer ist als der aus der Menge der Guanylsäure berechnete, so dürfte die Guanylsäure nicht die einzige phosphorhaltige Komponente sein. Hierauf deutet auch das Vorkommen von Adenin.

Physikalische und chemische Eigenschaften: Das Flockungsoptimum liegt nach Michaelis und Davidsohn[2]) bei einer H-Ionenkonzentration von $1{,}2 \cdot 10^{-3}$, das des bei seiner Darstellung abgespaltenen Eiweißkörpers bei ca. $1{,}7 \cdot 10^{-5}$.

Derivate von Nucleoproteiden.

Morphin-nucleoproteid.[3])

Darstellung: Alkali und säurefreies Nucleoproteid, aus Hefe dargestellt, wurde mit wenig Wasser und ganz reinem Morphin in einem Mörser zerrieben. Der Brei wurde in Wasser gelöst, filtriert, das klare Filtrat so lange gegen Wasser dialysiert, bis das Dialysat keine Morphinreaktion mehr gab. Das Filtrat wurde nun eingedampft und der Rückstand so lange mit Äther extrahiert, bis kein Morphin mehr in den Äther überging.

Physikalische und chemische Eigenschaften: Wasserlösliche Produkte von verschiedenem Charakter.

Histon-nucleoproteid.[3])

Darstellung: Hefenucleoproteid wird in 0,1% KOH gelöst, die Reaktion muß neutral sein (Dialyse gegen Wasser bis zur neutralen Reaktion des Dialysates). Zu dieser Lösung wird tropfenweise Histonhydrochlorid gegeben.

Physikalische und chemische Eigenschaften: Unlöslich in Wasser, vollständig löslich in 0,05% Na_2CO_3, unvollständig löslich in 0,5% Na_2CO_3. Bildet mit Soda ein wasserlösliches Komplexsalz.

Nucleinsäuren (Bd. IV, S. 996).

Definition und Aufbau: In Übereinstimmung mit Levene und Mitarbeitern fassen Johnson und Chernoff[4]) die Nucleinsäuren aus Hefe und der Thymusdrüse als Polynucleotide, analog den Polysaccharosen, auf. Die einfachsten Nucleinsäuren sind die Guanylsäure und die Inosinsäure. Die Nucleotide bestehen aus einer Pentose und den Basen Adenin, Guanin, Cytosin und Uracil. Die beiden ersteren Basen sind Purine, die letzteren Pyrimidinbasen. Die Verbindung der Base mit dem Zucker erfolgt an der Stellung 4 des Zuckers derartig, daß zwei Kohlenstoffatome miteinander verbunden sind. Bei der Hydrolyse kann entweder der Zucker abgespalten werden oder es kann durch Aufspaltung des Furanringes ein Glucosid gebildet werden. Johnson und Chernoff[4])[5]) gelang es, einfache Nucleotide synthetisch darzustellen (s. Purin- und Pyrimidinbasen).

Vorkommen: Nach Miescher soll der gesamte Phosphor in Fischspermatozoenköpfen in Form von Nucleinsäure enthalten sein. Steudel[6]) konnte nach der Methode von Neumann 91% des Phosphors, berechnet auf die Steudelsche Formel $C_{43}H_{57}N_{15}O_{30}P_4$, in Form von Nucleinsäure isolieren. In frischen Heringseiern konnte Tschernorutzky[7]) einen Gehalt an Nucleinsäure feststellen. In den Köpfen von Spermatozoen kommt nach Steudel[6])[8])[9]) ein neutrales Salz von nucleinsaurem Protamin vor. Dasselbe wird wohl in größeren Molekülaggregaten als im künstlich dargestellten Produkt[9]) im Spermatozoenkopf vorkommen.

---

[1]) M. Knopf, Zeitschr. f. physiol. Chemie **89**, 170—174 [1914].
[2]) L. Michaelis u. H. Davidsohn, Biochem. Zeitschr. **30**, 481 [1911].
[3]) W. H. Eddy, Biochemical Bull. [2] **5**, 115 [1912].
[4]) T. B. Johnson u. L. H. Chernoff, Journ. Amer. Chem. Soc. **35**, 585—597 [1913].
[5]) T. B. Johnson u. L. H. Chernoff, Ill. of Biol. Chem. **14**, 307—320 [1913].
[6]) H. Steudel, Zeitschr. f. physiol. Chemie **72**, 305 [1911].
[7]) H. Tschernorutzky, Zeitschr. f. physiol. Chemie **80**, 194 [1912].
[8]) H. Steudel, Zeitschr. f. physiol. Chemie **73**, 471 [1911].
[9]) H. Steudel, Zeitschr. f. physiol. Chemie **83**, 72 [1913].

Nach Herwerden[1]) sind die basophilen Körperchen der Eier von Echinodermen und von Ciona nucleinsaure Verbindungen. Sie werden durch aus Milz dargestellte Nuclease gelöst. Die Chromosomen und Nucleolen werden durch Nuclease bedeutend weniger angegriffen. Die Chromidien von Ciona bestehen nicht aus einer Nucleinsäureverbindung.

Bildung: Die durch den Amylomyces Rouxii gebildeten Nucleinsäuren entstehen nach Goupil[2]) auf Kosten der Lecithine, das Verschwinden derselben entspricht dem Höchstgehalt des Myceliums an Gesamt-P. Mit der Zeit kehrt der Nuclein-P in die Form des mineralischen P zurück.

Darstellung: Scala[3]) beschreibt eine quantitative Darstellungs- bzw. Bestimmungsmethode für Nucleinsäuren aus Muskelfleisch, der die Fehlerquellen der bisher üblichen Methoden nicht anhaften sollen.

Eine allgemeine Methode zur Darstellung aus irgendwelchen Geweben gibt Peters[4]) an.

Abbau: Nach Plimmer[5]) hat Trypsin keine Wirkung auf Nucleinsäuren; der Einfluß von Darmextrakt auf Thymusnucleinsäure ist ziemlich gering, auf Weizennucleinsäure ist die Einwirkung noch geringer. Zymin übt eine ziemlich schwache hydrolysierende Wirkung aus, Kleienextrakt ist etwas wirksamer, aber irgendeine merkbare hydrolysierende Wirkung konnte bei keinem der Extrakte festgestellt werden. Nach dem gleichen Autor[6]) werden Nucleinsäuren durch Säuren und Alkalien hydrolysiert, nHCl bewirkt bei 75° völlige Hydrolyse innerhalb von 8 Tagen. Bei Einwirkung von nNaOH waren nach 76 Tagen bei gleicher Temperatur noch geringe Reste des ursprünglichen Materials nachzuweisen.

Physiologische Eigenschaften: Untersuchungsmethoden: Die „optische Methode" zum Studium der Zersetzung von Nucleinsäuren durch Enzyme und Nucleasen beschreiben S. Amberg und W. Jones[7]), G. Pighini[8]), C. Neuberg[9]). Kober[10]) beschreibt die Anwendung der Nephelometrie bei der Untersuchung der Nucleasen.

Verhalten im Magendarmkanal: London und Schittenhelm[11]) stellten durch Versuche an Fistelhunden fest, daß Hefennucleinsäure und Thymusnucleinsäure im Magen weder resorbiert noch angegriffen werden. Im Darm wird ein kleiner Teil bis zur Abspaltung freier Purinbasen aufgespalten, ein größerer Teil so verändert, daß dialysable Spaltprodukte entstehen. Die Resorption der Nucleinsäuren resp. deren Spaltprodukte geht im unteren Jejunum und in dem Ileum vor sich. Aus dem Ileumchymus gelang es London, Schittenhelm und Wiener[12]), Guanosin zu isolieren. Die Aufspaltung der Nucleinsäuren geht im Darm ähnlich wie bei der Säurehydrolyse vor, unter Abspaltung von Nucleosiden. Die Polynucleotide werden, ehe die Phosphorsäure abgespalten wird, erst in Mononucleotide zerlegt. Nach den gleichen Autoren[13]) zeigt die Aufspaltung der Nucleinsäuren durch normalen, magenlosen, pankreaslosen und pankreassaftlosen Hund nur geringe Unterschiede. Pankreassaft spielt daher nur untergeordnete Rolle bei der Verdauung der Nucleinsäuren. Die Aufspaltung der Nucleinsäuren geht durch Darmsaft[13])[14]) bis zu den Nucleosiden, die im Darm nicht weiter verändert werden.

Verhalten gegen Fermente: Emulsin greift nach Tschernorutzky[15]) Hefennucleinsäure sowie Thymusnucleinsäure an. Myrosin greift echte Nucleinsäure nicht an, dagegen Hefennucleinsäure. Das gleiche Verhalten zeigt Hefepreßsaft. Die Spaltung durch Emulsin beruht wahrscheinlich auf Anwesenheit einer Nuclease.

---

1) M. A. von Herwerden, Archiv f. Zellforschung **10**, 431—449 [1913].
2) R. Goupil, Compt. rend. de l'Acad. des Sc. **156**, 959—962 [1913].
3) A. Scala, Ann. d'ig. sperim. **22**, 549—554 [1912].
4) A. W. Peters, Ill. of Biolog. Chem. **10**, 373 [1911].
5) R. H. A. Plimmer, Biochem. Journ. **7**, 72—80 [1913].
6) R. H. A. Plimmer, Biochem. Journ. **7**, 43—71 [1913].
7) S. Amberg u. W. Jones, Ill. of Biolog. Chem. **10**, 81 [1911].
8) G. Pighini, Zeitschr. f. physiol. Chemie **70**, 85 [1911].
9) C. Neuberg, Biochem. Zeitschr. **30**, 505 [1911].
10) P. A. Kober, Ill. of Biolog. Chem. **13**, 485 [1913]; Journ. Amer. Chem. Soc. **35**, 290—292 [1913].
11) E. S. London u. A. Schittenhelm, Zeitschr. f. physiol. Chemie **70**, 10 [1910].
12) E. S. London, A. Schittenhelm u. K. Wiener, Zeitschr. f. physiol. Chemie **72**, 459 [1911].
13) E. S. London, A. Schittenhelm u. K. Wiener, Zeitschr. f. physiol. Chemie **77**, 86 [1912].
14) P. A. Levene u. F. Medigreceanu, Ill. of Biolog. Chem. **9**, 375 [1911].
15) H. Tschernorutzky, Zeitschr. f. physiol. Chemie **80**, 298 [1912].

Physikalische und chemische Eigenschaften: Feste Nucleinsäuren entwässern Gelatinegallerten ähnlich wie Albumin[1]). Trägt man trockene Nucleinsäuren in Gelatine ein und verrührt, so gelingt es, die Nucleinsäuren in Lösung zu bringen und die Gallerte zu erhalten[1]).

Nucleinsäuren in 2proz. Lösung werden mit $CaCl_2$ gefällt[1]), ebenso mit $MgCl_2$; diese Niederschläge sind in HCl und H_3PO_4 löslich, Salzsäure und Phosphorsäure allein geben eine Fällung in Nucleinsäurelösung.

Thymusnucleinsäure (Nucleinsäure a) (Bd. IV, S. 997).

Zusammensetzung und Aufbau: Steudel[2]) stellt auf Grund von übereinstimmenden Analysen lufttrockenen a-nucleinsauren Natriums verschiedener Darstellungen die Formel $C_{43}H_{61}N_{15}P_4O_{34} + 9\,H_2O$ auf. Die Hexose der Nucleinsäure ist mit den N-haltigen Körpern glucosidartig verbunden. Die vier Glucoside, Guaninhexosid, Adeninhexosid, Thyminhexosid und Cystosinhexosid bilden mit einer der Fleitmannschen Tetraphosphorsäure[3]) ähnlichen kondensierten Phosphorsäure Ester, so daß eine vierbasische Säure entsteht. Der Aufbau gestaltet sich nach Steudel wie folgt; die Reihenfolge der Hexoside ist willkürlich:

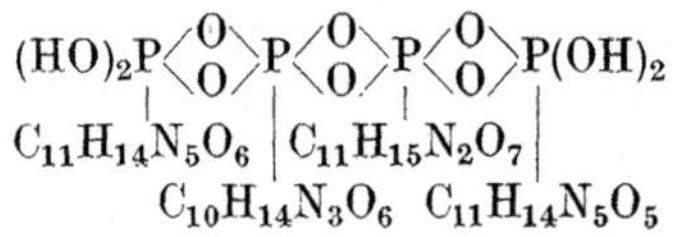

Levene und Jacobs[4]) stellen für die Nucleinsäure die Formel:

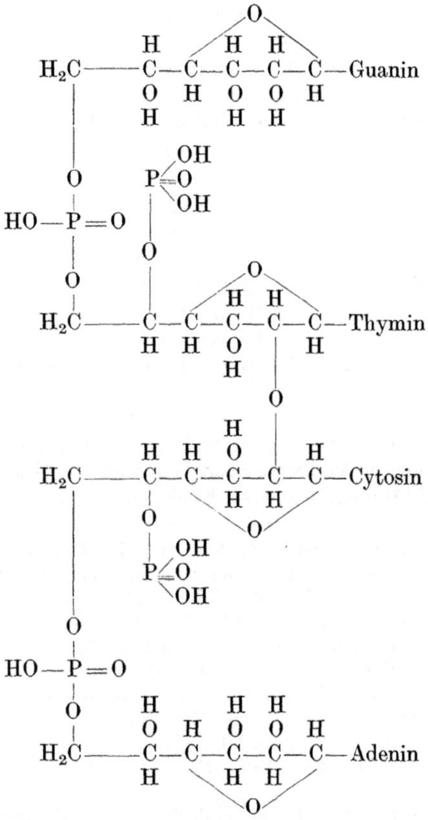

1) R. E. Liesegang, Beiträge zu einer Kolloidchemie des Lebens 66, 137 [1909].
2) H. Steudel, Zeitschr. f. physiol. Chemie 77, 497 [1912].
3) Fleitmann, Annalen d. Chemie u. Pharmazie 65, 322 [1867]. — Schwarz, Zeitschr. f. anorgan. Chemie 9, 251 [1895].
4) P. A. Levene u. W. A. Jacobs, Jl. of Biolog. Chem. 12, 411 [1912].

auf Grund der Ergebnisse der Hydrolyse auf. Daß der Kern der Nucleinsäure eine Polyphosphorsäure bildet, in der die einzelnen Phosphorsäuremoleküle anhydridartig gebunden sind, ist wegen der Beständigkeit der Säure gegen Alkali auszuschließen. Die Thymonucleinsäure enthält nach London, Schittenhelm und Wiener[1]) auch die von Levene in anderen Nucleinsäuren entdeckten Nucleoside.

Physiologische Eigenschaften: Verhalten gegen Fermente: Nach Levene und Medigreceanu[2]) bewirkt den Abbau der Nucleinsäure kein einheitliches Ferment, Nucleinase spaltet die komplexe Säure bis zu den Nucleotiden, Nucleotidase bis zu den Nucleosiden und die Nucleosidase diese in Zucker und Base. Zu gleichen Resultaten kamen Schittenhelm und Wiener[3]). Nach denselben Autoren wirkt auch noch eine den Purindesamidasen analoge Nucleosiddesamidase beim Abbau mit[3]). Höhere Spaltprodukte der Nucleinsäure sind hemmende Stoffe, die Säure wird nur zu $^2/_3$ in Harnsäure durch Rinderorgane abgebaut. Von Schweinemilz und Schweineleber wird die Säure besser abgebaut[3]). Extrakte von Ochsenpankreas spalten aus Nucleinsäure Phosphorsäure ab[4]), ebenso Extrakte aus Pankreas, Leber und Milz vom Schwein. Bei Autolyse von den gleichen Organen wird aus den in denselben enthaltenen Nucleinsäuren Phosphorsäure abgespalten[4]), als Basen wurden erhalten Xanthin, Hypoxanthin, Desamidasen wirkten beim Abbau mit. Amberg und Jones[5]) fanden, daß Thymusnucleinsäure durch Hefe nicht angegriffen wird. Digerierten Amberg und Jones[6]) das Na-Salz der Nucleinsäure mit wässerigem Hundeleberextrakt, so wurden erhebliche Menge von Phosphorsäure abgespalten, Xanthin und Hypoxanthin wurden gefunden, Adenin und Guanin ließen sich nicht nachweisen. Thymusnucleinsäure zerfällt nach Levene und Medigreceanu[7]) bei Einwirkung von Darmschleimhautextrakt in Phosphorsäure und Nucleoside.

Nucleasen: Tschernoruzky[8]) konnte in wässerigen Extrakten von polymorphkernigen Leukocyten aus Pleurahöhlenexsudat Nuclease nachweisen. Teodoresco[9]) fand in Algen der Familie der Cyanophyceen, Chlorophyceen, Florideen und Pheophyceen Nuclease, Nach Juschtschenko[10]) enthalten Leber, Niere, Milz, Pankreas und Schilddrüse bedeutende Mengen; Gehirn, Nebennieren, Lunge und lymphatische Drüsen geringe; Herz, Blut und Serum fast keine Nuclease. Bei den einzelnen Tierarten ist der Fermentgehalt verschieden. Pighini[11]) fand Unterschiede im Nucleasegehalt des Serums bei verschiedenen Formen von Geisteskrankheiten. Glinka[12]) konnte Nucleasen in Bouillonkulturen von Bac. osteomyelitidis nicht nachweisen.

Nach Teodoresco[13]) liegt das Optimum der Nucleasewirkung bei etwa 34°; wenn die Temperatur über 90° gesteigert wird, verliert sie ihre Wirkung. Nach dem gleichen Autor[14]) büßen die Nucleasen pflanzlichen Ursprungs ihre Wirksamkeit gegenüber Natriumnucleinat erst nach 30 Minuten langem Erhitzen auf ziemlich hohe Temperaturen ein. Einen Einfluß von Atophan auf die Nucleasen des Serums konnte Fasiani[15]) nicht feststellen.

Die Enzyme, die Nucleinsäure in Nucleotide spalten, nennen Levene und Medigreceanu[16]) Nucleinasen, dieselben fehlen im Magensaft, sind sonst in allen Organen enthalten; Nucleotidasen spalten die Nucleotide in Phosphorsäure und einen Kohlenhydrat-Basenkomplex. Sie sind in allen Organen enthalten, fehlen im Magen- und Darmsaft. Nucleosidasen spalten Nucleoside in Ribose und Purinbasen, sie fehlen im Pankreasplasma und im Magen-, Pankreas- und Darmsaft, sind sonst im Plasma der meisten Organe enthalten. Jones[17]) beschreibt eine

---

1) E. S. London, A. Schittenhelm u. K. Wiener, Zeitschr. f. physiol. Chemie **72**, 459 [1911].
2) P. A. Levene u. F. Medigreceanu, Ill. of Biolog. Chem. **9**, 65, 375, 389 [1911].
3) A. Schittenhelm u. K. Wiener, Zeitschr. f. physiol. Chemie **77**, 77 [1912].
4) W. Jones, Ill. of Biolog. Chem. **9**, 169 [1911].
5) S. Amberg, u. W. Jones, Ill. of Biolog. Chem. **13**, 441 [1913].
6) S. Amberg u. W. Jones, Zeitschr. f. physiol. Chemie **73**, 407 [1911].
7) P. A. Levene u. F. Medigreceanu, Ill. of Biolog. Chem. **9**, 389 [1911].
8) M. Tschnernoruzky, Zeitschr. f. physiol. Chemie **75**, 216 [1911].
9) E. C. Teodoresco, Compt. rend. de l'Acad. des Sc. **155**, 464 [1912].
10) A. J. Juschtschenko, Biochem. Zeitschr. **31**, 377 [1911].
11) G. Pighini, Biochem. Zeitschr. **33**, 190 [1911].
12) H. Glinka, Arch. des sc. biol. (St. Pétersbourg) **17**, 119—124 [1913].
13) E. C. Teodoresco, Compt. rend. de l'Acad. des Sc. **155**, 554 [1912].
14) E. C. Teodoresco, Compt. rend. de l'Acad. des Sc. **156**, 1081—1084 [1913].
15) G. M. Fasiani, Arch. di Farmacol. sperim. **14**, 480 [1912].
16) P. A. Levene u. F. Medigreceanu, Ill. of Biolog. Chem. **9**, 389 [1911].
17) W. Jones, Ill. of Biolog. Chem. **12**, 31 [1912].

Tetranuclease, die aus Hefenucleinsäure Guanylsäure bildet. Bei thyreoidektomierten Hunden[1]) ist der Nucleasegehalt von Organen und Blut vermindert, ebenso beim Kaninchen, aber nicht im gleichen Maße. Einfluß von Thyreoidin[1]) vermehrt den Gehalt an Nuclease. Nach Amberg und Jones[2]) kommen im Extrakt von Hundeleber zwei unabhängige Nucleasen vor, eine Purinnuclease, die die Abspaltung der Purinbasen herbeiführt, und eine Phosphornuclease, die wohl Phosphorsäure abspaltet, aber nicht die Purinbasen aus ihrer Bindung mit dem Kohlenhydrat befreit.

Nucleasen: P. de la Blanchardière[3]) untersuchte die Beziehungen zwischen der verflüssigenden und zersetzenden Wirkung der Nuclease. Als Methode wurde die von Schorr[4]) vereinfachte Spriggsche viscosimetrische Methode benutzt. Die Sekrete des Thymus, der Leber und besonders der Pankreas wurden durch a-thymusnucleinsaures Natrium verflüssigt. Hefennucleinsäure wurde ebenfalls durch die Fermente der Thymus und Leber abgebaut. Pankreassekret und Pankreassaft zersetzen, obgleich sie eine sehr energische Verflüssigung bewirken, die Nucleinsäure nicht in gleichem Maße. Pankreassekret zersetzt in viel stärkerem Verhältnis; es ist dies wohl auf zwei verschiedene Nucleasen zurückzuführen, a- und b-Nuclease.

Biologische Wirkung: Intravenöse Einführung von Nucleinsäure übt deutlichen Einfluß auf die fermentative Tätigkeit des Organismus aus[5]). Namentlich bei dem amylolytischen Ferment wurden starke Beeinflussung beobachtet. Ewald[6]) beobachtete bei intravenöser Injektion von Nucleinsäure und Hefe Leukocytose und darum bedingte größere Ausscheidung von Purin-N. Paoli und Calisti[7]) injizierten nucleinsaures Na prophylaktisch vor Laparotomien. Sie beobachteten eine Steigerung der bactericiden Kraft des Blutserums gegen Kolibacillen und eine Erhöhung des opsonischen Index in bezug auf Eitererreger. Im Gegensatz hierzu spricht v. Graff[8]) den Injektionen von Na-nuclcinat allzu großen Wert ab, die Nucleinprophylaxe muß vom Standpunkt der Klinik abgelehnt werden. Nach Meisen[9]) bewirken Nucleinsäureinjektionen eine größere Festigkeit bei in Entwicklung begriffenen Knochen. Die sonstige therapeutische Anwendung der Nucleinsäure sei weiter nicht erwähnt. Spiethoff[10]) verwandte intramuskuläre Injektionen von Natrium nucleinicum zur „Umstimmung der Haut", d. h. zur Herabsetzung der Reizbarkeit der Haut gegen chemisch-therapeutische Reize.

Zufuhr von Nucleinsäure, per os oder parenteral, bewirkt beim Hunde nach Tschernoruzky[11]) Leukocytose, Temperatursteigerung und Erhöhung des Stoffwechsels. Die Menge und Energie der Nuclease wird erhöht, am stärksten steigt die nucleolytische Funktion der Leukocyten, die Steigung der nucleolytischen Funktion der einzelnen Organe scheint auch dadurch bedingt zu sein.

Abderhalden und Kashiwado[12]) konnten durch Injektion und Reinjektion von Nucleinsäuren keine Anaphylaxie erzeugen. Im Gegensatz hierzu bemerkte Spiethoff[13]) beim Menschen nach intravenöser Zufuhr von 0,65 g Natrium nucleinicum Boehringer, verdünnt mit 40 ccm physiologischer Kochsalzlösung, nach vorhergegangenen intramuskulären Injektionen eine sofort nach der Injektion auftretende schwere Chokwirkung (starke Lungenerscheinungen), die klinisch ganz dem anaphylaktischen Chok glich. Begleitet war der Chok mit starkem universellen Pruritus, dem bald nachher eine starke Urticaria folgte. Bei einzelnen Patienten traten diese chokartigen Zustände zwar nicht auf, oft aber hatten die Patienten nach der Injektion über Magendruck zu klagen.

---

[1]) A. J. Juschtschenko, Zeitschr. f. physiol. Chemie **75**, 141 [1911].
[2]) S. Amberg u. W. Jones, Zeitschr. f. physiol. Chemie **73**, 407 [1911].
[3]) P. de la Blanchardière, Zeitschr. f. physiol. Chemie **87**, 291—309 [1913].
[4]) K. Schorr, Biochem. Zeitschr. **37**, 424 [1911]. — J. Christiansen, Zeitschr. f. physiol. Chemie **47**, 226 [1912].
[5]) M. Tschernoruzky, Biochem. Zeitschr. **36**, 363 [1911]. — P. Timoschok, Centralbl. f. Biochemie u. Biophysik **15**, 2645 [1913].
[6]) G. Ewald, Zeitschr. f. experim. Pathol. u. Ther. **12**, 348 [1913].
[7]) E. de Paoli u. A. Calisti, Mitt. a. d. Grenzgeb. d. Med. u. Chir. **24**, Heft 2 [1912].
[8]) E. v. Graff, Mitt. a. d. Grenzgeb. d. Med. u. Chir. **24**, Heft 3 [1912].
[9]) J. Meisen, Med. Klin. **1911**, 1946.
[10]) B. Spiethoff, Med. Klin. **45** [1913]; Dermatol. Wochenschr. **57**, 1227—1230 [1913].
[11]) M. Tschernoruzky, Biochem. Zeitschr. **44**, 353 [1912].
[12]) E. Abderhalden u. T. Kashiwado. Zeitschr. f. physiol. Chemie **81**, 285 [1912].
[13]) Persönliche Mitteilung von Herrn Prof. Dr. B. Spiethoff-Jena.

Kiutsi[1]) führt die gerinnungshemmende Wirkung des Syncytiums auf aus dem Zellleib ausgetretene Nucleinsäuren zurück. Funk[2]) prüfte Hefe- und Thymusnucleinsäure sowie als deren Abbauprodukte Guanosin, Adenosin, Cytidin (ferner Adenin, Guanin usw.) auf ihre curative Wirkung gegenüber polyneuritiskranken Tauben. Abgesehen von Guanin und Thymin hatten diese Substanzen eine ausgesprochene therapeutische Wirkung.

Stoffwechsel: Brossa[3]) brachte Hunde und Kaninchen auf ein N-Minimum und verfütterte dann Nucleinsäure. Die biologische Wertigkeit ergab sich zu 60—80%. Nach Versuchen von Levene und Medigreceanu[4]) werden nach Verfütterung von Nucleinsäure im Gegensatz zu Inosin die relativ größten Allantoinmengen ausgeschieden. Beim Abbau der Nucleinsäuren im Organismus ist möglicherweise das Freiwerden von Purinen die erste Stufe und nicht das von Inosin. Nuclein und nucleinsaures Na werden nach Fingerling[5]) in Kraftfuttermitteln von Wiederkäuern viel besser ausgenützt als in Rauhfuttermitteln, diese Unterschiede sind bedingt durch die mehr oder weniger großen Hindernisse, die sich der Auflösung durch die Verdauungssäfte entgegenstellen. Schittenhelm und Ullmann[6]) beobachteten, daß die Harnsäureausfuhr beim Menschen nach Nucleinsäureverfütterung und gleichzeitiger Atophandarreichung um das Doppelte gegen die bei alleiniger Nucleinsäurezufuhr größer ist. Zu gleichem Resultat kamen früher Frank und Przedborski[7]). Nach ihnen wird der Abbau der Nucleinsäure einseitig nach der Harnsäurerichtung durch das Atophan abgedrängt, der andere Weg des Abbaues durch Aufspaltung des Purinkernes und Umgehung der Harnsäure wird nicht benutzt. Über Physiologie des Nucleinstoffwechsels berichtet Stephan[8]) zusammenhängend, über Pathologie in gleicher Weise Schütz[9]).

Nach oraler oder subcutaner Darreichung von Na-nucleinat an einen Affen trat entgegen dem Fehlen von Harnsäure unter normalen Bedingungen dieselbe in Spuren im Harn auf[10]). Niedere Algen können nach Teodoresco[11]) das Nucleinsäuremolekül zerlegen und den organischen Phosphor desselben mineralisieren, in der ersten Zeit begünstigt eine nucleinsäurehaltige Nährlösung eine rasche und reichliche Entwicklung der Alge mehr als in mineralischer Form gegebener Phosphor und Stickstoff.

Nach Versuchen von Dohrn[12]) wird fast die gesamte Nucleinsäure vor der Resorption aufgespalten. Scaffidi[13]) fand, daß Zufuhr von Nucleinsäure eine geringe Steigerung der Purinbasenausscheidung und eine sehr erhebliche Zunahme der Harnsäureausscheidung bedingt. Eine Berechnung zeigte, daß dieses Plus an Harnsäure nicht durch den basischen Bestandteil der Nucleinsäure hervorgerufen, sondern als ein Abbauprodukt des Proteinbestandteils derselben anzusehen ist. Christoni[14]) stellte fest, daß der Stoffwechsel durch Jodnatrium gehemmt wird, das gleiche fand Jappeli[15]) für Bromnatrium. Im menschlichen Blute vorhandene Purinbasen, zum größten Teil Adenin, dürften nach Baß[16]) auf Nucleoside als Muttersubstanzen zurückzuführen sein.

Abbau: Im Gegensatz zu der Hefenucleinsäure kommt man nach Steudel[17]) bei der Hydrolyse von nucleinsaurem Na aus der Thymusdrüse nicht zu guanosinähnlichen Körpern. Im Falle, daß eine Aufspaltung erfolgt, tritt sofort Abspaltung der Purinbasen ein. Die Bindung der Hexose mit den Alloxurbasen ist sehr viel lockerer als die der Pentose mit den Purinkörpern in der Hefenucleinsäure. Übereinstimmung mit Beobachtungen von Kowalevsky[18]).

---

[1]) M. Kiutsi, Zeitschr. f. Geburtsh. u. Gynäkol. **72**, 575—601 [1912].
[2]) C. Funk, Journ. of Physiol. **45**, 489—492 [1913].
[3]) S. A. Brossa, Archiv f. Anat. u. Physiol. (Waldeyer-Engelmann), Phys. Abt. **1912**, 191 [1912].
[4]) P. A. Levene u. F. Medigreceanu, Amer. Journ. of Physiol. **27**, 438 [1911].
[5]) G. Fingerling, Biochem. Zeitschr. **37**, 266 [1911].
[6]) A. Schittenhelm u. R. Ullmann, Zeitschr. f. experim. Pathol. u. Ther. **12**, 360 [1913].
[7]) E. Frank u. Przedborski, Archiv f. experim. Pathol. u. Pharmakol. **68**, 349 [1912].
[8]) A. Stephan, Apoth.-Ztg. **27**, 816 [1912].
[9]) R. Schütz, Petersburger med. Zeitschr. **1912**, Heft 7 u. 8 [1912].
[10]) A. Hunter u. M. H. Givens, Ill. of Biolog. Chem. **13**, 371 [1912/13].
[11]) E. C. Teodoresco, Compt. rend. de l'Acad. des Sc. **155**, 300 [1912].
[12]) M. Dohrn, Zeitschr. f. physiol. Chemie **86**, 130—136 [1913].
[13]) V. Scaffidi, Biochem. Zeitschr. **47**, 215—225 [1912].
[14]) A. Christoni, Arch. di Fisiol. **21**, 119—124 [1913].
[15]) A. Jappeli, Arch. intern. de Pharmacodynamie et de Thérapie **23**, 63—67 [1913].
[16]) R. Baß, Verhandl. des XXX. Kongr. f. inn. Medizin S. 196 [1913].
[17]) H. Steudel, Zeitschr. f. physiol. Chemie **77**, 479 [1912].
[18]) K. Kowalevsky, Zeitschr. f. physiol. Chemie **69**, 248 [1910].

Levene und Jacobs[1]) gelang es, 2 Pyrimidinnucleotide bei der partiellen Hydrolyse zu isolieren. Behandelte man Thymusnucleinsäure aus Fischsperma 2 Stunden lang mit 2% H_2SO_4, fällte mit Phosphorwolframsäure, so fand man im Filtrat des Phosphorwolframsäureniederschlages Hexothymidindiphosphorsäure und Hexocytidindiphosphorsäure.

Hexothymidindiphosphorsäure.[1])

Zusammensetzung und Aufbau: $C_{11}H_{18}O_{13}N_2P_2$.

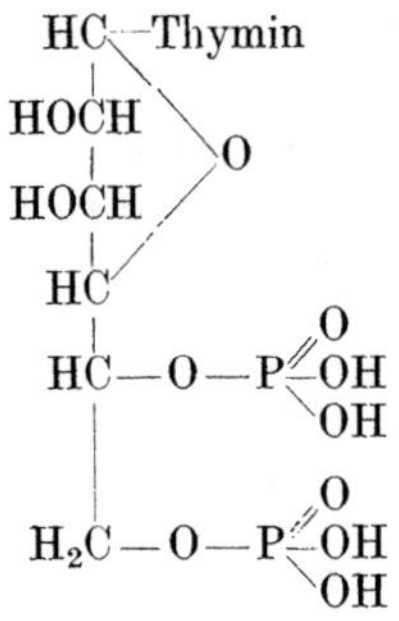

Brucinsalz der Hexothymidindiphosphorsäure[1]) $(C_{23}H_{26}O_4N_2)_4 \cdot C_{11}H_{18}O_{13}N_2P_2$. 3,06% P, Krystalle aus 85proz. Alkohol, unlöslich in kaltem Wasser und Alkohol, ziemlich leicht löslich in heißem verdünntem Alkohol. Beim raschen Erhitzen in Capillarrohr schmilzt es bei ca. 172°.

Bariumsalz der Hexothymidindiphosphorsäure[1]) $Ba_2C_{11}H_{14}O_{13}N_2P_2$. 18.44% C, 1,96% H, 3,91% N, 8,66% P, 38,30% Ba.

Es wurde aus dem Brucinsalz dargestellt, weißes Pulver. Zur Analyse getrocknet über P_2O_5 bei 110°, die obige Werte ergab. $[\alpha]_D^{30} = +10{,}86°$ (in $^1/_5$ n-HCl) für freie Säure berechnet. Hydrolyse des Bariumsalzes mit 10% H_2SO_4[1]): Beim Erhitzen im geschlossenen Rohr auf 125° erhält man Thymin und Lävulinsäure.

Hexocytidindiphosphorsäure.[1])

Zusammensetzung und Aufbau: $C_{10}H_{17}O_{12}N_3P_2$.

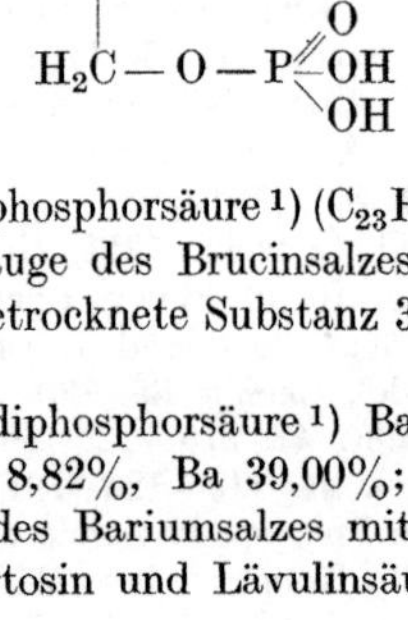

Brucinsalz der Hexocytidindiphosphorsäure[1]) $(C_{23}H_{26}O_4N_2)_4 \cdot C_{10}H_{17}O_{12}N_3P_2$. Erhalten beim längeren Stehen der Mutterlauge des Brucinsalzes der Hexothymidindiphosphorsäure; es enthält die über P_2O_5 bei 110° getrocknete Substanz 3,56% P und 7,46% N. Prismen aus 95% Alkohol.

Bariumsalz der Hexocytidindiphosphorsäure[1]) $Ba_2C_{10}H_{13}O_{12}N_3P_2$. Amorphes Pulver: C 17,08%, H 1,85%, N 5,96%, P 8,82%, Ba 39,00%; $[\alpha]_D^{25} = +31{,}45°$ (in $^1/_1$ n-HCl) für freie Säure berechnet. Hydrolyse des Bariumsalzes mit 10% H_2SO_4[1]): Beim Erhitzen auf 125° im Schießrohr erhält man Cytosin und Lävulinsäure.

[1]) P. A. Levene u. W. A. Jacobs, Jl. of Biolog. Chem. **12**, 411 [1912].

Dinucleotid aus Thymusnucleinsäure a.[1])

Zusammensetzung und Aufbau:

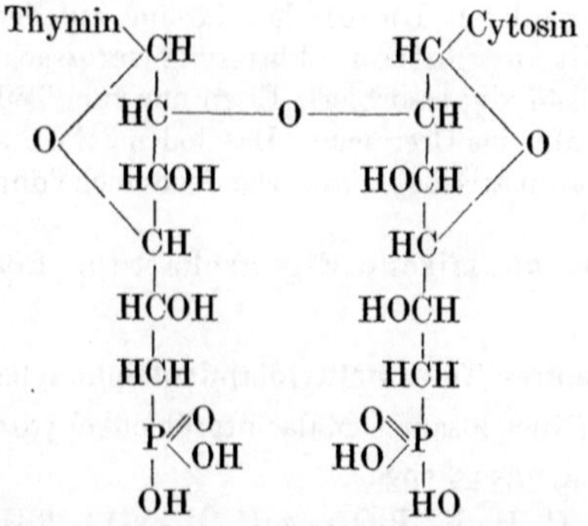

Aus dem Phosphorwolframsäureniederschlag, dessen Filtrat zur Darstellung der Hexothymidin- bzw. Hexocytidindiphosphorsäure benutzt wurde, von Levene und Jacobs dargestellt und analysiert. Genauere Angaben noch nicht veröffentlicht.

Guaninhexosid aus Thymusnucleinsäure a.

Zusammensetzung: 42,20% C, 4,84% H, 22,30% N.

$C_{11}H_{15}O_6N_5$.

Darstellung: Mit Hilfe eines nicht näher charakterisierten Enzymes gelang es Levene und Jacobs[2]), Thymusnucleinsäure so zu spalten, daß ein Guaninhexosid entstand.

Physikalische und chemische Eigenschaften: Aus heißer alkoholischer Lösung halb krystallinische Substanz. Die Hydrolyse dieses Körpers mit 2% H_2SO_4 auf dem Wasserbade am Rückflußkühler lieferte Guanin und Glucose, charakterisiert als Guaninsulfat und Osazon vom Schmelzp. 198°.

Derivate der Thymusnucleinsäure a.

Neutrales nucleinsaures Protamin.[3])

Zusammensetzung[3]): 17,97% N, 5,60% P. P : N = 1 : 3,211.

Darstellung[3]): Nucleinsäure wird in kaltem Wasser aufgeschwemmt, mit der berechneten Menge Natronlauge in Lösung gebracht, hierzu fügt man eine Lösung von Protaminsulfat in Wasser. Niederschlag abzentrifugieren und mit Alkohol und Äther trocknen.

Physikalische und chemische Eigenschaften: Drehung einer 1proz. Lösung in n-Natronlauge im 22-cm-Rohr 0,5° nach links, nach 8tägigem Stehen Drehung gleich Null. Durchflußgeschwindigkeit im Oswaldschen Viscosimeter bei 17° 2′25″, dieselbe blieb auch nach 8tägigem Stehen konstant.

Nuclein-Eisenverbindungen.

Darstellung: Nach Wolff[4]) läßt man Nucleinsäuren tierischer oder pflanzlicher Herkunft auf Eiseneiweißverbindungen oder tierisches oder pflanzliches Eiweiß auf nucleinsaures Eisen einwirken. Die Verbindungen werden durch Säure ausgefällt.

---

1) P. A. Levene u. W. A. Jacobs, Jl. of Biolog. Chem. **12**, 411 [1912].
2) P. A. Levene u. W. A. Jacobs, Jl. of Biolog. Chem. **12**, 377 [1912].
3) H. Steudel, Zeitschr. f. physiol. Chemie **83**, 72 [1913].
4) W. Wolff & Co., D. R. P. Kl. 12h, Nr. 243 583.

Jodparanucleinsaures Eisen.[1])

Zusammensetzung: 8,04% J, 15,81% Fe, 2,42% P.

Darstellung: Man schüttelt paranucleinsaures Eisen mit überschüssiger Jodjodkaliumlösung längere Zeit und filtriert das abgeschiedene Produkt ab, oder man erhitzt paranucleinsaures Eisen (Triferrin) mit Lugolscher Lösung auf dem Wasserbad.

Physiologische Eigenschaften: Fütterung verursacht keine Störungen, selbst in hohen Dosen wird Jod vollständig resorbiert, Eisen nur zum Teil. Der Eisengehalt der Leber steigt nach Einverleibung auf das Dreifache. Das Jod im Harn erscheint als Alkalijodid, zum kleinen Teil als jodhaltige aromatische Säure. Die Jodausscheidung überdauert die Einführung um 3mal 24 Stunden.

Physikalische und chemische Eigenschaften: Rötliches Pulver, in 0,3—0,5% Na_2CO_3 löslich.

Nucleinsaures Tetramethyldiamidotriphenylcarbinol.[2])[3])

(Nucleinsaures Malachitgrünleukohydrat.)

Mol.-Gewicht: 2767 + 162 = 2929.

Zusammensetzung: $C_{43}H_{57}N_{15}P_4O_{34} \cdot 4\,(C_{23}H_{25}N_2) + 9\,H_2O$; 55,31% C, 5,97% H, 11,00% N, 4,24% P.

Darstellung[2]): Eine 10proz. Lösung von nucleinsaurem Na wurde langsam und unter Umschwenken in eine 10proz. Lösung der salzsauren Farbbase hereingegossen. Der Niederschlag wurde abzentrifugiert und nach Waschen abgepreßt.

Physikalische und chemische Eigenschaften: Schwarze, an der Oberfläche rötlich schimmernde Masse, die sich schwer pulvern läßt[2]).

Bei Behandlung mit Alkohol[3]) trennt sich unter Alkoholaufnahme die Farbbase von der Nucleinsäure. Die Farbbase bildet einen in Alkohol leicht löslichen Äther, die Nucleinsäure wird durch die Temperaturerhöhung zersetzt. Durch Alkali kann man das Farbsalz in Base und Nucleinsäure zerlegen.

Nucleinsaures Hexamethylenpararosanilin.[3])

(Nucleinsaures Krystallviolettleukohydrat.)

Mol.-Gewicht: 3170.

Zusammensetzung: $C_{43}H_{57}N_{15}P_4O_{34} \cdot 4\,(C_{25}H_{30}N_3) + 9\,H_2O$.

Darstellung: Zu einer wässerigen Lösung von Krystallviolett läßt man unter Rühren eine wässerige Lösung von nucleinsaurem Natrium fließen. Niederschlag durch Dekantieren mit Wasser waschen, absaugen.

Physikalische und chemische Eigenschaften: In Wasser praktisch unlöslich. Feinkörniges, grünes Pulver. Feucht: schwarzbrauner, für Wasser sehr durchlässiger Schlamm. In Methylalkohol löslich, aus dieser Lösung durch Äther, Aceton und Amylalkohol fällbar. Durch Natronlauge kann man die Nucleinsäure als Alkalisalz wiedergewinnen.

Nucleinat der Methylenblaubase.[4])

Darstellung: In analoger Weise wie die vorigen aus Nucleinsäure und Methylenblau. Zusammensetzung und Struktur noch nicht untersucht.

Nucleinsäure aus Pankreas.

Vorkommen: In der Pankreas[5]).

Darstellung: Nicht beschrieben[5]).

Physikalische und chemische Eigenschaften[5]): Sie unterscheidet sich von der echten Thymusnucleinsäure durch ihr Verhalten gegenüber Krystallviolett, das pankreasnucleinsaure Krystallviolett ist eine in Methylalkohol beständige Verbindung.

Spaltung: Bei der Spaltung durch Schwefelsäure[5]) konnten Adenin, Cytosin, Thymin, Lävulinsäure und Phosphorsäure isoliert werden. Guanin wurde nicht aufgefunden.

---

1) E. Salkowski, Biochem. Zeitschr. **49**, 152 [1913].
2) R. Feulgen, Zeitschr. f. physiol. Chemie **80**, 73 [1912].
3) R. Feulgen, Zeitschr. f. physiol. Chemie **84**, 309 [1913].
4) R. Feulgen, Zeitschr. f. physiol. Chemie **84**, 327 [1913].
5) R. Feulgen, Zeitschr. f. physiol. Chemie **88**, 370—376 [1913].

Tuberkulinsäure (Tuberkulonucleinsäure).

Zusammensetzung: 9,2 bis 9,4% P.

Vorkommen: Sie kommt nach Ruppel[1]) in den Tuberkelbacillen, wahrscheinlich an das sog. Tuberkulosamin gebunden, vor.

Darstellung: Aus zertrümmerten Tuberkelbacillen kann man durch Anreiben mit Wasser einen Extrakt erhalten, der keine koagulierbaren Eiweißkörper enthält, dagegen die Fähigkeit besitzt, genuine Eiweißkörper aus ihren Lösungen auszufällen. Ruppel[1]) erkannte diesen Stoff als ein Nuclein, er konnte auch eine spezifisch wirkende Nucleinsäure, die Tuberkulinsäure, isolieren.

Physiologische Eigenschaften: Nach Behring und Kitaschima[2]) besitzt die Tuberkulinsäure die spezifischen Eigenschaften des Kochschen Tuberkulins in verstärktem Maße. Die spezifische Wirkung der Säure ist an die Thyminsäuregruppe der Nucleinsäure geknüpft. Die Tuberkulinsäure übertrifft die spezifische Giftigkeit des Kochschen Tuberkulins um das $3^1/_2$—4fache.

Physikalische und chemische Eigenschaften: Durch Erhitzen auf dem Wasserbade liefert sie spezifisch unwirksame Abbauprodukte, Xanthin und Adenin, sowie eine phosphorhaltige, spezifisch wirksame Säure, die Tuberkulo-Thyminsäure. Letztere liefert beim Erhitzen im Autoklaven neben Phosphorsäure eine mit Silbernitrat bei Gegenwart von Barythydrat gelbe Fällung gebende Lösung. Der Niederschlag wird von Ruppel[1]) als die Silberverbindung des Tuberkulosins angesprochen, einer Verbindung unbekannter Natur mit spezifischer Wirkung.

Hefennucleinsäure (Bd. IV, S. 1003).

Zusammensetzung und Aufbau: Jones und Richards[3]) stellen für die Hefennucleinsäure folgende Formel auf:

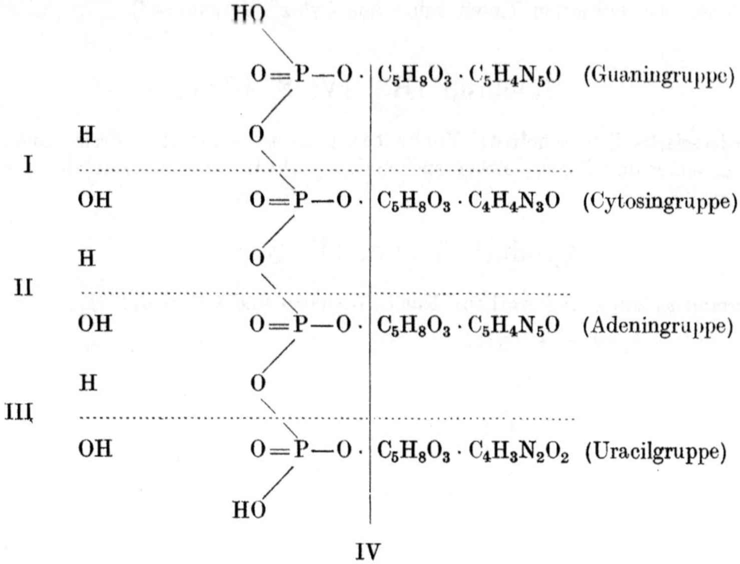

Spaltung: Tritt sie in Stellung I, II und III ein, so entstehen Mononucleotide, tritt sie nur in Stellung II ein, so bilden sich zwei Dinucleotide. Letztere Spaltung tritt z. B. bei der Einwirkung von frischem Schweinepankreasextrakt ein. Es kann auch die Spaltung in Stellung IV eintreten; in diesem Falle wird die Phosphorsäure abgespalten. Das Guanosincytosindinucleotid z. B. kann auch wieder weiter gespalten werden, in Phosphorsäure, Guanylsäure, Pentose und Guanin[3]).

---

[1]) Ruppel, Zeitschr. f. physiol. Chemie **26**, 218 [1898]. Die Proteine. Behrings Beiträge z. experim. Ther. **1900**, Heft 4, S. 89.

[2]) Behring, Die Diphtherie. Berlin 1901. S. 91. Berl. klin. Wochenschr. **1899**, 537.

[3]) W. Jones u. A. E. Richards, Jl. of Biolog. Chem. **17**, 71—80 [1914].

Aufbau: [1]) Die organischen Komplexe enthalten zum Teil Purin-, zum Teil Pyrimidinbasen. Die Pyrimidinkomplexe sind sehr resistent gegen hydrolysierende Wirkung von verdünnten Säuren und Enzymen. Sie geben geringe Orcinreaktion und träge Entwicklung von Furfurol bei Einwirkung von HCl. Die Bindung zwischen Ribose und der Base im Pyrimidinkomplex ist glucosidartig, sie entspricht der Formel:

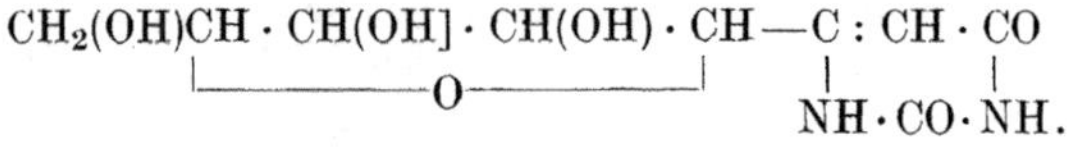

Die Pyrimidinkomplexe drehen die Polarisationsebene nach rechts.

Abbau: Tsuji [2]) konnte zeigen, daß sich bei der Digestion von Hefennucleinsäure mit dem Preßsaft von Cortinellus edodes Guanosin bildet, in dem Pilz sind mehrere auf ganz bestimmte Abbauprodukte eingestellte Fermente vorhanden.

Physiologische Eigenschaften: Verhalten gegen Fermente: Bei Einwirkung von Hundeleberextrakt auf Hefennucleinsäure entsteht Hypoxanthin ohne intermediäre Bildung von Adenin [3]). Durch Hefepräparate wird Hefennucleinsäure vollständig zerstört [4]), bei Einwirkung von Preßhefe auf die Säure wurden Adenin und Guanin, bei der Einwirkung von Hefepulver Adenin und Guanosin nachgewiesen. Hefennucleinsäure wird von Plasma von Leber, Niere, Herzmuskel, Dünndarmschleimhaut und Pankreas angegriffen [5]). Nach den gleichen Autoren [6]) zerfällt sie durch Einwirkung von Dünndarmschleimhautextrakt in Phosphorsäure, d-Ribose, Purinbasen und andere Komplexe.

Verhalten im Magendarmkanal: Mayesima [7]) stellte fest, daß nach Entfernung des größeren Teils des Dünndarms die Resorption ohne wesentliche Störung vor sich geht. Ob diese Tatsache auf der kleinen Menge Darmsaft, die von dem Rest des Dünndarms abgesondert wird, oder auf der abbauenden Wirkung von im unteren Darmabschnitt vorhandenen Mikroorganismen beruht, ist noch nicht sichergestellt.

Biologische Wirkung: Reininjektion von Hefennucleinsäure vermag bei mit der gleichen Säure sensibilisierten Tieren keine Anaphylaxie auszulösen [8]).

Guanosin (Bd. IV, S. 1005).

Physiologische Eigenschaften: Verhalten gegen Fermente: Freies Guanosin wird von Schweinemilz und Schweineleber nach Schittenhelm und Wiener zum größten Teil nicht angegriffen [9]).

Cytidin [1]) [10]) (Bd. IV, S. 1006).

Zusammensetzung und Aufbau: Nach Johnson und Chernoff [10]):

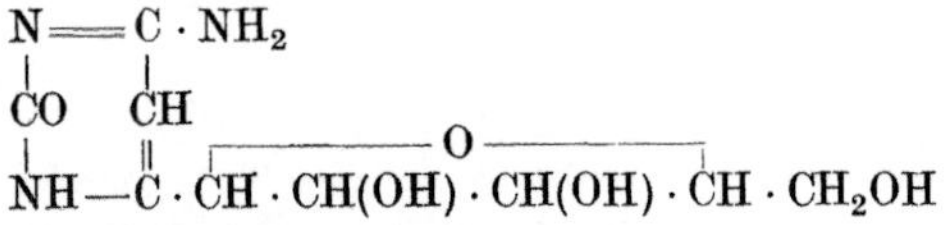

Darstellung: [1]) Aus dreimal aus Wasser umkrystallisiertem Cytidinsulfat durch Umsetzen mit der genau berechneten Menge ganz reinen Bariumhydroxydes. Das Filtrat von dem Bariumsulfatniederschlag wurde bei gewöhnlicher Temperatur im Vakuum über $CaCl_2$ eindunsten lassen und aus dem glasigen Rückstand durch Anreiben mit absolutem Alkohol die Base krystallisiert erhalten.

---

[1]) P. A. Levene u. F. B. La Forge, Berichte d. Deutsch. chem. Gesellschaft **45**, 608 [1912].
[2]) K. Tsuji, Zeitschr. f. physiol. Chemie **87**, 379—381 [1913].
[3]) S. Amberg u. W. Jones, Zeitschr. f. physiol. Chemie **73**, 407 [1911].
[4]) S. Amberg u. W. Jones, Ill. of Biolog. Chem. **13**, 441 [1913].
[5]) P. A. Levene u. F. Medigreceanu, Ill. of Biolog. Chem. **9**, 65 [1911].
[6]) P. A. Levene u. F. Medigreceanu, Ill. of Biolog. Chem. **9**, 389 [1911].
[7]) J. Mayesima, Zeitschr. f. physiol. Chemie **87**, 418—422 [1913].
[8]) E. Abderhalden u. T. Kashiwado, Zeitschr. f. physiol. Chemie **81**, 285 [1912].
[9]) A. Schittenhelm u. K. Wiener, Zeitschr. f. physiol. Chemie **77**, 77 [1912].
[10]) Johnson u. Chernoff, Journ. Amer. Chem. Soc. **35**, 585—597 [1913].

Physiologische Eigenschaften: Cytidin wird von Plasma von Leber, Niere, Herzmuskel, Dünndarmschleimhaut und Pankreas nicht angegriffen [1]), ebensowenig von Magen-, Pankreas- oder Darmsaft [2]).

Physikalische und chemische Eigenschaften: Aus 90 proz. Alkohol in Nadeln. Schmelzpunkt unter Zersetzung bei 230°, vorher sintern bei 220°. $[\alpha]_D^{20} = +29{,}63$ in Wasser.

Alkylderivate ließen sich nicht darstellen.

Derivate:

Cytidinnitrat. [3])

Darstellung: 200 g Hefennucleinsäure in üblicher Weise hydrolysiert und auf Guanosin und Adenosin verarbeitet. Filtrat vom Adenosinpikrat von Pikrinsäure und Schwefelsäure befreien und im Vakuum auf ca. 75 ccm einengen. Nach Zugabe von 10 ccm HNO_3 und 75 ccm Alkohol Abscheidung eines dicken Breies von Krystallen von Cytidinnitrat. Umkrystallisiert aus Wasser. Schmelzp. 197° (unkorr). Ausbeute 15—17 g.

Cytidinsulfat. [3])

Furfuroldestillation des Cytidinsulfates [3]): Destillation mit HCl vom spez. Gewicht 1,06. Dauer 36 Stunden. Bestimmung des Furfurols als Phloroglucid. Ausbeute berechnet auf Arabinose 0,3037 g, die Theorie verlangt für Ribose 0,3146 g bei Anwendung von 0,6150 g Cytidinsulfat. Es deutet dies auf ein äquimolekulares Verhältnis von Ribose und Base im Pyrimidinkomplex.

Hydrolyse von Cytidinnitrat mit Brom und Bromwasserstoffsäure [3]): Nach 7stündigem Kochen im Vakuum eindampfen. Gegen Ende der Destillation Abscheidung eines krystallisierten Körpers. Umkrystallisieren aus Wasser. Schmelzp. 293°; nach Analyse und Eigenschaften: 5-Bromuracil.

Das Filtrat von Bromuracil wurde nach Behandlung mit AgO und Entfernung des Ag mit H_2S mit Bleizucker und Baryt gefällt. Der Bleiniederschlag mit H_2SO_4 zerlegt, die überschüssige H_2SO_4 entfernt und mit Cadmiumcarbonat gekocht. Krystalle von ribonsaurem Cadmium.

Uridin [3]) [4]) (Bd. IV, S. 1007).

Zusammensetzung und Aufbau: Nach Johnson und Chernoff [4]):

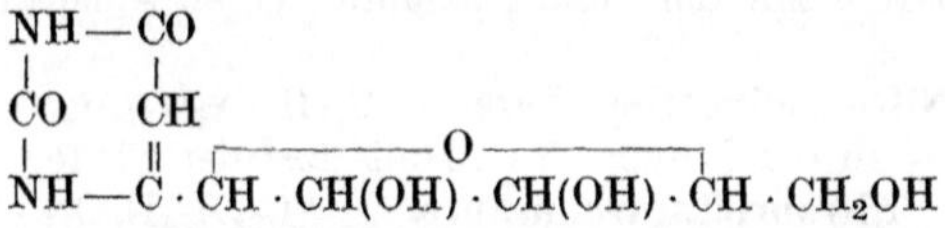

Darstellung: [3]) Sie ließ sich durch Lösen des sirupösen Abdampfrückstandes der Filtrate von der Adenosinpikrat- oder Guanosindarstellung in absolutem Alkohol und Sättigung mit HCl sehr vereinfachen. Der Zucker wird in sein Glucosid übergeführt und dadurch seine Fällbarkeit durch Blei und Baryt oder Blei und Ammoniak verhindert, während die Basen ihre Fällbarkeit bewahren. Nach Umsetzen des Niederschlages mit H_2SO_4 und Bleicarbonat sowie H_2S dampft man im Vakuum ein, nimmt den Sirup mit Alkohol auf. Beim Abdunsten Krystalle.

Physikalische und chemische Eigenschaften: Aus 90 proz. Alkohol weiße, große Kristalle. Schmelzp. 165°. Alkylderivate konnten nicht dargestellt werden.

Derivate:

Bromuridin. [3])

Zusammensetzung: 33,43% C, 3,41% H, 24,76% Br, 8,66% N.

$$C_9H_{11}N_2BrO_6.$$

Darstellung: Durch Behandlung von Uridin mit Bromwasser. Der nach Eindampfen im Vakuum verbleibende Rückstand mit Alkohol aufgenommen und dann eingeengt. Beim Anreiben Krystalle.

---

[1]) P. A. Levene u. F. Medigreceanu, Ill. of Biolog. Chem. **9**, 65 [1911].
[2]) P. A. Levene u. F. Medigreceanu, Ill. of Biolog. Chem. **9**, 375 [1911].
[3]) P. A. Levene u. F. B. La Forge, Berichte d. Deutsch. chem. Gesellschaft **45**, 608 [1912].
[4]) Johnson u. Chernoff, Journ. Amer. Chem. Soc. **35**, 585—597 [1913].

Physikalische und chemische Eigenschaften: Alle Eigenschaften wie Uridin. Es reduziert Fehlingsche Lösung und gibt schwache Orcinreaktion. Das Brom läßt sich nur unter Zersetzung beim Kochen mit starker Lauge abspalten. Umkrystallisieren aus 95proz. Alkohol, Schmelzp. 181—184° (unkorr.) unter Zersetzung. $[\alpha]_D^{21} = -15,33°$ (in Wasser gelöst).

Oxyuridin.[1])

Zusammensetzung: 41,53% C, 4,61% H.

$C_9H_{12}N_2O_7$.

Darstellung: Uridin wird mit Bromwasser behandelt bis die Bromfarbe eben bleibt, hierauf wird 1 Stunde mit Bleioxyd gekocht. Auf kleines Volumen eindampfen und nach Erkalten mit ca. 2 Volumen Alkohol versetzen, filtrieren. Blei mit H_2S entfernen, Filtrat zum Sirup eindampfen und im Exsiccator stehen lassen. Krystalle.

Physikalische und chemische Eigenschaften: Umkrystallisieren aus Alkohol, Schmelzp. 222—223° (unkorr).

Phenylhydrazid $C_{15}H_{20}N_4O_5$ [1]), dargestellt aus Bromuridin (Isolieren nicht nötig) und Behandlung der Lösung mit Natriumacetat, Phenylhydrazin und Eisessig. Abscheidung ziegelroter Blättchen. Umkrystallisiert aus Alkohol, zitronengelbe Nadeln, die nunmehr in Alkohol sehr schwer löslich sind. Schmelzp. 209° (unkorr.).

Anhydroverbindung der Nitrouridincarbonsäure.[1])

Zusammensetzung: 36,49% C, 2,72% H, 14,19% N.

$C_{18}H_{16}O_{17}N_6$.

Darstellung: Durch Oxydation von Uridin mit HNO_3 (1 Teil konz. HNO_3 und 1 Teil H_2O) auf dem Wasserbade, zum Sirup konzentriert, beim Anreiben Krystalle.

Physikalische und chemische Eigenschaften: Nach Umkrystallisieren aus Wasser kurze dicke Prismen. Zersetzung bei ca. 200° ohne Schmelzen. Nitrouridincarbonsäure im Rohr 3 Stunden mit 20proz. H_2SO_4 erhitzt ergibt 5-Nitrouracil[1]). Ein Versuch der Reduktion von Nitrouridincarbonsäure mit Zinn und Salzsäure[1]) ergab Aufspaltung unter Bildung von Isobarbitursäure.

Silbersalz der Nitrouridincarbonsäure.[1]) $C_{18}H_{12}N_6O_{17}Ag_4$. 42,3% Ag. Entsteht bei Zugabe von $AgNO_3$ zu der Lösung des Alkalisalzes der Säure. Amorph.

Äthylester der Nitrouridincarbonsäure.[1]) $C_{22}H_{24}N_6O_{17}$ · 40,99% C, 3,72% H, 13,04% N. Entsteht durch Behandlung von Nitrouridincarbonsäure mit äthylalkoholischer Salzsäure in der Siedehitze. Aus Alkohol feine Nadeln. Zersetzung oberhalb 200° ohne Schmelzpunkt.

n-Butylester der Nitrouridincarbonsäure.[1]) $C_{26}H_{32}N_6O_{17}$ · 44,57% C, 4,57% H, Dargestellt in analoger Weise wie Äthylester. Aus Alkohol umkrystallisiert, Schmelzp. 190 bis 192°, sintern bei 185°.

Dihydrouridin.[1])

Darstellung: Reduktion von Uridin im Apparat nach Paal mit kolloidalem Palladium. Nicht krystallisiert erhalten.

Physiologische Eigenschaften: Durch Einwirkung von Extrakt aus Darmschleimhaut wird es nicht angegriffen[2]).

Physikalische und chemische Eigenschaften: Die wässerige Lösung von Dihydrouridin reduziert Fehlingsche Lösung nicht, ebensowenig nach Brombehandlung. Bromwasser wird nicht entfärbt. Sehr starke Orcinreaktion, nach der Hydrolyse kräftige Reduktion von Fehlingscher Lösung. $[\alpha]_D = +391°$ (in Wasser gelöst).

Hydrolyse von Dihydrouridin[1]). Sie ergab: Ribose, isoliert als Osazon, und Dihydrouracil.

---

[1]) P. A. Levene u. F. B. La Forge, Berichte d. Deutsch. chem. Gesellschaft **45**, 608 [1912].
[2]) P. A. Levene u. F. B. La Forge, Ill. of Biolog. Chem. **13**, 507 [1913].

Guanylsäure (Bd. IV, S. 1008).

Zusammensetzung: $C_{10}H_{14}O_8N_5P$ [1]).

$$\begin{array}{l} CH_2 \cdot OH \cdot CH \cdot CHOH \cdot CH \cdot O \cdot PO(OH)_2 \\ \quad\quad\quad\quad | \quad\quad\quad\quad\quad | \\ \quad\quad\quad\; O \text{———————} CH \cdot C_5H_4ON_5 \end{array}$$

Jones und Richards[2]) geben der Guanylsäure die Formel:

$$\begin{array}{l} OH \\ \quad \diagdown \\ O{=}P{-}O \cdot C_5H_8O_3 \cdot C_5H_4N_5O \\ \quad \diagup \\ OH \end{array}$$

Spaltung: Nach den gleichen Autoren verläuft die Spaltung in folgender Weise:

$$\begin{array}{l} OH \\ \quad \diagdown \\ O{=}P{-}O \cdot C_5H_8O_3 \cdot C_5H_4N_5O + H_2O = H_3PO_4 + \underset{\text{Guanosin}}{C_5H_9O_4 \cdot C_5H_4N_5O} \\ \quad \diagup \\ OH \end{array}$$

$$C_5H_9O_4 \cdot C_5H_4N_5O + H_2O = C_5H_{10}O_5 + C_5H_5N_5O$$

Definition: Nach Levene und Jacobs[1]) ist die Guanylsäure ein Mononucleotid, sie entspricht der Inosinsäure. Dieser Ansicht widerspricht Bang[3]). Daß Guanylsäure nur schwer diffusibel ist, spricht gegen die Annahme von Levene und Jacobs. Nach Bang dürften Levene und Jacobs nicht Guanylsäure selbst, sondern ein Spaltprodukt derselben untersucht haben.

Darstellung: Levene und Jacobs[1]) gelang es durch Überführung des aus Pankreasdrüsen erhaltenen roten guanylsauren Bleies in ein saures Na-Salz, Umsetzung desselben mit $HgSO_4$ und Zerlegung des Hg-Salzes mit H_2S fast reine Guanylsäure zu erhalten.

Jones[4]) ließ einen aus Schweinepankreas durch Autolyse erhaltenen Extrakt auf Hefennucleinsäure 15 Minuten lang bei 40° einwirken. Ein Enzym, Tetranuclease, bewirkt die Zerstörung der Nucleinsäure unter Bildung von Guanylsäure.

Physiologische Eigenschaften: Verhalten gegen Fermente: Ochsenmilzextrakt wandelt bei 3 Tage langer Einwirkung bei 40° Guanylsäure in Guanin um[5]). Gekochter Ochsenmilzextrakt wirkt nicht ein[5]), die Umwandlung beruht auf Anwesenheit einer durch Hitze zerstörbaren Guanylase. — Schweinepankreas wirkt nicht ein[5]). Plasma von Leber, Niere, Herzmuskel, Dünndarmschleimhaut und Pankreas greifen Guanylsäure an[6]). Unter der Einwirkung von Magen- oder Pankreassaft bleibt Guanylsäure unverändert[7]). Pankreasplasma spaltet unter Bildung von Phosphorsäure und Guanosin[8]); Darmschleimhautextrakt in Phosphorsäure, Guanosin und Ribose[8]).

Biologische Wirkung: Reine, aus frischem Pankreas isolierte Guanylsäure ruft nach Glinka[9]) bei intravenöser Zufuhr beim Kaninchen erhöhte Temperatur und gesteigerte Leukocytose hervor, neben sonstigen Störungen im Allgemeinbefinden. Das Ergebnis der chemischen und optischen Untersuchung des Serums der behandelten Tiere spricht für eine Spaltung der Guanylsäure, das Vorhandensein einer Guanylase ist nicht erwiesen. Ein Niederschlag von Guanosin wurde nicht bemerkt.

Physikalische und chemische Eigenschaften: Eine Lösung von Guanylsäure gelatiniert nach Levene und Jacobs[1]) erst auf Zusatz von Alkali.

---

1) P. A. Levene u. W. A. Jacobs, Jl. of Biolog. Chem. **12**, 421 [1912].
2) W. Jones u. A. E. Richards, Jl. of Biolog. Chem. **17**, 71—80 [1914].
3) J. Bang, Biochem. Zeitschr. **46**, 500 [1912].
4) W. Jones, Jl. of Biolog. Chem. **12**, 31 [1912].
5) W. Jones, Jl. of Biolog. Chem. **9**, 129 [1911].
6) P. A. Levene u. F. Medigreceanu, Jl. of Biolog. Chem. **9**, 65 [1911].
7) P. A. Levene u. F. Medigreceanu, Jl. of Biolog. Chem. **9**, 375 [1911].
8) P. A. Levene u. F. Medigreceanu, Jl. of Biolog. Chem. **9**, 389 [1911].
9) E. Glinka, Archiv des sc. biol. (St. Pétersbourg) **17**, 487—504 [1913].

Spaltung: Die Pentose der Guanylsäure soll zur d-Arabinosegruppe (Levene und Jacobs)[1]), nach Neuberg[2]) zur l-Xylosegruppe gehören. Nach af Klercker[3]) kann die Pentose nur zur d-Arabinosegruppe gehören, denn die Guanylsäurepentose dreht ebenso wie ihr Phenylosazon nach links, was gut zu der Annahme paßt.

Nach v. Braun[4]) ist die Pentose eine d-Ribose, ein dargestelltes Diphenylmethandimethylhydrazon erwies sich mit synthetisch dargestelltem analogem Derivat der d-Ribose identisch. Zu gleichem Resultat kamen auf Grund genauer Untersuchungen van Ekenstein und Blanksma[5]).

Brucinsalz der Guanylsäure[6]) $(C_{28}H_{26}O_4N_2)_2C_{10}H_{14}O_8N_5P$. 10,94% N, 2,69% P. Krystallisiert aus Alkohol (30proz.) in Platten, ist in kaltem Wasser wenig löslich, leichter löslich in heißem Wasser, in Alkohol wenig löslich.

Bariumsalz der Guanylsäure[6]) $BaC_{10}H_{12}O_8N_5P$. 24,10% C, 2,41% H, 14,06% N, 6,22% P. Weißes amorphes Pulver, das aus der Luft Kohlensäure absorbiert, in $^1/_1$ n-HCl $[\alpha]_D^{25} = -0,13°$; für freie Guanylsäure berechnet $[\alpha]_D^{25} = -1,27°$.

Guanosinsalz der Guanylsäure

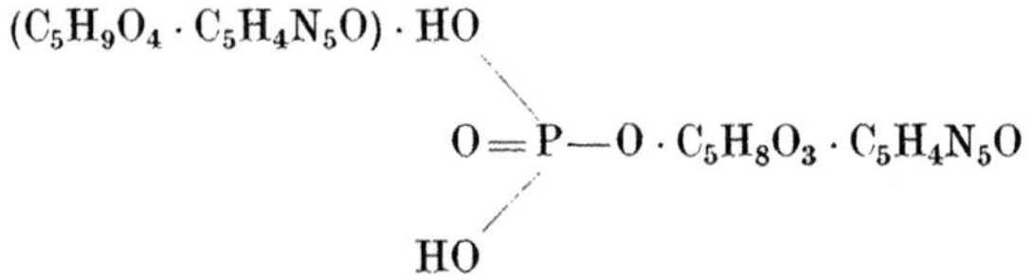

Schneeweißes, krystallinisches Pulver, von Jones und Richards[7]) bei der partiellen Hydrolyse von käuflicher Hefennucleinsäure mittels Lebedewscher Hefe erhalten. Auch bei der Einwirkung von frischem Pankreasextrakt auf Hefe wurde das gleiche Produkt erhalten. Man braucht aus dem Vorkommen dieser Verbindung nicht auf das Vorhandensein zweier Guaningruppen in der Nucleinsäure zu schließen, wahrscheinlich ist die Guanylsäure allein enthalten und bildet bei der Zersetzung Guanosin.

Inosin (Bd. IV, S. 1012).

Physiologische Eigenschaften: Nach Verfütterung von Inosin[8]) werden geringe Mengen von Allantoin ausgeschieden (s. S. 322). Magen-, Pankreas- oder Darmsaft greifen Inosin nicht an, ebensowenig ein Gemisch von Pankreas- und Darmsaft[9]).

Inosin wird durch eine Inosinhydrolase[10]) in Hypoxanthin übergeführt, die Inosinhydrolase kommt im Hundeleberextrakt vor.

Anhang.

Synthetische Glucoside der Purine. „Künstliche Nucleoside."

Emil Fischer hat in einer Reihe von Arbeiten[11]) die synthetische Darstellung von Glucosiden der Purine beschrieben. Diese Körper stehen zu den obenerwähnten Abbauprodukten der Nucleinsäuren, den Nucleosiden, in engem Zusammenhang, da sie als „künstliche Nucleoside" aufzufassen sind. Sie werden daher im Anschluß an die Nucleinsäuren beschrieben.

---

[1]) P. A. Levene u. W. A. Jacobs, Berichte d. Deutsch. chem. Gesellschaft **42**, 3247 [1909]; **43**, 3147 [1910].

[2]) C. Neuberg, Berichte d. Deutsch. chem. Gesellschaft **42**, 2806 [1909].

[3]) Kj. O. af Klercker, Biochem. Zeitschr. **47**, 331 [1912].

[4]) J. von Braun, Berichte d. Deutsch. chem. Gesellschaft **46**, 3949—3951 [1913].

[5]) W. A. van Ekenstein u. J. J. Blanksma, Chem. Weekblad **11**, 189—191 [1914].

[6]) P. A. Levene u. W. A. Jacobs, Ill. of Biolog. Chem. **12**, 421 [1912].

[7]) W. Jones u. A. E. Richards, Ill. of Biol. Chem. **17**, 71—80 [1914].

[8]) P. A. Levene u. F. Medigreceanu, Amer. Journ. of Physiol. **27**, 438 [1911].

[9]) P. A. Levene u. F. Medigreceanu, Ill. of Biolog. Chem. **9**, 375 [1911].

[10]) S. Amberg u. W. Jones, Zeitschr. f. physiol. Chemie **73**, 407 [1912].

[11]) E. Fischer u. B. Helferich, Berichte d. Deutsch. chem. Gesellschaft **47**, 210—235 [1914]. E. Fischer, Berichte d. Deutsch. chem. Gesellschaft **47**, 1058—1061 [1914]. — E. Fischer u. K. v. Fodor, Berichte d. Deutsch. chem. Gesellschaft **47**, 1377—1393 [1914].

Allgemeine Darstellungsweise: Das Verfahren beruht auf der Wechselwirkung zwischen Acetobromglucose oder ihren Verwandten und den Salzen der Purine mit den Schwermetallen, insbesondere mit Silber, in wasserfreien Lösungsmitteln. Es scheidet sich das unlösliche Schwermetallhalogenid ab, von dem heiß abfiltriert wird. Die Lösung enthält das Acetylpuringlucosid.

Theophyllin-d-glucosid.[1])

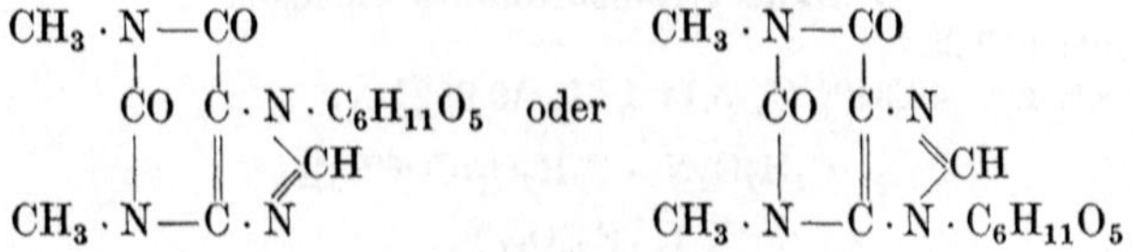

Tetraacetyltheophyllin-d-glucosid.

Mol.-Gewicht: 510,25.
Zusammensetzung: 49,39% C, 5,14% H, 10,98% N.

$$C_7H_7O_2N_4 \cdot C_6H_7O_5(COCH_3)_4.$$
$$C_{21}H_{26}O_{11}N_4.$$

Darstellung: Durch Einwirkung von 50 g bei 130° getrocknetem Theophyllinsilber auf eine Lösung von 70 g Acetobromglucose in 500 ccm trockenem Xylol bei Siedetemperatur.

Physikalische und chemische Eigenschaften: Schräg abgeschnittene, flache Prismen aus abs. Alkohol. Schmelzp. 147—149°. Nach einmaligem Umkrystallisieren aus Wasser Schmelzp. 170°; die Zusammensetzung änderte sich nicht. Nochmaliges Umkrystallisieren setzte den Schmelzpunkt wieder auf 155—157° herab. Diese Erscheinung ist auf Dimorphie zurückzuführen, die verschieden hoch schmelzenden Präparate besitzen das gleich hohe optische Drehungsvermögen. Alle Präparate geben bei der Verseifung das gleiche Glucosid. Fehlingsche Lösung wird nicht reduziert. Ziemlich wenig löslich in der Kälte in Wasser, Alkohol, Methylalkohol, bedeutend leichter löslich in der Wärme; wenig löslich in Äther, etwas leichter in Benzol; sehr leicht löslich in Essigäther, Aceton und Chloroform. Wird durch Kochen mit Salzsäure hydrolysiert. $[\alpha]_D^{20} = -12{,}36°$, gelöst in Acetylentetrachlorid.

Theophyllin-d-glucosid.

Mol.-Gewicht: 342,18.
Zusammensetzung: 45,59% C, 5,30% H, 16,38% N.

$$C_7H_7O_2N_4 \cdot C_6H_{11}O_5.$$
$$C_{13}H_{18}O_7N_4.$$

Darstellung: 10 g Tetraacetyltheophyllin-d-glucosid werden in 200 ccm warmem, trockenem Methylalkohol gelöst, die Lösung unter Eiskühlung mit Ammoniak gesättigt und dann 15 Stunden im Eisschrank aufbewahrt. Die abgeschiedene Ammoniakverbindung des Glucosids wird abgesaugt, in ammoniakfreiem Methylalkohol gelöst. Aus dieser Lösung krystallisiert das freie Glucosid nach einigem Stehen aus.

Physiologische Eigenschaften: Ähnlich dem Theophyllin übt auch das Glucosid beim kranken Menschen nach Eingabe per os eine sehr kräftige diuretische Wirkung aus.

Physikalische und chemische Eigenschaften: Schweres, sandiges Krystallpulver, aus sehr regelmäßig ausgebildeten, rhombischen Plättchen bestehend. Das wasserfreie Glucosid schmilzt bei 278—280°. Es schmeckt stark bitter. Aus Wasser lange, beiderseits abgestumpfte Prismen mit ca. 2 Mol. Krystallwasser. Das wasserfreie Glucosid ist löslich in Wasser, wenig löslich in Alkohol, Methylalkohol, Aceton; fast unlöslich in Chloroform und Äther. Fehlingsche Lösung wird nicht reduziert, Alkali zerstört schon bei Zimmertemperatur das Glucosid (Aufspaltung des Purinkernes ähnlich wie bei dem Kaffein). Durch Salzsäure wird das Glucosid in Theophyllin und Traubenzucker zerlegt, Emulsin spaltet es nicht. Ebensowenig wird es durch Hefe vergoren. $[\alpha]_D^{20} = -2{,}33°$, gelöst in Wasser. In $^1/_{10}$ n-Salzsäure gelöst $[\alpha]_D^{20} = +1{,}09°$.

[1]) E. Fischer u. B. Helferich, Berichte d. Deutsch. chem. Gesellschaft **47**, 210—235 [1914].

Theobromin-d-glucosid.[1])

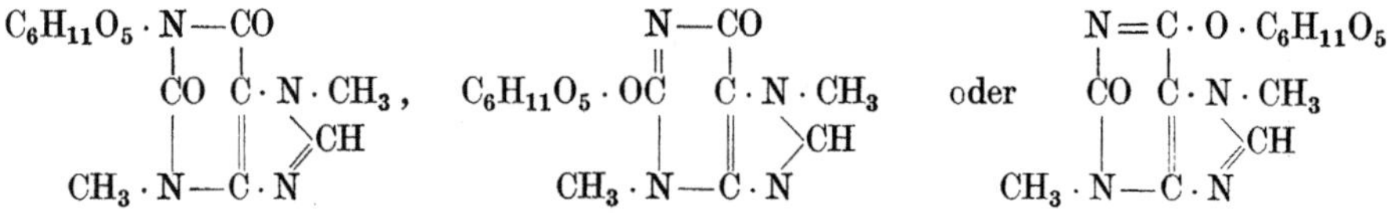

Tetraacetyltheobromin-d-glucosid.

Mol.-Gewicht: 510,25.

Zusammensetzung: 49,39% C, 5,14% H, 10,98% N.

$$C_7H_7O_2N_4 \cdot C_6H_7O_5(COCH_3)_4.$$

$$C_{21}H_{26}O_{11}N_4.$$

Darstellung: In analoger Weise wie das entsprechende Theophyllinderivat aus 50 g Theobrominsilber und 7,1 g Acetobromglucose, gelöst in 100 ccm Toluol. Beim Ausfällen mit Petroläther amorpher, klebriger Niederschlag. Umkrystallisieren aus 50 ccm Methylalkohol.

Physikalische und chemische Eigenschaften: Farblose Nadeln, die gegen 180° zu einem dicken, undurchsichtigen Sirup sintern. Beim weiteren Erhitzen bräunt sich derselbe mehr und mehr; gegen 270° völlige Zersetzung. Fehlingsche Lösung wird beim Kochen reduziert. Sehr leicht löslich in Aceton, Chloroform; ziemlich wenig löslich in Benzol und Essigester; recht wenig löslich in Äther. $[\alpha]_D^{20} = -18,42°$, gelöst in Acetylentetrachlorid.

Theobromin-d-glucosid.

Mol.-Gewicht: 342,18.

Zusammensetzung: 45,59% C, 5,30% H, 16,38% N.

$$C_7H_7O_2N_4 \cdot C_6H_{11}O_5.$$

$$C_{13}H_{18}O_7N_4.$$

Darstellung: Da die Glucosidbindung sehr unbeständig ist, muß die Abspaltung der Acetylgruppen sehr vorsichtig ausgeführt werden. Sie wird bei Zimmertemperatur durch mit Ammoniak halbgesättigtem Methylalkohol vorgenommen. Nach dreistündigem Stehen wird im Vakuum zur Trockne verdampft, der Rückstand mit Wasser aufgenommen und mit Aceton gefällt.

Physikalische und chemische Eigenschaften: Schmale, lange Prismen, die vielfach sternförmig vereinigt sind. Nochmaliges Umkrystallisieren gab schräg abgeschnittene, schmale Prismen. Mäßig leicht löslich in kaltem Wasser, etwas schwerer in Methylalkohol; ziemlich wenig löslich in Alkohol; sehr wenig löslich in Aceton und Äther; unlöslich in Benzol. Schmelzpunkt: es sintert bei 205° unter Braunfärbung und verkohlt bei weiterem Erhitzen ohne zu schmelzen. Es schmeckt stark bitter, wird durch Kochen mit Wasser in seine Bestandteile zerlegt. Es reduziert stark Fehlingsche Lösung und gibt mit Phenylhydrazin und Natriumacetat in der Wärme einen Niederschlag von Phenylglucosazon. Von verdünnten Säuren und Laugen wird es in der Kälte rasch zersetzt. $[\alpha]_D^{20} = -48,25°$, gelöst in Wasser (20 Minuten nach Auflösen). 10 Minuten nach Auflösen $[\alpha]_D^{20} = -49,58°$.

Tetraacetylchlortheophyllin-d-glucosid.[1])

Mol.-Gewicht: 544,7.

Zusammensetzung: 46,26% C, 4,63% H, 10,29% N, 6,51% Cl.

$$C_7H_6O_2N_4Cl \cdot C_6H_7O_5(COCH_3)_4.$$

$$C_{21}H_{25}N_4Cl.$$

Darstellung: In gleicher Weise aus Chlortheophyllinsilber und Acetobromglucose, in Xylol gelöst.

Physikalische und chemische Eigenschaften: Schräg abgeschnittene, flache Prismen aus Aceton und Alkohol. Sehr leicht löslich in Aceton und Chloroform; etwas schwerer in Essigester und Benzol; ziemlich wenig löslich in kaltem Alkohol, Methylalkohol; recht wenig löslich in kaltem Wasser und Äther. Schmelzp. 166—167°. Fehlingsche Lösung wird nicht reduziert. $[\alpha]_D^{21} = -15,95°$, in Toluol gelöst.

[1]) E. Fischer u. B. Helferich, Berichte d. Deutsch. chem. Gesellschaft **47**, 210—235 [1914].

Chlortheophyllin-d-glucosid.

Mol.-Gewicht: 376,64.
Zusammensetzung: 41,42% C, 4,55% H, 14,88% N, 9,42% Cl.

$$C_7H_6O_2N_4Cl \cdot C_6H_{11}O_5.$$

$$C_{13}H_{17}O_7N_4Cl.$$

Darstellung: Abspaltung der Acetylgruppen in derselben Weise mit Methylalkohol, der mit Ammoniak bei 0° gesättigt ist.

Physikalische und chemische Eigenschaften: Schräg abgeschnittene Prismen, die annähernd 1 Mol. Krystallalkohol enthalten. Das trockene Glucosid ohne Krystallalkohol schmilzt bei 159° unter starker Gasentwicklung zu einer farblosen Flüssigkeit. Es reduziert Fehlingsche Lösung nicht. Leicht löslich in kaltem Wasser, sehr leicht löslich in heißem Wasser. Wenig löslich in heißem Alkohol; wenig löslich bis unlöslich in den anderen organischen Lösungsmitteln. Beim Kochen mit verdünnten Mineralsäuren wird es hydrolysiert. Sein Geschmack ist stark bitter. $[\alpha]_D^{20} = +18,88°$, in Wasser gelöst.

Tetraacetylhydroxykaffein-d-glucosid.[1])

Mol.-Gewicht: 540,26.
Zusammensetzung: 48,87% C, 5,22% H, 10,37% N.

$$C_8H_9O_3N_4 \cdot C_6H_7O_5(C_2H_3O)_4.$$

$$C_{22}H_{28}O_{12}N_4.$$

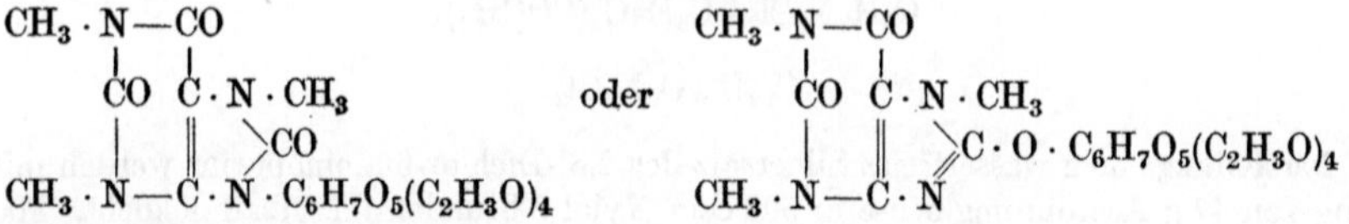

Darstellung: 5 g Hydrokaffeinsilber werden mit einer Lösung von 6 g Acetobromglucose in 300 ccm Xylol gekocht.

Physikalische und chemische Eigenschaften: Aus Chloroform + Alkohol äußerst feine Nadeln. Leicht löslich in Chloroform; ziemlich wenig löslich in Aceton; sehr wenig löslich bis unlöslich in den anderen organischen Lösungsmitteln. Schmilzt nach geringem Sintern gegen 235° zu einem braunen Sirup. Reduziert zunächst Fehlingsche Lösung schwach, bei längerem Kochen immer stärker in dem Maße, wie die Substanz in Lösung geht. $[\alpha]_D^{25} = +1,81°$, gelöst in Acetylentetrachlorid. Es ist bisher nicht gelungen, die Acetylgruppen abzuspalten, ohne daß der Körper hydrolysiert wird.

Tetraacetyltrichlorpurin-d-glucosid.[1])

Mol.-Gewicht: 553,57.
Zusammensetzung: 41,19% C, 3,46% H, 10,12% N, 19,22% Cl.

$$C_5N_4Cl_3 \cdot C_6H_7O_5(COCH_3)_4.$$

$$C_{19}H_{19}O_9N_4Cl_3.$$

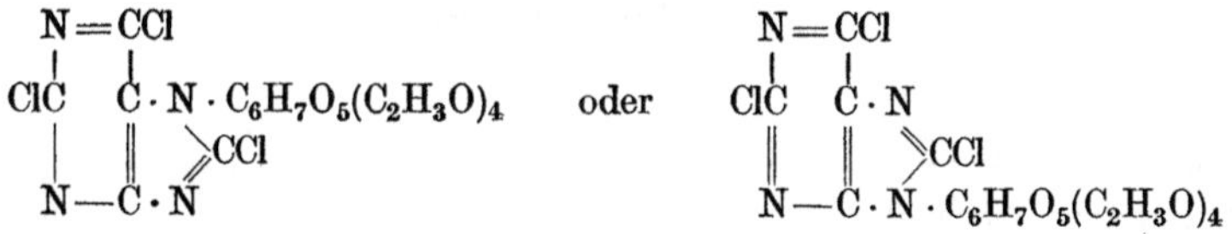

Darstellung: 24 g Trichlorpurinsilber werden mit einer Lösung von 29 g Acetobromglucose in 250 ccm trockenem Xylol kurz aufgekocht, nach dem Abkühlen mit $1^1/_2$ l Petroläther gefällt.

Physikalische und chemische Eigenschaften: Umkrystallisiert aus Alkohol lange Prismen. Sehr leicht löslich in Chloroform; leicht löslich in Aceton, Essigester; ziemlich wenig löslich in kaltem Alkohol; wenig löslich in Äther. Schmelzpunkt nach geringem Sintern bei 168—169°. Fehlingsche Lösung wird nicht reduziert. Durch Kochen mit verdünnter Salzsäure wird die Substanz nur langsam gespalten. $[\alpha]_D^{19} = -26,48°$, gelöst in Acetylentetrachlorid.

---

[1]) E. Fischer u. B. Helferich, Berichte d. Deutsch. chem. Gesellschaft **47**, 210—235 [1914]

Adenin-d-glucosid.[1])

Wahrscheinlich

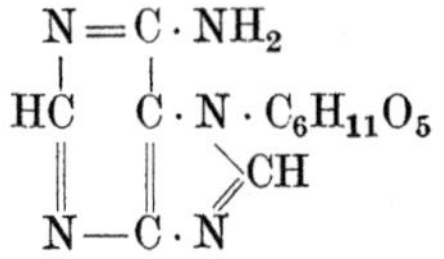

es kann jedoch

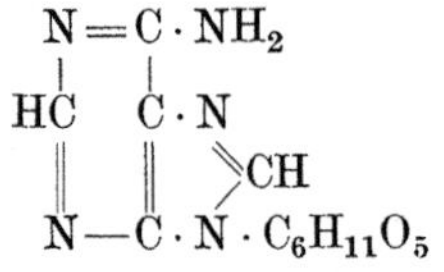

auch als Konstitutionsformel in Betracht kommen.

Tetraacetyldichloradenin-d-glucosid.

(Tetraacetyl-2, 8-dichlor-6-aminopurin-d-glucosid.)

Mol.-Gewicht: 534,14.
Zusammensetzung: 42,69% C, 3,96% H, 13,11% N, 13,28% Cl.

$$C_5H_2N_5Cl_2 \cdot C_6H_7O_5(COCH_3)_4.$$

$$C_{19}H_{21}O_9N_5Cl_2.$$

Darstellung: 36 g wasserfreies Silbersalz des 2,8 -Dichlor-6-aminopurins werden mit einer Lösung von 47 g Acetobromglucose in 500 ccm Xylol 6 Stunden im Ölbad gekocht. Man vervollständigt die beim Abkühlen eintretende Fällung durch Zugabe von Petroläther.

Physikalische und chemische Eigenschaften: Aus Aceton + Wasser schwachgelbe, gebogene Nädelchen. Sehr leicht löslich in Aceton, etwas schwerer in Chloroform, Essigester, noch schwerer in Toluol; sehr wenig löslich in Äther und heißem Wasser. Umkrystallisiert aus Eisessig und nochmals aus Aceton und Wasser umgefällt. Schmilzt nach geringem Sintern bei 213—215° zu einer farblosen Flüssigkeit. Fehlingsche Lösung wird nicht reduziert. Die Lösung in Eisessig wird nach Zusatz von starker Salzsäure beim Erhitzen auf dem Wasserbade rasch hydrolysiert. Diese Flüssigkeit reduziert Fehlingsche Lösung nach dem Übersättigen mit Alkali. $[\alpha]_D^{17} = -16{,}52°$, gelöst in Acetylentetrachlorid.

Dichloradenin-d-glucosid.

(2, 8-Dichlor-6-aminopurin-d-glucosid.)

Mol.-Gewicht: 366,07.
Zusammensetzung: 36,06% C, 3,58% H, 19,14% N, 19,37% Cl.

$$C_5H_2N_5Cl_2 \cdot C_6H_{11}O_5.$$

$$C_{11}H_{13}O_5N_5Cl_2.$$

Darstellung: Die Acetylgruppen werden durch mit Ammoniak halbgesättigtem Methylalkohol abgespalten. Nach dreistündigem Stehen bei 0° wird im Vakuum zum Sirup eingeengt, der Rückstand mit heißem Wasser aufgenommen. Sofort beginnt Abscheidung des freien Glucosids.

Physikalische und chemische Eigenschaften: Feine Nädelchen, nach nochmaligem Umkrystallisieren aus Wasser und Umlösen aus Alkohol + Äther. Schmelzp. bei 250° unter stürmischer Zersetzung. Fehlingsche Lösung wird nicht reduziert. Kochen mit verdünnten Säuren verursacht langsame Hydrolyse. Löslich in Wasser, sehr wenig löslich bis unlöslich in den gebräuchlichen organischen Lösungsmitteln. $[\alpha]_D^{20} = +9{,}2°$; eine zweite Bestimmung ergab +8,3°, gelöst in Wasser. Geschmack bitter.

---

[1]) E. Fischer u. B. Helferich, Berichte d. Deutsch. chem. Gesellschaft **47**, 210—235 [1914].

Adenin-d-glucosid.

Mol.-Gewicht: 297,17.
Zusammensetzung: 44,42% C, 5,09% H, 23,57% N.

$$C_5H_4N_5 \cdot C_6H_{11}O_5.$$

$$C_{11}H_{15}O_5N_5.$$

Darstellung: Aus Dichloradeninglucosid, gelöst in Jodwasserstoffsäure, durch Behandlung mit Jodphosphonium bei —15°. Nachträgliches Behandeln mit Bleiacetat, Silberacetat und Schwefelwasserstoff.

Physikalische und chemische Eigenschaften: Aus Wasser + Aceton in körniger, mikrokrystallinischer Form erhalten. Nach Reinigung über das Pikrat, aus Wasser lange, flache, schräg abgeschnittene Prismen. Mäßig löslich in kaltem Wasser; sehr leicht löslich in heißem Wasser. Leicht löslich in heißem Eisessig; wenig löslich in Alkohol; sehr wenig löslich in Aceton und Essigester. Äußerst wenig löslich in Äther. Unlöslich in Benzol und Chloroform. Die Krystalle schmelzen beim raschen Erhitzen gegen 210° unter Gasentwicklung zu einem farblosen Sirup, aus dem sich nach wenigen Sekunden schöne Krystalle abscheiden. Beim weiteren Erhitzen bräunt sich die Masse gegen 240°; bei 275° vollständiges Schmelzen unter Gasentwicklung und starker Bräunung. Fehlingsche Lösung wird nicht reduziert. Geschmack schwach bitter. Gibt mit Phosphorwolframsäure Fällung. Bildet ein Silbersalz; Nädelchen. Mineralsäuren hydrolysieren langsam. $[\alpha]_D^{20} = +5,67°$, gelöst in Normalsalzsäure; $[\alpha]_D^{20} = -10,50°$, gelöst in Wasser.

Pikrinsalz des Adenin-d-glucosids.

Mol.-Gewicht: 526,22.
Zusammensetzung: 38,77% C, 3,45% H, 21,30% N.

$$C_{11}H_{15}O_5N_5 \cdot C_6H_3O_7N_3.$$

$$C_{17}H_{18}O_{12}N_8.$$

Darstellung: Aus einer wässerigen Lösung des Rohglucosids und wässeriger Pikrinsäure.

Physikalische und chemische Eigenschaften: Trapezförmige, längliche, gelbe Tafeln. Schmelzp. 250°, unter stürmischer Zersetzung, nachdem es bei 240° sich zu bräunen beginnt. Recht wenig löslich in Wasser; noch schwerer in Alkohol; unlöslich in Äther.

Hypoxanthin-d-glucosid.[1])

Mol.-Gewicht: 298,15.
Zusammensetzung: 44,27% C, 4,73% H, 18,80% N.

$$C_5H_3ON_4 \cdot C_6H_{11}O_5.$$

$$C_{11}H_{14}O_6N_4.$$

Darstellung: Aus Adeninglucosid durch Behandlung der wässerigen Lösung mit Natriumnitrit und Eisessig.

Physikalische und chemische Eigenschaften: Aus Wasser lange Nädelchen, die 1 Mol. Krystallwasser enthalten. Das wasserfreie Glucosid ist sehr leicht löslich in heißem Wasser, etwas schwerer in Eisessig; wenig löslich in Alkohol; fast unlöslich in Aceton und Essigester; unlöslich in Benzol und Chloroform. Schmelzp. gegen 245° unter starker Gasentwicklung. Fehlingsche Lösung wird nicht reduziert. Durch Kochen mit verdünnten Mineralsäuren wird es leicht gespalten. Mit Phosphorwolframsäure amorphe Fällung. Gibt ein in Nadeln krystallisierendes Silbersalz. $[\alpha]_D^{20} = -34,50°$, gelöst in Normalnatronlauge; $[\alpha]_D^{20} = +12,92°$, gelöst in Normalsalzsäure; in Wasser gelöst, keine wahrnehmbare Drehung. Geschmack schwach bitter.

---

[1]) E. Fischer u. B. Helferich, Berichte d. Deutsch. chem. Gesellschaft **47**, 210—235 [1914].

Guanin-d-glucosid (?).[1])

Chloradenin-d-glucosid.

(Chlor-6-aminopurin-4-glucosid.)

Mol.-Gewicht: 331,62.
Zusammensetzung: 39,80% C, 4,26% H, 21,12% N, 10,69% Cl.

$$C_5H_3N_5Cl \cdot C_6H_{11}O_5.$$

$$C_{11}H_{14}O_5N_5Cl.$$

Darstellung: Aus Dichloradenin-d-glucosid mit Wasser und Zinkstaub beim Erhitzen im Rohr auf 140°.

Physikalische und chemische Eigenschaften: Aus heißem Wasser Nadeln. Wenig löslich in kaltem Wasser, mäßig leicht löslich in heißem Wasser, wenig bis unlöslich in den sonstigen organischen Lösungsmitteln. Sintert schwach gegen 190°, beginnt gegen 225° sich zu bräunen und verkohlt bei weiterem Erhitzen, ohne zu schmelzen. Fehlingsche Lösung wird nicht reduziert. Kochen mit verdünnten Mineralsäuren verursacht Hydrolyse. $[\alpha]_D^{20} = -7,66°$, gelöst in Wasser.

2-Chlorhypoxanthin-d-glucosid (?).

Darstellung: Monochloradenin-d-glucosid wird durch salpetrige Säure wahrscheinlich in 2-Chlorhypoxanthinglucosid verwandelt. Nicht analysiert.

Guanin-d-glucosid (?).

Mol.-Gewicht: 313,17.
Zusammensetzung: 42,15% C, 4,83% H, 22,37% N.

$$C_5H_4ON_5 \cdot C_6H_{11}O_5.$$

$$C_{11}H_{15}O_6N_5.$$

Darstellung: Beim Erhitzen im Rohr auf 145—150° mit wässerigem, 25 proz. Ammoniak gibt das Chlorhypoxanthinglucosid anscheinend Guanin-d-glucosid.

Physikalische und chemische Eigenschaften: Aus heißem Wasser farblose Nadeln. Wenig löslich in kaltem Wasser, viel leichter in heißem. Leicht löslich in verdünnten Alkalien oder Säuren. Schmelzp. gegen 298° unter Braunfärbung und Gasentwicklung. Fehlingsche Lösung wird reduziert, beim Übersättigen mit Ammoniak fällt Guanin aus. 5 proz. Salzsäure spaltet bei Wasserbadtemperatur sehr rasch. $[\alpha]_D^{15} = -41,94°$, gelöst in Normalnatronlauge. (Aus Materialmangel nicht genauer untersucht.)

Theophyllinrhamnosid.[2])

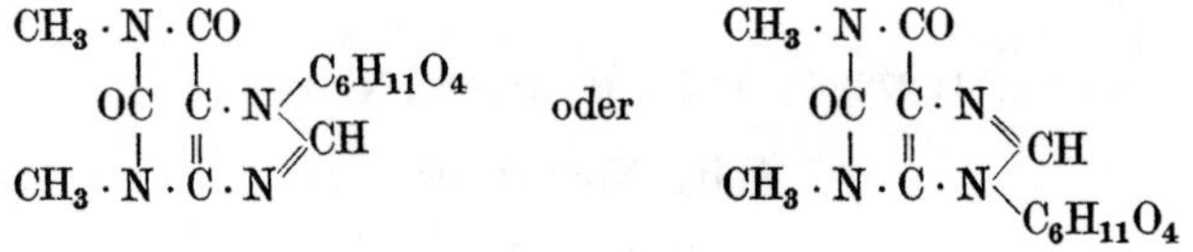

Triacetyltheophyllinrhamnosid.

Mol.-Gewicht: 452,23.
Zusammensetzung: 50,42% C, 5,35% H, 12,39% N.

$$C_7H_7O_2N_4 \cdot C_6H_8O_4(C_2H_3O)_3.$$

$$C_{19}H_{24}O_9N_4.$$

Darstellung: 8,2 g Theophyllinsilber werden mit 10 g Acetobromrhamnose, in 40 g Xylol gelöst, gekocht.

Physikalische und chemische Eigenschaften: Aus Alkohol dicke, flächenreiche Krystalle. Leicht löslich in Äther, Chloroform und Essigäther; wenig löslich in Ligroin. Schmelzp. 135 bis 136°. $[\alpha]_D^{20} = -48,87°$, gelöst in Acetylentetrachlorid.

---

1) E. Fischer u. B. Helferich, Berichte d. Deutsch. chem. Gesellschaft **47**, 210—235 [1914].
2) E. Fischer u. K. v. Fodor, Berichte d. Deutsch. chem. Gesellschaft **67**, 1058—1061 [1914].

Theophyllinrhamnosid.

Mol.-Gewicht: 326,18.
Zusammensetzung: 47,83% C, 5,56% H, 17,18% N.

$$C_7H_7O_2N_4 \cdot C_6H_{11}O_4.$$
$$C_{13}H_{18}O_6N_4.$$

Darstellung: Durch Abspaltung der Acetylgruppen durch mit Ammoniak gesättigten Methylalkohol bei Zimmertemperatur.

Physikalische und chemische Eigenschaften: Aus heißem Alkohol fast farblose krystallinische Masse. Sehr leicht löslich in Wasser; fast unlöslich in Äther, Chloroform und Benzol. Schmelzp. gegen 169—170°. Wird durch Salzsäure rasch hydrolysiert. Geschmack bitter. $[\alpha]_D^{22} = -77{,}97°$, gelöst in Wasser. Fehlingsche Lösung wird nicht reduziert.

Triacetyltheobrominrhamnosid.[1])

Mol.-Gewicht: 452,23.
Zusammensetzung: 50,42% C, 5,35% H, 12,39% N.

$$C_7H_7O_2N_4 \cdot C_6H_8O_4 \cdot (C_2H_3O)_3.$$
$$C_{19}H_{24}O_9N_4.$$

Darstellung: Aus Theobrominsilber und einer Lösung von Acetobromrhamnose in Xylol.

Physikalische und chemische Eigenschaften: Aus Alkohol Blättchen. Löslich in Essigester; wenig löslich in Äther. Schmelzp. gegen 222° zu einer trüben, braunen Flüssigkeit, die beim weiteren Erhitzen schwarzbraun und gegen 250—260° klar wird. Fehlingsche Lösung wird beim Kochen reduziert. Ausbeute sehr gering; freies Glucosid noch nicht dargestellt.

Einwirkung von Acetobromglucose auf Cytosinsilber.[2])

Es entsteht ein bromfreier, farbloser, flockiger Körper. Leicht löslich in Alkohol, Essigester, Chloroform und Benzol. Ziemlich leicht löslich in Äther; fast unlöslich in Petroläther. Fehlingsche Lösung wird reduziert. Die Krystallisation ist noch nicht gelungen, der Körper ist sehr unbeständig.

2-Thiouracil-di-(tetraacetylglucosid).[2])

Mol.-Gewicht: 788,41.
Zusammensetzung: 48,71% C, 5,11% H, 3,55% N, 4,07% S.

$$C_4H_2ON_2S(C_6H_7O_7(C_2H_3O)_4)_2.$$
$$C_{32}H_{40}O_{19}N_2S.$$

Darstellung: Durch Einwirkung von 2-Thiouracilsilber auf in Xylol gelöste Acetobromglucose.

Physikalische und chemische Eigenschaften: Aus Aceton + Alkohol feine, sternförmig vereinigte Nädelchen. In allen gebräuchlichen organischen Lösungsmitteln schwer, in Wasser fast unlöslich. Alkali verwandelt in der Wärme in Thiouracil unter Zersetzung. Schmelzp. 230°; einige Grad vorher Verfärbung. Fehlingsche Lösung wird entfärbt. $[\alpha]_D^{19} = +12{,}59°$, gelöst in Acetylentetrachlorid. Das Ammoniak-Reaktionsprodukt ist noch nicht genauer untersucht.

2-Aethylthiouracil-(tetraacetylglucosid).[2])

Mol.-Gewicht: 486,30.
Zusammensetzung: 49,35% C, 5,39% H, 5,76% N, 6,59% S.

$$C_6H_7ON_2S \cdot C_6H_7O_5(C_2H_3O)_4.$$
$$C_{20}H_{26}O_{10}N_2S.$$

Drstellung: In gleicher Weise aus 2-Äthyluracilsilber und Acetobromglucose.

Physikalische und chemische Eigenschaften: Aus Alkohol und Petroläther feine, vielfach büschelförmig vereinigte Nädelchen. In kaltem Wasser schwer löslich; in heißem Wasser schmilzt der Körper und löst sich in nicht unerheblicher Menge. Schmelzp. 108°. Fehlingsche Lösung wird nur langsam reduziert. In den gebräuchlichen Lösungsmitteln, außer Petroläther, sehr leicht löslich. Verdünnte Säuren hydrolysieren. Ammoniak verändert die Substanz völlig. $[\alpha]_D^{16} = +3{,}26°$, gelöst in Acetylentetrachlorid.

---

[1]) E. Fischer u. K. v. Fodor, Berichte d. Deutsch. chem. Gesellschaft 67, 1058—1061 [1914].
[2]) E. Fischer, Berichte d. Deutsch. chem. Gesellschaft 47, 1377—1393 [1914].

Purinsubstanzen (Bd. IV, S. 1014).

Von

A. Fodor-Halle a. S.

Einleitung.

Die Herkunft der Purinbasen: Die Aufspaltung der Nucleinsäuren im Organismus bis zu den Endbausteinen derselben (Purin- bzw. Pyrimidinbasen, Kohlehydrat und Phosphorsäure) wurde bisher der Einwirkung von 3 Fermentarten zugeschrieben: der Nuclease, Purindesamidase und Xanthinoxydase (Bd. IV, S. 1097). Nach den neueren Befunden von Jones, Levene, ferner Schittenhelm und ihrer Mitarbeiter ist die Nuclease nicht mehr als einheitliches Ferment aufzufassen, sondern die Aufspaltung der höheren Nucleinsäuren (Polynucleotide) bis zu den Purinbasen ist vom kombinierten Eingriff mehrerer, voneinander unabhängig wirkenden Fermentarten abhängig. Ebenso wurde die Kenntnis der desamidierenden Fermente beträchtlich erweitert. Wir müssen heute folgende selbständig wirksame Fermente unterscheiden: die Nucleinase[1]), d. h. die Nuclease im engeren Sinne, welche die Spaltung der Nucleinsäuren, daher die Polynucleotide, in einfache (Mono-)Nucleotide bewirkt (z. B. die Tetranuclease)[2]); die Nucleotidasen, die eine Spaltung der einfachen Nucleotide, die aus 1 Mol. Base, 1 Mol. Kohlehydrat und 1 Mol. Phosphorsäure aufgebaut sind, in diese Bausteine herbeiführen. Diese Spaltung kann nun in der Weise erfolgen, daß dabei Produkte einer partiellen Hydrolyse entstehen. So ruft die Phosphonuclease[3]) eine Abspaltung der Phosphorsäure hervor, indes die Bindung zwischen den beiden organischen Komplexen (Nucleosidkomplex) unverletzt bleibt. Die Purinnuclease[3]) hingegen bewirkt die Abspaltung der Purinbase und führt gleichzeitig zum Zerfall des ganzen Moleküls in die drei genannten Bausteine. Endlich existieren noch Fermente, die eine Spaltung der Nucleoside in Zucker + Base bewirken: die Nucleosidasen[1]).

Der Abbau der Nucleinsäuren in die Purinbasen schlägt jedoch nicht immer diesen direkten Weg ein. Es kann vielmehr eine Desamidierung des Guanins und des Adenins in Xanthin bzw. Hypoxanthin mit dem Abbau einhergehen. Nach den neueren Forschungen kann nun dieser Desamidierungsvorgang erfolgen, bevor noch die Nucleoside in ihre Endbausteine zerlegt worden sind[4]). Wir müssen somit 1. desamidierende Fermente unterscheiden, die Guanosin und Adenosin in Xanthosin bzw. Inosin (Hypoxanthosin) umwandeln: Nucleosindesamidasen und 2. Fermente, die bereits freie Purinbasen desamidieren: Guanase und Adenase (die Purindesamidasen).

---

[1]) P. A. Levene u. F. Medigreceanu, Journ. of biol. Chemistry **9**, 389 [1911].
[2]) W. Jones, Journ. of biol. Chemistry **12**, 31 [1912].
[3]) S. Amberg u. W. Jones, Zeitschr. f. physiol. Chemie **73**, 407 [1911].
[4]) W. Jones, Journ. of biol. Chemistry **9**, 129, 169 [1911]. — P. A. Levene u. F. Medigreceanu, Journ. of biol. Chem. **9**, 389 [1911]. — A. Schittenhelm u. K. Wiener, Zeitschr. f. physiol. Chemie **77**, 77 [1912].

Eine Übersicht über die Wirkungsweise der aufgezählten Fermente gibt das folgende [z. T. von Jones[1]) entlehnte] Schema:

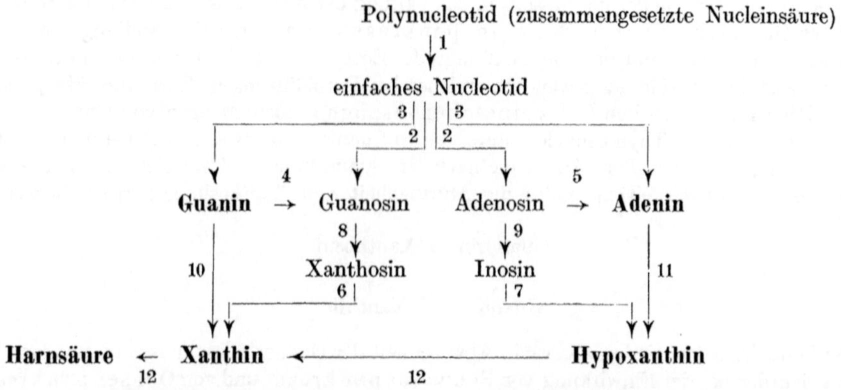

1 Nuclease (z. B. Tetranuclease)[2]).
2 Phosphonuclease, 3 Purinnuclease } Nucleotidasen.
4 Guanosinhydrolase, 5 Adenosinhydrolase, 6 Xanthosinhydrolase, 7 Inosinhydrolase } Nucleosidasen.
8 Guanosindesamidase.
9 Adenosindesamidase.
10 Guanase, 11 Adenase } Purindesamidasen.
12 Xanthinoxydase.

Das Schema sagt uns, daß z. B. Xanthin auf zwei verschiedenen Wegen erreichbar ist. Entweder durch Zusammenwirkung der Fermente 3 und 10, oder von 2, 8 und 6. Dieser letztere Weg ergibt sich als einzige Möglichkeit, sobald der betreffende Organauszug aus Nucleinsäuren Xanthin abspaltet, ohne die Fähigkeit zu besitzen, Guanin direkt zu desamidieren. Dasselbe gilt für die Entstehung von Hypoxanthin.

Levene, Jones, ferner Schittenhelm und ihre Mitarbeiter unterzogen eine ganze Reihe von Drüsensäften und Organauszügen der Prüfung nach ihrem Verhalten zu verschiedenen Nucleinsäuren. Es stellte sich heraus, daß die einzelnen Auszüge nur ganz bestimmte Nucleinsäuren zu spalten vermögen und daß der Pfad, durch welchen die Spaltung vor sich geht, in den meisten Fällen in streng spezifischer Weise vorgezeichnet ist.

Sehr verbreitet sind die Nucleinasen, die überall vorkommen, ferner die Nucleotidasen[3]), die mit Ausnahme des Magen- und Pankreassaftes in jedem Organ vorhanden sind. Desgleichen findet man Nucleosidasenwirkung mit Ausnahme des Blutes und des Magendarmkanals fast überall im Organismus vor. Preßsäfte von Hundeorganen (Leber, Niere, Herzmuskel) und Auszüge der Darmmucosa bewirken bei Inosinsäure und Inosin eine vollständige Spaltung in d-Ribose, Phosphorsäure und Hypoxanthin[4]). Pankreaspreßsaft und Blutserum sind auf Inosinsäure unwirksam. Den gleichen Charakter besitzt die Spaltung von Guanylsäure und von Hefenucleinsäure, mit dem Unterschiede, daß bei ersterer die Spaltung bloß bis zu Guanosin und nicht bis zu den Purinbasen geht; ferner ist bei diesen zwei Nucleinsäuren auch Pankreaspreßsaft, und zwar in gleichem Sinne, wirksam. Thymusnucleinsäure wird durch die Extrakte der Darmmucosa nicht bis zu den freien Purinbasen gespalten, sondern bloß in Nucleoside und Phosphorsäure[3]). Thymusnucleinsäure und Hefenucleinsäure, zwei Nucleinsäuren, die sich in ihrer chemischen Konstitution stark unterscheiden, liefern bei der Spaltung mit Extrakten der blutlosen Hundeleber (im Gegensatz zu ihrem Verhalten gegenüber Schweinepankreasauszug) Hypoxanthin, und zwar wird der ganze Purinkomplex quantitativ als solches abgespalten[1]). Da nun aber Hundeleberextrakt Adenin nicht zu desamidieren vermag, so bleibt für die Entstehung des Hypoxanthins nur eine Erklärung übrig: Adenosin → Inosin → Hypoxanthin. Hier haben wir also eine Wirkung der Adenosindesamidase in Abwesenheit der Adenase.

---

[1]) S. Amberg u. W. Jones, Zeitschr. f. physiol. Chemie **73**, 407 [1911].
[2]) W. Jones, Journ. of biol. Chemistry **12**, 31 [1912].
[3]) P. A. Levene u. F. Medigreceanu, Journ. of biol. Chemistry **9**, 389 [1911].
[4]) P. A. Levene u. F. Medigreceanu, Journ. of biol. Chemistry **9**, 65 [1911].

In der *Rindermilz* gehen, wie Extrakte dieses Organes bei ihrer Wirkung auf Guanylsäure zeigen, folgende Spaltungswege vor sich[1]): 1. Bildung von Nucleosid (Guanosin) aus der Guanylsäure und Desamidierung desselben, 2. Spaltung des Nucleosids und Desamidierung des gebildeten Guanins zu Xanthin. *Schweinepankreas* vermag diese Umwandlungen nicht zu vollziehen, da dieses Organ Guanosin nicht angreift. Entsprechend wird Guanosin von *Rindermilzextrakt* in Xanthin umgewandelt, welches bei Durchlüftung in Harnsäure übergeführt wird[2]). Hingegen verarbeiten *Schweineleberauszüge* größere Mengen von Guanosin sehr schwer, leichter jedoch Thymusnucleinsäure, wobei Guanin und etwas Xanthin auftreten. Die Desamidierung geht hier allem Anscheine nach am Guanosinmolekül vor sich, denn Guanasewirkung ist nicht nachweisbar, indes die Anwesenheit von Xanthosin sichergestellt werden kann[2]):

$$\begin{array}{ccc} \text{Guanosin} & \rightarrow & \text{Xanthosin} \\ \downarrow & & \downarrow \\ \text{Guanin} & & \text{Xanthin} \end{array}$$

Die Wirkung der Adenosindesamidase in Abwesenheit der Guanosindesamidase nimmt man besonders deutlich bei der Einwirkung von *Schweinepankreas*- und von *Ochsenpankreas*extrakten auf Thymusnucleinsäure wahr. Hier entstehen primär Guanosin und Adenosin, keine Purinbasen. Letztere werden aber bei der Hydrolyse des Verdauungsgemisches mit verdünnter Schwefelsäure sofort gebildet. Es entstehen Guanin und Hypoxanthin[3]):

$$\begin{array}{ccc} \text{Guanosin} & + & \text{Adenosin} \\ H_2SO_4 \downarrow & & \downarrow \text{desamidiert} \\ \text{Guanin} & & \text{Inosin} \\ & & \downarrow H_2SO_4 \\ & & \text{Hypoxanthin} \end{array}$$

Im Einklange mit dem unwirksamen Verhalten des Schweinepankreasauszuges gegenüber Guanosin wird auch die im Schweinepankreas vorhandene native Guanylsäure bei der *Autolyse* dieses Organs nicht in Guanin verwandelt[3]). Regelmäßige Produkte dieser Autolyse sind dagegen Xanthin und Hypoxanthin. Schweinepankreas enthält also offenbar eine gemischte Nucleinsäure und die spezifischen, auf diese eingestellten Nucleasen. Als Produkte der Einwirkung entstehen schließlich Guanin und Adenin, die sodann durch die anwesende Guanase und Adenase sogleich in die Oxypurine übergeführt werden[1]). Kocht man das Autolysat mit Schwefelsäure, so wird das Guanin der autolysebeständigen Guanylsäure bzw. des Guanosins in Freiheit gesetzt, ferner steigt auch die Hypoxanthinmenge. Letztere Erscheinung beweist ebenfalls die selbständige, von der Adenase unabhängige Wirkung der Adenosindesamidase im Schweinepankreas[3]). Die *Schweineleberautolyse* zeigt anderseits an, daß hier eine selbständige Funktion der Guanosindesamidase zukommt, da man bei der schwefelsauren Hydrolyse des Autolysates Xanthin erhält:

$$\begin{array}{ccc} \text{Guanosin} & \xrightarrow{\text{Autolyse}} & \text{Xanthosin} \\ & & \downarrow H_2SO_4 \\ & & \text{Xanthin} \end{array}$$

Das bei dieser Autolyse sich bildende Guanin bleibt infolge Abwesenheit der Guanase unverändert[3]). Das entstandene Adenin hingegen wird durch die Xanthinoxydase zu Xanthin oxydiert. Guanin und Xanthin bilden auf diese Weise die Hauptprodukte der Leberautolyse.

Hundeleber, viele *menschliche Organe* und alle Organe der *Ratte* erzeugen bei ihrer *Autolyse* Hypoxanthin, vermögen aber Adenin nicht in dieses umzuwandeln[3]). Die Verschiedenheit der Adenosindesamidase und der Adenase tritt hier deutlich zutage. Die Adenase soll in der Leber Erwachsener überhaupt fehlen, ebenso in der Placenta und in den einzelnen fötalen Organen. Dagegen wurde dieses Ferment im Gemische von sämtlichen Geweben *menschlicher Föten* vorgefunden, doch auch hier nicht ausnahmslos. Dennoch produzieren auch die Organe, die das Ferment nicht enthalten, bei ihrer Autolyse *Hypoxanthin*[4]).

---

1) W. Jones, Journ. of biol. Chemistry **9**, 129 [1911].
2) A. Schittenhelm u. K. Wiener, Zeitschr. f. physiol. Chemie **77**, 77 [1912].
3) W. Jones, Journ. of biol. Chemistry **9**, 169 [1911].
4) E. R. Long, Journ. of biol. Chemistry **15**, 449 [1913].

Hefe (Brauereihefe, Preßhefe und Trockenhefe nach Lebedew) verändert Thymusnucleinsäure nicht, wohl dagegen Hefenucleinsäure:

Autolyse von	Preßhefe liefert	Trockenhefe liefert
Ohne Nucleinsäurezusatz	Adenin, Xanthin	Adenin, Guanin
Bei Zusatz von Hefenucleinsäure	Adenin, Guanin	Adenin, Guanosin

Bei der Autolyse von Preßhefe wird also das abgespaltene Adenin nicht weiter desamidiert, im Gegensatz zum abgespaltenen Guanin, das in Xanthin übergeführt wird. Hypoxanthin fehlt beständig. Hefe vermag dieses letztere weder frei noch in Bindung zu desamidieren. Trockenhefe enthält keine Guanase mehr, da sie beim Trocknen zerstört wird. Endlich zeigt die obige Tabelle, daß bei Zusatz von Hefenucleinsäure, wenn somit ein großer Überschuß an dieser vorhanden ist, die Produkte der Autolyse zum Teil andere sind[1]).

Die Isolierung der Purinbasen aus den Verdauungsgemischen geschieht nach W. Jones[2]) auf Grund folgenden Verfahrens: Das Gemisch wird am Schlusse des Versuchs aufgekocht, filtriert und die Purinbasen werden mit $CuSO_4 + NaHSO_3$ gefällt. (Wurde das Verdauungsgemisch mit H_2SO_4 hydrolysiert, so wurde zuerst mit Natronlauge neutralisiert und sodann die Purinbasen, wie oben gesagt, gefällt.) Die Kupferfällung wird mit Natriumsulfid in Gegenwart von Schwefelsäure zerlegt und das Filtrat wieder mit $CuSO_4 + NaHSO_3$ zur Fällung gebracht. Nach Wiederholung der Zersetzung mit Na_2S wird das Endfiltrat mit ammoniakalischer Silbernitratlösung gefällt, die entstandene Silberverbindung mit HCl versetzt, abgesaugt und das Filtrat eingedampft. Der Rückstand wird nach Aufnahme mit Wasser mit Ammoniak behandelt, wodurch Guanin gefällt wird. Das ammoniakalische Filtrat von dieser Base wird durch Kochen vom NH_3 befreit und nach Hinzufügung von 20proz. Salzsäure zur Trockene verdampft. Der Rückstand wird mit 0,5proz. Salzsäure bei 60° extrahiert, wobei Hypoxanthin in Lösung geht, dagegen der größte Teil des Xanthins zurückbleibt. Die Reinigung dieser beiden Basen erfolgt über ihre Nitrate. Das Guanin wird zur Reinigung in sehr verdünnter Natronlauge gelöst, die Lösung mit Essigsäure gefällt und das ausgefällte Guanin in siedendem Wasser suspendiert und mit der möglichst kleinsten Schwefelsäuremenge in Lösung gebracht. Nach dem Kochen dieser Lösung mit Tierkohle fällt man mit Ammoniak und erhält ein vollständig reines Guanin.

Durch Auflösen von unreinem (xanthinhaltigem) Hypoxanthin in einem geringen Überschuß von verdünnter Schwefelsäure und Kochen der Lösung mit Tierkohle erhält man Hypoxanthinpräparate, die xanthinfrei sind. Xanthin wird durch die Kohle zurückgehalten[3]).

Im Magendarmkanal treten unter der Einwirkung von Magensaft und Pankreassaft auf Nucleinsäuren keine Purinbasen auf, auch scheinen diese beiden Säfte die Nucleinsäure nicht wesentlich anzugreifen. Darmsaft wirkt zwar intensiv auf Nucleinsäuren ein, die Spaltung bleibt hingegen bei den Nucleosiden stehen, so daß also freie Purinbasen auch in diesem Falle nicht vorfindbar sind[4]). (Weiteres s. bei Harnsäure.)

Über die Entstehung der Purine in den Pflanzen entwickelt T. B. Johnson[5]) folgende Ansicht: Da die Synthese der Purine aus Pyrimidinbasen relativ leicht zustandekommt, so muß man diese letzteren auch in den Pflanzen als Vorläufer der Purine betrachten. Das von Ritthausen beschriebene Vicin[6]), das mit Schwefelsäure Divicinsulfat liefert, könnte nach den Analysen dem 2, 6-Dioxy-4, 5-diaminopyrimidinsulfat[7]) entsprechen:

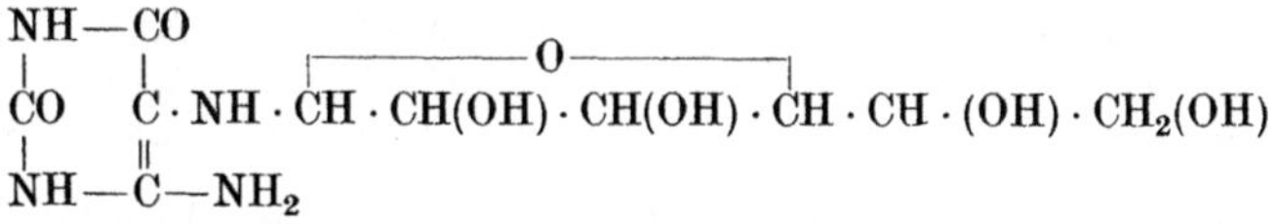

[1]) S. Amberg u. W. Jones, Journ. of biol. Chemistry **13**, 441 [1913].

[2]) W. Jones, Journ. of biol. Chemistry **9**, 129 [1911].

[3]) G. De F. Barnett u. W. Jones, Journ. of biol. Chemistry **9**, 93 [1911]. Fußnote.

[4]) E. S. London, A. Schittenhelm u. K. Wiener, Zeitschr. f. physiol. Chemie **77**, 86 [1912].

[5]) T. B. Johnson, Journ. of the Amer. chem. Soc. **36**, 337 [1914].

[6]) Ritthausen, Journ. f. prakt. Chemie **24**, 202 [1881]; **59**, 487 [1899].

[7]) Traube, Berichte d. Deutsch. chem. Gesellschaft **33**, 1382 [1900].

Dieser Körper würde dann mit Ameisensäure eine Kondensation zu Xanthosin erfahren:

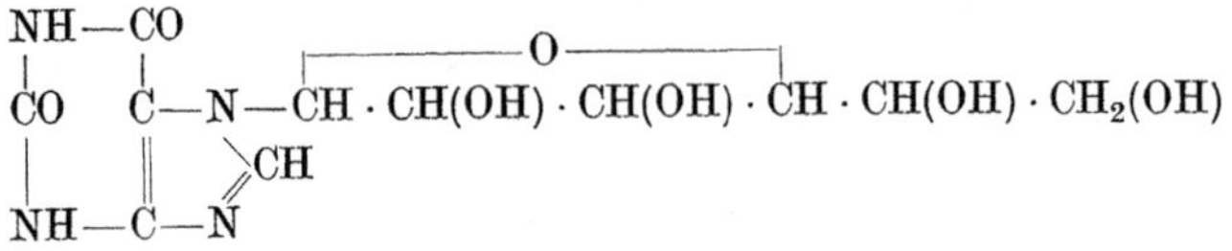

Ähnliche Betrachtungen lassen sich auch für Ritthausens Convicin[1]) anstellen, das mit dem Dialursäureaminoglucosid oder dem Uramilglucosid identisch sein dürfte:

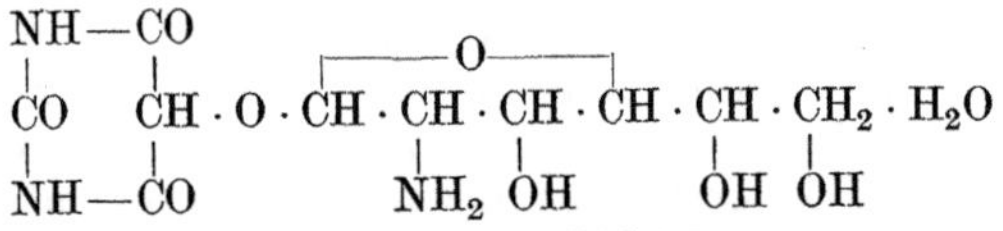

Aminoglucosid der Dialursäure

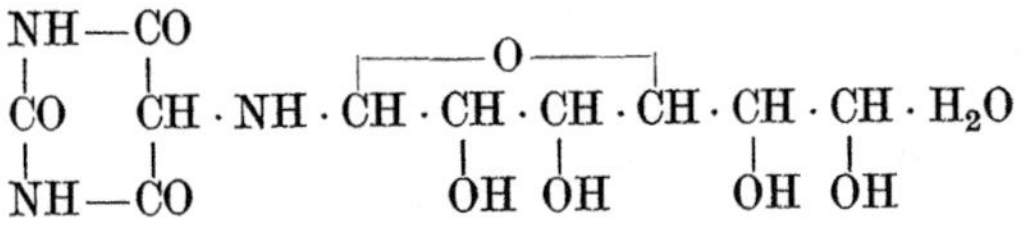

Glucosid von Uramil

Vorkommen der Purinbasen: Der Gesamtpurinbasenstickstoff in der quergestreiften Muskulatur des Ochsen beträgt 0,06—0,07% [2]), im Froschmuskel 0,035%, im Krötenmuskel 0,022% [3]). Der Vergleich der verschiedenen Muskelarten eines und desselben Tieres gab folgende Werte:

Rind[4]) . . .	Quergestreifter Muskel	0,0611%	Gesamt-Purin-N
	Herzmuskel	0,0707%	„
	Glatter Muskel	0,0339%	„
Stier[5]) . . .	Quergestreifter Muskel	0,068 %	„
	Herzmuskel	0,085 %	„
	Glatter Muskel (Retractor penis)	0,0489%	„

Einen Vergleich des Puringehaltes einiger niederen Tiere und Vögel gibt folgende Tabelle[6]):

Bei	N der Purinbasen %	Gesamt-N %	Gesamt-N / Purinbasen-N
Sábana	0,0664	3,01	45,34
Pejerrey	0,0816	2,94	36,03
Corbina	0,0750	2,898	38,64
Merlan	0,0595	2,702	45,41
Polyp (Muskel des Mantels)	0,0436	2,212	50,73
Truthahn { Brustmuskeln	0,0865	3,51	40,57
Truthahn { Schenkelmuskeln	0,0848	3,23	38,1
Rebhuhn { Brust- und Schenkelmuskeln zusammen)	0,0796	3,73	46,85
Huhn { Brustmuskeln	0,0964	3,23	33,50
Huhn { Schenkelmuskeln	0,0902	3,19	35,36
Ente (Schenkelmuskeln)	0,1061	3,136	29,57

Qualitativ besteht der Purinbasengehalt der glatten Muskulatur höherer Tiere (Retractor penis des Ochsen) aus Xanthin und Hypoxanthin[7]).

[1]) Ritthausen, Journ. f. prakt. Chemie **24**, 202 [1881]; **59**, 487 [1899].
[2]) R. Burian u. W. Hall, Zeitschr. f. physiol. Chemie **38**, 336 [1903].
[3]) V. Scaffidi, Biochem. Zeitschr. **30**, 473 [1911].
[4]) V. Scaffidi, Biochem. Zeitschr. **33**, 247 [1911].
[5]) G. Buglia u. A. Constantino, Zeitschr. f. physiol. Chemie **81**, 123 [1912].
[6]) U. Rinaldi, Biochem. Zeitschr. **41**, 51 [1912].
[7]) G. Buglia u. A. Constantino, Zeitschr. f. physiol. Chemie **83**, 45 [1913].

Harnsäure ist unter den Purinstoffen des Muskels abwesend. Die Veränderungen im Puringehalt des Muskels während der Arbeit s. unter Harnsäure.

Physiologische Eigenschaften: Der diuretische Effekt der Purinkörper soll durch eine starke dauernde Steigerung der Lymphogenese infolge exzitierender Einwirkung auf das Protoplasma aller Gewebe zustande kommen[1]).

Die Purinkörper sollen ferner als die intermediär entstehenden Stoffe bei der Intoxikation durch die Nucleoproteide, d. h. Entfaltung von thromboplastischen Wirkungen, als die eigentlichen Träger der Giftwirkung in Frage kommen[2]).

Die in den Tumoren enthaltenen Purinkörper entsprechen nach Art und Menge den in normalen Geweben vorkommenden. Die Reihenfolge Guanin, Adenin, Xanthin und Hypoxanthin (in Spuren) entspricht den abnehmenden Mengenverhältnissen. Ū fehlt gänzlich[3]).

2-Aminopurin.

$C_5H_5N_5$.

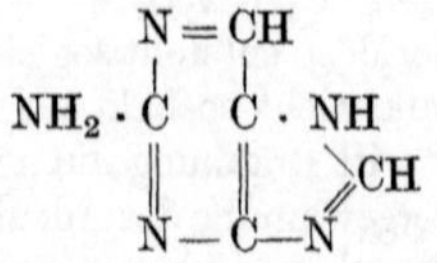

2-Aminopurin entsteht bei der Oxydation des 2-Amino-1,6-dihydropurins (Desoxyguanin) mit Brom und kaltem Eisessig. Nadeln aus heißem Wasser, kugelige Krystalldrusen aus Alkohol. Wird bei 100° wasserfrei. Löst sich in 3 Teilen siedendem Wasser. In heißem Alkohol recht schwer löslich. Löst sich in verdünnten Mineralsäuren und Alkalien. Wird durch salpetrige Säure in 2-Oxypurin übergeführt.

Derivate: Pikrat $C_5H_5N_5 \cdot C_6H_3O_7N_3$. Bildet in ca. 230 Teilen siedendem Wasser lösliche Nadeln[4]).

2-Amino-7-methylpurin $C_6H_7N_5$

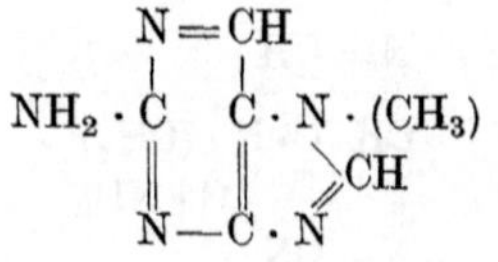

7-Methyl-2-jodpurin (S. 271) gibt bei der Einwirkung von alkoholischem NH_3 7-Methyl-2-aminopurin. — Farblose Blättchen, die bei 283° (korr.) ohne Zersetzung schmelzen. In der ungefähr gleichen Wassermenge (100°) löslich, fällt jedoch in der Kälte wieder aus. In abs. Alkohol auch in der Siedehitze schwer löslich, ebenso in Benzol. Aus 80 proz. Alkohol krystallisiert es in seideglänzenden Nadeln. — Das **Hydrochlorid** krystallisiert aus verdünnter Salzsäure in Blättchen. Das **Chloroplatinat** fällt aus der salzsauren Lösung in Nädelchen aus. Das **Aurochlorat** bildet aus warmer Salzsäure Blättchen.

Die **Quecksilberchloridverbindung** ist in kaltem Wasser sehr schwer löslich[5]).

2-Amino-9-methyl-purin $C_6H_7N_5$. Entsteht bei der Behandlung des 9-Methyl-7-chlorpurins mit alkoholischem Ammoniak bei 150°. — Farblose Nadeln (aus siedendem Wasser). Löslich in etwas weniger als der doppelten siedenden Wassermenge, in der Kälte ziemlich schwer löslich. Löst sich in 6—8 Teilen kochendem Alkohol und fällt in der Kälte in Prismen aus. Recht schwer löslich in heißem Chloroform und Benzol. — Sintert bei 235° und schmilzt bei 247° (korr.). Destilliert unzerzetzt und sublimiert leicht.

Das **Chlorhydrat** scheidet sich aus warmer 20 proz. Salzsäure beim Erkalten in flimmernden Blättchen aus. In Wasser schwer löslich. — Das **Nitrat** krystallisiert aus warmer verdünnter Salpetersäure in derben Formen. — Das **Oxalat** bildet in heißem Wasser leicht lösliche schöne Krystalle. — Das **Platinsalz** krystallisiert in gelben, federartigen Aggregaten.

1) Marfori u. Chistoni, Zentralbl. f. d. ges. inn. Medizin **7**, 681 [1913].
2) H. de Waele, Zeitschr. f. Immunitätsforsch. u. experim. Ther. I, **18**, 410 [1913].
3) E. R. Long, Journ. of experim. Med. **18**, 512 [1913]; Zentralbl. f. d. ges. inn. Medizin **9**, 102 [1914].
4) Tafel u. Ach, Berichte d. Deutsch. chem. Gesellschaft **34**, 1175 [1901].
5) E. Fischer, Berichte d. Deutsch. chem. Gesellschaft **31**, 2555 [1898].

Beim Kochen mit der Mutterlauge verwandelt sich das Salz in ein anderes, schwerlösliches, in Prismen oder Nadeln krystallisierendes Produkt. — Das **Goldsalz** fällt beim Versetzen der salzsauren Lösung der Base zunächst ölig aus, wird aber bald krystallinisch (Nädelchen). Beim Erwärmen schmilzt das Salz und geht in Lösung.

Die Base ist aus der wässerigen Lösung mit Silbernitrat und Quecksilberchlorid fällbar[1]).

Adenin, 6-Aminopurin (Bd. IV, S. 1020).

$C_5H_5N_5 + 3\ H_2O$.

Vorkommen: Adenin kommt im Steinpilz vor[2]), ferner im wässerigen Extrakt von Maulbeerblättern[3]). Aus 100 kg Melasse lassen sich ca. 96 g Adenin gewinnen[4]). Extrahiert man frische Kaninchenmuskel mit kaltem Wasser und kocht den ausgezogenen Rückstand mit verdünnter Schwefelsäure, so erhält man Adenin neben Guanin. (564 g Muskel liefern 53 mg Adenin.) Bindegewebe enthält bedeutende Mengen Adenin, daneben Guanin[5]). (Siehe auch unter Guanin.)

Derivate: Adeninpikrat $C_5H_5N_5 \cdot C_6H_3N_3O_7 + H_2O$. Fügt man Pikrinsäure zu einer starken Lösung von Adeninhydrochlorid, so entsteht sogleich eine vom Pikrat herrührende Trübung, doch scheiden sich die Krystalle nicht so bald aus wie bei Guanin[5]). Gibt das Krystallwasser bei 100° leicht ab[6]). Bei 240° tritt Bräunung auf und bei 280—281° plötzliche Schwarzfärbung und Schmelzen[5]). Zur Wiedergewinnung des Adenins löst man es in 10 proz. Ammoniak, behandelt mit einer Lösung von Silberchlorid in Ammoniak, filtriert den gelatinösen Niederschlag ab und zersetzt seine Suspension in heißem Wasser mit Salzsäure. Das Filtrat ist eine salzsaure Adeninlösung, aus dem die Base in der üblichen Weise dargestellt wird[7]).

Adeninphosphorwolframat löst sich zu 10,50% in Acetonwasser (4 Vol. Aceton: 3 Vol. H_2O)[8]).

8-Aminopurin.

$C_5H_5N_5$.

Derivate: 7-Methyl-8-aminopurin $C_6H_7N_5$

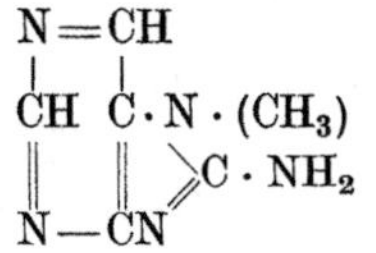

Darstellung: Theobromin gibt beim Erwärmen mit $POCl_3 + PCl_5$ auf 155°

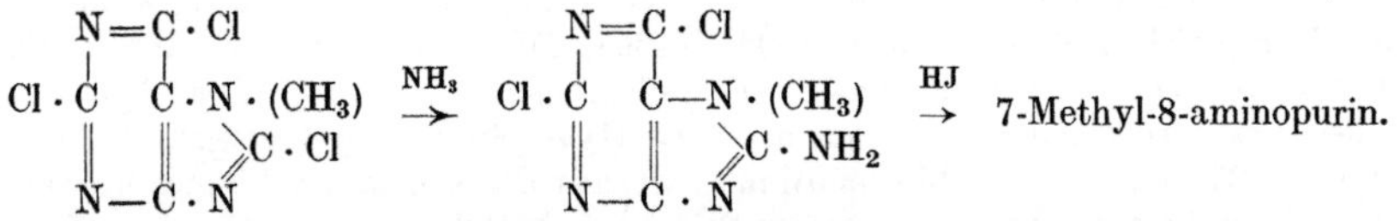

7-Methyltrichlorpurin[9]) 7-Methyl-8-amino-2,6-dichlorpurin

Prismatische Krystalle (aus Wasser). Löslich in 104 Teilen siedendem Wasser. Die wässerige Lösung reagiert neutral. Unlöslich in Alkalien. Gibt keine Murexidreaktion.

Das **Hydrochlorid** bildet farblose Nadeln, ziemlich leicht löslich in kaltem Wasser. — Das **Nitrat** ist darin viel schwerer löslich und scheidet sich in knollenartigen Krystallen ab. — Das **Aurochlorat** ist in heißer verdünnter Salzsäure ziemlich löslich, schwer in der Kälte. Es wird durch kochendes Wasser zersetzt, durch Salzsäure aber wieder regeneriert. — Das **Goldsalz** krystallisiert aus Salzsäure in gelbroten Nadeln[10]).

---

[1]) E. Fischer, Berichte d. Deutsch. chem. Gesellschaft **31**, 2570 [1898].
[2]) E. Winterstein u. C. Reuter, Centralbl. f. Bakt. u. Parasitenk. [2] **34**, 566 [1912].
[3]) Z. Mimuroto, Journ. of the Coll. of Agric. Tokyo **5**, 63 [1912].
[4]) Stoltzenberg, Zeitschr. d. Vereins d. deutsch. Zuckerind. **1912**, 318.
[5]) C. B. Bennett, Journ. of biol. Chemistry **11**, 221 [1912].
[6]) Bruhns, Zeitschr. f. physiol. Chemie **14**, 533 [1890].
[7]) G. de F. Barnett u. W. Jones, Journ. of biol. Chemistry **9**, 93 [1911].
[8]) E. Wechsler, Zeitschr. f. physiol. Chemie **73**, 138 [1911].
[9]) E. Fischer, Berichte d. Deutsch. chem. Gesellschaft **28**, 2489 [1895].
[10]) E. Fischer, Berichte d. Deutsch. chem. Gesellschaft **30**, 1857 [1897].

8-Amino-6-oxypurin.

Derivate: 2-Methylmercapto-8-amino-6-oxypurin

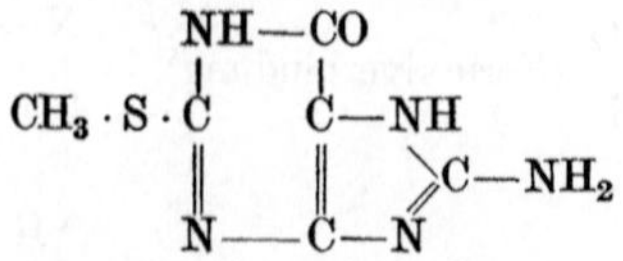

Entsteht durch Erhitzen von 2-Methylmercapto-4, 5-diamino-6-oxypyrimidin (s. unter 2-Methylmercapto-6, 8-dioxypurin) mit Guanidinthiocyanat auf 180°. — Feines Pulver, das sich bei 320° noch nicht zersetzt und sich in ca. 300 Teilen siedendem Wasser löst. Durch Kochen mit 20 proz. Salzsäure entsteht Harnsäure[1]).

2-Methylmercapto-8-thio-6-oxypurin

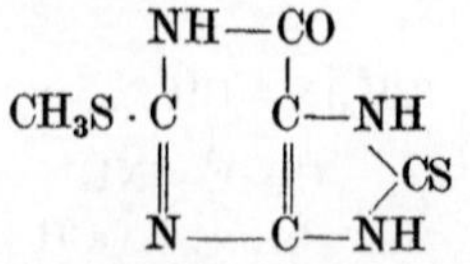

Entsteht bei der Behandlung von 2-Methylmercapto-6-oxy-4, 5-diaminopyrimidin (s. unter 2-Methylmercapto-6, 8-dioxypurin) mit Thiophosgen in wässeriger Lösung. — Kleine Kügelchen (aus kochendem Wasser), die sich bei 275° zersetzen und die Murexidprobe geben[2]).

2, 6-Diaminopurin.

$C_5H_6N_6$.

Derivate: 7-Methyl-2, 6-diaminopurin $C_6H_8N_6$

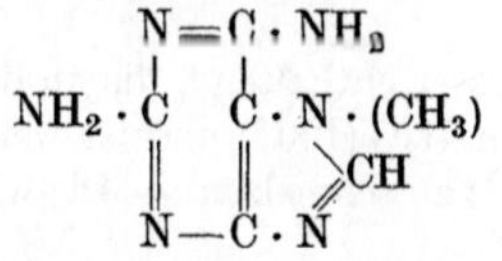

7-Methyl-2, 6-dichlorpurin (S. 271) gibt beim Erhitzen mit wässerigem Ammoniak auf 160° das 7-Methyl-2, 6-diaminopurin. — Sternförmig verwachsene Nadeln (aus Wasser), die gegen 390° (korr.) unter Zersetzung schmelzen. Löslich in 90 Teilen heißem Wasser, schwer löslich in Alkohol. Die wässerige Lösung reagiert neutral. Die wässerige Lösung der Salze gibt beim Versetzen mit Alkali oder NH_3 die Base wieder. — Das **Hydrochlorid** ist in warmem Wasser leicht löslich und krystallisiert beim Erkalten aus. — Das **Sulfat** bildet farblose Blätter. — Das **Nitrat** ist schwerer löslich als die vorigen Salze. — Das **Chloroplatinat** bildet feine gelbe Prismen. — Das **Goldsalz** fällt aus der kalten salzsauren Lösung der Base zunächst in gelben Nadeln, die sich aber beim Erwärmen in eine körnige, gelbrote Krystallmasse verwandeln[3]).

2-Oxypurin.

$C_5H_4ON_4 \cdot H_2O$.

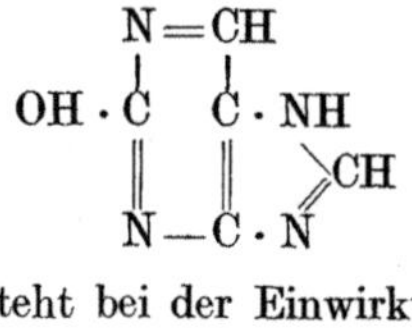

Darstellung: 2-Oxypurin entsteht bei der Einwirkung von Natriumnitrit auf eine salpetersaure Lösung von 2-Aminopurin[4]). 1 Mol. Krystallwasser enthaltende Nädelchen (aus Wasser), die das Krystallwasser bei 122° verlieren. Löslich in 20—24 Teilen siedendem Wasser, sehr schwer in heißem Alkohol.

---

[1]) C. O. Johns u. E. J. Baumann, Journ. of biol. Chemistry **14**, 381 [1913].
[2]) C. O. Johns u. E. J. Baumann, Journ. of biol. Chemistry **15**, 515 [1913].
[3]) E. Fischer, Berichte d. Deutsch. chem. Gesellschaft **31**, 118 [1898].
[4]) Tafel u. Ach, Berichte d. Deutsch. chem. Gesellschaft **34**, 1180 [1901].

Das **Kalisalz** des 2-Oxypurins wird durch Erhitzen des Kalisalzes des Formyl-2-oxy-5, 6-diaminopyrimidins 1 Stunde lang auf 150—160° erhalten:

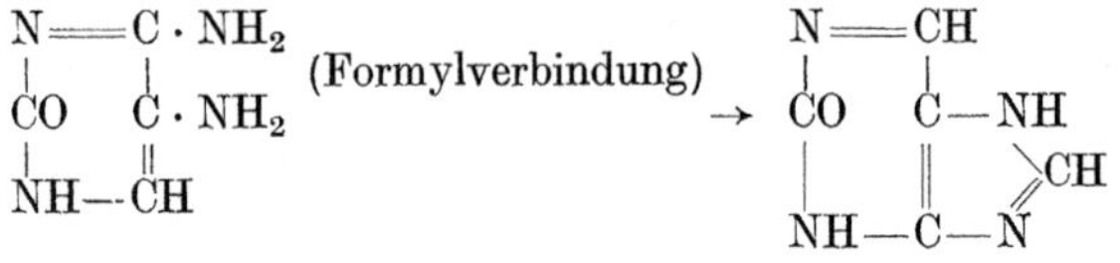

2-Oxy-5,6-diaminopyrimidin 2-Oxypurin

Derivate: Chlorhydrat $C_5H_4ON_4 \cdot 2\,HCl$, schmale Prismen (beim raschen Abkühlen) oder rechteckige Platten (beim langsamen Abkühlen). — **Nitrat** $C_5H_4ON_4 \cdot 2\,HNO_3$, Prismen. — **Pikrat** $C_5H_4ON_4 \cdot C_6H_2(NO_2)_3OH$, hexagonale Prismen, in kaltem Wasser schwer, in heißem leicht löslich. Färben sich bei 210° braun und schäumen bei 245° auf[1]).

2-Oxy-1-methylpurin $C_6H_6ON_4$

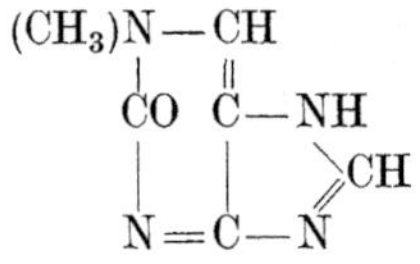

Entsteht beim Erhitzen des Kalisalzes des Formyl-2-oxy-3-methyl-5,6-diaminopyrimidins auf 160°, bis das Entweichen von H_2O aufhört:

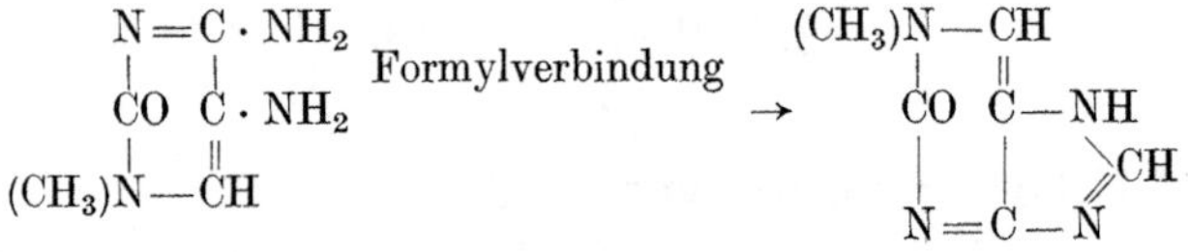

Flache Prismen, 2 Mol. Krystallwasser enthaltend, die an der Luft verwittern. — Die wasserfreie Substanz löst sich in 8 Teilen H_2O (100°) und ist wenig löslich in heißem Alkohol oder Eisessig. Zersetzt sich bei 280° ohne zu schmelzen. — Die wässerige Lösung ist mit Silbernitrat oder Platinchlorid fällbar.

Pikrat $C_6H_6ON_4 \cdot C_6H_2(NO_2)_3OH$, bildet schmale Prismen, die bei 214° schmelzen. Mäßig löslich in heißem Wasser, schwer in kaltem[2]).

2-Oxy-3-methylpurin $C_6H_6ON_4$

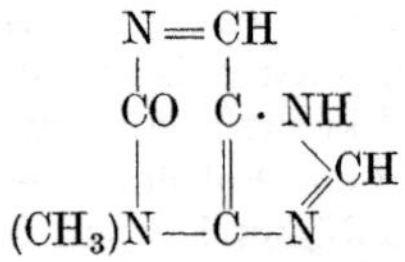

Entsteht durch Oxydation des 3-Methyl-desoxyxanthins mit Brom in Eisessig[3]). — Nädelchen (aus Alkohol), die sich in kaltem Wasser ziemlich leicht lösen.

Das **Sulfat** $(C_6H_6ON_4)_2 \cdot H_2SO_4$ bildet mikroskopische Blättchen (aus Wasser) und löst sich in 10—11 Teilen siedendem Wasser. Unlöslich in Alkohol. Das **Pikrat** $C_6H_6ON_4 \cdot C_6H_3O_7N_3$ löst sich in ca. 90 Teilen siedendem Wasser.

2-Oxy-6-methylpurin $C_6H_6ON_4$

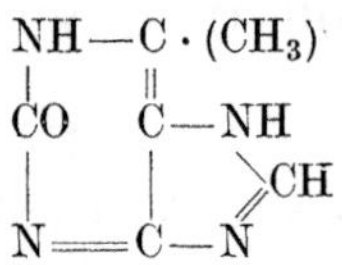

Entsteht beim Erhitzen des Natronsalzes des Monoformyl-2-oxy-4-methyl-5,6-diaminopyrimidins (s. dort) auf 200°, unter Abspaltung von Wasser. — Schlanke Prismen (aus

---

1) C. O. Johns, Journ. of biol. Chemistry **11**, 67 [1912].
2) C. O. Johns, Journ. of biol. Chemistry **11**, 73 [1912].
3) Tafel u. Weinschenk, Berichte d. Deutsch. chem. Gesellschaft **33**, 3372 [1900].

Wasser), die sich bei 280° bräunen, bei ca. 300° schwärzen, bei 345° jedoch noch nicht schmelzen. Leicht löslich in Eisessig, wenig löslich in siedendem Alkohol. Löst sich leicht in Ammoniak. Die wässerige Lösung wird durch Quecksilberchlorid gefällt, nicht durch Platinchlorwasserstoffsäure [1]).

2-Oxy-7-methylpurin $C_6H_6N_4O + H_2O$

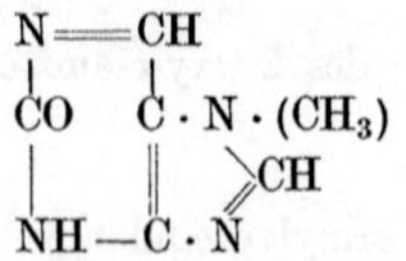

Darstellung: Theobromin gibt beim Erhitzen mit $POCl_3$ im geschlossenen Rohr auf 140°:

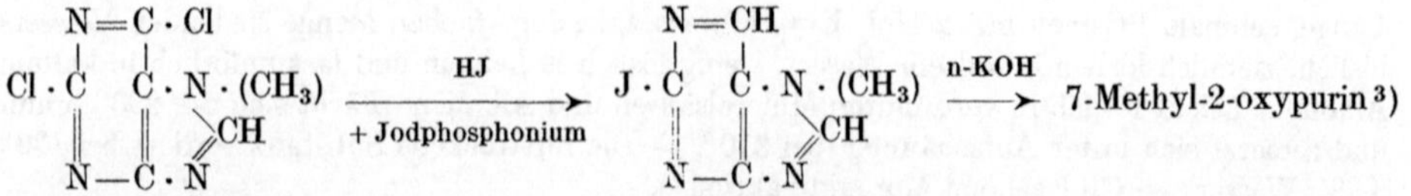

7-Methyl-2, 6-dichlorpurin [2]) 7-Methyl-2-jodpurin

Man kann auch 7-Methyl-2-chlorpurin der gleichen Behandlung unterwerfen. Entsteht ferner durch Oxydation des 7-Methyl-2-oxy-1, 6-dihydropurins mit Bleisuperoxyd oder Brom in Eisessig [4]). Wenig charakteristische Kryställchen aus heißem Wasser. Verlieren das Krystallwasser bei 120°. Sintert bei 300° und schmilzt unter Zersetzung bei 323° (unkorr.) [3]). Löst sich in 11,5 Teilen Wasser bei 100° [4]).

Das **Chlorhydrat** ist eine körnig-krystallinische Masse. — Das **Nitrat** krystallisiert aus warmer verdünnter Salpetersäure in farblosen Nadeln oder Prismen. — Das **Chloroplatinat** bildet würfelähnliche Platten oder dicke Säulen. — Das **Aurochlorat** krystallisiert aus warmer verdünnter Salzsäure in gelben Nadeln oder Prismen. — Das **Bariumsalz**, das in kaltem Wasser ziemlich schwer löslich ist, bildet feine Nädelchen [3]).

Durch Jodmethyl bei 60—80° wird 7-Methyl-2-oxypurin in 3, 7-Dimethyl-2-oxypurin übergeführt [5]).

2-Oxy-8-methylpurin $C_6H_6ON_4$

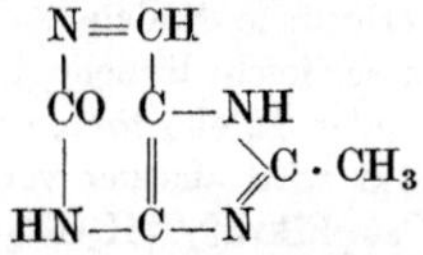

Entsteht durch Erhitzen des Kalisalzes des Monoacetyl-2-oxy-5, 6-diaminopyrimidins auf 240° unter Wasserabgabe:

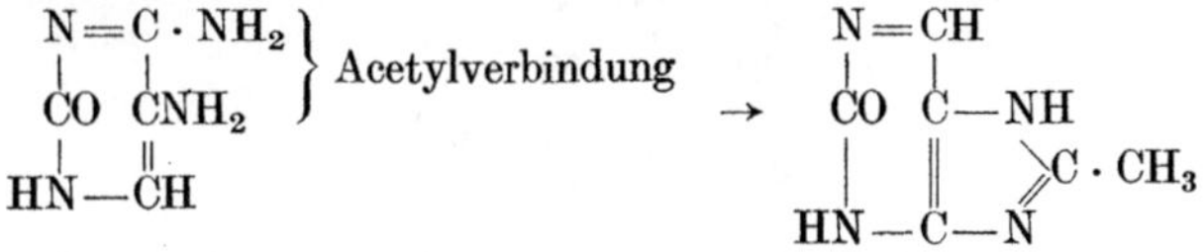

Kleine, schmale spitz endigende Prismen, die in ca. 40 Teilen siedenden Wassers löslich sind, weniger löslich in kaltem Wasser und in 95 proz. Alkohol. — Zersetzt sich bei 310°, nachdem bei 285° Braunfärbung auftrat.

Nitrat $C_6H_6ON_4 \cdot HNO_3$, Krystalle, die sich bei 170° dunkel färben und bei 205° plötzlich zersetzen. — **Pikrat** $C_6H_6ON_4 \cdot C_6H_2(NO_2)_3OH$, schmale Prismen, die sich bei 210° dunkel färben und bei 250° zersetzen. In heißem Wasser ziemlich löslich [6]).

---

1) C. O. Johns, Amer. Chem. Journ. **41**, 65 [1908].
2) E. Fischer, Berichte d. Deutsch. chem. Gesellschaft **30**, 2400 [1897].
3) E. Fischer, Berichte d. Deutsch. chem. Gesellschaft **31**, 2554 [1898].
4) Tafel u. Weinschenk, Berichte d. Deutsch. chem. Gesellschaft **33**, 3376 [1900].
5) Tafel, Berichte d. Deutsch. chem. Gesellschaft **32**, 3205 [1899].
6) C. O. Johns, Journ. of biol. Chemistry **11**, 67 [1912].

2-Oxy-9-methylpurin $C_6H_6ON_4$

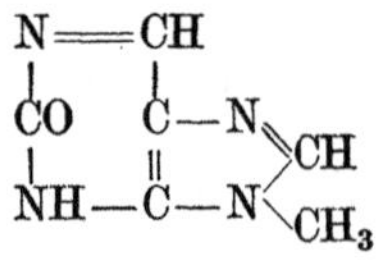

Entsteht aus der Formylverbindung des 2-Oxy-5-amino-6-methylaminopyrimidins beim Erhitzen auf 130—140°:

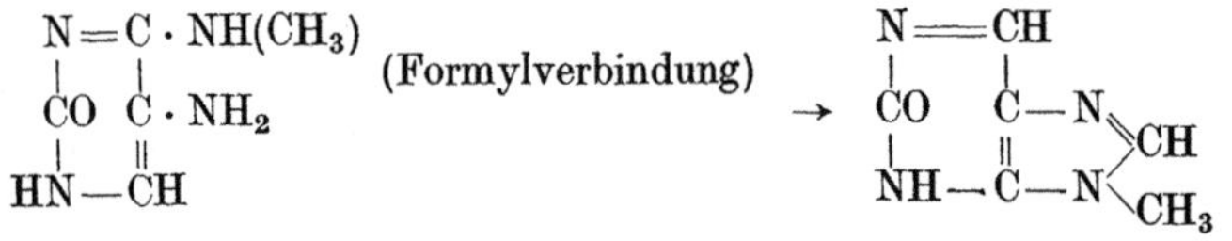

Lange, schmale Prismen mit 2 Mol. Krystallwasser, in der 5fachen Menge siedenden Wassers löslich, ziemlich löslich in kaltem Wasser, wenig löslich in heißem und fast unlöslich in kaltem Alkohol. Leicht löslich in verdünnten Mineralsäuren und Alkalien. Färbt sich um 290° braun und zersetzt sich unter Aufschäumen bei 310°. — Die lufttrockene Substanz verliert bei 130° 8,3% Wasser. — Gibt schöne Murexidreaktion[1]).

2-Oxy-3, 7-dimethylpurin $C_7H_8ON_4 \cdot 2\,H_2O$

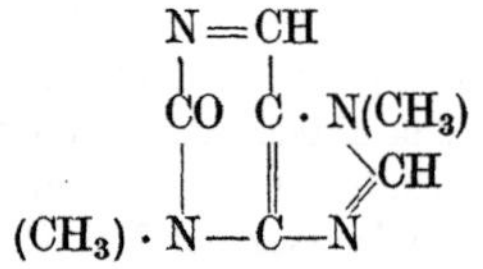

Entsteht durch Oxydation von Desoxytheobromin (s. dort) mit Silberacetat oder Bleisuperoxyd in Eisessig[2]). Durch Erwärmen von 3,7-Dimethyl-2-oxy-6-brom-1,6-dihydropurin mit verdünntem Alkohol[2]). Durch Methylieren von 7-Methyl-2-oxypurin mit Jodmethyl. — Blättchen oder Prismen, die ihr Krystallwasser bei 100° verlieren, gegen 250° sintern und bei 256 bis 257° schmelzen. Die wasserfreie Substanz löst sich in weniger als 1 Teile heißem Wasser, in ca. 22 Teilen siedendem Alkohol und 60—70 Teilen siedendem Chloroform. Gibt die Murexidreaktion.

Wismutkaliumjodid fällt aus der wässerigen Lösung einen rotbraunen Niederschlag, Quecksilberchlorid fällt feine, schwerlösliche Nadeln.

Das **Chlorhydrat** bildet in Wasser leicht lösliche, in Alkohol unlösliche Prismen. — Das **Platinsalz** krystallisiert in Prismen oder Tafeln, löslich in 34 Teilen siedendem Wasser. Viel schwerer in der Kälte. — Das **Sulfat** wird aus der verdünnten schwefelsauren Lösung mit Alkohol krytsallisiert gefällt. — Das **Pikrat** $C_7H_8ON_4 \cdot C_6H_3O_7N_3 \cdot H_2O$ bildet in heißem Wasser leicht lösliche Prismen.

2-Oxy-6, 8-dimethylpurin $C_7H_8ON_4$

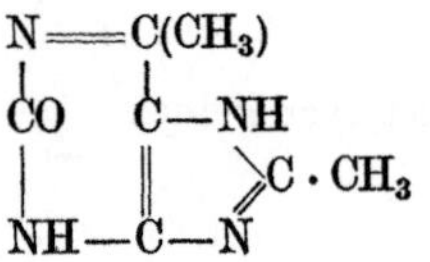

Entsteht beim Erhitzen des Kalisalzes des Diacetyl-2-oxy-4-methyl-5, 6-diaminopyrimidins auf 220—240°.

Kleine Prismen, die bei 315° braun gefärbt werden, jedoch nicht schmelzen. In heißem Wasser schwer löslich. Unlöslich in Benzol. Geben die Murexidreaktion[3]).

2-Oxy-6, 9-dimethylpurin $C_7H_8ON_4$

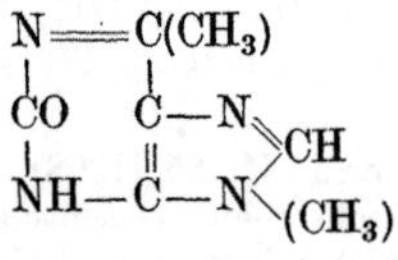

[1]) C. O. Johns, Journ. of biol. Chemistry **9**, 161 [1911].
[2]) Tafel, Berichte d. Deutsch. chem. Gesellschaft **32**, 3201 [1899].
[3]) C. O. Johns, Journ. of biol. Chemistry **14**, 7 [1913].

Durch Erhitzen von 2-Oxy-4-methyl-5-amino-6-methylaminopyrimidin mit 85 proz. Ameisensäure:

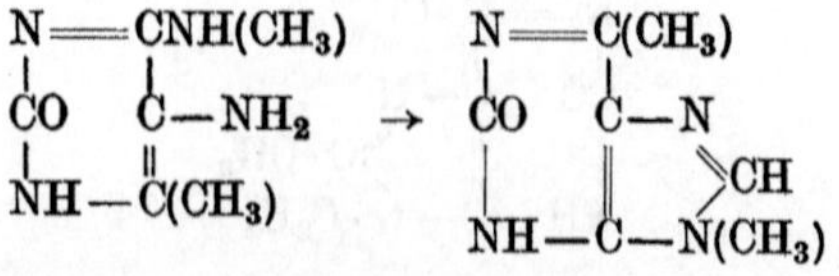

In ca. 400 Teilen siedenden Wassers lösliche Krystalle, die bei 320° noch nicht schmelzen. — Das **Pikrat** $C_7H_8ON_4 \cdot C_6H_3O_7N_3$ bildet Prismen, deren Zersetzungspunkt 224° ist[1]).

2-Oxy-8, 9-dimethylpurin $C_7H_8ON_4$

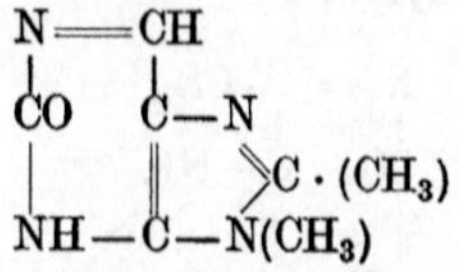

Entsteht durch Erhitzen von 2-Oxy-5-amino-6-methylaminopyrimidin mit Essigsäureanhydrid auf 150—160°:

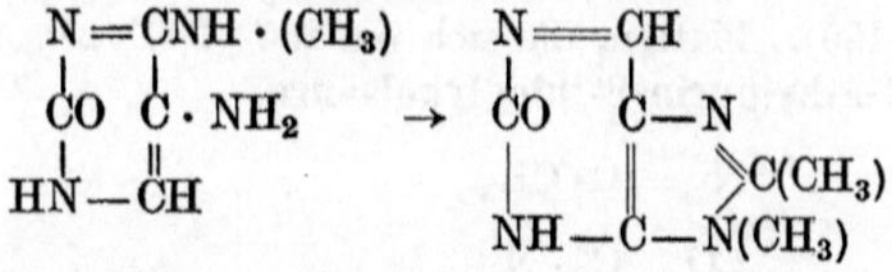

Krystallisiert aus heißem Wasser in Prismen, die bei 320° noch nicht schmelzen, in heißem Wasser leicht, in Alkohol wenig löslich sind. Unlöslich in Benzol. — Das **Pikrat** $C_7H_8ON_4 \cdot C_6H_3O_7N_3$ krystallisiert aus Wasser und zersetzt sich bei 233°[1]).

2-Oxy-6, 8, 9-trimethylpurin $C_8H_{10}ON_4$

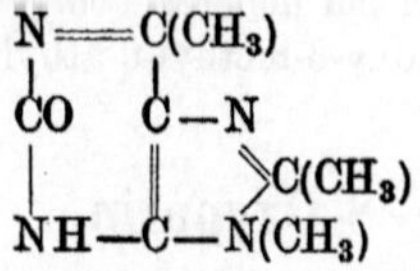

Entsteht aus Monoacetyl-2-oxy-4-methyl-5-amino-6-methylaminopyrimidin unter Abspaltung von 1 Mol. Wasser beim Erhitzen auf 225—230°:

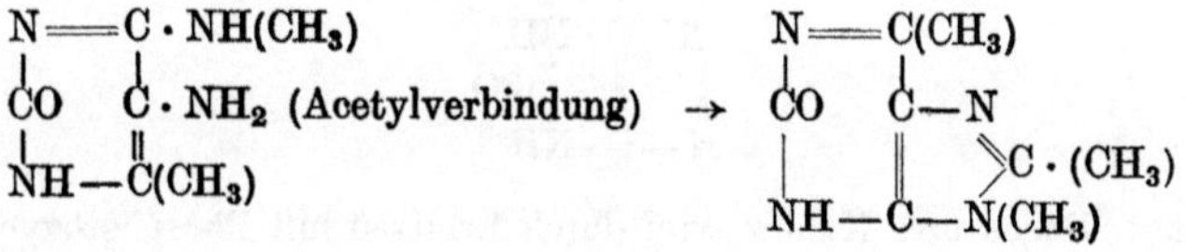

2 Mol. H_2O enthaltende Krystalle (aus heißem Wasser), die sich bei ca. 275° zersetzen. In heißem Wasser und heißem Alkohol leicht löslich.

Das **Pikrat** $C_8H_{10}ON_4 \cdot C_6H_3O_7N_3$ bildet in kaltem Wasser wenig lösliche Krystalle, die sich bei 240—253° zersetzen[1]).

2-Oxy-6-methyl-9-äthylpurin

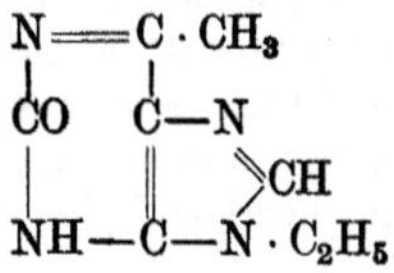

Bildet sich beim Kochen von 2-Oxy-4-methyl-5-amino-6-äthylaminopyrimidin (S. 316) mit 85 proz. Ameisensäure und Erhitzen des Formylderivates auf 170—180°. — Nadeln (aus Wasser), die bei 256° unter teilweiser Zersetzung schmelzen und bei 275° ein dunkles Öl bilden. In heißem Wasser und Alkohol sehr leicht löslich. Salpetersäure oxydiert es unter Bildung eines gelben Stoffes, der beim Befeuchten mit Lauge rot wird[2]).

[1]) C. O. Johns, Journ. of biol. Chemistry **12**, 91 [1912].
[2]) C. O. Johns u. E. J. Baumann, Journ. of biol. Chemistry **15**, 515 [1913].

2-Oxy-6, 8-dimethyl-9-äthylpurin

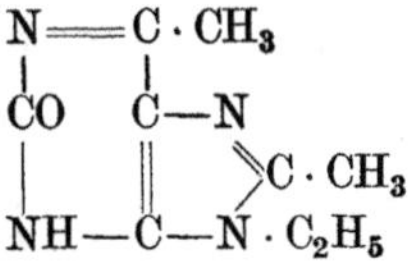

Es entsteht analog wie der vorhergehende Körper beim Erhitzen des Pyrimidins mit Essigsäureanhydrid und Erhitzen auf 180°. Nadeln (aus Wasser), die über 230° sintern und bei 256° zu einem dunklen Öl schmelzen. Die Löslichkeit ist ähnlich jener des vorigen Produktes [1]).

2-Oxy-6-methyl-8-thio-9-äthylpurin

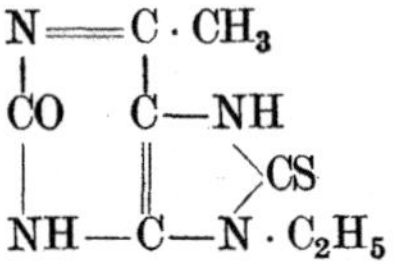

Entsteht gleichfalls aus 2-Oxy-4-methyl-5-amino-6-äthylaminopyrimidin beim Erhitzen mit Thioharnstoff auf 175—185°. Platten, die sich bei 295—300° zersetzen.

2-Oxy-6-methyl-9-äthylpurin-8-thioglykolsäure

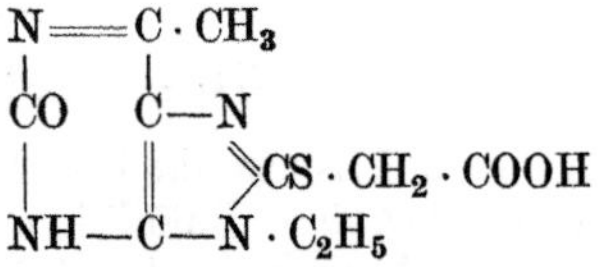

Entsteht aus dem vorhergehenden Körper beim Kochen mit Monochloressigsäure. — Nadeln, die sich bei 270° schwärzen und sich bei höherer Temperatur zersetzen. Bei der Hydrolyse mit konz. Salzsäure entsteht 2, 8-Dioxy-6-methyl-9-äthylpurin. [1]).

8-Oxypurin.

$C_5H_4N_4O$.

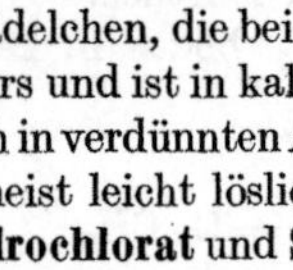

Darstellung: Harnsaures Kalium wird durch Erhitzen mit Phosphoroxychlorid auf 160 bis 170° in einer Autoklave in 8-Oxy-2, 6-dichlorpurin verwandelt, das mit Jodwasserstoffsäure und Jodphosphonium in 8-Oxypurin reduziert wird. —

Bildet aus heißem Wasser feine Nädelchen, die bei ca. 317° (korr.) ohne Zersetzung schmelzen. Löst sich in 12 Teilen heißen Wassers und ist in kaltem Wasser auch noch erheblich löslich. Schwerer löslich in Alkohol. Leicht löslich in verdünnten Alkalien und überschüssigem Ammoniak. Bildet mit Mineralsäuren beständige, meist leicht lösliche Salze. Das **Jodhydrat** krystallisiert aus heißem Wasser in Prismen. Das **Hydrochlorat** und **Sulfat** sind in Wasser sehr leicht löslich, schwerer löst sich in kaltem Wasser das **Nitrat.** Das **Chloroplatinat** bildet gelbrote Krystalle, das **Aurochlorat** krystallisiert aus warmer, verdünnter Salzsäure in gelben Blättchen [2]).

Derivate: 8-Oxy-7-methylpurin (β-Oxymethylpurin) $C_6H_6N_4O$

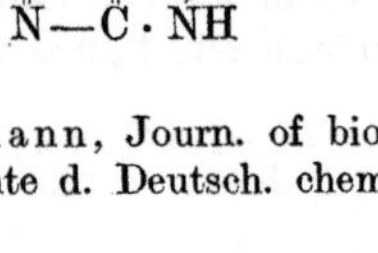

[1]) C. O. Johns u. E. J. Baumann, Journ. of biol. Chemistry **15**, 515 [1913].
[2]) E. Fischer u. L. Ach, Berichte d. Deutsch. chem. Gesellschaft **30**, 2213 [1897].

Darstellung: Theobromin oder Kaffein liefern bei der Behandlung mit $PCl_5 + POCl_3$:

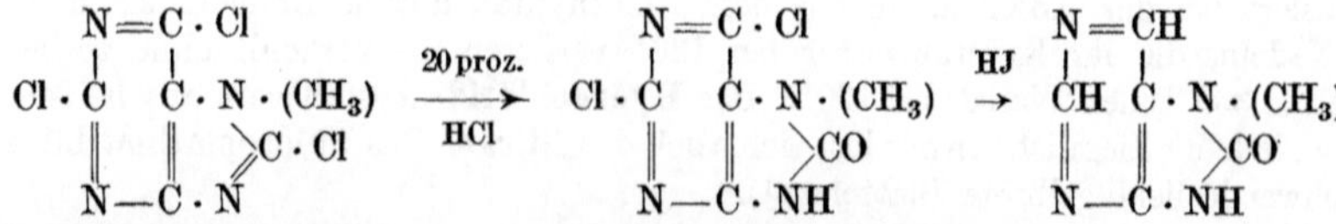

7-Methyl-2, 6, 8-trichlorpurin (β-Trichlormethylpurin)

7-Methyl-2, 6-dichlor-8-oxypurin (β-Dichloroxymethylpurin)

Krystallisiert aus heißem Wasser in Nadeln. Der Schmelzpunkt liegt bei 266—267° (korr.). Sehr leicht löslich in heißem, schwerer in kaltem Wasser. Alkohol löst in der Wärme schwerer als Wasser. Bildet sowohl mit Alkalien als auch mit Säuren Salze. — Das **Aurochlorat** $C_6H_6N_4O \cdot HAuCl_4$ krystallisiert aus der salzsauren Lösung der Base in gelben, rhombenähnlichen Krystallen. Ohne Zersetzung löslich in warmer Salzsäure; heißes Wasser dagegen verwandelt das Goldsalz in ein gelbes, unlösliches Pulver mit 43,06% Au-Gehalt. Salzsäure verwandelt dieses in das ursprüngliche Produkt[1]).

8-Oxy-9-methylpurin $C_6H_6N_4O$

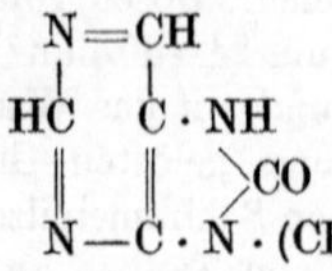

Darstellung: Rohe 9-Methylharnsäure wird durch Erhitzen mit $PCl_5 + POCl_3$ bei 130° in

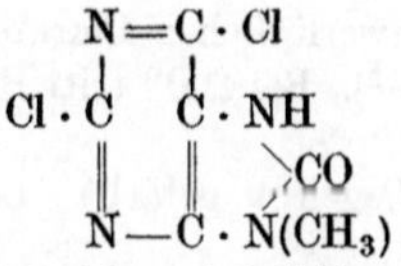

9-Methyl-8-oxy-2, 6-dichlorpurin

übergeführt. Dieses gibt bei der Reduktion mit Jodwasserstoff und Jodphosphonium das 9-Methyl-8-oxypurin. — Farblose Prismen (aus Wasser). Schmelzp. 233°. Leicht löslich in Wasser.

Das **Hydrochlorid** löst sich leicht in Wasser, schwer in Alkohol. — Das **Aurochlorat** ist in kaltem Wasser schwer löslich und krystallisiert aus heißer Lösung in gelben Platten. — Das **Platinsalz** krystallisiert aus heißer verdünnter Salzsäure in rotgelben Prismen[2]).

8-Oxy-7, 9-dimethylpurin $C_7H_8N_4O$

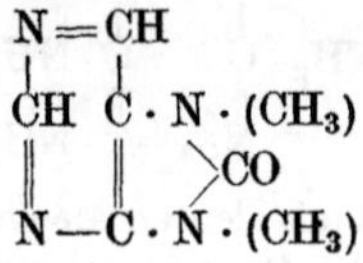

Darstellung: Das obenerwähnte 7-Methyl-2, 6-dichlor-8-oxypurin bzw. das 9-Methyl-8-oxy-2, 6-dichlorpurin geben nach dem Methylieren und daraufhin erfolgender Reduktion mit HJ und Jodphosphonium 7, 9-Dimethyl-8-oxypurin. — Feine Nadeln (aus Äther), die bei 112° schmelzen. Leicht löslich in Wasser und in Alkohol. — Das **Golddoppelsalz** krystallisiert aus heißem Wasser in feinen, gelben Nadeln[3]).

8-Oxy-2, 6-diaminopurin $C_5N_6H_6O + H_2O$

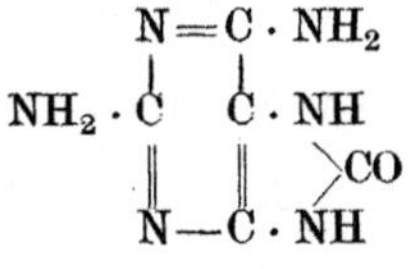

---

[1]) E. Fischer, Berichte d. Deutsch. chem. Gesellschaft **28**, 2491 [1895].

[2]) E. Fischer, Berichte d. Deutsch. chem. Gesellschaft **17**, 332 [1884].

[3]) E. Fischer, Berichte d. Deutsch. chem. Gesellschaft **17**, 333 [1884]; **28**, 2490 [1895]; **30**, 2211 [1897].

Entsteht aus dem 8-Oxy-2,6-dichlorpurin durch Erhitzen mit wässerigem Ammoniak auf 150°. Krystallisiert bei der Abscheidung aus dem Chlorhydrat mittels Ammoniaks in farblosen, langen Nadeln, die ihr Krystallwasser bei 130° verlieren. — Verkohlt ohne zu schmelzen. Löst sich in 350 Teilen Wasser bei 100°. Das **Hydrochlorid** krystallisiert aus heißem Wasser in langen Nadeln. Ziemlich schwer löst sich auch das **Nitrat.** Das **Chloroplatinat** bildet in der Kälte schwer lösliche gelbrote Blättchen [1]).

Guanin, 2-Amino-6-oxypurin (Bd. IV, S. 1027).

$C_5H_5N_5O$.

Vorkommen: Guanin kommt in sehr geringen Mengen im Steinpilz vor [2]). Im Kaninchenmuskel (564 g Muskel liefern 65 mg Guanin). Im Bindegewebe neben Adenin [3]). Aus mit Dampf erhitzten Böden wurde Guanin isoliert [4]). Im wässerigen Leberextrakt neben Adenin [5]).

Darstellung: Modifikationen in der Traubeschen Guaninsynthese, s. Traube und Dudley [6]).

Physiologische Eigenschaften: In wässerig-alkalischer Lösung intravenös injiziertes Guanin bewirkt bei Hunden und Kaninchen (Dosen von 0,02—0,03 g pro kg Körpergewicht) eine Senkung des arteriellen Blutdrucks um 24—40 mm [7]). Lösungen von Guaninhydrochlorid wirken verhindernd auf die Zellteilung und auf das Wachstum von Zwiebeln [8]). Intravenöse Injektion von in verdünnter Natronlauge gelösten Guanins soll Stoffwechselstörung und Leukocytose bedingen [9]). Guanin wird von Schimmelpilzen als N-Quelle verwertet [10]). Besitzt keine Heilwirkung bei der Erkrankung von Tauben an Beri-Beri [11]).

Derivate: Guaninprikat $C_5H_5N_5O \cdot C_6H_3N_3O_7 + H_2O$. Fügt man Pikrinsäure zu einer starken Lösung von Guaninchlorhydrat, so bildet sich zunächst keine Trübung und nach kurzer Zeit erfolgt die Ausscheidung des schwerlöslichen Pikrats. (Unterschied von Adenin) [3]). Gibt sein Krystallwasser erst bei 110° ab [12]). Bei 200° tritt Bräunung ein, bei 258—260° Schwarzfärbung und Schmelzen.

Guaninphosphorwolframat Ziegelrot gefärbt. Löst sich zu 7,21% in Acetonwasser (4 Vol. Aceton: 3 Vol. Wasser) [13]).

1-Methylguanin [6]) $C_6H_7N_5O$.

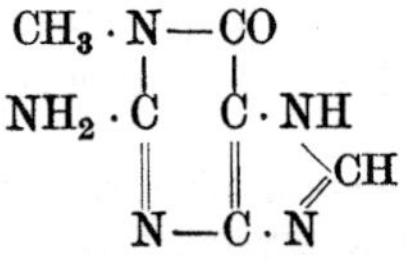

Synthese aus 2, 4, 5-Triamino-6-oxypyrimidin.

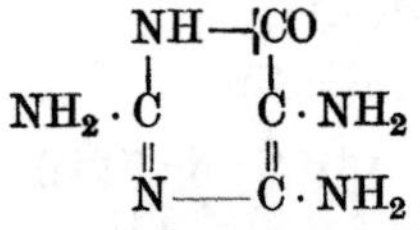

Das Sulfat dieser Base wird mit der äquivalenten Menge Natriumacetat versetzt und sodann durch Kochen mit Ameisensäure in die **Formylverbindung** übergeführt, die nach erfolgter Reinigung in alkalischer Lösung mit Dimethylsulfat geschüttelt wird. Das so entstehende

---

[1]) E. Fischer u. L. Ach, Berichte d. Deutsch. chem. Gesellschaft **30**, 2217 [1897].

[2]) E. Winterstein u. C. Reuter, Centralbl. f. Bakt. u. Parasitenk. [2] **34**, 566 [1912]. — Winterstein, Reuter u. Korolew, Landw. Versuchsstationen **79** u. **80**.

[3]) C. B. Bennett, Journ. of biol. Chemistry **11**, 221 [1912].

[4]) O. Schreiner u. E. C. Lathrop, Journ. of the Amer. Chem. Soc. **34**, 1242 [1912]. — O. Schreiner u. E. C. Shorey, Journ. of biol. Chemistry **8**, 385 [1911]. — E. C. Lathrop, Journ. of the Amer. chem. Soc. **34**, 1260 [1912].

[5]) J. Smorodinzew, Zeitschr. f. physiol. Chemie **80**, 218 [1912].

[6]) W. Traube u. H. W. Dudley, Berichte d. Deutsch. chem. Gesellschaft **46**, 3839 [1913].

[7]) Desgrez u. Dorléans, Compt. rend. de l'Acad. des Sc. **154**, 1109 [1912].

[8]) Coppin, Biochemical Journ. **6**, 416 [1912].

[9]) G. Ewald, Zeitschr. f. experim. Pathol. u. Ther. **12**, 348 [1913].

[10]) A. Kossowicz, Zeitschr. f. Gärungsphysiol., allg., landw. u. techn. Mykologie **2**, 84 [1912].

[11]) C. Funk, Journ. of Physiol. **45**, 489 [1913].

[12]) Wulff, Zeitschr. f. physiol. Chemie **17**, 468 [1893].

[13]) E. Wechsler, Zeitschr. f. physiol. Chemie **73**, 138 [1911].

Methylformylguanin wird mit Ameisensäure d = 1,20 am Rückfluß gekocht, das Gemisch eingedampft und der Rückstand zur Zerstörung ev. gebildeter Formylverbindungen des Methylguanins mit Ammoniak nochmals verdampft. Der neue Rückstand wird in verdünnter Schwefelsäure gelöst und auf diesem Wege das **Sulfat** der Base dargestellt. — Die Base ist ein schönes, weißes, krystallinisches Pulver. Schwer löslich in Wasser, unlöslich in Alkohol, Äther und Chloroform. Aus Wasser erhält man mikroskopische, keilförmige Krystalle. Aus heißer, 50 proz. Essigsäure bilden sich glänzende Platten. In Natronlauge ist die Base leicht löslich, weniger leicht in verdünntem Ammoniak. Mit Mineralsäuren bilden sich charakteristische Salze: das **Chlorhydrat** (dünne Tafeln), **Sulfat** (ebenso, oft gekrümmte Nadeln), **Nitrat** (Prismen). Mit Silbernitrat in salpetersaurer Lösung entsteht eine Doppelverbindung. — Das **Chloroplatinat** krystallisiert in gelben Nadeln. — 1-Methylguanin schmilzt nicht, sondern verkohlt beim Erhitzen auf höhere Temperatur. — Bei der Einwirkung von salpetriger Säure entsteht **1-Methylxanthin.** Löst man 1-Methylguanin in Normalnatronlauge und leitet in die mit Alkohol versetzte, auf 60—70° erwärmte Lösung Methylchlorid ein, so entsteht **1, 7-Dimethylguanin** (s. dort).

7-Methylguanin, Epiguanin $C_6H_7N_5O$ (Bd. IV, S. 1033). Entsteht bei der Behandlung von 1 Mol. Guanin, in 2 Mol. 4fach normaler Natronlauge gelöst (unter Hinzufügung von Wasser + Alkohol), mit Methylchlorid bei 65—70° neben 1, 7-Dimethylguanin. Letzteres krystallisiert beim Abkühlen zuerst aus, wogegen aus der Mutterlauge, insbesondere beim Einleiten von Kohlenoxyd, das rohe 7-Methylguanin zur Abscheidung gebracht werden kann. Es wird über das Chlorhydrat gereinigt. — Bei der Einwirkung von salpetriger Säure wird **7-Methylxanthin** (Heteroxanthin) gebildet [1]).

1, 7-Dimethylguanin $C_7H_9N_5O$ (Bd. IV, S. 1034). Bildung s. unter 1-Methylguanin und 7-Methylguanin. — Die Base sublimiert beim vorsichtigen Erhitzen in kleinen Nadeln. — Mit salpetriger Säure entsteht **Paraxanthin** $C_7H_8N_4O_2$. — Das **Chlormethylat** $C_7H_9N_5O \cdot CH_3Cl$ entsteht beim Schütteln des Jodmethylates (s. unten) mit überschüssigem Chlorsilber in wässeriger Lösung. — Dünne Täfelchen (aus Wasser), die 1 Mol. Krystallwasser enthalten und bei 297—300° schmelzen. — Das **Jodmethylat** entsteht beim Schütteln der Lösung der Base in doppeltnormaler Natronlauge mit 3 Mol. Jodmethyl im Rohr bei 65—70°. — Farblose Tafeln (aus Wasser), die kein Krystallwasser enthalten und bei 330—333° zu einer hellbraunen Flüssigkeit schmelzen. Die Verbindung ist in Wasser leicht löslich, weniger leicht in Äthyl- und Methylalkohol. — Bei der Behandlung der wässerigen Lösung der Base mit ammoniakalischem Silbernitrat entsteht die **Silberverbindung** als weißer, amorpher Niederschlag. Letztere gibt bei der weiteren Methylierung mit Jodmethyl **Trimethylguaninmethyljodid** (s. dort) [1]).

Trimethylguanin [1]) (Konstitution = ?). Die freie Base ist unbekannt. Dargestellt wurde das **Jodmethylat** und das **Chlormethylat.** Ersteres entsteht bei der Behandlung der Silberverbindung des 1, 7-Dimethylguanins mit Jodmethyl im Rohr bei 100°. Die Stellung des neu eingetretenen Methyls ist unbekannt. Das **Jodmethylat** krystallisiert aus Wasser in feinen Nadeln vom Schmelzp. 295—300°. — Das **Chlormethylat** $C_8H_{11}N_5O \cdot CH_3Cl$ entsteht aus dem Jodmethylat beim Schütteln der wässerigen Lösung mit Chlorsilber. Nadeln (aus Wasser) vom Schmelzp. 267—271°. Die Krystalle enthalten 2 Mol. Krystallwasser.

Hypoxanthin, 6-Oxypurin (Bd. IV, S. 1034).

$C_5H_4N_4O$.

Vorkommen: Hypoxanthin kommt neben Adenin und Guanin im Steinpilz vor [2]), sowie im Autolysat desselben neben Guanin. Befindet sich im Fliegenpilz neben Xanthin [3]). Im Fleische des Wildkaninchens (1 kg liefert 0,04 g Hypoxanthin bei der Extraktion mit warmem Wasser) [4]). Hypoxanthin wurde aus Böden, in vergrößerter Menge aus mit Dampf erhitzten Böden isoliert [5]). Hypoxanthin kann aus dem Fleischextrakt nach Ausfällung der Phos-

---

1) W. Traube u. H. W. Dudley, Berichte d. Deutsch. chem. Gesellschaft **46**, 3839 [1913].

2) E. Winterstein u. C. Reuter, Centralbl. f. Bakt. u. Parasitenk. [2] **34**, 566 [1912]. — Winterstein, Reuter u. Korolew, Landw. Versuchsstationen **79** u. **80**.

3) E. Buschmann, Chem. Centralbl. **1912**, II, 613.

4) K. Yoshimura, Biochem. Zeitschr. **37**, 477 [1911].

5) O. Schreiner u. E. C. Lathrop, Journ. of the Amer. Chem. Soc. **34**, 1242 [1912]. — O. Schreiner u. E. C. Shorey, Journ. of biol. Chemistry **8**, 385 [1911]. — E. C. Lathrop, Journ. of the Amer. chem. Soc. **34**, 1260 [1912].

phorsäure mit Calciumchlorid und Ammoniak, Neutralisation des Filtrates mit Salzsäure, Versetzen der neutralen oder schwach alkalischen Lösung mit Chlorzink, Lösen des gebildeten Zinkniederschlages in heißer verdünnter Salpetersäure (unter Harnstoffzusatz), durch Zusatz von Silbernitrat als Hypoxanthinsilber (z. T. erhält man salpetersaures Hypoxanthinsilber) isoliert werden [1]).

Physiologische Eigenschaften: Eine 0,1—0,5 proz. Lösung von Hypoxanthin in physiologischer Kochsalzlösung, in die Jugularis injiziert, bewirkt eine anhaltende Blutdrucksteigerung (Maximum 8 mm) [2]). Hypoxanthinchlorhydrat verhindert die Zellteilung und das Wachstum von Zwiebeln [3]).

Physikalische und chemische Eigenschaften: Hypoxanthin entsteht aus Xanthin beim Auflösen des letzteren in überschüssiger Natronlauge, Erhitzen der Lösung mit Chloroform auf 60—70° und 2stündigem Schütteln des Reaktionsgemisches. Dabei entweicht Methan. Die Base wird über die Silbernitratverbindung gewonnen [4]).

Derivate:

Hypoxanthin-2-thioglykolsäure

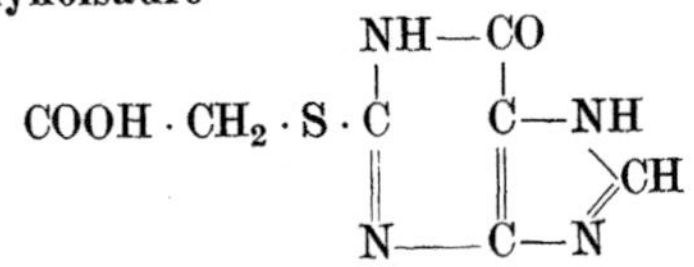

Entsteht beim Erhitzen einer wässerigen Suspension von 2-Thiohypoxanthin

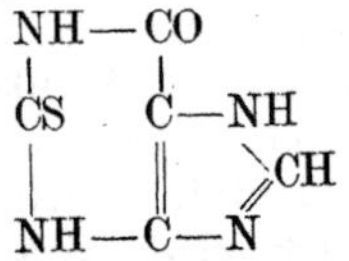

mit Chloressigsäure. — Der Zersetzungspunkt ist bei ca. 240°. Der Körper ist in heißem Wasser wenig löslich, unlöslich in Alkohol. Beim Kochen mit 20 proz. Salzsäure entsteht **Xanthin** [5]).

2, 8-Dithio-6-oxypurin

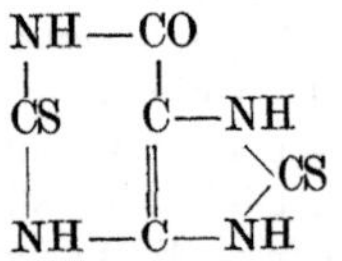

Entsteht beim Erhitzen von 2-Thio-4, 5-diamino-6-oxypyrimidin [6]) mit Thioharnstoff auf 180°. Schmilzt bei 310° noch nicht und löst sich in ca. 100 Teilen siedendem Wasser. Unlöslich in Alkohol [5]).

6-Oxypurin-2, 8-dithioglykolsäure

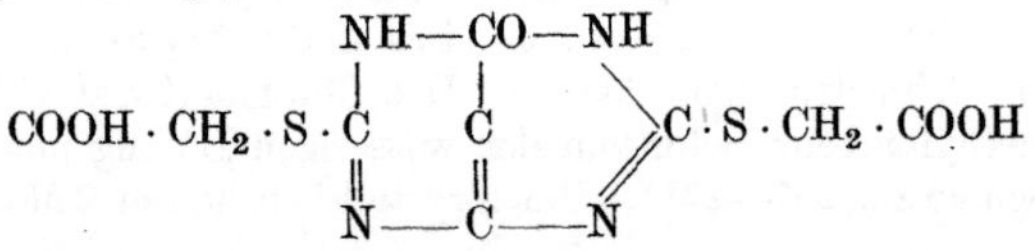

Durch Erhitzen der vorigen Verbindung mit Chloressigsäure. Zersetzt sich bei ca. 240°. Leicht löslich in heißem Wasser [5]).

Xanthin, 2, 6-Dioxypurin (Bd. IV, S. 1049).

$C_5H_4N_4O_2 + H_2O$.

Vorkommen: Xanthin findet man in frischen Fliegenpilzen (Amanita muscaria neben Hypoxanthin [7]), ferner ebenfalls mit letzterem zusammen im Fleisch des Wildkaninchens [8]).

---

1) E. Salkowski, Biochem. Zeitschr. **55**, 254 [1913]; vgl. auch H. Thar, ebd. **56**, 353 [1913].

2) E. L. Backmann, Centralbl. f. Physiol. **26**, 166 [1912]. — Desgrez u. Dorléans, Compt. rend. de l'Acad. des Sc. **154**, 1109 [1912], **156**, 93 [1913].

3) Coppin, Biochemical Journ. **6**, 416 [1912].

4) E. E. Sündwik, Zeitschr. f. physiol. Chemie **76**, 486 [1912].

5) C. O. Johns u. A. G. Hogan, Journ. of biol. Chemistry **14**, 299 [1913].

6) W. Traube, Annalen d. Chemie u. Pharmazie **331**, 75 [1904].

7) E. Buschmann, Chem. Centralbl. **1912**, II, 613.

8) K. Yoshimura, Biochem. Zeitschr. **37**, 477 [1911].

Im Zuckerrübendiffusionssaft[1]). Aus Böden, besonders aber aus mit Dampf erhitzten Böden wurde Xanthin (neben Hypoxanthin, Guanin und Cytosin) isoliert und soll den Nucleinsäuren der Böden entstammen[2]).

Darstellung: Diese kann durch Erhitzen eines Gemisches von Harnsäure, wasserfreier Oxalsäure und Glycerin auf 200° unter CO_2-Entwicklung erfolgen. Die erkaltete Masse wird in Wasser gelöst, mit ammoniakalischer Silberlösung gefällt und der auf Filterpapier getrocknete Niederschlag in Salpetersäure (1 : 1) unter Zusatz von Silbernitrat und Harnstoff gelöst. Die filtrierte Lösung gibt eine Krystallisation von Xanthin-Silbernitrat[3]). Als Nebenprodukte treten Melanursäuren auf. Eine weitere Darstellungsmethode s. unter Hypoxanthin-2-thioglykolsäure.

Physiologische Eigenschaften: Einspritzung einer 0,014 proz. Lösung von Xanthin in physiologischer Kochsalzlösung in die Jugularis ruft eine anhaltende Blutdrucksteigerung (Maximum 19 mm) hervor[4])[5]). Xanthinzusatz als Stickstoffquelle zu einer Nährlösung von Radieschen bewirkt eine geringe Zunahme des Trockengewichtes derselben[6]). Die Einwirkung von Xanthin auf Zwiebeln verhindert sowohl Zellteilung als auch das Wachstum[7]). Eine Lösung von Xanthin in Piperazin, in die (linke) Cubitalvene des Menschen injiziert, bedingte eine $\bar{U}$-Ausscheidung im Harn von 81,5% des Xanthinstickstoffs, indes 7% desselben als Basenstickstoff zur Ausscheidung gelangten[8]). Die intravenösen Einspritzungen solcher Xanthinlösungen sollen aber mit Stoffwechselstörung und Leukocytose verbunden sein[9]).

Physikalische und chemische Eigenschaften: Durch Lösen von Xanthin in überschüssiger Natronlauge, Erhitzen der Lösung mit Chloroform auf 60—70° und 2stündiges Schütteln entsteht unter Methanentbindung Hypoxanthin[3]) (s. dort).

Derivate: Die Formaldehydverbindung ist leichter löslich als Xanthin[10]).

1-Methylxanthin $C_6H_6N_4O_2$ (Bd. IV, S. 1045). Es entsteht bei der Behandlung von 1-Methylguanin (s. dort) mit salpetriger Säure[11]).

7-Methylxanthin, 7-Methyl-2, 6-dioxypurin, Heteroxanthin (Bd. IV, S. 1048).

$C_6H_6N_4O_2$.

Bildung: 7-Methylxanthin entsteht bei der Behandlung von 7-Methylguanin mit salpetriger Säure[11]).

Derivate: 7-Methyl-8-amino-2, 6-dioxypurin $C_6H_7N_5O_2$.

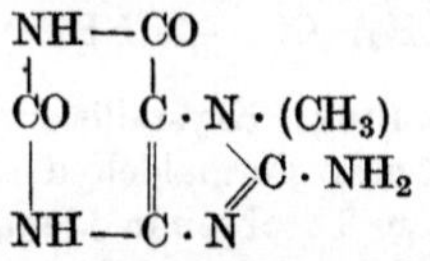

Entsteht aus 7-Methyltrichlorpurin durch Einwirkung von Ammoniak und Erhitzen des hierbei zuerst entstehenden Methylaminodichlorpurins mit starker Salzsäure auf 130°. — Fällt aus der stark verdünnten NaOH-Lösung mit Essigsäure zunächst als Gallerte aus, welche aber durch kurzes Kochen in ein krystallinisches Pulver umgewandelt wird. Verkohlt bei höherer Temperatur ohne zu schmelzen. In heißem Wasser ist es sehr schwer löslich. Leicht löslich in nicht zu verdünnter warmer Schwefelsäure, viel schwerer in warmer verdünnter Salzsäure. Das **Sulfat** krystallisiert beim Erkalten der Lösung in Nadeln, das **Hydrochlorid** in sternförmig vereinigten Nadeln. Beide Salze werden durch Wasser zerlegt.

---

1) K. Smolenski, Zeitschr. d. Vereins d. deutsch. Zuckerind. **1910**, 1215.
2) O. Schreiner u. E. C. Lathrop, Journ. of the Amer. Chem. Soc. **34**, 1242 [1912]. — O. Schreiner u. E. C. Shorey, Journ. of biol. Chemistry **8**, 385 [1911]. — E. C. Lathrop, Journ. of the Amer. Chem. Soc. **34**, 1260 [1912].
3) E. E. Sündwik, Zeitschr. f. physiol. Chemie **76**, 486 [1912].
4) E. L. Backman, Centralbl. f. Physiol. **26**, 166 [1912].
5) Desgrez u. Dorléans, Compt. rend. de l'Acad. des Sc. **156**, 93 [1912].
6) M. Molliard, Compt. rend. de l'Acad. des Sc. **153**, 958 [1911].
7) Coppin, Biochem. Journ. **6**, 416 [1912].
8) W. Levinthal, Zeitschr. f. physiol. Chemie **77**, 259 [1912].
9) G. Ewald, Zeitschr. f. experim. Pathol. u. Ther. **12**, 348 [1913].
10) D. R. P. 254 488 (vorm. Bayer & Co.) [1912].
11) W. Traube u. H. W. Dudley, Berichte d. Deutsch. chem. Gesellschaft **46**, 3839 [1913].

Auch in verdünnten Alkalien und im NH_3 löst sich das Methylaminodioxypurin. Das **Natriumsalz** $C_6H_6N_5O_2Na + 2\,H_2O$ verliert das Krystallwasser bei 115°.

Das Methylaminodioxypurin gibt mit konz. Salpetersäure Alloxan und zeigt daher auch die Murexidreaktion [1].

1, 7-Dimethylxanthin, Paraxanthin, $C_7H_8N_4O_2$ (Bd. IV, S. 1051). Der Körper entsteht bei der Behandlung von 1, 7-Dimethylguanin (s. dort) mit salpetriger Säure [2].

1, 3-Dimethyl-2, 6-dioxypurin, Theophyllin (Bd. IV, S. 1054).

$$C_7H_8N_4O_2 + H_2O.$$

Theophyllin erhöht die Viscosität von Säureeiweiß ähnlich wie Kaffein, nur weniger intensiv. Siehe unter Kaffein.

Derivate: Die **Formaldehydverbindung** schmilzt beim langsamen Erhitzen bei 265°, bei raschem bei 165—170° unter Hinterlassung von Dimethylxanthin [3]. Das Formaldehydprodukt ist leichter löslich als letzteres.

Theophyllinnatrium liefert mit 2-Methylchinolin-6-carbonsäure eine weiße, krystallinische Verbindung, die in Wasser leicht löslich, in Alkohol löslich und in Benzol und Äther unlöslich ist [4].

Theobromin, 3, 7-Dimethyl-2, 6-dioxypurin (Bd. IV, S. 1060).

$$C_7H_8N_4O_2.$$

Physikalische und chemische Eigenschaften: Theobromin ist in 10proz. Weinsäurelösung im Gegensatz zu Kaffein unlöslich [5]. Es krystallisiert aus konz. wässeriger Chloralhydratlösung in großen Sphäriten [5]. Die bei der Oxydation des Theobromins mit Kaliumchlorat und Salzsäure neben Methylalloxan entstehende Oxy-3,7-dimethylharnsäure $C_7H_{10}N_4O_5$ erwies sich bei der Konstitutionsbestimmung als 3, 7-Dimethylharnsäureglykol (s. dort) [6] und die isomere Isooxy-3,7-dimethylharnsäure als 1-Methyl-5-oxyhydantoyl-9-methylharnstoff:

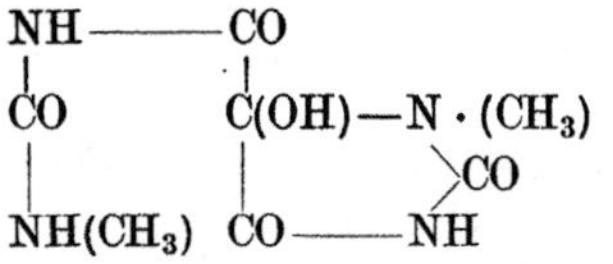

[6]

Derivate: Formaldehydverbindung: Krystallisiert in Nadeln, die sich über 300° zersetzen und aus deren wässeriger Lösung Formaldehyd abgespalten wird [3].

Acetyltheobromin. Entsteht aus Theobromin oder aus dessen Natriumverbindung durch Einwirkung von Acetylchlorid. — Farblose, schwach bittere Nadeln vom Schmelzp. 165°. Diese sind in Wasser wenig löslich, in Alkohol, Chloroform und heißem Benzol leicht löslich. Unlöslich in Äther und Ligroin. Passiert den Magen ohne Änderung und wird im Darm gespalten [7].

Benzoyltheobromin. Farb- und geruchlose, schwach bittere Nadeln vom Schmelzp. 206°. Löslich in 30 Teilen heißen Alkohols, in Wasser sehr wenig löslich [7].

8-Chlortheobromin, 3, 7-Dimethyl-2, 6-dioxy-8-chlorpurin $C_5HClO_2N_4(CH_3)_2$. Entsteht beim Einleiten von einem lebhaften Chlorstrom in die Suspension von Theobromin in wasserfreiem Chloroform.

Kleine Krystalle, Kombinationen von Würfel und Oktaeder, bisweilen glänzende, dünne Nadeln (aus Eisessig und Benzol). Aus Nitrobenzol scheinbar amorph. — Schmelzp. 296 bis 297° (korr.). Leicht löslich in Eisessig (10 : 100), Nitrobenzol; ziemlich schwer in Xylol, noch schwerer in Toluol; in Wasser 0,5 : 100; schwer löslich in Alkohol und Methylalkohol.

Beim Einleiten von Chlorgas in die mit wenig Wasser verdünnte Eisessiglösung entsteht 3,7-Dimethylharnsäureglykol [6].

---

1) E. Fischer, Berichte d. Deutsch. chem. Gesellschaft **30**, 1858 [1897].
2) W. Traube u. H. W. Dudley, Berichte d. Deutsch. chem. Gesellschaft **46**, 3839 [1913].
3) D. R. P. 254 488 (vorm. Bayer & Co.) [1912].
4) D. R. P. 264 389 (vorm. Bayer & Co.) [1913].
5) O. Tunmann, Apoth.-Ztg. **28**, 771 [1913].
6) H. Biltz u. E. Topp, Berichte d. Deutsch. chem. Gesellschaft **44**, 1524 [1911].
7) Knoll & Co., D. R. P. 252 641 [1911 u. 1912].

Kaffein, 1, 3, 7-Trimethyl-2, 6-dioxypurin (Bd. IV, S. 1068).

$C_8H_{10}N_4O_2$.

Physiologische Eigenschaften: Das wesentliche Merkmal der Kaffeinwirkung auf die lebende Zelle ist die Wasserausscheidung aus dem stark gequollenen Plasmaeiweiß. Kaffeinbindung tritt erst allmählich ein. Gerbstoffausscheidung (in Form von gerbsaurem Kaffein) wurde nicht beobachtet[1]). Der Harnstoffgehalt der Leber wird in vitro durch Zusatz von 1 bis 2‰ Kaffein um 0,031—0,195‰ des Lebergewichtes gesteigert[2]). Die Wirkung von sehr verdünnten Kaffeinlösungen (in Ringerscher Lösung) auf Froschschenkeln besteht in einer geringen Milchsäurebildung. Bei höheren Kaffeinkonzentrationen tritt Muskelstarre ein und eine gesteigerte Milchsäurebildung. Die Bildung der letzteren soll mit einem Muskeleiweißabbau einhergehen[3]). Wirkung auf das isolierte Fischherz[4]). Wirkung auf die Darmbewegung[5]). Kaffein bewirkt eine Zunahme der Rückenmarksreflexe sowohl bei unvergifteten als auch bei mit Chloroform narkotisierten (decerebrierten) Katzen[6]).

Kaffein beeinflußt die Erregbarkeit und die Leitfähigkeit des Herzens in positivem Sinne[7]). Plethysmographische Studien an der Leber von Kaninchen zeigen, daß eine Injektion von Kaffein eine Tendenz zum Volumanstieg der Leber zur Folge hat[8]).

Über den Abbau des Kaffeins im menschlichen Organismus stellte W. Levinthal Versuche an und fand im Harn nach per os oder subcutan verabreichtem Kaffein vermehrte $\bar{U}$-Ausscheidung[9]). Kaffein soll das Hauptagens bei der diuretischen Wirkung des Kaffees vorstellen[10]).

Physikalische und chemische Eigenschaften: Kaffein löst sich in 10 proz. Weinsäurelösung (Theobromin nicht)[11]). Krystallisiert aus konz. wässeriger Chloralhydratlösung in Nadeln und Plättchen[11]). Kaffein liefert mit Natriumsalicylatlösungen komplexe Verbindungen, sofern die Salicylatkonzentration nicht niedriger als 1% ist. Die komplexen Verbindungen sind nicht isoliert worden[12]). Kaffein wird bei der elektrolytischen Reduktion unter Anwendung einer Pukallschen Zelle als Diaphragma, einer Platinanode und Thalliumkathode in Desoxykaffein übergeführt[13]). Diffusionskoeffizient[14]). Kaffeinzusatz steigert die Viscosität von Säureeiweiß in hohem Grade. Die Intensität der Steigerung hängt sowohl von der Natur der Säure als auch von der Kaffeinkonzentration ab, sowie auch vom gegenseitigen Verhältnis der beiden. Die verschiedenen Eiweißarten zeigen dabei ein recht abweichendes Verhalten[15]).

Derivate: Kaffeinchlorhydrat $C_8H_{10}N_4O_2 \cdot HCl + 2\,H_2O$. Entsteht in geringer Menge bei der Behandlung von Kaffein mit Acetylchlorid und wasserfreiem Äther[16]).

Kaffeinchlorhydrat-antimonpentachlorid $C_8H_{10}N_4O_2 \cdot HCl \cdot SbCl_5 \cdot H_2O$. Entsteht bei der Behandlung einer alkoholischen Kaffeinlösung mit 40 proz. Salzsäure und einer Lösung von Antimonpentachlorid in 40 proz. Salzsäure. — Gelbe Krystalle, die in salzsäurehaltigem Alkohol leicht löslich sind[17]).

Doppelverbindungen des Kaffeins: Verbindung $2\,C_8H_{10}N_4O_2 \cdot SrJ_2 \cdot 8\,H_2O$ entsteht bei der Vereinigung von 1 Mol. des Kaffeins mit einem großen Überschuß des anorganischen Salzes (Strontiumjodid) in höchst konzentrierten Lösungen. — Durchsichtige Prismen[18]).

---

1) Th. Bokorny, Archiv f. d. ges. Physiol. **137**, 470 [1911].
2) G. B. Zanda, Arch. di Farmacol. sperim. **11**, 125 [1911].
3) F. Ransom, Journ of Physiol. **42**, 144 [1911].
4) Beresin, Archiv f. d. ges. Physiol. **150**, 549 [1913].
5) G. Katsch, Zeitschr. f. experim. Pathol. u. Ther. **12**, 253 [1913].
6) W. Storm van Leeuwen, Archiv f. d. ges. Physiol. **154**, 307 [1913].
7) S. La Franca, Zeitschr. f. experim. Pathol. u. Ther. **9**, 427 [1911].
8) E. Neubauer, Biochem. Zeitschr. **52**, 118 [1913].
9) W. Levinthal, Zeitschr. f. physiol. Chemie **77**, 277 [1912].
10) Tiffeneau u. Busquet, Compt. rend. de l'Acad. des Sc. **155**, 857 [1912]; Chem. Centralbl. **1914**, I, 689.
11) O. Tunmann, Apoth.-Ztg. **28**, 771 [1913].
12) G. Pellini u. M. Amadori, Atti della R. Accad. dei Lincei Roma [5] **21**, I, 290 [1912].
13) G. Zerbes, Zeitschr. f. Elektrochemie **18**, 619 [1912].
14) L. W. Öholm, Meddelanden fr. K. Vetenskapsakademiens Nobelinst. **2**, 52 [1912].
15) W. Pauli u. O. Falck, Biochem. Zeitschr. **47**, 269 [1912].
16) W. M. Dehn, Journ. of the Amer. Chem. Soc. **34**, 1309 [1912].
17) Th. Sv. Thomsen, Oversigt over det Kgl. Danske Videnskabernes Selskaps Forhandligar **1911**, 1.
18) F. Calzolari, Atti della R. Accad. dei Lincei Roma [5] **21**,, I563 [1912].

Verbindung $C_8H_{10}N_4O_2 \cdot NaClO_4$ entsteht unter ähnlichen Bedingungen. Farblose Nädelchen, die durch Wasser unter Abscheidung von Kaffein zersetzt werden[1]).

Verbindung $C_8H_{10}N_4O_2 \cdot 2\,KSCN$. Durchsichtige Prismen, die sich sehr leicht verflüssigen. Wasser scheidet Kaffein ab[1]).

Magnesiumjodidkaffein $MgJ_2 \cdot 8\,H_2O \cdot 2\,C_8H_{10}N_4O_2$. Farblose Prismen.

Manganjodidkaffein $MnJ_2 \cdot 8\,H_2O \cdot 2\,C_8H_{10}N_4O_2$. Farblose Krystalle.

Kobaltjodidkaffein $CoJ_2 \cdot 8\,H_2O \cdot 2\,C_8H_{10}N_4O_2$. Rötliche Krystalle.

Nickeljodidkaffein $NiJ_2 \cdot 8\,H_2O \cdot 2\,C_8H_{10}N_4O_2$. Smaragdgrüne Krystalle, isomorph mit der Co- und Mg-Verbindung.

Magnesiumperchloratkaffein $Mg(ClO_4)_2 \cdot 8\,H_2O \cdot 2\,C_8H_{10}N_4O_2$. Farblos. Isomorph mit Kobaltperchloratkaffein.

Manganperchloratkaffein $Mn(ClO_4)_2 \cdot 8\,H_2O \cdot C_8H_{10}N_2O_4$. Farblose Krystalle.

Kobaltperchloratkaffein $Co(ClO_4)_2 \cdot 8\,H_2O \cdot 2\,C_8H_{10}N_4O_2$. Rötliche Krystalle, isomorph mit der Nickel- und Magnesiumverbindung[2]).

Nickelperchloratkaffein $Ni(ClO_4)_2 \cdot 8\,H_2O \cdot 2\,C_8H_{10}N_4O_2$. Grüne Krystalle.

Mangansulfocyanatkaffein $Mn(SCN)_2 \cdot H_2O \cdot 2\,C_8H_{10}N_4O_2$. Farblose Krystalle, isomorph mit der analogen Nickelverbindung.

Ferrosulfocyanatkaffein $Fe(SCN)_2 \cdot 8\,H_2O \cdot 2\,C_8H_{10}O_4N_2$. Hellrote Krystalle, die sich an der Luft rotbraun färben.

Kobaltsulfocyanatkaffein $Co(SCN)_2 \cdot 8\,H_2O \cdot 2\,C_8H_{10}O_4N_2$. Rötliche, hexagonale Prismen, die sich an der Luft bräunen. Isomorph mit der Nickelverbindung.

Nickelsulfocyanatkaffein $Ni(SCN)_2 \cdot 8\,H_2O \cdot 2\,C_8H_{10}O_4N_2$. Smaragdgrüne Krystalle.

Nickelnitratkaffein $Ni(NO_3)_2 \cdot 8\,H_2O \cdot 2\,C_8H_{10}O_4N_2$. Dunkelgrüne Nadeln[2]).

Kaffeinmagnesiumdithionat $MgS_2O_6 \cdot 8\,H_2O \cdot 2\,C_8H_{10}O_2N_4$. Farblose Nadeln, die von Wasser unter Abscheidung von Kaffein zersetzt werden.

Kaffeinmangandithionat $MnS_2O_6 \cdot 8\,H_2O \cdot 2\,C_8H_{10}O_2N_4$. Farblose Nadeln.

Kaffeinferrodithionat $FeS_2O_6 \cdot 8\,H_2O \cdot 2\,C_8H_{10}O_2N_4$. Prismen, die an der Luft gelb werden.

Kaffeinkobaltodithionat $CoS_2O_6 \cdot 8\,H_2O \cdot 2\,C_8H_{10}O_2N_4$. Schwach rosa gefärbte Nadeln.

Kaffeinnickeldithionat $NiS_2O_6 \cdot 8\,H_2O \cdot 2\,C_8H_{10}O_2N_4$. Grünliche Krystalle, isomorph mit den vorigen[3]).

Monochloralkaffein $[(C_8H_{10}N_4O_2 + H_2O) + (C_2HOCl_3 + H_2O)]$. Entsteht aus dem Dichloralkaffein beim Aufbewahren des letzteren. Unbeständige, bei 92-93° schmelzende Verbindung. Wird beim Auflösen in heißem Wasser oder heißem Alkohol in die Komponenten, Kaffein und Chloralhydrat, gespalten. Löslich in Äther und Chloroform[4]).

Dichloralkaffein $[(C_8H_{10}N_4O_2 + H_2O) + 2\,(C_2HOCl_3 + H_2O)]$. Entsteht bei der Sättigung von wässerigem Chloralhydrat in der Kälte mit Kaffein. — Weiße, nach Chloralhydrat riechende Krystalle, die nach dem Trocknen über H_2SO_4 bei 72—73° schmelzen[4]).

Verbindungen des Kaffeins mit Phenolen[5]): **Phenolverbindung** $C_{14}H_{14}O_3N_4$. Aus Chlorkaffein und Phenol in wässerig-alkalischer Lösung am Rückfluß oder im Rohr bei 120°. Nadeln aus verdünntem Alkohol. Schmelzp. 143°.

Guajakolverbindung $C_{15}H_{16}O_4N_4$. Aus Chlorkaffein, Guajacol und wässerigem Alkali im Rohr bei 140°. Farblose, geruchlose, schwach bitterliche Nadeln aus Alkohol. Schmelzp. 151—152°.

Thymolverbindung $C_{18}H_{22}O_3N_4$. Aus Chlorkaffein, Thymol, Alkali (KOH) und Xylol als Verdünnungsmittel im Autoklaven bei 155°. Nädelchen aus Alkohol, Warzen aus Ligroin. Schmelzp. 130—132°.

o-Kresolverbindung $C_{15}H_{16}O_3N_4$. Aus Chlorkaffein, o-Kresol und wässerigem Alkali im Rohr bei 150°. Weiße, geruch- und geschmacklose Nadeln, die bei 150—151° schmelzen.

m-Kresolverbindung $C_{15}H_{16}O_3N_4$. Darstellung gleich der o-Verbindung bei 155°. Schmelzp. 144—145°.

p-Kresolverbindung $C_{15}H_{16}O_3N_4$. Schmelzp. 138—139°.

Eugenolverbindung $C_{18}H_{20}O_4N_4$. Aus Chlorkaffein, Eugenol, Alkali (KOH) und Xylol als Verdünnungsmittel im Autoklaven bei 140°. Farblose, geruch- und geschmacklose Nadeln (aus Alkohol), die bei 119—120° schmelzen.

---

[1]) F. Calzolari, Atti della R. Accad. dei Lincei Roma [5] **21**, I, 563 [1912].
[2]) F. Calzolari, Gazz. chim. ital. **42**, II, 15—21 [1912].
[3]) F. Calzolari, Atti della R. Accad. dei Lincei Roma [5] **22**, I, 787 [1913].
[4]) A. Leulier, Journ. de Pharm. et de Chim. **6**, 18 [1912].
[5]) A. Baumann, Arbeiten a. d. Pharm. Inst. d. Univ. Berlin **10**, 127 (1913).

Carvacrolverbindung $C_{18}H_{22}O_3N_4$. Die Darstellung erfolgt aus den analogen Ausgangsprodukten wie beim vorigen, im Rohr bei 170°. Nadeln (verdünnter Alkohol), die bei 145 bis 146° schmelzen.

Brenzkatechinmonokaffeinverbindung (o-Oxyphenoxykaffein) $C_{14}H_{14}O_4N_4$. Entsteht durch Kochen von Chlorkaffein, Brenzkatechin und wässeriger Natronlauge am Rückfluß. Weiße Nadeln aus Benzol oder Wasser, die bei 215° schmelzen. Bei der Darstellung entsteht auch nebenbei die Diverbindung, die im Gegensatz zur Monoverbindung in kalter verdünnter Lauge unlöslich ist. — Das **Acetat** $C_{16}H_{16}O_5N_4$ bildet farblose Nadeln aus Benzol, die bei 186—187° schmelzen.

Brenzkatechindikaffeinverbindung $C_{22}H_{22}O_6N_8$. Farblose Nadeln aus Chloroform. Schmelzp. 280—281°.

Resorzinmonokaffeinverbindung $C_{14}H_{14}O_4N_4$. Nadeln aus Benzol, die bei 197—198° schmelzen. Das Acetat $C_{16}H_{16}O_5N_4$ bildet Nädelchen aus Alkohol, die bei 123—124° schmelzen.

Resorzindikaffeinverbindung $C_{22}H_{22}O_6N_8$. Krystallisiert aus Xylol + Petroläther. Schmelzp. 288—289°.

Hydrochinonmonokaffeinverbindung $C_{14}H_{14}O_4N_4$. Nädelchen aus Alkohol oder Wasser, die bei 206—207° schmelzen. Das **Acetat** $C_{16}H_{16}O_5N_4$ bildet Nadeln (aus Benzol), die bei 210—211° schmelzen.

Hydrochinondikaffeinverbindung $C_{22}H_{22}O_6N_8$. Weiße Nadeln aus Eisessig. Schmelzp. 285°.

p-Oxybenzoesäureoxykaffeinverbindung $C_{15}H_{14}O_5N_4$. Aus p-Oxybenzoesäure, Chlorkaffein und wässerigem Alkali (KOH) am Rückfluß. Weiße Nädelchen aus Wasser, die bei 243—244° schmelzen, in verdünnter Sodalösung löslich und dem Geschmacke nach schwach bitter sind [1]).

Kaffein-Jodoformverbindung $(C_8H_{10}O_4N_2)_2 \cdot CHJ_3$. Dunkelbraune, flockige, unscharf bei 154° schmelzende Masse. Mit Wasser unbeständig [2]).

Kaffein liefert mit **2-phenylchinolin-4-carbonsaurem Natrium** eine in Wasser sehr leicht, in Alkohol und Aceton lösliche, in Benzol und Äther unlösliche **Doppelverbindung** [3]).

Allokaffein, 1, 3, 7-Trimethylkaffolid $C_8H_9N_5O_3$ (Bd. IV, S. 1085). Allokaffein entsteht beim Methylieren des Silbersalzes von 1-Methylkaffolid mit Methyljodid und Silberoxyd im Rohr bei 100° [4]). Entsteht gleichfalls aus 3, 7-Dimethylharnsäure-4, 5-glykol-1, 9-disilbersalz beim Schütteln mit Jodmethyl bei Zimmertemperatur [5]) und aus 1, 3-Dimethylharnsäureglykol-7, 9-disilbersalz beim Erhitzen im Rohre mit Jodmethyl auf 100° [5]).

Apokaffein, 1, 7-Dimethylkaffolid $C_7H_7O_5N_3$ (Bd. IV, S. 1086). Apokaffein gibt bei der Reduktion mit 60proz. Jodwasserstoffsäure Hydrokaffursäure.

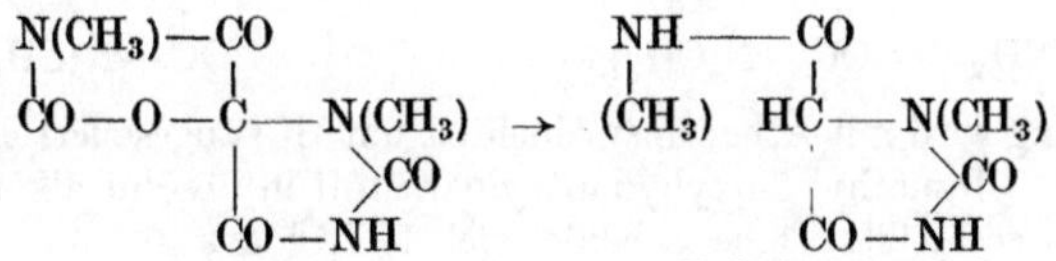

Apokaffein Hydrokaffursäure [6])

Isoapokaffein, 3, 7-Dimethylkaffolid $C_7H_7O_5N_3$ (Bd. IV, S. 1087)

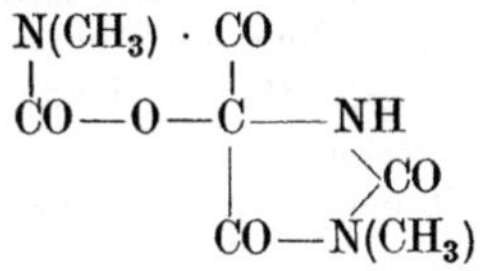

Entsteht beim Schütteln von 9-Methylharnsäure-4, 5-glykol-1, 9-disilbersalz mit Jodmethyl [5]) und beim Erwärmen von Harnsäure-4, 5-glykol-1, 9-disilbersalz mit Jodmethyl unter Zusatz von Silberoxyd im Rohr auf 100° [7]).

---

1) A. Baumann, Arbeiten a. d. Pharm. Inst. d. Univ. Berlin **10**, 127 [1913].
2) M. Dehn u. R. B. Conner, Journ. of the Amer. Chem. Soc. **34**, 1409 [1912].
3) D. R. P. 264 389 (vorm. Bayer & Co.) [1913].
4) H. Biltz u. E. Topp, Berichte d. Deutsch. chem. Gesellschaft **44**, 1524 [1911].
5) H. Biltz u. M. Heyn, Berichte d. Deutsch. chem. Gesellschaft **45**, 1676 [1912].
6) H. Biltz u. M. Heyn, Berichte d. Deutsch. chem. Gesellschaft **45**, 1666 [1912].
7) H. Biltz u. M. Heyn, Berichte d. Deutsch. chem. Gesellschaft **45**, 1677 [1912].

Das durch Oxydation des Kaffeins oder der 1, 3, 7-Trimethylharnsäure erhaltene Isoapokaffein ist kein Abbauprodukt der ersteren, sondern ein Produkt der Synthese des bei der langsamen Oxydation intermediär gebildeten Dimethylalloxans und Methylharnstoffs, die sodann im weiteren Verlaufe der Reaktion wieder zu Apokaffein und Isoapokaffein zusammentreten. Isoapokaffein entsteht daher auch bei der Synthese des Apokaffeins aus Dimethylalloxan und Methylharnstoff[1]).

Abbau des Isoapokaffeins:

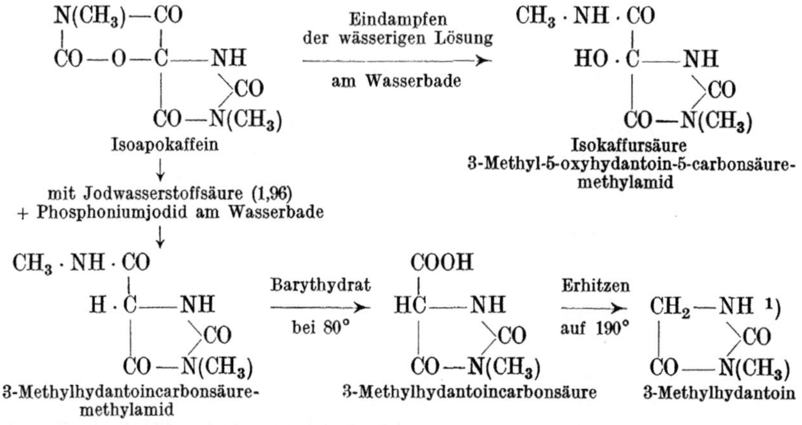

1, 3-Dimethylkaffolid $C_7H_7O_5N_3$

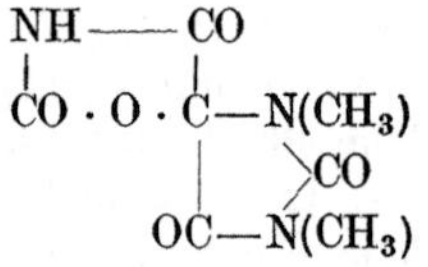

Bildet sich bei der Behandlung von 1, 3-Dimethyl-5-oxyhydantoylharnstoff (1, 3-Dimethyl-5-oxyhydantoin-5-carbonsäureureid) mit 10 proz. NaOH bei Zimmertemperatur (s. Kaffolidabbau der 7, 9-Dimethylharnsäure).

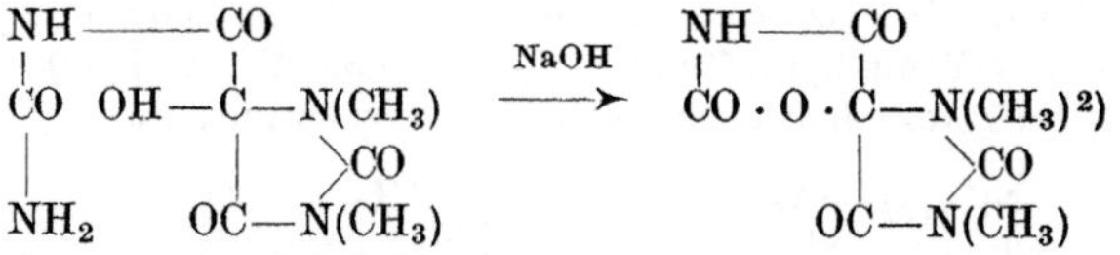

Die alkalische Lösung wird mit Äther überschichtet, mit HCl angesäuert und ausgeschüttelt. — Oder es wird der 1, 3-Dimethyl-5-oxyhydantoylharnstoff in absolut alkoholischer Lösung mit trockenem HCl-Gas gesättigt. Dabei scheidet sich NH_4Cl aus.

Derbe, tafelförmige Rhomboeder (monoklin). Schmelzp. 163—164°. Leicht löslich in heißem Wasser, heißem Alkohol, Methylalkohol, Eisessig, Aceton. Weniger löslich in kaltem Wasser, Chloroform und Äther. Unlöslich in Benzol und Ligroin.

Löst sich in Natronlauge unter Bildung eines unbeständigen Natriumsalzes, dessen Na-Atom an Stelle 7 ist. Auch das Silbersalz läßt sich darstellen. Beide Metalle lassen sich durch Alkyl ersetzen, wobei Allokaffein entsteht.

Beim 4stündigen Kochen mit der 15fachen Wassermenge wird, unter Aufnahme von 1 Mol. H_2O, 1 Mol. CO_2 abgespalten,

$$C_7H_7O_5N_3 + H_2O = CO_2 + C_6H_9O_4N_3 .$$

Der neue Stoff ist 1, 3-Dimethyl-5-oxyhydantoylamid:

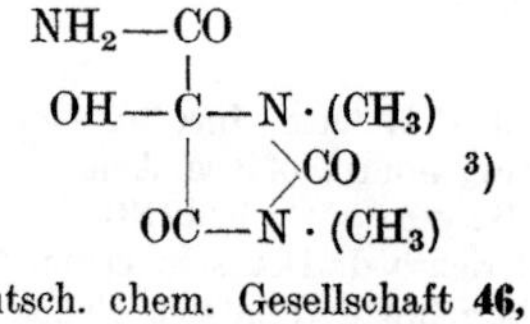

[1]) H. Biltz, Berichte d. Deutsch. chem. Gesellschaft **46**, 3407 [1913].
[2]) H. Biltz, Berichte d. Deutsch. chem. Gesellschaft **43**, 1589 [1910].
[3]) H. Biltz, Berichte d. Deutsch. chem. Gesellschaft **43**, 1589—1600 [1910].

Beim Erhitzen von 1, 3-Dimethylkaffolid im Ölbade tritt bei 180° Schmelzen ein. Oberhalb 210° wird die Masse unter CO_2-Entwicklung wieder fest. Vielleicht ist der entstandene Stoff das Lactimid der 1, 3-Dimethyl-5-oxyhydantoin-5-carbonsäure:

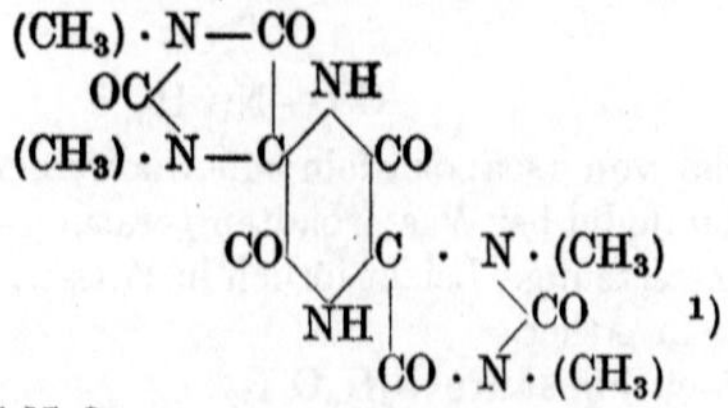

1-Methylkaffolid $C_6H_5N_3O_5$

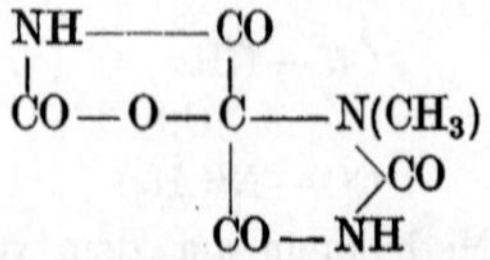

Entsteht beim Kaffolidabbau des 3, 7-Dimethylharnsäureglykols aus dem intermediären 1-Methyl-5-oxyhydantoyl-9-methylharnstoff durch Sättigung der Essigesterlösung des letzteren mit Salzsäure bei 0° [2]):

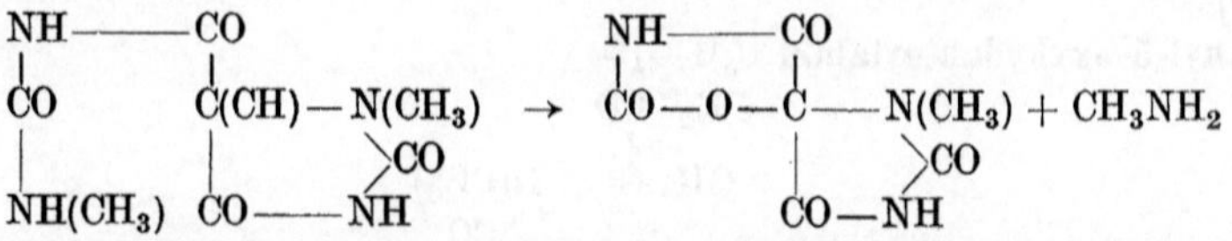

Lange Prismen (aus H_2O). Schmelzp. 215—216° (Zersetzung). Löslich in der gleichen Wassermenge bei 90°. Leicht löslich in Methyl- und Äthylalkohol, Aceton, Eisessig; weniger leicht in Essigester; fast unlöslich in Benzol, Ligroin, Äther, Chloroform und Tetrachlorkohlenstoff.

Das Silbersalz ist ein Gemisch vom Mono- und Disilbersalz und gibt beim Erhitzen mit Silberoxyd und Methyljodid im Rohre auf 100° 1, 3, 7-Trimethylkaffolid oder Allokaffein:

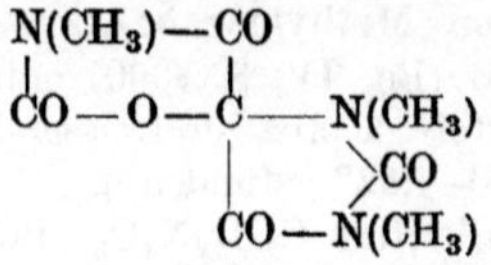

Beim Kochen mit Wasser verliert 1-Methylkaffolid wie alle Kaffolide, 1 Mol. CO_2 und geht unter Wasseraufnahme in 1-Methyl-5-oxyhydantoylamid $C_5H_7N_3O_4$ über:

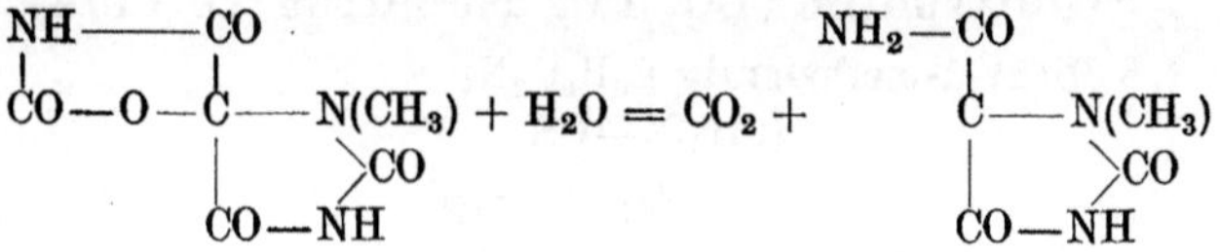

1-Methyl-5-oxyhydantoylamid

Abbauprodukte der Kaffolide: Isokaffursäure $C_6H_9O_4N_3$. 3-Methyl-5-oxyhydantoin-5-carbonsäuremethylamid:

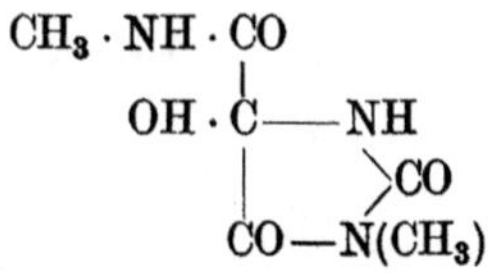

Entsteht beim Eindampfen der wässerigen Lösung des Isoapokaffeins am Wasserbade bis zum Sirup. — Lange, vierseitige Prismen. Schmelzp. 191° (korr.) unter Aufschäumen. Sintert bei 180°. Leicht löslich in Wasser, Eisessig, Alkohol; weniger in Essigester, Aceton und Chloroform.

---

[1]) H. Biltz, Berichte d. Deutsch. chem. Gesellschaft **43**, 1589—1600 [1910].

[2]) H. Biltz u. E. Topp, Berichte d. Deutsch. chem. Gesellschaft **44**, 1524 [1911].

3-Methylhydantoin-5-carbonsäuremethylamid $C_6H_9O_3N_3$

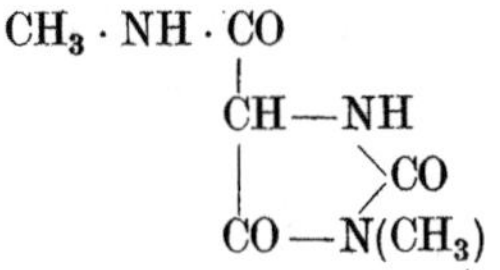

Bildet sich bei der Reduktion von Isoapokaffein mit Jodwasserstoffsäure (D = 1,96) unter Zugabe von etwas Phosphoniumjodid bei Wasserbadtemperatur. — Kleine, vierseitige Prismen. Schmelzp. 240° (korr.) ohne Zersetzung. Leicht löslich in Wasser, Eisessig; weniger in Alkohol, Aceton, Essigester; unlöslich in Äther.

3-Methhylhydantoin-5-carbonsäure $C_5H_6O_4N_2$

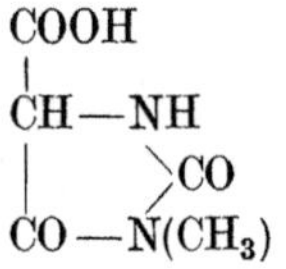

Entsteht unter Abspaltung von Methylamin aus dem vorigen Körper beim Erhitzen mit Bariumhydroxyd auf 80°. Krystallisiert in Täfelchen. Schmelzp. 130° unter Zersetzung. In Wasser und Alkohol leicht löslich, wenig in Aceton und Essigester, unlöslich in Äther, Chloroform. Gibt beim Erwärmen bis auf 190° Kohlendioxyd ab unter Hinterlassung von 3-Methylhydantoin[1]).

1-Methyl-5-oxyhydantoylamid $C_5H_7O_4N_3$

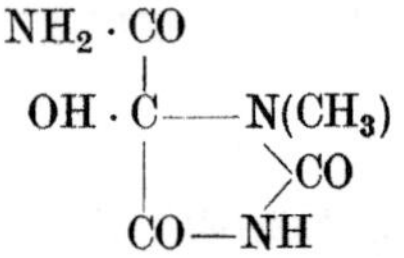

Entsteht beim Kochen des 1-Methylkaffolides mit Wasser und Abspaltung von Kohlendioxyd. Krystallisiert am besten aus der 100fachen Menge Methyläthylketons. Schmelzp. 203—205° (korr.) unter Zersetzung. Sehr leicht löslich in Wasser, sehr reichlich in Eisessig, Alkohol, Methylalkohol und Aceton; weniger in Methyläthylketon usw. Gibt bei der Oxydation mit Kaliumbichromat und Schwefelsäure **Methylparabansäure**[2]).

Hydrokaffursäure $C_6H_9N_3O_3$ (Bd. IV, S. 1090) entsteht durch Reduktion von Apokaffein (1, 7-Dimethylkaffolid) mittels 60proz Jodwasserstoffsäure[3]).

Der Schmelzp. wurde bei 250—252° gefunden[3]).

Kaffolin, 1, 3, 6-Trimethylallantoin $C_7H_{12}N_4O_3$ (Bd. IV, S. 1091). Bei der Reduktion mit Jodwasserstoff wurde neben Methylharnstoff 1, 3-Dimethylhydantoin sichergestellt[3]).

2, 8-Dioxypurin (Bd. IV, Nachtrag S. 1174).

Derivate: 2, 8-Dioxy-1-methylpurin $C_6H_6O_2N_4$

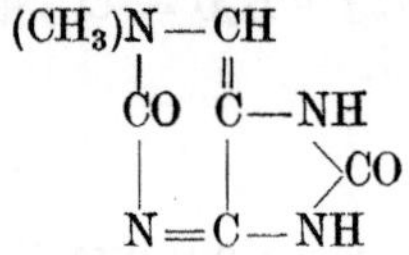

Bildet sich durch Erhitzen von 2-Oxy-3-methyl-5, 6-diaminopyrimidin mit Harnstoff auf 170—180°:

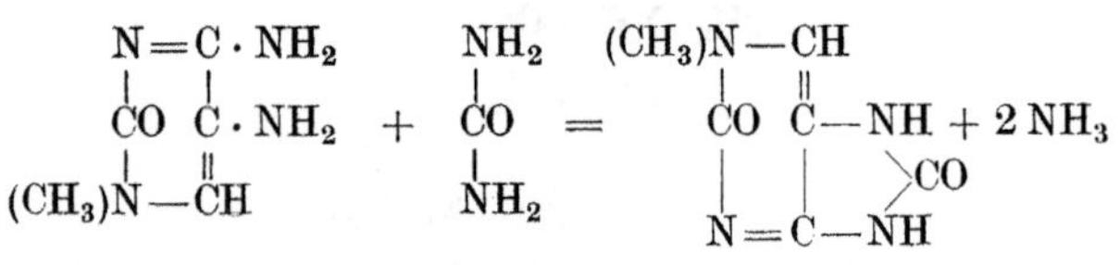

Platten, die bei 320° noch nicht schmelzen. Löslich in konz. Säuren. In kaltem Wasser wenig löslich, in Alkohol fast unlöslich[4]).

---

[1]) H. Biltz, Berichte d. Deutsch. chem. Gesellschaft **46**, 3407 [1913].
[2]) H. Biltz u. E. Topp, Berichte d. Deutsch. chem. Gesellschaft **44**, 1524 [1911].
[3]) H. Biltz u. M. Heyn, Berichte d. Deutsch. chem. Gesellschaft **45**, 1666 [1912].
[4]) C. O. Johns, Journ. of biol. Chemistry **11**, 393 [1912].

2, 8-Dioxy-3-methylpurin $C_6H_6N_4O_2 + {}^1/_2\, H_2O$

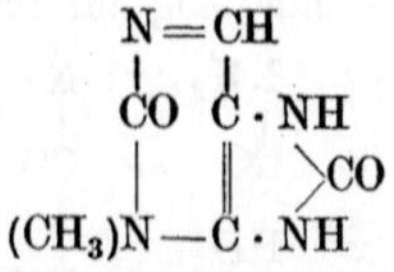

Darstellung: ζ-Methylharnsäure wird durch Erhitzen mit Phosphoroxychlorid auf 130—135° in

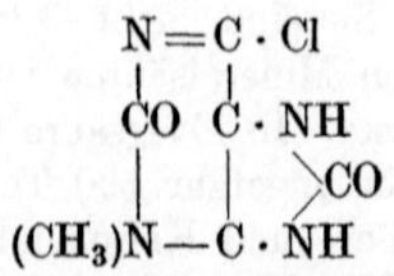

3-Methyl-2, 8-dioxy-6-chlorpurin

übergeführt. Dieser Körper gibt bei der Reduktion mit Jodwasserstoff das 3-Methyl-2, 8-dioxypurin. — Fällt beim Abkühlen der heißen wässerigen Lösung zuerst in derben Prismen aus, welche bei weiterer Abkühlung unter Knistern zu einem Pulver zerfallen, wobei aus der Lösung gleichzeitig statt Prismen nunmehr Blättchen zur Ausscheidung gelangen. Das Krystallwasser entweicht bei 110°. Die Base zersetzt sich bei höherer Temperatur, ohne zu schmelzen. Sie löst sich in 35—40 Teilen Wasser und ist sowohl in verdünnten Säuren als auch in verdünnten Alkalien und NH_3 löslich. — Das Chlorhydrat krystallisiert aus Wasser in derben Prismen, die mit NH_3 die reine Base liefern. — Die Base zeigt keine Murexidreaktion [1]).

2, 8-Dioxy-3-methyl-6-aminopurin $C_6H_7N_5O_2$

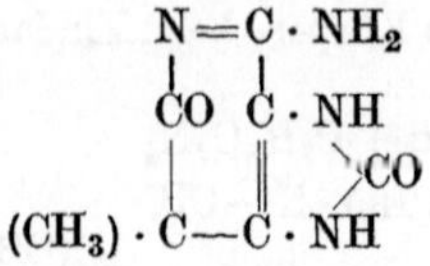

Das oben erwähnte 3-Methyl-2, 8-dioxy-6-chlorpurin gibt beim Erhitzen mit 18proz. Ammoniak auf 135—140° 3-Methyl-6-amino-2, 8-dioxypurin. — Scheidet sich beim Verjagen des Ammoniaks aus der wässerig-ammoniakalischen Lösung als weiße pulverige Masse aus. In heißem Wasser sehr schwer löslich. Zersetzt sich beim Erhitzen ohne zu schmelzen. Schwache Base, deren Salze schon durch Wasser zerlegt werden. — Das Chlorhydrat scheidet sich aus der warmen 5proz. Salzsäurelösung in büscheligen Nadeln aus. Auch das Sulfat krystallisiert in Nadeln oder Spießen.

Das Goldsalz bildet gelbe Nadeln. Das Kalium- und Natriumsalz krystallisiert aus konz. Lauge in feinen Nädelchen. Die Base gibt die Murexidprobe [1]).

2, 8-Dioxy-6-methylpurin $C_6H_6O_2N_4$

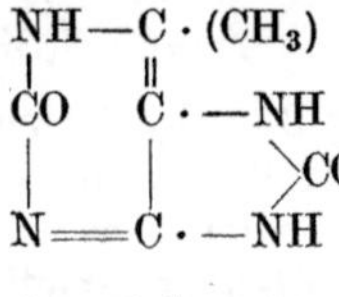

Entsteht beim Erhitzen von wasserfreiem 2-Oxy-4-methyl-5, 6-diaminopyrimidin (s. dort) mit der gleichen Gewichtsmenge Harnstoff auf 170—180°. — Kleine Kristalle, die bei 345° nicht schmelzen. Fast unlöslich in siedendem Wasser, leicht löslich in Mineralsäuren und Alkalien. Unlöslich in Alkohol und in Eisessig [2]).

2, 8-Dioxy-9-methylpurin $C_6H_6O_2N_4$

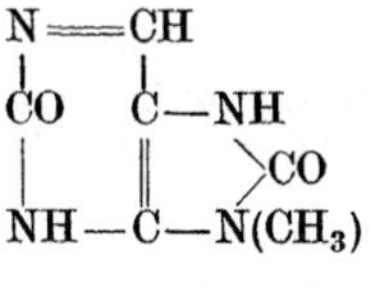

---

1) E. Fischer u. L. Ach, Berichte d. Deutsch. chem. Gesellschaft **32**, 2721 [1899].
2) C. O. Johns, Amer. Chem. Journ. **41**, 58—65 [1908].

Entsteht durch Erhitzen eines Gemisches von gleichen Mengen 2-Oxy-5-amino-6-methylaminopyrimidins und Harnstoffs 1 Stunde lang auf 150—160° unter Ammoniakentbindung.

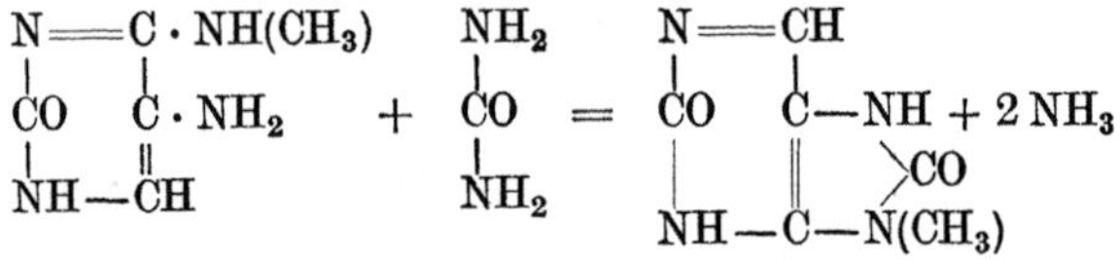

Sehr kleine Prismen (aus schwach alkalischem Wasser beim Ansäuern mit Essigsäure), die bei 315° noch nicht schmelzen. Sie sind leicht löslich in verdünnter Natronlauge, wenig leicht in Ammoniak. In verdünnten Mineralsäuren ist der Körper ebenfalls leicht löslich, doch dissoziieren die Salze mit Wasser. In Essigsäure und in den gewöhnlichen organischen Lösungsmitteln unlöslich. Löslich in ungefähr 500 Teilen siedenden Wassers.

Nach dem Erhitzen mit Salzsäure und Kaliumchlorat und Verdampfen zum Trocknen erhält man beim Befeuchten mit NH_3 Murexidreaktion[1]).

2, 8-Dioxy-1, 6-dimethylpurin[2]) $C_7H_8O_2N_4$

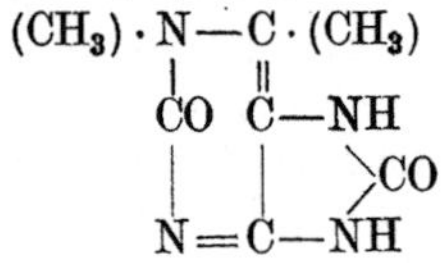

Entsteht beim Erhitzen von 3, 4-Dimethyl-5-aminocytosin mit Harnstoff auf 170—180°. Prismen (aus heißem Wasser), die mit 1 Mol. Wasser krystallisieren und zwischen 260 und 265° Zersetzung erleiden. Bildet kein schwer lösliches Pikrat oder Bariumsalz. Fällbar aus der wässerigen Lösung mit Quecksilberchlorid. Auch ammoniakalische Silberlösung gibt eine Fällung. Salpetersäure oxydiert den Körper; beim Eindampfen hinterbleibt eine gelbe Kruste, die sich mit Alkalien rosa färbt.

2, 8-Dioxy-1, 7-dimethylpurin[3]) $C_7H_8O_2N_4$

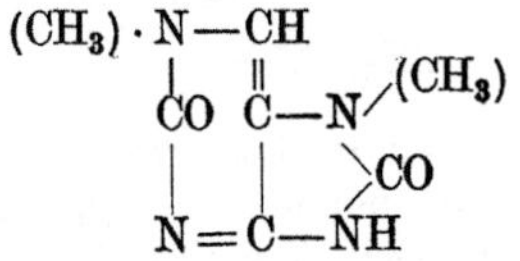

Entsteht bei der Behandlung von in NaOH gelöstem 2, 8-Dioxy-1-methylpurin mit Dimethylsulfat. Krystalle (aus Wasser), die bei 320° verkohlen. Leicht löslich in Wasser. Weitere Methylierung führt zu 2, 8-Dioxy-1, 7, 9-trimethylpurin (s. dort).

2, 8-Dioxy-1, 9-dimethylpurin[4]) $C_7H_8N_4O_2$

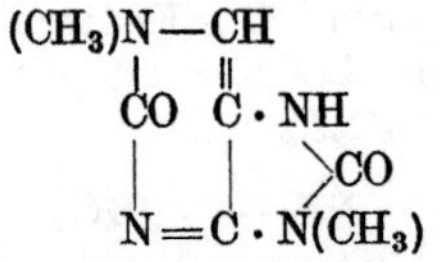

Entsteht durch Erhitzen von 2-Oxy-3-methyl-5-amino-6-methylaminopyrimidin mit Harnstoff auf 180°. — Platten aus siedendem Wasser, die bei 320° noch nicht schmelzen. In Alkohol wenig löslich, in Benzol fast unlöslich. Gibt keine Murexidreaktion.

2, 8-Dioxy-3, 7-dimethylpurin (β-Dioxydimethylpurin) $C_7H_8N_4O_2$

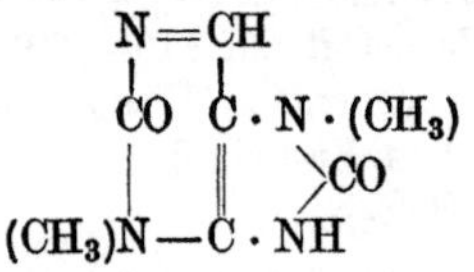

Darstellung: 3, 7-Dimethylharnsäure wird mit Phosphoroxychlorid und Phosphorpentachlorid zunächst in Chlordioxydimethylpurin übergeführt, das bei der Reduktion mit Jodwasserstoff und Jodphosphonium 3, 7-Dimethyl-2, 8-dioxypurin liefert.

1) C. O. Johns, Journ. of biol. Chemistry **9**, 161 [1911].
2) C. O. Johns u. E. J. Baumann, Journ. of biol. Chemistry **16**, 135 [1913].
3) C. O. Johns, Journ. of biol. Chemistry **17**, 1 [1914].
4) C. O. Johns, Journ. of biol. Chemistry **14**, 5 [1913].

Scheidet sich aus der wässerigen oder alkoholischen Lösung beim raschen Abkühlen als gallertartige Masse ab, beim langsamen Erkalten entstehen lange Nadeln. — Leicht löslich in Alkalien und in verdünnten Mineralsäuren. Schmilzt unter Zersetzung zwischen 360 und 370°.

Das **Goldchlorid**. Krystallisiert in feinen Nadeln oder Blättchen von der Zusammensetzung $C_7H_8N_4O_2 \cdot HAuCl_4$. Ziemlich leicht löslich in heißem Wasser. Das **Chloroplatinat** ist in kaltem Wasser schwer löslich und bildet feine, gelbe Nadeln. Die Base gibt keine Murexidreaktion[1]).

2, 8-Dioxy-6, 9-dimethylpurin $C_7H_8O_2N_4$

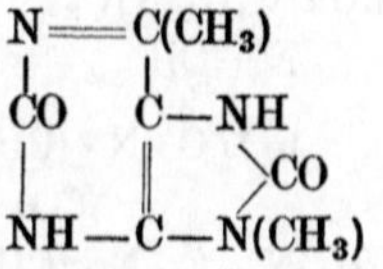

Entsteht beim Erhitzen von 2-Oxy-4-methyl-5-amino-6-methylaminopyrimidin mit der gleichen Gewichtsmenge Harnstoff auf 180—190°:

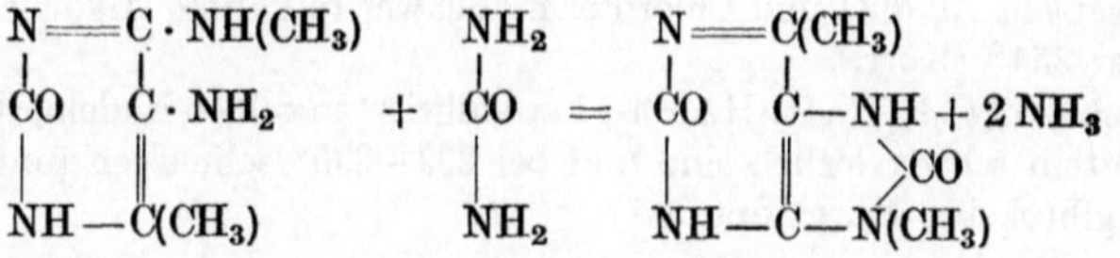

Krystallisiert in Prismen oder Nadeln, die 2 Mol. Krystallwasser enthalten und bei 320° noch nicht schmelzen. In verdünnten Alkalien leicht löslich, in siedendem Wasser löslich, in Alkohol fast unlöslich[2]).

2, 8-Dioxy-6-methyl-9-äthylpurin

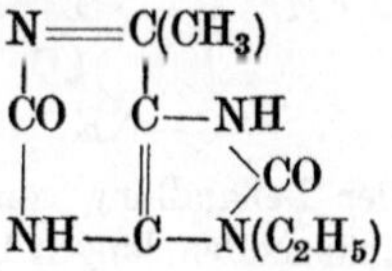

Synthese:

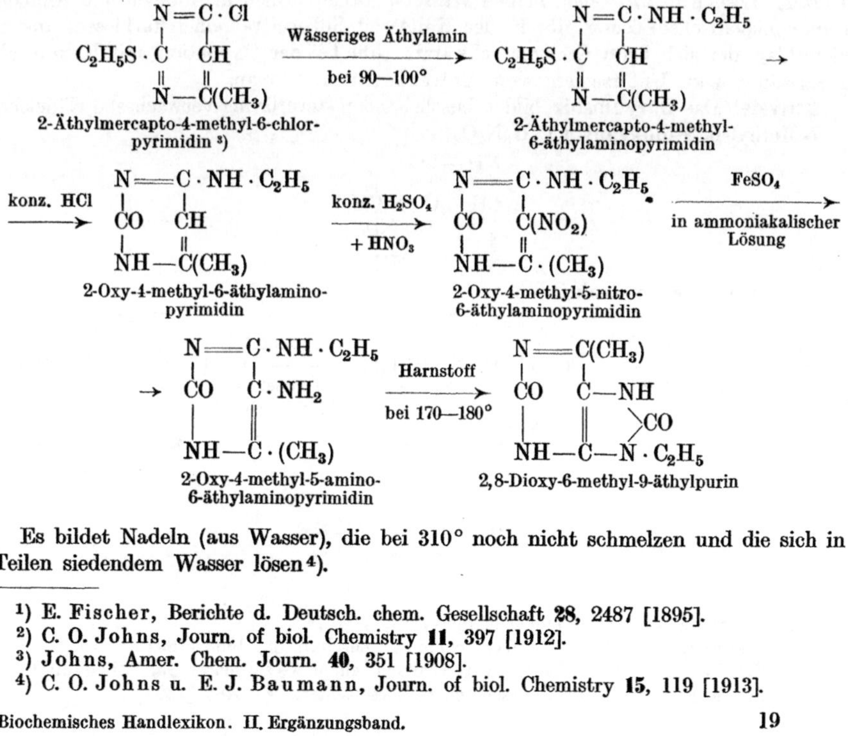

Es bildet Nadeln (aus Wasser), die bei 310° noch nicht schmelzen und die sich in ca. 35 Teilen siedendem Wasser lösen[4]).

---

1) E. Fischer, Berichte d. Deutsch. chem. Gesellschaft **28**, 2487 [1895].
2) C. O. Johns, Journ. of biol. Chemistry **11**, 397 [1912].
3) Johns, Amer. Chem. Journ. **40**, 351 [1908].
4) C. O. Johns u. E. J. Baumann, Journ. of biol. Chemistry **15**, 119 [1913].

2, 8-Dioxy-1, 7, 9-trimethylpurin[1] $C_8H_{10}N_4O_2$

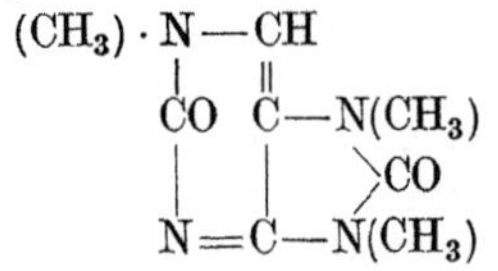

Durch Methylierung von 2, 8-Dioxy-1, 9-dimethylpurin (in Alkali gelöst) mit Dimethylsulfat. — Krystalle (aus Alkohol) vom Schmelzp. 240°. Leicht löslich in kaltem Wasser.

2, 8-Dioxy-3, 7, 9-Trimethylpurin $C_8H_{10}N_4O_2$

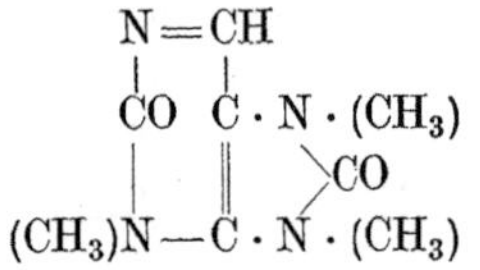

Entsteht aus 3, 7-Dimethyl-2, 8-dioxypurin durch weitere Methylierung mit Jodmethyl und Kalilauge im Rohr bei 100°. Bildet Nadeln aus Alkohol. Leicht löslich in kaltem Wasser, desgleichen in heißem Alkohol und Chloroform. Schwer in kaltem Alkohol. Sintert bei 240° und schmilzt bei 254° (Korr.).

Das **Aurochlorat** $C_8H_{10}N_4O_2 \cdot HAuCl_4$, krystallisiert in gelben Nadeln, die in heißem Wasser leicht, in kaltem schwer löslich sind und bei 233—235° schmelzen (unter Zersetzung).

Die Base gibt keine Murexidprobe[2].

6, 8-Dioxypurin.

$C_5H_4N_4O_2 + H_2O$.

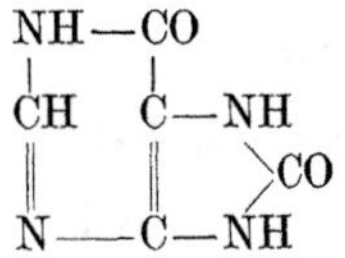

6, 8-Dioxypurin entsteht bei der Behandlung von 6-Amino-8-oxypurin mit salpetriger Säure bei 40—45°. Krystallisiert in glänzenden, langen Blättern, die im luftrockenen Zustande 1 Mol. Krystallwasser enthalten, das erst bei 150° entweicht. Zersetzt sich über 400° ohne zu schmelzen. Löslich in 270 Teilen heißen Wassers. Leicht löslich in Alkalien und Ammoniak. Die ammoniakalische Lösung gibt in der Kälte mit Silbernitrat einen farblosen, amorphen Niederschlag, der sich beim Erhitzen schwärzt. Gibt bei der Oxydation mit Kaliumchlorat und Salzsäure, zum Unterschiede von Xanthin, kein Alloxan.

Derivate: Das **Baryumsalz** bildet büschel- oder sternförmig verwachsene Nädelchen[3].

7-Methyl-6, 8-dioxypurin $C_6H_6N_4O_2$

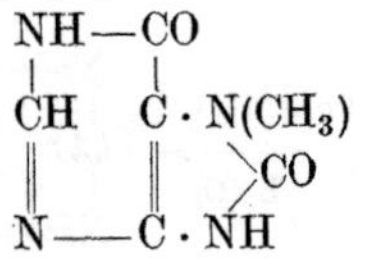

Entsteht durch folgende Reaktionen:

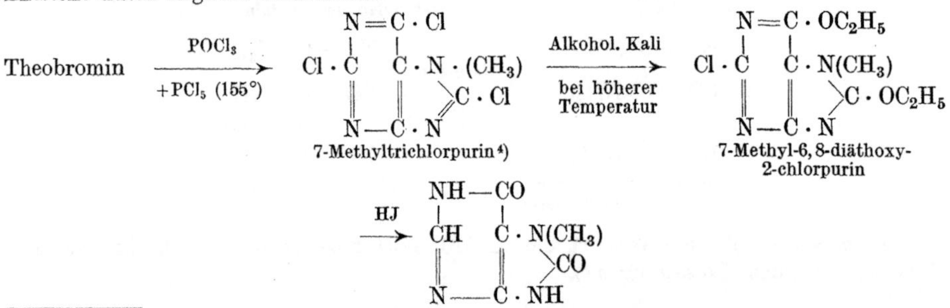

[1] C. O. Johns, Journ. of biol. Chemistry **17**, 1 [1914].

[2] E. Fischer, Berichte d. Deutsch. chem. Gesellschaft **30**, 1853 [1897].

[3] E. Fischer u. L. Ach, Berichte d. Deutsch. chem. Gesellschaft **30**, 2218 [1897].

[4] E. Fischer, Berichte d. Deutsch. chem. Gesellschaft **28**, 2489 [1895].

Krystallisiert aus heißem Wasser unter Zusatz von wenig Salzsäure in Säulen oder Platten.

Löslich in 80 Teilen heißen Wassers, 50 Teilen heißem Eisessig, 1500 Teilen heißem Alkohol. Löslich in warmer, starker Salzsäure. Aus dieser Lösung scheidet sich beim Erkalten das Chlorhydrat ab (kleine Nadeln). Leicht löslich in Alkalien und NH_3. Färbt sich in der Kapillare bei 400° braun.

Das **Baryumsalz** krystallisiert aus heißem Wasser in glänzenden Nadeln. — 7-Methyl-6, 8-dioxypurin gibt mit Chlor kein Alloxan, zeigt somit nicht die Murexidreaktion [1]).

9-Methyl-6, 8-dioxypurin $C_6H_6N_4O_2$

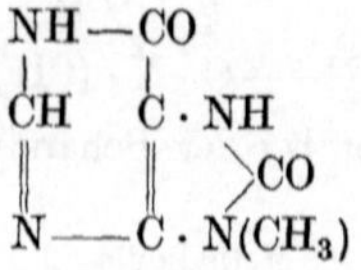

Darstellung:

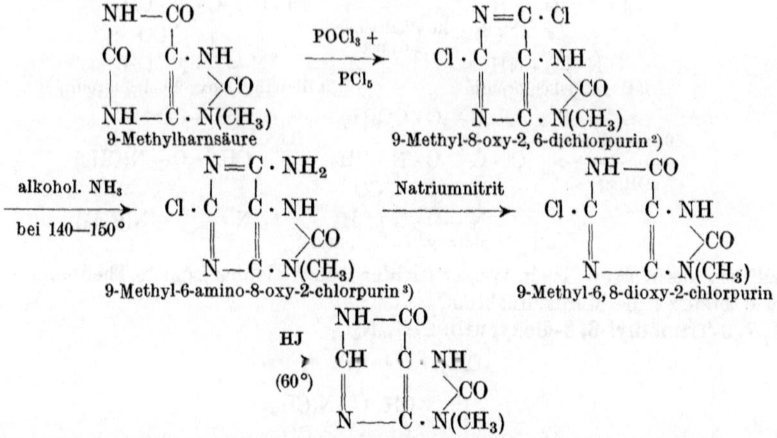

Aus heißem Wasser bildet der Körper schmale glasglänzende Prismen und krystallisiert aus ersterem noch in einer zweiten, weniger charakteristischen Modifikation, die leichter löslich ist und welche leicht in die schwerer lösliche Form übergeht. Aus heißem Alkohol entstehen Prismen. Leicht löslich in verdünnten Alkalien und NH_3. 9-Methyl-6, 8-dioxypurin ist eine schwache Base, denn die Salze mit Mineralsäuren werden schon durch Wasser zersetzt. — Wird im Kapillarrohr bei 390° braun und zeigt keinen konstanten Schmelzpunkt [4]).

1, 9-Dimethyl-6, 8-dioxypurin $C_7H_8N_4O_2$

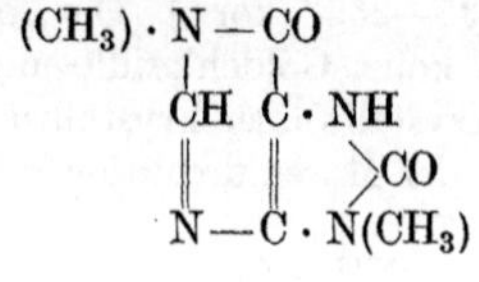

Darstellung:

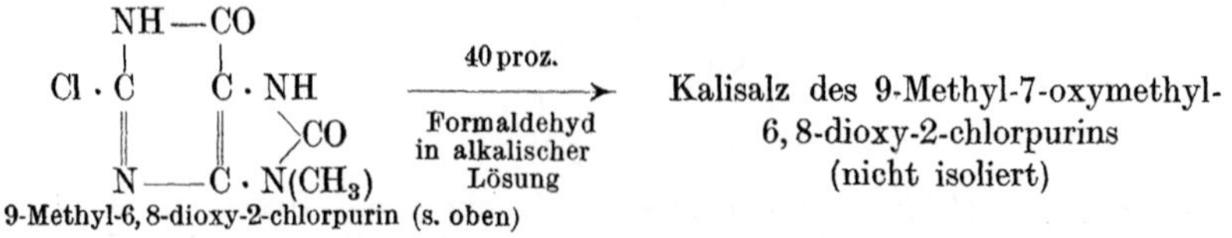

Dieses Salz wird mit Jodmethyl methyliert und sodann die Formaldehydgruppe mit überhitztem Wasserdampf abgespalten und das 1, 9-Dimethyl-6, 8-dioxy-2-chlorpurin

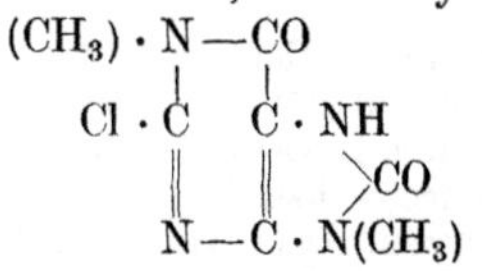

[1]) E. Fischer, Berichte d. Deutsch. chem. Gesellschaft **30**, 1850 [1897].
[2]) E. Fischer, Berichte d. Deutsch. chem. Gesellschaft **17**, 330 [1884].
[3]) E. Fischer, Berichte d. Deutsch. chem. Gesellschaft **31**, 107 [1898].
[4]) E. Fischer u. L. Ach, Berichte d. Deutsch. chem. Gesellschaft **32**, 253 [1899].

isoliert[1]). Dieses gibt bei der Reduktion mit HJ und Phosphoniumjodid das 1, 9-Dimethyl-6, 8-dioxypurin. — Nädelchen oder Blättchen (aus heißem Wasser oder Alkohol). Schmilzt bei 360—362° (korr.). Leicht löslich in verdünnten Alkalien und Ammoniak. — Löslich in ca. 80 Teilen heißen Wassers.

Das **Natriumsalz** bildet feine Nädelchen.

7, 9-Dimethyl-6, 8-dioxypurin $C_7H_8N_4O_2$

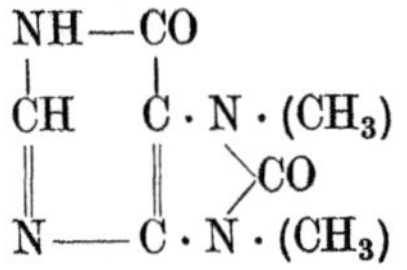

Darstellung: Kaliumurat gibt bei der Behandlung mit $POCl_3$ bei 160—170°:

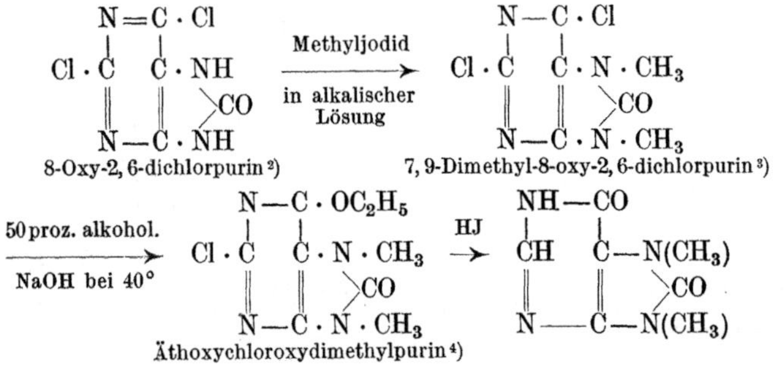

8-Oxy-2, 6-dichlorpurin[2]) — Methyljodid in alkalischer Lösung → 7, 9-Dimethyl-8-oxy-2, 6-dichlorpurin[3]) — 50proz. alkohol. NaOH bei 40° → Äthoxychloroxydimethylpurin[4]) — HJ →

Krystallisiert aus Wasser. Ist in Wasser leichter löslich als das isomere Theobromin und gibt nicht wie letzteres die Murexidreaktion.

1, 7, 9-Trimethyl-6, 8-dioxypurin $C_8H_{10}N_4O_2$

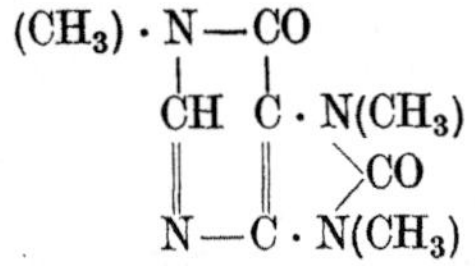

Entsteht durch erschöpfende Methylierung von 7-Methyl-6, 8-dioxypurin, 7, 9-Dimethyl-6, 8-dioxypurin[5]) und 6, 8-Dioxypurin[6]). Durch Reduktion von 1, 7, 9-Trimethyl-6, 8-dioxy-2-chlorpurin[7]). — Krystallisiert aus Wasser oder Alkohol in feinen Nadeln. Leicht löslich in heißem Wasser, heißem Chloroform, erheblich schwerer in heißem Alkohol. Die kalte wässerige Lösung wird durch Alkalien gefällt.

Der Schmelzpunkt liegt bei 235—236° (korr.). Die Lösung in der 7fachen Menge 12proz. Salzsäure gibt beim Versetzen mit konz. Goldchloridlösung eine gelbe, nadelige Abscheidung vom Aurochlorat, das mit 2 Mol. Krystallwasser krystallisiert. — Die Base unterscheidet sich vom Kaffein durch das Ausbleiben der Murexidreaktion mit Chlorwasser.

2-Thio-6, 8-dioxypurin

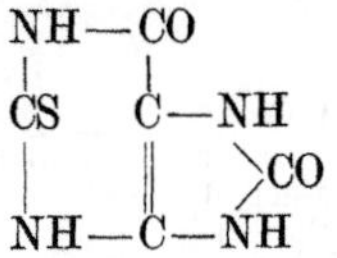

Durch Erhitzen von 2-Thio-4, 5-diamino-6-oxypyrimidin[8]) mit Harnstoff auf 170—180°. Krystalle, die bei 310° noch nicht schmelzen und in ca. 500 Teilen siedenden Wassers löslich sind. Unlöslich in Alkohol und Benzol[9]).

---

1) E. Fischer u. L. Ach, Berichte d. Deutsch. chem. Gesellschaft **32**, 258 [1899].
2) E. Fischer u. L. Ach, Berichte d. Deutsch. chem. Gesellschaft **30**, 2208, 2220 [1897].
3) E. Fischer u. L. Ach, Berichte d. Deutsch. chem. Gesellschaft **30**, 2211 [1897].
4) E. Fischer, Berichte d. Deutsch. chem. Gesellschaft **17**, 335 [1884].
5) E. Fischer, Berichte d. Deutsch. chem. Gesellschaft **30**, 1852 [1897].
6) E. Fischer u. L. Ach, Berichte d. Deutsch. chem. Gesellschaft **30**, 2219 [1897].
7) E. Fischer u. L. Ach, Berichte d. Deutsch. chem. Gesellschaft **32**, 255 [1899].
8) W. Traube, Annalen d. Chemie u. Pharmazie **331**, 75 [1904].
9) C. O. Johns u. A. G. Hogan, Journ. of biol. Chemistry **14**, 299 [1913].

6, 8-Dioxypurin-2-thioglykolsäure

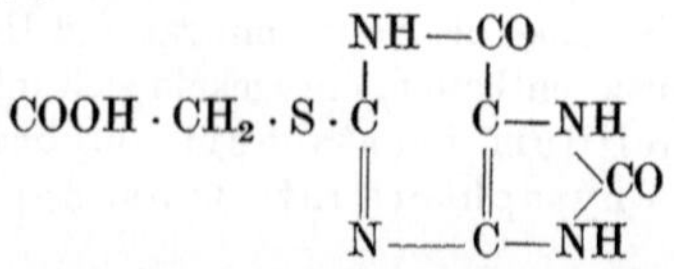

Entsteht beim Erhitzen der vorigen Verbindung mit Choressigsäure. Der Körper zersetzt sich bei ca. 225° und ist in etwa 100 Teilen siedendem Wasser löslich. — Das **Ammonsalz** $NH_4 \cdot C_7H_5O_4N_4S$ gibt beim Erhitzen mit 20proz. Salzsäure **Harnsäure**[1]).

2-Methylmercapto-6, 8-dioxypurin

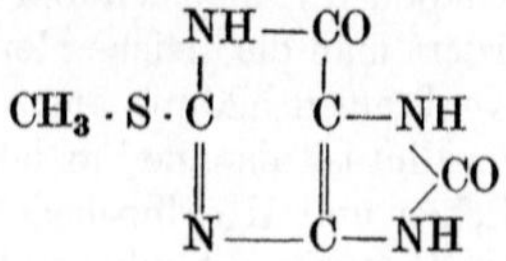

Synthese:

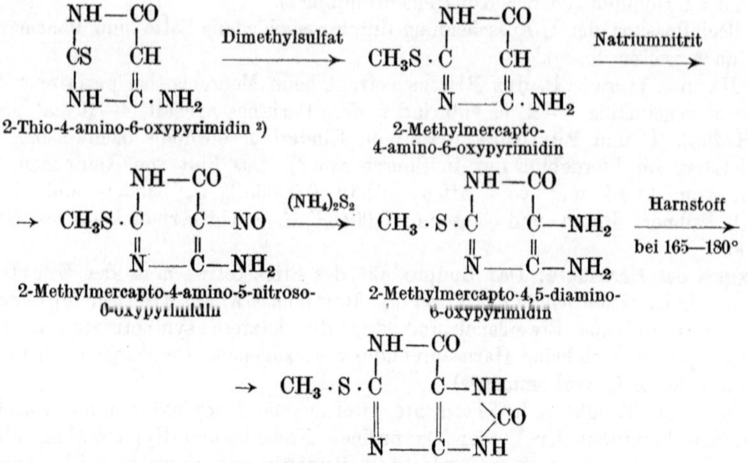

2-Methylmercapto-6,8-dioxypurin

Körniger Niederschlag, der sich bei 320° noch nicht zersetzt. Löslich in 100 Teilen siedendem Wasser. Unlöslich in Alkohol. Durch Kochen mit 20proz. Salzsäure entsteht **Harnsäure**[3]).

Harnsäure, 2, 6, 8-Trioxypurin (Bd. IV, S. 1093).

$C_5H_4N_4O_3$.

Vorkommen: In den bebrüteten Hühnereiern läßt sich $\overline{U}$ vom 10. Bebrütungstage an bis zum Schlusse der Bebrütung in der Allantoisflüssigkeit und in den Exkrementen des Embryos nachweisen. Pro Ei werden etwa 6,5 cg $\overline{U}$ erzeugt. An Purinbasen enthalten nicht bebrütete und nicht befruchtete Eier nur minimale Mengen. Diese werden bei der Bebrütung neu gebildet, und zwar vom 11. bis 17. Bebrütungstage proportional mit dem Gewichte des Embryos, indes $\overline{U}$ vom 14. bis zum 17. Tage diese Proportionalität aufweist. Von diesem Tage angefangen hört die Neubildung beider auf, obwohl das Embryo an N ständig zunimmt[4]). Über das Vorkommen von $\overline{U}$ in der Spinalflüssigkeit s. Soper und Granat[5]).

Physiologische Eigenschaften: Der Harnsäuregehalt im Harn der Fischart Mustelis canis beträgt 0,0017%.[6])

Verdünnte — 0,02proz. — Lösungen von Natriumurat besitzen einen wachstumsbeschleunigenden Einfluß auf Zwiebeln, und zwar vornehmlich auf die Wurzelfasern. Bei stärkeren

[1]) C. O. Johns u. A. G. Hogan, Journ. of biol. Chemistry **14**, 299 [1913].
[2]) W. Traube, Annalen d. Chemie u. Pharmazie **331**, 71 [1904].
[3]) C. O. Johns u. E. J. Baumann, Journ. of biol. Chemistry **14**, 381 [1913].
[4]) L. S. Fridericia, Skand. Archiv f. Physiol. **26**, 1 [1912].
[5]) W. B. Soper u. S. Granat, Zentralbl. f. d. ges. inn. Medizin **9**, 607 [1914].
[6]) W. Denis, Journ. of biol. Chemistry **13**, 225 [1912].

Lösungen fällt diese Wirkung fort[1]). Natriumurat ist als Stickstoffquelle bei der Entwicklung von Radieschenknollen wirksamer als Natriumnitrat und Harnstoff[2]). Auf Nährlösungen, die Ū als alleinige Stickstoffquelle enthalten, entwickeln sich folgende Pilze unter Abgabe von Ammoniak recht gut: Penicillium crustaceum, P. brevicaule, Mucor Boidin, Cladosporium herbarum, Phytophtora infestans, Aspergillus glaucus, A. niger, Isaria farinosa[3]) usw.

Injiziert man an Kaninchen pro Kilogramm Körpergewicht 0,02 g neutrales harnsaures Natron, so steigt der Blutdruck der Tiere um 2,6 cm[4]).

Ū besitzt auf an Beri-Beri erkrankte Tauben keine Heilwirkung[5]).

Intravenöse Injektion einer Lösung von Ū in 10 proz. Piperazin bedingt die Ausscheidung von Uratsphäroliten in den gewundenen Kanälchen und Henleschen Schleifen der Nieren von Hunden und Kaninchen. Injiziert man die gleiche Menge (0,08 g pro Kilogramm Körpergewicht) subcutan, so bleibt die Konkrementbildung aus. Die geformte Ausscheidung der Ū bei Vermehrung des Ū-Gehaltes vom Blut ist als eine Partialfunktion der intakten Epithelzellen in den gewundenen Kanälchen und Henleschen Schleifen zu betrachten. Pathologische Veränderungen dieser Zellen (Ureterunterbindung, Phosphor- oder Sublimatvergiftung usw.) führen zu Hemmungen der Konkrementbildung[6]).

Die Beeinflussung der Ū-Ausscheidung durch verschiedene Salze und Pharmazis s. bei Abl[7]) (s. auch weiter unten).

Der Harnsäuregehalt des Blutes beträgt beim Menschen bei purinfreier Nahrung pro 100 ccm regelmäßig 1—2 mg,[8])[9]) indes der Purinbasengehalt 4—10 mal größer ist (s. auch S. 296). Ū und Purinbasen sind im Rinderblut ebenfalls nachweisbar, dagegen kommen letztere im Pferdeblut nur in Spuren vor.[8]) Das Blut von Kaninchen, Schafen, Schweinen, vom Pferd und vom Affen enthält 0,00005% Ū, Rinder- und Katzenblut 0,0002% Ū, Hühner-, Enten- und Gänseblut 0,0048% Ū. Gichtikerblut kann bis 0,0055% Ū enthalten[9]).

Herkunft der Harnsäure: Das Endprodukt des Stickstoffwechsels der Evertebraten und Teleostier ist gleich jenem der Vögel und Reptilien Harnsäure. Die Mitteldarmdrüse der Schnecken soll aus Eiweißspaltprodukten die letztere synthetisieren können. Im Oktopuskörper scheint keine Harnsäurebildung vorzugehen. Desgleichen soll im Sipunculuskörper keine Ū vorkommen[10]).

Die Art und Tätigkeit der Fermente, welche die Nucleinsäuren auf verschiedenen Wegen zu den Vorstufen der Ū, den Oxypurinen Xanthin und Hypoxanthin, abzubauen befähigt sind, wurde unter Herkunft der Purinbasen dargetan. Die Anwesenheit jenes Fermentes, dem wir die Oxydation des Hypoxanthins zu Harnsäure zuschreiben, d. h. der Xanthinoxydase, wurde von Schittenhelm und Wiener[11]) im Rindermilzextrakt neuerdings sichergestellt.

Die Einwirkung von neutralen Bleisalzen und von Bleihydrosol auf dieses Ferment bei postmortaler Autolyse von Kälberleber, Kälbermilz und Hundeleber ergab, daß kleine Bleisalzmengen einen fördernden, größere hingegen einen hemmenden Einfluß entfalten[12]). Die Tätigkeit der Ū-bildenden Fermente im Rindermilzextrakt, und zwar sowohl beim Hinzufügen von Aminopurinen als auch bei der autolytischen Ū-Bildung, wird bedeutend gefördert durch Radiumemanation (5—10 M.-E. pro Kubikzentimeter Versuchsgemisch). Anwesenheit von Rindernierenpulver hemmt nun unter den gleichen Versuchsbedingungen die Wirksamkeit der Purindesamidasen und -oxydasen der Rindermilz nahezu vollständig, nicht aber die autolytische Ū-Bildung in diesem Organ. Aus diesem Befunde wurde der Schluß

---

1) N. G. S. Coppin, Biochemical Journ. **6**, 416 [1912].
2) M. Molliard, Compt. rend. de l'Acad. Française **153**, 958 [1912].
3) A. Kossowicz, Zeitschr. f. Gärungsphysiol., allgem., landwirtschaftl. u. techn. Mykologie **1**, 60 [1912]; **2**, 51 [1912].
4) Dresgrez u. Dorléans, Compt. rend. de l'Acad. des Sc. **156**, 93 [1913].
5) C. Funk, Journ. of Physiol. **45**, 489 [1913].
6) A. Eckert, Archiv f. experim. Pathol. u. Pharmakol. **74**, 244 [1913].
7) R. Abl, Archiv f. experim. Pathol. u. Pharmakol. **74**, 119 [1913].
8) R. Bass u. W. Wiechowski, Wiener klin. Wochenschr. **25**, 1863 [1912].
9) O. Folin u. W. Denis, Journ. of biol. Chemistry **14**, 29 [1913].
10) A. Sulima, Zeitschr. f. Biol. **63**, 223 [1914].
11) A. Schittenhelm u. K. Wiener, Zeitschr. f. physiol. Chemie **77**, 79 [1912].
12) L. Preti, Biochem. Zeitschr. **45**, 488 [1912].

hergeleitet, daß die Umsetzung der Purinkörper bei der Rindermilzautolyse fast ausschließlich innerhalb des Nucleinsäurekomplexes vor sich geht[1]). Die Möglichkeit einer bis zur Harnsäure erfolgenden Umsetzung des Purinkomplexes innerhalb der Moleküle der Nucleotide wurde von Dohrn[2]) in Erwägung gebracht und hiervon eine besondere Theorie der Gicht (s. dort) abgeleitet.

Bezüglich der doppelten, exogenen und endogenen Herkunft der Purinstoffe im tierischen Organismus sei auf eine Kritik von E. Abderhalden[3]) hingewiesen, nach welcher die Trennung in diese zwei Quellen bloß als eine rein äußerliche aufzufassen ist. Einer solchen streng zweiphasigen Einteilung des Nucleinstoffwechsels würden unsere heutigen Begriffe vom allgemeinen Stoffwechsel nicht entsprechen[4]). Durch Verbrauch von Nucleinmaterial im inneren Zellstoffwechsel entstehen in den Zellkernen Lücken, die durch Nahrungspurine wieder gedeckt werden müssen, sollen die Kernsubstanzen nicht einer völligen Erschöpfung entgegenschreiten. Der endogene Purinwert darf vielmehr mit jener Eiweißmenge verglichen werden, die die Zellen auf alle Fälle, also auch im Hunger, abbauen[4]).

Nach F. Mareš[5]) soll die vermehrte Tätigkeit der Verdauungsdrüsen des Darmes (insbesondere bei Eiweiß -oder Purinnahrung) die endogene $\bar{U}$-Bildung besonders befördern. Die gleiche Wirkung komme dem Pilocarpin zu, das auf die Verdauungsdrüsen einen Reiz ausübt[6])[7]). Bei diesen Versuchen sei die Bestimmung der $\bar{U}$ im Stundenharn unerläßlich. — Während manche Forscher den endogenen $\bar{U}$-Wert bei purinfreier Kost ausschließlich als Hungerwert betrachtet haben[8]), wurde von Sivén gefunden, daß beim Verabreichen von Liebigschem Fleischextrakt von bekanntem Purinstickstoffgehalt an Versuchspersonen, die vorher purinfrei ernährt worden sind, die endogenen und exogenen Purinwerte sich voneinander ziemlich unabhängig erweisen:

Purin-N-Gehalt des Harns: 0,169 g Purin-N in der purinfreien Vorperiode
„ „ „ 0,254 „ „ nach Verabreichen von 0,165 g Purin-N zur früheren Kost[9]).

Der endogene $\bar{U}$-Wert sinkt nach Graham und Poulton im Hunger, bei Fettkohlenhydratdiät und bei einer Eiweißdiät von ungenügendem kalorischem Wert[10]).

Bei den bis jetzt untersuchten niederen Affenarten ist das Endprodukt des endogenen und des exogenen Purinstoffwechsels Allantoin. Beim weiblichen Cercopithecus callitrichus beträgt letzteres bei purinfreier Kost ca. 73% vom endogenen Purinstickstoff, indes $\bar{U}$ im Harn nahezu vollständig abwesend ist. Nach Verfütterung von Natriumnucleinat steigt die Allantoinausscheidung, wobei $\bar{U}$ als intermediäres Produkt auftritt[11]).

Der Purinstoffwechsel des Macacus rhesus steht ebenfalls demjenigen der Säugetiere nahe[12]), wogegen der Harn des Schimpanse sich dem Menschenharn anschließt[13]).

Vergleichende Untersuchungen über den Einfluß des weißen und des dunklen Fleisches auf die exogene $\bar{U}$-Ausscheidung ergaben, daß das Ausscheidungsmaximum nach dem Genuß von weißem Fleisch höher ist als nach jenem von dunklem Fleisch, daß ferner die $\bar{U}$-Ausscheidung im ersteren Falle auch bedeutend rascher vor sich geht, und zwar etwa in der halben Zeit[14]).

Zwischen der $\bar{U}$-Menge im Harn und den daselbst auftretenden Oxalsäuremengen bestehen keinerlei quantitative Beziehungen[15]). Dagegen wurden solche zwischen dem $\bar{U}$- bzw. Puringehalte und der Phosphorsäure im Harn nach Nucleinsäureverabreichung nachgewiesen.

---

[1]) A. Schulz, Biochem. Zeitschr. **48**, 86 [1913].
[2]) M. Dohrn, Zeitschr. f. klin. Medizin **74**, 445 [1912].
[3]) E. Abderhalden, Lehrbuch der physiol. Chemie. Berlin u. Wien 1909. S. 391.
[4]) E. Abderhalden, Synthese der Zellbausteine in Pflanze und Tier. Berlin 1912.
[5]) F. Mareš, Archiv f. d. ges. Physiol. **149**, 275 [1912].
[6]) F. Smetánka, Archiv f. d. ges. Physiol. **138**, 217; **149**, 287 [1912].
[7]) V. O. Sivén, Archiv f. d. ges. Physiol. **146**, 499 [1912].
[8]) O. Loewi, Archiv f. experim. Pathol. u. Pharm. **44**, 1 [1900].
[9]) V. O. Sivén, Archiv f. d. ges. Physiol. **145**, 283 [1912].
[10]) Graham u. Poulton, Zentralbl. f. d. ges. inn. Medizin **8**, 209 [1913/14].
[11]) A. Hunter u. M. H. Givens, Journ. of biol. Chemistry **13**, 376 [1912]; **17**, 37 [1914].
[12]) H. G. Wells, Journ. of biol. Chemistry **7**, 171 [1909/10].
[13]) H. Wiechowski, Prager med. Wochenschr. **1912**, 275.
[14]) A. v. Siewert u. E. v. Zebrowski, Zeitschr. f. klin. Medizin **75**, 331 [1912].
[15]) S. Serkowski u. Modzenski, Zeitschr. f. physiol. Chemie **70**, 264 [1911].

Nach O. Loewi[1]) sollen diese beiden Produkte in nahezu äquivalenten Proportionen ausgeschieden werden und Frank und Schittenhelm konnten ähnlich feststellen, daß nach Einnahme von Thymusnucleinsäure im Harn um so weniger Phosphorsäure auftritt, je geringer der Puringehalt des Harnes ist[2]).

Der Ū-Gehalt und der Purinbasengehalt des Harns sollen bei parenteraler Eiweißzufuhr gegenüber den nach enteraler Verabreichung gewonnenen Werten bedeutend gesteigert werden[3]).

Rattenharn enthält (auf 1 kg Körpergewicht bezogen) ebensoviel Harnsäure wie Menschenharn (0,0024—0,0037 g Ū-N)[4]).

Bei der akuten und subakuten Urannephritis bei Hunden wird Ū in vermehrter Menge ausgeschieden[5]). — Chrom bringt die Ū-Ausscheidung im Harn mit der Menge der anwesenden Ätherschwefelsäuren in Zusammenhang[6]).

Eine Parallelität zwischen der Ū-Ausscheidung im Harn und des bei Erkrankungen ausgeschiedenen Harnindicans findet v. Moraczewski[7]).

Im menschlichen Blute herrscht zwischen dem Harnsäuregehalte und dem Gehalt an Harnstoff bzw. dem Gesamtnichtproteinstickstoff keine Beziehung[8]).

Das normale Blut enthält bei purinfreier Kost Ū in quantitativ nachweisbarer Menge[9]). Im Durchschnitt findet man 0,02—0,04 g Ū pro Liter Blut (Steinitz)[10]), 0,01—0,03 g (Autenrieth und Funk)[11]). — Beim Gichtiker steigt dieser Wert auf 0,04—0,075 g und mehr (Steinitz)[10]), 0,05 g (Autenrieth und Funk)[11]). Ochsen- und Schweineblut enthält 1—3 mg Ū pro 100 ccm[11]). Purinfreie Diät setzt gegenüber mäßig purinhaltiger die Blut-Ū in kurzer Zeit nur wenig, bei fortgesetzter Diät dagegen manchmal erheblich herab[10]). Atophan bewirkt regelmäßig eine erhebliche Verminderung der Bluthamsäure[10]). Nach Ehrmann und Wolff verändert Atophan den Ū-Gehalt des Blutes nicht[12]).

Die endogene Purinausscheidung (Allantoin) ist bei Hunden und Kaninchen nach subcutaner oder intravenöser Einspritzung von Calciumchlorid oft herabgesetzt[13]).

Bei Tieren mit hauptsächlich synthetischer Ū-Bildung, somit bei Vögeln, beträgt das Verhältnis $\frac{\text{Gesamt-N}}{\overline{\text{U}}\text{—N}}$ bei normaler Ernährung 2,27 (Ente). Bei Unterernährung steigt dieses Verhältnis an und sinkt wieder bei absolutem Hunger auf 1,89—1,97[14]).

Harnsäure wurde im Speichel nachgewiesen. Erhöhte Werte wurden bei Hautkrankheiten, Anämie, Pneumonie, Gicht, Nephritis, Leukämie, die höchsten bei Lebercirrhose und Urämie gefunden. Die Ū-Vermehrung im Speichel geht somit in diesen Fällen parallel mit jener im Blute[15]).

Synthetische Bildung der Harnsäure. Nach den jüngsten Ergebnissen besitzt die Rinder- und Hundeleber nicht allein die Fähigkeit Ū zu zerstören (s. Urikolyse), sondern auch die Zerstörungsprodukte der Ū in Abwesenheit von Luftsauerstoff wieder zu Ū zu synthetisieren[16]). Diese Rückbildung beruht auf der Tätigkeit eines im Blute normal ernährter Tiere enthaltenen thermolabilen Fermentes und eines alkohollöslichen, koktostabilen, in der Leber und Milz (nicht aber in der Niere) enthaltenen Kofermentes[17]). Der Leber von

---

[1]) O. Loewi, Archiv f. experim. Pathol. u. Pharmakol. **44**, 1 [1900].
[2]) Frank u. Schittenhelm, Zeitschr. f. physiol. Chemie **63**, 269 [1909].
[3]) S. v. Somogyi, Zeitschr. f. physiol. Chemie **71**, 125 [1911].
[4]) O. Folin u. Morris, Journ. of biol. Chemistry **14**, 509 [1913].
[5]) W. M. Kraus, Zentralbl. f. d. ges. inn. Medizin **7**, 193 [1913].
[6]) I. P. Chrom, Zentralbl. f. d. ges. inn. Medizin **7**, 431 [1913]; **8**, 512 [1913/14].
[7]) W. v. Moraczewski, Zeitschr. f. klin. Medizin **79**, 248 [1914].
[8]) O. Folin u. W. Denis, Journ. of biol. Chemistry **14**, 37 [1913].
[9]) Wiechowski, Wiener klin. Wochenschr. **25**, 860 [1912]. — Baß u. Wiechowski, Wiener klin. Wochenschr. **25**, 1863 [1912].
[10]) E. Steinitz, Zeitschr. f. physiol. Chemie **90**, 108 [1914].
[11]) Autenrieth u. Funk, Münch. med. Wochenschr. **61**, 457 [1914].
[12]) Ehrmann u. Wolff, Münch. med. Wochenschr. **60**, 2115 [1913]. — Vgl. Baß, Münch. med. Wochenschr. **60**, 2176 [1913].
[13]) H. Lubieniecki, Archiv f. experim. Pathol. u. Ther. **68**, 394 [1912].
[14]) V. Scaffidi, Biochem. Zeitschr. **33**, 153 [1911].
[15]) E. Herzfeld u. Stocker, Zentralbl. f. d. ges. inn. Medizin **34**, 753 [1913].
[16]) M. Ascoli u. G. Izar, Zeitschr. f. physiol. Chemie **58**, 529 [1909]. — Bezzola, G. Izar u. L. Preti, Zeitschr. f. physiol. Chemie **62**, 229 [1909].
[17]) L. Preti, Zeitschr. f. physiol. Chemie **62**, 354 [1909]. — G. Izar, Zeitschr. f. physiol. Chemie **64**, 62 [1910].

Hungerhunden kommt außer einer verminderten urikolytischen Fähigkeit auch eine stark herabgesetzte synthetische Eigenschaft zu. Während durch Hinzufügen von defibriniertem Blut vorher gefütterter Hunde oder Hühner zu Leberextrakten von Hungertieren eine starke $\overline{U}$-Rückbildung bewirkt wird, bleibt das Blut von Hungerhunden von kaum nennenswertem Einfluß auf diese Synthese. Auch die Leber von 2 Stunden nach Futteraufnahme getöteter Hühner ist bei Abwesenheit von Sauerstoff der $\overline{U}$-Rückbildung fähig[1]). Serum und Blut allein sind unwirksam. Fördernd auf die $\overline{U}$-Synthese wirken kleine Mengen von $\overline{H}$-Ionen oder $\overline{OH}$-Ionen[2]). Im künstlichen Kreislaufversuch konnte unter gleichen Versuchsbedingungen die $\overline{U}$-Synthese aus Harnstoff und Dialursäure bewirkt werden. Dagegen geben Milchsäure, Paramilchsäure, Tartronsäure, Akrylsäure, Mesoxalsäure und Oxalsäure in Abwesenheit von Sauerstoff keine $\overline{U}$. — Bei Vögeln bewirkt nur Ammoncarbonat und Harnstoff eine nachweisbare Zunahme von $\overline{U}$ in Gegenwart von CO_2.

$\overline{U}$ soll ferner synthetisch gebildet werden bei Einwirkung von frischer Kälberleber auf Cholesterin in Gegenwart von Ammoniak aus der durch Oxydation des ersteren entstehenden Oxyisobuttersäure und Harnstoff[3]).

Harnsäureabbau (Urikolyse). Die Frage, ob dem menschlichen Organismus, gleich jenem der Säugetiere, eine urikolytische Fähigkeit zu eigen ist, steht noch ungelöst da. Während Burian und Schur eine solche als feststehende Tatsache betrachtet haben und fanden, daß in den menschlichen Körper injizierte $\overline{U}$ zur Hälfte durch die Leber zerstört werde ($\overline{U}$-Integrativfaktor für Mensch = 2, für Kaninchen = 6, für Carnivoren = 20 bis 30)[4]), sind heute die Meinungen der einzelnen Forscher sehr widersprechend. Die folgende Tabelle gibt eine Übersicht der bisher ermittelten Bruchteile der verfütterten bzw. injizierten Purinkörper (einschließlich $\overline{U}$), die im menschlichen Harn als $\overline{U}$ zur Ausscheidung gelangten:

Per os an normale Menschen verabreichte Substanz	Im Harn als $\overline{U}$ erschienener Bruchteil in Proz.	Autoren
Hypoxanthin	50	Burian u. Schur[4])
	62	Krüger u. Schmid[5])
	56—64 (2,4 als Basen)	Mendel u. Lyman[6])
	20—80	Neustadt[7])
	46—88 als Purin-N	Landau
	20,6—71,05	Ackroyd[8])
Xanthin	10,2 (1 als Basen)	Krüger u. Schmid[5])
	46—53 (1—2 als Basen)	Mendel u. Lyman[6])
	38—70	Levinthal
Adenin	41 (3 als Basen)	Krüger u. Schmid[5])
	30—37 (3—3,6 als Basen)	Mendel u. Lyman[6])
Guanin	19—31 (2,7—3 als Basen)	Mendel u. Lyman[6])
Thymusnucleinsaures Natr.	7—43 als Purin-N	Frank u. Schittenhelm[9])
Kaffein	16 (20 als Basen)	Levinthal[10])

[1]) G. Izar, Zeitschr. f. physiol. Chemie **73**, 317 [1911].
[2]) G. Izar, Zeitschr. f. physiol. Chemie **65**, 78 [1910].
[3]) F. Traetta-Mosca u. F. Apolloni, Gazz. Chim. ital. **40**, II, 368, 378 [1910].
[4]) Burian u. Schur, Archiv f. d. ges. Physiol. **80**, 241 [1900]; **104**, 273 [1903].
[5]) Krüger u. Schmid, Zeitschr. f. physiol. Chemie **34**, 549 [1902].
[6]) L. Mendel u. J. Lyman, Journ. of biol. Chemistry **8**, 115 [1910].
[7]) G. Neustadt, Zeitschr. f. experim. Pathol. u. Ther. **10**, 296 [1912].
[8]) H. Ackroyd, Bull. of the Committee for the Study of Special Diseases **2**, Nr. 6 (Cambridge).
[9]) Frank u. Schittenhelm, Zeitschr. f. physiol. Chemie **63**, 269 [1909].
[10]) H. Levinthal, Zeitschr. f. physiol. Chemie **77**, 259 [1912].

Per os an Gichtiker verabreichte Substanz	Im Harn als Ū erschienener Bruchteil in Proz.	Autoren
Hypoxanthin	13	Brugsch u. Schittenhelm[1])
Adenin	50	Brugsch u. Schittenhelm[1])

Intravenös od. subcutan Menschen eingespritzte Substanz	Im Harn als Ū erschienener Bruchteil in Proz.	Autoren
Xanthin	81,5 (intravenös) (7 als Basen)	Levinthal[2])
Harnsäure	80—94,6 (intravenös)	Umber u. Retzlaff[3])
	99 (subcutan)	Soetbeer u. Ibrahim[4])
	61—82 (subcutan)	Wiechowski[5])

Die Tabelle zeigt, daß während und nach der Verfütterung von Purinstoffen in der Regel nur ein geringer Bruchteil des Purinstickstoffs als Ū-N (bzw. als Basen-N) im Harn vorgefunden[6]) wird, bei intravenöser oder subcutaner Injektion weitaus der größte Anteil im Harn als Ū erscheint. Die Entscheidung, ob dem Menschen eine urikolytische Fähigkeit zukommt oder nicht, hängt demnach mit der Lösung der folgenden Frage zusammen: Beruht dieser beträchtliche Fehlbetrag an Ū auf einer Zerstörung derselben im Organismus, oder sind die Vorgänge im Darm, wie mangelhafte Resorption oder bakterielle Zersetzung, dafür verantwortlich zu machen?[7])

In neuerer Zeit nahmen Frank und Schittenhelm[8]) sowie Brugsch und Schittenhelm[9])[10]) eine urikolytische Fähigkeit beim Menschen als vorhanden an und fanden den Fehlbetrag (57—93%) an Purin-N nach Verfütterung von thymonucleinsaurem Natron in der Harnstoffraktion des Harns wieder.

Der Beweis dessen, daß Ū durch ein urikolytisches Ferment zu Harnstoff und NH_3 abgebaut wird, konnte aber durch Untersuchungen von Dohrn[11]) nicht bestätigt werden. Nach Wiechowski[10]) ist die urikolytische Fähigkeit im menschlichen Organismus ganz unbedeutend und es sind für dieses, bei der Nucleinsäureverabreichung auftretende Purinstickstoffmanko die Vorgänge im Darm ausschlaggebend. Nach diesem Autor unterscheidet sich der Säugetierorganismus vom menschlichen wohl nicht qualitativ, aber quantitativ. Beide erzeugen Allantoin und Ū als terminale Produkte. Während nun ersteres bei den Säugern als Hauptprodukt erscheint, beim Menschen dagegen nur 2%[12]) von der Ū-Menge ausmacht, ist bei diesem Ū das terminale Hauptprodukt. Auch eine Anzahl anderer Autoren bewiesen die Unfähigkeit menschlicher Organe, Ū bzw. Allantoin abzubauen[13]).

Die jüngsten Stoffwechselversuche lassen nun ihre Autoren neben Wiechowskis Ansicht Stellung nehmen und schalten die Möglichkeit einer Urikolyse beim Menschen aus. Sivén schließt aus seinen Versuchen, daß von den exogenen Purinstoffen 50% bereits im Verdauungskanal eine tiefgehende, vielleicht bakterielle Spaltung erleiden, indes die unresorbierte Purin-N-Menge nur ganz unbedeutend sei[14]). Levinthal fand, daß beim Verabreichen von Xanthin in einer leicht resorbierbaren Form (die Substanz in Natronlauge gelöst, mit Essigsäure fein-

[1]) Brugsch u. Schittenhelm, Zeitschr. f. experim. Pathol. u. Ther. **5**, 215 [1908].
[2]) H. Levinthal, Zeitschr. f. physiol. Chemie **77**, 259 [1912].
[3]) Umber u. Retzlaff, Deutscher Kongreß f. innere Medizin, Wiesbaden **1910**, 436.
[4]) Soetbeer u. Ibrahim, Zeitschr. f. physiol. Chemie **35**, 1 [1902].
[5]) W. Wiechowski, Archiv f. experim. Pathol. u. Pharmakol. **60**, 185 [1909].
[6]) Vgl. Taylor u. Rose, Journ. of biol. Chemistry **14**, 419 [1913].
[7]) P. A. Levene u. F. Medigreceanu, Amer. Journ. of Physiol. **27**, 438 [1911].
[8]) F. Frank u. A. Schittenhelm, Zeitschr. f. physiol. Chemie **63**, 269 [1909].
[9]) Brugsch u. Schittenhelm, Der Nucleinstoffwechsel und seine Störungen. Jena 1910. —
[10]) W. Wiechowski, Biochem. Zeitschr. **25**, 431 [1910].
[11]) M. Dohrn, Zeitschr. f. physiol. Chemie **86**, 130 [1913].
[12]) W. Wiechowski, Biochem. Zeitschr. **19**, 368 [1909].
[13]) Battelli u. Stern, Biochem. Zeitschr. **19**, 219 [1909]. — Miller u. Jones, Zeitschr. f. physiol. Chemie **62**, 396 [1909]. — G. Wels u. Corper, Journ. of biol. Chemistry **6**, 321 [1909]. — Schittenhelm u. Wiener, Zeitschr. f. physiol. Chemie **63**, 283 [1909].
[14]) V. O. Sivén, Archiv f. d. ges. Physiol. **145**, 283 [1912].

verteilt ausgefällt und die Suspension, 3 mal je 0,4 g, mit Bicarbonat eingenommen) bis über 70% als Ū wieder ausgeschieden wurden[1]). Frank und Przedborski, die bei Einführung von 16 g Natriumnucleinat eine Mehrausscheidung von 0,2 g Ū beobachtet haben, bei gleichzeitiger Darreichung von Phenylchinolincarbonsäure (Atophan) hingegen 0,772 g Ū bei gleichbleibender Nucleinatmenge, nehmen an, daß der normale Gang des Purinstoffwechsels über zwei verschiedene Wege führt:

Purinring
↙ ↘
Direkter Abbau Harnsäure

Während nun die Ausnützung der beiden Wege beim normalen Menschen individuell verschieden ist (so daß die Schwankungen des normalen endogenen Ū-Wertes von 0,25 bis 0,6 g pro Tag hierdurch hervorgerufen werden), tritt bei Atophaneinnahme eine Verschiebung im Purinstoffwechsel zugunsten der Ū-Bildung ein. Eine Urikolyse lehnen die Autoren ab[2]).

Brugsch nimmt besondere Beziehungen der Leber zum Ū-Stoffwechsel an und schreibt diesem Organ ein Aufspeicherungsvermögen für Ū oder deren Vorstufen zu. Diese Retentionen von Ū in der Leber bedingen auch nach diesem Autor die Defizite im Harn, die zur Annahme einer urikolytischen Fähigkeit beim Menschen führten[3]).

Die Beeinflussung des urikolytischen Fermentes in der Kälberleber und -niere, sowie in der Hundeleber durch neutrale Bleisalze ist unwesentlich (im Gegensatz zur Xanthinoxydase)[4]). Es zeigte sich ferner, daß Veränderungen im Ū-Stoffwechsel von Hunden, die gezwungen waren, 3—5 Stunden hindurch CO_2-reiche Luft einzuatmen, nicht nachzuweisen sind. Die Urikolyse scheint bei diesen Tieren selbst bei herabgesetzter oxydativer Tätigkeit der Gewebe unverändert zu bleiben[5]).

Die Einwirkung von Radiumemanation auf die urikolytischen Fermente im Hundelebertrockenpulver, Rindernierentrockenpulver ist (bei 5—10 M.-E. pro Kubikzentimeter) von keinem erkennbaren Einfluss. Die urikolytischen Fermente der Rinderniere werden unter den gleichen Bedingungen durch Zusatz frischer Rindermilzpulpa nahezu total gehemmt[6]).

Im Vogelorganismus fällt die verfütterte Harnsäure ebenfalls der urikolytischen Zerstörung anheim. Enten, die mit Maisfütterung im Stoffwechselgleichgewicht gehalten wurden, zerstörten von 1—3 g in den Magen eingeführter Ū 33—59%[7]).

Bei Zufuhr von Guanin ergaben sich folgende Zahlen:

8—14% wurden in Ū umgewandelt }
37—52% wurden als Xanthin ausgeschieden } (Wirkung der Xanthinoxydase)
34—55% wurden zerstört (Urikolyse)[7]).

Die urikolytische Fähigkeit des Vogelkörpers (Ente) wird, im Gegensatz zum Säugetierorganismus, bei zeitweiliger Verminderung der oxydativen Prozesse im Organismus (Einatmung CO_2-reicher Luft) gehemmt[5]).

Einfluß der Muskeltätigkeit auf den Ū-Stoffwechsel: Der ruhende Muskel enthält keine Ū, gibt aber solche an das Blut dauernd ab und ist daher als eine wichtige Quelle des endogenen Purinwertes im Harn zu betrachten. Diese Ū entsteht aus dem Hypoxanthin des Muskels durch die Tätigkeit der Xanthinoxydase. Leistet nun der Muskel Arbeit, so steigt der Purinwert im Harn, doch gibt der arbeitende Muskel in diesem Falle statt Ū Hypoxanthin an das Blut ab, da die Xanthinoxydasewirkung infolge angewachsener Inanspruchnahme des Fermentes gehemmt wird. Das aus dem Muskel entfernte Hypoxanthin wird aus dem Nucleinmaterial der Muskelzellen ständig wieder ersetzt, und zwar in solchem Maße, daß der Gehalt des Muskels an freien Purinbasen (Hypoxanthin) sogar vergrößert wird. Nach beendeter Muskeltätigkeit tritt nun im Harn eine mehr oder weniger große Vermehrung der Ū-Ausscheidung auf, nachdem die wieder wirksam gewordene Xanthinoxydase das freie Muskelhypoxanthin allmählich in Ū überführt und an das Blut abgibt. Die Verfolgung der Stundenwerte des Harnpurins ist bei

[1]) H. Levinthal, Zeitschr. f. physiol. Chemie **77**, 259 [1912].
[2]) E. Frank u. Przedborski, Archiv f. experim. Pathol. u. Pharmakol. **68**, 349 [1912].
[3]) Th. Brugsch, Med. Klin. **9**, 7 [1913].
[4]) L. Preti, Biochem. Zeitschr. **45**, 488 [1912].
[5]) V. Scaffidi, Biochem. Zeitschr. **32**, 101 [1911].
[6]) A. Schulz, Biochem. Zeitschr. **48**, 86 [1913].
[7]) V. Scaffidi, Biochem. Zeitschr. **47**, 215 [1913].

diesen Versuchen unerläßlich, weil der 24stündige Harn nach Muskelarbeit sich im Puringehalte vom normalen wenig unterscheidet. Es tritt nämlich in einer gewissen Zeit, nach erfolgter Muskelarbeit, eine Herabsetzung der Purinausfuhr ein, wodurch ein allmählicher Ausgleich zustande kommt[1]. Diese an den Hundemuskeln nachgewiesenen Verhältnisse gelten auch für die quergestreiften Frosch- und Krötenmuskeln. Der Gesamtpuringehalt des Muskels nimmt hier während des Muskelreizes ab, welche Abnahme einzig auf die Verminderung der gebundenen Purinbasen (Nucleingehalt) zurückzuführen ist, denn der Prozentgehalt der freien Purinbasen wird stets etwas erhöht[2]:

Nr.	Ruhe		Arbeit	
	N-Gehalt der freien	N-Gehalt der gebundenen	N-Gehalt der freien	N-Gehalt der gebundenen
	Purinbasen in Proz.		Purinbasen in Proz.	
1	0,0030	0,0327	0,0032	0,0280
2	0,0030	0,0320	0,0050	0,0270
3	0,0023	0,0200	0,0028	0,0191
4	0,0024	0,0178	0,0023	0,0145

Angesichts der oben angeführten Versuche, die das Ziel verfolgt haben, die $\overline{U}$-Werte im Harn nach subcutaner, bzw. intravenöser Injektion von Purinderivaten zu ermitteln, sei auf Meinungen hingewiesen, die solchen Verabreichungen toxische, bzw. stoffwechselstörende Wirkungen zuschreiben[3]. Intravenöse Injektion von $\overline{U}$ oder Xanthin in Piperazinlösungen oder eine ähnliche Verabreichung von Guanin in verdünnter alkalischer Lösung, sollen im Hundeorganismus Stoffwechselstörungen und Leukocytose hervorrufen[4].

Chronische, subcutane Verabreichung von Harnsäure in Dosen von 0,05—0,30 g in 10proz. Piperazinlösung bewirken beim Kaninchen Läsionen der Leber[5]. Einspritzung von Natriumurat in die Jugularis bewirkt eine Blutdrucksteigerung. 0,05proz. Lösungen verursachen eine solche von 9 mm[6]. Intravenöse Injektion von Natriumurat in Dosen von 0,02 g pro Kilogramm Körpergewicht bedingt bei Hunden und Kaninchen eine Blutdruckerhöhung von 2,6 cm[7].

Stoffwechselgicht: Die neueren experimentellen Ergebnisse der Stoffwechselversuche mit Gichtikern sind folgende: Umber fand, daß, während Gesunde die ihnen intravenös in Piperazinlösung injizierte Harnsäure vollkommen ausscheiden, die Gichtiker unter gleichen Bedingungen 8—24% $\overline{U}$ retinieren können[8]. Diese Beobachtung fand durch Dohrn eine Bestätigung; dieser Forscher konnte jedoch außerdem feststellen, daß in vereinzelten Fällen auch Gesunde unter gleichen Bedingungen $\overline{U}$ zu retinieren vermögen[9]. Neustadt zeigte bei vergleichenden Versuchen über die Ausscheidung von per os verabreichtem Hypoxanthin an Gesunde und an Gichtiker, daß bei letzteren die Ausscheidung der Harnsäure nicht wesentlich verlangsamt ist, und daß die Ausscheidungsquote nicht immer niedriger ausfällt als bei Gesunden. Der Umbau vom Hypoxanthin zur Harnsäure scheint also der Zeit und Menge nach normal zu sein[10]. Eine ähnliche Feststellung stammt auch von Brugsch und Schittenhelm, welche Autoren die Wirkung der Xanthinoxydase im Gichtfalle nicht erheblich gestört fanden[11]. Im Gegensatz zu älteren Autoren (Bd. IV, S. 1105), die im Gichtikerblut dauernd $\overline{U}$ vorfanden, beobachtete Plehn Gichtfälle, in denen $\overline{U}$ im Blute nur spurenweise nachgewiesen werden konnte, indes die Menge im Harn gesteigert war. Dieser Befund führt den Autor zur Schlußfolgerung, daß die Gichtdiagnose von einer Vermehrung der Harnsäure im Blute nicht abhängig gemacht werden darf[12].

[1] R. Burian, Zeitschr. f. physiol. Chemie **43**, 532 [1905].
[2] V. Scaffidi, Biochem. Zeitschr. **30**, 473 [1911].
[3] Brugsch u. Schittenhelm, Der Nucleinstoffwechsel und seine Störungen. Jena 1910.
[4] G. Ewald, Zeitschr. f. experim. Pathol. u. Ther. **12**, 348 [1913].
[5] G. Nardelli, Arch. di Farmacol. sperim. **13**, 367 [1912].
[6] E. L. Backmann, Centralbl. f. Physiol. **26**, 166 [1912].
[7] Desgrez u. Dorléans, Compt. rend. de l'Acad. Française **154**, 1109 [1912].
[8] F. Umber u. H. Retzlaff, 27. Kongr. f. innere Med. Wiesbaden **1910**, 436.
[9] M. Dohrn, Zeitschr. f. klin. Medizin **74**, 445 [1912].
[10] G. Neustadt, Zeitschr. f. experim. Pathol. u. Ther. **10**, 296 [1912].
[11] Brugsch u. Schittenhelm, Zeitschr. f. experim. Pathol. u. Ther. **5**, 215 [1909].
[12] Plehn, Deutsche med. Wochenschr. **38**, 102 [1912].

Eine befriedigende Theorie für die Erklärung der Stoffwechselgicht besitzen wir nicht. Die von Brugsch und Schittenhelm gegebene Deutung des verzögerten Purinstoffwechsels: verlangsamte Ū-Bildung, verlangsamte Ū-Zerstörung, verlangsamte Ū-Ausscheidung, ist mit der Ablehnung einer Urikolyse beim Menschen durch die meisten Autoren unzureichend geworden. Auch andere, zum Teil frühere Gichttheorien erfreuen sich keiner allgemeinen Anerkennung. Zu diesen gehört jene von Weintraud, der die Gicht als eine Störung der elektiven Nierenfunktion auffaßt[1]), ferner die Ansicht von Umber, nach welcher beim Gichtiker die kompensatorische Ū-Ausscheidung durch die Retentionsbestrebung der Gewebe verhindert wird[2]). Seit dem Emporkommen neuer Gesichtspunkte in der Frage der Ū-Übersättigungserscheinungen (S. 303) muß, selbst unter Beibehaltung der Möglichkeit, daß das Gichtblut eine übersättigte Ū-Lösung darstellen kann, eine andere Erklärung herangezogen werden, als die Annahme der beiden tautomeren Uratsalze (Bd. IV, S. 1105). Man wird vielmehr kolloidchemische Phänomene in Erwägung bringen und berücksichtigen müssen, daß im Blutserum die intermediäre — kolloide — Form der Harnsäure vorkommen kann, und daß demnach das Natriumurat nicht durchaus die einzige Form repräsentiert, in der die Harnsäure im Blutserum auftritt. (Vgl. Kolloide Ū, ferner Löslichkeit der Ū im Serum).

Die Theorie von Minkowski[3]) (Bd. IV, S. 1105), nach welcher Ū in Gichtikerblut in einer nichtharnfähigen Form kreist, erfuhr eine Erweiterung durch Dohrns Anschauung, wonach diese Form durch ein Nucleotidmolekül, dessen Purinkomplex zu Ū oxydiert wurde, gegeben sein könnte[4]).

S. Cohn führt die Gichterscheinung auf den erhöhten Na-Ionengehalt des Gichtblutes zurück bzw. auf eine träge Kaliionenwirkung im Organismus. Demgemäß könne Nahrungskalium oder mittels Radium erzeugte lokale Leukocytose (in diesem Falle soll der Kalireichtum der Blutkörperchen das ausschlaggebende Agens sein) ein Schwinden der gichtischen Tophi bewirken. Desgleichen soll die Ablagerung der Ū in den Knorpeln auf dem völligen Kalimangel dieser Gewebe beruhen[5]). Diese Ansicht birgt außerdem eine Erklärung für die günstige Wirkung der Radiumtherapie im Gichtfalle in sich.

H. Rosenberg[6]) erweitert die Ansicht von Brugsch (S. 200) und macht die Annahme, daß die Leber auch unter physiologischen Bedingungen ein Aufspeicherungsvermögen für Purinsubstanz besitzt (so wie für Kohlehydrate und Fett) und daß die angehäuften Purine erst nach Erreichung eines bestimmten „Füllungsgrades" in den Kreislauf entleert werden. Die Reizschwelle wird beim Gichtiker sowohl für die Leber als auch für die Niere erhöht, mit ihr die Füllungsgrenze, und zwar hervorgerufen durch Verlangsamung der Fermentwirkungen. Diesem Stauungszustand macht der Gichtanfall ein Ende, indem die Leber reflektorisch zur Abgabe der angestauten Massen gereizt wird. Atophan vermag nun den „Rhythmus der Abgabe" des vorhandenen Depots zu erleichtern.

E. Michaelis[7]) schließt aus Piqureoperationen bei Kaninchen (nach Eckhardt), die ergaben, daß durch diesen Eingriff eine besonders hohe Allantoinausscheidung im Harn erzielt werden konnte, daß das Zentrum des Zuckerstiches gleichzeitig ein Zentrum für den Purinstoffwechsel in der Leber darstellt („Harnsäurestich"). — Baß[8]) kommt gleichfalls zum Ergebnis, daß im Organismus Harnsäuredepots existieren müssen.

Der Einfluß der 2-Phenylchinolin-4-carbonsäure (Atophan) auf den Nucleinstoffwechsel ist sowohl bei Gesunden als auch beim Gichtiker ein tiefgreifender[9]). Bei ersteren bewirken Dosen von 2—3 g am ersten Tage nach der Einnahme einen Anstieg der 24stündigen endogenen Ū um 100—200%[10]). Beim Gichtiker ist die Einwirkung ähnlich und erstreckt sich namentlich auch auf die Mobilisation der Ū-Depots (d. h. der Tophi)[11]). Nach dem Aussetzen mit der Verabreichung des Atophans tritt bei Gesunden eine Verminderung der endogenen Ū-Ausscheidung unter die Norm ein, so daß nach der gewaltigen Ū-Flut, durch die eintretende

---

1) W. Weintraud, Therapie der Gegenwart **1911**, 97.

2) F. Umber, Lehrbuch der Ernährung und der Stoffwechselkrankheiten 1909. S. 273.

3) O. Minkowski, Zeitschr. f. physiol. Chemie **88**, 159 [1913].

4) M. Dohrn, Zeitschr. f. klin. Medizin **74**, 445 [1912]; Zeitschr. f. physiol. Chemie **86**, 130 [1913].

5) S. Cohn, Berl. klin. Wochenschr. **49**, 545 [1912].

6) H. Rosenberg, Zeitschr. f. experim. Pathol. u. Ther. **14**, 243 [1913].

7) E. Michaelis, Zeitschr. f. experim. Pathol. u. Ther. **14**, 255 [1913].

8) R. Baß, Zentralbl. f. d. ges. inn. Medizin **34**, 977 [1913].

9) Nikolaier u. Dohrn, Deutsches Archiv f. klin. Medizin **93**, 331 [1908].

10) W. Weintraud, Therapie der Gegenwart **1911**, 97.

11) K. Retzlaff, Deutsche med. Wochenschr. **38**, 404 [1912].

Unterbilanz, in der Regel ein Ausgleichen herbeigeführt wird[1]). Die in Gichtfällen intravenös eingeführte Harnsäure gelangt nach Frank und Bauch unter der Atophanwirkung quantitativ zur Ausscheidung[2]). Nach Dohrn jedoch ist die Ausscheidungsquote wesentlich davon abhängig, ob der Versuch in der Ū-Rententionsperiode der Gichtkrankheit oder aber zur Zeit der Ū-Flut unternommen wird[3]). Auch der exogene Purinwert wird durch das Atophan bedeutend gesteigert, wie dies Verfütterungen von Nucleinat sowohl bei Gesunden als auch bei Gichtikern beweisen. Die Steigerung beträgt auch in diesem Falle meistens ungefähr das Doppelte[4]) gegenüber der atophanfreien Periode.

Bei einer theoretischen Auslegung dieser Erscheinungen ist darauf hinzuweisen, daß das spezifische Bild der Gicht: hoher Gehalt an Bluthamsäure neben verkleinerter Ū-Ausscheidung, durch Atophan nicht verändert wird[3]). Ja, es enthält auch das Blut von Gesunden nach Atophandarreichung gesteigerte Ū-Mengen[5]). Die Atophanwirkung wäre demnach nicht auf einen Einfluß auf die selektive Nierentätigkeit zurückzuführen, sondern vielmehr als eine direkte Steigerung des intermediären Nucleinstoffwechsels und der Ū-Bildung aufzufassen[6]). Allerdings ist hier zu betonen, daß eine vermehrte Phosphorsäureausscheidung im Harn nicht aufgefunden werden konnte[1]).

Nach Rosenberg[7]) beruht die Atophanwirkung auf einem der Durchströmungsgröße in der Leber superponierten spezifischen Reiz.

Folin und Lyman[8]) äußern wieder die Meinung, daß das Atophan nur auf die Nieren wirkt und keine abgelagerte Ū mobilisiert.

Bei Hunden soll Atophandarreichung eine Steigerung der Ū-Ausscheidung auf Kosten des Allantoins bewirken[9]). (Gehemmte Urikolyse?)

Nach Skórczewski beruht die Atophanwirkung auf einer gestörten Oxydationswirkung im Organismus[10]). — Ähnliche Wirkungen wie Atophan soll auch α-Phenyl-β-naphthochinolincarbonsäure („Diapurin") entfalten, ferner eine Anzahl Derivate des Chinolins, Phenylchinolins und Naphthochinolins[11]).

Physikalische und chemische Eigenschaften: Die aus vollkommen reinen Natriummonouratpräparaten dargestellten Ū-Präparate krystallisieren nicht in rhombischen, sondern in rechtwinkligen Täfelchen. Ganz reine Ū- und Uratpräparate geben nicht die Adamkiewiczsche Reaktion mit konz. Schwefelsäure und Pepton, dagegen bleibt die Reaktion ein empfindlicher Indikator auf Ū-Zersetzung (z. B. durch Bakterien)[12]).

Die Verbrennungswärme der Harnsäure beträgt 2737 cal.[13])

Piperazin löst Harnsäure in der Kälte merklich. Urotropin, Lycetol und Ammoniumhydroxyd wirken nur wenig lösend. In Abwesenheit von Neutralsalzen üben Piperazin, Ammonsulfid und Ammoniumhydroxyd eine zersetzende Wirkung auf Ū aus. Gegenwart von Neutralsalzen verhindert die Einwirkung von Piperazin[14]). Harnsäure wird durch Natronlauge leicht unter Ammoniakabspaltung zersetzt, unabhängig von der Anwesenheit von Chlornatrium[15]).

---

1) W. Weintraud, Therapie der Gegenwart **1911**, 97.

2) E. Frank u. B. Bauch, Berl. klin. Wochenschr. **1911**, Nr. 32.

3) M. Dohrn, Zeitschr. f. klin. Medizin **74**, 445 [1912].

4) E. Frank u. Przedborski, Archiv f. experim. Pathol. u. Pharmakol. **68**, 349 [1912]. — A. Schittenhelm u. R. Ullmann, Zeitschr. f. experim. Pathol. u. Ther. **12**, 360 [1913].

5) K. Retzlaff, Deutsche med. Wochenschr. **83**, 404 [1912].

6) K. Retzlaff, Zeitschr. f. experim. Pathol. u. Ther. **12**, 307 [1913].

7) H. Rosenberg, Zeitschr. f. experim. Pathol. u. Ther. **14**, 247 [1913]. — Vgl. auch Abl, Beziehung zwischen Splanchnicustonus und Harnsäureausfuhr. Kongreß f. inn. Medizin Wiesbaden 1913. — G. Klemperer, Kongreß f. inn. Medizin Wiesbaden 1913. — R. Baß, Kongreß f. inn. Medizin Wiesbaden 1913. — Vgl. ferner H. D. Haskins, Journ. of Pharmacol. and experim. Ther. **5**, 63 [1913]. — Vgl. auch Kehrer, Archiv f. Verdauungskrankheiten **19**, Erg.-Bd. 98 [1913].

8) Folin u. Lyman, Journ. of Pharmacol. and experim. Ther. **4**, 539 [1913].

9) E. Starkenstein, Archiv f. experim. Pathol. u. Pharmakol. **65**, 177 [1911].

10) H. Skorczewski, Zeitschr. f. experim. Pathol. u. Ther. **11**, 501 [1912]. — Skorczewski u. Sohn, Wiener klin. Wochenschr. **25**, 593 [1912]; Zeitschr. f. experim. Pathol. u. Ther. **14**, 116 [1913].

11) Ciusa u. Luzzatto, Atti della R. Accad. dei Lincei Roma [5] **22**, I, 305 [1913]; Arch. di Farmacol. sperim. **16**, 6 [1913]; Gazz. chim. ital. **44**, I, 64 [1914]. — E. Impens, Chem. Centralbl. **1914**, I, 563.

12) E. v. Knaffl-Lenz u. W. Wiechowski, Zeitschr. f. physiol. Chemie **77**, 308 [1912].

13) A. G. Emery u. F. G. Benedict, Amer. Journ. of Physiol. **28**, 301 [1911].

14) H. Stevens u. C. E. May, Journ. of the Amer. Chem. Soc. **33**, 434 [1911].

15) C. E. May, Journ. of the Amer. Chem. Soc. **33**, 1783 [1911].

Die große Neigung der Harnsäure und ihrer Salze zur Bildung von übersättigten Lösungen ist hinlänglich bekannt, und es wurde diese Erscheinung auf die Bildung von zwei Salzreihen der Harnsäure, entsprechend ihrer beiden tautomeren Formen, zurückgeführt (Bd. IV, S. 1111). Neue Untersuchungen zeigen jedoch, daß diese Übersättigungserscheinungen mit der intermediären Bildung einer kolloiden Form der Harnsäure in Einklang gebracht werden können, und daß die Löslichkeit der Harnsäure in verdünnten Alkalien nicht einfach mit den Gesetzen der chemischen Salzbildung erklärbar ist. Löst man die Harnsäure in einem Wasser auf, in welchem derart Alkali enthalten ist, daß die sich lösende $\bar{U}$ ständig neutralisiert wird, ohne daß die Lösung auch nur vorübergehend alkalisch war, so gelingt es leicht, übersättigte Lösungen der $\bar{U}$ darzustellen, aus denen nachträglich $\bar{U}$ in kolloider Form zur Ausfällung gebracht werden kann (so kann man mit NaOH und KOH beständige Lösungen darstellen, die 1 g $\bar{U}$ auf 100 ccm enthalten. Bei LiOH sogar über 4proz. bei 17° beständige neutrale Lösungen). Diese Uratlösungen stellen vornehmlich eine kolloide $\bar{U}$-Lösung vor, die eine Inkonstanz der Alkalibindung zeigen, indem die in der Wärme erzeugte Uratlöxung beim Abkühlen Alkali wieder freigibt. Das Alkali spielt hauptsächlich die Rolle eines Schutzkolloides. Aus dieser Lösung läßt sich die Harnsäure als Emulsionskolloid abscheiden. So bewirkt das Versetzen mit konz. Lösungen kolloidfällender Salze, die Ausfällung mit abs. Alkohol, oder selbst eine beschleunigte Abkühlung der „übersättigten" Lösung (in manchen Fällen genügt einfaches Stehenlassen bei Zimmertemperatur) die Abscheidung einer typischen Gallerte, die ganz allmählich unter Wasserabgabe in die mehr oder weniger krystallinische Form der gewöhnlichen Mononatriumuratkrystalle übergeht. Die LiOH-$\bar{U}$-Gallerten sind jedoch unter Umständen monatelang beständig. (Weiteres s. unter kolloide $\bar{U}$)[1]).

Ähnliche Lösungsbedingungen für $\bar{U}$ treffen wir bei Flüssigkeiten an, die kolloidstabilisierende Stoffe (Schutzkolloide) enthalten, z. B. Blutserum oder Harn[3]).

Das Lösungsvermögen von Pferdeblutserum ist total verschieden gegenüber Harnsäure und Natriummonourat, und zwar zeigte es sich, daß, während in Wasser das Monourat etwa 23mal leichter löslich ist als $\bar{U}$, im Serum sich letztere etwa 40mal leichter auflöst als Monourat.

Löslichkeit von Mononatriumurat („Mischform") in H_2O 1:665 (Gudzent)
„ „ „ „ im Serum 1:40000 (Bechhold u. Ziegler).

(Als Natriummonourat wurde die sog. „Mischform" genommen, d. h. ein Präparat, dessen Löslichkeit zwischen den für die Lactam- und Lactimform (Bd. IV, S. 1113) ermittelten extremen Löslichkeiten 1: 469 und 1:710 liegt.)

Löslichkeit der Harnsäure in H_2O 1:15500
„ „ „ „ Serum bei Überfüllung 1:1100 } 37°
„ „ „ „ „ „ Füllung 1:1925 }

(„Überfüllung" ist der von Bechhold und Ziegler[2]) für kolloide Systeme gewählte Ausdruck für Übersättigung, „Füllung" wird statt Sättigung gebraucht.)

Indes die gefundene Löslichkeitsabnahme des Monourates im Serum mit den Gesetzen der Löslichkeitsverminderung eines Natriumsalzes in Gegenwart von überschüssigen Na-Ionen (die ja im Serum enthalten sind) auch rechnerisch ziemlich gut in Einklang gebracht werden könnte (s. unter Natriummonourat), kann man die erhöhte Lösungsfähigkeit des Serums gegenüber $\bar{U}$ nur mit den oben gegebenen Erklärungen der Übersättigungs-(„Überfüllungs"-) erscheinungen genügend deuten. Digeriert man nämlich Serum 1 Stunde lang mit $\bar{U}$ als Bodenkörper bei 37°, so erhält man ein Filtrat, das erst nach 24stündigem Stehen bei 37° einen dicken Bodensatz ausscheidet. Dieses Filtrat war im Zustande der „Überfüllung", dessen Konzentrationsgrenze für $\bar{U}$ 1: 1100 (37°) beträgt, indes die „Füllungs"-Grenze 1:1925 ist[2]). Bei dieser Verdünnung sind die $\bar{U}$-Lösungen wochenlang haltbar, obgleich sie unter Annahme einer chemischen Bindung immer noch 58 mg „Natriumurat" pro 100 ccm enthalten, während das Serum vom fertigen Monourat höchstens 2,5—5 mg pro 100 ccm aufzulösen vermag[3]). (Vgl. Natriummonourat.) (Eine „Überfüllung" von Monourat in Serum ist nur in ganz geringem

[1]) H. Schade u. E. Boden, Zeitschr. f. physiol. Chemie **83**, 347—380 [1913].
[2]) H. Bechhold u. J. Ziegler, Biochem. Zeitschr. **20**, 189 [1909].
[3]) H. Schade u. E. Boden, Zeitschr. f. physiol. Chemie **83**, 378 [1913].

Grade beobachtet worden[1].) Der Versuch ergab ferner, daß die aus „überfüllten“ Sera nach 24 Stunden zur Ausscheidung gelangenden dicken Bodensätze neben Monouratkrystallen noch kolloide (tropfige) Formen[2]) enthalten, offenbar von kolloider Ū herrührend, die als Trägerin der Überfüllungserscheinungen im Serum dank des dort anwesenden Alkalis (Schutzkolloid) angesprochen werden muß.

Dialysiertes, daher seines Alkalis beraubtes Serum, zeigt keine Überfüllungseigenschaften mehr, dagegen lassen sich letztere durch Zusatz von $NaHCO_3$ wieder herstellen[3]).

Wir müssen nach dem Gesagten 3 Zustandsarten der Ū unterscheiden: 1. Zone der wahren Lösung, 2. Zone der kolloiden Phase und 3. Zone der Ausfällung. Diese letzte Zone wird in erster Hinsicht vom Stabilitätsgrad des jeweilig vorhandenen Kolloidsystems abhängig sein[4]). Die auf Grund der gewöhnlichen Ionenlösungsgesetze, die für die Auflösung der Ū in einer Flüssigkeit von der Alkalikonzentration des Serums gelten, aufgestellte Lehre, daß nämlich die Ū im Blute nur als Natriummonourat existieren kann[5]), ist also dahin zu ergänzen, daß die Möglichkeit des Vorkommens der intermediären Kolloidform der Ū im Blute als bewiesen angenommen werden darf[2]). (Die Anwendung dieser Erkenntnis auf die Gicht s. Physiologische Eigenschaften der Ū.)

Verdünnen mit Wasser und physiologischer Kochsalzlösung hemmen das Ausfallen von Ū und Mononatriumurat aus dem Serum. Ebenso $\overline{OH}$-Ionen (NaOH) und $\dot{H}$-Ionen (HCl). Bei Neutralsalzen finden wir bei K, Li und Mg eine hemmende, bei Na und NH_4 zumeist eine fördernde Wirkung. Radiumemanation wirkt auf das Ausfallen von Ū aus Serum hemmend[3]).

Die Löslichkeit der Ū in Wasser beträgt nach Bestimmungen von F. Rossi[6]) bei 15° 1 : 35714 (vgl. Bd. IV). Bei Anwendung von $n/_{100}$- bis $n/_{10}$ n-Essigsäure als Lösungsmittel wird die Löslichkeit geringer als in Wasser; bei stärkeren Konzentrationen der Essigsäure nimmt sie jedoch zu und erreicht ein Maximum bei der 4fach normalen Essigsäure (15°) = 1 : 13 888. Bei stärkerer Konzentration sinkt die Löslichkeit wieder. Bei 26° beträgt die Löslichkeit in H_2O 1 : 25 000. Das Löslichkeitsmaximum in Essigsäure ist 1 : 7828 und wird bei Anwendung einer 6fach normalen Essigsäure erreicht. Bei 50° ist die Löslichkeit für destilliertes H_2O 1 : 8620; das Maximum für Essigsäure nimmt den Wert 1 : 4536 bis 1 : 4716, und zwar bei einer 4—8fach normalen Essigsäure an. Bei 75°: Wasser = 1 : 3265; 6—8fach normale Essigsäure: 1 : 1373 bis 1 : 1430 (Maximum). Bei Siedetemperatur: Wasser = 1 : 1262; 4fach normale Essigsäure = 1 : 889 (Maximum).

Beim Erwärmen von Ū mit 3proz. Wasserstoffsuperoxyd unter Zusatz von Eisenchlorid geht Ū rasch in Lösung. In der letzteren ließen sich Carbonyldiharnstoff, Harnstoff, Oxalsäure und NH_3 nachweisen, ferner eine Substanz vom Schmelzp. 223° (Tetracarbonimid?). Diese Zersetzung der Ū vollzieht sich auch bei Körpertemperatur[7]).

Kolloide Harnsäure: Suspendiert man Ū in siedendem Wasser, fügt langsam die zur Auflösung berechnete Menge $n/_{10}$ NaOH (1 Mol.) hinzu und versetzt die noch eigens verdünnte Lösung mit der Alkalimenge äquivalenten $n/_{10}$ Essigsäure oder Schwefelsäure, so erhält man eine Lösung, aus der durch Aussalzen mit kaltgesättigter Kochsalzlösung die Ausfällung der Ū-Gallerte (s. auch unter Löslichkeit der Ū in Alkalien und Serum) gelingt[8]).

Die kolloide Harnsäurelösung zeigt nicht die allgemeinen Eigenschaften der kolloiden Lösungen (es fehlt das Tyndallphänomen, ferner zeigt sie in bezug auf Oberflächenspannung und Viscosität kein abweichendes Verhalten von der wahren Lösung), offenbar liegt also in der kolloidalen Ū ein Kolloid im Stadium der feinsten Verteilung vor[9]).

Das Ū-Kolloid ist unbeständig. Mit Salzsäure, statt Essig- oder Schwefelsäure, neutralisierte Uratlösungen ergeben eine Ausfällung, die alsbald in die stabile Form der Harnsäurekristalle übergehen. In der kolloiden Lösung der Ū ist ein Gleichgewichtszustand zwischen dem kolloiden Anteil und dem molekularen resp. ionendispersen Anteil anzunehmen. Dialysiert

---

1) L. Lichtwitz, Zeitschr. f. physiol. Chemie **64**, 144 [1910]; Zeitschr. f. experim. Pathol. u. Ther. **13**, 271 [1913].

2) H. Schade u. E. Boden, Zeitschr. f. physiol. Chemie **83**, 375 [1913].

3) H. Bechhold u. I. Ziegler, Biochem. Zeitschr. **20**, 189 [1909].

4) H. Schade u. E. Boden, Zeitschr. f. physiol. Chemie **83**, 380 [1913].

5) H. Bechhold u. I. Ziegler, Biochem. Zeitschr. **20**, 189 [1909]; **24**, 146 [1910]. — F. Gudzent, Zeitschr. f. physiol. Chemie **63**, 455 [1909].

6) F. Rossi (mitgeteilt von V. Scaffidi), Biochem. Zeitschr. **54**, 297 [1913].

7) K. Ohta, Biochem. Zeitschr. **54**, 439 [1913].

8) H. Schade u. E. Boden, Zeitschr. f. physiol. Chemie **83**, 367 [1913].

9) W. Schade u. E. Boden, Zeitschr. f. physiol. Chemie **83**, 371 [1913].

man ein Ū-Kolloid, das durch Auflösen von Ū in der oben angegebenen Weise in LiOH-Lösung erzeugt worden ist, gegen fließendes Wasser, so dialysiert die Ū in kurzer Zeit hinaus. Das Gleichgewicht verschiebt sich in dem Maße, als molekulardisperse Ū entfernt wird, in folgendem Sinne:

Kolloid → molekular resp. ionendisperse Form[1]).

Je nach der Geschwindigkeit der Ausfällung der Ū-Gallerte erhält man Produkte, die eine kontinuierliche Übergangsreihe von der glasigen Beschaffenheit bis zu festen Sphärolithen bilden, wobei letztere Form zugleich den Übergang zur rein kristallinischen Ausscheidung vermittelt, die bei einem genügend langsamen Abscheidungsprozeß erreicht wird[2]).

Eine Kritik dieser Ansichten wurde von Lichtwitz, ferner Gudzent[3]) erbracht[4]).

Nachweis und Bestimmung: Mit einem Gemisch von 3 ccm Schwefelsäure und 5 Tropfen 2 proz. Kaliumbichromatlösung reagieren ganz kleine Mengen von Harnsäure unter Hellgrünfärbung (die Reaktion geben auch Guanin, Xanthin, Theobromin, Kaffein, nicht aber Adenin und Hypoxanthin)[5]).

Quantitative Bestimmung im Harn nach Salkowski und Ludwig[6]): der Harn wird mit Magnesiamixtur versetzt und die Harnsäure aus dem so behandelten Harn mit Silbernitrat gefällt. Die aus der Silberfällung freigemachte Harnsäure wird gewogen.

Die Methode von Hopkins[6]) beruht auf der vollständigen Fällbarkeit der Harnsäure als Ammoniumurat, falls der Harn mit Chlorammon gesättigt ist.

Nach Folin-Schaffer[6]) wird der Harn mit einer Lösung von Ammonsulfat, Uranacetat und Essigsäure versetzt, filtriert, und das Filtrat zur Abscheidung der Harnsäure als Ammoniumurat mit konz. Ammoniak behandelt. Das chlorfrei gewaschene Urat wird in Gegenwart von Schwefelsäure mit Kaliumpermanganat titriert.

Nach dem Verfahren von Krüger und Schmid[6]) wird die Harnsäure zusammen mit den Purinbasen mit Kupfersulfatlösung und Natriumbisulfit als Kupferoxydulverbindung ausgefällt. Der Niederschlag wird mit Natriumsulfid zersetzt und aus dem stark konzentrierten Filtrate nach Hinzufügen von Salzsäure die Ū abgeschieden. (Aus dem Filtrate von Ū können die Purinbasen als Kupferoxydul- oder als Silberverbindungen abgeschieden werden.)

Methoden, die Harnsäure auf kolorimetrischem Wege zu bestimmen, sind namentlich von E. Riegler[7]), ferner von O. Folin und Macallum jr.[8]) ausgearbeitet worden. Das Prinzip beruht beim ersteren auf der Blaufärbung, die Harnsäure mit Phosphormolybdänsäure und Dinatriumphosphat gibt. Letztere Autoren erzeugen eine Blaufärbung mit Phosphorwolframsäure in Gegenwart von Natriumcarbonat; ihre Methode erlaubt eine direkte Bestimmung der Ū im Harn, indem sie den Harneindampfrückstand zuerst mit einem Gemisch von Äther und Methylalkohol von den Polyphenolen, die mit dem Ū-Reagens gleichfalls reagieren würden, befreien. Die Methode wurde durch Folin auch für Blut und eiweißhaltigen Harn ausgearbeitet[9]). Schittenhelms Methode zum Nachweise der Harnsäure im Blute beruht auf der Überführung der ersteren mittels Formaldehyds in eine in der Hitze leicht lösliche Verbindung, wodurch bei der Hitzekoagulation des Blutes eine Adsorption von Ū seitens der ausfallenden Eiweißkörper vermieden wird[10]). Weitere Methoden zur Bestimmung der Harnsäure im Blut stammen von Baß und Wiechowski[11]), A. Stephan[12]), J. Nukada[13]),

---

[1]) H. Schade u. E. Boden, Zeitschr. f. physiol. Chemie **83**, 369 [1913].

[2]) H. Schade u. E. Boden, Zeitschr. f. physiol. Chemie **83**, 363 [1913].

[3]) Gudzent, Zeitschr. f. physiol. Chemie **89**, 253 [1914].

[4]) L. Lichtwitz, Zeitschr. f. physiol. Chemie **84**, 416 [1913]. — Vgl. auch Schade u. Boden, Zeitschr. f. physiol. Chemie **86**, 238 [1913].

[5]) H. Agulhon u. P. Thomas, Bull. de la Soc. chim. de la France [4] **11**, 69 [1912].

[6]) Literatur s. Bd. IV, S. 1095. — Vgl. auch E. Kretschmer, Biochem. Zeitschr. **50**, 223 [1913].

[7]) E. Riegler, Zeitschr. f. analyt. Chemie **51**, 466 [1912].

[8]) O. Folin u. A. B. Macallum jr., Journ. of biol. Chemistry **13**, 363 [1912].

[9]) Folin u. Denis, Journ. of biol. Chemistry **13**, 469 [1913]; **14**, 95 [1913]. — Vgl. hierzu Lewis u. Nicolet, Journ. of biol. Chemistry **16**, 369 [1913]. — E. Steinitz, Zeitschr. f. physiol. Chemie **90**, 108 [1914].

[10]) A. Schittenhelm, Münch. med. Wochenschr. **59**, 23ff. [1912]. — Vgl. J. Schneller, Zeitschr. f. experim. Pathol. u. Ther. **12**, 341 [1913].

[11]) R. Baß u. W. Wiechowski, Wiener klin. Wochenschr. **25**, 1863 [1912].

[12]) A. Stephan, Apoth.-Ztg. **27**, 817 [1912].

[13]) J. Nukada, Zeitschr. f. experim. Pathol. u. Ther. **11**, 40 [1912].

Aufrecht[1])[2]), E. Herzfeld[3]), Ziegler[4]), Autenrieth und Funk[5]) (Titration mit Jodsäure), Oszacki[6]) her.

P. P. Pizzorno[7]) gibt eine jodometrische Methode zur schnellen Bestimmung der Harnsäure im Harn an, die auf die Oxydierbarkeit von $\overline{U}$ zu Alloxan und Harnstoff durch Jodjodkalilösung beruht[8]). Die Methode ist jedoch nach anderen Autoren nicht einwandfrei[9]). M. Kashiwabara fällt den Harn mit Zinksulfatlösung in Gegenwart von Natriumcarbonat, zersetzt sodann den Harnsäurezinkniederschlag mit H_2S und scheidet aus dem Filtrat von Zinksulfid die Harnsäure durch Eindampfen mit etwas Salzsäure ab[10]).

Derivate: Mononatriumurat $C_5H_3N_4O_3 + 1^1/_2\ H_2O$ (s. auch Löslichkeit der $\overline{U}$ in Alkalien und im Serum).

Schön krystallisierte Mononatriumuratpräparate mit dem theoretischen Krystallwassergehalt liefern nur absolut reine $\overline{U}$-Präparate durch Auflösen in der berechneten $^1/_{10}$ n-Natronlaugenmenge bei 50° und rasches Absaugen vom Ungelösten. Sind dagegen die $\overline{U}$-Präparate nicht einwandsfrei rein, so fällt das Uratprodukt zumeist amorph aus. Ist dieses der Fall, so reinigt man das Urat durch wiederholtes Zersetzen mit Mineralsäure und Wiederauflösen in Alkali.

Trocken aufbewahrtes Mononatriumurat ist nicht haltbar, sondern zeigt schon nach einigen Wochen Zersetzungserscheinungen unter Auftreten eines ammoniakalisch-urinösen Geruches. (Solche Präparate lassen sich durch Waschen mit Wasser und Alkohol wieder reinigen[11]).

Die Löslichkeitserniedrigung für die beiden Formen (Lactam- und Lactimform) des Monourates im künstlichen Serum (mit der folgenden Zusammensetzung: NaCl 0,59%, KCl 0,04%, $CaCl_2$ 0,04%, $MgCl_2$ 0,025%, NaH_2PO_4 0,0126%, $NaHCO_3$ 0,351%, Glucose 0,15%, ev. Gummi arabic. 2,0%) ließ sich nach der Nernstschen Formel ermitteln[12]):

	Berechnete		Gefundene Löslichkeit
	Löslichkeitserniedrigung	Löslichkeit	
Lactamform (unbeständig)	91,35%	18,4 mg in 100 ccm	—
Lactimform (beständig)	94,10%	8,3 „ „ „ „ (Temperatur 37°)	7,1 mg in 100 ccm

Im natürlichen Serum (aus Pferdeblut) dagegen wurde eine Löslichkeit von 5 mg Lactimsalz in 100 ccm gefunden, so daß sich eine Übereinstimmung mit dem künstlichen Serum bloß unter Hinzuziehung von 30% Verlusten ergibt[12]). Es bleibt somit zweifelhaft, ob man die Verhältnisse im künstlichen Serum auf das natürliche Pferdeblutserum übertragen dürfe[13]). Für die Löslichkeit des „Mischproduktes" (d. h. eines Gemisches beider Formen des Mononatriumurats, dessen Löslichkeit in Wasser bei 37° 1 : 665 beträgt) im Pferdeblutserum wurden 2,5 mg in 100 ccm (= 1 : 40 000) gefunden[12]).

Die Versuche über die Einwirkung von Radiumemanation auf Lösungen von Mononatriumurat führten zu sehr widersprechenden Angaben. Nach Gudzent[14]) wirkt emanierte Luft oder emaniertes Wasser auf festes Urat zunächst lösend (Bildung der Lactamform) und schließlich zersetzend, indem Kohlensäure und Ammoniak als Produkte der Zersetzung entstehen. Als zersetzendes Agens soll Radium D in Betracht kommen, wogegen α-, β- und γ-

[1]) Aufrecht, Pharmaz. Ztg. **57**, 252 [1912]; Berl. klin. Wochenschr. **1911**, Nr. 14. — Vgl. hierzu Gregor, Chem. Centralbl. **1913**, I, 67.

[2]) C. Weber, Pharmaz. Ztg. **57**, 260 [1912].

[3]) E. Herzfeld, Centralbl. f. inn. Medizin **33**, 645 [1912].

[4]) Ziegler, Münch. med. Wochenschr. **60**, 1083 [1913]. — Vgl. P. Sack, Zeitschr. f. experim. Pathol. u. Ther. **14**, 445 [1913].

[5]) Autenrieth u. Funk, Münch. med. Wochenschr. **61**, 457 [1914].

[6]) Oszacki, Deutsche med. Wochenschr. **39**, 1142 [1913].

[7]) P. P. Pizzorno, Bolletino chimico farmaceutico **50**, 237 [1911].

[8]) C. J. Reichardt, Pharmazeut. Ztg. **56**, 922 [1911].

[9]) T. Gigli, Bolletino chimico farmaceutico **51**, 39 [1912]. — H. Caron, Annales de Chim. analyt. appl. **17**, 123 [1912].

[10]) M. Kashibawara, Zeitschr. f. physiol. Chemie **84**, 223 [1913]. — E. Salkowski, Zeitschr. f. physiol. Chemie **85**, 346 [1913].

[11]) E. v. Knaffl-Lenz u. W. Wiechowski, Zeitschr. f. physiol. Chemie **77**, 303 [1912].

[12]) F. Gudzent, Zeitschr. f. physiol. Chemie **63**, 455 [1909]; Zeitschr. f. klin. Medizin **78**, 266 [1913].

[13]) H. Bechhold u. J. Ziegler, Biochem. Zeitschr. **24**, 146 [1910].

[14]) F. Gudzent u. Loewenthal, Zeitschr. f. klin. Medizin **71**, 304 [1910].

Strahlen ohne Wirkung bleiben[1]). Sarvouat[2]) findet eine Zersetzung von Urat durch Rd-emanation unter Bildung von Oxalsäure und ebenso schreiben Falta und Zehner[3]) eine chemische Veränderung von Urat dem Thorium X zu.

Kerb und Lazarus[4]) konnten die Angaben von Gudzent nicht bestätigen, desgleichen fanden Knaffl-Lenz und Wiechowski[5]) selbst bei großen Emanationsmengen (0,4 stat. Einh. pro 1 mg Salz) weder eine lösende noch eine zerstörende Wirkung auf Mononatriumurat. Auch Schulz[6]) konnte bei Anwendung von 5—10 M.-E. pro 1 ccm Flüssigkeit weder eine gesteigerte Zersetzung noch eine dauernd erhöhte Löslichkeit des Monourates (in 0,65 proz. Kochsalzlösung) konstatieren. Ein gleichfalls negativer Befund wird von S. Cohn mitgeteilt[7]).

Heminatriumurat oder **Natriumquadriurat.** Nach den neuesten Forschungen existiert ein Salz der Harnsäure von diesem Typus nicht, es wurde vielmehr gefunden, daß die bis jetzt als Quadriurate bezeichneten Produkte keine chemischen Verbindungen konstanter Zusammensetzung, sondern sowohl analytisch als auch mikroskopisch Mischungen von primärem Urat und von Harnsäure repräsentieren[8]). Eine konstante chemische Zusammensetzung läßt sich nur in dem Falle erreichen, wenn die Bedingungen der Darstellung stets gleich bleiben. Im Falle der Existenzmöglichkeit eines Quadriurats müßte die Löslichkeit von $\overline{U}$ in Wasser bei Anwesenheit von saurem Urat größer sein. Tatsächlich trifft das Entgegengesetzte zu[8]): Die Löslichkeit von $\overline{U}$ in Urat nimmt sowohl bei 18° als auch bei 37° und 70° ab[9]). Nach Ringer und Schmutzer aber liegt die Möglichkeit vor, daß die Quadriurate Mischkrystalle oder feste Lösungen vom Krystalltypus des Monometallurats sind, welch letzteres bei höherer Temperatur je nach den Bedingungen größere oder kleinere Mengen $\overline{U}$ auflöst, diese zunächst beim langsamen Absetzen festhält, an Wasser jedoch mit Leichtigkeit wieder abgibt[10]).

7, 9-Dimethylharnsäure, β-Dimethylharnsäure, 7, 9-Dimethyl-2-6, 8-trioxypurin $C_5H_2O_3N_4(CH_3)_2$ (Bd. IV, S. 1123). Das als Hauptprodukt der Oxydation von 7, 9-Dimethylharnsäure mit Salpetersäure oder Chlorwasser sich bildende „Oxy-β-dimethylharnsäure", $C_7H_{10}N_4O_6$, ist 7, 9-Dimethylharnsäure-4, 5-glykol (s. dort)[11]).

Harnsäure-4, 5-glykol $C_5H_6O_5N_4 \cdot {}^1/_2\,H_2O$

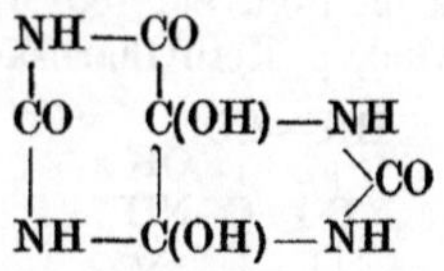

Der früher als Alluransäure bezeichnete Körper, der beim Eindunsten einer wässerigen Lösung von Alloxan mit Harnstoff entsteht[12]). Am besten dunstet man die wässerige Lösung von Alloxantetrahydrat und Harnstoff in einer flachen Schale in einem mit Kalk beschicktem Exsikkator unter schwachem Minderdruck ein[13]). Entsteht ferner durch Oxydation von Harnsäure mit Brom, wahrscheinlich über Alloxantetrahydrat. — Brom beschleunigt auch die Bildung des Glykols aus Alloxantetrahydrat + Harnstoff katalytisch[14]).

Flache Prismen (aus Wasser), zuweilen 1 cm lang. Enthalten $^1/_2$ Mol. Krystallwasser. Schmelzpunkt zwischen 165 und 180°[14]) (kurzes Th.); ab 150° wird die Substanz rötlich. — Die

---

1) P. Mesernitsky, Compt. rend. de l'Acad. Française **154**, 770 [1912]; Deutsche med. Wochenschr. **38**, 1238 [1912]; Berl. klin. Wochenschr. **50**, 1248 [1913].

2) F. Sarvouat, Centralbl. f. d. ges. inn. Medizin **4**, 48, 629 [1913].

3) W. Falta u. L. Zehner, Berl. klin. Wochenschr. **49**, 2444 [1913].

4) G. Kerb u. P. Lazarus, Biochem. Zeitschr. **42**, 82 [1912].

5) E. v. Knaffl-Lenz u W. Wiechowski, Zeitschr. f. physiol. Chemie **79**, 303 [1912].

6) A. Schulz, Biochem. Zeitschr. **48**, 86 [1913].

7) S. Cohn, Berl. klin. Wochenschr. **49**, 545 [1912].

8) R. Kohler, Zeitschr. f. physiol. Chemie **72**, 169 [1911].

9) R. Kohler, Zeitschr. f. physiol. Chemie **88**, 259 [1913].

10) W. E. Ringer, Zeitschr. f. physiol. Chemie **75**, 13 [1911]. — W. E. Ringer u. J. I. J. M. Schmutzer, Zeitschr. f. physiol. Chemie **82**, 209 [1912]. — Ringer, Zeitschr. f. physiol. Chemie **89**, 321 [1914].

11) H. Biltz, Berichte d. Deutsch. chem. Gesellschaft **43**, 1511 [1910].

12) Mulder, Berichte d. Deutsch. chem. Gesellschaft **6**, 1013 [1873].

13) H. Biltz u. M. Heyn, Berichte d. Deutsch. chem. Gesellschaft **45**, 1677 [1912].

14) H. Biltz u. M. Heyn, Berichte d. Deutsch. chem. Gesellschaft **47**, 459 [1914].

Löslichkeit beträgt in kaltem Wasser (15°) 1 : 100, in siedendem Wasser 20 : 100, in siedendem Alkohol 5 : 100. In den üblichen Lösungsmitteln sehr schwer löslich.

Das Krystallwasser wird beim Kochen mit der 10fachen Eisessigmenge abgegeben.

Die wasserfreie Substanz krystallisiert in langgestreckten Täfelchen bzw. schmalen, flachen Prismen. Schmelzp. 203—205° (unter Zersetzung). Die Löslichkeit beträgt in siedendem Alkohol 2 : 100, in siedendem Methylalkohol und Aceton 3 : 100, in den anderen Solventien kaum löslich. — Beim Kochen der wässerigen Lösung entsteht das Isomere, der 5-Oxyhydantoylharnstoff:

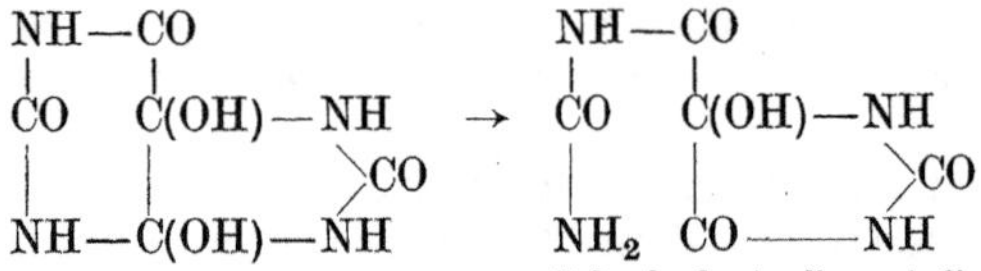

5-Oxyhydantoylharnstoff

Harnsäureglykol verändert sich nicht bei der Sättigung seiner Suspension in Essigester mit Salzsäuregas. Bei der Sättigung der absolut alkoholischen Suspension mit Salzsäuregas bei 0° entsteht Harnstoff und daneben Hydantoin. Zum gleichen Resultat führt die Spaltung mit verdünnter Salpetersäure. Wahrscheinlich entsteht intermediär 5-Oxyhydantoylharnstoff, der sogleich weiter gespalten wird[1]):

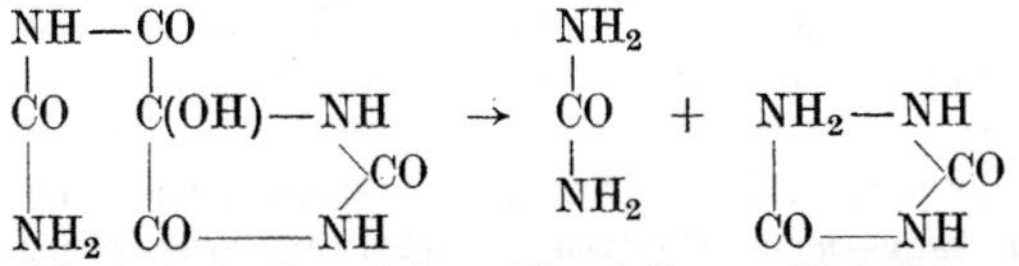

5-Oxyhydantoylharnstoff Harnstoff Hydantoin

Harnsäureglykol gibt bei der Reduktion mit 60 proz. Jodwasserstoffsäure ebenfalls Hydantoin. — Die Oxydation mit rauch. Salpetersäure führt zur Parabansäure.

Das **Ammonsalz** $C_5H_5O_5N_4(NH_4)$ entsteht beim Einleiten von Ammoniakgas in die Mischung vom Glykol mit absol. Alkohol. Sehr kleine kugelige Aggregate von Nädelchen. — **Harnsäureglykol-1, 9-disilbersalz** $C_5H_4O_5N_4Ag_2$ gibt beim Erwärmen mit Jodmethyl unter Zusatz von etwas Silberoxyd im Rohr auf 100° Isoapokaffein[2]).

9-Methylharnsäure -4, 5- glykol, β-Methylharnsäure-4, 5-glykol $C_6H_8N_4O_5$

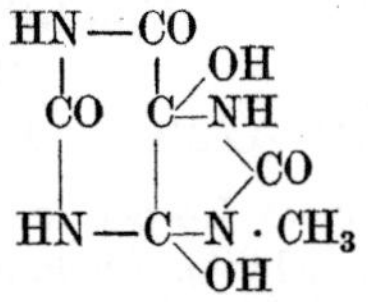

Durch Zusammenschmelzen von Alloxan und Monomethylharnstoff oder durch Übergießen von ungefähr äquimolekularen Mengen von Alloxanmonohydrat und Monomethylharnstoff mit siedendem Wasser und rasches Abkühlen auf Zimmertemperatur[3]).

Schräg oder dachförmig abgeschnittene flache Prismen oder Blättchen. Schmelzp. 208 bis 209° unter Zersetzung.

100 Teile H_2O lösen bei 100° 5 Teile. In den üblichen Lösungsmitteln ist die Löslichkeit gering.

Durch Erhitzen der wässerigen Lösung tritt bald Zersetzung ein, mit NaOH wird NH_3 abgespalten. 9-Methylharnsäure-4, 5-glykol muß als intermediäres Produkt der Oxydation von 9-Methylharnsäure zu Alloxan und Methylharnstoff (Alloxanabbau) betrachtet werden[3]).

Die Reduktion von 9-Methylharnsäureglykol mit 60 proz. Jodwasserstoffsäure führt zu 3-Methylhydantoin[4]). Diese Umwandlung kann als Konstitutionsbeweis für 9-Methylharnsäure-4, 5-glykol gelten:

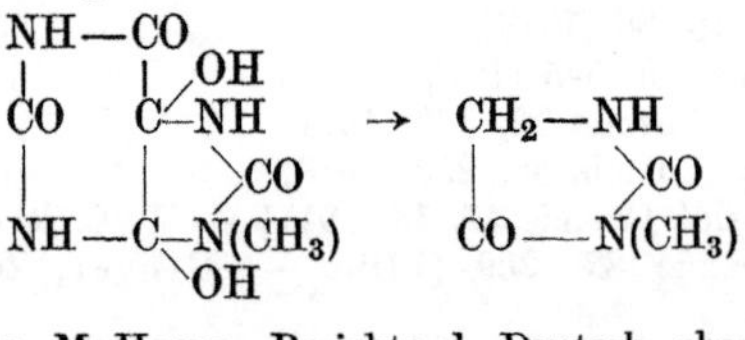

(3-Methylhydantoin)

---

1) H. Biltz u. M. Heyn, Berichte d. Deutsch. chem. Gesellschaft **45**, 1682 [1912].
2) H. Biltz u. M. Heyn, Berichte d. Deutsch. chem. Gesellschaft **45**, 1677 [1912].
3) H. Biltz, Berichte d. Deutsch. chem. Gesellschaft **43**, 1511 [1910].
4) H. Biltz u. M. Heyn, Berichte d. Deutsch. chem. Gesellschaft **45**, 1666 [1912].

Ammoniumsalz $C_6H_7O_5N_4(NH_4)$. Durch Einleiten von NH_3-Gas in die Mischung von Glykol mit absolutem Alkohol. — 6seitige Täfelchen von monoklinem Habitus[1]).

9-Methylharnsäureglykol-1,3-disilbersalz $C_6H_6O_5N_4Ag_2$. Es bildet sich aus der konz. wässerigen Lösung des Glykols mit einer gleichen Lösung der doppelten Gewichtsmenge Silbernitrates und Versetzen mit NH_3 bis zur schwach alkalischen Reaktion. — Amorph. — Reagiert beim Schütteln mit Jodmethyl unter Bildung von 3,7-Dimethylkaffolid (Isoapokaffein)[2]).

9-Äthylharnsäure-4,5-glykol $C_7H_{10}O_5N_4$

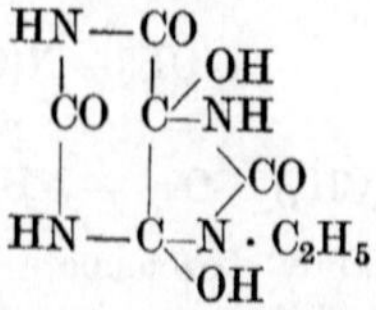

Durch Auflösen eines feingepulverten Gemisches von Alloxanmonohydrat und Äthylharnstoff in warmem Wasser entsteht ein Krystallbrei des Glykols[3]).

Krystallisiert aus Wasser in Büscheln konzentriert angeordneter glänzender Blättchen, Zersetzungsp. 200°.

4 Teile lösen sich in 100 Teilen siedendem H_2O. Erheblich weniger löslich in Alkohol und Methylalkohol. In den übrigen Lösungsmitteln sehr schwer löslich.

Längeres Erhitzen mit Wasser führt Zersetzung herbei.

Die Reduktion mit 60proz. Jodwasserstoffsäure führt zu 3-Äthylhydantoin, ein für die Konstitution des 9-Äthylharnsäureglykols als Beweis geltender Vorgang[4]).

1,3-Dimethylharnsäure-4,5-glykol $C_7H_{10}N_4O_5$. 1,3-Dimethylharnsäureglykol gibt bei der Behandlung mit Jodwasserstoff Amalinsäure, indem hier im Gegensatz zu den anderen Harnsäureglykolen nicht der Alloxankern, sondern der Glyoxalonkern angegriffen wird. Erhitzen mit Salzsäure hat die gleiche Wirkung[5]).

1,3-Dimethylharnsäureglykol-7,9-disilbersalz $C_7H_8O_5N_4Ag_2$. Beim Erhitzen im Röhrchen mit Methyljodid auf 100° bildet sich Allokaffein[5]).

3,7-Dimethylharnsäure-4,5-glykol $C_7H_{10}N_4O_5$. Die frühere Oxy-3,7-dimethylharnsäure von H. Clemm[6]); der Körper besitzt folgende Konstitution[7]):

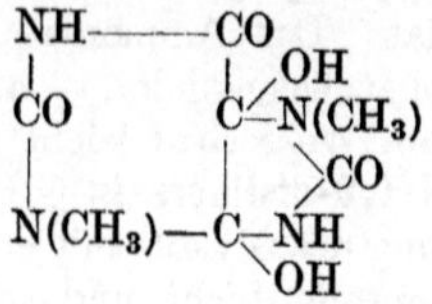

Entsteht bei der Einleitung eines raschen Chlorstromes in eine Mischung von Theobromin, H_2O und Eisessig bei 40—50°. Nach der Filtration durch Asbest durchlüftet man und bringt im Esxikkator zur Krystallisation.

Der Mechanismus der Oxydation ist folgender:

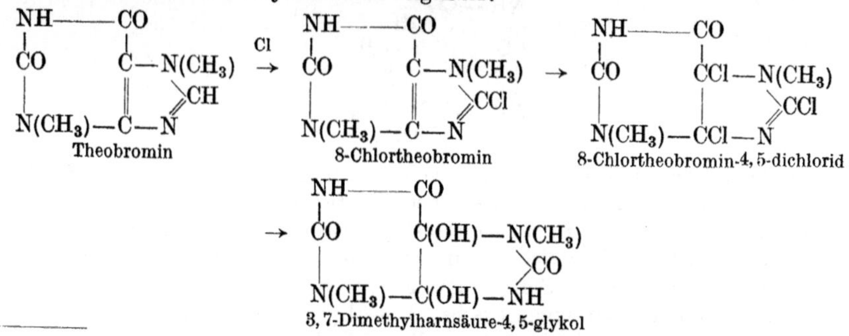

3,7-Dimethylharnsäure-4,5-glykol

1) H. Biltz u. M. Heyn, Berichte d. Deutsch. chem. Gesellschaft **45**, 1675 [1912].
2) H. Biltz u. M. Heyn, Berichte d. Deutsch. chem. Gesellschaft **45**, 1676 [1912].
3) H. Biltz, Berichte d. Deutsch. chem. Gesellschaft **43**, 1511 [1910].
4) H. Biltz u. M. Heyn, Berichte d. Deutsch. chem. Gesellschaft **45**, 1666 [1912].
5) H. Biltz u. M. Heyn, Berichte d. Deutsch. chem. Gesellschaft **45**, 1666—1677 [1912].
6) H. Clemm, Berichte d. Deutsch. chem. Gesellschaft **31**, 1450 [1898].
7) H. Biltz u. E. Topp, Berichte d. Deutsch. chem. Gesellschaft **44**, 1524 [1911].

Kleine, schuppige, undeutlich ausgebildete Blättchen. 100 Teile H_2O lösen bei 90° 1 Teil. In den meisten Lösungsmitteln sehr wenig löslich, leichter löslich in Eisessig. — Schmelzp. 203 bis 204° (unter Zersetzung).

Durch Eindampfen am Wasserbade mit der 10—12fachen Wassermenge bis zum dünnflüssigen Sirup entsteht unter wenig Methylaminentwicklung ein Isomeres, das 1-Methyl-5-oxy-hydantoyl-9-methylharnstoff:

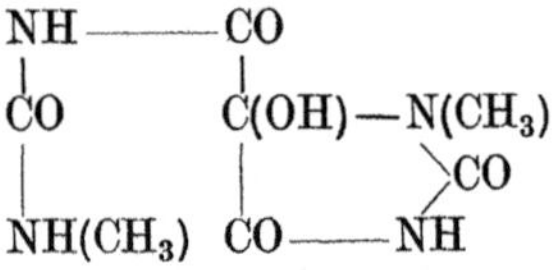

das früher als „Isooxydimethylharnsäure" bezeichnete Oxydationsprodukt des Theobromins (s. dort). Dieser Körper gibt bei der Sättigung seiner Essigesterlösung mit Salzsäure bei 0° unter Abspaltung von Methylamin 1-Methyl-Kaffolid $C_6H_5N_3O_5$ (s. dort).

Den Kaffolidabbau der 3, 7-Dimethylharnsäure bzw. ihres Glykols verläuft mithin ganz analog jenem der 7, 9-Dimethylharnsäure[1]):

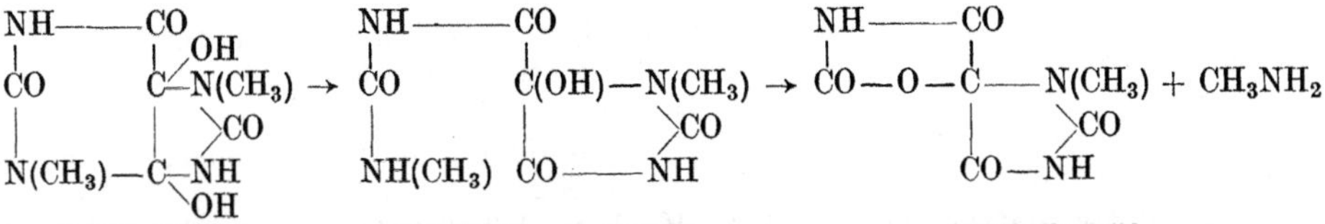

3, 7-Dimethylharnsäureglykol — 1-Methyl-5-oxyhydantoyl-9-methylharnstoff — 1-Methylkaffolid

Die Reduktion von 3, 7-Dimethylharnsäureglykol mit der 3fachen Menge 60proz. Jodwasserstoffsäure am Wasserbad führt zu 1-Methylhydantoin[2]). Beim Erhitzen mit Jodwasserstoffsäure und Eisessig bildet sich das 5-Oxy-1-methylhydantoyl-methylharnstoff[2]). Beim Kochen mit Phosphorpentachlorid und Acetylchlorid findet keine Veränderung von 3, 7-Dimethylharnsäureglykol statt, desgleichen nicht beim Erhitzen im Rohr auf 100°.

Ammoniumsalz $C_7H_9O_5N_4(NH_4) \cdot C_2H_5OH$. Durch Lösen des Glykols in warmem, gesättigtem alkoholischem Ammoniak. Das Ammoniak sitzt sehr locker und schon nach kurzem Aufbewahren wird das Glykol zurückgebildet. — 4seitige Prismen, die 1 Mol. Krystallalkohol enthalten. Letzterer wird am Wasserbad leicht abgegeben[3]).

3, 7-Dimethylharnsäureglykol-1, 9-disilbersalz $C_7H_8O_5N_4Ag_2$. Entsteht beim Versetzen der heißen konz. wässerigen Lösung des Glykols mit einer konz. Lösung der doppelten Gewichtsmenge Silbernitrat bei gedämpftem Licht und schwachem Alkalisieren der Lösung mit Ammoniak. — Amorph. — Gibt mit Methyljodid schon bei Zimmertemperatur 1, 3, 7-Trimethylkaffolid (Allokaffein)[3]).

7, 9-Dimethylharnsäure-4, 5-glykol, β-Dimethylharnsäure-4, 5-glykol $C_7H_{10}N_4O_5$

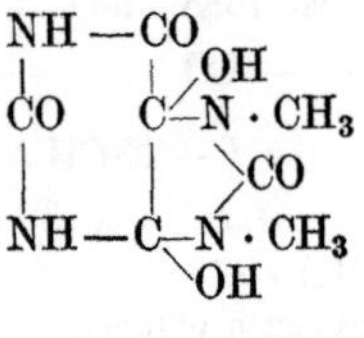

Die frühere Oxy-β-Dimethylharnsäure von E. Fischer. Entsteht außer durch Oxydation der 7, 9-Dimethylharnsäure mit HNO_3 oder Chlorwasser durch Erwärmen von krystallwasserhaltigem Alloxan und symmetrischen Dimethylharnstoff eben bis zum Schmelzen. Nach Entfärbung der dunkelroten Schmelze mit einigen Tropfen konz. HNO_3 wird durch Abkühlen zur Krystallisation gebracht[4]). Durch Eintragung von Alloxan-monohydrat in eine auf 70—80° erwärmte Lösung von symmetrischen Dimethylharnstoff in Eisessig.

Trikline Tafeln (Pinakoidflächen), Schmelzp. 177—178° unter Zersetzung[5]).

---

[1]) H. Biltz u. E. Topp, Berichte d. Deutsch. chem. Gesellschaft **44**, 1524 [1911].
[2]) H. Biltz u. M. Heyn, Berichte d. Deutsch. chem. Gesellschaft **45**, 1666 [1912].
[3]) E. Biltz u. M. Heyn, Berichte d. Deutsch. chem. Gesellschaft **45**, 1675 [1912].
[4]) H. Biltz, Berichte d. Deutsch. chem. Gesellschaft **43**, 1511 [1910].
[5]) E. Fischer, Berichte d. Deutsch. chem. Gesellschaft **17**, 1781 [1884].

In warmem H_2O leicht löslich (11 Teile in 100 Teilen bei 60°). In 100 Teilen siedenden Alkohol lösen sich 4,6 Teile. Ebenso leicht löslich in siedendem Methylalkohol, Eisessig; weniger in Aceton und fast unlöslich in Benzol, Äther und Ligroin.

Kaffolidabbau: Durch Erhitzen der wässerigen Lösung am Wasserbade, am besten unter Eisessigzusatz, entsteht ein Isomeres, das 1, 3-Dimethyl-5-oxyhydantoin-5-carbonsäureureid:

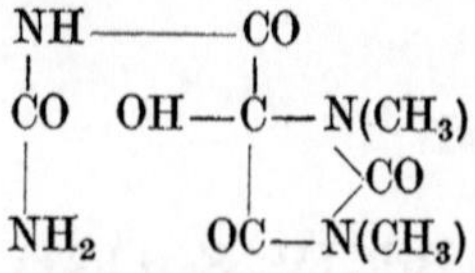

(auch 7, 9-Dimethyl-5-oxy-hydantoylharnstoff)

Diese Substanz liefert mit wässerigem Natronhydrat bei Zimmertemperatur und Abspaltung von NH_3 intermediär:

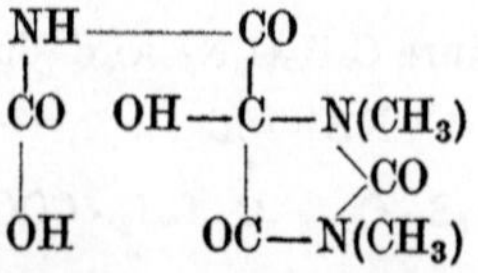

welche Verbindung leicht in ihr Lakton,

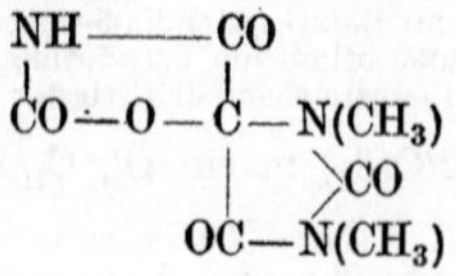

in 1, 3-Dimethylkaffolid übergeht[1]. — Neben dem bekannten oxydativen Alloxanabbau der Harnsäurederivate, bei welchem die Harnsäureglykole als Zwischenstufen auftreten[2], müssen wir also noch den Kaffolidabbau der ersteren unterscheiden.

Die Reduktion von 7, 9-Dimethylharnsäureglykol mit rauchender Jodwasserstoffsäure erfolgt schon bei Zimmertemperatur in Gegenwart von Eisessig und führt zu 1, 3-Dimethylhydantoin, neben Harnstoff:

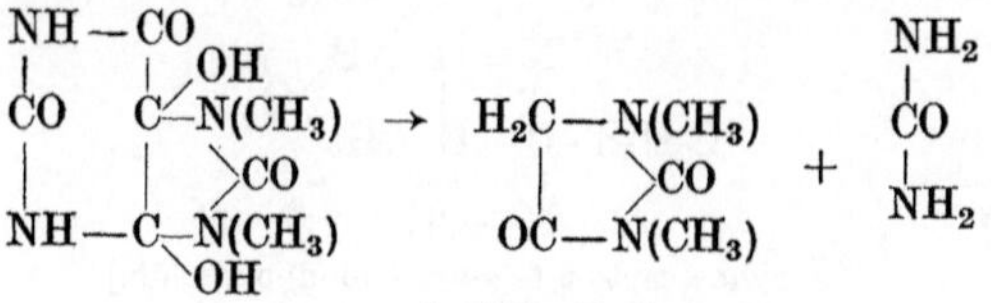

1, 3-Dimethylhydantoin

Verdünntere Jodwasserstoffsäure wirkt hydrolytisch und liefert ein Gemisch von Dimethylhydantoin und Dimethylparabansäure[3].

Die letztere Verbindung bildet sich auch beim Erhitzen des 7, 9-Dimethylharnsäureglykols im Rohr auf 100°.

Ammoniumsalz $C_7H_9O_5N_4(NH_4)$ entsteht beim Auflösen vom Glykol in warmem, gesättigtem alkoholischem Ammoniak. Das Ammoniak sitzt locker. — Drüsige Aggregate vierseitiger Prismen[4].

7, 9-Dimethylharnsäureglykol gibt mit Silbernitrat kein Silbersalz[4].

7, 9-Diäthylharnsäure-4, 5-glykol $C_9H_{14}N_4O_5$

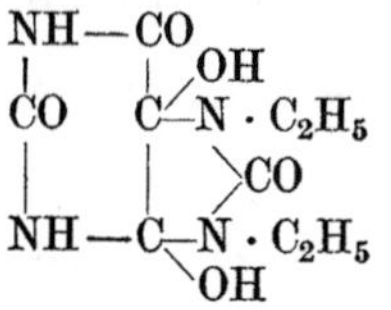

Aus Alloxanmonohydrat und symmetrischem Diäthylharnstoff durch Auflösen des fein pulverisierten Gemisches der beiden in H_2O bei 70—80° oder durch Zusammenschmelzen der beiden Substanzen[2].

---

1) H. Biltz, Berichte d. Deutsch. chem. Gesellschaft **43**, 1589 [1910].
2) H. Biltz, Berichte d. Deutsch. chem. Gesellschaft **43**, 1511 [1910].
3) H. Biltz u. M. Heyn, Berichte d. Deutsch. chem. Gesellschaft **45**, 1666 [1912].
4) H. Biltz u. M. Heyn, Berichte d. Deutsch. chem. Gesellschaft **45**, 1675 [1912].

Monokline Flächen. Schmelzp. 112—114°. Die trübe Schmelze klärt sich gegen 120° unter Bläschenbildung auf.

13 Teile lösen sich in 100 Teilen Wasser bei 70—80°. Reichlich löslich in Aceton, weniger in Äthyl- und Methylalkohol, Äther und Essigester, wenig in Chloroform und fast unlöslich in Benzol und Ligroin. — Längeres Erwärmen mit Wasser führt zur Zersetzung.

Pyrimidinbasen.

Cytosin, 2-Oxy-6-aminopyrimidin (Bd. IV, S. 1131).

$C_4H_5N_3O + H_2O$.

Derivate: Cytosin-5-essigsäure $C_6H_7O_3N_3$ wird durch folgende Synthese[1]) erhalten:

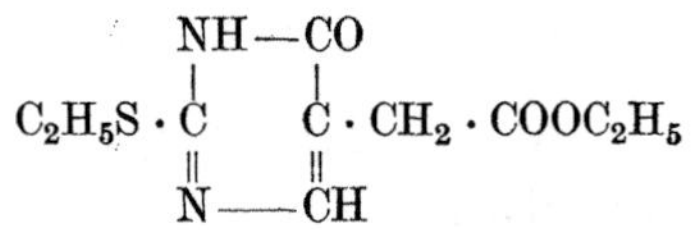

2-Äthylmercapto-6-oxy-pyrimidin-5-essigsäureäthylester (durch Kondensation von Pseudothioharnstoff und Na-Formylbernsteinsäurediäthylester darstellbar)

wird durch Phosphoroxylchlorid ($POCl_3$) in ein Öl, $C_{10}H_{13}O_2N_2ClS$,

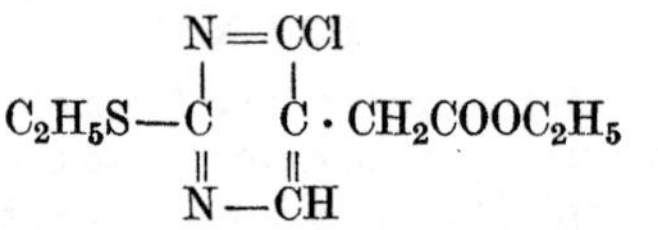

2-Äthylmercapto-6-chlorpyrimidin-5-essigsäureäthylester

übergeführt. Dieses gibt mit alkoholischem Ammoniak bei 120—130° neben Dipyrimidin das γ-Lactam der 2-Äthylmercapto-6-aminopyrimidin-5-essigsäure:

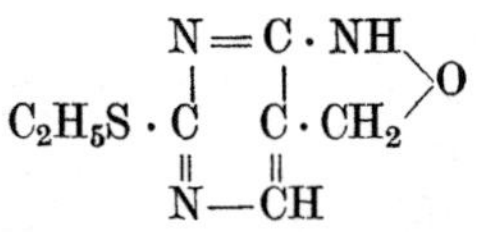

[2-Äthylmercapto-5, 6-(α-pyrrolidon)-pyrimidin]

Dieser Körper gibt bei der Behandlung mit konz. Salzsäure das salzsaure Salz der Cytosin-5-essigsäure:

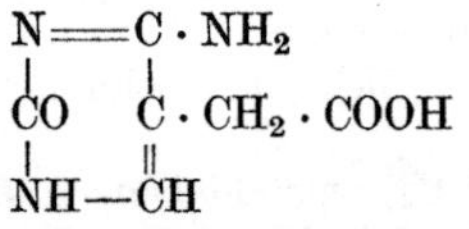

Farblose Krystalle (aus Wasser), die sich bei 240—250° schwärzen und bei etwa 290° schmelzen. Geben mit Kaliumwismutjodid einen amorphen, in Salzsäure löslichen Niederschlag. Das **Chlorhydrat** $C_6H_7O_3N_3 \cdot HCl \cdot H_2O$ bildet bei 135—140° sich zersetzende Nädelchen. Das **Pikrat** $C_6H_7O_3N_3 \cdot C_6H_3O_7N_3$ krystallisiert aus Wasser in Nadeln, die bei 217 bis 218° schmelzen.

3-Methyl-5-aminocytosin, 2-Oxy-3-methyl-5, 6-diaminopyrimidin $C_5H_8ON_4$

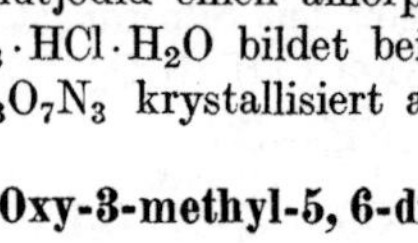

Entsteht durch Reduktion des 2-Oxy-3-methyl-5-nitro-6-aminopyrimidins in ammoniakalischer Lösung mittels frisch gefällten Ferrohydroxyds.

Kleine, dicke, wasserfreie Prismen, in heißem Wasser leicht, in kaltem mäßig löslich, fast unlöslich in Alkohol. Von 220° an Dunkelfärbung und Zersetzung.

1) T. B. Johnson, Journ. of the Amer. Chem. Soc. **33**, 758 [1911].

Die **Monoformylverbindung** $C_6H_8O_2N_4$ entsteht beim Verdampfen der Lösung des Pyrimidinkörpers in 85proz. Ameisensäure zur Trockene. Schmale Prismen (aus Wasser) sehr leicht löslich in heißem, leicht in kaltem Wasser. Das **Kaliumsalz** der Monoformylverbindung krystallisiert aus der wässerigen Lösung auf Zusatz von Alkohol und Äther aus und liefert beim Erhitzen auf 160° das Kalisalz von 2-Oxy-1-methylpurin (s. dort)[1].

3-Methyl-5-nitrocytosin, 2-Oxy-3-methyl-5-nitro-6-aminopyrimidin $C_5H_6N_4O_3$

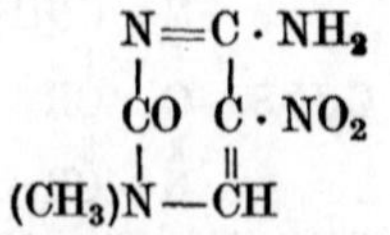

Entsteht aus der wässerigen Kalisalzlösung des 5-Nitrocytosins bei der Behandlung mit Jodmethyl bei 100° im Rohr.

Schmale Prismen (aus Wasser) schwer löslich in kaltem, mäßig in heißem Wasser, schwer in heißem Alkohol. Schmelzen unter Zersetzung bei 274°, nachdem sie bei 260° braun geworden sind[2].

5-Aminocytosin, 2-Oxy-5, 6-diaminopyrimidin (Bd. IV, S. 1136) $C_4H_6O_2N_4 + H_2O$.

Formylverbindung $C_5H_6O_2N_4$. Durch Verdampfen einer Lösung von 2-Oxy-5, 6-diaminopyrimidin in 85 proz. Ameisensäure zur Trockne. — In heißem Wasser leicht lösliche Krystalle. Fast unlöslich in Alkohol. Beim Erhitzen des Kalisalzes auf 150—160° wird das Kalisalz des 2-Oxypurins (s. dort) gebildet.

Die **Acetylverbindung** wird durch Verdampfen einer Lösung von 2-Oxy-5, 6-diaminopyrimidin in Essigsäureanhydrid zur Trockene dargestellt. Das Reaktionsprodukt ist ein Gemisch des Mono- und des Diacetylderivates, das in schmalen Prismen krystallisiert. Beim Erhitzen des Kalisalzes der Monoacetylverbindung auf 240° wird 2-Oxy-8-methylpurin (s. dort) gebildet[3].

4-Methyl-5-aminocytosin, 2-Oxy-4-methyl-5, 6-diaminopyrimidin $C_5H_8ON_4 \cdot 1^1/_2$ oder $1\ H_2O$.

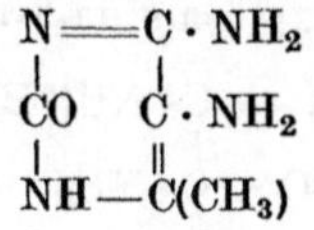

Bildung:

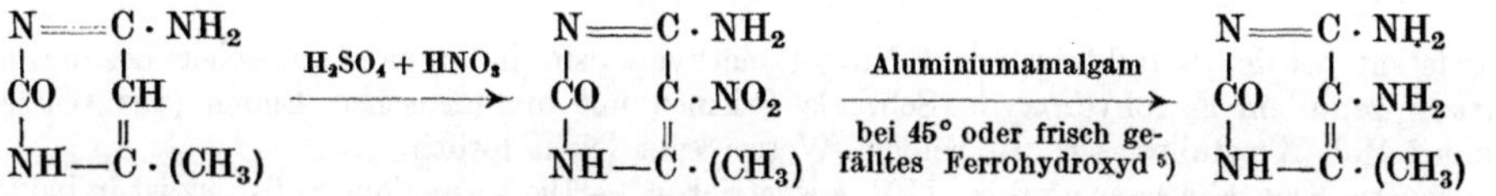

4-Methylcytosin — 4-Methyl-5-nitrocytosin — 2-Oxy-4-methyl-5, 6-diaminopyrimidin

Prismen, die $1^1/_2$- bis 1 Mol. Krystallwasser enthalten. Bräunen sich bei 250° und zersetzen sich ohne zu schmelzen bei 280—285°. In heißem Wasser leicht, in kaltem wenig löslich. Unlöslich in Alkohol. Sehr hygroskopisch.

Das **Pikrat** verkohlt oberhalb 240° ohne zu schmelzen.

Das **Monoformylderivat** $C_5H_7ON_4 \cdot CHO$ entsteht bei der Behandlung von 2-Oxy-4-methyl-5, 6-diaminopyrimidin mit Ameisensäure (D = 1, 2) am Wasserbade. Bildet kleine Krystalle (aus Wasser), die sich bei 325° schwärzen, bei 345° noch nicht schmelzen. Das Natriumsalz dieser Verbindung geht beim Erhitzen auf 200° unter Wasserabspaltung in 2-Oxy-6-methylpurin über[4]. Das **Diacetylderivat** wird bei der Behandlung der Base mit Essigsäurenahydrid am Wasserbade erhalten. Krystallisiert aus heißem Wasser in Nadeln und Prismen. Das Kaliumsalz dieses Produktes gibt beim Erhitzen auf 220—240° 2-Oxy-6, 8-dimethylpurin[5].

---

[1] C. O. Johns, Journ. of biol. Chemistry **11**, 73 [1912].
[2] C. O. Johns, Journ. of biol. Chemistry **11**, 63 [1912].
[3] C. O. Johns, Journ. of biol. Chemistry **11**, 67 [1912].
[4] C. O. Johns, Amer. Chem. Journ. **41**, 58—65 [1908].
[5] C. O. Johns, Journ. of biol. Chemistry **14**, 6 [1913].

6-Methylcytosin, 2-Oxy-6-methylaminopyrimidin $C_5H_7ON_3$

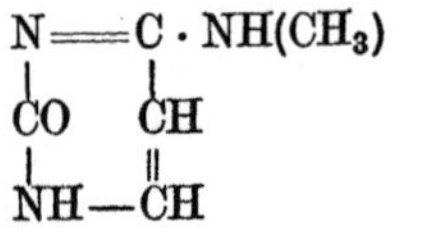

Wird durch die folgende Synthese erhalten:

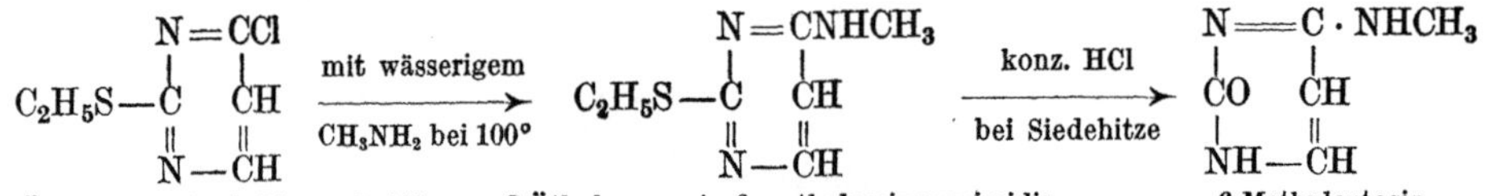

2-Äthylmercapto-6-chlorpyrimidin 2-Äthylmercapto-6-methylaminopyrimidin 6-Methylcytosin

Kleine dicke Prismen (aus Wasser). Sehr leicht löslich in heißem, weniger leicht in kaltem Wasser. Ziemlich löslich in heißem, schwer in kaltem Alkohol. Unlöslich in Äther, Benzol. — Färbt sich bei 250° dunkel und zersetzt sich bei 270° [1]).

2-Äthylmercapto-6-methylaminopyrimidin $C_7H_{11}SN_3$ (Konstitutionsformel s. oben). Kleine Prismen aus sehr verdünntem Alkohol. Unlöslich in Wasser, sehr leicht löslich in Alkohol, Äther, Benzol. Löslich in 20 proz. Salzsäure. — Schmelzp. 55° [1]).

5-Nitro-6-methylcytosin, 2-Oxy-5-nitro-6-methylaminopyrimidin $C_5H_6O_3N_4$

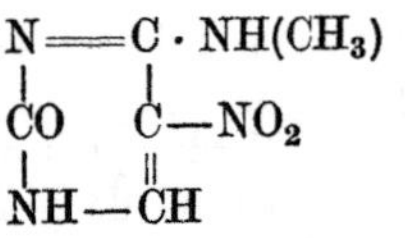

Entsteht aus 2-Oxy-6-methylaminopyrimidin bei der Behandlung mit konz. Schwefelsäure + Salpetersäure D = 1,5. Krystallisiert aus heißem Wasser in kleinen Prismen, die in Alkohol, Äther und Benzol unlöslich sind. Sie lösen sich in 20 proz. Salzsäure und in verdünntem Ammoniak. — Färben sich bei 300° dunkel [1]).

5-Amino-6-methylcytosin, 2-Oxy-5-amino-6-methylaminopyrimidin $C_5H_8ON_4$

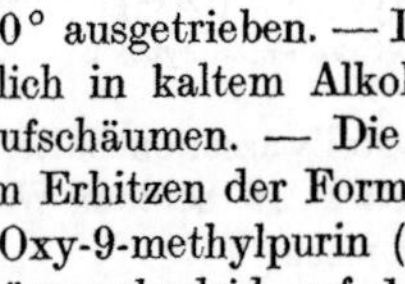

Entsteht bei der Reduktion von 5-Nitro-6-methylcytosin in ammoniakalischer Lösung mit frisch gefälltem Ferrohydroxyd. Schmale Prismen mit quadratischen Enden (aus Wasser), mit 1 Mol. Krystallwasser. In heißem Wasser sehr leicht löslich.

Das Krystallwasser wird bei 110° ausgetrieben. — Die wasserfreie Substanz ist in heißem Alkohol ziemlich löslich, wenig löslich in kaltem Alkohol, unlöslich in Äther und Benzol. Bei 210° Schwärzung, bei 225° Aufschäumen. — Die Synthese mit Harnstoff ergibt 2,8-Dioxy-9-methylpurin (s. dort). Beim Erhitzen der Formylverbindung des 5-Amino-6-methylcytosins auf 130—140° entsteht 2-Oxy-9-methylpurin (s. dort) und beim Erwärmen des 5-Amino-6-methylcytosins mit Essigsäureanhydrid auf 150—160° wird 2-Oxy-8, 9-dimethylpurin gebildet (s. dort) [1]).

4, 6-Dimethylcytosin, 2-Oxy-4-methyl-6-methylaminopyrimidin $C_6H_9N_3O$

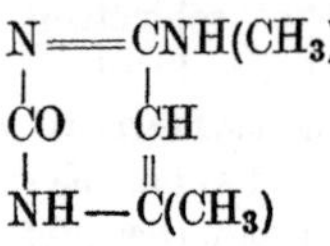

Entsteht aus 2-Äthylmercapto-4-methyl-6-methylaminopyrimidin beim Eindampfen der konz. salzsauren Lösung zur Trockene.

Krystalle aus heißem Wasser, worin sie sich ziemlich leicht lösen. Wenig löslich in Alkohol. Leicht löslich in Essigsäure. Zersetzungsp. ca. 290° [2]).

---

[1]) C. O. Johns, Journ. of biol. Chemistry **9**, 161 [1911].
[2]) C. O. Johns, Journ. of biol. Chemistry **11**, 393 [1912].

2-Äthylmercapto-4-methyl-6-methylaminopyrimidin $C_8H_{13}N_3S$

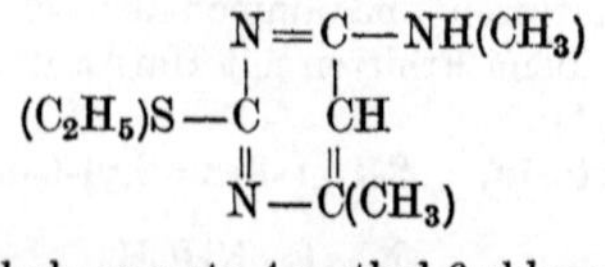

Wird durch Erhitzen von 2-Äthylmercapto-4-methyl-6-chlorpyrimidin mit wässeriger Methylamin im Rohr auf 100° erhalten:

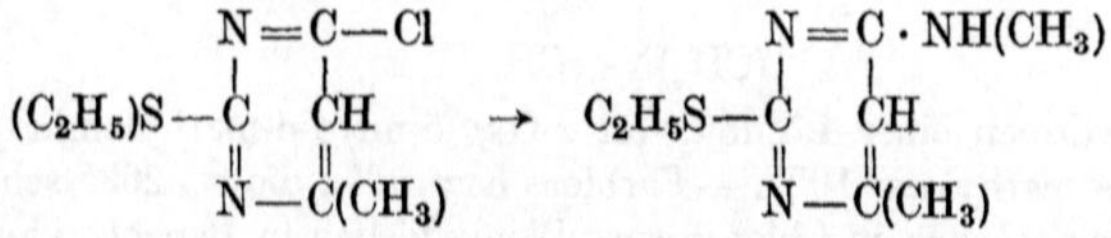

Bildet aus verdünntem Alkohol Prismen, die in Alkohol und Äther leicht löslich und in Wasser fast unlöslich sind. Leicht löslich in kalter konz. Salzsäure. — Schmelzp. 87°[1]).

4, 6-Dimethyl-5-nitrocytosin, 2-Oxy-4-methyl-5-nitro-6-methylaminopyrimidin $C_6H_8N_4O_3$

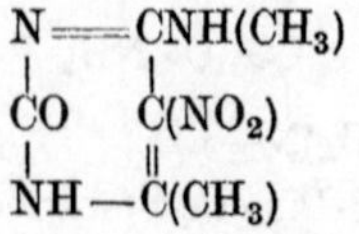

Entsteht durch Behandlung des 4, 6-Dimethylcytosins mit konz. Schwefelsäure + Salpetersäure (D. 1,5). Prismen aus Eisessig, die in heißem Wasser wenig löslich, in Alkohol unlöslich und in Eisessig ziemlich löslich sind. Zersetzungsp. ca. 250°[1]).

4, 6-Dimethyl-5-aminocytosin, 2-Oxy-4-methyl-5-amino-6-methylaminopyrimidin $C_6H_{10}N_4O$

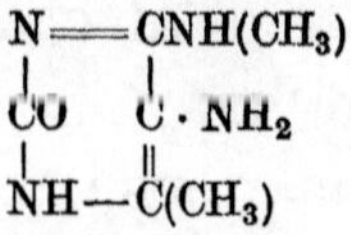

Wird durch Reduktion des 2-Oxy-4-methyl-5-nitro-6-methylaminopyrimidins in alkalischer Lösung durch frisch gefälltes Ferrohydroxyd erhalten. Krystallisiert aus heißem Wasser in farblosen Nadeln, die in siedendem Wasser löslich, in Eisessig leicht löslich und in Alkohol wenig löslich sind. Zersetzen sich oberhalb 270°. — Durch Erhitzen mit Harnstoff erhält man 2,8-Dioxy-6, 9-dimethylpurin[1]) (s. dort), durch Erhitzen mit 85 proz. Ameisensäure entsteht 2-Oxy-6, 9-dimethylpurin[2]) (s. dort).

Die **Monoacetylverbindung** $C_8H_{12}O_2N_4$ entsteht durch Erhitzen mit Essigsäureanhydrid. — Krystalle aus heißem Alkohol, in Wasser leicht löslich. Sintern bei 250° und zersetzen sich bei 290—300°. Beim Erhitzen auf 225—230° entsteht 2-Oxy-6, 8,9-trimethylpurin[2]) (s. dort).

3, 4-Dimethyl-5-nitrocytosin, 2-Oxy-3, 4-dimethyl-5-nitro-6-aminopyrimidin

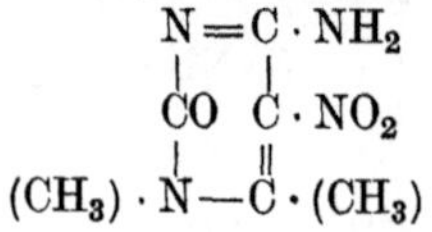

Entsteht durch Schütteln von 4-Methyl-5-nitrocytosin (s. unter 4-Methyl-5-aminocytosin) mit Dimethylsulfat in wässerig-alkalischer Lösung. Prismen, die in kochendem Wasser leicht löslich sind, sich bei 170° schwärzen und bei 190—195° zersetzen. Bildet mit starkem Alkali gelbe Lösungen. Gibt mit 25 proz. Schwefelsäure bei 160° 3, 4-Dimethyl-5-nitrourazil (s. dort)[3]).

3, 4-Dimethyl-5-aminocytosin, 2-Oxy-3, 4-dimethyl-5, 6-diaminopyrimidin

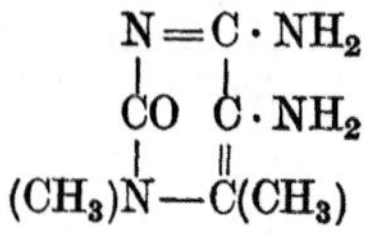

[1]) C. O. Johns, Journ. of biol. Chemistry **11**, 393 [1912].
[2]) C. O. Johns, Journ. of biol. Chemistry **12**, 91 [1912].
[3]) C. O. Johns u. E. J. Baumann, Journ. of biol. Chemistry **16**, 135 [1913].

Es entsteht bei der Reduktion der vorhergehenden Verbindung mit Ferrosulfat und Ammoniak. Plättchen, die sich bei 230° zersetzen und ammoniakalische Silberlösung reduzieren. Sehr leicht löslich in heißem Wasser. Beim Erhitzen mit Harnstoff auf 170—180° entsteht 2, 8-Dioxy-1, 6-dimethylpurin (s. dort)[1]).

3, 6-Dimethyl-5-nitrocytosin, 2-Oxy-3-methyl-5-nitro-6-methylaminopyrimidin
$C_6H_8N_4O_3$

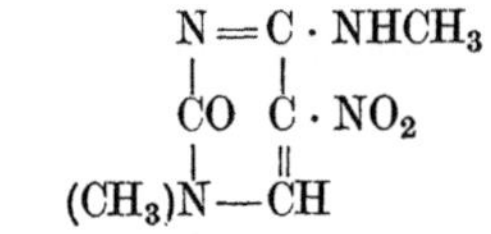

Entsteht beim Erwärmen einer Lösung von 2-Oxy-5-nitro-6-methylaminopyrimidin (s. dort) in Kalilauge mit Jodmethyl auf 100°. — Farblose Krystalle, die bei 203° schmelzen. In heißem Wasser leicht löslich, ebenso in Chloroform. Wenig löslich in Benzol. Liefert beim Erhitzen mit 25proz. Schwefelsäure auf 160—170° 3-Methyl-5-nitrouracil (s. dort)[2]).

3, 6-Dimethyl-5-aminocytosin, 2-Oxy-3-methyl-5-amino-6-methylaminopyrimidin
$C_6H_{10}N_4O$

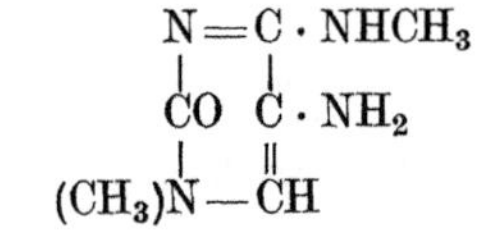

Entsteht bei der Reduktion des 3, 6-Dimethyl-5-nitrocytosins mit NH_3 und Ferrosulfatlösung. — Harte, in Alkohol und in Wasser sehr leicht, in Äther und Benzol unlösliche Masse.

Das **Pikrat** $C_6H_{10}ON_4 \cdot C_6H_3O_7N_3$ ist in heißem Wasser leicht löslich und bildet bei ca. 200° sich zersetzende Prismen. Beim Erhitzen mit Harnstoff auf 180° erhält man 2, 8-Dioxy-1, 9-dimethylpurin (s. dort)[2]).

4-Methyl-6-äthylcytosin, 2-Oxy-4-methyl-6-äthylaminopyrimidin[3]) $C_7H_{11}ON_3$

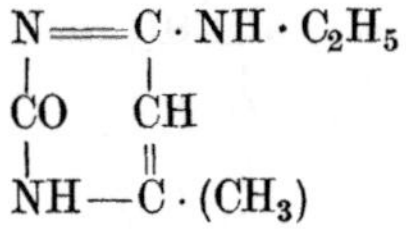

Die Synthese s. unter 2, 8-Dioxy-6-methyl-9-äthylpurin. Prismen (aus Wasser), die bei 245 bis 250° unter Zersetzung schmelzen. Das **Chlorhydrat** $C_7H_{11}ON_3 \cdot HCl$ bildet farblose Platten vom Schmelzp. 214—215°.

4-Methyl-5-nitro-6-äthylcytosin, 2-Oxy-4-methyl-5-nitro-6-äthylaminopyrimidin[3])

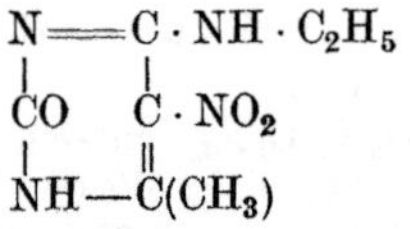

Entsteht aus dem vorigen Produkt unter Einwirkung von konz. Schwefelsäure und Salpetersäure. Nadeln (aus Wasser), die sich bei 238—265° zersetzen.

4-Methyl-5-amino-6-äthylcytosin, 2-Oxy-4-methyl-5-amino-6-äthylaminopyrimidin[3])

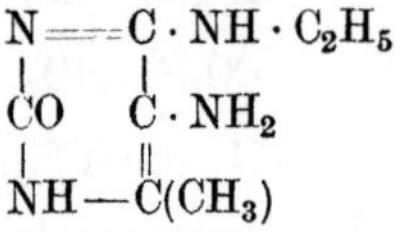

Entsteht aus der vorigen Verbindung durch Reduktion ihrer ammoniakalischen Lösung mit Ferrosulfat. Nadeln mit 1 Mol. Krystallwasser. Beim Erhitzen mit Harnstoff auf 170—180° entsteht 2, 8-Dioxy-6-methyl-9-äthylpurin.

Bildet mit Thioharnstoff ein Additionsprodukt $C_7H_{12}ON_4 \cdot CS \cdot (NH_2)_2$, das in der wässerigen Lösung der beiden Komponenten entsteht und beim Erhitzen auf 175 bis 180° unter Ammoniakverlust in 2-Oxy-6-methyl-8-thio-9-äthylpurin übergeht (s. dort). Das Additionsprodukt schmilzt bei 204—206° und stellt in heißem Wasser ziemlich lösliche Krystalle dar[4]).

---

[1]) C. O. Johns u. E. J. Baumann, Journ. of biol. Chemistry **16**, 135 [1913].
[2]) C. O. Johns, Journ. of biol. Chemistry **14**, 1 [1913].
[3]) C. O. Johns u. E. J. Baumann, Journ. of biol. Chemistry **15**, 119 [1913].
[4]) C. O. Johns u. E. J. Baumann, Journ. of biol. Chemistry **15**, 515 [1913].

Uracil, 2, 6-Dioxypyrimidin (Bd. IV, S. 1136).

$C_4H_4N_2O_2$.

Derivate: 5-Nitrouracil $C_4H_3N_3O_4$. Es wird bei der Hydrolyse der Nitrouridin-carbonsäure mittels 20 proz. Schwefelsäure bei 130—135° im Rohr erhalten[1]).

5-Bromuracil $C_4H_3N_2O_2Br$. Entsteht bei der Hydrolyse von Citidinnitrat mit 10 proz. Bromwasserstoff und Brom[2]).

Hydrouracil $C_4H_6N_2O_2$ entsteht bei der Hydrolyse von Dihydro-uridin mittels 3 proz. Schwefelsäure[3]).

4, 5-Diaminouracil, 2,6-Dioxy-4, 5-diaminopyrimidin $C_4H_6O_2N_4$

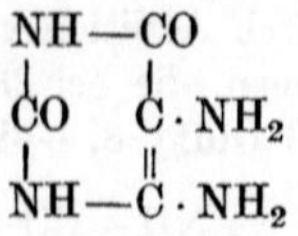

Entsteht durch Reduktion des Natronsalzes vom Isonitrosoderivat des 2, 6-Dioxy-4-aminopyrimidins[4]) mit Schwefelammon. Am leichtesten gewinnt man das schwefelsaure Salz der einsäurigen Base[4]). Die mit der berechneten Menge Normalnatronlauge aus dem Sulfat in Freiheit gesetzte Base stellt ein hellgraues Pulver vor. Beim Erwärmen mit Wasser tritt zum Teil Zersetzung ein. Die Base ist äußerst leicht oxydabel, Luftsauerstoff genügt[4]). Soll mit Ritthausens[5]) Divicin identisch sein. Reduziert wie dieses ammoniakalische Silberlösung zu Silber. Beide geben ferner mit Phosphormolybdänsäure tiefblaue Färbungen. Bei der Kondensation mit Harnstoff bei 170—180° entsteht Harnsäure[6]). — Das **Sulfat** $(C_4H_6N_4O_2)_2H_2SO_4 + 1^1/_2\,H_2O$. Beim Kochen des Salzes mit der äquivalenten Menge Natriumformiat und der 10—15 fachen Menge 90 proz. Ameisensäure erfolgt zunächst Auflösung und später Bildung eines Niederschlages. Er besteht aus dem **Formylderivat** $C_5H_6N_4O_3 + {}^1/_2\,H_2O$, das beim Erhitzen auf 150° wasserfrei wird. Es entsteht auch beim Kochen der freien Base mit wasserfreier Ameisensäure. Besitzt saure Eigenschaften; das **Natronsalz** krystallisiert gut[4]).

3-Methyl-5-nitrouracil, 2, 6-Dioxy-3-methyl-5-nitropyrimidin $C_5H_5N_3O_4$

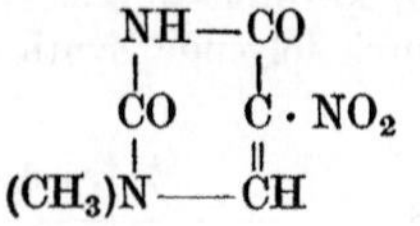

Entsteht bei der Behandlung von 3, 6-Dimethyl-5-nitrocytosin (s. dort) mit 25 proz. Schwefelsäure bei 160—170°. — Schmelzp. 255°[7]).

4-Methyluracil $C_5H_6O_2N_2$ wird bei der Oxydation mit Ferricyankalium + Ammoniak bei 50—60° in Uracilcarbonsäureamid $C_5H_5O_3N_3 + H_2O$ verwandelt:

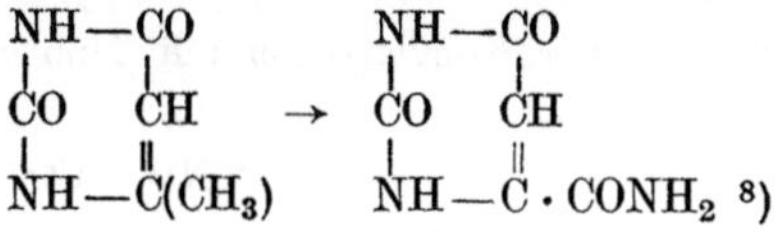

[8])

4-Methyl-5-allyluracil, 2, 6-Dioxy-4-methyl-5-allylpyrimidin[9]) $C_8H_{10}O_2N_2$

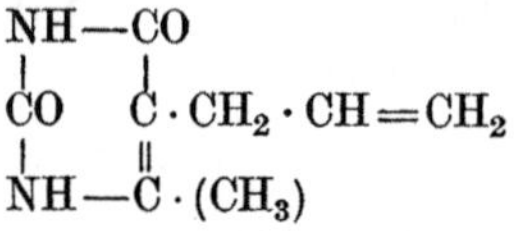

---

1) P. A. Levene u. F. B. L. La Forge, Berichte d. Deutsch. chem. Gesellschaft **45**, 618 [1912].
2) P. A. Levene u. F. B. L. La Forge, Berichte d. Deutsch. chem. Gesellschaft **45**, 614 [1912].
3) P. A. Levene u. F. B. L. La Forge, Berichte d. Deutsch. chem. Gesellschaft **45**, 620 [1912].
4) W. Franke, Berichte d. Deutsch. chem. Gesellschaft **33**, 1371 [1900].
5) Ritthausen, Journ. f. prakt. Chemie **59**, 487 [1899].
6) T. B. Johnson u. C. O. Johns, Journ. of the Amer. chem. Soc. **36**, 545 [1914].
7) C. O. Johns, Journ. of biol. Chemistry **14**, 1—7 [1913].
8) R. Behrend u. K. Struve, Annalen d. Chemie u. Pharmazie **378**, 153 [1910].
9) T. B. Johnson u. A. J. Hill, Journ. of the Amer. chem. Soc. **36**, 346 [1914].

Entsteht durch Entschwefelung von 2-Thio-4-methyl-5-allyl-6-oxypyrimidin bzw. von 2-Methylmercapto-4-methyl-5-allyl-6-oxypyrimidin mit Chloressigsäure. Prismen (aus Alkohol). Schmelzp. 218°.

2, 6-Dioxy-4-methyl-5(β-chlorpropyl)-pyrimidin[1] $C_8H_{11}O_2N_2Cl$

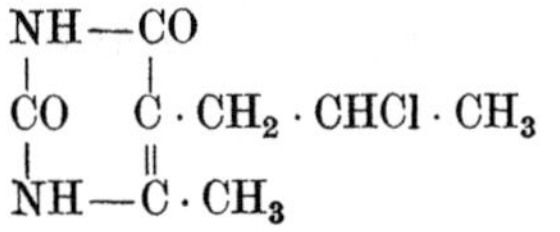

Entsteht bei der Entschwefelung von 2-Methylmercapto-4-methyl-5-allyl-6-oxypyrimidin durch Digestion mit Salzsäure sowie auch durch Addition von HCl an 2, 6-Dioxy-4-methyl-5-allylpyrimidin. Rosetten von kleinen Prismen, die bei 233° unter Zersetzung schmelzen.

3, 4-Dimethyl-5-nitrouracil, 2, 6-Dioxy-3, 4-dimethyl-5-nitropyrimidin[2]

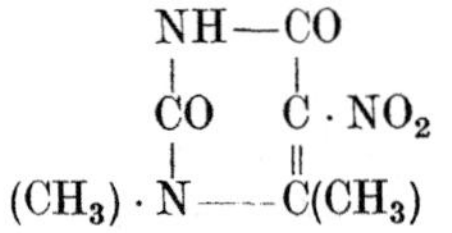

Entsteht aus 3, 4-Dimethyl-5-nitrocytosin beim Erhitzen mit 25 proz. Schwefelsäure im Rohr auf 160°. Prismen vom Schmelzp. 191° (aus Alkohol). Leicht löslich in heißem Wasser. Beim Erhitzen mit konz. Salpetersäure und Schwefelsäure entsteht 3-Methyl-5-nitrouracil[3].

4, 5-Dimethyluracil (4-Methylthymin) $C_6H_8O_2N_2$, H_2O

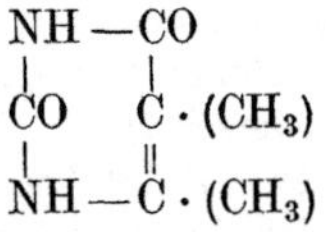

Entsteht bei der Reduktion von 5-Oxymethyl-4-methyluracil mit Zinn und Salzsäure neben einer Verbindung $C_{11}H_{12}O_4N_4$.

Bildet sich aus α-Methyl-β-aminocrotonsäureester (in Äther gelöst) und Cyansäure[4]. 4, 5-Dimethyluracil wurde ferner durch folgende Synthese dargestellt:

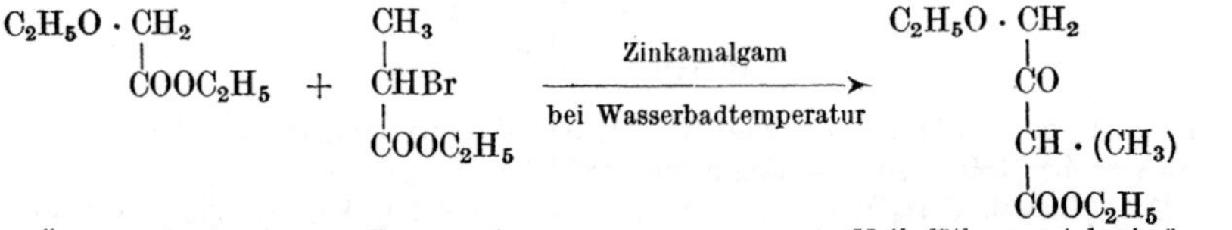

Äthoxyessigester — α-Brompropionsäureester — Methyläthoxyacetylessigsäureäthylester

Dieser β-Ketonester gibt bei der Kondensation mit Thioharnstoff in Gegenwart von Natriumäthylat:

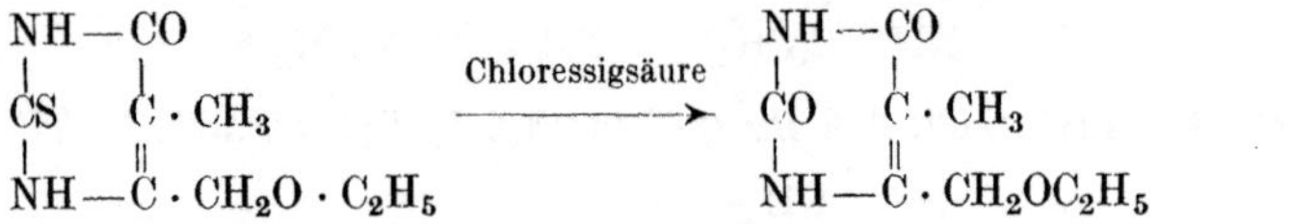

2-Thio-4-äthoxymethyl-5-methyl-6-oxypyrimidin — 4-Äthoxymethyl-5-methyluracil

Dieser Körper gibt beim Erwärmen mit konz. Salzsäure im Rohr auf 125—130°:

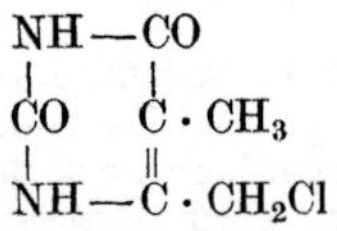

2, 6-Dioxy-4-chlormethyl-5-methylpyrimidin

---

[1] T. B. Johnson u. A. J. Hill, Journ. of the Amer. chem. Soc. **36**, 346 [1914].
[2] C. O. Johns u. E. J. Baumann, Journ. of biol. Chemistry **16**, 135 [1913].
[3] Behrend u. Thurm, Annalen d. Chemie u. Pharmazie **323**, 164 [1902].
[4] R. Behrend u. W. Kircher, Annalen d. Chemie u. Pharmazie **385**, 293 [1911].

welches mit Silberacetat in:

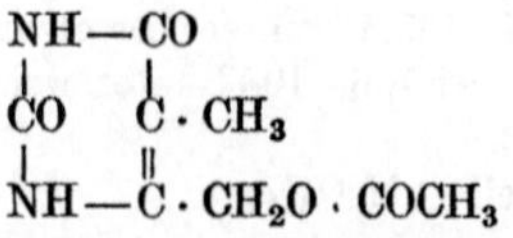

übergeführt wird. Das letztere liefert bei der Verseifung mit $Ba(OH)_2$:

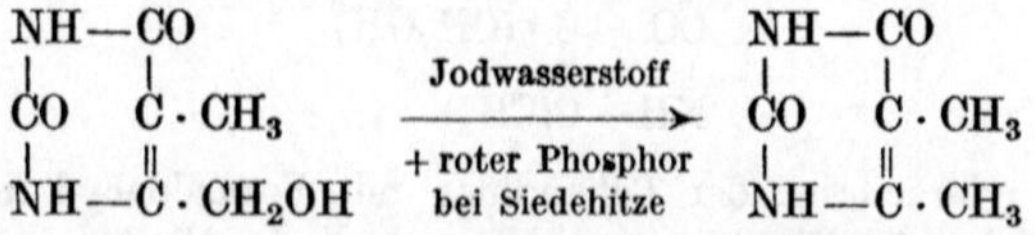

4, 5-Dimethyluracil [1])

Bildet aus Wasser 1 Mol. Krystallwasser enthaltende Prismen oder prismatische Blättchen. Schmelzp. 294—296° [2]), 292—294° [1]). Aus Alkohol erhält man wasserfreie Krystalle.

Natriumsalz $C_6H_7O_2N_2 \cdot Na$. In Wasser leicht lösliche seidenglänzende Nadeln [2]).

4, 5-Dimethyl-5-oxy-4-bromdihydrouracil $C_6H_9O_3N_2Br$

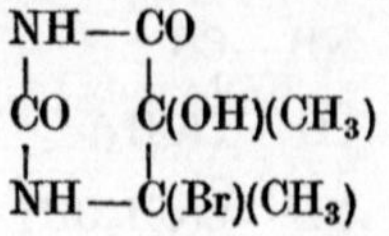

Aus 4, 5-Dimethyluracil, Brom und Wasser. Rhombische Krystalle (aus Wasser) sintern bei 220°, schmelzen unter Zersetzung bei 226—227° [2]). Beim Kochen mit absolutem Alkohol entsteht:

4, 5-Dimethyl-5-äthoxy-4-bromdihydrouracil $C_8H_{13}O_3N_2Br$

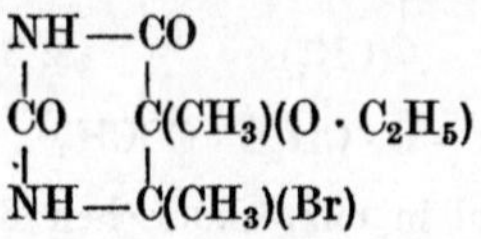

Nadeln (aus Alkohol), die bei 225—226° unter Zersetzung schmelzen und schon bei 160° sintern.

5-Methylen-4-methyl-4-bromdihydrouracil $C_6H_7O_2N_2Br$

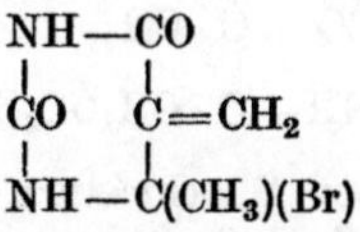

Entsteht durch Erhitzen der beiden letzten Dihydrouracilderivate auf 95—105°. Gibt bei der Behandlung mit Wasser bzw. Alkohol die Oxy- bzw. Äthoxyverbindung wieder. Mit Brom und Wasser entsteht:

4-Methyl-5-oxy-4-brom-5-brommethyldihydrouracil $C_6H_8O_3N_2Br$

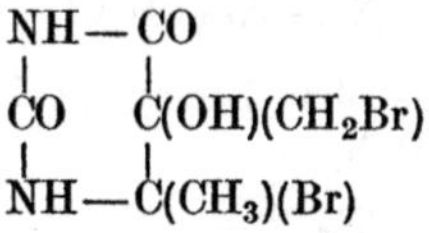

Rhombische Krystalle, die bei 165—176° unter Zersetzung schmelzen.

4, 5-Dimethyl-4, 5-dioxyhydrouracil $C_6H_{10}O_4N_2 \cdot H_2O$

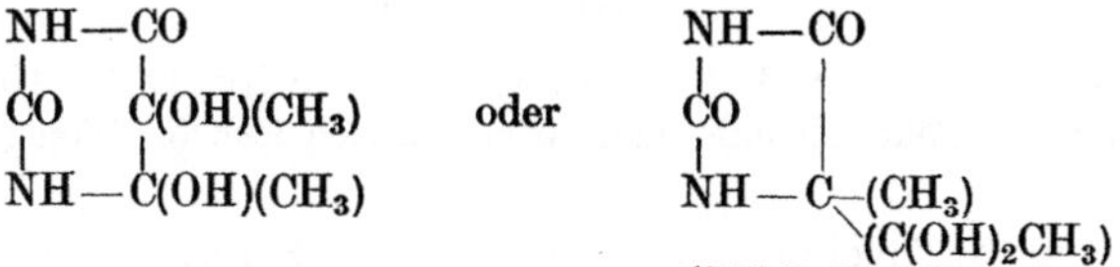

(C-Methylacetylhydantoin)

---

[1]) T. B. Johnson u. L. H. Chernoff, Journ. of biol. Chemistry **14**, 307 [1913].

[2]) R. Behrend u. W. Kircher, Annalen d. Chemie u. Pharmazie **385**, 293 [1911].

Entsteht aus 4, 5-Dimethyl-5-oxy-4-bromdihydrouracil mit Kalilauge. Krystalle, die bei 98° sintern und zwischen 168,5—169,5° unter Zersetzung schmelzen. Verlieren bei 98° 1 Mol. Krystallwasser und gehen bei 106—108° unter weiterer Abgabe von Wasser in einen Sirup über[1]).

5-Oxymethyl-4-methyluracil $C_6H_8O_3N_2$

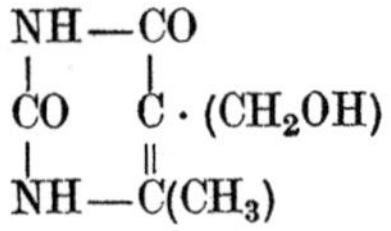

Entsteht aus 4-Methyluracil bei der Behandlung mit Formaldehyd in saurer oder alkalischer Lösung. — Tafeln oder Rhomben (aus Wasser), die in Alkohol und Äther wenig löslich sind. Zersetzen sich unter Braunfärbung bei 305—310°. Beim Kochen mit Wasser tritt Zerfall in Formaldehyd + Methyluracil ein.

Natriumsalz $C_6H_7O_3N_2Na$. Nadeln, die sich in etwa 10 Teilen siedenden Wassers lösen[1]).

4-Oxymethyl-5-methyluracil, 2, 6-Dioxy-4-oxymethyl-5-methylpyrimidin $C_6H_8O_3N_2$

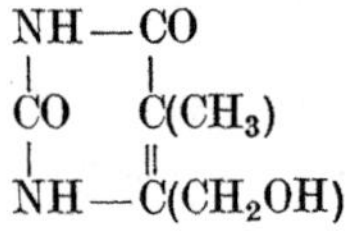

Entsteht bei der auf S. 319 angegebenen Synthese von 4, 5-Dimethyluracil. Krystallisiert aus heißem Wasser in Nadeln, welche unter Zersetzung bei 224—225° schmelzen[2]).

Der **Essigsäureester** $C_8H_{10}O_4N_2$

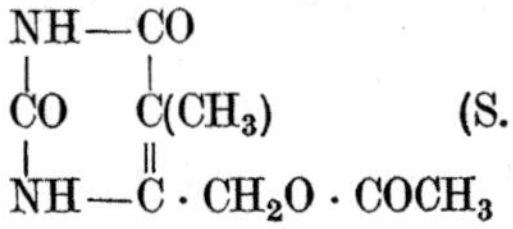

(S. 319)

Krystallisiert aus 95proz. Alkohol in mikroskopischen Krystallen, die unter Aufschäumen bei 260—261° schmelzen[2]).

Der **Äthyläther** $C_8H_{12}O_3N_2$

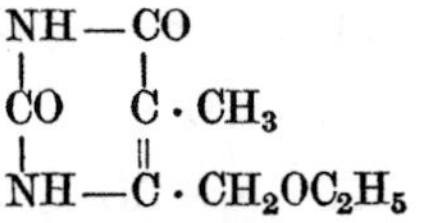

Krystalle, die bei 220° zu einem klaren Öl schmelzen. In heißem Alkohol löslich[3]).

4-Methyl-5-Chlormethyluracil, 2, 6-Dioxy-4-chlormethyl-5-methylpyrimidin $C_6H_7O_2N_2Cl$ (S. 319)

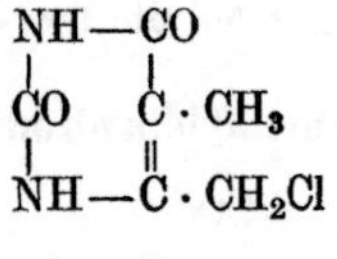

Prismen (aus siedendem Wasser), die ohne Zersetzung bei 244—245° schmelzen[4]).

1, 4, 5-Trimethyluracil $C_7H_{10}O_2N_2$

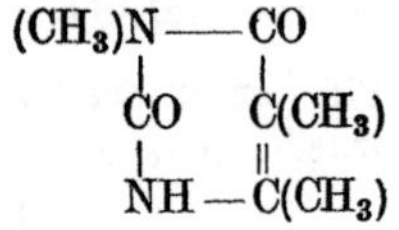

Entsteht beim Methylieren von 4, 5-Dimethyluracil. Prismatische Nadeln, Schmelzp. 220,5—222°. In Wasser, Alkohol und Chloroform ziemlich löslich. Weniger in Äther[3]).

---

1) R. Behrend u. W. Kircher, Annalen d. Chemie u. Pharmazie **385**, 293 [1911].
2) T. B. Johnson u. L. H. Chernoff, Journ. of biol. Chemistry **14**, 319 [1913].
3) T. B. Johnson u. L. H. Chernoff, Journ. of biol. Chemistry **14**, 317 [1913].
4) T. B. Johnson u. L. H. Chernoff, Journ. of biol. Chemistry **14**, 318 [1913].

3, 4, 5-Trimethyluracil $C_7H_{10}O_2N_2$

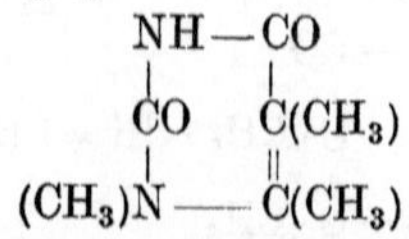

Entsteht gleichfalls beim Methylieren von 4, 5-Dimethyluracil. Prismatische Nadeln, die bei 172—174° schmelzen. In Wasser und Alkohol leicht, in Äther schwer löslich.

1, 3, 4, 5-Tetramethyluracil $C_8H_{12}O_2N_2$

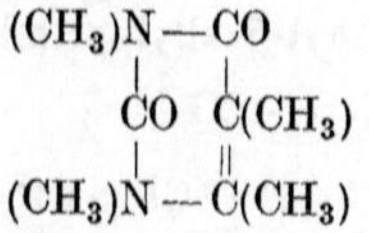

Prismen, die bei 123—125,5° schmelzen. In Wasser sehr leicht, in Alkohol und Äther leicht löslich[1]).

Uracil-4-carbonsäure $C_5H_4N_2O_4 + H_2O$. Liefert bei der Oxydation mit Kaliumpermanganat Oxalursäure und Oxalsäure[2]).

Uracil-4-carbonsäureamid $C_5H_5O_3N_3 + H_2O$

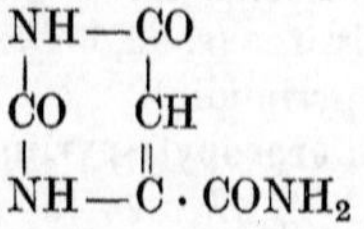

Entsteht bei der Oxydation aus 4-Methyluracil[2]) (s. dort). Blättchen, löslich in ca. 110 Teilen H_2O (100°) oder in 2000 Teilen H_2O (20°). Das **Kaliumsalz** $C_5H_4O_3N_3K + 2\ H_2O$ bildet trapezförmige Krystalle. Löslich in heißem Wasser.

Thymin, 5-Methyluracil, 5-Methyl-2, 6-dioxypyrimidin (Bd. IV, S. 1145).

$C_5H_6O_2N_2$.

Physiologische Eigenschaften: Thymin besitzt keine heilende Wirkung auf Tauben, die an Beri-Beri erkrankt sind[3]).

Weitere Pyrimidine: 4, 6-Dioxy-2, 5-diaminopyrimidin $C_4H_6O_2N_4$

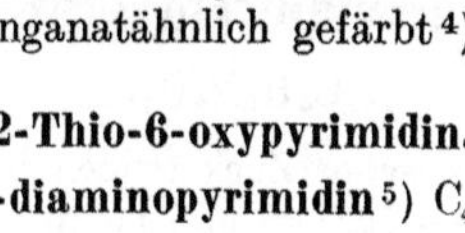

Entsteht bei der Reduktion des 2-Amino-4, 6-dioxy-5-isonitrosopyrimidins mit Schwefelwasserstoff in verdünnter schwefelsaurer Lösung. Die freie Base wird mit der genauen Menge von Normalnatronlauge aus dem Sulfat dargestellt.

Die Base wird bei 75° getrocknet; sie oxydiert sich an der Luft rasch unter Rotfärbung. Die wässerige Lösung wird permanganatähnlich gefärbt[4]).

2-Thio-6-oxypyrimidin.

Derivate: 2-Thio-6-oxy-4, 5-diaminopyrimidin[5]) $C_4H_6ON_4S$

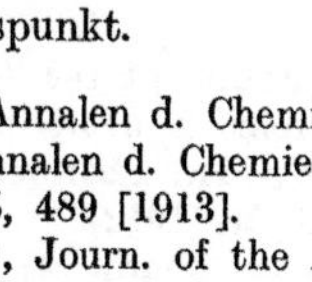

Entsteht aus Thioharnstoff und Aminomalonsäurenitril in alkoholisch-alkalischer Lösung. Besitzt keinen konstanten Zersetzungspunkt.

1) R. Behrend u. W. Kircher, Annalen d. Chemie u. Pharmazie **385**, 293 [1911].
2) R. Behrend u. K. Struve, Annalen d. Chemie u. Pharmazie **378**, 153 [1910].
3) C. Funk, Journ. of Physiol. **45**, 489 [1913].
4) T. B. Johnson u. C. O. Johns, Journ. of the Amer. chem. Soc. **36**, 545 [1914].
5) T. B. Johnson u. A. J. Hill, Journ. of the Amer. chem. Soc. **36**, 364 [1914].

2-Thio-6-oxy-4-methyl-5-allylpyrimidin [1]) $C_8H_{10}ON_2S$

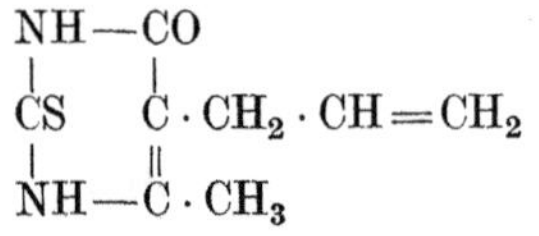

Entsteht aus Thioharnstoff und Allylacetessigester ($CH_3CO \cdot CH(CH_2 \cdot CH = CH_2) \cdot COOC_2H_5$) in Gegenwart von Natriumäthylat beim Erwärmen. Flache Prismen oder Rosetten (aus 95 proz. Alkohol) vom Schmelzp. 189°. Löslich in Wasser.

2-Methylmercapto-6-oxy-4-methyl-5-allylpyrimidin [1]) $C_9H_{12}ON_2S$

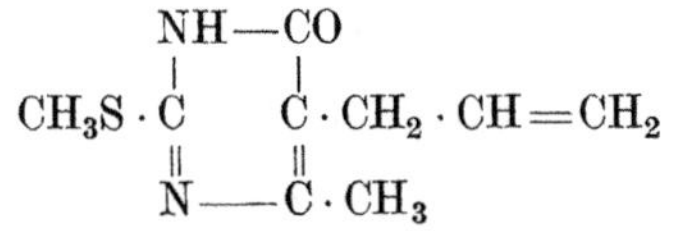

Entsteht aus dem Natriumsalz der vorhergehenden Verbindung bei der Reduktion mit Methyljodid und Natriumäthylat. Flache Prismen (aus Alkohol) vom Schmelzp. 189—191°. Unlöslich in Wasser.

Die zwei letzten Thiopyrimidine werden durch Chloressigsäure bzw. Salzsäure entschwefelt. Dabei entstehen 2-Oxypyrimidinderivate (s. 2, 6-Dioxy-4-methyl-5-allylpyrimidin, ferner 2, 6-Dioxy-4-methyl-5-(β-chlorpropyl)-pyrimidin).

2-Thio-6-oxy-4-methyl-5-(β-chlorpropyl)-pyrimidin [1]) $C_8H_{11}ON_2ClS$

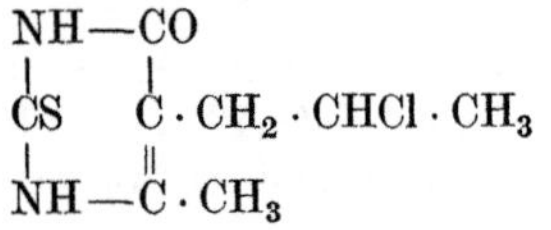

Aus 2-Thio-6-oxy-4-methyl-5-allylpyrimidin und Salzsäure. Prismen (aus 95 proz. Alkohol). Schmelzp. 218—220° (Zersetzung). Wenig löslich in Wasser. Liefert mit Natriumäthylatlösung ein **Cyclopyrimidin**

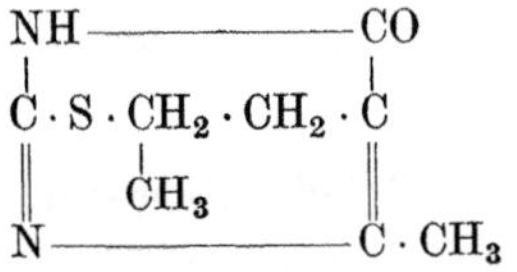

2, 5-Cyclopropylmercapto-4-methyl-6-oxypyrimidin

Abbaustufen der Purinsubstanzen und Verbindungen, die diesen nahestehen.

Allantoin, Glyoxyldiureid (Bd. IV, S. 1151).

$C_4H_6N_4O_3$.

Vorkommen: Im Preßsaft russischer Zuckerrüben bildet Allantoin einen normalen Bestandteil (0,005% vom Gewichte des Saftes) und ist in der Rübe entweder als solches oder in Form einer leicht zersetzlichen Verbindung enthalten.[2]). Allantoin ist ferner ein Bestandteil des Rhizoms der gemeinen Wallwurz (Symphytum officinale), Gehalt: 0,6—0,8% der lufttrockenen Substanz[3]). Aus 51 kg Reisschalen wurden 0,6 g Allantoin isoliert[4]). Aus den Wurzeln [5]) von Phaseolus multiflorus Lam. var. β-coccineus sowie aus Weizenkeimlingen [6]) wurde Allantoin dargestellt. Ferner konnte Allantoin aus folgenden Pflanzen isoliert werden:

---

1) T. B. Johnson u. A. J. Hill, Journ. of the Amer. chem. Soc. **36**, 364 [1914].
2) K. Smolenski, Zeitschr. d. Vereins d. deutsch. Zuckerind. **1910**, 1215; **1912**, 791.
3) A. W. Titherley u. N. G. S. Coppin, Pharmaceutical Journ. [4] **34**, 92 [1912].
4) C. Funk, Journ. of Physiol. **45**, 75 [1912].
5) Power u. Salway, Pharmaceutical Journ. [4] **36**, 550 [1913].
6) Power u. Salway, Pharmaceutical Journ. [4] **37**, 117 [1913].

Wüstenpflanze (Anabasis aretioides): aus den oberirdischen Teilen. Ochsenzunge: aus den Wurzelstöcken und oberirdischen Teilen. Boretsch: aus den Keimlingen. Ziest: aus den oberirdischen Teilen. Wunderblume: aus Wurzelstöcken [1]).

Physiologische Eigenschaften: Die Allantoinausscheidung ist bei fastenden Hunden geringer, als während des Fütterns. Die Allantoinstickstoffexkretion dieser Hunde wird bei großer Wasseraufnahme (700—2100 ccm pro Tag) erhöht, indes die Purinstickstoffausscheidung eine Verminderung erfährt [2]). Beim Menschen bedingt gesteigertes Wassertrinken ebenfalls Erhöhung der Allantoinmenge im Harn [3]).

Injektion einer 2proz. Lösung von Allantoin in 0,7proz. Kochsalzlösung in die Jugularis von Kaninchen bewirkt andauernde Druckerhöhung (maximal 5 mm). 1proz. Allantoinlösung ruft eine spät einsetzende, aber lange dauernde Blutdrucksteigerung hervor [4]).

Adrenalin bewirkt bei Hunden einen Anstieg der Allantoinausscheidung um etwa 30% [5]).

Physikalische und chemische Eigenschaften: Die Verbrennungswärme von Allantoin beträgt 2584 cal. [6]). Allantoin zeigt einen Schmelzp. von 238—240° (kurzes Thermometer) [7]).

Nach dem Verhalten gegen Methylfurilpapier und konz. Salzsäure, die mit Ureiden, welche die -NH · CO · NH_2-Gruppe enthalten, unter Bildung eines blauen Fleckes reagieren, soll Allantoin, da es die gleiche Reaktion gibt, die alte Formel

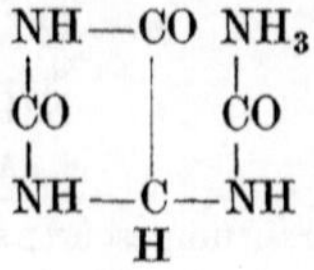

besitzen [8]). Über die Konstitution vgl. auch Titherley [9]).

Bei der Zersetzung mit Bromlauge (NaOBr) spaltet 1 Mol. Allantoin 2 Atome N ab [10]). (Weiteres s. S. 324).

Bestimmung: Nach Wiechowski [11]) wird das Allantoin mit Quecksilberacetat gefällt und das im Niederschlag enthaltene Allantoin aus dem Stickstoffgehalte (nach Kjehldahl) desselben berechnet, oder es wird nach Entfernung des Quecksilbers das Allantoin zur Krystallisation gebracht und gewogen. Nach Handovsky [12]) wird die Bestimmung von Allantoin im Harn wie folgt ausgeführt: Der Harn wird auf 1proz. Harnstoff verdünnt, falls nötig neutralisiert und mit 1proz. Schwefelsäure (pro Tagesmenge) + 3 ccm Eisessig versetzt. Etwa zwei Drittel dieser Flüssigkeit werden mit der ausgetasteten Menge Phosphorwolframsäure in Substanz ausgefällt. Das Filtrat wird von der überschüssigen Phosphorwolframsäure und Schwefelsäure mit Bleioxyd befreit. Das neue Filtrat, das mit basischem Bleiacetat keinen Niederschlag geben darf, wird mit Eisessig + Silberacetat oder -nitrat vom Chlor befreit und das Chlorsilberfiltrat mit Schwefelwasserstoff entbleit bzw. entsilbert. Das durchlüftete Sulfidfiltrat wird mit Calciumcarbonat neutralisiert und dieses abermals durchlüftete Endfiltrat mit der ausgetasteten Menge von einem Reagens versetzt, das aus 5‰ Quecksilberacetat + 20% Natriumacetat besteht. Nach einer halben Stunde wird filtriert, etwa 10 ccm des Filtrates mit Eisenammoniumalaun versetzt und die rote Lösung soweit als möglich mit verdünnter Schwefelsäure entfärbt (ausfallendes $CaSO_4$ stört nicht). Die Lösung wird mit einer $^1/_{10}$ n-Rhodanammonlösung bis zum Auftreten einer gelben Färbung titriert. Durch diese Methode wird das nichtgebundene Quecksilber des im Überschuß zugesetzten Reagens zurücktitriert.

---

1) A. Stieger, Zeitschr. f. physiol. Chemie **86**, 245 [1913].
2) Wreath u. Hawk, Journ. of the Amer. Chem. Soc. **33**, 1601 [1911].
3) Fairhall u. Hawk, Journ. of the Amer. Chem. Soc. **34**, 546 [1912].
4) E. L. Backmann, Centralbl. f. Physiol. **26**, 166 [1912].
5) W. Falta, Zeitschr. f. experim. Pathol. u. Ther. **15**, 356 [1914].
6) Emery u. Benedict, Amer. Journ. of Physiol. **28**, 301 [1911].
7) H. Biltz u. E. Giesler, Berichte d. Deutsch. chem. Gesellschaft **46**, 3413 [1913].
8) Fenton u. Wilks, Proc. of the Cambridge Philos. Soc. **16**, 64 [1911].
9) A. W. Titherley, Journ. of the chem. Soc. **103**, 1336 [1913].
10) V. v. Cordier, Monatshefte f. Chemie **33**, 759 [1912].
11) Wiechowski, Beiträge z. chem. Physiol. u. Pathol. **11**, 109 [1907]; Biochem. Zeitschr. **25**, 431 [1910].
12) H. Handovsky, Zeitschr. f. physiol. Chemie **90**, 211 [1914].

Allantoin läßt sich zu **Oxalyldiureid** oxydieren. Hierbei muß man die intermediäre Bildung von 5-Oxyallantoin annehmen:

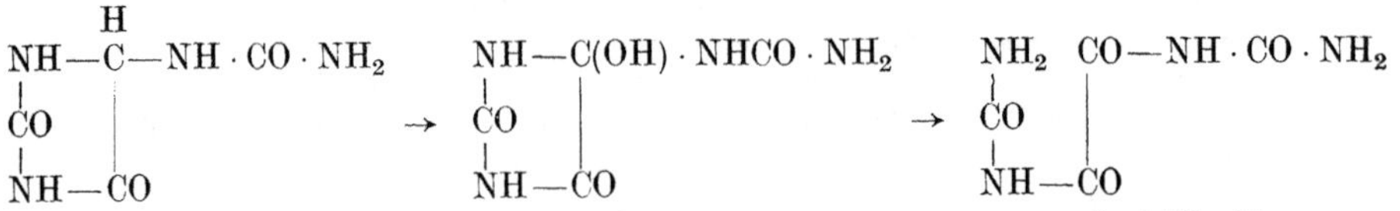

Allantoin 5-Oxyallantoin Oxalyldiureid

Als Oxydationsmittel dient entweder Ammoniumpersulfat oder Kaliumpermanganat in schwach essigsaurer Lösung, ev. in wässeriger Lösung unter Durchleiten von Kohlendioxyd. Bei der Persulfatmethode nimmt man zur Neutralisation der freiwerdenden Schwefelsäure am besten Acetate. Es gelingt aber nur 30% des Allantoins zu Oxalyldiureid zu oxydieren. 30 bis 40% werden nicht angegriffen und der Rest erscheint als **Oxalursäure** (Ammonsalz)[1].

Durch Oxydation von Allantoin mit Kaliumpermanganat in alkalischer Lösung erhält man **Allantoxansäure** in Form ihres Kalisalzes:

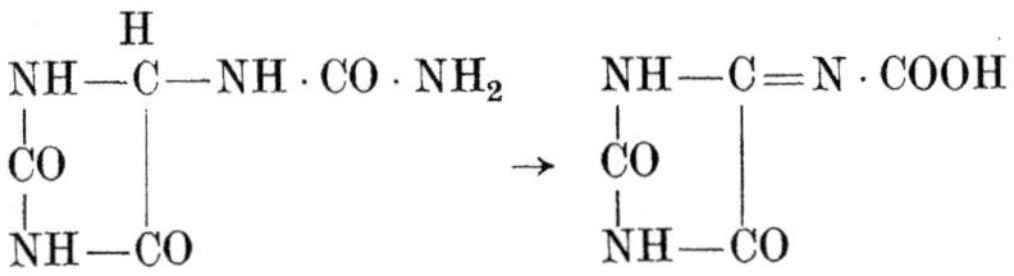

Allantoin Allantoxansäure[2][3]

Werden die Salze dieser Säure mit Säuren umgesetzt, so bildet sich Allantoxaidin. Man behandelt zu diesem Zweck am geeignetsten das Kaliumsalz mit Normalschwefelsäure:

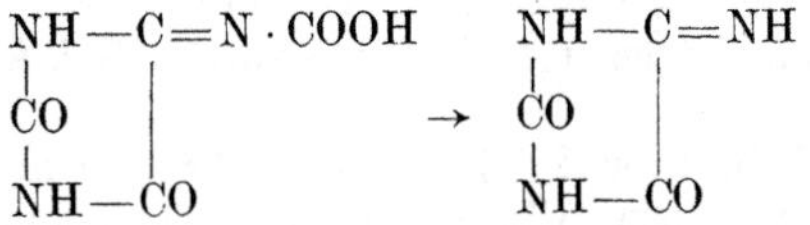

Allantoxaidin[2][3]

Durch Reduktion des allantoxansauren Kalis mit Natriumamalgam erhält man **Dihydroallantoxansäure,** die frühere **Hydroxonsäure**[2]) $C_4H_5O_4N_3$:

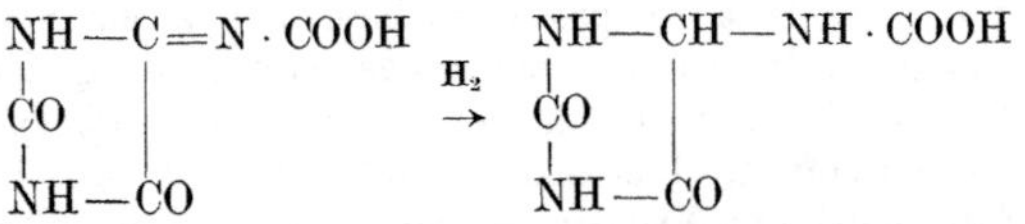

Dihydroallantoxansäure[3]
(Hydantoinaminocarbonsäure)

Diese letztgenannte Säure wird beim Kochen mit Essigsäureanhydrid unter Abspaltung von 1 Mol. Kohlendioxyd in 1, 3, 6-Triacetyl-5-aminohydantoin übergeführt, die nach stufenweiser Abspaltung der Acetylreste endlich in salzsaures **5-Aminohydantoin** verwandelt werden kann, womit aber die Konstitutionsformel des Allantoins eine bedeutende Stütze erfährt[3].

Parabansäure, Oxalylharnstoff (Bd. IV, S. 1156).

$C_3H_2N_2O_3$.

Bildung: Die Vermutung, daß Oxalsäure und Harnstoff in Gegenwart von Phosphortrichlorid Parabansäure liefern, ist irrtümlich[4]. Parabansäure entsteht durch die Synthese von Harnstoff mit Oxalylchlorid (in ätherischer Lösung) unter HCl-Entbindung (Kochen am Rückfluß). Als Nebenprodukt entstehen geringe Mengen von Oxalyldiureid[5]. Diese

[1]) H. Biltz u. E. Topp, Berichte d. Deutsch. chem. Gesellschaft **46**, 1404 [1913].
[2]) J. Ponomarew, Berichte d. Deutsch. chem. Gesellschaft **11**, 2156 [1878].
[3]) H. Biltz u. E. Giesler, Berichte d. Deutsch. chem. Gesellschaft **46**, 3410 [1913].
[4]) H. Biltz, Berichte d. Deutsch. chem. Gesellschaft **46**, 1388 [1913]. — E. Fischer, Berichte d. Deutsch. chem. Gesellschaft **32**, 439 [1899].
[5]) J. Th. Bornwater, Recueil des travaux chim. des Pays-Bas, **31**, 105 [1912]. — H. Biltz, Berichte d. Deutsch. chem. Gesellschaft **46**, 1387 [1913].

letztere Verbindung entsteht nach Biltz und Topp[1]) auch beim Erhitzen der Parabansäure mit Harnstoff, indes Bornwater[2]) diese Auffassung nicht teilt. Nach Grimaux[3]) war dieses Produkt **Amidooxalylbiuret:**

$$\begin{array}{l} CO-NH_2 \\ | \\ CO\cdot NH\cdot CO\cdot NH\cdot CO\cdot NH_2 \end{array}$$

Oxalyldiureid dagegen besitzt die Konstitution:

$$\begin{array}{l} CO-NH\cdot CO\cdot NH_2 \\ | \\ CO-NH\cdot CO\cdot NH_2 \end{array}$$

Physikalische und chemische Eigenschaften: Der Zersetzungspunkt der Parabansäure ist 242—244°[4]). Derselbe wird schon durch geringe Verunreinigungen stark herabgedrückt. Präparate, die sich gegen 200° zersetzen, sind schon recht rein[5]). Reine Parabansäure löst sich in siedendem Äther[5]). Parabansäure gibt unter der Einwirkung von Bromlauge (NaOBr) 1 Atom Stickstoff ab[6]).

Derivate: Methyl-parabansäure $C_3H(CH_3)N_2O_3$. Entsteht beim Kochen einer Mischung von Methylharnstoff, Oxalylchlorid und abs. Äther. Daneben bildet sich in geringer Menge Oxalyl-dimethylureid. Schmilzt ohne Zersetzung bei 153—154° (korr.). Bildet rhombische Krystalle (aus Wasser). Löst sich sehr leicht in Äthyl- und Methylalkohol, leicht in Essigester und in Wasser, wenig in Benzol, sehr wenig in Äther und Chloroform, nicht in Petroläther. Siedet unter 13 mm Druck bei 201—202°, verflüchtigt sich aber auch schon im Trockenschranke bei 105° allmählich.

Das **Acetylderivat** (1-Methyl-3-acetyl-parabansäure) $C_6H_6O_4N_2$ entsteht durch Kochen einer Lösung von Methyl-Parabansäure in Essigsäureanhydrid und krystallisiert beim Erkalten in glänzenden Blättchen aus. Schmelzp. 183—185°. Löst sich mäßig in Alkohol, Methylalkohol und Wasser, weniger in Eisessig und Essigsäureanhydrid. Bildet sich auch bei der Einwirkung von Oxalylchlorid auf Methylacetylharnstoff in Gegenwart von Äther unter Chlorwasserstoffentwicklung (Kochen am Rückfluß). Wird bei der Behandlung mit absolutem Alkohol und Salzsäuregas in Methylparabansäure verseift. Dieses Verfahren eignet sich am besten zur Darstellung der Methylparabansäure[7]).

Dimethylparabansäure $C_3(CH_3)_2N_2O_3$. Entsteht beim Kochen einer ätherischen Lösung von Oxalylchlorid mit symmetrischem Dimethylharnstoff. Siedep. 148—150° bei 13 mm Druck[8])[9]).

Dimethylparabansäure wird ferner durch Synthese von 2 Mol. symmetrischem Dimethylharnstoff mit 1 Mol. Äthoxalylchlorid gebildet. Bei Darstellung größerer Mengen empfiehlt sich Essigester als Lösungsmittel[8]).

Äthylparabansäure $C_5H_6O_3N_2$. Entsteht aus Äthylharnstoff und Oxalylchlorid (in ätherischer Lösung) unter Entbindung von HCl-Gas. — Langstrahlige Krystalle (aus Wasser), die bei 127—128° ohne Zersetzung schmelzen. In heißem Wasser sehr leicht löslich, ebenso in Essigester und Aceton. Weniger in Eisessig, Äthyl- und Methylalkohol, Äther, Benzol. Siedep. 195—196° bei 13 mm Druck. Entsteht auch beim Abbau von 9-Äthylharnsäure-4,5-glykol[8]).

Diäthylparabansäure $C_7H_{10}O_3N_2$. Aus symmetrischem Diäthylharnstoff und einer ätherischen Lösung von Oxalylchlorid. Nadeln (aus 3 Teilen Wasser + 1 Teil Alkohol). Schmelzp. 49—51°, Siedep. 138—140° (13 mm Druck)[8]). Entsteht auch beim Abbau des 7,9-Diäthylharnsäureglykols[10]).

Phenylparabansäure $C_9H_6O_3N_2$. Entsteht durch die Synthese einer ätherischen Lösung von Phenylharnstoff mit Oxalylchlorid. Blättchen (aus Wasser). Sintert bei 208°, schmilzt bei 213—214° (korr.). Destilliert bei 13 mm. Druck nicht unzersetzt[8]).

---

1) Biltz u. Topp, Berichte d. Deutsch. chem. Gesellschaft **46**, 1404 [1913].
2) J. Th. Bornwater, Chem. Centralbl. **1913**, II, 1739.
3) Grimaux, Bull. de la Soc. chim. [2] **32**, 120 [1879].
4) L. Siemonsen, Annalen d. Chemie u. Pharmazie **333**, 115 [1904].
5) H. Biltz u. E. Topp, Berichte d. Deutsch. chem. Gesellschaft **46**, 1393 [1913].
6) V. v. Cordier, Monatshefte f. Chemie **33**, 759 [1912].
7) H. Biltz, Berichte d. Deutsch. chem. Gesellschaft **46**, 1395 [1913].
8) H. Biltz u. E. Topp, Berichte d. Deutsch. chem. Gesellschaft **46**, 1387 [1913].
9) J. Th. Bornwater, Recueil des travaux chim. des Pays-Bas **31**, 105 [1912].
10) H. Biltz, Berichte d. Deutsch. chem. Gesellschaft **44**, 1521 [1911].

Diphenylparabansäure $C_{15}H_{10}O_3N_2$. Entsteht in quantitativer Ausbeute beim Kochen von Diphenylharnstoff mit Oxalylchlorid in ätherischer Lösung. Schwer löslich in Alkohol, wenig in Äther, kaum im Wasser[1]).

Benzylparabansäure $C_{10}H_8O_3N_2$. Entsteht aus Benzylharnstoff, Oxalylchlorid und Äther in lebhafter Reaktion. Schmelzp. 167—169° (korr.), ohne Zersetzung. Reichlich löslich in Essigester, Aceton, Eisessig, Äthyl- und Methylalkohol, Chloroform, Benzol: weniger in Tetrachlorkohlenstoff und Wasser. Sehr wenig in Äther und kaum in Petroläther[1]).

p, p-Bisbromphenylparabansäure[1]) $C_{15}H_8O_3N_2Br_2$. Aus Bisbromphenylharnstoff und Oxalylchlorid in ätherischer Lösung. Die Umsetzung erfolgt nach $1^1/_2$wöchentlichem Stehen bei Zimmertemperatur bis zu 25%. Rascher erfolgt sie durch 15stündiges Erhitzen. (83% Ausbeute.) — Sehr leicht löslich in Aceton, Äthyl- und Methylalkohol, Benzol, Chloroform, wenig in Äther, Tetrachlorkohlenstoff und kaum in Petroläther.

Thioparabansäure[1]) $C_3H_2O_2N_2S$. Entsteht beim Kochen einer ätherischen Lösung von Oxalylchlorid mit Thioharnstoff. — Rotgelbe Krystalle vom Schmelzp. 215—220° (unter Zersetzung). Sehr leicht löslich in Alkohol, Aceton, Wasser.

Das **1, 3-Disilbersalz** $C_3O_2N_2SAg_2$ entsteht aus alkoholischen Lösungen von etwas mehr als 2 Mol. Silbernitrat und 1 Mol. Thioparabansäure. Setzt sich mit Jodmethyl leicht in **Dimethylthioparabansäure** um.

Dimethylthioparabansäure[1]) $C_3(CH_3)_2N_2O_2S$. Entsteht aus Dimethylthioharnstoff und einer ätherischen Lösung von Oxalylchlorid. Schmelzp. 113—115°, Siedep. 153—155° bei 13 mm Druck. — Beim Kochen mit 2-n-Salzsäure wird die Säure unter Schwefelwasserstoffabgabe in Dimethylparabansäure übergeführt.

Äthylthioparabansäure[1]) $C_5H_6N_2O_2S$. Äthylthioharnstoff setzt sich mit einer absoluten ätherischen Lösung von Oxalylchlorid unter HCl-Abgabe sehr leicht um. Schmelzp. 65—69°. Löst sich sehr leicht in Wasser und in den meisten organischen Lösungsmitteln. Wird durch Entschwefelung mit Silbernitrat am Wasserbade in Äthylparabansäure vom Schmelzp. 127 bis 128° übergeführt.

Diphenylthioparabansäure $C_{15}H_{10}N_2O_2S$. Entsteht bei der Synthese von symmetrischem Diphenylthioharnstoff mit Oxalylchlorid in ätherischer Lösung. Hellgelbe Nädelchen vom Schmelzp. 228—230° (korr.). Sehr leicht löslich in Aceton und Essigester, leicht in Eisessig und Chloroform, weniger in Alkohol und Benzol, kaum in Wasser usw.[1]).

Alloxan, 2, 4, 5, 6-Tetraketohydropyrimidin, Mesoxalylharnstoff. (Bd. IV, S. 1159).

$C_4H_2N_2O_4$.

Physikalische und chemische Eigenschaften: Hydrodiffusion[2]). Alloxan erfährt auch in fest verschlossenen Gefäßen eine Zersetzung unter Bildung von Harnstoff, Oxalsäure, Alloxantin und CO_2 (Explosionsmöglichkeit!)[3]).

Der Alloxansauerstoff kann ähnliche Funktionen ausüben wie der Chinonsauerstoff, allerdings in viel milderem Maße. Demgemäß liefert Alloxan mit p-Phenylendiamin eine Molekularverbindung tiefdunkler Färbung: $C_4H_2O_4N_2 + C_6H_8N_2$, p-Phenylendiimindialurat:

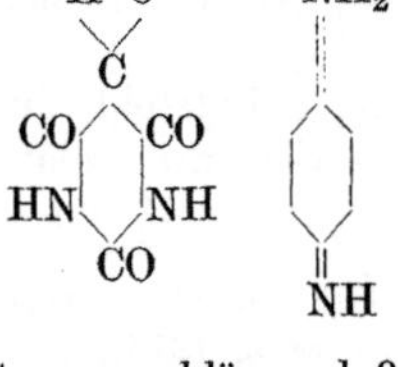

Die Entstehung dieser Verbindung ist so zu erklären, daß das Alloxan-p-Phenylendiamin zum Diimin oxydiert, wobei es selber zur Dialursäure reduziert wird. Da dieses Verhalten eine allgemeine Eigenschaft des Alloxans ist, so bildet letzteres mit p-Aminophenol, p-Methylaminophenol, 2, 4-Diaminophenol und p-Toluylendiamin auf ähnlichem Wege dunkel gefärbte Ver-

[1]) H. Biltz u. E. Topp, Berichte d. Deutsch. chem. Gesellschaft **46**, 1387 [1913].
[2]) L. W. Öholm, Meddalenden f. K. Vetenskafsakademiens Nobelinst. **2**, Nr. 23 [1912].
[3]) R. A. Gortner, Journ. of the Amer. Chem. Soc. **33**, 85 [1911].

bindungen (Ursolfarbstoffe). Ähnlich lagert sich die Molekularverbindung Alloxan + Hydrazin, das Alloxandiammonium (s. dort) in das unbeständige dialursaure Diimin

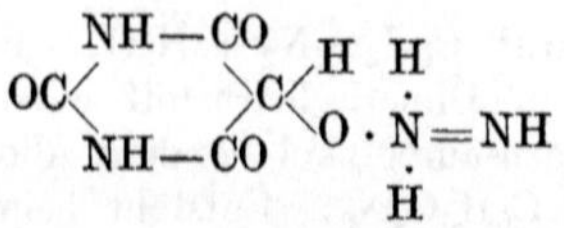

um[1]).

Die oxydierende Wirkung des Alloxans macht sich auch gegenüber α-Aminosäuren und auch fettaromatischen Aminen geltend. Erstere werden unter Abspaltung von CO_2 und NH_3 zu den Aldehyden der nächst niederen Kohlenstoffreihe oxydiert, wobei sich als Umwandlungsprodukt des Alloxans das Murexid ausscheidet. Dimethylalloxan zeigt das gleiche Verhalten[2]). Der Reaktionsverlauf beim Zusammenfügen von Alloxan und Glykokoll kann so gedeutet werden, daß letzteres in $CO_2 + NH_3 + CH_2$ zerfällt. Das Bruchstück CH_2 reduziert Alloxan unter Formaldehydbildung zu Dialursäure, die mit Alloxan Alloxantin gibt, das wieder mit NH_3 Murexid liefert[2]).

Phenylaminoessigsäure liefert, analog den rein aliphatischen Aminosäuren, mit Alloxan unter Bildung von Murexid bzw. Uramil und unter CO_2-Entwicklung **Benzaldehyd**[3]). Beim Kochen einer wässerigen Lösung von Alloxan und α-Aminobuttersäure entsteht Propionaldehyd[2]).

Alloxan gibt bei der Kondensation mit Aminoantipyrin in alkoholischer Lösung Ureidindamin[4]).

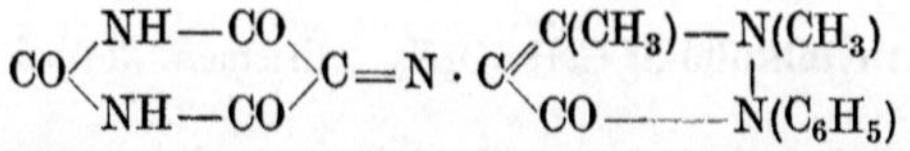

Bei der Einwirkung von Bromlauge (NaOBr) auf 1 Mol. Alloxan wird 1 Atom N abgespalten. Alloxansaures Barium und -Blei liefern pro Mol. 2 Atome N[5]).

Alloxantetrahydrat $C_4H_2N_2O_4 + 4\,H_2O$. Bei 130° erfolgt Rötung; bei 180° beginnende, und bei 250—255° (korr.) lebhafte Zersetzung. Verliert im Vakuumexsiccator über konz. Schwefelsäure 3 Mol. Krystallwasser und geht in das Monohydrat über.

Alloxanmonohydrat $C_4H_2O_4N_2 + H_2O$. Die Analyse des durch Entwässerung im Exsikkator über Schwefelsäure gewonnenen Monohydrats zeigt die Anwesenheit von etwas wasserfreiem Alloxan. Löst sich in warmem Eisessig langsam zu einer gelben Lösung, aus der beim Abkühlen sattgelbe Krystalle ausfallen, die sich von 170° ab röten und bei ca. 250° zersetzen.

Alloxananhydrid $C_4H_2O_4N_2$. Entsteht aus dem Monohydrat beim Erhitzen auf 210 bis 220° im Vakuum der Quecksilberluftpumpe. Sublimiert zu glänzenden Krystallen reingelber Farbe, die sich von 230° an röten und bei 256° (korr.) unter Zersetzung schmelzen. Reichlich löslich in Wasser, Aceton, Äthyl- und Methylalkohol und in Eisessig. Wenig löslich in Chloroform, Essigester, Essigsäureanhydrid, Toluol, Petroläther und unlöslich in Äther. Trockene Präparate sind an der Luft ziemlich beständig[6]).

Bei der Einwirkung auf Dimethylharnstoff in alkoholischer oder Eisessiglösung bei 70—80° entsteht 7, 9-Dimethylharnsäureglykol[6]).

Derivate: Methylalloxanmonohydrat $C_5H_4O_4N_2 + H_2O$. Rötet sich von etwa 120° ab und schmilzt unter Zersetzung bei 156° (korr.)[7]).

Methylalloxananhydrid $C_5H_4O_4N_2$. Entsteht aus dem Monohydrat beim Erhitzen auf 160°, Quecksilberluftpumpe. Sublimiert ziemlich rasch bei 160°. Blättrige Aggregate (aus Eisessig), die bei ca. 145° sintern und bei 154—156° (korr.) unter Zersetzung schmelzen. Leicht löslich in Aceton, Wasser, Alkohol und Eisessig[6]).

---

1) M. M. Richter, Berichte d. Deutsch. chem. Gesellschaft **44**, 2155 [1911].
2) Hurtley u. Wootton, Journ. of the Chem. Soc. **99**, 288 [1911].
3) W. Traube, Berichte d. Deutsch. chem. Gesellschaft **44**, 3145 [1911].
4) A. Meyer, Compt. rend. de l'Acad. des Sc. **152**, 1677 [1911].
5) V. v. Cordier, Monatshefte f. Chemie **33**, 759 [1912].
6) H. Biltz, Berichte d. Deutsch. chem. Gesellschaft **45**, 3659 [1912].
7) E. Fischer u. H. Clemm, Berichte d. Deutsch. chem. Gesellschaft **30**, 3091 [1897].

Dimethylalloxandihydrat $C_6H_6O_4N_2 + 2\,H_2O$. Bei 95—105° schäumt es, erstarrt dann wieder zu einer gelblichen Masse, die sich bei weiterem Erhitzen rötet und zwischen 220 und 250° (korr.) zersetzt.

Dimethylalloxanmonohydrat $C_6H_6O_4N_2 + H_2O$. Bei 125° Rötung, bei ca. 250° Zersetzung. Bei Einwirkung auf Dimethylharnstoff entsteht auch unter Ausschluß von Feuchtigkeit kein Tetramethylharnsäureglykol, sondern Allokaffein.

Dimethylalloxananhydrid $C_6H_6O_4N_2$. Entsteht beim Entwässern des Monohydrates bei 210—220° und im Vakuum der Wasserstrahlpumpe. Sublimiert bei 260° zu zitronengelben Krystallen. Dimethylalloxananhydrid bildet gelbe-orangegelbe Krystalle, die sich ab 230° röten und bei 252—255° (korr.) unter Zersetzung schmelzen. Reichlich löslich in Alkohol, Eisessig, Aceton, Wasser, Benzol und Chloroform. Aus einer Lösung von chlorwasserstoffhaltigem Benzylcyanid bzw. o-Tolylcyanid krystallisiert es in rhombischen Krystallen, die fast ohne Zersetzung bei 270—272° (korr.) schmelzen[1]).

Alloxanalkoholate: [1]) Dieselben entstehen aus den Anhydriden des Alloxans und den entsprechenden Alkoholen in Gegenwart von Salzsäure und unter Ausschluß von Feuchtigkeit. Mit Wasser liefern die Alkoholate Hydrate.

Alloxanmethylalkoholat $C_5H_6O_5N_2$. Prismen, die bei 115—125° aufschäumen, bei 235° (korr.) Zersetzung.

Alloxanäthylalkoholat $C_6H_8O_5N_2$. Prismen, die bei 125—135° aufschäumen und bei 252—254° (korr.) unter Zersetzung schmelzen.

Alloxanbenzylalkoholat $C_{11}H_{10}O_5N_2$. Prismen, die sich bei 255—256° (korr.) zersetzen.

Methylalloxanäthylalkoholat $C_7H_{10}O_5N_2$. Krystalle, die sich von etwa 150° (korr). ab zersetzen.

Dimethylalloxanäthylalkoholat $C_8H_{12}O_5N_2$. Prismen, die bei 95° schmelzen und sich ab 230° zersetzen.

Dimethylalloxanmethylalkoholat $C_7H_{10}O_5N_2$. Sechsseitige Täfelchen, die bei 90° schmelzen und sich ab 230° zersetzen.

Dimethylalloxanbenzylalkoholat $C_{13}H_{14}O_5N_2$. Derbe Krystalle, die bei 185—188° schmelzen und sich bei 240—250° (korr.) zersetzen.

Alloxanphenolat $C_{10}H_8O_5N_2$. Entsteht aus wasserfreiem Alloxan und Phenol, in Eisessig gelöst, bei der Sättigung mit Chlorwasserstoff. Kleine Zwillingskrystalle, die sich bei 220° röten und bei 240—245° zersetzen. Lösungsmittel, nach ihrem Lösungsvermögen geordnet, sind: Aceton, Eisessig, Essigester, Chloroform und Benzol.

Alloxan-p-kresolat $C_{11}H_{10}O_5N_2$. Krystalle, die sich bei 228—230° (korr.) zersetzen. Die Darstellung erfolgt aus Alloxananhydrid, Phenol (in Eisessig gelöst) und Salzsäuregas. Leicht löslich in Aceton, Essigester, ziemlich löslich in heißem Wasser. In Chloroform, Benzol und kaltem Wasser schwer löslich.

Dimethylalloxan-p-kresolat $C_{13}H_{14}O_5N_2$. Aus Dimethylalloxananhydrid und p-Kresol (in Eisessig und Zusatz von Chloroform). Prismen von monoklinem Habitus. Sehr leicht löslich in Aceton, Eisessig, Essigester; leicht in Wasser, sehr wenig in Benzol und Chloroform. Der Schmelzpunkt ist 105°, der Zersetzungspunkt 240—250° (korr.)[1]).

Sulfite des Alloxans[1]): Alloxansulfit $C_8H_6O_{11}N_4S$. Entsteht aus Alloxan bei der Sättigung seiner wässerigen Lösung mit Schwefeldioxyd. Blättchen, die bei 184° aufschäumen. Sehr leicht löslich in Wasser, leicht in Alkohol, Methylalkohol und Essigsäureanhydrid.

Methylalloxansulfit $C_{10}H_{10}O_{11}N_4S + 4\,H_2O$. Die Darstellung ist jener des vorigen Körpers analog. Mikroskopische Prismen, die von 110° ab Gelbfärbung und bei ca. 148—150° Zersetzung zeigen. Sehr leicht löslich in Wasser, Alkohol, Eisessig und Essigsäureanhydrid.

Dimethylalloxansulfit $C_{12}H_{14}O_{11}N_4S + 4\,H_2O$. Entsteht durch Sättigung einer wässerigen Lösung von Dimethylalloxandihydrat mit Schwefeldioxyd. Farblose, hygroskopische Prismen, die sich gegen 75° unter Abgabe von SO_2 zersetzen. Der wieder erstarrende Rückstand wird gegen 180° rot und schmilzt unter Zersetzung bei 270—272°. In Wasser und Alkohol sehr leicht löslich, weniger in Aceton, Essigester, wenig in Benzol, Chloroform, Eisessig, kaum in Äther.

Die ursprünglich farblosen Krystalle werden beim mehrtägigen Stehen im Exsikkator unter SO_2-Abgabe gelb. Nach mehreren Wochen bleibt ein Gemisch von Dimethyl-alloxananhydrid und seines Hydrates zurück.

---

[1]) H. Biltz, Berichte d. Deutsch. chem. Gesellschaft **45**, 3670 [1912].

Alloxandiammonium $C_4H_6O_4N_4$.

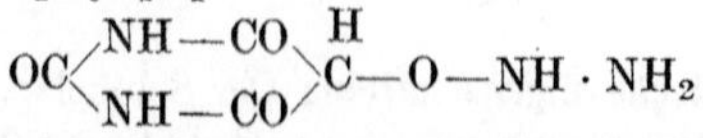

Entsteht bei der Behandlung von Alloxantetrahydrat mit Hydrazinhydrat in abs. methylalkoholischer Lösung. Weißer, amorpher Körper, der sich bei höherer Temperatur ohne zu schmelzen zersetzt. In Gegenwart von Feuchtigkeit erleidet er eine Umlagerung in dialursaures Diimin

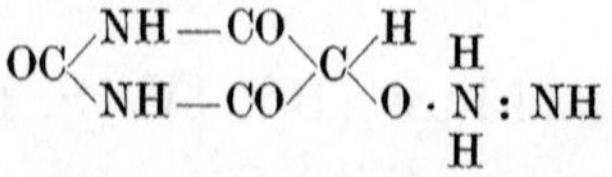

welches sich bald in dialursaures Ammonium und freien Stickstoff zersetzt[1]).

Alloxanphenylhydrazon $(C_4H_2O_3N_2):(N_2HC_6H_5)$. Entsteht bei der Einwirkung einer mit Schwefeldioxyd gesättigten wässerigen Lösung von Phenylhydrazin auf eine wässerige Alloxanlösung. Gelbes Pulver, das gegen 300° unter Zersetzung schmilzt und in Wasser, ferner Alkohol und anderen Lösungsmitteln sehr schwer löslich ist. Löslich in Alkalien[2]).

Alloxantin (Bd. IV, S. 1163).

$C_8H_4N_4O_7 + 3\,H_2O$.

Konstitution: Analog der Oxoniumformel des Chinhydrons, wird von M. M. Richter für Alloxantin folgende Formel in Erwägung gebracht:

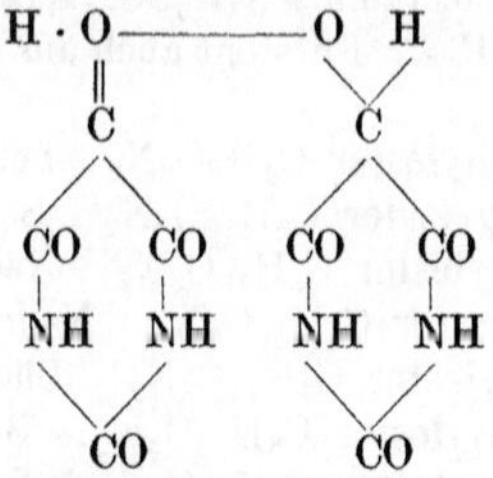

Das. Alloxantin erscheint hier als dialursaures Alloxan[1]).

Physikalische und chemische Eigenschaften: Alloxantin gibt unter der Einwirkung von Bromlauge (NaOBr) 2 Atome Stickstoff ab[3]).

Carbonyldiharnstoff (Bd. IV, S. 1169).

$C_3H_6N_4O_3$.

Bildung: Die Entstehung von Carbonyldiharnstoff wurde bei der Oxydation der Harnsäure mit Wasserstoffsuperoxyd (3%) in Gegenwart von Ferrichlorid nachgewiesen[4]) (s. auch Harnsäure).

Physiologische Eigenschaften: Carbonyldiharnstoff wird im menschlichen Organismus, nach Verabreichung bei purinarmer Kost, zu Harnstoff, Ammoniak und Kohlendioxyd verbrannt[5]).

Urocaninsäure (Bd. IV, S. 1172).

$C_6H_6N_2O_2 + 2\,H_2O$.

Konstitution: Urocaninsäure erwies sich als identisch mit der β-Imidazol-4, (5)-acrylsäure:

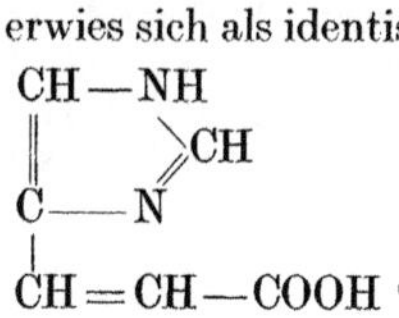
[6]) [7])

[1]) M. M. Richter, Berichte d. Deutsch. chem. Gesellschaft **44**, 2155 [1911].
[2]) G. Pellizzari u. C. Cantoni, Gazz. chim. ital. **41**, 21 [1911].
[3]) V. v. Cordier, Monatshefte f. Chemie **33**, 759 [1912].
[4]) K. Ohta, Biochem. Zeitschr. **54**, 439 [1913].
[5]) K. Henius, Zeitschr. f. experim. Pathol. u. Ther. **10**, 293 [1912].
[6]) G. Barger u. A. J. Ewins, Journ. of the Chem. Soc. **99**, 2336 [1911].
[7]) A. Hunter, Journ. of biol. Chemistry **11**, 537 [1912].

Vorkommen: Bildet sich in geringer Menge bei der Verdauung von Plasmon mittels Pankreatins [1]).

Physikalische und chemische Eigenschaften: Der Schmelzp. ist 235—236° [2]). Gibt mit p-diazobenzolsulfosaurem Natrium eine intensiv rote Färbung [2]).

Derivate: Das Pikrat bildet goldgelbe Prismen vom Schmelzp. 213—214° [2]); 224—225° [1]). In kaltem Wasser schwer löslich.

Der **Pikrolonat** bildet gelbe Nadeln (aus Wasser), die sich bei 230—268° zersetzen [1]).

Allophansäure (Bd. IV, S. 1170).

$C_2H_4N_2O_3$.

Derivate: Allophansäureäthylester $C_4H_8N_2O_3$ entsteht beim Kochen von Cyanimidodicarbonsäurediäthylester $NC \cdot N(CO_2 \cdot C_2H_5)_2$ mit verdünnter Salzsäure [3]).

Das **Nitrat** $C_4H_8O_3N_2 \cdot HNO_3$ entsteht aus dem Ester mit konz. HNO_3 und krystallisiert in großen Blättchen [4]).

Allophansäureisobutylester $C_6H_{12}O_3N_2$ entsteht aus Isobutylalkohol beim Einleiten von Cyansäure unter Kühlung. Farblose Nadeln (aus Wasser), Schmelzp. 178—179°.

Allophansäuretertiäramylester $NH_2 \cdot CO \cdot NH \cdot COO\langle^{C(CH_3)_2}_{C_2H_5}$. Schmelzp. 151—152° (korr.) [5]).

Methylureocarbonsäureäthylester $C_5H_{10}O_3N_2$, $CH_3 \cdot NH \cdot CO \cdot NH \cdot COOC_2H_5$. Aus der Natriumverbindung des Bromacetamids ($CH_3CONHBr$) und Urethan in Gegenwart von Benzol. Weiße Nadeln, Schmelzp. 134°. Entsteht auch aus Chlorkohlensäureester und Methylharnstoff [4]).

Methylureocarbonsäuremethylester $C_4H_8O_3N_2$. Schmelzp. 163°.

Methylureocarbonsäurepropylester $C_6H_{12}O_3N_2$. Schmelzp. 130°.

Äthylureocarbonsäuremethylester $C_5H_{10}O_3N_2$. Nadeln vom Schmelzp. 95°.

Äthylureocarbonsäureäthylester $C_6H_{12}O_3N_2$. Nadeln vom Schmelzp. 72°.

Äthylureocarbonsäurepropylester $C_7H_{14}O_3N_2$. Blättchen. Schmelzp. 81°.

Äthylureocarbonsäureisobutylester $C_8H_{16}O_3N_2$. Blättchen vom Schmelzp. 87°.

Äthylureocarbonsäureisoamylester $C_9H_{18}O_3N_2$. Nadeln. Schmelzp. 67—68°.

Isopropylureocarbonsäuremethylester $C_6H_{12}O_3N_2$. Prismen. Schmelzp. 70°.

Isopropylureocarbonsäureäthylester $C_7H_{14}O_3N_2$. Krystalle. Schmelzp. 40° [4]).

Allophansäurechlorid $NH_2 \cdot CO \cdot NH \cdot CO \cdot Cl$. Durch Erwärmen von Harnstoffchlorid am Rückflußkühler bei 30°, mit oder ohne Lösungsmittel. — Weißes, an der Luft zersetzliches Pulver, das in den gebräuchlichen organischen Lösungsmitteln unlöslich ist. Mit Wasser zersetzt es sich heftig unter CO_2-Entwicklung, wo bei Harnstoff entsteht:

$$NH_2 \cdot CO \cdot NH \cdot COCl + H_2O = NH_2 \cdot CO \cdot NH_2 + CO_2 + HCl.$$

Biuretkohlensäurechlorid $C_2H_4N_3O_2 \cdot COCl$ entsteht gleichfalls aus Harnstoffchlorid, beim Erwärmen am Rückfluß auf 60°. Weißes, luftbeständiges, unlösliches Pulver, das mit Wasser unter CO_2-Entwicklung Biuret gibt:

$$C_2H_4O_2N_3 \cdot CO \cdot Cl + H_2O = NH_2 \cdot CO \cdot NH \cdot CO \cdot NH_2 + CO_2 + HCl$$ [6]).

---

1) A. Hunter, Journ. of biol. Chemistry **11**, 537 [1912].
2) G. Barger u. A. J. Ewins, Journ. of the chem. Soc. **99**, 2336 [1911].
3) O. Diels u. R. Gollmann, Berichte d. Deutsch. chem. Gesellschaft **44**, 3158 [1911].
4) Ch. Mauguin, Annales de Chim. et de Phys. [8] **22**, 297 [1911].
5) Remfry, Journ. of the Chem. Soc. **99**, 610 [1911].
6) Ver. Chininfabriken Zimmer & Co., D. R. P. 238 961.

Tierische Farbstoffe.

Blutfarbstoffe, Gallenfarbstoffe, Urobilin.[1])

Von

Prof. B. v. Reinbold - Kolozsvár.

A. Blutfarbstoffe (Bd. VI, S. 188).

Hämoglobin, Oxyhämoglobin (Bd. VI, S. 188).

(Siehe auch S. 399.)

Nach Douglas, J. S. Haldane und J. B. Haldane bestehen zwischen den Blutfarbstoffen verschiedener Tierarten und Individuen Unterschiede, welche den Globinanteil desselben betreffen[2]). Die Farbe und das Absorptionsspektrum des Blutfarbstoffs sind dagegen bei allen Tierarten einheitlich[3]).

Das Molekulargewicht liegt in der von Jaquet, Osborne, Hüfner und Gansser angegebenen Größenordnung[4]). In salzhaltigen Lösungen bestehen möglicherweise Aggregate von Molekeln[5]).

S. 190, Zeile 7 von unten: „H. Koeppe" anstatt „A. Koeppe" zu lesen.

Vorkommen: Blutfarbstoffgehalt des Blutes verschiedener Tiere in abnehmender Reihe: Mensch, Hund, Pferd, Kaninchen[6]); er wurde von Netzl beim Pferde 62—80°, beim Hund 55—60°, beim Rind 65°, beim Schaf 47—63°, beim Esel 35—57° (Fleischl, Tallquist) gefunden[7]). Der Blutfarbstoffgehalt des Blutes wird unmittelbar nach Futter- und Wasseraufnahme geringer, steigt aber bald wieder; stickstoffreiche Nahrung verursacht eine Steigerung[6]).

Bildung: In den basophilen Erythroblasten des Knochenmarkes[8]). Die Blutfarbstoffbildung wird beim Menschen durch das Höhenklima mäßig befördert[9]).

Physikalische und chemische Eigenschaften des reduzierten Hämoglobins: Das Maximum des Soretschen Bandes γ liegt bei $\lambda = 430{,}8\ \mu\mu$, des bedeutend schwächeren Streifens δ bei $\lambda = 278{,}8\ \mu\mu$. Von $\lambda = 243{,}5\ \mu\mu$ an werden die ultravioletten Strahlen stark absorbiert[10]).

S. 193, Zeile 13 von unten: anstatt „1906" „1906 Suppl." zu lesen.
S. 193, „ 10 „ „ anstatt „1895" „Journ. of Physiol. **16**, 468 [1894]" zu lesen.

Die Sauerstoffkapazität des Blutes ändert sich beim Verdünnen mit sehr verdünntem Ammoniak nicht[11]). (Bestimmungen auf absorptiometrischem Wege und nach der Ferricyankalimethode von Barcroft und Roberts)[12]). Diese Beobachtung steht im Gegensatz

---

1) Nachträge bei der Korrektur: S. 399.
2) C. Douglas, J. S. Haldane u. J. B. Haldane, Journ. of Physiol. **44**, 275 [1912].
3) W. Heubner u. H. Rosenberg, Biochem. Zeitschr. **38**, 345 [1911].
4) J. Barcroft u. A. V. Hill, Journ. of Physiol. **39**, 411 [1910].
5) A. V. Hill, Journ. of Physiol. **40**, Proc. of the physiol. Soc. IV [1910].
6) G. Hofmann, Inaug.-Diss. Gießen 1911; Centralbl. f. Biochemie u. Biophysik **12**, Ref. 3390 [1912].
7) J. Netzl, Zeitschr. f. Tiermedizin **14**, 47 [1910]; Centralbl. f. Biochemie u. Biophysik **10**, Ref. 1267 [1912].
8) H. Schridde, Anatom. Anzeiger **42**, 514 [1912].
9) K. Bürker, E. Jooss, E. Moll u. E. Neumann, Zeitschr. f. Biol. **61**, 379 [1913].
10) V. Henri u. R. Wurmser, Compt. rend. de la Soc. de Biol. **72**, 1039 [1912].
11) T. H. Burn, Journ. of Physiol. **45**, 482 [1912].
12) J. Barcroft u. Ff. Roberts, Journ. of Physiol. **39**, 429 [1909].

zu Manchots Erfahrungen, wonach das Gasbindungsvermögen des Blutes beim Verdünnen beinahe auf das Doppelte steigt (s. Hauptwerk Bd. VI, S. 292). Heubner und Rosenberg[1]) sowie E. E. Butterfield[2]) stellten fest, daß das Spektrum einer konz. Blutfarbstofflösung sich mit der Verdünnung nicht im geringsten ändert. Die Manchotsche Erscheinung kann demnach nicht mit Änderungen des gefärbten Komplexes verbunden sein.

Barcroft und Morawitz[3]), ferner Morawitz und Röhmer[4]) haben weitere Beweise für die Konstanz der Sauerstoffkapazität des Hämoglobins geliefert.

Darstellung von Oxyhämoglobin. Nach Offringa[5]): Der mit isotonischer Traubenzuckerlösung gewaschene Blutkörperchenbrei wird mit Infusorienerde zu einer teigigen Masse verrieben, diese in Watte eingepackt und mit der hydraulischen Presse ausgepreßt. Man läßt den dunkelgefärbten Preßsaft nach scharfem Zentrifugieren und Übergießen in frische Zentrifugierröhren bei —20° C gefrieren und zentrifugiert abermals bis zum Auftauen. Aus Pferdeblut setzt sich so eine reichliche Menge von Oxyhämoglobinkrystallen ab. Den Preßsaft von Schweineblutkörperchen muß man vor dem Gefrierenlassen im Vakuum oder durch einen Strom von nicht erwärmter trockener Luft bis zur Sirupdicke eindampfen. Reinigung: Umkrystallisieren aus möglichst wenig Wasser auf dieselbe Art.

Nach K. Haas[6]). Die zweimal mit 0,9proz. NaCl-Lösung ($t = +5°$) gewaschenen Blutkörperchen werden mit „Leitfähigkeitswasser" aufgerührt und mit reinem Äther ($^1/_5$ Vol.) zweimal umgeschwenkt. Die wässerige Lösung wird durch ein mit Wasser sorgfältig ausgewaschenes Filter gelassen und vom Äther durch einen mit H_2SO_4, Natronkalk und Baumwolle gereinigten Luftstrom befreit, auf 0° abgekühlt und mit 0,3 Vol. reinstem Alkohol unter Umrühren versetzt.

Die in einigen Tagen ausgeschiedenen Krystalle können auf der Nutsche an chlorfreien, gehärteten Filtern gesammelt und im Sonnenschein getrocknet werden. Umkrystallisierung: Lösen in möglichst wenig $^1/_{50}$ n-NH_3. Neutralisieren mit der berechneten Menge $^1/_{50}$ n-Essigsäure, sonst wie bei der ersten Darstellung.

S. 196, Zeile 9 von unten: „433" anstatt „483" zu lesen.

Physikalische und chemische Eigenschaften des Oxyhämoglobins: Die sechsseitigen Blättchen aus Pferdeblut sind Krystalle von Hämoglobin[7]). Spezifische elektrische Leitfähigkeit des Oxyhämoglobins in 3,5proz. wässeriger Lösung $= 9 \times 10^{-5}$ rec. Ohm, in 1,2proz. wässeriger Lösung $= 3,5 \times 10^{-5}$ rec. Ohm[8]).

Über osmotischen Druck s. bei Roaf[9]). Das gelöste Oxyhämoglobin erniedrigt die Oberflächenspannung des Wassers sowie des Serums. Diese Erniedrigung ist eine beinahe lineare Funktion der Konzentration[10]).

Absorptionsmaxima des Oxyhämoglobinspektrums nach photographischen resp. funkenspektrographischen Messungen von Heubner und Rosenberg[11]) resp. Henri und Wurmser[12]): Streifen α: $\lambda = 576,9\ \mu\mu$, „Zwischenband": $\lambda = 559,7\ \mu\mu$, Streifen β: $\lambda = 540,2\ \mu\mu$[11]), Streifen γ: $\lambda = 414,4\ \mu\mu$. Von $\lambda = 243,5\ \mu\mu$ an werden die äußersten ultravioletten Strahlen stark absorbiert[12]).

Im Gitterspektrum liegt der Streifen α bei $\lambda = 577,5\ \mu\mu$, der Streifen β bei $\lambda = 541,7\ \mu\mu$, der Streifen γ bei $\lambda = 413,4$—$414,0\ \mu\mu$ (Okularmessungen) resp. Streifen α bei $\lambda = 576,9\ \mu\mu$, Streifen β bei $\lambda = 542,4\ \mu\mu$ (spektrogrammetrische Bestimmungen)[13]).

---

1) W. Heubner u. H. Rosenberg, Biochem. Zeitschr. **38**, 345 [1911].
2) E. E. Butterfield, Zeitschr. f. physiol. Chemie **79**, 439 [1912].
3) J. Barcroft u. P. Morawitz, Journ. of Physiol. **36**, Proc. of the physiol. Soc. LVI [1908]; Deutsches Archiv f. klin. Medizin **93**, 223 [1908].
4) P. Morawitz u. W. Röhmer, Deutsches Archiv f. klin. Medizin **94**, 529 [1908].
5) J. Offringa, Biochem. Zeitschr. **28**, 106 [1910].
6) Briefliche Mitteilung von K. Haas.
7) W. Küster, Berichte d. Deutsch. chem. Gesellschaft **27**, 574 [1894]; Anm. 4.
8) G. N. Stewart, Proc. of the Roy. Soc., Serie B, **85**, 413 [1912].
9) H. E. Roaf, Quarterly Journ. of experim. Physiol. **3**, 75 [1910]; Centralbl. f. Biochemie u. Biophysik **10**, Ref. 1159.
10) H. Iscovesco, Compt. rend. de la Soc. de Biol. **70**, 11 [1911].
11) W. Heubner u. H. Rosenberg, Biochem. Zeitschr. **38**, 345 [1911]; Methodik: W. Heubner, Abderhaldens Handbuch der biochem. Arbeitsmethoden **6**, 435 [1912].
12) V. Henri u. R. Wurmser, Compt. rend. de la Soc. de Biol. **72**, 1039 [1912].
13) O. Schumm, Zeitschr. f. physiol. Chemie **83**, 1 [1912]. Methodik: Biochem. Zeitschr. **42**, 304 [1912].

Extinktionsverhältnis an der Schwärzung von photographischen Platten gemessen:

$$\frac{\varepsilon^{540,7}}{\varepsilon^{559,5}} = 1{,}672\,, \quad \frac{\varepsilon^{(557,8-561,3)}}{\varepsilon^{(574,9-576,6)}} = 0{,}606\,, \quad \frac{\varepsilon^{(509,9-513,3)}}{\varepsilon^{(539,0-542,4)}} = 0{,}359$$ [1])

(Die als Indexe angeführten Zahlen bedeuten die Wellenlängen der untersuchten Spektralgegend in $\mu\mu$.)

Bei der Sättigung von 1 g Hämoglobin mit Sauerstoff bei Atmosphärendruck werden 1,85 Cal. frei [2]).

Für das Verhältnis Fe : O_2 haben neuerdings R. A. Peters [3]) und J. Barcroft, T. H. Burn [4]) Beweise erbracht, die letzteren fanden mit Barcrofts Ferricyanidapparat die Sauerstoffkapazität des Blutes 401,8 ccm pro 1 g Fe (theoretisch 400,8). Die auf das Eisen bezogene Sauerstoffkapazität des Blutfarbstoffes ist bei allen Tierarten dieselbe und zeigt keine individuellen Schwankungen [3]).

Die Betrachtungen von Butterfield, wonach die Werte von A_0 resp. A_0' mit jedem Hüfnerschen Spektrophotometer zu bestimmen sind, werden von Letsche [5]) und von Reinbold [6]) bestätigt.

S. 198, Zeile 27 von unten: A_0 und A_0' sind verwechselt.

S. 198, „ 19 „ „ „Ville“ anstatt „Vile“ und „E. Derrien“ anstatt „R. Derrien“ zu lesen.

S. 198, Zeile 10 von unten: „140“ anstatt „40“ zu lesen.

Das Oxyhämoglobin wird in vitro durch Trypanosomen [7]), durch bakterienhaltige Macerate von Käse [8]) zu Hämoglobin reduziert. Die Reduktion durch Schwefelammon oder Mikroorganismen erfolgt in Gegenwart von Blutkatalase [9]), Milchserum, bakterienfreie Macerate von Käse, Malz, Hefe, Nährböden usw. [8]) leichter als in reinen Lösungen. Die aktivierende Substanz geht durch die Porzellanfilter [8]).

S. 199, Zeile 5 von unten: „[1899]“ anstatt „1889“ zu lesen.

Die Geschwindigkeit der Dissoziation des Oxyhämoglobins ist bei niedriger Temperatur geringer als bei der Körpertemperatur der Warmblüter. Verhältnis der Dissoziationsgeschwindigkeit einer salzfreien Oxyhämoglobinlösung bei 36° resp. 41°: $^1/_{1,7}$ [10]). Das Gleichgewicht $Hb + O_2 \rightleftarrows Hb_0$ wird dagegen durch die Temperatur sehr wenig verschoben [11]). Die Dissoziation wird durch die Gegenwart von Milchsäure befördert [12]). Die gleiche Wirkung der Kohlensäure ist bei niedriger Temperatur bedeutender als bei einer höheren [10]).

Die Bildung von Oxyhämoglobin und Sauerstoff kann bei großem Sauerstoffmangel durch die Anwesenheit von einer geringen Menge CO befördert werden [13]).

Die Dissoziationskurve des Oxyhämoglobins stellt stets rechtwinklige Hyperbel dar, sie ist aber im Blute von Mäusen von der des Menschenblutes verschieden. Es sollen auch individuelle Unterschiede bestehen [13]).

Die Dissoziationskurve des Oxyhämoglobins in Gegenwart von CO, hat eine ganz besondere Form, welche durch die Anwesenheit von Salzen oder Kohlensäure stark beeinflußt wird [13]).

Die Ursache dieser Erscheinung wird in einer hypothetischen Bildung von Aggregaten der Oxyhämoglobinmoleküle untereinander und mit den Kohlenoxydhämoglobinmolekeln gesucht [13]).

---

1) W. Heubner u. H. Rosenberg, Biochem. Zeitschr. **38**, 345 [1911].
2) J. Barcroft u. A. V. Hill, Journ. of Physiol. **39**, 411 [1910].
3) R. A. Peters, Journ. of Physiol. **44**, 131 [1912].
4) J. Barcroft u. T. H. Burn, Journ. of Physiol. **45**, 493 [1912].
5) E. Letsche, Zeitschr. f. physiol. Chemie **76**, 243 [1912].
6) B. v. Reinbold, Mathematikai és természettudományi Értesitö **31**, 489 [1914]; Zeitschr. f. physiol. Chemie **85**, 250 [1913].
7) W. Yorke u. R. W. Nauss, Ann. trop. med. and parasit. **5**, 199 [1911]; Centralbl. f. Biochemie u. Biophysik **12**, Ref. 1730 [1911].
8) J. Wolff, Compt. rend. de l'Acad. des Sc. **152**, 1332 [1911].
9) W. Ewald, Archiv f. d. ges. Physiol. **116**, 334 [1907].
10) J. Barcroft u. W. O. R. King, Journ. of Physiol. **39**, 374 [1909].
11) W. Manchot, Annalen d. Chemie u. Pharmazie **370**, 241 [1909].
12) J. Barcroft u. L. Orbeli, Journ. of Physiol. **41**, 354 [1911].
13) C. G. Douglas, T. S. Haldane u. J. B. S. Haldane, Journ. of Physiol. **44**, 275 [1912].

Temperaturkoeffizient bei der Hitzekoagulation in wässeriger Lösung bei einer dem normalen Blutfarbstoffgehalt des Blutes entsprechenden Konzentration: 1,4 [1]).

S. 201, Zeile 13 von unten: „2126" anstatt „226" zu lesen.

Gelöstes Oxyhämoglobin wird durch Adrenalin in vitro bei schwach alkalischer oder neutraler Reaktion und bei 37° C über Methämoglobin, reduziertem Hämoglobin, Hämochromogen, Hämatoporphyrin (?) in Bilirubin umgewandelt [2]). Durch abwechselnde Einwirkung von SH_2 und O_2 wird der Blutfarbstoff unter S-Aufnahme so geändert, daß man daraus weder Hämochromogen noch Hämin erhalten kann [3]).

Die Peroxydasewirkung des krystallisierten Oxyhämoglobins ist von der Wirkung der pflanzlichen Peroxydasen verschieden. Sie zeigt sich in $^1/_{20}$ n-Mononatriumphosphat- oder Dinatriumacetatlösung und wird durch Aufkochen der Lösung aufgehoben [4]). Die Geschwindigkeit der Sauerstoffübertragung ist bei 37—50° C gleich, bei 70° C wird sie bedeutend größer [5]).

Die katalytische Wirkung des Blutes wird auf den Eisengehalt des Blutfarbstoffs zurückgeführt. Sie wird durch Erhitzen des Blutes nicht vermindert [6]).

Isoelektrisch bei einer Acidität von $[H^{\cdot}] = 1,8 \times 10^{-7}$ [7]). Die isoelektrische Zone ist bei hohem Gesamtelektrolytgehalt breiter als bei niedrigem [5]). Beimengungen von anderen Kolloiden zur Hämoglobinlösung haben auf die Überführung keinen Einfluß [8]).

Quantitative Bestimmung des Oxyhämoglobins: ad b) Nach J. Plesch [9]) mit seinem Kolbenkeilhämoglobinometer unter Berücksichtigung der Sauerstoffkapazität des normalen Blutes. Die Werte werden auf den Blutfarbstoffgehalt des normalen Blutes als 100 bezogen. Der Wert 100 des Kolbenkeilhämoglobinometers ist ungefähr gleich 108% des Fleischl-Mieschersehen, 110% des Gowersschen, 93% des Sahlischen und 120% des Tallquistschen Hämometers.

S. 203, Zeile 17 von unten: „**12**, 349" anstatt „**49**, 472" zu lesen.
S. 203, „ 15 „ „ „132" anstatt „133" zu lesen.

ad d) Mit dem Colorimeter von Autenrieth und Koenigsberger [10]). Als Standardlösung dient eine künstliche Farbstofflösung. Der Apparat ist auf den normalen Blutfarbstoffgehalt des menschlichen Blutes geeicht.

Eichung des Sahlischen Hämometers: Bürker [11]).

ad e) Zur Spektrophotometrie. Verbesserungen am Hüfnerschen Spektrophotometer: Bürker [11]), v. Zeynek [12]). Bestimmung des Absorptionsverhältnisses: Letsche [13]), v. Reinbold [14]). Das Beersche Gesetz hat in weiten Grenzen völlige Gültigkeit [15]).

S. 204, Zeile 11 von unten: „[1896]" anstatt „1906" zu lesen.

g) Durch die Messung des durch Ferricyankali frei werdenden Sauerstoffs mit dem Differentialblutgasapparate von Barcroft und Roberts [16]).

h) In den Faeces nach O. Schumm durch Extraktion des mit Alkohol und Äther erschöpften Rückstandes mit Eisessig und Äther. Der extrahierte Farbstoff wird in Cyanhämo-

---

1) H. Hartridge, Journ. of Physiol. **44**, 34 [1912]. — Vgl. auch: H. Chick u. C. J. Martin, Journ. of Physiol. **40**, 404 [1910].
2) J. Parisot, Compt. rend. de l'Acad. des Sc. **153**, 1518 [1911].
3) R. v. Zeynek, XVII. internat. Physiologen-Kongreß in Groningen [1913].
4) J. Wolff u. E. de Stoecklin, Compt. rend. de l'Acad. des Sc. **151**, 483 [1910].
5) L. v. Liebermann u. F. Wiesner, Biochem. Zeitschr. **35**, 363 [1911].
6) G. Bertrand u. F. Rogozinski, Compt. rend. de l'Acad. des Sc. **152**, 148 [1911].
7) L. Michaelis u. D. Takahashi, Biochem. Zeitschr. **29**, 439 [1910].
8) L. Michaelis u. H. Davidsohn, Biochem. Zeitschr. **41**, 102 [1912].
9) J. Plesch, Münch. med. Wochenschr. **57**, 406 [1910].
10) W. Autenrieth u. Koenigsberger, Münch. med. Wochenschr. **57**, 1545 [1910]. — Fr. Samuely, Münch. med. Wochenschr. **57**, 1545 [1910].
11) K. Bürker, Münch. med. Wochenschr. **59**, 89 [1912].
12) R. v. Zeynek, Zeitschr. f. physiol. Chemie **84**, 207 [1913].
13) E. Letsche, Zeitschr. f. physiol. Chemie **76**, 243 [1912].
14) B. v. Reinbold, Mathematikai és természettudományi Ertesitö **31**, 489 [1914]; Zeitschr. f. Physiol. **85**, 250 [1913].
15) E. E. Butterfield, Zeitschr. f. physiol. Chemie **79**, 439 [1912].
16) J. Barcroft u. Ff. Roberts, Journ. of Physiol. **39**, 429 [1909]. — J. Barcroft u. H. L. Higgins, Journ. of Physiol. **42**, 512 [1911]. — M. Chiò, Accad. Med. Genova, Febr. **1911**; Centralbl. f. Biochemie u. Biophysik **12**, Ref. 1578 [1911].

chromogen übergeführt, seine Lösung auf ein bestimmtes Volumen gebracht und sein Absorptionsspektrum in einem Vergleichsspektroskop mit dem einer Cyanhämochromogenlösung von bekanntem Gehalte verglichen[1]).

S. 205, Zeile 11 von unten: „[1902]" anstatt „[1904]" zu lesen.

Physiologische Eigenschaften: H. Claude und M. Loyer beobachteten in hämorrhagischen Herden die Bildung eines schwarzbraunen, eines ockerfarbenen eisenhaltigen und eines krystallisierten, eisenfreien, gelben Pigmentes[2]).

Der nach Blutverlust intravenös, subcutan oder intraperitoneal injizierte Blutfarbstoff beschleunigt bei Kaninchen die Regeneration der Blutkörperchen[3]).

Die Ausscheidung des im Blute gelösten Blutfarbstoffes erfolgt ausschließlich in den gewundenen Kanälchen erster Ordnung und in den Henleschen Schleifen[4]).

E. d'Agostino schreibt dem Blutfarbstoff die Hauptrolle bei der Regulation der Reaktion des Blutes zu[5]).

S. 206, Zeile 5 von unten: „[1909]" anstatt „[1905]" zu lesen.

Kathämoglobin (Bd. VI, S. 207).

Vorkommen: Im Harn von vergifteten Kaninchen (Takayama). In der Flüssigkeit pseudomucinöser Cystome der Eierstöcke[6]).

Kohlenoxydhämoglobin (Bd. VI, S. 208).

(Siehe auch Seite 399.)

Bildung: Im nativen Blute verschiedener Tiere soll sich Kohlenoxydhämoglobin mit verschiedener Leichtigkeit bilden[7]). Andere Autoren haben in diesem Punkte keinen Unterschied zwischen verschiedenen Blutarten gefunden[8]).

Der Sättigungsgrad des Blutfarbstoffs mit CO ist von der Anwesenheit von Milchsäure, CO_2 sowie verschiedenen anderen Säuren und Salzen unabhängig, ebenso von der Verdünnung (Gegensatz zu Manchots Beobachtungen; Hauptwerk VI, S. 194), wird aber vom Licht, von der Temperatur und von der Art des Tieres beeinflußt[9]). Nach Manchot wird das Gleichgewicht $Hb + CO \rightleftarrows Hb_{co}$ durch Temperaturänderungen nur sehr wenig verschoben[10]). Bei gleichzeitiger Anwesenheit von Sauerstoff und Kohlenoxyd ist der Grad der Bildung von Kohlenoxydhämoglobin außer dem Partiardruck beider Gase auch von der Beleuchtung und von der Temperatur abhängig[11]). Bei der Anwesenheit von sehr wenig CO in einem Gasgemische wird die Bildung von Kohlenoxydhämoglobin durch die Anwesenheit von Sauerstoff begünstigt[11]).

S. 209, Zeile 3 von unten: „298" anstatt „306" zu lesen.

Physikalische und chemische Eigenschaften: Die Dissoziationskurve des Kohlenoxydhämoglobins stellt eine rechtwinklige Hyperbel dar, welche je nach der Art des Tieres und in geringerem Grade je nach den einzelnen Individuen derselben Art variieren soll[11]). Eine dem normalen Blutfarbstoffgehalt des Blutes entsprechend konzentrierte wässerige Lösung von Kohlenoxydhämoglobin koaguliert um 11° höher als eine Oxyhämoglobinlösung von derselben Konzentration. Temperaturkoeffizient 1,16 [12]).

---

1) O. Schumm, Mitteilungen aus den Hamburgischen Staatskrankenanstalten **12**, 191 [1911].
2) H. Claude u. M. Loyer, Compt. rend. de la Soc. de Biol. **70**, 840 [1911].
3) L. Heß u. P. Saxl, Deutsches Archiv f. klin. Medizin **108**, 180 [1912].
4) J. W. Miller, Frankfurter Zeitschr. f. Pathol. **11**, Heft 2/3 [1912]; Centralbl. f. Biochemie u. Biophysik **14**, Ref. 693 [1912].
5) E. d'Agostino, Archive intern. de Physiol. **11**, 38 [1911].
6) A. Cevidalli, Lo speriment **64**, 438; Centralbl. f. Biochemie u. Biophysik **11**, Ref. 3029 [1911].
7) A. Krogh, Skand. Archiv f. Physiol. **23**, 217 [1910].
8) Haldane u. Smith, Journ. of Physiol. **20**, 497 [1896]; **22**, 231 [1897].
9) H. Hartridge, Journ. of Physiol. **44**, 22 [1912].
10) W. Manchot, Annalen d. Chemie u. Pharmazie **370**, 241 [1909].
11) C. G. Douglas, T. S. Haldane u. J. B. S. Haldane, Journ. of Physiol. **44**, 275 [1912].
12) H. Hartridge, Journ. of Physiol. **44**, 34 [1912].

Es wird durch Erhitzen nicht in Kohlenoxydhämochromogen und Globin gespalten[1]), ebensowenig durch eine alkoholisch-alkalische $Na_2S_2O_4$-Lösung[2]).

Das Kohlenoxydhämoglobin wirkt als Peroxydase, und zwar in demselben Grade wie das Oxyhämoglobin. Diese Wirkung hängt mit dem Eisengehalte zusammen[3]).

Nachweis: Beim Versetzen einer Oxyhämoglobinlösung mit einem aus KOH, Wasser, Natriumhydrosulfat und Alkohol bestehendem Reagens und einigen Tropfen Pyridin spaltet sich Hämochromogen ab, während dies beim Kohlenoxydhämoglobin nicht der Fall ist[4]).

Quantitative Bestimmung neben Oxyhämoglobin: Auf Grund der Verschiebung des Bandes α des Oxyhämoglobins bei der sukzessiven Verdrängung des Sauerstoffs durch CO. Zur Methode gehört ein von Hartridge angegebener, empirisch geeichter Apparat[5]).

Stickoxydhämoglobin (Bd. VI, S. 212).

Physikalische und chemische Eigenschaften: Geht bei Zimmertemperatur, rascher bei 40—50° C in wässeriger Lösung in alkalisches Methämoglobin über[5]).

S. 212, Zeile 8 von oben: „2,685 ccm" anstatt „2,685 g" zu lesen.
S. 212, „ 16 „ unten: „469" anstatt „659" zu lesen.
S. 212, „ 6 „ „ „505" anstatt „503" zu lesen.

Cyanhämoglobin (Bd. VI, S. 213).

Physikalische und chemische Eigenschaften: Wirkt bei Luftabschluß als Peroxydase[3]). Beim Destillieren der reinen getrockneten Substanz mit 10proz. Schwefelsäure geht 0,155% CNH über[3]).

S. 213, Zeile 11 von unten: „111" anstatt „11" zu lesen.

Methämoglobin (Bd. VI, S. 215).

(Siehe auch Seite 400.)

Beweise für die Formel Hb—OH[6])[7]).

Vorkommen: Im Blute von Ratten bei epidemischer Methämoglobinämie[8]).

Bildung: Über den Einfluß der Temperatur auf die Methämoglobinbildung in steril aufbewahrten Oxyhämoglobinlösungen s. bei Ville und Derrien[9]).

Oxyhämoglobin wird durch Licht allein bei 0° nicht in Methämoglobin umgewandelt[10]), dagegen durch Radiumausstrahlung[11]).

Aus Oxyhämoglobin durch mit Wasserstoff bis zur beginnenden Blasenbildung beladenes Palladiumblech mit verschiedener Geschwindigkeit je nach der Art und Herkunft des Oxyhämoglobins[12]).

Durch Hydroxylamin, wobei dieses zu Stickstoff oxydiert wird. Zur Umwandlung von 1 Mol. Oxyhämoglobin in Methämoglobin sind nach Letsche[13]) 2 Mol. NH_2OH nötig.

---

1) F. Bardachzi, Zeitschr. f. physiol. Chemie **70**, 205 [1910].
2) F. Michel, Chem.-Ztg. **35**, 996 [1911]; Zentralbl. f. Biochemie u. Biophysik **12**, Ref. 1876 [1911].
3) G. Bertrand u. F. Rogozinski, Compt. rend. de l'Acad. des Sc. **152**, 148 [1911].
4) F. Michel, Chem.-Ztg. **35**, 996 [1911].
5) H. Hartridge, Journ. of Physiol. **44**, 1 [1912].
6) W. Heubner, Archiv f. experim. Pathol. u. Pharmakol. **72**, 241 [1913].
7) B. v. Reinbold, Mathematikai és természettudományi Értesitö **31**, 489 [1913]; Zeitschr. f. physiol. Chemie **85**, 250 [1913].
8) A. E. Boycott, Journ. of Pathol. and Bacteriol. **15**, 358 [1910]; Centralbl. f. Biochemie u. Biophysik **12**, Ref. 1984 [1911].
9) J. Ville u. E. Derrien, Compt. rend. de l'Acad. des Sc. **140**, 1549 [1905]. — E. Derrien, Thèse de Montpellier 1906. S. 17.
10) M. Piettre u. A. Vila, Compt. rend. de l'Acad. des Sc. **140**, 1060 [1905]. — E. Derrien, Thèse de Montpellier 1906.
11) V. Henri u. A. Mayer, Compt. rend. de la Soc. de Biol. **55**, 1412 [1903].
12) F. Hoppe-Seyler, Zeitschr. f. physiol. Chemie **2**, 151 [1878]; zit. nach E. Derrien, Thèse de Montpellier 1906.
13) E. Letsche, Zeitschr. f. physiol. Chemie **80**, 412 [1912].

Aus Hämoglobin durch Chinon oder Chinonimin als Oxydationsmittel. Aus Oxyhämoglobin durch Hydrochinon, wobei dieses durch den Sauerstoff des Oxyhämoglobins zu Chinon oxydiert wird und als solches wirkt[1]).

Aus dem Blutfarbstoff in vivo durch Phenylhydroxylamin[2]), p-Amidophenol[3]), o-Amidophenol[1]), p-Acetylamidophenol[3]), asymmetrischem m-Xylidin, 1, 3-Dimethylamino(2)-xylenol(5) (bei Katzen), Dichloranilin, Dichloracetanilid, Phenacetin, Trichloranilin, Trichloracetanilid, Resorcin (bei Katzen), Metaamidophenol (bei Katzen), Orthoform[1]).

Bei der Methämoglobinbildung aus Oxyhämoglobin durch Nitrite werden diese zu Nitraten oxydiert[4]). Letsches Befunde werden von Heubner[1]) folgend gedeutet:

$$2\,Hb = O_2 + 4\,NH_2OH = 2\,Hb - OH + N_2 + NO_3NH_4 + 3\,H_2O.$$

Die Chinoniminwirkung soll den folgenden Verlauf haben[1]).

$$2\,Hb + C_6H_4ONH + 2\,H_2O = 2\,Hb - OH + C_6H_4NH_2OH.$$

Bei der Bildung von Methämoglobin aus Oxyhämoglobin durch Ferricyankali reagiert 1 Mol. desselben mit 1 Mol. des Blutfarbstoffs. Es kann der Vorgang

$$Hb\langle {}^{O}_{O} + K_3FeCy_6 + H_2O = Hb - OH + K_3HFeCy_6 + O_2$$

angenommen werden[5]).

Die Wirkung des Hydrochinons scheint eine katalytische zu sein, die der Aminophenole beruht auf ihrer Oxydation zu Chinoniminen; sie wird im Körper von Kaninchen aufgehoben[2]).

S. 215, Zeile 6 von oben „$Hb\langle{}^{OH}_{OH}$ [2])[4])" anstatt „$Hb\langle{}^{OH}_{OH}$ [4])[5])" zu lesen.

S. 215, „ 14 „ „ „Aus Kohlenoxydhämoglobin unter Kohlenoxydentweichung durch Ferricyankali (A. Bertin-Sans u. J. Moitessier, Compt. rend. de l'Acad. des Sc. **113**, 210 [1891])" einzuschalten.

Darstellung: Eine konz. Lösung von Oxyhämoglobin wird mit Ferricyankali in geringem Überschuß versetzt und weiter so behandelt, wie bei der Krystallisierung des Oxyhämoglobins[6]).

Man versetzt nach Ville und Derrien die konz. Blutkörperchenlösung mit Ferricyankali, bis der Schaum braun wird, fällt mit der gleichen Menge gesättigter Ammonsulfatlösung, filtriert und läßt das Filtrat bei gewöhnlicher Temperatur stehen. Die ausgeschiedenen Methämoglobinkrystalle sind schwer vom Ammonsulfat zu befreien[7]).

Aus Blutprotein durch viermonatige Dialyse, bei der es sich allmählich ausscheidet[8]).

Nachweis: Die Bestimmung des Extinktionsverhältnisses $\left(\frac{\varepsilon'}{\varepsilon}\right)$ muß in schwach alkalischer Lösung vorgenommen werden.

Mikroskopischer Nachweis: Bei Methämoglobinämie kann man in den Leukocyten in vorsichtig fixierten und mit Methylenblau-Eosin resp. saurem Hämatoxylin-Eosin gefärbten Präparaten Methämoglobinkörnchen auffinden[9]).

Auf Zusatz von NaFl zu einer methämoglobinhaltigen Blutfarbstofflösung tritt bei $\lambda = 612\,\mu\mu$ ein sehr charakteristischer Streifen im Absorptionsspektrum auf[7]).

S. 216, Zeile 2 von oben: „Alloxan" zu streichen.
S. 216, „ 5 „ unten: „Falck" anstatt „Talck" zu lesen.

---

1) W. Heubner, Archiv f. experim. Pathol. u. Pharmakol. **72**, 241 [1913].
2) L. Lewin, Archiv f. experim. Pathol. u. Pharmakol. **35**, 401 [1895].
3) O. Hinsberg u. G. Treupel, Archiv f. experim. Pathol. u. Pharmakol. **33**, 216 [1894].
4) J. Barcroft u. F. Müller, Journ. of Physiol. **43**, Proc. of physiol. Soc. XX [1911].
5) B. v. Reinbold, Mathematikai és természettudományi Értesitö **31**, 489 [1913]; Zeitschr. f. physiol. Chemie **85**, 250 [1913].
6) G. Hüfner u. J. S. Otto, Zeitschr. f. physiol. Chemie **7**, 65 [1882].
7) E. Derrien, Thèse de Montpellier 1906.
8) F. Bottazzi, Atti della R. Accad. dei Lincei Roma [5] **22**, II, 141; Chem. Centralbl. **1913**, II, 1586.
9) G. Krönig, Sitzungsber. d. Kgl. preuß. Akad. **1900**, 539.

S. 217, Zeile 4 von unten: „1901 Suppl." anstatt „1901" zu lesen.
S. 217, „ 5 „ „ und Zeile 2 von unten: „E. Derrien" anstatt „R. Derrien" zu lesen.
S. 218, Zeile 7 von unten: „**19**, 435" anstatt „**19**, 354" zu lesen.
S. 218, „ 5 „ „ „Archiv f. d. ges. Physiol." anstatt „Archiv f. Anat. u. Physiol." zu lesen.
S. 218, Zeile 4 von unten: „**7**" anstatt „**75**" zu lesen.

Quantitative Bestimmung: Auf Grund des Unterschiedes, welcher sich zwischen der Sauerstoffkapazität der Blutfarbstofflösung und der vollen Färbekraft derselben nach völliger Umwandlung in Methämoglobin sich feststellen läßt[1]).

Physikalische und chemische Eigenschaften: Die von einigen Autoren im Grün und Gelb beobachteten Absorptionsstreifen in neutralen Lösungen sind durch Beimengungen von Oxyhämoglobin bedingt[2]). In Wasser gelöstes alkalisches Methämoglobin hat bei einer dem Farbstoffgehalt des normalen Blutes entsprechenden Konzentration einen höheren Temperaturkoeffizienten bei der Hitzekoagulation (1,93) als Oxyhämoglobin oder Kohlenoxydhämoglobin[3]).

Löslich in Alkalien sowie in Säuren, unlöslich in Neutralsalzlösungen. Koagulationspunkt 47—53°; der Unterschied dem Oxyhämoglobin gegenüber wird auf eine Polymerisation zurückgeführt[4]).

Elektronegatives Kolloid; nach Behandlung mit Säuren elektropositiv. In Lösung als Kaliumverbindung auffallend gut leitend[4]).

Die Viscosität einer Methämoglobinsuspension wird durch Säure- oder Alkalizusatz gesteigert, die Oberflächenspannung herabgesetzt[5]).

S. 219, Zeile 18 von unten: „E. Derrien" anstatt „R. Derrien" zu lesen.

Fluormethämoglobin.[6])

Bildung: Durch Behandeln einer Methämoglobinlösung mit einem Fluorid.

Darstellung: Es ist in gleicher Weise wie das Methämoglobin krystallinisch zu erhalten, die Krystalle sind aber nur in Gegenwart von überschüssigem Fluorid haltbar.

Physikalische und chemische Eigenschaften: In wässeriger Lösung granatrot, in durchfallendem Lichte grünlich. Absorptionsspektrum: scharfer Streifen bei $\lambda = 612\,\mu\mu$ (bande de Menzies), ferner ein verwischter Streifen zwischen C und F, dessen Mitte bei $\lambda = 494\,\mu\mu$ liegt. Leicht zersetzlich.

Oxyhämocyanin (Bd. VI, S. 221).

(Siehe auch S. 400.)

Das Oxyhämocyanin aus Limulusblut besitzt eine andere Zusammensetzung als dasselbe aus Oktopusblut, auf welches sich die meisten Angaben des Hauptwerkes beziehen. Es läßt sich nicht krystallinisch darstellen und wird aus seiner Lösung weder durch Dialyse noch durch Halbsättigung mit Magnesiumsulfat gefällt[7]).

Das Oxyhämocyanin aus dem Blute von Saepia, Eledone, Limulus, Palinurus und Homarus wird durch Dialyse mehr oder weniger vollständig, jedoch amorph, gefällt, das aus Helixblut wird nur unvollständig, jedoch krystallinisch, gefällt.

Das Oxyhämocyanin aus dem Blute von Saepia, Octopus und Eledone läßt sich nach dem Hopkinsschen Verfahren krystallisieren.

Das durch Dialyse gefällte Oxyhämocyanin ist in Gegenwart vom Elektrolyten sehr leicht löslich. Die Lösung des Oxyhämocyanins von Saepia oder Palinurus ist grünlichblau, die des

---

1) J. Barcroft u. F. Müller, Journ. of Physiol. **43**; Proc. of the physiol. Soc. XX [1911].
2) W. Heubner, Archiv f. experim. Pathol. u. Pharmakol. **72**, 241 [1913].
3) H. Hartridge, Journ. of Physiol. **44**, 34 [1912].
4) F. Bottazzi, Atti della R. Accad. dei Lincei Roma [5] **22**, II, 141 [1913]; Chem. Centralbl. **1913**, II, 1586.
5) F. Bottazzi, Atti della R. Accad. dei Lincei Roma [5] **22**, II, 263 [1913]; Chem. Centralbl. **1913**, II, 1876.
6) E. Derrien, Thèse de Montpellier 1906. S. 78.
7) C. L. Alsberg u. E. D. Clark, Journ. of biol. Chemistry **8**, 1 [1910]; Centralbl. f. Biochemie u. Biophysik **11**, 27 [1911].

Oxyhämocyanins aus Helixblut violettblau. Das ultraviolette Spektrum aller Oxyhämocyanine ist identisch[1]).

S. 222, Zeile 16 von unten: „Ser. 2, **46**, Nr. 11" anstatt „[2] **46**" zu lesen.
S. 224, „ 1 „ „ „II, 928" anstatt „I, 928" zu lesen.

Hämochromogen (Bd. VI, S. 225).

Zur Konstitution: Das Eisen ist nach Küster[2]) als Ferro-, nach Manchot[3]) als Ferri-Atom vorhanden. Die Konstitution des Kernes ist offenbar identisch mit der des Hämins und des Hämatins.

Bildung: Aus Oxyhämoglobin, oder Methämoglobin schon in der Kälte mit 5 proz. wässeriger Lauge, wahrscheinlich unter Mitwirkung reduzierender Substanzen, welche sich unter dem gleichen Einfluß aus dem Globin bilden[4]).

Aus Methämoglobin (wahrscheinlich auch Hämoglobin und Oxyhämoglobin) durch Phenylhydrazin[5]). Bei der Spaltung und Reduktion des Blutfarbstoffs mit einer alkoholisch-alkalischen Lösung von $Na_2S_2O_4$ [6]). Intermediär bei der Einwirkung von Adrenalin auf Oxyhämoglobin[7]).

Darstellung: Man behandelt die Teichmannschen Krystalle (Bd. VI, S. 235 des Hauptwerkes) mit einigen Tropfen 50 proz. Hydrazinhydratlösung. Diese wandeln sich unter Beibehaltung der ursprünglichen Form in Hämochromogen um[8]).

Man erwärmt Blutspuren am Objektträger mit dem Deckglas bedeckt gelinde mit einem aus 2 Teilen reinstem Pyridin und 1 Teil konz. wässeriger Hydrazinsulfatlösung bestehendem Reagens (Puppe)[9]).

Physikalische und chemische Eigenschaften: Das Hämochromogen krystallisiert ohne Pyridinzusatz selbst aus konz. Lösungen nicht. Es ist gegen Säuren bei Gegenwart von SO_2 ziemlich beständig, die Hämatoporphyrinbildung geht mit einer 5 proz. Säure am ausgiebigsten vor sich.

Das Hämochromogen läßt sich im luftverdünnten Raum bei erhöhter Temperatur trocknen. Das durch Hydrazinhydrat gebildete Hämochromogen besitzt einen anderen Farbenton als das durch Schwefelammon gebildete[4]).

Hämochromogenpyridin.

Bildung: Scheidet sich in mikroskopischen Präparaten bei saurer Reaktion in vom alkalischen Hämochromogenpyridin verschiedenen Formen aus[10]).

Physikalische und chemische Eigenschaften: Absorptionsspektrum mit dem das Hämochromogens identisch[11]). Die Verbindung läßt sich aus pyridinhaltigen wässerigen Lösungen durch Laugen- oder Salzzusatz aussalzen[12]).

α-Phyllohämochromogen.[13])

Dem Hämochromogen nahestehendes Reduktionsprodukt des α-Phyllohämins.

1) Ch. Dhéré, Compt. rend. de l'Acad. des Sc. **157**, 309 [1913].
2) W. Küster, Zeitschr. f. physiol. Chemie **69**, 165 [1910].
3) W. Manchot, Annalen d. Chemie u. Pharmazie **372**, 185 [1910]; Zeitschr. f. physiol. Chemie **70**, 230 [1910].
4) R. v. Zeynek, XVII. internat. Physiologen-Kongreß in Groningen [1913].
5) D. Mirto, Arch. d. Farmacol. sperim. **12**, 114; Centralbl. f. Biochemie u. Biophysik **12**, Ref. 2495 [1913].
6) Fr. Michel, Chem.-Ztg. **35**, 996 [1911].
7) J. Parisot, Compt. rend. de l'Acad. des Sc. **133**, 1518 [1911].
8) O. Leers, Ärztl. Sachverständiger-Ztg. **17**, 6 [1911].
9) Nippe, Deutsche med. Wochenschr. **1912**, 2222.
10) Lecha-Marzo u. Welsch, Arch. internat. de Méd. lèg. **3**, 127 [1912]. — L. Lattes, Arch. ital. de Biol. **43**, 444 [1913].
11) E. Kalmus, Zeitschr. f. physiol. Chemie **70**, 217 [1910].
12) R. v. Zeynek, Zeitschr. f. physiol. Chemie **70**, 224 [1910].
13) L. Marchlewski u. J. Robel, Berichte d. Deutsch. chem. Gesellschaft **45**, 816 [1912].

Hämatin (Bd. VI, S. 228).

(Komplexes Oxyferrisalz der Hämaterindicarbonsäure)[1].

Zur Konstitution: Die Stelle des Cl im Hämin wird im Hämatin durch ein OH eingenommen. Im übrigen s. beim Hämin.

Vorkommen: Im Blute von Menschen bei akuter Chromvergiftung[2]). Als „Malariapigment" in den roten Blutkörperchen und nach deren Zerfall frei im Blute bei Malaria[3]).

S. 228, Zeile 13 von unten: „J. Zaleski" anstatt „M. Nencki und J. Zaleski" zu lesen. Nach „[1904]": „**37**, 54 [1902]" einzuschalten.

S. 228, Zeile 12 von unten: „**40**, 2021 [1907]; Zeitschr. f. physiol. Chemie **66**, 166 [1910]" anstatt „**43**, 370 [1910]" zu lesen.

S. 228, Zeile 11 von unten: „205" anstatt „202" zu lesen.

S. 229 Zeile 9 von oben soll heißen: „Das Verdauungshämatin soll nach Zeynek[4]) dem ursprünglichen Zustande der chromophoren Gruppe des Blutfarbstoffs entsprechen. Küster[3]) bezeichnet es als α-Hämatin, während das durch Alkali aus Hämin gewonnene Hämatin ein polymerisiertes Produkt darstellt und von Küster als β-Hämatin bezeichnet wird.

Darstellung: Man kocht das Blut mit dem gleichen Volumen 40 proz. Natronlauge 3—5 Stunden auf freiem Feuer. Aus dem Filtrate scheidet sich beim Neutralisieren und Verdünnen auf das 8—10fache des angewandten Blutes ein reichlicher, dunkler Niederschlag aus, welcher neben anderen Produkten der Zersetzung des Blutes 10 bis 20% Hämatin enthält[5]). Das von Laidlaw aus Hämatoporphyrin dargestellte „Hämatin" steht zum Mesoporphyrin in Beziehung und ist als ein komplexes Hydroxyferrisalz desselben aufzufassen[6]).

Physiologische Eigenschaften: Intravenös injiziertes Hämatin beschleunigt bei Kaninchen die Regeneration der durch Blutung verlorenen Blutkörperchen und des Blutfarbstoffs[7]). Subcutan injiziertes Hämatin (alkalische Lösung von Hämin) führt beim Hunde zu einer Vermehrung der Gallenfarbstoffbildung[8]). Die Injektion verursacht Schüttelfrost und Temperaturerhöhung. Dieselben Erscheinungen sollen bei Malaria mit der Bildung dieses Körpers zusammenhängen[9]). Das injizierte Hämatin widersteht der verdauenden Wirkung der Gewebe energisch. Es entstehen daraus schließlich Produkte, welche mit den Oxydationsprodukten des Hämatins bei der Oxydation mit H_2O_2 identische Eigenschaften besitzen, vom Hämosiderin aber verschieden sind[10]). Mäusen gegenüber bei subcutaner Injektion (0,02—0,10 g Hämin in NaOH gelöst) photodynamisch unwirksam[11]).

S. 230, Zeile 1 u. 2 von unten: „**35**, 140 [1906]" anstatt „**34**, 505 [1905]" zu lesen.

S. 231, „ 9 von unten: „435" anstatt „354" zu lesen.

Physikalische und chemische Eigenschaften: Das Hämatin von Hamsik, welches nicht über Hämin dargestellt wurde, läßt sich leicht in Hämin überführen, was mit einem Hämatin, welches aus Hämin mit Alkali gewonnen wird, nicht der Fall ist[5]). Durch Dimethylsulfat läßt sich das Hämatin in stark alkalischer Lösung nicht methylieren; bei schwach alkalischer Reaktion werden 1—2 Methyle, bei saurer Reaktion 3 Methyle aufgenommen[1]).

Das Hämatin wird, mit 7% $KClO_3$ erwärmt, im Gegensatz zu Oxyhämoglobin nicht angegriffen[4]). Mit Oxalsäure im geschlossenen Rohre auf 120° erhitzt, wird Eisen abgespalten und ein in wässerigen Alkalien unlösliches, in alkoholischer Lauge lösliches Produkt gebildet[12]).

---

[1]) W. Küster (u. A. Greiner), Zeitschr. f. physiol. Chemie **86**, 185 [1913].
[2]) O. Schumm, Zeitschr. f. physiol. Chemie **80**, 1 [1912].
[3]) W. H. Brown, Journ. f. experim. Medizin **13**, 290 [1911]; Centralbl. f. Biochemie u. Biophysik **11**, Ref. 2707 [1900].
[4]) R. v. Zeynek, Zeitschr. f. physiol. Chemie **70**, 224 [1910].
[5]) A. Hamsik, Zeitschr. f. physiol. Chemie **80**, 34 [1912].
[6]) W. Küster (u. P. Deihle), Zeitschr. f. physiol. Chemie **86**, 51 [1913].
[7]) L. Heß u. P. Saxl, Deutsches Archiv f. klin. Medizin **108**, 180 [1912].
[8]) Th. Brugsch u. Yoshimoto, Zeitschr. f. experim. Pathol. u. Ther. **8**, 639 [1911].
[9]) W. H. Brown, Journ. f. experim. Medizin **15**, 580 [1912]; Centralbl. f. Biochemie u. Biophysik **13**, Ref. 2043 [1912].
[10]) W. H. Brown, Journ. f. experim. Medizin **14**, 612 [1911]; Centralbl. f. Biochemie u. Biophysik **13**, Ref. 1780 [1912].
[11]) Fr. Meyer-Betz, Deutsches Archiv f. klin. Medizin **112**, 476 [1913].
[12]) W. Küster, Zeitschr. f. physiol. Chemie **88**, 377 [1913].

Natrium- oder Kaliumsalz des Hämatins (Bd. VI, S. 232).

Physikalische und chemische Eigenschaften: Gibt bei der Dialyse 1 Atom Alkali an das Außenwasser ab[1]).

Monomethylhämatin.

Mol.-Gewicht: 647,2.

Zusammensetzung: 64,90% C, 5,45% H, 8,66% N, 8,63% Fe, 12,36% O; 4,64% CH_3.

$$C_{35}H_{35}O_5N_4Fe.$$

Darstellung: Man digeriert das schwerlösliche Monomethylhämin einen Tag mit 0,7 proz. Kaliumcarbonatlösung. Der ungelöst bleibende Teil wird mit Methylalkohol extrahiert, mit Wasser gewaschen und getrocknet[2]).

Man löst 1 g schwerlösliches Monomethylhämin in 4 ccm 5 proz. methylalkoholischer Natronlauge und 250 ccm Methylalkohol, filtriert, verdünnt und fällt mit Essigsäure[2]).

6 g Hämatin werden in 600 ccm 1,33 proz. KOH gelöst und mit 8 g Dimethylsulfat 1 Stunde bei Zimmertemperatur geschüttelt, dann mit einem kleinen Überschuß desselben Reagens bis zum völligen Ausfallen des Farbstoffes weiter geschüttelt; man sammelt den Niederschlag am Filter, wäscht mit verdünntem Methylalkohol und Wasser SO_4-frei und trocknet im Vakuum[3]).

Physikalische und chemische Eigenschaften: Es unterscheidet sich äußerlich nicht vom Hämatin. Löslich in schwefelsäurehaltigem Methylalkohol. Diese Lösung gibt mit Salzsäure eine chlorhaltige Fällung. Unlöslich in reinem Methylalkohol. Löslich in heißer, unlöslich in kalter 5 proz. Sodalösung[2]). Beim weiteren Methylieren mit Dimethylsulfat in saurer Lösung entsteht ein dreifach methyliertes Produkt[3]).

Dimethylhämatin.[2])

Darstellung: Man löst 1 g Dimethylhämin in 4 ccm 5 proz. methylalkoholischer Natronlauge und 250 ccm Methylalkohol, versetzt das Filtrat mit $^1/_2$ l Wasser und fällt den Farbstoff durch Ansäuern mit Essigsäure.

Physikalische und chemische Eigenschaften: Äußerlich wie das Hämatin. Unlöslich in heißer 5 proz. Sodalösung; löslich in 1 proz. NaOH beim Erwärmen.

Hämatindimethylester.[4])

Mol.-Gewicht: 649,2.

Zusammensetzung: 64,69% C, 5,75% H, 8,63% N, 8,60% Fe, 12,32% O; 4,63% CH_3.

$$C_{35}\,^{5)}\,H_{37}O_5N_4Fe.$$

Bildung: Aus dem Dimethylester des Hämins durch NaOH.

Darstellung: Man verreibt das Dimethylester des Hämins mit Alkohol und methylalkoholischer Kalilauge. Das Hämatinester krystallisiert aus seiner stark eingeengten Lösung.

Physikalische und chemische Eigenschaften: Metallisch glänzende, dunkle Prismen. Leicht löslich in Alkoholen, Äther, Aceton, Chloroform.

Mesohämatin-Kalium.[4])

Mol.Gewicht: 737,4.

Zusammensetzung: 53,70% C, 4,37% H, 7,60% N, 7,57% Fe, 15,91% K, 10,85% O.

$$C_{33}\,^{5)}\,H_{32}N_4O_5FeK_3.$$

Darstellung: 3 g Hämin werden in 100 g Pyridin und 50 ccm konz. methylalkoholischer Kalilauge gelöst und im Silbertiegel im Autoklaven während 4—4$^1/_2$ Stunden auf 220° erhitzt. Das abgekühlte Reaktionsprodukt wird mit Methylalkohol vermischt, das ungelöste auf einem Filter gesammelt und mit Alkohol gewaschen.

---

1) W. Küster, Berichte d. Deutsch. pharmaz. Gesellschaft **1911**, 506.
2) W. Küster, Zeitschr. f. physiol. Chemie **82**, 113 [1912].
3) W. Küster (u. P. Deihle), Zeitschr. f. physiol. Chemie **86**, 51 [1913].
4) R. Willstätter u. M. Fischer, Zeitschr. f. physiol. Chemie **87**, 423 [1913].
5) Siehe S. 343, Anm. 2.

Physikalische und chemische Eigenschaften: Schöne, lange, in durchfallendem Lichte rote, gerade abgeschnittene Prismen. Leicht löslich in Wasser, Methylalkohol; unlöslich in Äthylalkohol, Aceton, methylalkoholischem Kali, Pyridin.

Mesohämatindimethylester.[1])

Mol.-Gewicht: 675,2.
Zusammensetzung: 65,76% C, 5,82% H, 8,30% N, 8,27% Fe, 11,85% O; 4,45% CH_3.

$$C_{33}{}^{2)}\,H_{32}N_4FeOH(COOCH_3)_2.$$

Bildung: Aus Mesohämindimethylester durch Alkali.
Physikalische und chemische Eigenschaften: Löslich in Äther (gelbrot); beim Durchschütteln der ätherischen Lösung mit verdünnter Salzsäure entsteht Mesohämindimethylester.

Hämin (Chlorhämin) (Bd. VI, S. 234).

(S. auch S. 401.)

(Komplexes Chlorferrisalz der Hämaterindicarbonsäure)[3])[4]).

Mol.-Gewicht: Die direkten Bestimmungen von Fischer und Hahn[5]) sprechen für die einfache Molekulargröße.

Zur Konstitution: Die Molekel enthält nach Küster neben 2 Carboxylen 2 additionsfähige basische Stickstoffatome, welche mit den ersteren und der Chlorferrigruppe in wechselseitiger Beziehung stehen, so daß nur eine Carboxylgruppe selbständig bleibt. Das zweite Carboxyl bildet mit dem einen additionsfähigen Stickstoff eine betaïnartige Gruppe. Das zweite Stickstoffatom steht mit der Chlorferrigruppe in ähnlicher Beziehung, während das Chlor sowohl zum Eisen wie auch zum Stickstoff in Beziehungen steht. Es ergeben sich demnach folgende Zustände[4]):

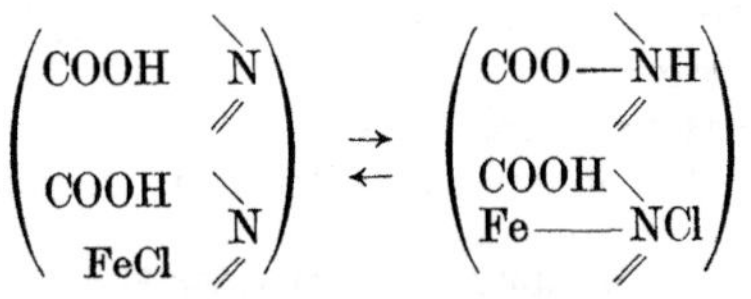

Dieser Auffassung soll die folgende hypothetische Konstitutionsformel Küsters entsprechen[6]):

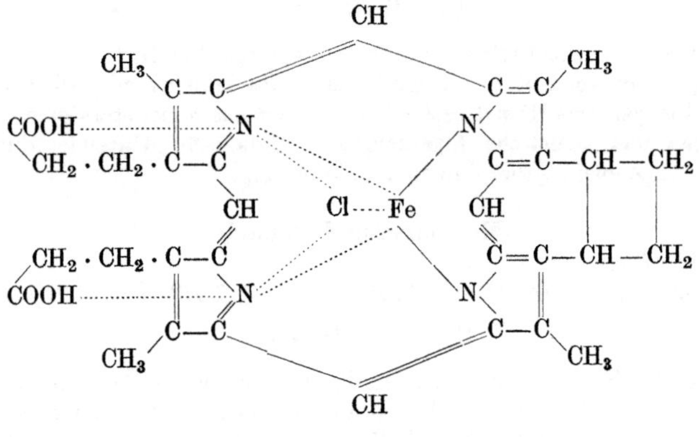

1) R. Willstätter u. M. Fischer, Zeitschr. f. physiol. Chemie **87**, 423 [1913].
2) Siehe S. 343, Anm. 2.
3) W. Küster (u. A. Greiner), Zeitschr. f. physiol. Chemie **86**, 185 [1913].
4) W. Küster, Berichte d. Deutsch. chem. Gesellschaft **45**, 1935 [1912].
5) H. Fischer u. A. Hahn, Berichte d. Deutsch. chem. Gesellschaft **45**, 2308 [1913].
6) W. Küster, Zeitschr. f. physiol. Chemie **82**, 463 [1912]. — Vgl. auch: W. Küster, Zeitschr. f. physiol. Chemie **82**, 113 [1912]. — W. Küster u. A. Greiner, Berichte d. Deutsch. chem. Gesellschaft **45**, 2503 [1912].

R. Willstätter u. M. Fischer[1]) stellten für das Hämin, welchem sie die Formel C_{33} [2]) $H_{32}O_4N_4FeCl$ (Zusammensetzung: 61,91% C, 5,04% H, 8,76% N, 8,73% Fe, 5,54% Cl, 10,01% O) zuschreiben, die folgende Konstitutionsformel auf:

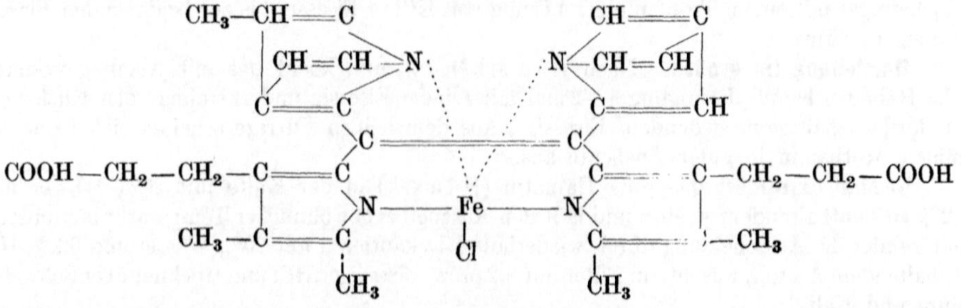

Piloty und Dormann nehmen in der Häminmolekel 2 Gruppen von folgender Konstitution an[3]):

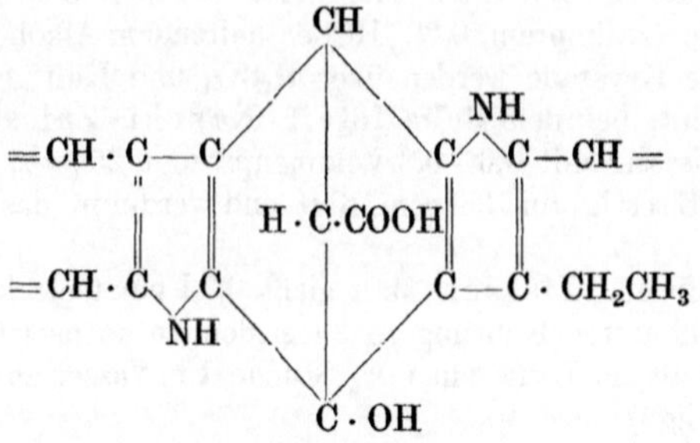

I

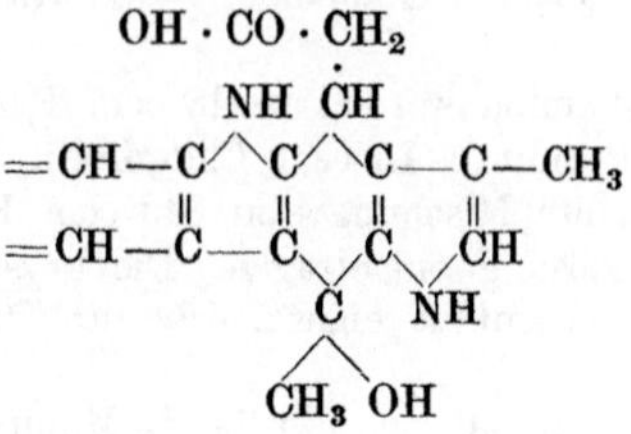

II

Fischer und Röse[4]) nehmen im Hämin nur 30 H-Atome an und schreiben ihm die folgende Konstitution zu:

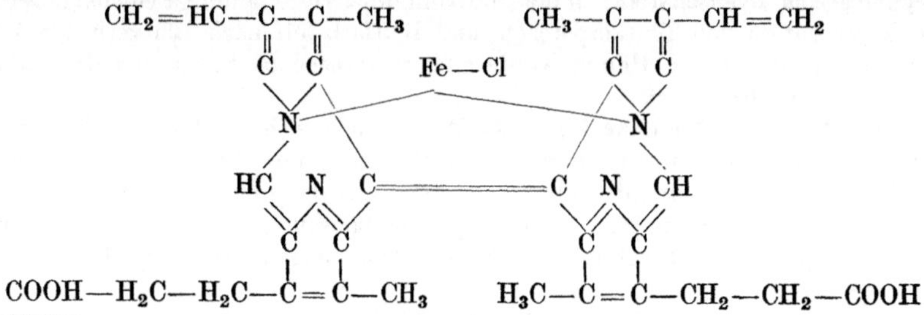

[1]) R. Willstätter u. M. Fischer, Zeitschr. f. physiol. Chemie 87, 423 [1913].

[2]) Die von Willstätter u. M. Fischer für das Hämin, Hämatin, Hämatoporphyrin aufgestellte neue Formel mit der Kohlenstoffzahl 33 ist nicht allgemein angenommen. (Vgl. W. Küster, Zeitschr. f. physiol. Chemie 88, 377 [1913].) Die alten Formeln der entsprechenden Verbindungen wurden darum hier nicht geändert. Die angegebenen Molekulargrößen und Zusammensetzungen beziehen sich gleichfalls auf die alte Formel mit 34 C. Die von Willstätter und M. Fischer zuerst beschriebenen Verbindungen aber haben auch hier die von diesen Autoren angegebenen Formeln beibehalten, ihre Zusammensetzung und Molekulargröße sind danach berechnet.

[3]) O. Piloty (u. E. Dormann), Annalen d. Chemie u. Pharmazie 388, 313 [1912].

[4]) H. Fischer u. H. Röse, Zeitschr. f. physiol. Chemie 89, 255 [1914].

S. 234, Zeile 16 von unten: anstatt „Dehydrohämatin" „Dehydrochloridhämin" zu lesen.
S. 234, Zeile 7 von unten: „165" anstatt „166" zu lesen.

Darstellung mikroskopischer Präparate: Nach Nippe[1]) soll man die Blutprobe auf dem Objektträger mit einem Tropfen einer Lösung von KCl in Eisessig bis zur beginnenden Blasenbildung erwärmen.

Darstellung im großen. Nach Hamsik[2]): a) Man kocht das mit Alkali gewonnene rohe Hämatin behufs Reinigung 1—2 mal mit reinem Eisessig und extrahiert den Rückstand mit kochsalzhaltigem, siedendem Eisessig. Aus dem heißen Filtrate scheidet sich beim Abkühlen Acethämin in guter Ausbeute aus.

b) Man extrahiert das rohe Hämatin (Hamsik) in der Kälte mit 20% Wasser und 0,2% HCl enthaltendem Aceton und läßt den Auszug bei gewöhnlicher Temperatur eindunsten. Man reinigt die Ausscheidung durch wiederholtes Dekantieren mit 70% Wasser und 0,2% HCl enthaltendem Aceton, wäscht am Filter mit 0,2 proz. wässeriger HCl und trocknet über Schwefelsäure und Kali.

c) Man erhitzt das rohe Hämatin (Hamsik) mit 0,2% HCl enthaltendem 90 proz. Alkohol bis zum beginnenden Sieden, filtriert rasch, läßt erkalten und reinigt die abgeschiedenen Krystalle mit stufenweise verdünntem, 0,2% HCl enthaltendem Alkohol, schließlich mit wässeriger 0,2 proz. HCl. Die Krystalle werden über H_2SO_4 und Kali getrocknet.

K. Haas[3]) empfiehlt, bei dem Schalfejeff-Nencki-Zaleskischem Verfahren den mit NaCl gesättigten Eisessig mit 0,6—0,8 Volumenprozent 25 proz. Salzsäure zu versetzen. Er verwendet 500 ccm Eisessig auf 250 ccm Blut und verdünnt das heiß filtrierte Gemisch mit 2 l Wasser.

Nach Willstätter und Fischer: Man gießt 0,7 l einer stark konz. Blutkörperchenlösung in dünnem Strahl unter Rührung in 2 l siedenden kochsalzhaltigen Eisessig, kocht noch 10 Minuten und gießt im Laufe einer $^1/_4$ Stunde 1 l Wasser zu. In einem Tage ist die Krystallisation vollständig[4]).

Verarbeitung von 150 l Blut in 3—4 Tagen s. bei Piloty und Eppinger[5]). Reinigung: Anreiben und Dekantieren mit 96 proz. Alkohol. Modifikation des Schalfejeffschen Verfahrens[6]).

Reinigung: 6 g des Rohhämins werden in 18 ccm Pyridin und 30 ccm Chloroform gelöst, filtriert, mit 1 ccm Pyridin + 15 ccm Chloroform nachgewaschen; das gesamte Filtrat in eine auf 110° erwärmte Mischung von 840 ccm Eisessig + 5 ccm 25 proz. HCl und 6 ccm gesättigte Kochsalzlösung eingetragen. Die krystallinische Ausscheidung wird in 24 Stunden abfiltriert[7]). Ochsenblut eignet sich zur Darstellung von Hämin besser als Pferdeblut[7]).

Man schüttelt 1 g Hämin mit 40 ccm Pyridin 15 Minuten, gießt die filtrierte Lösung in eine siedende Mischung von 150 ccm mit NaCl gesättigtem Eisessig und 0,5 ccm konz. Salzsäure, kocht noch einen Augenblick und läßt absitzen. Der Eisessig kann wiederholt verwendet werden[3]).

Physiologische Eigenschaften: In die Blutbahn injiziertes Hämin beschleunigt bei Kaninchen die Regeneration von Blutkörperchen und Blutfarbstoff nach Blutverlusten[8]). Nach subcutaner Einspritzung von Hämin wurde eine entsprechende Steigerung der Gallenfarbstoffausscheidung beobachtet[9]).

Physikalische und chemische Eigenschaften: Es läßt sich in stark alkalischer Lösung durch Dimethylsulfat nicht methylieren, nimmt aber bei saurer Reaktion 2 Methyle auf[10]). Es liefert bei der Reduktion mit Jodwasserstoffeisessig die folgenden sauren Reduktionsprodukte: Phonopyrrolcarbonsäure, Xanthopyrrolcarbonsäure, Isophonopyrrolcarbonsäure, eine sirupöse, nicht näher charakterisierte Säure, Phonopyrrolcarbonsäure d[11]).

---

1) Nippe, Deutsche med. Wochenschr. **1912**, 2222.
2) A. Hamsik, Zeitschr. f. physiol. Chemie **80**, 35 [1912].
3) Briefliche Mitteilung von K. Haas.
4) R. Willstätter u. M. Fischer, Zeitschr. f. physiol. Chemie **87**, 423 [1913].
5) O. Piloty u. P. Eppinger, Annalen d. Chemie u. Pharmazie **314** [1910].
6) R. Willstätter, Annalen d. Chemie u. Pharmazie **373**, 232 [1910].
7) W. Küster (u. P. Deihle), Zeitschr. f. physiol. Chemie **86**, 51 [1913].
8) L. Heß u. P. Saxl, Deutsches Archiv f. klin. Medizin **108**, 180 [1912].
9) Th. Brugsch u. Yoshimoto, Zeitschr. f. experim. Pathol. u. Ther. **8**, 639 [1911].
10) W. Küster (u. A. Greiner), Zeitschr. f. physiol. Chemie **86**, 158 [1913].
11) O. Piloty u. E. Dormann, Berichte d. Deutsch. chem. Gesellschaft **46**, 1002 [1913].

Bei der Reduktion mit Na-Amalgam unter Luftabschluß entsteht eine farblose Lösung, in welcher bei Luftzutritt ein hämatoporphyrinähnlicher, jedoch in konz. Säuren löslicher Körper sich bildet [1]).

Das Hämin wird durch Kaliummethylat bei 220° C in bezug auf die Basenfraktion vollkommen aufgespalten. Es entstehen reichlich Phyllopyrrol und spärlich Trimethylpyrrolpropionsäure. Mit Kaliumäthylat entsteht unter den gleichen Bedingungen Dimethyldiäthylpyrrol [2]).

Bei 200° entsteht durch Kaliummethylat ein eisenhaltiges Produkt, welches bei der Oxydation Methyläthylmaleinimid und Hämatinsäure liefert, bei der Behandlung mit Eisessigbromwasserstoff Mesoporphyrin gibt [2]).

Durch methylalkoholische Kalilauge oder Kaliumäthylat entsteht bei 225° im Autoklaven Mesohämin [3]).

Beim Stehen des trockenen Präparates ändert sich das Hämin insofern, als es bei der Behandlung mit Eisessigjodwasserstoff mehr „Nebenprodukt" liefert und neben den Ferriionen auch Ferroionen abspaltet [4]).

Monomethylhämin (Monomethyläther des Hämins).

Mol.-Gewicht: 665,6.

Zusammensetzung: 63,11% C, 5,13% H, 8,42% N, 8,39% Fe, 5,33% Cl, 9,62% O; 2,26% CH_3.

$$C_{34}H_{31}(OCH_3)O_3N_4FeCl$$ [5]).

Darstellung: Man verarbeitet das Blut nach Mörner (Bd. VI, S. 336 des Hauptwerkes), jedoch mit 90 proz. Methylalkohol anstatt des Äthylalkohols. Ausbeute 2,6—4,6 g an Rohprodukt pro 1 l Blut [6]).

Reinigung: Das schwefel- und salzsäurefrei gewaschene und getrocknete Produkt wird mit Petroläther, Benzol und Chloroform extrahiert. Der Rückstand besteht aus Monomethylhämin, welches durch Erschöpfung mit siedendem Methylalkohol in einen in diesem Mittel leicht löslichen und einen schwer löslichen Teil getrennt wird [6]).

Physikalische und chemische Eigenschaften: Beide Anteile werden durch mehr als 3 Mol. 1 proz. Natronlauge bei Zimmertemperatur verseift und durch methylalkoholische Lauge in ein entsprechendes Hämatin umgewandelt. Durch Anilin wird das Chlor vollständig herausgeholt.

Das schwerlösliche Produkt löst sich in 5 proz. Sodalösung in der Kälte nicht, verliert aber das Chlor und liefert ein Monomethylhämatin. Löslich in heißer 5 proz. Sodalösung. In kalter, 1 proz. NaOH erfolgt teilweise Verseifung und Austreten des Chlors. Löslich in Methyläthylketon, aus welchem es in an Hämin erinnernden, großen, braunen Rhomboedern krystallisiert.

Das leichtlösliche Produkt löst sich schwer in kalter, 0,7 proz. Sodalösung, gibt aber sein Chlor auch dem 5 proz. nicht völlig ab. Es wird aus der methylalkoholischen Lösung durch verdünnte Salzsäure, aus der methyläthylketonischen Lösung durch Wasser gefällt [6]).

Beim Behandeln mit flüssigem Bromwasserstoff bei gewöhnlicher Temperatur in geschlossenem Rohre, wird das Eisen glatt abgegeben [7]).

Bei der Aufspaltung mit Kaliummethylat entsteht Phyllopyrrol neben etwas Trimethylpyrrolpropionsäure. Bei der Aufspaltung mit Kaliumäthylat entsteht Dimethyläthylpyrrol [2]).

Dimethylhämin [Dimethyläther des Hämins (Bd. VI, S. 238)].

Es sollen folgende Anfangs- und Endzustände existieren [8]):

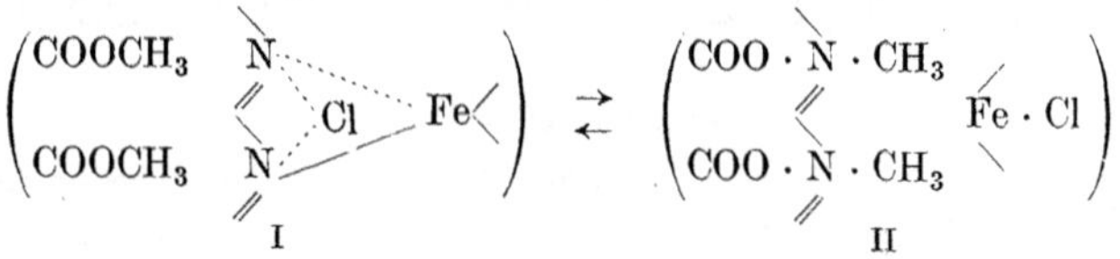

1) H. Fischer, Zeitschr. f. physiol. Chemie **73**, 204 [1911].
2) H. Fischer u. H. Röse, Zeitschr. f. physiol. Chemie **87**, 38 [1913].
3) H. Fischer u. H. Röse, Zeitschr. f. physiol. Chemie **88**, 9 [1913].
4) W. Küster, Zeitschr. f. physiol. Chemie **86**, 51 [1913].
5) Oder $C_{34}H_{33}(OCH_3)O_3N_4FeCl$.
6) W. Küster, Zeitschr. f. physiol. Chemie **82**, 113 [1912].
7) R. Willstätter u. M. Fischer, Zeitschr. f. physiol. Chemie **87**, 423 [1913].
8) W. Küster, Berichte d. Deutsch. chem. Gesellschaft **45**, 1935 [1912].

Die Formel I soll der benzollöslichen, die Formel II der chloroformlöslichen Modifikation entsprechen[1]).

Darstellung: 5 g Hämin werden in 50 ccm Methylalkohol + 1,8 g KOH gelöst, filtriert und die Lösung allmählich mit 4 g Dimethylsulfat versetzt. Man fällt das Reaktionsprodukt nach Ablauf der heftigen Reaktion in der Siedehitze mit Salzsäure[2]).

Physikalische und chemische Eigenschaften: Kleine, spitze Nadeln (aus Benzol). Leicht löslich in Chloroform, Aceton[3]) und Eisessig[2]). Der Körper ist in zwei Modifikationen, nämlich in Benzol leicht löslicher und in Benzol schwer löslicher Modifikation bekannt. Die erstere Form geht durch Lösen in Benzol und Abdampfen des Lösungsmittels in die zweite Form über. Diese kann wieder durch Auflösen in Chloroform in die erste Modifikation umgewandelt werden[1]). Eine ähnliche Umwandlung findet beim Eindampfen der acetonischen Lösung statt[3]).

Löslich in 40 Teilen 96proz. Essigsäure beim Erwärmen, krystallisiert beim Abkühlen. Unlöslich in heißer 5proz. Soda[4]). Durch 1proz. NaOH findet Chlorabspaltung und Verseifung statt. Die beiden Modifikationen zersetzen sich mit verschiedener Leichtigkeit.

Die in Benzol schwer lösliche Modifikation läßt sich durch Hydrazin leicht zu Hämochromogen reduzieren. Die Lösung in Chloroform gibt beim Schütteln mit Wasser diesem reichlich, die in Benzol nur in Spuren Chlorionen ab[1]). 1 Mol. liefert bei der Oxydation 2 Mol. Methylester der Hämatinsäure $C_8H_9NO_4$ [2]). Eine $KMnO_4$-Lösung wird beim Schütteln mit benzolischer Dimethylhäminlösung entfärbt[3]). Das Chlor wird durch Anilin oder Ammoniak entzogen[3]).

Beim Erhitzen mit 25proz. HCl auf 115° in Gegenwart von JH wird das Eisen unter Bildung einer CH_3-, Cl- und J-haltigen Substanz abgespalten[5]).

Dimethylester des Hämins.

Darstellung: Aus Hämin, wie die des Dimethylesters des Mesohämins[6]).

Bei anhaltendem Erwärmen mit 25proz. HCl auf 115° in Gegenwart von JH wird unter Bildung eines Cl- und J-haltigen Körpers Eisen abgespalten[5]).

S. 239, Zeile 10 von unten: „2960" anstatt „2860" zu lesen.

Anlagerungsprodukt von Methylchlorid an Dimethylhämin.[1])

Mol.-Gewicht: 730 (?).

Zusammensetzung: 60,81% C, 5,38% H, 7,68% N, 7,65% Fe, 9,71% Cl, 8,77% O (?).

$$C_{37}H_{39}O_4N_4FeCl_2 \ (?).$$

Bildung: Bei der Methylierung von Acethämin und bei der Umscheidung methylierter Rohhämine mit Hilfe von Methylalkohol und Salzsäure, als Nebenprodukt.

Physikalische und chemische Eigenschaften: Nicht krystallinisch. Sehr leicht löslich in Methylalkohol, Benzol und anderen organischen Lösungsmitteln. Es wird durch Petroläther gefällt. Es addiert 2 Atome Br, und zwar in demjenigen Teile der Molekel, welcher keine Hämatinsäure liefert. Schmilzt unscharf bei 154—160°.

Dimethylhämindibromid.[3])

Mol.-Gewicht: 839,5.

Zusammensetzung: 51,46% C, 4,32% H, 6,68% N, 6,65% Fe, 4,23% Cl, 19,04% Br, 7,62% O; 5,37% CH_3.

$$C_{36}H_{36}O_4N_4FeClBr_2.$$

Darstellung: 5 g Dimethylhämin werden in 250 ccm siedendem Eisessig gelöst und unter Turbinieren mit 2,5 g in Eisessig gelöstem Brom versetzt. Der am Filter gesammelte Niederschlag wird zuerst mit Eisessig, dann mit Wasser gewaschen, auf Ton gestrichen und im Vakuum getrocknet.

---

1) W. Küster, Berichte d. Deutsch. chem. Gesellschaft **45**, 1935 [1912].
2) W. Küster, Berichte d. Deutsch. chem. Gesellschaft **45**, 2503 [1912].
3) W. Küster (u. A. Greiner), Zeitschr. f. physiol. Chemie **86**, 185 [1913].
4) W. Küster, Zeitschr. f. physiol. Chemie **82**, 113 [1912].
5) W. Küster, Zeitschr. f. physiol. Chemie **88**, 377 [1913].
6) R. Willstätter u. M. Fischer, Zeitschr. f. physiol. Chemie **87**, 423 [1913].

Physikalische und chemische Eigenschaften: Amorph, schwarzbraun. Leicht löslich in Chloroform, unlöslich in Benzol. Das Brom wird durch Alkalien sowie durch Zinkstaub und Eisessig leicht abgespalten. Bei der Oxydation werden 2 Mol. Hämatinsäure und ein ätherlöslicher bromhaltiger Körper geliefert.

Bromhaltiges Oxydationsprodukt des Dimethylhämindibromids.[1])

Darstellung: Oxydation durch Chromsäure, Ausäthern der alkalisierten Lösung, Verdunsten der ätherischen Lösung. Reinigung: Sublimieren.

Physikalische und chemische Eigenschaften: Bis zu 5 mm lange, spitze Nadeln. Br-haltig, N-haltig. Das N wird an 10% H_2SO_4 als NH_3 abgegeben. Leicht löslich in Äther. Schmelzp. 148—154°.

Dihydrodimetoxyhämin.[2])

Mol.Gewicht: 715,7.

Zusammensetzung: 60,37% C, 5,63% H, 7,83% N, 7,80% Fe, 4,95% Cl, 13,42% O.

$$C_{34}H_{34}(OCH_3)_2O_4N_4FeCl.$$

Vorkommen: Unter den Produkten, welche aus dem „Zwischenprodukt" bei der Hämatoporphyrindarstellung aus Hämin durch Eisessigbromwasserstoff durch die Einwirkung von Methylalkohol entstehen.

Bildung: Entweder aus einem hypothetischen Körper, der aus Hämin durch Anlagerung von HBr entsteht, im Sinne der Gleichung

$$C_{34}H_{34}Br_2O_4N_4FeCl + 2\,CH_3OH = C_{34}H_{34}(OCH_3)_2O_4N_4FeCl + 2\,HBr.$$

oder durch nachträgliche Einlagerung der Chlorferrigruppe in das Hämatoporphyrin.

Dehydrochloridhämin (Bd. VI, S. 239).

(Komplexes Ferrisalz der Hämaterindicarbonsäure.)[1])

Physikalische und chemische Eigenschaften: Leicht löslich in schwefelsäurehaltigem Methylalkohol[3]).

Dehydrochloridmonomethylhämin.[3])

Mol.-Gewicht: 629,1 resp. 647,2.

Zusammensetzung: I. 66,76% C, 5,28% H, 8,91% N, 8,88% Fe, 10,17% O; 2,39% CH_3. II. 64,89% C, 5,45% H, 8,66 % N, 8,63% Fe, 12,37% O; 2,32% CH_3.

I. $C_{34}H_{30}(OCH_3)O_3N_4Fe$; II. $C_{34}H_{32}(OCH_3)O_4N_4Fe$.

Zur Konstitution: Das Fe ist mit einer seiner Wertigkeiten an ein Carboxylrest gebunden[1]).

Darstellung: Man behandelt das nach Mörner, jedoch mit Methylalkohol dargestellte „Hämin" mit Anilin, wie bei der Darstellung des Dehydrochloridhämins (s. Hauptwerk Bd. VI, 240) und extrahiert das Produkt ausgiebig mit Äther und Aceton. Aus dem „schwerlöslichen" Methylhämin entsteht ein Dehydrochloridmonomethylhämin von der Zusammensetzung II.

Durch Methylieren von Dehydrochloridhämin in alkalischer Lösung mit Dimethylsulfat entsteht ein Dehydrochloridmonomethylhämin von der Zusammensetzung I.[1])

Physikalische und chemische Eigenschaften: Fast schwarzes Pulver. Löslich in schwefelsäurehaltigem Methylalkohol. Es wird aus seiner siedenden Lösung durch Salzsäure unter Salzsäureaufnahme gefällt. Die aufgenommene Menge HCl ist jedoch geringer als die zur Umwandlung in Monomethylhämin nötige. Es wird durch heiße 1 proz. NaOH zersetzt, durch heiße Sodalösung aber nicht angegriffen[3]). Der aus Dehydrochloridhämin dargestellte Körper (von der Formel I) ist in heißer Sodalösung oder in kalter NaOH löslich[1]).

---

[1]) W. Küster (u. A. Greiner), Zeitschr. f. physiol. Chemie **86**, 185 [1913].
[2]) W. Küster (u. P. Deihle), Zeitschr. f. physiol. Chemie **86**, 51 [1913].
[3]) W. Küster, Zeitschr. f. physiol. Chemie **82**, 113 [1912].

Dehydrochloriddimethylhämin I.[1][2]

Mol.-Gewicht: 643,2.

Zusammensetzung: 67,17% C, 5,49% H, 8,71% N, 8,68% Fe, 9,95% O; 4,67% CH_3.

$C_{36}H_{35}O_4N_4Fe$.

Darstellung: Dimethylhämin wird mit Anilin behandelt, wie bei der Darstellung des Dehydrochloridhämins, und das Produkt mit Äther extrahiert.

Physikalische und chemische Eigenschaften: Löslich in Chloroform, Aceton, Methyläthylketon, Eisessig, schwefelsäurehaltigem Methylalkohol; unlöslich in Äther. Es läßt sich in schwefelsaurer, methylalkoholischer Lösung durch BrH in eine häminähnliche Substanz überführen, welche sich in büschelförmig angeordneten Nadeln, wetzsteinförmigen Gebilden ausscheidet, in Chloroform, Aceton, Benzol löslich ist, sich aus Eisessig umkrystallisieren läßt, durch NaOH, nicht aber durch Soda angegriffen wird und mit Anilin behandelt das ätherunlösliche Dehydrochloriddimethylhämin I regeneriert.

Dehydrochloriddimethylhämin II.

Mol.-Gewicht: 661,2.

Zusammensetzung: 65,33% C, 5,64% H, 8,48% N, 8,45% Fe, 12,10% O; 4,54% CH_3.

$C_{36}H_{37}O_5N_4Fe$.

Darstellung: Wie die des Produktes I. Der Körper wird durch Eindampfen des vom Anilin befreiten Ätherextraktes gewonnen.

Physikalische und chemische Eigenschaften: Wie die des Produktes I, nur löslich auch in Äther. Der häminartige Körper, welcher auch aus diesem auf dieselbe Weise entsteht, scheidet sich in schwalbenschwanzförmigen Zwillingsprismen aus. Löslichkeitsverhältnisse dieselben wie des Produktes I. Mit Anilin wird das ätherlösliche Dehydrochloriddimethylhämin II regeneriert[2].

Phyllohämin (α, β).[3]

Zwei dem Hämin durchaus ähnliche Körper, welche aus den Phylloporphyrinen α resp. β durch Anlagerung von Eisen und Chlor in ähnlicher Weise entstehen, wie Zaleskis synthetisches Hämin (Mesohämin) aus Mesoporphyrin.

S. 242, Zeile 14 von unten: „**42**, 3253“ anstatt „**43**, 3254“ zu lesen.
S. 242, „ 4 „ „ „423“ anstatt „433“ zu lesen.
S. 242, „ 4 „ „ „Schultze“ anstatt „Schulze“ zu lesen.

Mesohämin (Hydrogenisiertes Hämin) (Bd. VI, S. 241).

(Komplexes Ferrisalz des Mesoporphyrins.)

Mol.-Gewicht: 655,6[4].

Zusammensetzung: 62,23% C, 5,53% H, 8,55% N, 8,52% Fe, 5,41% Cl, 9,76% O.

$C_{34}H_{36}O_4N_4FeCl$[5].

Bildung: Aus Hämin durch Einwirkung von methylalkoholischer Kalilauge oder Kaliumäthylat bei 225° im Autoklaven[5].

Darstellung: 3 g Hämin werden in 100 ccm Pyridin gelöst, in 50 ccm konz. methylalkoholische Kalilauge eingetragen, gründlich verrührt und im Silbertiegel im Autoklaven 4—4$^1/_2$ Stunden auf 200° erhitzt. Die erkaltete Masse wird in Wasser gelöst und das Mesohämin durch Ansäuern gefällt. Reinigung: Auflösen in siedendem Methylalkohol, Fällen mit Wasser oder Kochsalzlösung. Nach wiederholtem Umfällen Lösen in heißem Eisessig (50 ccm)

---

[1]) W. Küster, Zeitschr. f. physiol. Chemie **82**, 113 [1912].

[2]) W. Küster (u. A. Greiner), Zeitschr. f. physiol. Chemie **86**, 185 [1913].

[3]) L. Marchlewski, Biochem. Zeitschr. **3**, 320 [1907]. — L. Marchlewski u. F. Robel, Biochem. Zeitschr. **34**, 275 [1911]; **45**, 816 [1912].

[4]) Die direkte Bestimmung von H. Fischer u. A. Hahn (Berichte d. Deutsch. chem. Gesellschaft **46**, 2308 [1913]) ergab 655.

[5]) H. Fischer u. H. Röse, Zeitschr. f. physiol. Chemie **88**, 9 [1913].

und Fällen mit 2 ccm Salzsäure. Umkrystallisieren aus siedendem, kochsalzhaltigem Eisessig oder durch Auflösen in Pyridin und Eintragen in warmen kochsalzhaltigen Eisessig.

Physikalische und chemische Eigenschaften: Häminähnliche, glänzende Prismen oder sehr dünne, in der Durchsicht gelbbraune Blättchen. Mäßig löslich in Aceton, Methylalkohol; kaum löslich in Chloroform, Alkohol; unlöslich in Wasser; löslich in Schwefelsäure (rein rot). Mit Bromwasserstoffeisessig entsteht ein mit Hämatoporphyrin nicht identisches Porphyrin [1]).

Mit 10% HCl auf 120° erhitzt, wird das Eisen nur spurenweise abgespalten [2]).

Mesohämindimethylester. [1])

Mol.-Gewicht: 693,6.

Zusammensetzung: 64,01% C, 5,52% H, 8,08% N, 8,05% Fe, 5,11% Cl, 9,23% O; 4,33% CH_3.

$$C_{33}\,^{3)}H_{32}N_4FeCl(COOCH_3)_2.$$

Darstellung: Die warme Lösung von 2,8 g Mesohämin in 2,5 l Methylalkohol wird mit 1 l konz. Salzsäure versetzt. In einigen Stunden erfolgt die Krystallisation. Die Krystalle werden mit salzsäurehaltigem, dann mit wenig reinem Methylalkohol gewaschen.

Physikalische und chemische Eigenschaften: Metallglänzende, braune Nadeln. Leicht löslich in warmem Methylalkohol, Äthylalkohol, Aceton, Chloroform, Pyridin. Schwer löslich in kaltem Methylalkohol, Äthylalkohol. Unlöslich in Äther. Durch Alkali entsteht Mesohämatindimethylester.

Dehydrochloridmesohämin. [2])

Bildung: Aus Mesohämin durch Anilin.

Physikalische und chemische Eigenschaften: Mit 10 proz. Salzsäure auf 120° erhitzt, wird das Eisen nur spurenweise abgespalten. Mit 25 proz. Salzsäure entsteht Mesoporphyrin.

Pentachlorid des Hämatins. [1])

Mol.-Gewicht: 785,5.

Zusammensetzung: 50,40% C, 4,62% H, 7,14% N, 7,11% Fe, 22,58% Cl, 8,15% O.

$$C_{33}\,^{3)}H_{36}O_4N_4FeCl_5.$$

Bildung: Aus Hämin durch flüssige, wasserfreie Chlorwasserstoffsäure bei sehr niedriger Temperatur.

Darstellung: Man gießt verflüssigte wasserfreie Chlorwasserstoffsäure zu Hämin und läßt das HCl rasch verdunsten.

Physikalische und chemische Eigenschaften: Spröd, hygroskopisch, glänzend violett. Es setzt sich mit Methylalkohol zu einem Dimethylderivat um, welches aus Äther in glänzenden, braunen, rhombenförmigen Blättchen krystallisiert. Das Eisen wird durch flüssigen Bromwasserstoff, ferner durch Eisessig-Bromwasserstoff abgespalten.

Hexachlorid des Hämatins (?). [1])

Mol.-Gewicht: 821,9.

Zusammensetzung: 48,18% C, 4,54% H, 6,82% N, 6,79% Fe, 25,89% Cl, 7,78% O.

$$C_{33}\,^{3)}H_{37}O_4N_4FeCl_6.$$

Darstellung: Man beschickt 5 g Hämin mit etwa 10 g wasserfreiem, flüssigem Chlorwasserstoff im Einschlußrohre unter Kühlung mit flüssiger Luft, schmilzt das Rohr zu und läßt einen Tag bei Zimmertemperatur stehen. Man öffnet das mit Kohlensäureäther, dann mit flüssiger Luft gekühlte Rohr vorsichtig, läßt die Säure verdunsten und reinigt den Rückstand durch Lösen in Aceton und Fällen mit Äther.

Physikalische und chemische Eigenschaften: Metallglänzend, blätterig, violett. Frisch gefällt hellrote Flocken. Durch verdünnte Salzsäure hydrolytisch spaltbar. Das Eisen wird durch Eisessigbromwasserstoff oder flüssigen Bromwasserstoff abgespalten.

---

[1]) R. Willstätter u. M. Fischer, Zeitschr. f. physiol. Chemie 87, 423 [1913].

[2]) W. Küster, Zeitschr. f. physiol. Chemie 88, 377 [1913].

[3]) Siehe S. 343, Anm. 2.

Bromhämin (Bd. VI, S. 241).

(Siehe auch S. 401.)

(Komplexes Bromferrisalz der Hämaterindicarbonsäure.)[1]

Bromhämindihydrobromid.[2]

Mol.-Gewicht: 845,9.

Zusammensetzung: 46,81% C, 4,05% H, 6,63% N, 6,60% Fe, 28,34% Br, 7,57% O.

C_{33}[3]$H_{34}O_4N_4FeBr_3$.

Bildung: Aus Hämin durch Addition von Brom und Umwandlung der Gruppe >FeCl in >FeBr.

Darstellung: Man schüttelt 5 g Hämin mit 200 g Bromwasserstoffsäure (spez. Gewicht 1,78) 1 Stunde und läßt über Nacht stehen. Das ungelöste Hämin wandelt sich in das Dihydrobromid um. Man verdünnt die Flüssigkeit mit Eisessig, filtriert, wäscht den Filterrückstand mit Eisessig und trocknet über Ätzkali.

Physikalische und chemische Eigenschaften: Lebhaft glänzende, schwarzblaue, große, schief abgeschnittene, dem Hämin ähnliche Prismen. Gepulvert dunkelblau.

Leicht löslich in Äther, in Alkohol (rotbraun), reichlich, aber langsam in Eisessig, in konz. Schwefelsäure (blaurot).

Es verliert im Hochvakuum bei 105° 2 Mol. Bromwasserstoff und wird dadurch dem erhitzten Hämin in allen Eigenschaften sehr ähnlich. Es wird von einem großen Überschuß von bei 0° gesättigter Bromwasserstoffsäure rasch gelöst, enteisent und über das eisenfreie Hydrobromid in krystallinisches Hämatoporphyrin übergeführt.

Bromhämintrihydrobromid.[2]

Mol.-Gewicht: 926,9.

Zusammensetzung: 42,72% C, 3,81% H, 6,05% N, 6,03% Fe, 34,49% Br, 6,90% O.

C_{33}[3]$H_{35}O_4N_4FeBr_4$.

Bildung: Aus Hämin durch Addition von 3 Mol. BrH und Umwandlung der >FeCl-Gruppe in >FeBr.

Darstellung: Man schüttelt 25 g gepulvertes Hämin mit 640 g Eisessig-Bromwasserstoffsäure (1,40) an der Maschine, läßt 5 Tage stehen und verdünnt mit Eisessig. Der ungelöste Anteil wird am Filter gesammelt, mit Alkohol und wenig Äther gewaschen und getrocknet.

Physikalische und chemische Eigenschaften: Braunrotes Pulver, korrodierte, häminähnliche Krystalle. Leicht löslich in Alkohol (intensiv braunrot), in konz. Schwefelsäure (prächtig blaurot); unlöslich in Äther. Es gibt bei 105° im Hochvakuum HBr ab. Wird durch Eisessig-Bromwasserstoff in Hämatoporphyrin umgewandelt.

Dimethylbromhämin.[1]

(Siehe auch S. 401.)

(Komplexes Bromferrisalz des Hämaterindicarbonsäuredimethylesters.)

Mol.Gewicht: 724,1.

Zusammensetzung: 59,66% C, 5,01% H, 7,74% N, 7,71% Fe, 11,04% Br, 8,84% O; 6,22% CH_3.

$C_{36}H_{36}O_4N_4FeBr$.

Darstellung: Dehydrochloridhämin wird in schwefelsäurehaltigem Methylalkohol gelöst, filtriert, zum Sieden erhitzt, mit konz. HBr versetzt, in 24 Stunden filtriert, der Niederschlag mit verdünntem Methylalkohol, dann mit Wasser SO_4-frei gewaschen, auf Fließpapier, dann im Vakuum getrocknet, aus Eisessig umkrystallisiert.

Physikalische und chemische Eigenschaften: Nadeln, kleine Stäbchen. Löslich in Aceton, Methyläther, Keton, Benzol, Chloroform; unlöslich in Methylalkohol, Äther, 5proz. Soda, kalter NaOH. Es addiert 2 Atome Br.

---

[1]) W. Küster (u. A. Greiner), Zeitschr. f. physiol. Chemie **86**, 185 [1913].

[2]) R. Willstätter u. M. Fischer, Zeitschr. f. physiol. Chemie **87**, 423 [1913].

[3]) Siehe S. 343, Anm. 2.

Dimethylbromhämindibromid.[1])

Mol.-Gewicht: 883,9.

Zusammensetzung: 48,87% C, 4,11% H, 6,34% N, 6,32% Fe, 27,12% Br, 7,24% O; 5,10% CH_3.

$C_{36}H_{36}O_4N_4FeBr_3$.

Darstellung: Dimethylbromhämin wird in Chloroform gelöst, mit in Chloroform gelöstem Brom versetzt, filtriert, das Filtrat im Dunkeln stehen gelassen, bis das Chloroform zum größten Teile verdunstet. Der Farbstoff wird aus dem Rückstande durch Petroläther gefällt, ausgewaschen und getrocknet. Umkrystallisierung aus Eisessig.

Physikalische und chemische Eigenschaften: Scheiben-röhrenförmige, äußerst kleine Kryställchen. Sehr leicht löslich in Chloroform, löslich in Benzol, Aceton, Methyläthylketon, unlöslich in Äther, Methylalkohol. Resistent gegen Soda.

Hämaterin.

$C_{32}H_{34}N_4$.

Nicht dargestellte hypothetische, eisenfreie Muttersubstanz des Hämins. [1]) [2])

Das Hämin und seine Derivate auf eine derartige gemeinschaftliche Muttersubstanz zurückzuführen, halten Willstätter und Fischer für nicht berechtigt [3]).

Hämatoporphyrin (Bd. VI, S. 242).

(Siehe auch S. 402.)

$C_{32}H_{34}N_4(OH)_2(COOH)_2$.

Mol.-Gewicht einfach [4]).

Die neuesten Analysen von Küster [2]) sprechen für eine Formel $C_{34}H_{36}O_6N_4$; trotzdem verharrt Küster bei der bisher gebrauchten Formel $C_{34}H_{38}O_6N_4$.

Willstätter und M. Fischer [3]) geben die Formel C_{33} [5]) $H_{38}O_4N_4$ an.

Zur Konstitution: Piloty und Dormann [6]) nehmen als Arbeitshypothese an, daß dem Hämatoporphyrin der folgende Kern zugrunde liegt:

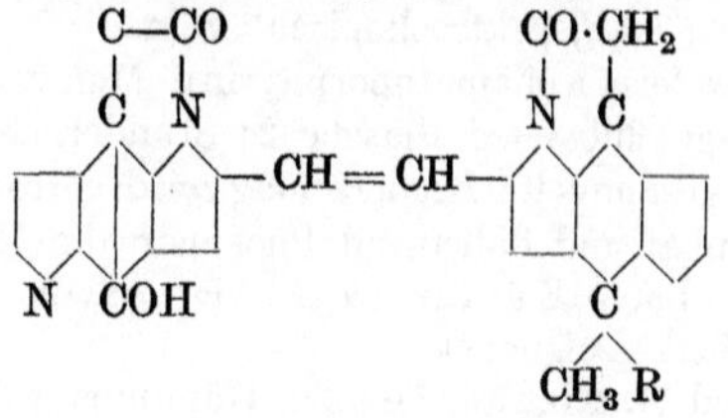

Nach Küster kommen im Hämatoporphyrin zwei freie Carboxyle vor, die Anwesenheit von lactamartigen Bindungen, wie Piloty es annimmt, ist auf Grund der Versuche seiner Mitarbeiter Deihle und Greiner auszuschließen [2]) [1]). Die zwei O-Atome, welche das Hämatoporphyrin mehr enthält als das Hämin, sind in OH-Gruppen vorhanden [2]).

Willstätter u. M. Fischer [3]) [5]) halten das folgende Formelbild für entsprechend:

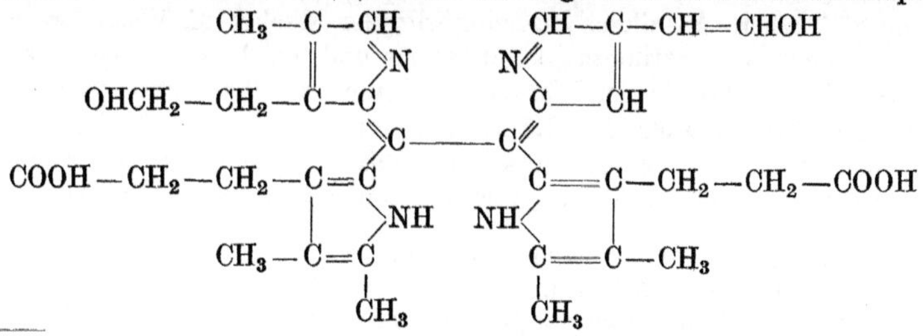

---

[1]) W. Küster (u. A. Greiner), Zeitschr. f. physiol. Chemie **86**, 185 [1913].

[2]) W. Küster (u. P. Deihle), Zeitschr. f. physiol. Chemie **86**, 51 [1913].

[3]) R. Willstätter u. M. Fischer, Zeitschr. f. physiol. Chemie **87**, 423 [1913].

[4]) H. Fischer, E. Bartholomäus u. H. Röse, Zeitschr. f. physiol. Chemie **84**, 262 [1913]. Diese Autoren führen die von Schlenk beobachtete Verdoppelung des Molekulargewichtes (siehe bei O. Piloty u. E. Dormann, Annalen d. Chemie u. Pharmazie **388**, 313 [1912]) auf eine Polymerisation zurück. Vgl. auch R. Willstätter u. M. Fischer, Zeitschr. f. physiol. Chemie **87**, 423 [1913].

[5]) Siehe S. 343, Anm. 2.

[6]) O. Piloty u. E. Dormann, Annalen d. Chemie u. Pharmazie **388**, 313 [1912].

Vorkommen: Im Harne von Kaninchen bei experimenteller Bleivergiftung[1]). Im Menschenharn bei „Hämatoporphyrinurie“ [2]).

Bildung: Im Körper von Kaninchen aus Blutfarbstoff bei experimenteller Vergiftung mit Bleitriäthyl[1]). Aus Hämin durch Chlorwasserstoffeisessig[3]). Vielleicht intermediär bei der Einwirkung von Adrenalin auf Oxyhämoglobin[4]). Aus Hämochromogen, am besten mit 5 proz. HCl in Gegenwart von SO_2. Aus dem aus Oxyhämoglobin, Hämoglobin usw. durch SO_2 gewonnenen Niederschlag durch Belichtung, besonders mit ultravioletten Strahlen[5]). Die Bildung eines bromhaltigen Zwischenproduktes bei der Bildung von Hämatoporphyrin aus den eisenhaltigen Blutfarbstoffderivaten wurde von Küster[6]), ferner von Willstätter und M. Fischer[7]) nachgewiesen.

Aus Häminoporphyrin resp. aus dem Dimethylderivat desselben durch Hydrolyse[7]).

Aus den bromhaltigen Produkten, welche aus Hämin mit flüssigem Bromwasserstoff entstehen[7]).

Bei der Bildung aus Hämin durch Eisessigbromwasserstoff entsteht ein Br-haltiges Nebenprodukt in je nach dem Alter des Ausgangsmaterials wechselnder Menge[6]).

Darstellung: Modifikation des Nencki - Zaleskischen Verfahrens von Küster und Deihle. 10 g frisches Hämin wird in Portionen von 0,5 g im Laufe von 5 Tagen in 100 g Eisessigbromwasserstoff gegeben, welcher sich in einer gut schließenden Pulverflasche befindet. Das filtrierte Reaktionsgemisch wird in 500 ccm Wasser gegossen, nach 5stündigem Stehen vom „Nebenprodukt“ filtriert, das Filtrat mit NaOH bis zur schwach sauren Reaktion versetzt und das Hämatoporphyrin durch Eintragen von Natriumacetat gefällt. Alle Präparate lösen sich nur teilweise und liefern viel Nebenprodukt[6]).

H. Fischer und Röse empfehlen, das Hämatoporphyrin, dem Mesoporphyrin ähnlich, über das Na-Salz darzustellen[8]).

Nach Vinzenz[9]): Kohlenoxydblut wird in kleinen Portionen in konz. Schwefelsäure eingetragen und damit verrührt, das Gemisch in viel Wasser gegossen, der dabei entstehende Niederschlag von Hämatoporphyrin und Eiweiß am Filter mit aufgeschüttetem und rasch wieder abgegossenem Wasser gewaschen. Man löst schließlich mit Hilfe der anhaftenden Säure in Wasser. Die Lösung ist „spektroskopisch“ rein.

Nach Hamsik[10]) (Schwefelsäurehämatoporphyrin): Man verreibt 1 g Hämin mit 100 ccm konz. Schwefelsäure, läßt in geschlossener Flasche 24 Stunden stehen, filtriert und gießt das Filtrat in viel Wasser. Der gesammelte Niederschlag wird getrocknet. Reinigung: Lösen in einfach-saurem Natriumphosphat und Fällen mit Phosphorsäure[11]). HCl und H_2SO_4 sind zur Hämatoporphyrindarstellung nach Küster wegen der oxydierenden Wirkung des Ferrichlorids resp. Ferrisulfats nicht geeignet[6]).

Nach Willstätter und M. Fischer[7]): 36 g Häminkrystalle werden in einer Stöpselflasche mit 900 g Eisessigbromwasserstoffsäure (spez. Gewicht bei 0° genau 1,41) $^1/_4$ Stunde geschüttelt, 7 Stunden stehen gelassen, mit konz. Natriumacetatlösung gefällt. Reinigung: Die Fällung wird in verdünnter NaOH gelöst, die filtrierte Lösung mit Essigsäure angesäuert, die gefällten Flocken gesammelt. Ausbeute 34 g. Krystallisierung: Man löst 1 g des durch Umfällung gereinigten, noch feuchten Hämatoporphyrins in 1 l Alkohol und vermischt die Lösung mit 25 l Äther. Aus dieser Mischung wird der Alkohol mit Wasser weggewaschen, die ätherische Lösung mit Natriumsulfat getrocknet und auf 1 l eingeengt. Das Hämatoporphyrin krystallisiert schon in der Wärme. Ausbeute aus 10 g Hämin 4,5 g Krystalle.

Physiologische Eigenschaften: Das Hämatoporphyrin sensibilisiert (in Form seines Chlorhydrates verwendet) Paramäcien, Erythrocyten, weiße (in geringerem Grade graue) Mäuse gegen Licht. Auf die sensibilisierten Tiere wirken besonders die grünen Strahlen ($\lambda = 500\ \mu\mu$)

---

1) A. Götzl, Wiener klin. Wochenschr. **1911**, 1727.

2) H. Günther, Deutsches Archiv f. klin. Medizin **105**, 89 [1911]. Daselbst ausführliche Literaturangaben über das Vorkommen des Hämatoporphyrins im menschlichen Harne.

3) H. Fischer, E. Bartholomäus u. A. Röse, Zeitschr. f. physiol. Chemie **84**, 262 [1913].

4) J. Parisot, Compt. rend. de l'Acad. des Sc. **153**, 1518 [1911].

5) R. v. Zeynek, XVII. internat. Physiologen-Kongreß in Groningen [1913].

6) W. Küster (u. P. Deihle), Zeitschr. f. physiol. Chemie **86**, 51 [1913].

7) R. Willstätter u. M. Fischer, Zeitschr. f. physiol. Chemie **87**, 423 [1913].

8) H. Fischer u. H. Röse, Berichte d. Deutsch. chem. Gesellschaft **46**, 2460 [1913].

9) A. Vinzenz, Zeitschr. f. physiol. Chemie **82**, 273 [1912].

10) A. Hamsik, Zeitschr. f. physiol. Chemie **84**, 60 [1913].

11) W. Küster, Berichte d. Deutsch. chem. Gesellschaft **45**, 1935 [1912].

schädlich[1]). Intravenös injiziertes Hämatoporphyrin sensibilisiert auch Menschen gegen Sonnenlicht und Finsenstrahlen[2]). Bei akuter Bleivergiftung von Kaninchen tritt eine endogene Sensibilisierung auf[3]). Innerlich gegebenes oder äußerlich aufgestrichenes Chininbisulfat wirkt der Sensibilisierung entgegen, Eosin dagegen befördernd[4]). Das Blut braucht im Zustande der höchsten Sensibilisierung keine nachweisbare Menge von Hämatoporphyrin enthalten[1]).

Tieren eingeführtes Hämatoporphyrin wird nicht in Urobilinogen resp. Urobilin[5]) oder Gallenfarbstoff[6]) umgewandelt. Injiziertes Hämatoporphyrin wird beinahe vollständig als solches mit der Galle ausgeschieden[6])[7])[1]).

Intravenös injiziertes Hämatoporphyrin beschleunigt nach Heß und Saxl die Regeneration des Blutes und der Blutkörperchen nach Blutverlusten[8]).

S. 243, Zeile 12 von oben: „2 H_2O" anstatt „H_2O" zu lesen.
S. 243, „ 12 „ unten: „425" anstatt „445" zu lesen.

Physikalische und chemische Eigenschaften: Das nach Küster (und Deihle) dargestellte Hämatoporphyrin ist in 18 Teilen Aceton löslich. Aceton, verdünnte Schwefelsäure wirken wasserentziehend. Durch die Wirkung von konz. Schwefelsäure oder Eisessig entstehen Produkte, welche weder basische noch saure Eigenschaften besitzen[9]). Es verbindet sich mit zwei Atomen Alkali, mit 3 Mol. NH_3. Beim Kochen mit 5% HCl enthaltendem Methylalkohol wird ein tetramethyliertes Produkt erhalten, in welchem je 2 Methyle sich verschieden verhalten[9]).

Hamsiks Schwefelsäurehämatoporphyrin ist ein dunkelblaues, amorphes Pulver. Leicht löslich in Alkalien und in konz. Schwefelsäure. Zum Teil löslich in Salzsäure, in angesäuertem Aceton oder Alkohol, fast unlöslich in verdünnten Mineralsäuren, unlöslich in 96 proz. Alkohol, wasserfreiem Eisessig. Löslich in wasser- oder mineralsäurehaltigem Eisessig. Es liefert mit Eisessig und Salzsäure oder mit Aceton und Salzsäure behandelt krystallinische Derivate[10]).

Das durch Dialyse gereinigte Hämatoporphyrin (Dhéré) ist in Säuren, Alkalien, Alkohol, Äther, Wasser löslich. Die Lösungen in den ersten Lösungsmitteln fluorescieren stark, die in Wasser kaum. Die Fluorescenz einer sehr verdünnten (1 : 200 000) ammoniakalischen Lösung ist rotorange, die der schwefelsauren Lösung gelborange.

Die Absorptionsstreifen der wässerigen und sauren Lösungen sind im Verhältnis zu derselben der alkalischen Lösungen ganz leicht rotwärts verschoben.

Bei Überführungsversuchen wandert das in Wasser oder Alkali gelöste Hämatoporphyrin zum Anod, das in Essigsäure gelöste zum Kathod.

Es wird aus seiner wässerig-kolloidalen Lösung durch Gefrierenlassen durch flüssige Luft gefällt[11]).

Das nach Nencki - Zaleski dargestellte und nach Küster gereinigte Hämatoporphyrin gibt beim Behandeln mit Aceton diesem Wasser ab, ohne dabei seine sauren und basischen Eigenschaften zu ändern[12]). Es vermag aus Bicarbonat Kohlensäure auszutreiben. Es nimmt in alkalischer Lösung mit Methylsulfat oder in salzsaurer methylalkoholischer Lösung beim Erwärmen 2 Methyle auf. Im ersten Falle entsteht ein in Alkalien lösliches, im zweiten ein unlösliches Produkt[12]).

Die rosaviolette Färbung der sauren, verdünnten, wässerigen oder alkoholischen Lösung von Hämatoporphyrin (Vinzenz) schlägt auf Zusatz von wenig Bromwasser in Violett um. Im Absorptionsspektrum erscheint ein Band bei C[13]).

---

1) W. Hausmann, Biochem. Zeitschr. **30**, 276 [1910].
2) F. Meyer-Betz, Deutsches Archiv f. klin. Medizin **112**, 476 [1913]. Selbstversuch.
3) A. Götzl, Wiener klin. Wochenschr. **24**, 1727 [1911].
4) A. Perutz, Wiener klin. Wochenschr. **25**, 78 [1912].
5) H. Fischer u. Fr. Meyer-Betz, Münch. med. Wochenschr. **1912**, 799.
6) Th. Brugsch u. K. Kawashima, Zeitschr. f. experim. Pathol. u. Ther. **8**, 645 [1911].
7) O. Neubauer, Arch. f. experim. Pathol. u. Pharm. **43**, 456 [1900].
8) L. Heß u. P. Saxl, Deutsches Archiv f. klin. Medizin **108**, 180 [1912].
9) W. Küster (u. P. Deihle), Zeitschr. f. physiol. Chemie **86**, 51 [1913].
10) A. Hamsik, Zeitschr. f. physiol. Chemie **84**, 60 [1913].
11) Ch. Dhéré u. S. Sobolewski, Compt. rend. de la Soc. de Biol. **70**, 511 [1911].
12) W. Küster, Berichte d. Deutsch. chem. Gesellschaft **45**, 1935 [1912].
13) A. Vinzenz, Zeitschr. f. physiol. Chemie **82**, 273 [1912].

Die Farbe des aus dem SO_2-Niederschlag durch Belichtung gebildeten Hämatoporphyrins ist mehr blauviolett als die des Nenckischen[1]).

Absorptionsspektrum des Harnhämatoporphyrins im Gitterspektroskope, nach Schumm[2]):

Frischer Hämatoporphyrinharn: Streifen bei $\lambda = 614, 576, 538, 501, 477\ \mu\mu$.

Sodaalkalische Lösung des mit Zinkacetat gefällten Farbstoffs $\lambda = 619, 576, 539, 508, 471\ \mu\mu$.

Ammoniakalische Lösung des mit Zinkacetat gefällten Farbstoffes: $\lambda = 577, 542, 506, 473, 412, 390\ \mu\mu$.

Schwefelsäure-alkoholische Lösung des mit Barytwasser und Chlorbarium gefällten Farbstoffes: $\lambda = 594, 550, 489, 408, 392\ \mu\mu$.

Bromsilber- und Chlorsilbergelatineplatten werden durch Hämatoporphyrin den Strahlen $\lambda = 650$ bis $500\ \mu\mu$ gegenüber sensibilisiert[3]).

Die Benzidinprobe fällt mit dem Hämatoporphyrin negativ aus.

Bei der Reduktion mit Na-Amalgam unter Luftabschluß entsteht eine farblose Lösung, aus welcher das Hämatoporphyrin bei Luftzutritt teilweise regeneriert wird[4]).

Bei der Oxydation mit Bleisuperoxyd in schwefelsaurer Lösung liefert das Hämatoporphyrin im Gegensatz zum Mesoporphyrin weder direkt noch nach Reduktion mit Na-Amalgam Methyläthylmaleinimid[5]).

Durch Alkoholate bei hoher Temperatur wird die Äthylgruppe des Pyrrolanteiles nicht angegriffen[6]).

Willstätters Hämatoporphyrin bildet schön gerundete, im durchfallenden Lichte rotbraune Blättchen (aus Äther krystallisiert). Es ist haltbar. Löslich in Aceton, abs. Alkohol; schwer löslich in Äther, 96 proz. Alkohol, Methylalkohol; unlöslich in Chloroform. Leicht löslich in Eisessig (prächtig violett), löslich in konz. Schwefelsäure (grünlich), in verdünnter Schwefelsäure (violett). Beim Verdünnen der schwefelsauren Lösung mit Wasser fällt ein „verdorbenes“ Hämatoporphyrin aus[7]).

Absorptionsspektrum der ätherischen Lösung bei 40 mm Schichtdicke und der Konzentration $^1/_{1000}$ Mol. in 10 l: Streifen bei I 632/628—622/615 $\mu\mu$; II 599—595 $\mu\mu$; III 589——575 .. 571—567 $\mu\mu$; IV 539 — — 521 $\mu\mu$; V 516—481 $\mu\mu$; VI 472/469; Endabsorption 443 $\mu\mu$ [7]). Salzsäurezahl[8]): 0,1 [7]). Es verliert im Hochvakuum bei 105° 5,6—5—17% resp. bei gekühlter Vorlage 5,93—7,54% Wasser. Das Präparat wird dadurch „verdorben“. Mit flüssigem Chlorwasserstoff im offenen Rohr bei sehr niedriger Temperatur behandelt, entsteht das Chlorid des Hämatoporphyrins, bei gewöhnlicher Temperatur im geschlossenen Rohre das Chlorid eines chlorierten Hämatoporphyrins. In trockenem Ammoniakgas werden 3 Mol. NH_3 aufgenommen. Es liefert zwei verschiedene Dimethylester.

Hämatoporphyrin wird durch methylalkoholische Kalilauge und Magnesiumoxyd bei 190° C in das Phyllin des Hämatoporphyrins umgewandelt, aus welchem man über Ätiophyllin Ätioporphyrin gewinnen kann[7]).

Salzsaures Hämatoporphyrin (Bd. VI, S. 245).
(Siehe auch S. 403.)

Darstellung: Hämatoporphyrin wird in mäßig warmer 3 proz. HCl gelöst und sofort filtriert. Aus dem Filtrate scheidet sich das Salz krystallinisch aus.

Physikalische und chemische Eigenschaften: Olivgrüne Nadeln, gepulvert schön rot[7]).

Ferrisalz.[9])

Mol.-Gewicht: 1794 (?).

Zusammensetzung: 68,24% C, 5,89% H, 9,37% N, 3,11% Fe, 13,38% O.

$$(C_{34}H_{35}N_4O_5)_3Fe\ (?).$$

---

[1]) R. v. Zeynek, XVII. internat. Physiologen-Kongreß in Groningen [1913].

[2]) O. Schumm, Mitteilungen aus den Hamburgischen Staatskrankenanstalten **12**, 197 [1911].

[3]) Joseph Maria Eder, Sitzungsber. d. k. k. Akad. d. Wissensch. Wien **122**, Abt. IIa, 20/2. [1913].

[4]) H. Fischer, Zeitschr. f. physiol. Chemie **73**, 204 [1911].

[5]) H. Fischer u. F. Meyer-Betz, Zeitschr. f. physiol. Chemie **82**, 96 [1912].

[6]) H. Fischer u. H. Röse, Zeitschr. f. physiol. Chemie **88**, 9 [1913].

[7]) R. Willstätter u. M. Fischer, Zeitschr. f. physiol. Chemie **87**, 423 [1913].

[8]) R. Willstätter u. W. Mieg, Annalen d. Chemie u. Pharmazie **350**, 1 [1906].

[9]) O. Piloty u. P. Eppinger, Annalen d. Chemie u. Pharmazie **377**, 314 [1911].

Darstellung: Man löst das Hämin durch 6tägiges Stehenlassen mit HBr-Eisessig bei Zimmertemperatur und gießt die Lösung in eine Mischung von kaltem Wasser und Eis. Es entsteht ein flockiger Niederschlag, welcher sich auflöst, sobald das Eis schmilzt. Man versetzt die Lösung mit kalt gesättigter Natriumacetatlösung und verdünnt auf das 5fache, worauf die fragliche Verbindung ausfällt.

Physikalische und chemische Eigenschaften: Hellgrauviolettes Pulver. Das Eisen ist als Ferriion vorhanden.

Ammoniumsalz.

Mol.-Gewicht: 649,4.

Zusammensetzung: 62,82% C, 7,30% H, 15,10% N, 14,78% O.

$$C_{34}H_{38}O_6N_4(NH_3)_3 .$$

Darstellung: Man löst Hämatoporphyrin in überschüssigem, wässerigem NH_3 und entfernt den Überschuß durch Vakuumdestillation [1]).

Natriumsalz (Dinatriumsalz).

Erweist sich bei der Dialyse als beständig, wenn aus Anhydrohämatoporphyrin bereitet. Das aus Hämatoporphyrin bereitete Na-Salz hält am Schlusse der Dialyse kaum mehr als 1 Atom Na fest [1]).

Silbersalz.

Darstellung: Aus der Ammonsalzlösung durch Fällen mit Silbersulfat oder Silbernitrat.

Physikalische und chemische Eigenschaften: Grünschwarzer Niederschlag, getrocknet und gepulvert dunkelviolett [1]).

Dibromid des Hämatoporphyrins. [2])

Mol.-Gewicht: 712,2.

Zusammensetzung: 55,60% C, 5,10% H, 7,87% N, 22,44% Br, 8,99% O.

$$C_{33}\,{}^{3)}\,H_{36}O_4N_4Br_2 .$$

Darstellung: 1 g eisenfreies Pentabromid wird in 20 ccm Aceton gelöst und mit 200 ccm trockenem Äther gefällt. Beim Schütteln der ätherischen Suspension mit etwas wasserfreiem Natriumcarbonat löst sich der Niederschlag wieder auf. Aus der filtrierten Lösung wird das Dibromid mit niedrig siedendem Petroläther gefällt.

Physikalische und chemische Eigenschaften: Einmal gefällt, nicht mehr leicht löslich in Äther, löslich in Alkohol. Sehr leicht zersetzlich. Es wird durch 2,5% HCl in Hämatoporphyrin umgewandelt.

Tribromid des Hämatoporphyrins. [2])

Mol.-Gewicht: 793,1.

Zusammensetzung: 49,93% C, 4,70% H, 7,07% N, 30,23% Br, 8,07% O.

$$C_{33}\,{}^{3)}\,H_{37}O_4N_4Br_3 .$$

Darstellung: 1 g Pentabromid wird in 50 ccm Aceton gelöst und die Lösung mit etwas wasserfreiem Natriumcarbonat geschüttelt. Fällung mit Petroläther.

Physikalische und chemische Eigenschaften: Rotviolettes Pulver.

Dibromhydrat des Hämatoporphyrinbromwasserstoffesters. [2])

(Tetrabromid des Hämatoporphyrins.)

Mol.-Gewicht: 874,0.

Zusammensetzung: 45,31% C, 4,38% H, 6,41% N, 36,58% Br, 7,32% O.

$$C_{33}\,{}^{3)}\,H_{36}O_4N_4Br_2 \cdot 2\,HBr .$$

Bildung: Aus Hämin durch Addition zweier Moleküle Bromwasserstoff, Abspaltung des Eisens und Veresterung der beiden alkoholischen Hydroxyle.

---

[1]) W. Küster (u. P. Deihle), Zeitschr. f. physiol. Chemie **86**, 51 [1913].

[2]) R. Willstätter u. M. Fischer, Zeitschr. f. physiol. Chemie **87**, 423 [1913].

[3]) Siehe S. 343, Anm. 2.

Darstellung: Man löst 3 g grobes Hämin in 75 g Eisessigbromwasserstoff (spez. Gewicht bei 0° 1,41) durch tagelanges Schütteln und gießt die durch ein Tuch filtrierte Lösung in 2 l trockenen Äther. Der hellrote, flockige Niederschlag wird mit Äther aschefrei gewaschen und getrocknet.

Physikalische und chemische Eigenschaften: Hellrote, hygroskopische Flocken. Löslich in Wasser (rotviolett), leicht löslich in Alkohol (blaurot), in Chloroform (grünlichrot) und in Eisessig.

Im Hochvakuum werden bei 105° 2 Mol. HBr unter Bildung eines Körpers von der Zusammensetzung des freien Dibromids abgegeben. Es wird sehr leicht zu Hämatoporphyrin hydrolysiert.

Pentabromid des Hämatoporphyrins.[1]

C_{33} [2] $H_{39}O_4N_4Br_5$.

Mol.-Gewicht: 954,9.

Zusammensetzung: 41,47% C, 4,11% H, 5,87% N, 41,85% Br, 6,70% O.

Konstitution: Salz des Dihydrobromids mit 3 Mol. BrH oder des Trihydrobromids mit 2 Mol. BrH.

Darstellung: Man füllt 5 g Hämin in ein Einschlußrohr, kühlt dasselbe mit flüssiger Luft und leitet trockenes Bromwasserstoffgas ein, bis sich 10—15 g davon im Rohre verdichten. Man läßt das zugeschmolzene Rohr einen Tag bei Zimmertemperatur stehen, kühlt wieder mit Kohlensäure-Äther, dann mit flüssiger Luft sorgfältig und öffnet vorsichtig. Nach Verjagen der Bromwasserstoffsäure und Entfernung des Eisenbromids mit trockenem Äther bleibt das Pentabromid zurück. Reinigung: Lösen in Aceton, Fällen mit Äther.

Physikalische und chemische Eigenschaften: Spröde, glänzende, in durchfallendem Lichte violettrote, nicht hygroskopische Blätter ohne Krystallform. Leicht löslich in Alkohol, Aceton, unlöslich in Äther. Durch Abstumpfen der Bromwasserstoffsäure mit Natriumcarbonat kann man Verbindungen mit 3 resp. 2 Br-Atomen gewinnen. Beim Lösen in 20 proz. Salzsäure entsteht Hämatoporphyrin.

Dimethylester des Hämatoporphyrins.

Mol.-Gewicht: 624,4.

Zusammensetzung: 68,96% C, 6,76% H, 8,95% N, 15,33% O; 4,80% CH_3.

$C_{32}H_{36}N_4O_2 \cdot (CO \cdot OCH_3)_2$.

Bildung: Aus Hämatoporphyrin, Häminoporphyrin[1]).

Darstellung: Hämatoporphyrin wird in 1% HCl enthaltendem Methylalkohol gelöst, erwärmt[3]) und in wässerige Natriumacetatlösung gegossen. Der Niederschlag wird gesammelt, Cl-frei gewaschen und im Vakuum getrocknet[4]).

Man läßt krystallisiertes Hämatoporphyrin mit 8 proz. methylalkoholischer Salzsäure 3 Tage lang stehen, überführt das Produkt in Äther, läßt diesen verdunsten und sammelt den Rückstand.

Physikalische und chemische Eigenschaften: Hellroter, amorpher Niederschlag. Unlöslich in Carbonaten; es wird in warmer NaOH langsam gelöst und verseift, durch 5 proz. Salzsäure leicht verseift. Es liefert kein salzsaures Salz[4]). Dunkelrote, spröde, glänzende Kruste. Leicht löslich in Äther. Es wird beim Kochen mit normaler Salzsäure oder beim Lösen in methylalkoholischer Kalilauge zu Hämatoporphyrin verseift. Salzsäurezahl[5]): $1/2$ [1]). Schmelzp. 140—142° [4]). 149° [1]). Wahrscheinlich identisch mit dem Methylester des Häminoporphyrins[1]).

Zweites Dimethylester des Hämatoporphyrins.[1])

Vermutlich $[C_{31}$ [2]) $H_{35}N_4O \cdot (CO \cdot OCH_3)_2]_2O$.

Mol.-Gewicht: 1210,7.

Zusammensetzung: 69,38% C, 6,83% H, 9,26% N, 14,53% O; 4,96% CH_3.

---

[1]) R. Willstätter u. M. Fischer, Zeitschr. f. physiol. Chemie **87**, 423 [1913].
[2]) Siehe S. 343, Anm. 2.
[3]) W. Küster, Berichte d. Deutsch. chem. Gesellschaft **45**, 1935 [1912].
[4]) W. Küster (u. P. Deihle), Zeitschr. f. physiol. Chemie **86**, 51 [1913].
[5]) R. Willstätter u. W. Mieg, Annalen d. Chemie u. Pharmazie **350**, 1 [1906].

Darstellung: Man erhitzt etwas Hämatoporphyrin mit 6proz. methylalkoholischer Salzsäure 1 Stunde, überführt das Produkt in Äther und dampft die ätherische Lösung ein.

Physikalische und chemische Eigenschaften: Ziegelrotes Pulver. Schmelzp. 121°.

Monomethylätherchlorhydrat des Hämatoporphyrins.

Mol.-Gewicht: 649,8.

Zusammensetzung: 64,63% C, 6,52% H, 8,62% N, 5,46% Cl, 14,77% O; 4,62% CH_3.

$$C_{34}H_{37}O_6N_4(CH_3) \cdot 2\,HCl.$$

Darstellung: Aus Tetramethylhämatoporphyrin durch Stehenlassen mit konz. HCl resp. durch Schütteln der ätherischen Lösung durch 2 Stunden mit 5proz. HCl. Die salzsaure Lösung wird im Vakuum über H_2SO_4 eingedunstet und der Rückstand mit 25proz. HCl gewaschen.

Physikalische und chemische Eigenschaften: Amorph. Leicht löslich in Soda. Kein Schmelzpunkt.

Dimethyläther des Hämatoporphyrins.[1][2]

Mol.Gewicht: 624,4.

Zusammensetzung: 68,96% C, 6,76% H, 8,95% N, 15,33% O; 4,80% CH_3.

$$C_{32}H_{34}N_4(COOH)_2(O \cdot CH_3)_2.$$

Darstellung: Frisch gefällter, roher (mit Aceton nicht behandelter)[1]) Hämatoporphyrinschlamm wird in kleinen Portionen in möglichst wenig Soda gelöst, auf 100 ccm verdünnt, mit überschüssigem, frisch gefälltem $BaCO_3$ und 2 g Dimethylsulfat (in 5 ccm Methylalkohol gelöst) 2 Stunden geschüttelt. Die Mischung wird bis zur Lösung des $BaCO_3$ mit Essigsäure versetzt und mit Äther erschöpft. Man extrahiert die ätherische Lösung mit 5proz. Salzsäure und fällt die salzsaure Lösung mit Natriumacetat[2]).

Verseifen von Tetramethylhämatoporphyrin durch Ausschütteln der ätherischen Lösung derselben mit kalter 5proz. HCl. Fällen durch essigsaures Natrium, Wiederholung der Prozedur, Trocknen im Vakuum[2]). 1 g eisenfreies Pentabromid wird in 50 ccm konz. methylalkoholischer Kalilauge unter gelindem Erwärmen gelöst. Man schüttelt die verdünnte und angesäuerte Lösung mit Äther, befreit die ätherische Lösung vom Methylalkohol durch Waschen mit Wasser und dampft ein. Die Dimethylverbindung fällt dabei krystallinisch aus[3]).

Physikalische und chemische Eigenschaften: Ziegelrotes Pulver[2]). Gerade Prismen und Nadeln[3]). Leicht löslich in Methylalkohol, Chloroform, schwerer in Äther, sehr schwer in Benzol. Löslich in Alkalien, in $NaHCO_3$, in Salzsäure unter Salzbildung. Es bindet dabei mehr basische Äquivalente, als seiner zweibasischen Natur entspricht[2]). Durch Veresterung wird Tetramethylhämatoporphyrin gewonnen. Schmelzp. 105°.

Salzsaures Salz.[2])

Mol.-Gewicht: 662,8.

Zusammensetzung: 65,17% C, 6,54% H, 8,46% N, 5,35% Cl, 14,48 % O; 6,80% CH_3.

$$C_{34}H_{36}O_6N_4(CH_3)_2 \cdot HCl.$$

Darstellung: Auflösen des Äthers in 5proz. Salzsäure, Eindampfen der Lösung im Vakuum über CaO.

Physikalische und chemische Eigenschaften: Gut ausgebildete Nadeln. Es gibt sehr leicht HCl ab.

Silbersalz.[2])

Mol.-Gewicht: 947,0.

Zusammensetzung: 45,62% C, 4,15% H, 5,92% N, 34,18% Ag, 10,13% O; 4,76% CH_3.

$$C_{34}H_{33}O_6N_4(CH_3)_2Ag_3.$$

Darstellung: Die methylalkoholische Lösung des Dimethyläthers von Hämatoporphyrin wird mit essigsaurem Natrium und essigsaurem Silber versetzt, der Niederschlag am Filter gesammelt, gewaschen und getrocknet.

Physikalische und chemische Eigenschaften: Fast schwarz, amorph.

---

[1]) W. Küster, Berichte d. Deutsch. chem. Gesellschaft **45**, 1935 [1912].
[2]) W. Küster (u. P. Deihle), Zeitschr. f. physiol. Chemie **86**, 51 [1913].
[3]) R. Willstätter u. M. Fischer, Zeitschr. f. physiol. Chemie **87**, 423 [1913].

Zinksalz.[1])

Mol.Gewicht: 1442,8.
Zusammensetzung: 59,88% C, 5,45% H, 7,77% N, 13,59% Zn, 13,31% O; 3,12% CH_3.

$$C_{34}H_{43}O_6N_4(CH_3)_2Zn_3.$$

Darstellung: Wie das Silbersalz, nur mit Zinkacetat.
Physikalische und chemische Eigenschaften: Hellrot, bei 100° schwarz werdend.

Komplexes Hydroxyferrisalz.[1])

(Hydroxyferridihydrodimetoxyhämaterindicarbonsäure.)

Mol.-Gewicht: 695,2.
Zusammensetzung: 62,15% C, 5,65% H, 8,06% N, 8,03% Fe, 16,11% O; 6,48% CH_3.

$$C_{34}H_{32}O_6N_4FeOH(CH_3)_2.$$

Darstellung: Man dampft das bei der Reduktion von Hämin mit Eisessigbromwasserstoff gewonnene Reaktionsgemisch im Vakuum zur Trockne, behandelt den Rückstand mit Methylalkohol, dampft wieder ein, löst in Äther und extrahiert die ätherische Lösung ausgiebig mit 5proz. HCl. Die filtrierte salzsaure Lösung wird eingedampft, der Rückstand mit $^1/_2$n-NaOH $^1/_2$ Stunde am Wasserbade erhitzt, mit Essigsäure gefällt, der Niederschlag zwischen Fließpapier, schließlich im Vakuum getrocknet.

Ammoniumverbindung.[1])

Mol.Gewicht: 746,3.
Zusammensetzung: 57,89% C, 6,48% H, 13,14% N, 7,48% Fe, 15,01% O.

$$C_{36}H_{39}O_7N_4Fe(NH_3)_3.$$

Darstellung: Auflösung des obigen komplexen Hydroxyferrisalzes in NH_3 und Vertreiben des überschüssigen Ammoniaks.

Zweiter Dimethyläther des Hämatoporphyrins.[2])

Mol.-Gewicht: 614,4.
Zusammensetzung: 68,36% C, 6,89% H, 9,12% N, 15,63% O; 4,89% CH_3.

$$C_{31}{}^{3)}H_{34}N_4(OCH_3)_2(COOH)_2.$$

Bildung: Aus dem Hydrobromid $C_{33}{}^{3)}H_{37}O_4N_4Br_5$, aus dem Hydrochlorid $C_{33}{}^{3)}H_{37}O_4N_4FeCl_6$ durch methylalkoholische Kalilauge, aus der Tetramethylverbindung des Hämatoporphyrins, aus der Tetramethylverbindung $C_{33}{}^{3)}H_{50}O_8N_4$ durch Auflösen in wasserhaltiger, methylalkoholischer Kalilauge.

Physikalische und chemische Eigenschaften: Glänzende, im durchfallenden Lichte braunrote, schief abgeschnittene Täfelchen, welche öfters schwalbenschwanzartige Zwillinge bilden. Löslich in verdünnter Salzsäure (violett, rötlich fluorescierend), in konz. Schwefelsäure (grünlichrot), in Eisessig (blaustichig rot), in Alkohol (braunrot, braunrot fluorescierend), sehr leicht löslich in Aceton. Salzsäurezahl (Willstätter und Mieg)[4]): 1,0[2]). Schmilzt nicht bis über 270°. Durch Eisessigbromwasserstoff wird Hämatoporphyrin regeneriert.

Methylester des Hämatoporphyrins = Tetramethylhämatoporphyrin I.[5])[6])

Schmelzp. 81°[5]).

Tetramethylhämatoporphyrin II.[5])

(Dimethylester des Hämatoporphyrindimethyläthers, Dimethylester einer Dihydrodimetoxyhämaterindicarbonsäure[5]).)

$$C_{32}H_{34}N_4(COOCH_3)_2(OCH_3)_2.$$

---

1) W. Küster (u. P. Deihle), Zeitschr. f. physiol. Chemie **86**, 51 [1913].
2) R. Willstätter u. M. Fischer, Zeitschr. f. physiol. Chemie **87**, 423 [1913].
3) Siehe S. 343, Anm. 2.
4) R. Willstätter u. W. Mieg, Annalen d. Chemie u. Pharmazie **350**, 1 [1906].
5) W. Küster (u. P. Deihle), Zeitschr. f. physiol. Chemie **88**, 37 [1913].
6) W. Küster, Berichte d. Deutsch. chem. Gesellschaft **45**, 1935 [1912].

Darstellung: Man behandelt das Hämin wie zur Gewinnung von Hämatoporphyrin mit Eisessigbromwasserstoff, dampft das Reaktionsgemisch durch Vakuumdestillation ein, löst den verbleibenden Sirup in Methylalkohol (300 ccm auf 30 g Hämin), versetzt die Lösung mit 100 ccm 20proz. methylalkoholischer Kalilauge und filtriert. Der Niederschlag, welcher sich beim Eingießen des Filtrates in 2 l Wasser ausscheidet, wird gesammelt und noch feucht mit 800 ccm siedendem Methylakohol extrahiert. Aus der Lösung scheiden sich beim Stehen Krystalle des Tetramethylhämatoporphyrins aus[1]).

Man läßt 2 g Pentabromid und 100 ccm Methylalkohol 3 Tage lang stehen, führt das Produkt in Äther über, wäscht die ätherische Lösung mit verdünnter Lauge und viel Wasser, engt auf wenige Kubikzentimeter ein, wobei die Krystallisation erfolgt. Man kann auch von einer Lösung von Hämin in Bromwasserstoffeisessig, Hämatoporphyrin oder Monoacetylhämatoporphyrin ausgehen[2]).

Physikalische und chemische Eigenschaften: Schwarzrot gefärbte Krystalle, pulverisiert hellrot[1]). Große, glänzende Doppelpyramiden. Sehr leicht löslich in Äther, Alkohol, Chloroform, Benzol, Veratrol[2]). In Alkalien unlöslich[1]). Salzsäurezahl[3]): 3[2]). Durch Lösen in Bromwasserstoffeisessig (spez. Gewicht 1,41) und Verdünnen mit Wasser kann Hämatoporphyrin regeneriert werden[2]). Es läßt sich zu dem Dimethyläther des Hämatoporphyrins verseifen[1]). Schmelzp. 128°.

Tetramethylporphyrin aus den eisenhaltigen Chloriden des Hämins.[2])

Mol.-Gewicht: 678,4.

Zusammensetzung: 65,44% C, 7,43% H, 8,26% N, 18,87% O; 8,86% CH_3.

$$C_{37}H_{50}O_8N_4.$$

Darstellung: 5 g des beim Chlorieren des Hämins entstehenden eisenhaltigen Produktes werden in Methylalkohol gelöst, nach einem Tage in Äther übergeführt, die ätherische Lösung getrocknet und eingedampft.

Physikalische und chemische Eigenschaften: Lange, dünne, in durchfallendem Lichte braune, netzartig verfilzte Nadeln. Leicht löslich in Äther. Salzsäurezahl[3]): 3[2]). Schmelzpunkt 165°.

Monoacetylhämatoporphyrin.[2])

$$C_{31}{}^{4)}\,H_{34}N_4OH \cdot OCOCH_3 \cdot (COOH)_2.$$

Mol.-Gewicht: 628,4.

Zusammensetzung: 66,84% C, 6,42% H, 8,92% N, 17,82% O.

Bildung: Aus verschiedenen Halogenwasserstoff-Additionsprodukten des Hämatoporphyrins bei der Einwirkung von Natriumacetat in Eisessig. Aus Hämatoporphyrin durch die Einwirkung von heißem Eisessig.

Darstellung: Man löst 4 g des aus der Bromwasserstoff-Eisessiglösung des Hämins gefällten Tetrabromids (Dibromhydrat des Hämatoporphyrin-Bromwasserstoffesters) in 500 ccm heißem Eisessig und fügt etwa 5 g Natriumacetat hinzu bis zum Verschwinden der grünlichen Nuance. Die noch warme Lösung wird mit Wasser gefällt und der flockige Niederschlag bei gewöhnlicher Temperatur getrocknet.

Physikalische und chemische Eigenschaften: Blauviolettes Pulver. Löslich in Alkohol, Aceton (braun), in Eisessig (schön violett); schwer löslich in Äther. Salzsäurezahl[3]): $1^1/_2$[2]). Nicht unzersetzt haltbar. Mit flüssigem Chlorwasserstoff entsteht im geschlossenen Rohr das Dichlorid des Hämatoporphyrins. Mit Bromwasserstoffeisessig, 4proz. Salzsäure, ferner mit NaOH entsteht Hämatoporphyrin.

Monobromverbindung des Monoacetylhämatoporphyrins.[2])

Mol.-Gewicht: 691,3.

Zusammensetzung: 60,76% C, 5,68% H, 8,11% N, 11,56% Br, 13,89% O.

$$C_{33}{}^{4)}\,H_{36}O_4N_4Br \cdot O \cdot COCH_3.$$

---

[1]) W. Küster (u. P. Deihle), Zeitschr. f. physiol. Chemie **86**, 51 [1913].
[2]) R. Willstätter u. M. Fischer, Zeitschr. f. physiol. Chemie **87**, 423 [1913].
[3]) R. Willstätter u. W. Mieg, Annalen d. Chemie u. Pharmazie **350**, 1 [1906].
[4]) Siehe S. 343, Anm. 2.

Darstellung: Man vermischt die Auflösung von 7 g Hämin in 200 g Bromwasserstoffeisessig mit demselben Volumen Eisessig, filtriert und versetzt das Filtrat mit 100 g krystallisiertem Natriumacetat, verdünnt mit Wasser. Die gesammelte Fällung wird in Alkohol gelöst, die Lösung mit Äther versetzt, der Alkohol mit Wasser weggewaschen, die ätherische Lösung getrocknet, filtriert und eingeengt.

Physikalische und chemische Eigenschaften: Große, in durchfallendem Lichte rubinrote Doppelpyramide. Im Hochvakuum bei 105° wird Essigsäure abgegeben. Bei langem Stehen mit verdünnter Salzsäure entsteht Hämatoporphyrin.

Dimethylester des Anhydrohämatoporphyrins.[1][2]

Mol.-Gewicht: 566,3.

Zusammensetzung: 76,28% C, 7,12% H, 2,47% N, 14,13% O; 5,30% CH_3.

$$C_{34}H_{34}(CH_3)_2O_5N_4.$$

Darstellung: 1 g mit Aceton behandeltes Hämatoporphyrin wird 10 Minuten lang mit 50 ccm 1% HCl enthaltendem Methylalkohol gekocht und das Produkt durch Eingießen in Wasser gefällt. Der Niederschlag wird abgesaugt, chlorfrei gewaschen und getrocknet.

Physikalische und chemische Eigenschaften: Ziegelrotes Pulver. Löslich in Methylalkohol, Äther, verdünnter Salzsäure, warmer Natronlauge[2]. Unlöslich in Carbonaten[1].

Komplexe Eisenverbindung aus dem Dimethylester des Anhydrohämatoporphyrins.[2]

Mol.Gewicht: 695,2 oder 1432,4.

Zusammensetzung: 62,14% C, 5,66% H, 8,06% N, 8,03% Fe, 16,11% O oder 61,99% C, 5,63% H, 7,82% N, 7,80% Fe, 16,76% O.

$$C_{36}H_{39}O_7N_4Fe \text{ oder } (C_{37}H_{40}O_7N_4Fe)_2O.$$

Darstellung: Nach dem von Zaleski für „hydrogenisiertes Hämin“ (Hauptwerk VI, S. 241) ausgearbeitetem Verfahren aus dem Dimethylester das Anhydrohämatoporphyrin.

Physikalische und chemische Eigenschaften: Hantel-kugelförmige Krystalle. Löslich in Äther, unlöslich in Bicarbonaten.

Leukobase aus Hämatoporphyrin.[3]

Darstellung: Man suspendiert 5 g Hämatoporphyrin in 100 ccm Wasser, versetzt die Suspension mit 70 g 2,5 proz. Na-Amalgam, schließt das Gefäß luftdicht, stellt in Eiswasser und schüttelt bis zur Entfärbung. In reinem Zustande noch nicht dargestellt.

Physiologische Eigenschaften: Nach Einspritzung der gelösten Leukobase an Meerschweinchen werden diese am zweiten Tage schwach, am dritten Tage hochgradig gegen Licht sensibilisiert. Im Kot erscheint ein Porphyrin[4]. Die Leukobase ist primär unwirksam.

Physikalische und chemische Eigenschaften: Die gelöste Leukobase oxydiert sich an der Luft sehr rasch, sowie auch durch Fehlingsche Lösung oder ammoniakalische Silberlösung in der Kälte. Durch verdünnte Säuren fällbar.

Desoxyhämatoporphyrin (Bd. VI, S. 249).

Darstellung: Die Lösung der Leukobase wird filtriert, mit Sauerstoff durchströmt und mit verdünnter Schwefelsäure angesäuert. Das Desoxyhämatoporphyrin fällt in braunen Flocken aus[3]. Nach Fischer und Röse wird bei diesem Verfahren Hämatoporphyrin regneriert[4].

---

1) W. Küster, Berichte d. Deutsch. chem. Gesellschaft **45**, 1935 [1912].
2) W. Küster (u. P. Deihle), Zeitschr. f. physiol. Chemie **86**, 51 [1913].
3) O. Piloty u. P. Eppinger, Annalen d. Chemie u. Pharmazie **377**, 314 [1910].
4) H. Fischer u. H. Röse, Zeitschr. f. physiol. Chemie **88**, 9 [1913].

Mesoporphyrin, (Bd. VI, S. 250).

(Siehe auch S. 403.)

[Tetrahydrohämaterindicarbonsäure.[1])]

Mol.-Gewicht sicher nicht höher als 600[2]).

Zur Konstitution: Die Verbindung scheint sich vom Hämatoporphyrin dadurch zu unterscheiden, daß die OH-Gruppen des letzteren reduziert sind[3]). H. Fischer und seine Mitarbeiter nehmen im Mesoporphyrin eine Gruppe von der Konstitution:

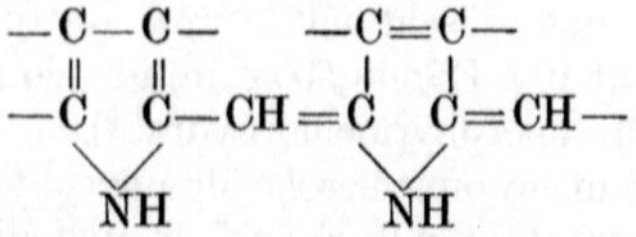

an[4]).

Vorkommen: Der Harnporphyrin soll zum Teil aus Mesoporphyrin bestehen[4]).

Bildung: Aus dem aus Hämin durch Kaliummethylat im Autoklaven bei 200° entstehenden Reaktionsprodukt bei der Reduktion desselben mit Bromwasserstoffeisessig[5]). Aus Mesohämin durch Bromwasserstoffeisessig unter Abspaltung des Eisens[6]). Aus Tetrachlorhämatoporphyrin beim Erhitzen mit Natriummethylat auf 220—230° C [7]).

Darstellung: 5 g Hämin werden mit 30 ccm JH (Dichte 1,96) und 75 ccm Eisessig auf dem Wasserbade unter kräftigem Schütteln bis zur völligen Lösung erwärmt, dann mit 10 ccm Wasser verdünnt und innerhalb 10 Minuten in kleinen Portionen mit ca. 3 g PH_4J versetzt. Die Reaktion ist beendet, wenn eine Probe beim Verdünnen mit der gleichen Menge Wasser sich nicht trübt. Ist dies erreicht, so kühlt man das Gemisch ab, verdünnt mit der gleichen Menge Wasser. Beim Eingießen der verdünnten Lösung in 1000 ccm Wasser entsteht ein rötlich-flockiger Niederschlag, welcher sich beim Abstumpfen der sauren Reaktion mit 10% NaOH vermehrt. Der Niederschlag wird gesammelt, mit Wasser gewaschen, in 1 proz. NaOH gelöst und mit verdünnter Essigsäure wieder gefällt. Das so gewonnene rohe Mesoporphyrin wird abgesogen und am besten sofort in das Chlorhydrat umgewandelt[8]).

Man löst 1 g Mesohämin in käuflichem Bromwasserstoffeisessig, verdünnt nach eintägigem Stehen mit Wasser, stumpft die Säure ab und überführt das Produkt in viel Äther. Der ätherische Auszug wird mit 0,1 proz. Salzsäure gewaschen, alsdann mit 3 proz. Salzsäure extrahiert. Die Auszüge werden mit Äther gewaschen, neutralisiert, mit viel Äther ausgezogen. Das Mesoporphyrin krystallisiert beim Einengen der ätherischen Lösung[6]).

Physiologische Eigenschaften: Ist für Mäuse in geringem Grade giftig, hat jedoch im Gegensatz zu Hämatoporphyrin keine[8]) oder nur unbedeutende[4]) sensibilisierende Wirkung.

Physikalische und chemische Eigenschaften: Dünne Prismen und Nadeln (aus Äther); pulverisiert hellbraun; spindelförmige Krystalle mit Durchwachsungszwillingen (aus Alkohol). Leicht löslich in heißem, sehr schwer in kaltem Alkohol, löslich in Salzsäure (leuchtend rot)[6]). Salzsäurezahl[9]): $1^1/_2$ [6]). Es nimmt in trockenem Ammoniakgas 2 Mol. NH_3 auf; das eine derselben wird im Vakuumexsiccator abgegeben[6]). Bei der Oxydation mit Chromsäure[10]) oder Bleisuperoxyd[8])[10]) entstehen Hämatinsäure und Methyläthylmaleinimid[8]). Durch Na-Amalgam leicht zu Porphyrinogen reduzierbar[4]). Bei der totalen Reduktion mit Jodwasserstoffeisessig und PH_4J entstehen Hämopyrrol, Kryptopyrrol und Phyllopyrrol, ferner Phonopyrrolcarbonsäure, Isophonopyrrolcarbonsäure[4]).

Mesoporphyrinchlorhydrat (Bd. VI, S. 251).

(Siehe auch S. 403.)

Darstellung: Man zerreibt das aus 5 g Hämin gewonnene rohe Mesoporphyrin mit 400 ccm 2,5 proz. HCl unter mäßigem Erwärmen, gießt die Suspension in 400 ccm kochende 2,5 proz. Salzsäure und filtriert heiß. Das Filtrat wird in 2 Porzellanschalen auf dem Wasserbade ein-

[1]) W. Küster (u. P. Deihle), Zeitschr. f. physiol. Chemie **86**, 51 [1913].
[2]) O. Piloty u. H. Fink, Berichte d. Deutsch. chem. Gesellschaft **45**, 2495 [1912].
[3]) W. Küster, Berichte d. Deutsch. chem. Gesellschaft **45**, 1935 [1912].
[4]) H. Fischer, E. Bartholomäus u. H. Röse, Zeitschr. f. physiol. Chemie **84**, 262 [1913].
[5]) H. Fischer u. H. Röse, Zeitschr. f. physiol. Chemie **87**, 38 [1913].
[6]) R. Willstätter u. M. Fischer, Zeitschr. f. physiol. Chemie **87**, 423 [1913].
[7]) H. Fischer u. H. Röse, Berichte d. Deutsch. chem. Gesellschaft **46**, 2460 [1913].
[8]) H. Fischer u. F. Meyer-Betz, Zeitschr. f. physiol. Chemie **82**, 96 [1912].
[9]) R. Willstätter u. W. Mieg, Annalen d. Chemie u. Pharmazie **350**, 1 [1906].
[10]) W. Küster, Zeitschr. f. physiol. Chemie **82**, 463 [1912].

gedampft. Man prüft das Häutchen, welches sich an der Oberfläche bildet, öfters auf amorphe Schollen. Sind solche vorhanden, so wird heiß filtriert und weiter eingedampft. Man wiederholt dies so lange, bis das Häutchen unter dem Mikroskop rein krystallinisch erscheint. Man läßt über Nacht stehen, saugt die Krystalle ab, wäscht mit 10proz. HCl und trocknet im Vakuum über Schwefelsäure [1]).

Verbesserung des Nencki-Zaleskischen Verfahrens: Man löst den beim Abstumpfen der Reduktionsflüssigkeit mit NaOH gewonnenen Niederschlag in sehr wenig stark verdünnter Natronlauge, fällt das Natronsalz des Mesoporphyrins mit überschüssiger Natronlauge, filtriert in einer halben Stunde und wäscht mit 1proz. Natronlauge nach. Der Niederschlag wird mit 2,5proz. Salzsäure (auf 10 g Hämin 500 ccm) übergossen und rasch filtriert. Aus dem Filtrate krystallisiert reines Mesoporphyrinchlorhydrat [2]).

Man löst das aus 8 g Hämin gewonnene rohe Mesoporphyrin in kalter Natriumbicarbonatlösung (40 g auf 1500 g Wasser), fällt mit Essigsäure und digeriert die Fällung 10 Minuten am Wasserbade mit 10proz. Schwefelsäure. Die Flüssigkeit wird filtriert und das Ungelöste wiederholt derselben Behandlung unterworfen. Die gesammelten Filtrate werden bei niedriger Temperatur mit HCl gesättigt. Beim Stehen scheidet sich Mesoporphyrinchlorhydrat aus [3]).

Natriumsalz des Mesoporphyrins [2]) (Bd. VI, S. 252).

Darstellung: Siehe bei Mesoporphyrinchlorhydrat.

Physikalische und chemische Eigenschaften: Leuchtend rot; sehr schwer löslich in Wasser.

Magnesiumverbindung des Mesoporphyrins. [4])

Mol.-Gewicht: 630,7 resp. 644,7.

Zusammensetzung: 72,30% C, 7,35% H, 8,89% N, 3,85% Mg, 7,61% O oder 72,59% C, 7,50% H, 8,69% N, 3,77% Mg, 7,45% O.

$$C_{38}H_{46}O_3N_4Mg \text{ oder } C_{39}H_{48}O_3N_4Mg.$$

Darstellung: 1 g Mesoporphyrinäthylester wird mit 1 g Magnesiumspänen, 8—10 g Jodmethyl (resp. Jodäthyl) und 150—200 ccm abs. Äther am Rückflußkühler bis zum Verschwinden der Absorptionsstreifen erwärmt. Die ätherische Lösung wird nach vorsichtigem Alkohol- und Wasserzusatz getrennt, mit Chlorammoniumlösung, dann mit Wasser gewaschen, mit Natriumsulfat getrocknet und unter Erwärmen mit Ligroin versetzt.

Beginnt eine Ausscheidung von Krystallen, so läßt man abkühlen, sammelt die Ausscheidung am Filter, wäscht mit destilliertem Ligroin und trocknet.

Physikalische und chemische Eigenschaften: Sehr kleine, mäßig hygroskopische, pleochromatische Krystalle. Leicht löslich in Äthylalkohol, Methylalkohol, Pyridin, schwer löslich in Äther, Aceton, sehr schwer löslich in Benzol, Petroläther, Ligroin, Schwefelkohlenstoff.

Absorptionsspektrum der ätherischen Lösung: 3 Streifen bei $\lambda = 589—576$, $560—552—532$ und bei $\lambda = 511 \ldots 497$.

Leicht spaltbar durch verdünnte Essigsäure, Salzsäure. Bei der Spaltung entsteht ein Porphyrin, welches mit Salzsäure keine krystallisierende Verbindung gibt.

Tetrachlormesoporphyrin. [5])

Mol.-Gewicht: 704,1.

Zusammesetzung: 57,94% C, 4,87% H, 7,96% N, 20,14% Cl, 9,09% O.

$$C_{34}H_{34}N_4O_4Cl_4.$$

Darstellung: Man löst das Chlorhydrat in sehr verdünnter NaOH, filtriert und fällt mit Essigsäure.

Physikalische und chemische Eigenschaften: Grüner, amorpher, sehr hygroskopischer Niederschlag. Über P_2O_5 wird bei gewöhnlicher Temperatur 1 Cl-Atom, bei 100° auch ein

---

1) H. Fischer u. F. Meyer-Betz, Zeitschr. f. physiol. Chemie **82**, 96 [1912].

2) H. Fischer, E. Bartholomäus u. H. Röse, Zeitschr. f. physiol. Chemie **84**, 262 [1913].

3) W. Küster, Zeitschr. f. physiol. Chemie **82**, 463 [1912].

4) J. Zaleski, Berichte d. Deutsch. chem. Gesellschaft **46**, 1687 [1913].

5) H. Fischer u. H. Röse, Berichte d. Deutsch. chem. Gesellschaft **46**, 2460 [1913].

zweites abgegeben. Es läßt sich mit Jodwasserstoffeisessig zu Mesoporphyrin, mit Natriumamalgam zu Porphyrinogen reduzieren. Mit Natriummethylat auf 220—230° erhitzt, entsteht ebenfalls Mesoporphyrin.

Tetrachlormesoporphyrinchlorhydrat. [1]

Mol.-Gewicht: 777,1.

Zusammensetzung: 52,50% C, 4,67% H, 7,21% N, 27,38% Cl, 8,24% O.

$$C_{34}H_{36}N_4O_4Cl_6.$$

Bildung: Aus Mesoporphyrin durch Substitution.

Darstellung: Man löst 2 g Mesoporphyrin in 80 ccm Eisessig heiß und versetzt die abgekühlte Lösung allmählich mit einem Gemisch von 86 ccm rauchender Salzsäure und 14 ccm 3proz. H_2O_2. Die Lösung wird in 4 Stunden grasgrün. Durch Wasserzusatz und Impfen wird das Chlorhydrat krystallinisch gefällt. Die Krystalle werden mit $2^1/_2$ proz. Salzsäure gewaschen. Umkrystallisierung: Lösen in Eisessig, Versetzen mit HCl, Fällung unter Impfung mit Wasser.

Physikalische und chemische Eigenschaften: Grüne, sehr hygroskopische Nadeln. Mit NaOH wird das freie Tetrachlormesoporphyrin gebildet, mit überschüssiger NaOH entsteht das Na-Salz desselben.

Phonoporphyrin. [2]

Die empirische Zusammensetzung wird durch die Extreme $C_{34}H_{36}N_4O_7$ und $C_{36}H_{40}N_4O_7$ ausgedrückt.

Bildung: Aus Hämin bei der Reduktion durch Jodwasserstoffeisessig.

Darstellung: Man kocht 25 g Hämin mit 375 ccm Eisessig 45 ccm JH (spez. Gewicht 1,96), 5 g rotem Phosphor und 8 ccm Wasser $2^1/_2$ Stunden am Rückflußkühler, filtriert vom überschüssigem Phosphor, gießt das Filtrat in 8 l Wasser, sammelt das hierdurch ausgefällte Farbstoffgemisch auf der Nutsche, löst es in 4 l stark verdünnter Natronlauge, fällt mit Essigsäure. Der gesammelte Niederschlag wird mit 2—4 proz. Salzsäure extrahiert, der Rückstand in verdünnter NaOH gelöst und mit Essigsäure gefällt. Diese Fällung enthält noch Mesoporphyrin; sie wird wieder mit Salzsäure extrahiert, der Rückstand in NaOH gelöst usw. und dieses Verfahren so lange wiederholt, bis der Extraktionsrückstand kein Mesoporphyrin mehr enthält.

Physikalische und chemische Eigenschaften: Dunkelbraunes, rötliches, amorphes Pulver. Löslich in NaOH, unlöslich in HCl. Liefert bei der Oxydation Methyläthylmaleinimid und Hämatinsäure. Bei der Reduktion entsteht kein Mesoporphyrin.

Methylester. [2]

$$C_{36}H_{40}N_4O_7 — C_{38}H_{44}N_4O_7.$$

Darstellung: Wie die des Mesoporphyrinmethylesters.

Physikalische und chemische Eigenschaften: Kleine amorphe, braune Körnchen. Unlöslich in Alkali.

Äthylester. [2]

$$C_{38}H_{44}N_4O_7 — C_{40}H_{48}N_4O_7.$$

Darstellung: Wie die des Äthylesters des Mesoporphyrins.

Physikalische und chemische Eigenschaften: Wie der Methylester. Zersetzungsp. 255°.

Häminoporphyrin. [3]

Mol.-Gewicht: 1154,7.

Zusammensetzung: 68,59% C, 6,46% H, 9,71% N, 15,24% O.

$$(C_{33}{}^{4)}\,H_{37}O_5N_4)_2O.$$

---

[1]) H. Fischer u. H. Röse, Berichte d. Deutsch. chem. Gesellschaft **46**, 2460 [1913].
[2]) O. Piloty u. H. Fink, Berichte d. Deutsch. chem. Gesellschaft **46**, 2020 [1913].
[3]) R. Willstätter u. M. Fischer, Zeitschr. f. physiol. Chemie **87**, 423 [1913].
[4]) Siehe S. 343, Anm. 2.

Bildung: Aus Hämin bei der Einwirkung von flüssigem Chlorwasserstoff unter Hydrolyse des Zwischenproduktes C_{33} [1]) $H_{37}O_4N_4Cl_6$.

Darstellung: Man löst 3 g des Chlorwasserstoffadditionsproduktes des Hämins unter gelindem Erwärmen in 20 proz. Salzsäure, filtriert von der flockigen Ausscheidung, neutralisiert das Filtrat genau und extrahiert mit viel Äther. Aus dem ätherischen Auszug fällt das Häminoporphyrin krystallinisch aus.

Physikalische und chemische Eigenschaften: Schweres, dunkelviolettes Krystallmehl; metallglänzende, rechteckige, an den Ecken abgerundete Blättchen. Es bleibt beim Erhitzen auf 105° im Hochvakuum unverändert (Hämatoporphyrin wird dadurch „verdorben"); es liefert ein Trichlorhydrat (Hämatoporphyrin liefert nur ein Dichlorhydrat). Es kann durch energische Hydrolyse in Hämatoporphyrin umgewandelt werden. Salzsäurezahl [2]): $^1/_{10}$—$^1/_5$ [3]).

Methylester des Häminoporphyrins. [3])

Bildung: Aus Häminoporphyrin bei eintägigem Stehen mit 8 proz. methylalkoholischer Salzsäure.

Physikalische und chemische Eigenschaften: Ziegelrotes Pulver. Löslich in Äther. Salzsäurezahl [2]): $^1/_2$. Wahrscheinlich identisch mit dem in der Kälte dargestellten Dimethylester des Hämatoporphyrins. Es wird mit methylalkoholischer Kalilauge zu Hämatoporphyrin verseift.

Hämidoporphyrin. [3])

Mol.-Gewicht: 586,3.
Zusammensetzung: 67,54% C, 6,53% H, 9,56% N, 16,37% O.

C_{33} [1]) $H_{38}O_6N_4$.

Darstellung: Man löst 2 g des eisenhaltigen Reaktionsproduktes von flüssigem Chlorwasserstoff auf Hämin in 100 g Aceton und versetzt die am Rückflußkühler siedende Lösung tropfenweise mit einer Lösung von Natriumacetat in Eisessig bis zum Auftreten einer Trübung und filtriert. Das Filtrat wird mit viel Äther verdünnt, mit festem Natriumbicarbonat neutralisiert, mit viel Wasser gewaschen und stark eingeengt. Das Hämidoporphyrin fällt dabei krystallinisch aus.

Physikalische und chemische Eigenschaften: Prachtvolle, große, braunviolett glänzende, gerade abgeschnittene Prismen. Löslich in Salzsäure (blauviolett), in Ammoniak (leuchtend rot), in Aceton, in Äther. Salzsäurezahl [2]): 1. Im Hochvakuum wird bei 105° Wasser abgespalten.

Hämoporphyrin. [3])

Mol.-Gewicht: 552,3.
Zusammensetzung: 71,70% C, 6,57% H, 10,15% N, 11,58% O.

C_{33} [1]) $H_{36}O_4N_4$.

Vermutliche Konstitution:

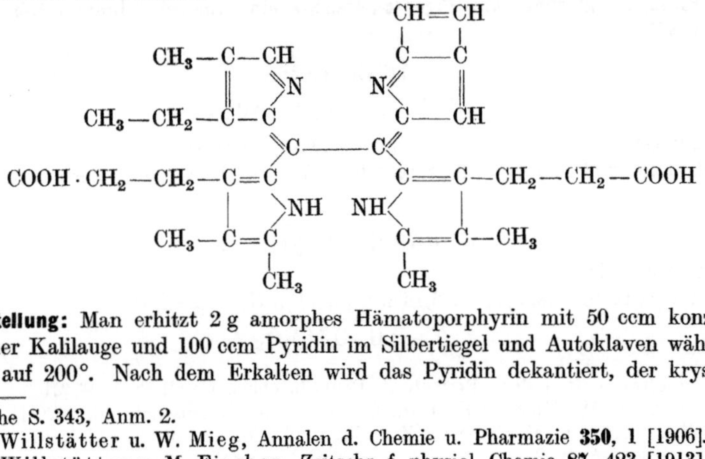

Darstellung: Man erhitzt 2 g amorphes Hämatoporphyrin mit 50 ccm konz. methylalkoholischer Kalilauge und 100 ccm Pyridin im Silbertiegel und Autoklaven während 4 bis 5 Stunden auf 200°. Nach dem Erkalten wird das Pyridin dekantiert, der krystallinische

[1]) Siehe S. 343, Anm. 2.
[2]) R. Willstätter u. W. Mieg, Annalen d. Chemie u. Pharmazie **350**, 1 [1906].
[3]) R. Willstätter u. M. Fischer, Zeitschr. f. physiol. Chemie **87**, 423 [1913].

Bodensatz (die K-Verbindung des Hämoporphyrins) in Wasser gelöst und das freie Hämoporphyrin durch Ansäuern gefällt. Zur Reinigung löst man das rohe Produkt in Salzsäure, verdünnt die Lösung mit Wasser, stumpft ab mit Ammoniak und extrahiert mit Äther. Die ätherische Lösung wird mit 0,1 proz. HCl gewaschen und mit 2—3 proz. HCl extrahiert. Die salzsaure Lösung wird mit Äther wiederholt ausgewaschen, annähernd neutralisiert und mit Äther ausgezogen. Aus der ätherischen Lösung scheidet sich das Hämoporphyrin krystallinisch aus.

Physikalische und chemische Eigenschaften: Feine, haarförmige, rotbraune Nadeln (aus wasserhaltigem Äther), braune Aggregate von dicken Platten, gut ausgebildete rhombenförmige Täfelchen (aus trockenem Äther), langgestreckte Rhomben (aus Alkohol). Leicht löslich in konz. Salzsäure, 5 proz. Salzsäure (reinrote Fluorescenz), beträchtlich löslich in siedendem abs. Alkohol (blaustichig bräunlichrot), in heißem und kaltem Eisessig (blaustichig rot). Unlöslich in Äther, Benzol, Chloroform. Salzsäurezahl[1]: $^3/_4$. Beständig beim Erhitzen mit methylalkoholischer Kalilauge und Pyridin auf 220—280°. In trockenem Ammoniakgas werden 2 Mol. NH_3 aufgenommen, wovon 1 Mol. im Vakuumexsiccator wieder abgegeben wird. Mit Bromwasserstoffeisessig entsteht kein Hämatoporphyrin.

Chlorhydrat des Hämoporphyrins.[2]

Bildung: Aus Hämoporphyrin beim Auflösen in Salzsäure. Es krystallisiert aus 5—20 proz. Salzsäure nach längerem Stehen.

Physikalische und chemische Eigenschaften: Schöne Nadeln.

Dimethylester des Hämoporphyrins.[2]

Mol.-Gewicht: 580,4.

Zusammensetzung: 72,36% C, 6,95% H, 9,66% N, 11,03% O; 5,18% CH_3.

$$C_{31}\,^{3)}\,H_{34}N_4(COOCH_3)_2.$$

Bildung: Aus Hämoporphyrin durch Methylalkohol bei Gegenwart von wenig HCl.

Physikalische und chemische Eigenschaften: Schief abgeschnittene Prismen mit Zwillingsbildungen. Leicht löslich in Äther, sehr leicht löslich in Eisessig, Chloroform, siedendem Aceton. Salzsäurezahl[1]: $1^1/_2$—2.

Phyllin des Hämoporphyrins.[2]

Darstellung: Die Kaliumverbindung wird mit saurem Phosphat gespalten und das freie Phyllin mit Äther ausgezogen.

Physikalische und chemische Eigenschaften: Krystallisierbar. Löslich in Äther (fuchsinrot, stark fluorescierend). Es wird durch Säure in Hämoporphyrin umgewandelt.

Kaliumverbindung des Phyllins von Hämoporphyrin.[2]

Darstellung: Man erhitzt 6 g Hämatoporphyrin mit 90 ccm methylalkoholischer Kalilauge und 2 g Magnesiumoxyd unter Zusatz von 160 ccm Pyridin im Autoklaven auf 190°. Nach dem Erkalten wird das Pyridin durch öfteres Waschen mit Äther entfernt und die alkalische Flüssigkeit mit 200 ccm Wasser verdünnt, wodurch das Kaliumsalz des Phyllins ausfällt.

Physikalische und chemische Eigenschaften: Hellrote Flocken. Beim Erhitzen mit Natronkalk entsteht unter Abspaltung von CO_2 die Kaliumverbindung des Äthyophyllins. Mit saurem Phosphat entsteht das freie Phyllin.

Porphyrinogen.[4]

Mol.-Gewicht: 570,4.

Zusammensetzung: 71,53% C, 7,42% H, 9,83% N, 11,22% O.

$$C_{34}H_{42}N_4O_4.$$

---

[1]) R. Willstätter u. W. Mieg, Annalen d. Chemie u. Pharmazie **350**, 1 [1906].

[2]) R. Willstätter u. M. Fischer, Zeitschr. f. physiol. Chemie **87**, 423 [1913].

[3]) Siehe S. 343, Anm. 2.

[4]) H. Fischer, E. Bartholomäus u. H. Röse, Zeitschr. f. physiol. Chemie **84**, 262 [1913]. — H. Fischer u. E. Bartholomäus, Berichte d. Deutsch. chem. Gesellschaft **46**, 511 [1913].

Zur Konstitution: Es wird der folgende Kern angenommen[1]):

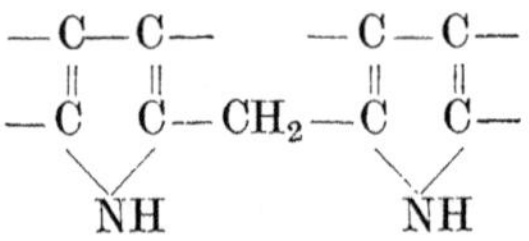

Bildung: Aus Hämin, Hämatoporphyrin, Mesoporphyrin[1]) Tetrachlormesoporphyrin[2]) bei milder Reduktion mit Jodwasserstoffeisessig, Natriumamalgam oder Zinkstaub und Eisen[1]).

Darstellung: 5 g Hämin, 5 g PH_4J, 50 g Eisessig, 25 ccm JH (spez. Gewicht 1,96) werden in zugeschmolzenem Rohre bis zur Lösung geschüttelt und 10—11 Tage bei Zimmertemperatur stehen gelassen. Die in dieser Zeit farblos oder hellbraun gewordene Lösung wird in die 6fache Menge Wasser geschüttet, mit 33proz. NaOH bis zum Verschwinden der Kongoreaktion neutralisiert und mit Chloroform 5mal extrahiert. Das mit Natriumsulfat oberflächlich getrocknete Extrakt wird in 400 ccm niedrig siedenden Petroläther gegossen, vom „Körper II" filtriert, und das Filtrat eingedampft. Der Rückstand wird mit Äther gewaschen und aus Methylalkohol umkrystallisiert[1]).

Physiologische Eigenschaften: Sensibilisiert weiße Mäuse und Meerschweinchen gegen Licht bedeutend, jedoch ohne schwere Krankheitserscheinungen zu verursachen[1]).

Physikalische und chemische Eigenschaften: Farblose, derbe Prismen. Leicht löslich in Aceton, in konz. Schwefelsäure, konz. Salzsäure, Soda (ohne CO_2-Entwicklung), in unreinem Zustande in allen Lösungsmitteln. Löslich in Methylalkohol, Äthylalkohol; schwer löslich in Petroläther, Benzol, Äther, Chloroform, 50proz. Schwefelsäure, verdünnter Salzsäure, in Bicarbonatlösungen.

Absorptionsspektrum der sauren Lösung: 3 Streifen im Orange, Grün, Blauviolett; nach Alkalizusatz 4 Streifen im Rot, Gelbgrün, Grün, Blauviolett. Ehrlichs Dimethylaminobenzaldehydreaktion negativ. — Leicht zersetzlich an der Luft. Es liefert unter den verschiedensten Einwirkungen ein porphyrinähnliches Produkt.

Es liefert in alkalischer Lösung mit Ferricyankali, Luftsauerstoff, Natriummethylat, methylalkoholischer Kalilauge[1]) oder Hydroxylamin[3]) behandelt, Mesoporphyrin. Bei der Oxydation mit Bleisuperoxyd in saurer Lösung entstehen Methyläthylmaleinimid und Hämatinsäure, bei der Reduktion mit Eisessig-JH in der Wärme Hämopyrrol (Dimethyläthylpyrrol), Kryptopyrrol und Phonopyrrolcarbonsäure[1]). Beim $1^1/_2$stündigen Kochen mit Eisessigjodwasserstoff werden Hämopyrrol und Phonopyrrolcarbonsäure geliefert[4]). Schmelzp. 190° unscharf[1]).

Urofuscin.[5])

Vorkommen: In hämatoporphyrinhaltigen Harnen.

Physikalische und chemische Eigenschaften: Amorphe, rote Substanz, welche eine Vorstufe des Hämatoporphyrins zu sein scheint. Löslich in Wasser, Alkohol, Amylalkohol, Säuren und Alkalien, weniger in Chloroform, Aether aceticus, wenig in Äther, Benzol. Fällbar durch $BaCl_2$. Absorptionsspektrum: Verdunkelung des kurzwelligen Spektrums.

Hämatopyrrolidinsäure (Bd. VI, S. 254).

Mol.-Gewicht: 290,2.

Zusammensetzung: 70,29% C, 9,03% H, 9,65% N, 11,03% O.

$$C_{17}H_{26}N_2O_2.$$

---

1) H. Fischer, E. Bartholomäus u. H. Röse, Zeitschr. f. physiol. Chemie **84**, 262 [1913]. — H. Fischer u. E. Bartholomäus, Berichte d. Deutsch. chem. Gesellschaft **46**, 511 [1913].

2) H. Fischer u. H. Röse, Berichte d. Deutsch. chem. Gesellschaft **46**, 2460 [1913].

3) H. Fischer u. W. Zimmermann, Zeitschr. f. physiol. Chemie **89**, 164 [1914].

4) H. Fischer u. H. Röse, Zeitschr. f. physiol. Chemie **87**, 38 [1913].

5) H. Günther, Deutsches Archiv f. klin. Medizin **105**, 89 [1911].

Der Körper ist nach Piloty und Hirsch[1]) ein Gemisch von einer Verbindung von der Konstitution:

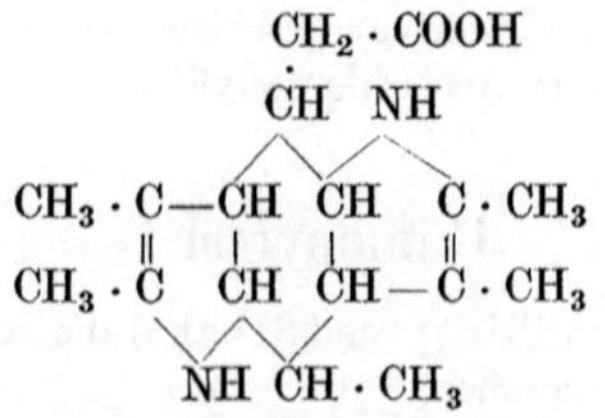

mit mehreren ähnlich gebauten oder isomeren Körpern.

Darstellung: Die Zinkverbindung (s. Hauptwerk VI, S. 254) wird in 4,5proz. Salzsäure aufgeschlämmt, der Elektrolyse unterworfen und filtriert. Nach Entfernung des Zinks mittels H_2S wird das Filtrat mit NH_3 alkalisiert, abermals filtriert und die Säure aus dem Filtrat mit Ammonsulfat ausgesalzen. Reinigung: Lösen in Wasser, wiederholtes Aussalzen[2]).

Physikalische und chemische Eigenschaften: Farblose, an der Luft rasch sich bräunende Flocken. In Wasser langsam, aber reichlich löslich. Die wässerige Lösung reagiert kaum sauer, schmeckt bitter und schäumt beim Schlagen. Es wird durch Ammoniak, Baryt, Natronlauge, Natriumcarbonat, Zinnchlorür, Chlorzink, Kupferacetat, Bleiacetat gefällt[2]). Beim Erwärmen mit verdünnter Natriumcarbonatlösung entweicht Kohlensäure und entsteht Hämopyrrol. Bei der oxydativen Aufspaltung werden Hämatinsäure (Imid der dreibasischen) und Methyläthylmaleinimid[3]), bei der Aufspaltung in der Kalischmelze 2, 3-Dimethylpyrrol, „ein Hämopyrrol" und ein Pyrrolin als Bestandteile des „Hämopyrrolins"[1]) geliefert.

Physiologische Eigenschaften: Per os Kaninchen eingegebene Hämatopyrrolidinsäure wird wahrscheinlich unverändert ausgeschieden; mäßige Urobilinogenreaktion im Harne[4]).

Zinkverbindung.

Die Lösung in Eisessigsalzsäure entfärbt sich auf Zusatz von einigen Tropfen einer konz. Natriumchloratlösung. Beim Eingießen in Wasser fallen farblose, luftbeständige Flocken aus[2]). Bei der Aufspaltung in der Kalischmelze entstehen 2, 3-Dimethylpyrrol, ein „Hämopyrrol", dessen Pikrat ($C_{14}H_{16}N_4O_7$) bei 112° schmilzt und ein Pyrrolin, dessen Pikrat ($C_{14}H_{18}N_4O_7$) bei 144° schmilzt und weniger gut charakterisierte Nebenprodukte[1]).

Pikrat.

Mol.-Gewicht: 1267.
Zusammensetzung: 49,35% C, 4,62% H, 14,40% N, 31,63% O.

$$(C_{17}H_{26}N_2O_2)_2(C_6H_3N_3O_7)_3$$ [3]).

Das Pikrat der Hämatopyrrolidinsäure ist ebensowenig einheitlich wie die Säure selbst. Die Angaben des Hauptwerkes sind durch die obigen zu ersetzen.

Hämopyrrol (Bd. VI, S. 254).

Das aus den Blutfarbstoff- und Chlorophyllderivaten nach Nencki und Zaleski oder nach anderen Reduktionsverfahren darstellbare „Hämopyrrol", wie auch der von Piloty und Quitmann isolierte krystallisierbare Bestandteil desselben sind komplizierte Gemische von verschiedenen substituierten Pyrrolen, welche verschiedene Pikrate liefern und auf Grund der verschiedenen Löslichkeit dieser Derivate isoliert werden können.

---

1) O. Piloty u. P. Hirsch, Berichte d. Deutsch. chem. Gesellschaft **45**, 2595 [1912].
2) O. Piloty u. E. Quitmann, Annalen d. Chemie u. Pharmazie **377**, 314 [1910].
3) O. Piloty u. S. J. Thannhauser (u. P. Hirsch), Annalen d. Chemie u. Pharmazie **390**, 191 [1912].
4) H. Fischer u. Fr. Meyer-Betz, Zeitschr. f. physiol. Chemie **75**, 232 [1911].

Physiologische Eigenschaften des Rohhämopyrrols: Nach Einverleibung per os reagiert der Harn bei Kaninchen mit p-Dimethylaminobenzol und mit Zinksalzen, wie der urobilinhaltige. Die Substanz wird unverändert ausgeschieden[1]).

Bildung von Rohhämopyrrol: Aus Chlorophyll[2]).

Hämopyrrol I.

Unter diesem Namen fassen Piloty und Stock[3]) die schwer lösliche Pikrate liefernden Anteile des Rohhämopyrrols zusammen.

Hämopyrrol II.

Die leicht lösliche Pikrate liefernden Anteile des Rohhämopyrrols[3]).

Hämopyrrol a.

(Siehe auch S. 403.)

(3-Methyl-4-äthylpyrrol.)

Mol.-Gewicht: 109,10.

Zusammensetzung: 55,58% C, 7,34% H, 37,08% N.

$C_7H_{11}N$.

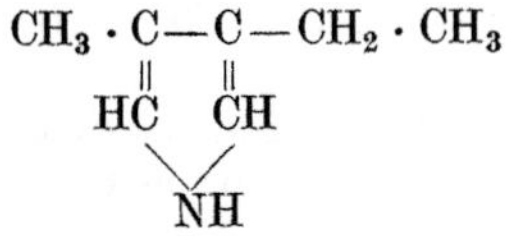

Vorkommen: Im Rohhämopyrrol.

Darstellung: Man sammelt die beim fraktionierten Krystallisieren der Pikrate aus Rohhämopyrrol gebliebenen Mutterlaugen, fällt die nicht krystallisierenden Pikrate mit Petroläther als ölige Masse, schüttelt die abgegossene petrolätherische Lösung mit Wasser unter allmählicher Zugabe von NaOH. Man hebt die petrolätherische Lösung des freigemachten Pyrrols ab, trocknet mit Na_2SO_4, dampft ein und destilliert den Rückstand bei 18 mm und 79—81°[4]).

Synthese: Methyläthylmaleinimid wird mit der 100fachen Zinkstaubmenge in Kohlensäurestrom erwärmt und in Kohlensäurestrom mit Wasserdampf destilliert[5]).

Physikalische und chemische Eigenschaften: Farbloses Öl, welches an der Luft nur ganz allmählich rotviolett wird. Löslich in verdünnter Schwefelsäure. Es liefert kein krystallinisches Pikrat[5]). Bei der Oxydation mit Chromsäure entsteht Methyläthylmaleinimid. Siedep. 74—75° bei 11 mm[4]).

Oxim aus Hämopyrrol a.[4])

Mol.-Gewicht: 124,10.

Zusammensetzung: 54,51% C, 6,54% H, 18,18% N, 20,77% O.

$C_7H_{10}N_2O_2$.

Darstellung: Behandlung der schwefelsauren Lösung mit $NaNO_2$. Man löst das ausgefällte erstarrende Öl in Äther, filtriert, trocknet, dampft ein, löst den Rückstand in heißem Wasser, filtriert vom Harze, klärt mit Tierkohle. Eiskühlung.

Physikalische und chemische Eigenschaften: Sehr dünne längliche, an den Enden eingekerbte, nahezu farblose Blättchen. Löslich in Alkohol, Äther, schwer löslich in Wasser. Schmelzp. 197—198°.

---

1) H. Fischer u. Fr. Meyer-Betz, Zeitschr. f. physiol. Chemie **75**, 232 [1911].
2) M. Nencki u. L. Marchlewski, Berichte d. Deutsch. chem. Gesellschaft **34**, 1687 [1901].
3) O. Piloty u. J. Stock, Berichte d. Deutsch. chem. Gesellschaft **46**, 1008 [1913].
4) O. Piloty u. J. Stock, Annalen d. Chemie u. Pharmazie **392**, 215 [1912]; Berichte d. Deutsch. chem. Gesellschaft **46**, 1008 [1913].
5) L. Marchlewski u. J. Grabowski, Zeitschr. f. physiol. Chemie **81**, 86 [1912].

Hämopyrrol b.[1])

(Siehe auch S. 404.)

[Isohämopyrrol (Willstätter und Asahina)[2]), Hämopyrrol (Fischer und Bartholomäus)[3]), 2, 3-Dimethyl-4-äthylpyrrol.]

Mol.-Gewicht: 123,11.
Zusammensetzung: 77,98% C, 10,64% H, 11,38% N.

$$C_8H_{13}N.$$

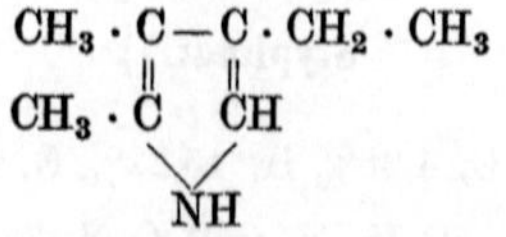

Vorkommen: Im Rohämopyrrol aus Hämin, Phytorhodin, Phytochlorin[2]).

Darstellung: Das Rohhämopyrrol wird durch wiederholtes Ausschütteln mit 30proz. Mononatriumphosphatlösung von den hydrierten Pyrrolen befreit, dann mit Lauge und Wasser geschüttelt, schließlich mit Na_2SO_4 getrocknet und mit in wasserhaltigem Äther gelöster Pikrinsäure portionsweise versetzt. Die ersten Pikratfraktionen fallen leicht aus, die späteren erst auf starke Abkühlung oder Einengen. Sämtliche Fraktionen werden durch Krystallisieren weiter fraktioniert und dann in 3 Hauptfraktionen vereinigt. Durch Zerlegen der ersten Fraktion mit NaOH, Ausäthern der Lösung und Verdampfen des Äthers wird Hämopyrrol-b gewonnen[2]).

Man extrahiert das durch Destillation in CO_2-Strom isolierte Rohhämopyrrol mit Äther, trocknet den Auszug mit Na_2SO_4, vertreibt den Äther, fraktioniert den Rückstand durch Vakuumdestillation, fängt den bei 96° 12 mm übergehenden Anteil gesondert auf, behandelt diesen stufenweise mit Pikrinsäure, isoliert die Pikrate vom Schmelzp. 120—122°. Die reine Base wird durch die Zerlegung derselben gewonnen[3]).

Synthese: Kondensation von Acetylbrenztraubensäureäthylester mit Aminobutanon zu 2, 3-Dimethyl-4-acetylpyrrol-5-carbonsäure, Abspaltung von Kohlensäure, Behandlung des 2, 3-Dimethyl-4-acetylpyrrols nach Wolff[4]) mit Hydrazin und Natriumäthylat[5]).

Physikalische und chemische Eigenschaften: Farbloses, nicht fluorescierendes Öl von eigentümlichem anhaftendem Geruch. Es erstarrt bei 16—17° zu einer blättrigen Krystallmasse. Siedep. 198° bei 725 mm. Destilliert bei 88° 11—12 mm konstant. $D^{20} = 0,915$. Leicht löslich in verdünnten Mineralsäuren, schwer löslich in heißem Wasser. Mit den Wasserdämpfen flüchtig. — An der Luft unbeständig. Fichtenspanreaktion, Dimethylamidobenzaldehydreaktion positiv. Mit Trinitrobenzol dunkelrote Färbung, mit Pykrolonsäure in alkoholischer Lösung gelblichrote Prismen[2]). Mit Chloroform und Kalilauge werden Bi-(äthyl-dimethyl-pyrryl)-methen bei nachträglicher Salzsäurebehandlung dessen Chlorhydrat und Bi-(äthyl-dimethyl-pyrryl)-chlormethan geliefert[6]). Mit Perchloräthan resp. Oxalsäureester entstehen gefärbte, den Gallenfarbstoffen und Chlorophyllderivaten nahestehende Produkte[6]).

Pikrat.

Mol.-Gewicht: 352,2.
Zusammensetzung: 47,72% C, 4,57% H, 15,91% N, 31,80% O.

$$C_8H_{13}N \cdot C_6H_3O_7N_3 .$$

Rhombenförmige Täfelchen, vierseitige Prismen[2]), feine hellgelbe Kryställchen[5]), aus Äther oder aus Alkohol. Leicht löslich in warmem Alkohol[2])[5]), Benzol[2]), Essigester[2])[5]), Aceton[2]), schwer löslich in Äther[5]), kaltem Alkohol[2]), sehr schwer löslich in Wasser[2]). Schmelzp. 121°[2]), 123°[5]), 124° (korr.)[7]).

---

1) O. Piloty u. J. Stock, Annalen d. Chemie u. Pharmazie **392**, 215 [1912]; Berichte d. Deutsch. chem. Gesellschaft **46**, 1008 [1913].

2) R. Willstätter u. Y. Asahina, Annalen d. Chemie u. Pharmazie **385**, 188 [1911]; Berichte d. Deutsch. chem. Gesellschaft **44**, 3707 [1911].

3) H. Fischer u. E. Bartholomäus, Berichte d. Deutsch. chem. Gesellschaft **44**, 3313 [1911]; Zeitschr. f. physiol. Chemie **76**, 478 [1912].

4) Wolff, Annalen d. Chemie u. Pharmazie **394**, 86 [1912].

5) O. Piloty u. A. Blömer, Berichte d. Deutsch. chem. Gesellschaft **45**, 3749 [1912].

6) O. Piloty, J. Stock u. E. Dormann, Berichte d. Deutsch. chem. Gesellschaft **47**, 400 [1914].

7) H. Fischer u. E. Bartholomäus, Zeitschr. f. physiol. Chemie **76**, 478 [1912].

Chlorpikrat.[1]

Mol.-Gewicht: 386,6.
Zusammensetzung: 43,45% C, 3,91% H, 14,50% N, 9,17% Cl, 28,97% O.

$$C_8H_{13}N \cdot C_6H_2O_7N_3Cl.$$

Darstellung: Die ätherische Lösung des Isohämopyrrols wird mit Chlorpikrinsäure gefällt.

Physikalische und chemische Eigenschaften: Hellgelbe Krystalle, kurze Säulen (aus Alkohol). Schwer löslich in Alkohol. Schmelzp. 126°.

Styphnat.[1]

Mol.-Gewicht: 368,2.
Zusammensetzung: 45,63% C, 4,38% H, 15,22% N, 34,77% O.

$$C_8H_{13}N \cdot C_6H_3O_8N_3.$$

Darstellung: Die ätherische Lösung der Base wird mit einer warmen alkoholischen Lösung von Styphninsäure versetzt.

Physikalische und chemische Eigenschaften: Gelbe, schmale, vierseitige Blätter. Umkrystallisiert viereckige Prismen. Sehr schwer löslich in Alkohol. Schmelzp. 136°.

Phthalid.[2]

Mol.-Gewicht: 253,1.
Zusammensetzung: 75,86% C, 5,97% H, 5,53% N, 12,64% O.

$$C_{16}H_{15}NO_2.$$

Darstellung: Man erhitzt 4,7 g Hämopyrrol (Fischer-Bartholomäus; = Hämopyrrol *b*) und 5,5 g Phthalsäureanhydrid mit 8,5 ccm Eisessig 5 Stunden lang auf 180—190°. Die erhaltene Krystallmasse wird durch Absaugen und Umkrystallisieren aus heißem Alkohol gereinigt.

Physikalische und chemische Eigenschaften: Zeisiggelbe derbe Prismen. Dimethylaminobenzaldehydreaktion erst nach Aufspaltung mit Natronlauge positiv.

Hämopyrrolmonoazobenzolsulfosäure.[3]

Mol.-Gewicht: 307,2.
Zusammensetzung: 54,68% C, 5,58% H, 13,68% N, 10,44% S, 15,62% O.

$$SO_3HC_6H_4N = N \cdot C_8H_{12}N.$$

Darstellung: Die ätherische Lösung von Hämopyrrol *b* wird mit überschüssiger in Wasser und n-Salzsäure gelöster Diazobenzolsulfosäure geschüttelt. Der sofort sich abscheidende Farbstoff wird aus überschüssiger Salzsäure umkrystallisiert.

Physikalische und chemische Eigenschaften: Orangegelbe Nädelchen. In konz. Schwefelsäure mit grüngelber Farbe löslich. Es wandelt sich bei Gegenwart von überschüssigem Benzoldiazoniumchlorid in das rotbraune Hämopyrroldisazodibenzolhydrochlorid um[4]).

Isohämopyrrolidin.[1]

Mol.-Gewicht: 127,15.
Zusammensetzung: 75,50% C, 13,48% N, 11,02% H.

$$C_8H_{17}N.$$

Darstellung: 5 g Isohämopyrrol werden mit 30 g JH (spez. Gewicht 1,96) und 4 g rotem Phosphor $6^1/_2$ Stunden auf 235—240° erhitzt. Die Base wird mit Lauge in Freiheit gesetzt und ihre ätherische Lösung nach Willstätter und Waser[5]) mit Platin und Wasserstoff weiter reduziert. Das Produkt wird schließlich durch Destillieren über BaO rein gewonnen.

---

[1]) R. Willstätter u. Y. Asahina, Annalen d. Chemie u. Pharmazie **385**, 188 [1911]; Berichte d. Deutsch. chem. Gesellschaft **44**, 3707 [1911].

[2]) H. Fischer u. Fr. Krollpfeiffer, Zeitschr. f. physiol. Chemie **82**, 266 [1912].

[3]) H. Fischer u. E. Bartholomäus, Zeitschr. f. physiol. Chemie **76**, 478 [1912].

[4]) L. Marchlewski, Zeitschr. f. physiol. Chemie **77**, 247 [1912]. — L. Marchlewski u. J. Grabowski, Berichte d. Deutsch. chem. Gesellschaft **45**, 453 [1912].

[5]) R. Willstätter u. E. Waser, Berichte d. Deutsch. chem. Gesellschaft **43**, 1176 [1910].

Physikalische und chemische Eigenschaften: Farblose, stark lichtbrechende, leicht bewegliche Flüssigkeit von narkotischem Geruch. Siedet bei 155—156°. $d_4^0 = 0{,}845$. $d_4^{20} = 0{,}830$ Schwer löslich in kaltem, noch schwerer in heißem Wasser.

Chlorplatinat.[1]

Mol.-Gewicht: 662,2.

Zusammensetzung: 28,99% C, 5,17% H, 4,23% N, 32,13% Cl, 29,48% Pt.

$$(C_8H_{17}N)_2Cl_6Pt\,.$$

Vierseitige Prismen (aus Wasser). Leicht löslich in heißem, schwer in kaltem Wasser. Schmilzt bei 191—192°.

α-Naphthylharnstoff.[1]

Mol.-Gewicht: 296,2.

Zusammensetzung: 76,97% C, 8,17% H, 9,46% N, 5,40% O.

$$C_8H_{16}N \cdot C_{10}H_8N \cdot CO\,.$$

Darstellung: Durch Vermischen der Base mit der molekularen Menge α-Naphthylcyanat.

Physikalische und chemische Eigenschaften: Zäher Syrup, welcher rasch krystallinisch erstarrt. Feine Prismen (aus heißem Alkohol auf Wasserzusatz). Leicht löslich in Äther, sehr leicht in heißem Alkohol, schwer löslich in kaltem Alkohol.

Bi-(äthyl-dimethyl-pyrryl)-methen.[2]

(Siehe auch S. 404.)

Mol.-Gewicht: 256,2.

Zusammensetzung: 79,62% C, 9,44% H, 10,94% N.

$$C_{17}H_{24}N_2\,.$$

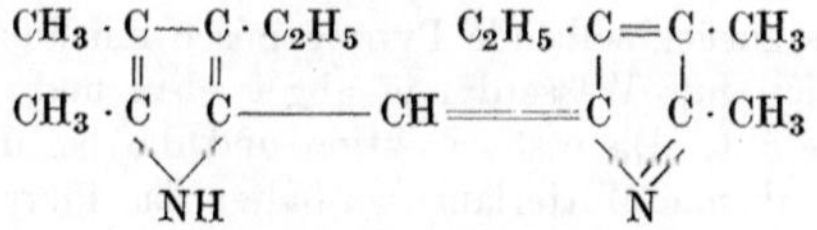

Bildung: Aus Hämopyrrol *b* mit Chloroform und Kalilauge.

Darstellung: Man schüttelt das feingeriebene Chlorhydrat mit verdünnter Natronlauge und Äther, trocknet und dampft den ätherischen Auszug ein.

Physikalische und chemische Eigenschaften: Blumenkohlartige Warzen. Bronzeglänzende, braune, rhombische Blättchen. Sehr leicht löslich in Äther, Essigäther; leicht löslich in Chloroform, Aceton, Alkohol, Petroläther; sehr schwer löslich in Wasser. Schmelzp. 99,5—100°.

Bi-(äthyl-dimethyl-pyrryl)-methenchlorhydrat.[2]

Mol.-Gewicht: 292,7.

Zusammensetzung: 69,70% C, 8,61% H, 9,57% N, 12,12% Cl.

$$C_{17}H_{25}N_2Cl\,.$$

Darstellung: 3 g Hämopyrrol *b* werden in 12 g Chloroform aufgelöst, mit 40 ccm abs. Alkohol und 5 ccm Kalilauge (1 : 1) versetzt und schwach erwärmt. Nach Ablauf der Reaktion wird mit 50 ccm Wasser verdünnt, die wässerige Lösung mit Äther extrahiert. Der vereinigte Rückstand der beiden Extrakte wird mit kalter, verdünnter Salzsäure digeriert, wobei ein Teil davon krystallinisch erstarrt. Die Krystalle werden aus Chloroform unter Zusatz von Äther umkrystallisiert.

Physikalische und chemische Eigenschaften: Prächtig grünglänzende, lange, flache, prismatische Blättchen. Leicht löslich mit grüner Farbe in Chloroform, Alkohol, Aceton; schwer löslich in Petroläther, Essigäther, Äther und Wasser. Absorptionsspektrum: ein Band im Blauen, scharf begrenzt nach dem Grünen, verwaschen nach dem Violetten.

Bi-(äthyl-dimethyl-pyrryl)-chlormethan.[2]

Mol.-Gewicht: 292,7.

Zusammensetzung: 69,70% C, 8,61% H, 9,57% N, 12,12% Cl.

$$C_{17}H_{25}N_2Cl\,.$$

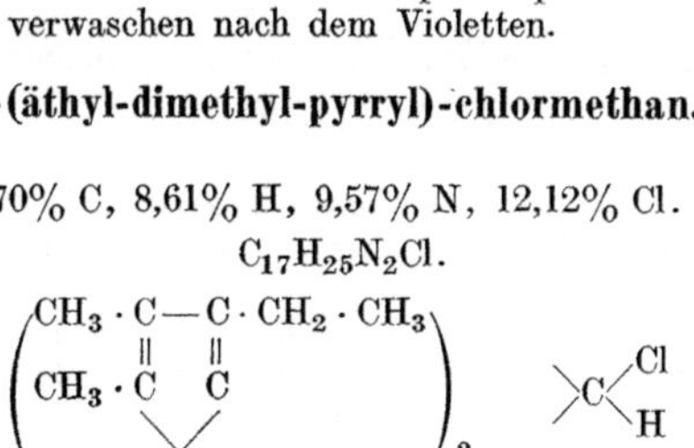

[1] R. Willstätter u. Y. Asahina, Annalen d. Chemie u. Pharmazie **385**, 188 [1911].

[2] O. Piloty, J. Stock u. E. Dormann, Berichte d. Deutsch. chem. Gesellschaft **47**, 400 [1914].

Bildung: Aus Hämopyrrol *b* durch Chloroform und Kalilauge.

Darstellung: Die bei der Darstellung des Bi-(äthyl-dimethyl-pyrryl)-methenchlorhydrats erhaltene salzsaure Mutterlauge wird mit Natronlauge stark alkalisch gemacht und mit Äther erschöpft. Man entfernt das überschüssige Hämopyrrol durch Destillieren bei 130—140° im Vakuum, löst den krystallinisch erstarrenden Rückstand in kochendem abs. Alkohol und versetzt die Lösung bis zur beginnenden Krystallisation mit Äther. Umkrystallisierung aus Alkohol-Äther.

Physikalische und chemische Eigenschaften: Lange, dünne, verfilzte, gelbe Nadeln. Leicht löslich in Chloroform, Alkohol; schwer löslich in Äther, Aceton, Petroläther; sehr schwer löslich in Essigäther, Wasser. Sublimiert beim Erhitzen ohne Zersetzung.

Hämopyrrol c.[1])

(Siehe auch S. 405.)

[Kryptopyrrol[2]), 2,4-Dimethyl-3-äthylpyrrol[3]).]

Mol.-Gewicht: 123,11.

Zusammensetzung: 77,98% C, 10,64% H, 11,38% N.

$C_8H_{13}N$.

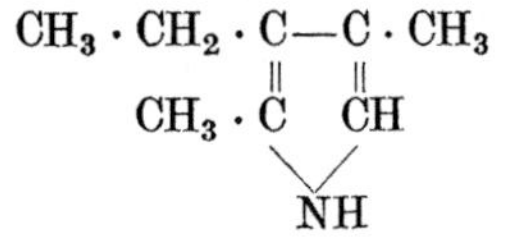

Vorkommen: Im Rohhämopyrrol[2]). Unter den Reduktionsprodukten des Bilirubins, der Bilirubinsäure[4]), des „Körpers II" von Fischer[4]).

Darstellung: Vom Nenckischen Rohhämopyrrol wird das Phyllopyrrol in Form seines Pikrates abgeschieden, das zurückbleibende Pyrrolgemisch mit Salzsäure zerlegt, die Pyrrole bei sodaalkalischer Reaktion mit Wasserdampf abgetrieben und das so gewonnene Öl mit Pikrinsäure fraktioniert gefällt. Die erste Fraktion und die bei der Umkrystallisierung der zweiten Fraktion zurückbleibende Mutterlauge enthalten das Pikrat des Kryptopyrrols, welches aus diesem mittelst Salzsäure freigemacht werden kann[2]).

Synthese: Aus Dimethylacetylpyrrol durch Reduktion des Hydrazon[5]) resp. Ketazin[6]) desselben durch Natriumäthylat. Das mit Wasserdampf abgetriebene und mit Ammonsulfat ausgesalzene Pyrrolderivat wird in Äther aufgenommen, die ätherische Lösung mit $CaCl_2$ resp. Natriumsulfat vom Alkohol und Wasser befreit. Man gewinnt die Base durch Abtreiben des Äthers.

Physiologische Eigenschaften: Es verursacht, an Mäuse subcutan injiziert (0,02 g in Olivenöl), Paresen der Extremitäten, Krämpfe, lang hingezogene Agonie[7]).

Physikalische und chemische Eigenschaften: Farbloses, nicht fluorescierendes Öl, welches auch im Kältegemisch flüssig bleibt. Löslich in Äther, Alkohol, Chloroform, Benzol in jedem Verhältnis. Leicht löslich in Säuren, schwer löslich in Wasser mit neutraler Reaktion. Wird durch den Luftsauerstoff leicht angegriffen[5]). Nimmt bei der Behandlung mit Benzoldiazoniumchlorid einen Diazorest auf[6]). Bei der Behandlung mit einer 40proz. Formaldehydlösung bei salzsaurer Reaktion entsteht ein Kondensationsprodukt, welches bei der Reduktion mit Eisessigjodwasserstoff Phyllopyrrol liefert[8]). Siedet bei 96° 16 mm, 107° 27 mm, 118° 37 mm.

Pikrat.[2])

Mol.-Gewicht: 352,2.

Zusammensetzung: 47,73% C, 4,57% H, 15,91% N, 31,80% O.

$C_8H_{13}N \cdot C_6H_3N_3O_7$.

---

1) O. Piloty u. J. Stock, Annalen d. Chemie u. Pharmazie **392**, 215 [1912].

2) H. Fischer u. E. Bartholomäus, Berichte d. Deutsch. chem. Gesellschaft **45**, 1979 [1912].

3) L. Knorr u. K. Heß, Berichte d. Deutsch. chem. Gesellschaft **44**, 2758 [1911]. — H. Fischer u. E. Bartholomäus, Berichte d. Deutsch. chem. Gesellschaft **44**, 3313 [1911].

4) H. Fischer u. H. Röse, Berichte d. Deutsch. chem. Gesellschaft **45**, 3274 [1912].

5) L. Knorr u. K. Heß, Berichte d. Deutsch. chem. Gesellschaft **44**, 2758 [1911].

6) J. Grabowski u. L. Marchlewski, Berichte d. Deutsch. chem. Gesellschaft **45**, 453 [1912].

7) Fr. Meyer-Betz, Deutsches Archiv f. klin. Medizin **112**, 476 [1913].

8) H. Fischer u. E. Bartholomäus, Zeitschr. f. physiol. Chemie **83**, 67 [1913].

Darstellung: Man behandelt die konz. ätherische Lösung der Base mit feuchter ätherischer Pikrinsäurelösung und scheidet das Pikrat durch Abkühlen im Eiswasser aus.

Physikalische und chemische Eigenschaften: Tafelförmige mikroskopische Krystalle. Schmelzp. 131—132° [1]), 137,5° [2]). Stürmische Zersetzung über dem Schmelzpunkt. Läßt sich aus Alkohol umkrystallisieren.

Phthalid. [3])

Mol.-Gewicht: 253,1.

Zusammensetzung: 75,86% C, 5,97% H, 5,53% N, 12,64% O.

$C_{16}H_{15}NO_2$.

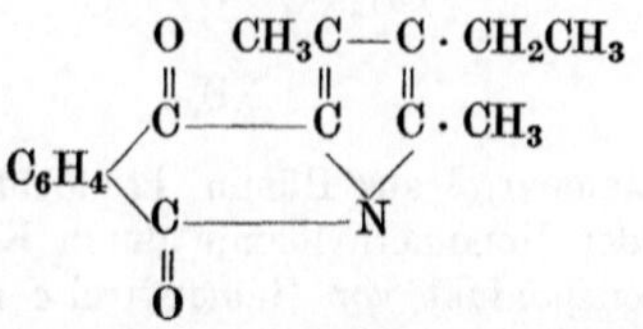

Darstellung: Man erhitzt 3,1 g Kryptopyrrol mit 3,6 g Phthalsäureanhydrid und 5,5 ccm Eisessig 5 Stunden lang in zugeschmolzenem Rohr auf 180—190°. Reinigung: Umkrystallisieren aus heißem Alkohol.

Physikalische und chemische Eigenschaften: Zeisiggelbe Nadeln. Löslich in heißem Alkohol. Dimethylaminobenzaldehydreaktion erst nach Aufspaltung mit Alkali positiv.

Kryptopyrrolphenylketoncarbonsäure. [3])

Mol.-Gewicht: 269,1.

Zusammensetzung: 71,34% C, 5,62% H, 5,20% N, 17,84% O.

$C_{16}H_{15}NO_3$.

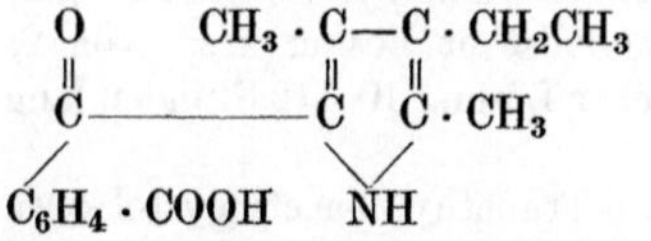

Darstellung: Das Phthalid wird durch Kochen mit NaOH aufgespalten, das Spaltungsprodukt mit Salzsäure gefällt und aus Alkohol umkrystallisiert.

Physikalische und chemische Eigenschaften: Schmilzt bei 195° unter Zersetzung.

Pyrrolidin (aus synthetischem Kryptopyrrol). [4])

Darstellung: Reduktion von synthetischem Kryptopyrrol mit Jodwasserstoff und Phosphor bei 240° und mit Platin und Wasserstoff.

Physikalische und chemische Eigenschaften: Siedep. 145°.

Chlorplatinat. [4])

Mol.-Gewicht: 662,2.

Zusammensetzung: 28,99% C, 5,17% H, 4,23% N, 32,13% Cl, 29,48% Pt.

$(C_8H_{17}N)_2Cl_6Pt$.

Spießartige Prismen (aus Wasser); hellgelbe feine Prismen (aus Alkohol).

α-Naphthylharnstoff. [4])

Mol.-Gewicht: 296,2.

Zusammensetzung: 76,97% C, 8,17% H, 9,46% N, 5,40% O.

$C_8H_{16}N \cdot C_{10}H_8N \cdot CO$.

Ölig. Unscharf begrenzte Blättchen (aus 50% Alkohol). Schmelzp. 109—110°.

---

1) H. Fischer u. E. Bartholomäus, Berichte d. Deutsch. chem. Gesellschaft **45**, 1979 [1912].
2) O. Piloty u. J. Stock, Annalen d. Chemie u. Pharmazie **392** 215 [1912].
3) H. Fischer u. Fr. Krollpfeiffer, Zeitschr. f. physiol. Chemie **82**, 266 [1912].
4) R. Willstätter u. Y. Asahina, Berichte d. Deutsch. chem. Gesellschaft **44**, 3707 [1911].

Hämopyrrol d.[1])

(Siehe auch S. 405.)

[Phyllopyrrol[2]), 2,4,5-Trimethyl-3-äthylpyrrol.[2])[3])]

Mol.-Gewicht: 137,1.

Zusammensetzung: 78,75% C, 11,03% H, 10,22% N.

$C_9H_{15}N$.

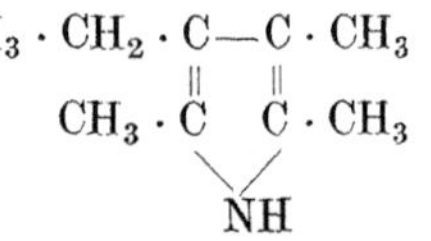

Vorkommen: Im Rohhämopyrrol aus Hämin, Phytochlorin, Phytorrhodin.

Bildung: Aus Hämin oder Monomethylhämin durch Kaliummethylat im Autoklaven bei 220° [4]). Aus dem Reaktionsprodukt von Hämopyrrol *c* mit Formaldehyd bei der Reduktion mit Eisessigjodwasserstoff [5]).

Darstellung: Aus den am leichtesten löslichen Pikraten des Rohhämopyrrols durch wiederholte fraktionierte Fällung, Zersetzung des Pikrates und Destillieren bei niedrigem Druck in H-Atmosphäre[2]). Das durch Reduktion von 20 g Hämin mit Eisessigjodwasserstoff und Jodphosphonium erhaltene und durch Wasserdampfdestillation isolierte Pyrrolgemisch wird ausgeäthert, die ätherische Lösung auf ein Volumen von 200 ccm gebracht, 1/4 Stunde mit 10 g gepulverter Pikrinsäure geschüttelt und im Eis abgekühlt. Das ausgeschiedene Pikrat (10,8 g) wird aus Alkohol umkrystallisiert, die Mutterlauge der 6 g betragenden ersten Fraktion wird von der Pikrinsäure befreit, mit Diazobenzolsulfosäure ausgekuppelt, der Äther entfernt und die Base mit Wasserdampf destilliert. Sie erstarrt schon im Kühler. Ausbeute 0,25 g [3]).

Synthese: Durch Erhitzen von Hämopyrrol (Fischer), 2, 4-Dimethyl-3-äthylpyrrol mit Natriummethylat in methylalkoholischer Lösung resp. von 2, 4, 5-Trimethylpyrrol mit Natriumäthylat in äthylalkoholischer Lösung 10—12 Stunden lang auf 210—220° in zugeschmolzenem Rohre.

Durch Erhitzen von 2, 4, 5-Trimethyl-3-acetylpyrrol oder dessen Ketazin in einem mit Stickstoff gefüllten Schießrohre mit Natrium und Alkohol.

Physikalische und chemische Eigenschaften: Farbloses[2]) (beinahe farbloses[6]) leicht erstarrendes Öl[2])[6])[3]). Schneeweiße Blättchen (aus Petroläther)[2]), kleine weiße Schuppen (aus verdünntem Alkohol)[6]), große, viereckige, harte Tafeln (bei 80° im Vakuum sublimiert)[3]). Leicht löslich in Äther, Petroläther, konz. Mineralsäuren, langsam löslich in 1 proz. Salzsäure. Leicht zersetzlich an der Luft[6]), es geht dabei in ein braunes Öl, dann in ein erhärtendes Harz über[2]). Mit K behandelt entsteht unter H_2-Entwicklung eine K-Verbindung. Fichtenspanreaktion, Dimethylaminobenzaldehydreaktion negativ. Keine Fällung mit $HgCl_2$[2]). Schmelzp. 66—67° [2]), 69° [3]).

Pikrat.

Mol.-Gewicht: 366,2.

Zusammensetzung: 49,15% C, 4,95% H, 15,31% N, 30,59% O.

$C_9H_{15}N \cdot C_6H_3O_7N_3$.

Darstellung: Eintragen des festen Phyllopyrrols in eine konz. feucht ätherische Pikrinsäurelösung[3]).

Physikalische und chemische Eigenschaften: Bräunlichgelbe Prismen (aus Alkohol)[2])[6]). Kurze Säulen (aus Äther)[2]). Leicht löslich in Äther, in heißem Alkohol, unlöslich in kaltem Wasser[2]). Verharzt leicht[2])[6]). Schmelzp. 95° [2]), 104—105° [3]).

---

1) O. Piloty u. J. Stock, Annalen d. Chemie u. Pharmazie **392**, 215 [1912].
2) R. Willstätter u. Y. Asahina, Annalen d. Chemie u. Pharmazie **385**, 188 [1911].
3) H. Fischer u. E. Bartholomäus, Berichte d. Deutsch. chem. Gesellschaft **45**, 466 [1912].
4) H. Fischer u. H. Röse, Zeitschr. f. physiol. Chemie **87**, 38 [1913].
5) H. Fischer u. E. Bartholomäus, Zeitschr. f. physiol. Chemie **83**, 67 [1913].
6) U. Colacicchi, Atti della R. Accad. dei Lincei Roma [5] **2**, I, 489 [1912]; Centralbl. f. Biochemie u. Biophysik **14**, Ref. 12 [1912].

α-Naphthylharnstoff.[1])

Mol.-Gewicht: 310,2.
Zusammensetzung: 77,36% C, 8,45% H, 9,03% N, 5,16% O.

$C_9H_{18}N \cdot (C_{10}H_8N)CO$.

Klebrige Masse, aus Alkohol umkrystallisiert feine Nadeln. Schmelzp. 145°.

Phyllopyrrolidin.[1])

(2, 4, 5-Trimethyl-3-äthylpyrrolidin.)

Mol.-Gewicht: 141,2.
Zusammensetzung: 76,51% C, 13,57% H, 9,92% N.

$C_9H_{19}N$.

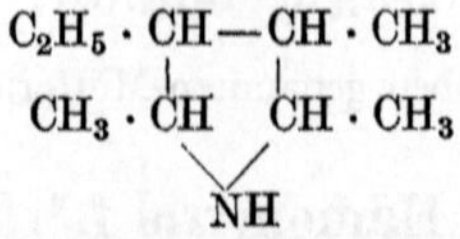

Bildung: Aus Phyllopyrrol bei weiterer Reduktion, neben dem entsprechenden Pyrrolin.

Darstellung: 5 g Phyllopyrrol, 12,5 g HJ (spez. Gewicht 1,96), 1,25 g Phosphor werden 3—6 Stunden bei 240—250° gehalten. Das durch Destillation gewonnene Reduktionsprodukt wird mit Platinmohr vermischt und Wasserstoff behandelt. Das Reduktionsprodukt wird über BaO bei 160—164° abdestilliert.

Physikalische und chemische Eigenschaften: Leicht bewegliche, nach Piperidin riechende Flüssigkeit. Leicht löslich in kaltem, schwerer in warmem Wasser. $d_4^0 = 0,843$, $d_4^{20} = 0,824$. Wässerige Pikrinsäure verursacht ölige Fällung.

Isomeres Phyllopyrrol.[2])

(2, 3, 4-Trimethyl-5-äthylpyrrol.)

Mol.-Gewicht: 137,1.
Zusammensetzung wie die des Phyllopyrrols.

$C_9H_{15}N$.

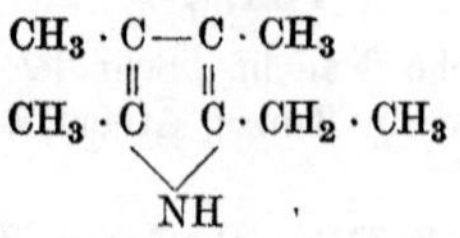

Darstellung: Aus 2, 3, 4-Trimethylpyrrol durch 6stündiges Erhitzen mit Natriumäthylat im Einschmelzrohr auf 230°.

Physikalische und chemische Eigenschaften: Nicht krystallisierendes Öl.

Pikrat.[2])

Mol.-Gewicht: 366,2.
Zusammensetzung wie die des Phyllopyrrolpikrates.

$C_9H_{15}N \cdot C_6H_3O_7N_3$.

Krystallinisch. Schmelzpunkt 102—104°.

Hämopyrrol e.[3])

(Siehe auch S. 405.)

(Bis-2-3-Dimethyl-1-äthylpyrrol.)

Mol.-Gewicht: 246,2.
Zusammensetzung: 77,98% C, 10,64% H, 11,38% N.

$C_{16}H_{26}N_2$.

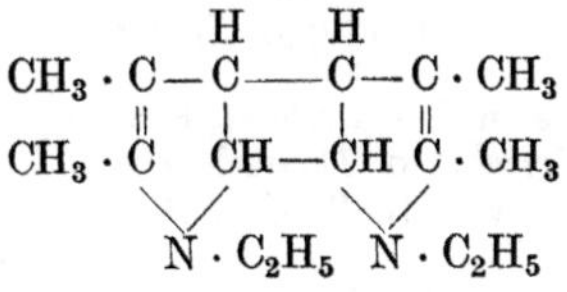

[1]) R. Willstätter u. Y. Asahina, Annalen d. Chemie u. Pharmazie **385**, 188 [1911].
[2]) H. Fischer u. A. Hahn, Zeitschr. f. physiol. Chemie **84**, 254 [1913].
[3]) O. Piloty u. J. Stock, Annalen d. Chemie u. Pharmazie **392**, 215 [1912].

Vorkommen: Im Rohhämopyrrol, wahrscheinlich als 2, 3-Dimethyl-1-äthylpyrrol.

Darstellung: Aus den stark eingeengten essigätherischen Mutterlaugen der bei der Aufarbeitung des Rohhämopyrrols nach Piloty und Stock gewonnenen Pikratfraktionen fallen auf Zusatz von Petroläther neben einem Öl ziegelrote Krystalle aus. Diese werden durch Auflösen in Chloroform und Fällen mit Äther gereinigt, mit Wasser angerieben, unter Äther mit NaOH versetzt und geschüttelt, die ätherische Lösung eingedampft.

Physikalische und chemische Eigenschaften: Nicht krystallisierender Syrup.

Pikrat. [1]

Mol.-Gewicht: 447,3.
Zusammensetzung: 59,03% C, 6,53% H, 9,40% N, 25,04% O.

$$C_{16}H_{26}N_2 \cdot C_6H_3NO_7 .$$

Darstellung: Versetzen der oben genannten Mutterlaugen mit Pikrinsäure.

Hämopyrrol f. [2]

Mol.-Gewicht: 109,10.
Zusammensetzung: 77,00% C, 10,16% H, 12,84% N.

$$C_7H_{11}N.$$

Darstellung: Aus dem Rohhämopyrrol werden die schwerlöslichen Pikrate durch Pikrinsäurezusatz und die leichtlöslichen durch Petroläther gefällt. Die letztere sirupöse Fällung wird in alkoholfreiem Äther aufgenommen und durch NaOH zerlegt. Man gewinnt die regenerierte Base durch fraktionierte Destillation bei niedrigem Druck. Die bei 59—73° und 10 mm übergehende Fraktion wird mit gepulverter Pikrinsäure behandelt und mit Äther extrahiert. Die in der ätherischen oder essigätherischen Lösung regenerierte Base wird mit Petroläther fraktioniert gefällt.

Physikalische und chemische Eigenschaften: Siedep. 77—78° bei 16,5 mm.

Pikrat. [2]

Sehr kleine derbe prismatische Nadeln. Sehr leicht löslich in Alkohol, Essigäther, leicht löslich in Toluol, schwer löslich in Benzol, Äther. Zersetzt sich mit Wasser.

2, 3-Dimethylpyrrol.

Mol.-Gewicht: 95,08.
Zusammensetzung: 75,73% C, 9,54% H, 14,73% N.

$$C_6H_9N .$$

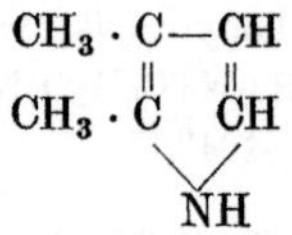

Vorkommen: Im Dippelschen Tieröl [3]. Im Hämopyrrolin von Piloty und Merzbacher [4]. Unter den Spaltungsprodukten durch Kalischmelze des Bilirubins [5], der Hämatopyrrolidinsäure [4].

Darstellung: Kombination von Oxalessigester mit Amidobutanon zu 2, 3-Dimethylpyrrol-5-carboxy-4-carboxäthylestersäure und Abspaltung der beiden Carboxylgruppen [6].

Physiologische und chemische Eigenschaften: Es gibt leicht eine K-Verbindung und bei der Berührung mit Säuren eine Bis-Verbindung. Siedep. 65° bei 14 mm.

---

[1] O. Piloty u. J. Stock, Annalen d. Chemie u. Pharmazie **392**, 215 [1912].
[2] O. Piloty u. J. Stock, Berichte d. Deutsch. chem. Gesellschaft **46**, 1008 [1913].
[3] Dennstedt, s. bei O. Piloty u. K. Wilke, Berichte d. Deutsch. chem. Gesellschaft **45**, 2586 [1912].
[4] O. Piloty u. S. Merzbacher, Berichte d. Deutsch. chem. Gesellschaft **42**, 3253 [1910].
[5] O. Piloty u. S. J. Thannhauser, Annalen d. Chemie u. Pharmazie **390**, 191 [1912].
[6] O. Piloty u. K. Wilke, Berichte d. Deutsch. chem. Gesellschaft **45**, 2586 [1912].

Pikrat.

Feine, biegsame, konzentrisch gruppierte Nädelchen. Schmelzp. 147° [1]).

Hämopyrrol (Willstätter-Asahina). [2])

Das von Willstätter und Asahina aus Rohhämopyrrol durch fraktionierte Destillation und fraktionierte Fällung mit Pikrinsäure gewonnenes und als „Hämopyrrol" bezeichnetes Pyrrol wurde von Piloty und Stock [3]) als ein Gemisch von Isohämopyrrol (Willstätter und Asahina) und Kryptopyrrol (Fischer und Bartholomäus) erkannt.

Bis-2-3-Dimethylpyrrol.

Mol.-Gewicht: 190,2.
Zusammensetzung: 75,73% C, 9.54% H, 14,73% N.

$C_{12}H_{18}N_2$.

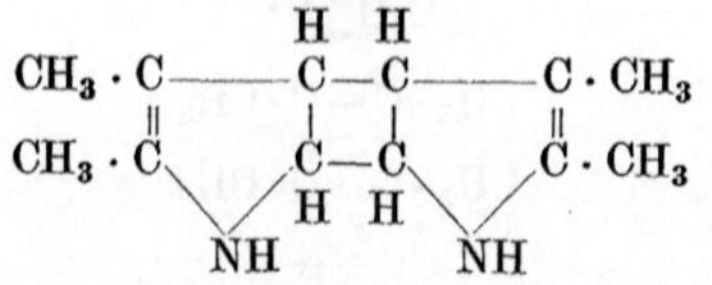

Bildung: Bei der Aufspaltung von hämatopyrrolidinsaurem Zink [4]) oder Bilirubin [5]) in der Kalischmelze.

Darstellung: Man erhitzt 20 g Bilirubin in einer kupfernen Retorte mit 200 g KOH und 10 g Wasser langsam und unter Zutröpfeln von Wasser auf 370° und fängt das von 290° an destillierende Öl in Äther unter Kohlensäure auf. Man destilliert den Vorlageninhalt mit Wasserdampf, sättigt das Destillat mit Ammonsulfat und extrahiert mit Äther. Der Äther wird verdunstet und der Rückstand bei 11 mm Druck und 56—80° destilliert. Das so erhaltene Pyrrolgemisch wird durch Destillation bei vermindertem Druck in zwei Fraktionen geteilt, die Fraktionen einer weiteren Fraktionierung durch stufenweise Fällung mit Pikrinsäure unterworfen. Die Base wird aus den leichter löslichen Pikraten der ersten (bei 59—64° 11 mm siedenden) Fraktion durch Zerlegen mit NaOH, Ausäthern und Eindampfen der ätherischen Lösung gewonnen [5]).

Physikalische und chemische Eigenschaften: Farblose, würfelförmige Krystalle. Löslich in Äther, Alkohol, Benzol, Eisessig, heißem Petroläther, heißem Wasser. Schmelzp. 84 bis 85° [5]).

Pikrat. [5])

Mol.-Gewicht: 419,2.
Zusammensetzung: 51,53% C, 5,05% H, 16,71% N, 26,72% O

$C_{12}H_{18}N_2 \cdot C_6H_3N_3O_7$.

Krystallisiert aus Alkohol. Schmelzp. 147—148°.

2, 3, 4-Trimethylpyrrol. [5])

Mol.-Gewicht: 109,10.
Zusammensetzung: 77,00% C, 10,16% H, 12,84% N.

$C_7H_{11}N$.

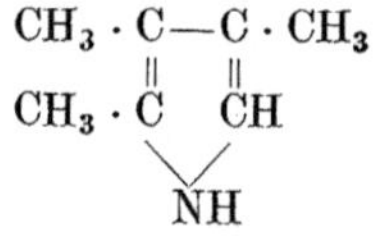

Bildung: Aus Bilirubin bei der Aufspaltung in der Kalischmelze.

---

[1]) O. Piloty u. K. Wilke, Berichte d. Deutsch. chem. Gesellschaft **45**, 2586 [1912].
[2]) R. Willstätter u. Y. Asahina, Berichte d. Deutsch. chem. Gesellschaft **44**, 3707 [1911]; Annalen d. Chemie u. Pharmazie **385**, 188 [1911].
[3]) O. Piloty u. J. Stock, Berichte d. Deutsch. chem. Gesellshaft **46**, 1008 [1913].
[4]) O. Piloty u. P. Hirsch, Berichte d. Deutsch. chem. Gesellschaft **45**, 2595 [1912].
[5]) O. Piloty u. S. J. Thannhauser, Annalen d. Chemie u. Pharmazie **390**, 191 [1912].

Pikrat.

Mol.-Gewicht: 338,1.
Zusammensetzung: 46,12% C, 4,17% H, 16,57% N, 33,13% O.

$$C_7H_{11}N \cdot C_6H_3N_3O_7.$$

Darstellung: Wie die des Bis-2, 3-dimethylpyrrolpikrates, nur aus der höher (64—80° 11 mm) siedenden Fraktion des Pyrrolgemisches.

Physikalische und chemische Eigenschaften: Leicht löslich in heißem Alkohol.

Tetramethylpyrrol.

Mol.-Gewicht: 123,11.
Zusammensetzung: 77,98% C, 10,64% H, 11,38% N.

$$C_8H_{13}N.$$

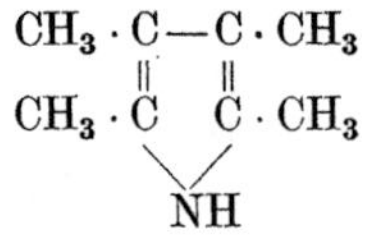

Bildung: Aus Bilirubinsäure beim Aufspalten durch Kaliummethylat in sehr schlechter Ausbeute neben viel Trimethylpyrrolpropionsäure[1]).

Physiologische Eigenschaften: Für Mäuse in Dosen von 0,0025—0,01 g (subcutan) giftig[2]).

Dimethyldiäthylpyrrol.[3])

Mol.-Gewicht: 151,1.
Zusammensetzung: 79,39% C, 11,34% H, 9,27% N.

$$C_{10}H_{17}N.$$

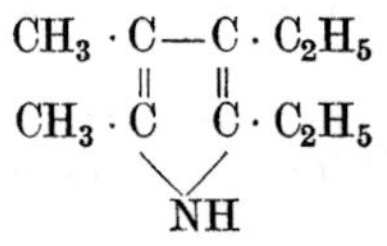

und

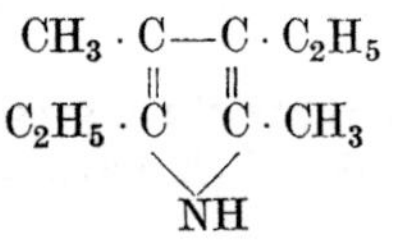

Bildung: Aus Hämin oder Monomethylhämin durch Kaliumäthylat im Autoklaven bei 225°.

Phonopyrrol.[4])

Mol.-Gewicht: 123,11.
Zusammensetzung: 77,98% C, 10,64% H, 11,38% N.

$$C_8H_{13}N.$$

Bildung: Beim Entstehen dieser Base aus Phonopyrrolcarbonsäure soll eine Umlagerung stattfinden, infolge welcher ein β-ständiges C-Atom in Methin umgewandelt wird[5]).

Darstellung: Phonopyrrolcarbonsäure wird in einem Fraktionierkolben rasch auf 250°, dann langsam bis auf 330° erhitzt. Das Phonopyrrol destilliert anfangs als farbloses, später als stark gefärbtes Öl. Reinigung: Destillation mit Wasserdampf, Ausäthern des Destillates, Verdampfen des Äthers, Fraktionierung des Rückstandes über BaO.

Physikalische und chemische Eigenschaften: Farbloses Öl. Leicht löslich in Alkohol, Äther. Schwer löslich in Wasser. Es liefert kein krystallinisches Pikrat, kein Oxim. Siedet bei 96—98°, 19 mm. Es färbt sich an der Luft braunrot.

S. 255, Zeile 1 von unten: „L. Marchelewski, Zeitschr. f. physiol. Chemie **56**, 316 [1908]" nach „**10**, 437 [1908]" einzuschalten.

---

1) H. Fischer u. H. Röse, Zeitschr. f. physiol. Chemie **89**, 255 [1914].
2) Fr. Meyer-Betz, Deutsches Archiv f. klin. Medizin **112**, 476 [1913].
3) H. Fischer u. H. Röse, Zeitschr. f. physiol. Chemie **87**, 38 [1913].
4) O. Piloty u. E. Quitman, Annalen d. Chemie u. Pharmazie **377**, 314 [1910].
5) H. Fischer u. E. Bartholomäus, Berichte d. Deutsch. chem. Gesellschaft **45**, 1919 [1912].

Hämopyrroldisazodibenzolhydrochlorid (Bd. VI, S. 257).

Aus dem pyrogenen Reduktionsprodukt des synthetischen Methyl-n-propylmaleinimids wird bei der Behandlung mit Benzoldiazoniumchlorid ein Farbstoff gewonnen, dessen Absorptionsspektrum dem des Hämopyrroldisazodibenzolhydrochlorids genau entspricht[1]).

Körper $C_{28}H_{32}N_6 \cdot HCl$.

Mol.-Gewicht: 488,8.

Zusammensetzung: 68,75% C, 6,80% H, 17,20% N, 7,25% Cl.

Bei der pyrogenen Reduktion des synthetischen Methyl-n-propylmaleinimids entsteht ein Körper, welcher bei der Behandlung mit Benzoldiazoniumchlorid einen Farbstoff liefert, dessen Absorptionsspektrum genau dieselben Streifen zeigt, wie der aus Rohhämopyrrol auf demselben Wege gewonnene Farbstoff[1]).

Methyläthylmaleinsäureimid (Bd. VI, S. 259).

(Siehe auch S. 405.)

Bildung: Aus Mesoporphyrin[2]), Hemibilirubin, Körper II von Fischer und Meyer[3]), resp. dessen Reduktionsprodukten[4]), Hämatopyrrolidinsäure[5]), Bilirubinsäure, Hämopyrrol *b* (= Hämopyrrol Fischer und Bartholomäus), Hämopyrrol *c* (= Kryptopyrrol), Hämopyrrol *d* (= Phyllopyrrol)[6]) bei der Oxydation mit Bleisuperoxyd, Chromsäure[2])[3])[5]) resp. Nitrite[6]). Bei der Verseifung des Oxims[6]). Bei der Oxydation des aus Hämin durch Kaliummethylat im Autoklaven bei 200° entstehenden Reaktionsproduktes[7]).

Physiologische Eigenschaften: Subcutan injiziertes Methyläthylmaleinimid verursacht bei Mäusen (0,0025 bis 0,005 g) und bei Kaninchen (0,5 g) schwache Vergiftungserscheinungen[8]).

Physikalische und chemische Eigenschaften: Schmelzp. 69°[6]).

Oxim des Methyläthylmaleinsäureimids.

Bildung: Aus synthetischem Methyläthylmaleinsäureimid bei der Nitrierung[6]) nach Piloty[9]). Beim Nitrieren von Hämopyrrol *c* (Kryptopyrrol) entsteht ein Oxim vom Schmelzp. 215°. (Schlanke Nadeln — aus Wasser.)

Zweites Oxim des Methyläthylmaleinsäureimids.

Darstellung: Hämopyrrol *b* (Isohämopyrrol Willstätter-Asahina, Hämopyrrol Fischer-Bartholomäus) wird nach Piloty[9]) nitriert, wobei das Oxim und ein Nebenprodukt unmittelbar ausfallen[10]).

Physikalische und chemische Eigenschaften: Ziegelfarbiger Niederschlag. Hellgelbe Prismen (aus Wasser umkrystallisiert)[10]), perlmutterglänzende, rhombische Tafeln und breite Blätter (aus Wasser umkrystallisiert)[11]). Schmelzp. 221—222° (korr.)[10]), 221,5°[11]).

Hämopyrrolcarbonsäure (Bd. VI, S. 259).

Für diese Säure schlägt sein Entdecker den Namen Phonopyrrolcarbonsäure vor[12]).

---

1) J. Grabowski u. L. Marchlewski, Berichte d. Deutsch. chem. Gesellschaft **45**, 453 [1912].
2) H. Fischer u. F. Meyer-Betz, Zeitschr. f. physiol. Chemie **82**, 96 [1912].
3) H. Fischer u. P. Meyer, Zeitschr. f. physiol. Chemie **75**, 339 [1911].
4) H. Fischer u. H. Röse, Zeitschr. f. physiol. Chemie **82**, 391 [1912].
5) O. Piloty u. S. J. Thannhauser (P. Hirsch), Annalen d. Chemie u. Pharmazie **396**, 191 [1912].
6) L. Knorr u. K. Heß, Berichte d. Deutsch. chem. Gesellschaft **44**, 2758 [1911].
7) H. Fischer u. H. Röse, Zeitschr. f. physiol. Chemie **87**, 38 [1913].
8) Fr. Meyer-Betz, Deutsches Archiv f. klin. Medizin **112**, 476 [1913].
9) O. Piloty, Annalen d. Chemie u. Pharmazie **366**, 237 [1909].
10) R. Willstätter u. Y. Asahina, Annalen d. Chemie u. Pharmazie **385**, 188 [1911].
11) O. Piloty u. J. Stock, Annalen d. Chemie u. Pharmazie **392**, 215 [1912].
12) O. Piloty, Annalen d. Chemie u. Pharmazie **377**, 314 [1910].

Phonopyrrolcarbonsäure.

(2, 3-Dimethylpyrrol-4-propionsäure.)[1]

Mol.-Gewicht: 167,1.
Zusammensetzung: 64,63% C, 7,84% H, 8,38% N, 19,15% O.

$C_9H_{13}NO_2$.

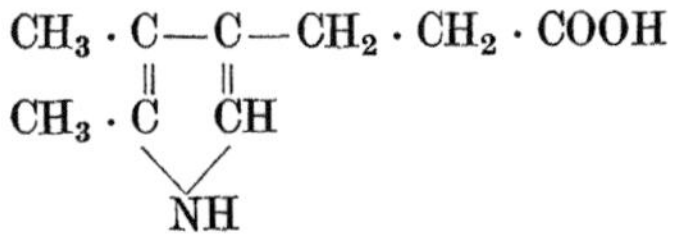

Bildung: Aus Hämatoporphyrin[2]), Hämin[3]), Mesoporphyrin[4]). Körper II von Fischer[5]) bei entsprechender Reduktion.

Darstellung: 20 g Hämin werden mit Jodwasserstoffeisessig und PH_4J reduziert, der Eisessigjodwasserstoff im Vakuum bei 80° vollständig abdestilliert (er kann wieder zur Reduktion verwendet werden), der Rückstand in verd. Soda gelöst, die flüchtigen Basen mit Wasserdampf abdestilliert, der Rückstand schwach angesäuert und 5 mal mit Äther extrahiert. Die ätherischen Lösungen werden im Vakuum eingedampft, der sirupöse Rückstand in Äther gelöst und mit überschüssiger Pikrinsäure gefällt. Das gefällte Pikrat wird aus Alkohol umkrystallisiert, in verdünnter Schwefelsäure aufgeschwämmt zum Sieden erhitzt und in Eis rasch abgekühlt. Man saugt nach 1 Stunde von der Pikrinsäure ab, entfernt den Rest derselben durch wiederholtes Ausäthern, fügt verdünnte Natronlauge bis zur beinahe völligen Neutralisierung zu und extrahiert wieder mit Äther. Beim Eindampfen der ätherischen Lösung hinterbleibt die reine Säure. Man löst sie in Chloroform und fällt durch Versetzen mit Ligroin[3]).

Trennung von Xanthopyrrolcarbonsäure: Auskochen des Pikrates mit wenig Alkohol[6]).

Physiologische Eigenschaften: Per os eingegebene Phonopyrrolcarbonsäure wird bei Kaninchen wahrscheinlich unverändert mit dem Harne ausgeschieden. Der Harn zeigt die Urobilinogenreaktionen[7]). Mäuse entleeren nach Injektion von 0,002—0,01 g Phonopyrrolcarbonsäure rot gefärbten Harn; sie gehen an Krämpfen bald zugrunde. Photodynamisch unwirksam[8]).

Physikalische und chemische Eigenschaften: Farblose feine Nadeln (aus Äther mit Petroläther gefällt)[9]). Bleibt in der Kalischmelze selbst bei 300° unzersetzt, destilliert bei stark vermindertem Druck unzersetzt[9]). Spaltet über 235° erhitzt CO_2 ab und liefert Phonopyrrol. Mit p-Dimethylaminobenzaldehyd intensive Rotfärbung, im Absorptionsspektrum ein Streifen bei $\lambda = 565 - 505\ \mu\mu$. Beim Abdunsten der ammoniakalischen Lösung an der Luft entstehen grünrot schimmernde Zersetzungsprodukte. Die ammoniakalische Lösung derselben zeigt einen Absorptionsstreifen bei $\lambda = 501 - 459\ \mu\mu$, die saure Lösung einen bei 496—460 $\mu\mu$, die mit alkoholischer Zn-Salzlösung versetzte Lösung fluoresciert stark und zeigt einen Streifen bei 505—499 $\mu\mu$[7]). Mit einer 40 proz. Formaldehydlösung entsteht bei salzsaurer Reaktion ein Kondensationsprodukt, welches bei der Reduktion mit Eisessigjodwasserstoff 2, 4, 5-Trimethylpyrrol-3-propionsäure liefert. Beim Erhitzen mit Natriummethylat entsteht dieselbe Säure[10]). Bei der Behandlung mit Chloroform und Kalilauge entsteht Bi-(propionyl-dimethyl-pyrryl)-methen[11]). Schmelzp. 125°[9]).

---

1) O. Piloty, Annalen d. Chemie u. Pharmazie **377**, 314 [1910].
2) O. Piloty, Annalen d. Chemie u. Pharmazie **366**, 237 [1909].
3) H. Fischer u. E. Bartholomäus, Berichte d. Deutsch. chem. Gesellschaft **45**, 1315 [1912].
4) H. Fischer u. Meyer-Betz, Zeitschr. f. physiol. Chemie **82**, 96 [1912].
5) H. Fischer u. H. Röse, Zeitschr. f. physiol. Chemie **82**, 391 [1912].
6) O. Piloty u. E. Dormann, Annalen d. Chemie u. Pharmazie **388**, 313 [1912].
7) H. Fischer u. Fr. Meyer-Betz, Zeitschr. f. physiol. Chemie **75**, 232 [1911].
8) Fr. Meyer-Betz, Deutsches Archiv f. klin. Medizin **112**, 476 [1913].
9) O. Piloty u. E. Quitman, Annalen d. Chemie u. Pharmazie **377**, 314 [1910].
10) H. Fischer u. E. Bartholomäus, Zeitschr. f. physiol. Chemie **83**, 67 [1913].
11) O. Piloty, J. Stock u. E. Dormann, Berichte d. Deutsch. chem. Gesellschaft **47**, 400 [1914].

Phonopyrrolcarbonsäurepikrat.

Mol.-Gewicht: 396,2.

Zusammensetzung: 45,43% C, 4,07% H, 14,15% N, 36,35% O.

$$C_9H_{13}NO_2 \cdot C_6H_3N_3O_7.$$

Aus Alkohol umkrystallisierbar[1]). In unreinem Zustande mit Methylalkohol gekocht, wandelt es sich in ein braunes Produkt um, welches in prismatischen Nadeln krystallisiert, bei 122° schmilzt und bei der Analyse auf Phonopyrrolcarbonsäurepikrat stimmende Zahlen liefert. Aus diesem kann die Säure freigemacht und in ein gelbes, dem Methylalkohol gegenüber resistentes Pikrat umgewandelt werden. Schmelzp. 158—159° [2]).

Phonopyrrolcarbonsäurephthalid.[3])

Mol.-Gewicht: 297,1.

Zusammensetzung: 68,65% C, 5,09% H, 4,72% N, 21,54% O.

$$C_9H_{11}NO_2 \cdot C_8H_4O_2.$$

Darstellung: Man erhitzt 6 g krystallisierte Phonopyrrolcarbonsäure und 6 g Phthalsäureanhydrid mit 10 ccm Eisessig 5 Stunden im Einschlußrohr auf 180—190°, saugt die Krystallmasse ab und krystallisiert aus viel heißem Alkohol um.

Physikalische und chemische Eigenschaften: Schwach gelb gefärbte Nädelchen. p-Dimethylaminobenzaldehydreaktion erst nach Aufspaltung mit Alkali positiv. Schmelzp. 225 bis 226°.

Chlorhydrat eines Monoazofarbstoffes aus Phonopyrrolcarbonsäure.[4])

Mol.-Gewicht: 307,6.

Zusammensetzung: 58,51% C, 5,90% H, 13,66% N, 11,53% Cl, 10,40% O.

$$C_{15}H_{18}N_3O_2Cl.$$

Darstellung: Eine ätherische Lösung von 1 g Phonopyrrolcarbonsäure wird mit 60 ccm einer $^1/_5$ n-Diazobenzolchloridlösung durchgeschüttelt und der entstehende Niederschlag aus verdünntem, salzsäurehaltigem Alkohol umkrystallisiert.

Physikalische und chemische Eigenschaften: Hellgelbrote Krystalle. Leicht löslich in Alkohol, Eisessig, konz. Schwefelsäure. Schmelzp. 145—146°.

α-Azofarbstoff aus Phonopyrrolcarbonsäure.[5])

Mol.-Gewicht: 351,2.

Zusammensetzung: 51,24% C, 4,88% H, 11,97% N, 9,13% S, 22,78% O.

$$C_{15}H_{17}O_5N_2S.$$

Darstellung: Man versetzt 1,5 g Phonopyrrolcarbonsäure in möglichst wenig Alkohol gelöst unter guter Kühlung mit einer Lösung von 1,5 g Diazobenzolsulfosäure und 3 ccm Salzsäure (1 : 3) in 150 ccm Wasser. Beim Durchschütteln fällt der Farbstoff aus.

Physikalische und chemische Eigenschaften: Gelbrote-orangefarbene Nädelchen. Löslich in $^1/_{10}$ NaOH, krystallisiert auf Salzsäurezusatz sehr langsam.

β-Azofarbstoff aus Phonopyrrolcarbonsäure.[5])

Mol.-Gewicht: 307,2 bzw. 281,2.

Zusammensetzung: 54,69% C, 5,58% H, 13,67% N, 10,44% S, 15,62% O bzw. 51,20% C, 5,38% H, 14,95% N, 11,40% S, 17,07% O.

$$C_{14}H_{17}O_3N_3S \quad \text{oder} \quad C_{12}H_{15}O_3N_3S.$$

Konstitution: β-Azofarbstoff eines Trimethyl- oder eines Dimethyläthylpyrrols.

Darstellung: Man destilliert 6,5 g reine Phonopyrrolcarbonsäure aus einem Fraktionierkölbchen bei 250—280°, behandelt das ölige Destillat mit ätherischer Pikrinsäure, filtriert vom

[1]) H. Fischer u. Fr. Meyer-Betz, Zeitschr. f. physiol. Chemie **75**, 232 [1911].
[2]) O. Piloty u. E. Dormann, Berichte d. Deutsch. chem. Gesellschaft **45**, 2592 [1912].
[3]) H. Fischer u. Fr. Krollpfeiffer, Zeitschr. f. physiol. Chemie **82**, 266 [1912].
[4]) O. Piloty u. E. Quitman, Annalen d. Chemie u. Pharmazie **377**, 314 [1910].
[5]) H. Fischer u. E. Bartholomäus, Berichte d. Deutsch. chem. Gesellschaft **45**, 1919 [1912].

Ammoniumpikrat, befreit die Mutterlauge von der Pikrinsäure und kuppelt aus mit Diazobenzolsulfosäure. Man löst die Fällung in $^1/_{10}$ NaOH, versetzt die Lösung mit Alkohol und fällt den Farbstoff mit Salzsäure.

Physikalische und chemische Eigenschaften: Dunkelbraunrote büschelförmig vereinigte Nadeln.

Oxim der Phonopyrrolcarbonsäure.

Bildung: Beim Nitrieren der Phonopyrrolcarbonsäure[1]). Aus Bilirubin oder Hemibilirubin bei der Reduktion mit Na-Amalgam und darauffolgender Nitrierung in salzsaurer Lösung. Wahrscheinlich auch bei der Gmelinschen Gallenfarbstoffreaktion[2]).

Physikalische und chemische Eigenschaften: Pfeilspitzen- oder spindelförmige Blättchen. Schwer löslich in heißem Wasser. Schmelzp. 241°[1]).

Phonopyrrolcarbonsäuremethylester.

(Siehe auch S. 405.)

Mol.-Gewicht: 181,1.

Zusammensetzung: 66,24% C, 8,35% H, 7,74% N, 17,67% O.

$$C_8H_{12}N \cdot CO \cdot OCH_3.$$

Darstellung: Aus 2 g Pikrat der Phonopyrrolcarbonsäure wird die freie Säure dargestellt und diese in 20 ccm Methylalkohol unter Kühlung mit trockener Salzsäure behandelt. Man läßt die Lösung über Nacht stehen, dampft im Vakuum bei 30—35° zur Trockene, löst den Rückstand in Äther und schüttelt die Lösung mit 10% Bicarbonatlösung. Beim Eindampfen der ätherischen Lösung im Vakuum scheidet sich der Ester krystallinisch aus. Umkrystallisierung aus Methylalkohol[3]).

Physikalische und chemische Eigenschaften: Farblose 1, 2strahlig angeordnete[4]) flache Nadeln[3])[4]). Sehr leicht löslich in Äther, Methyl- und Äthylalkohol. p-Dimethylamidobenzaldehydreaktion positiv. Luft- und lichtempfindlich[3]). Schmelzp. 59°[4]), 57—58°[3]).

Pikrat.

Mol.-Gewicht: 410,2.

Zusammensetzung: 46,81% C, 4,42% H, 13,66% N, 35,11% O.

$$C_8H_{12}NCO \cdot OCH_3 \cdot C_6H_3N_3O_7.$$

Darstellung: Durch Kochen des Phonopyrrolcarbonsäurepikrates mit Pikrinsäure und Methylalkohol[4]).

Physikalische und chemische Eigenschaften: Rotbraune[3]), braune prismatische[4]) Nadeln, mit starkem Oberflächenglanz[3]), welche manchmal zuerst als gelbe Kryställchen erscheinen und erst später in die typische Form umschlagen[4]).

Phonopyrrolcarbonsäureäthylester.[4])

Mol.-Gewicht: 195,1.

Zusammensetzung: 67,64% C, 8,78% H, 7,18% N, 16,40% O.

$$C_8H_{12}NCO \cdot OC_2H_5.$$

Darstellung: Aus dem Pikrate der Phonopyrrolcarbonsäure, wie das Methylester.

Physikalische und chemische Eigenschaften: Sechsseitige farblose Tafeln. Sehr leicht löslich in Äther, Essigäther, leicht löslich in Petroläther, schwer löslich in Wasser. Schmelzp. 134°.

Pikrat.[5])

Mol.-Gewicht: 424,2.

Zusammensetzung: 48,10% C, 4,75% H, 13,20% N, 33,95% O.

$$C_8H_{12}NCO \cdot OC_2H_5 \cdot C_6H_3N_3O_7.$$

---

1) O. Piloty u. E. Dormann, Berichte d. Deutsch. chem. Gesellschaft **45**, 2592 [1912].
2) H. Fischer u. H. Röse, Zeitschr. f. physiol. Chemie **82**, 391 [1911].
3) H. Fischer u. H. Röse, Berichte d. Deutsch. chem. Gesellschaft **45**, 3274 [1912].
4) O. Piloty u. E. Dormann, Berichte d. Deutsch. chem. Gesellschaft **45**, 2592 [1912]; **46**, 1002 [1913].
5) O. Piloty u. E. Dormann, Berichte d. Deutsch. chem. Gesellschaft **46**, 1002 [1913].

Darstellung: Durch Kochen des Phonopyrrolcarbonsäurepikrates mit Pikrinsäure und Äthylalkohol.

Physikalische und chemische Eigenschaften: Hellgelbe, rhombische, flache, prismatische Nadeln. Schmelzpunkt 93°.

Bi-(propionyl-dimethyl-pyrryl)-methen.[1)]

(Siehe auch S. 406).

Mol.-Gewicht: 344,2.
Zusammensetzung: 66,24% C, 7,03% H, 8,14% N, 18,59% O.

$C_{19}H_{24}N_2O_4$

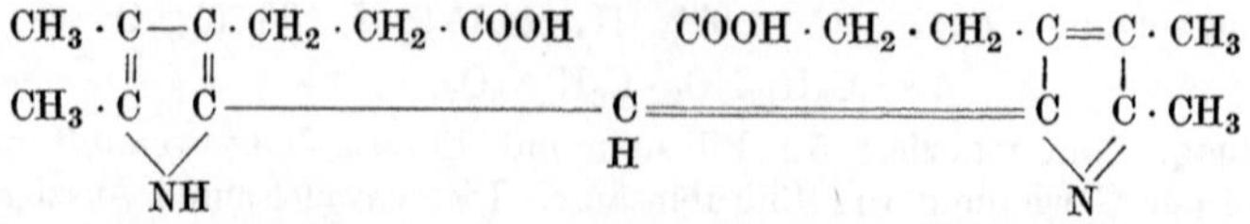

Bildung: Aus Phonopyrrolcarbonsäure durch Chloroform und Kalilauge unter Abscheidung von Kaliumchlorid.

Darstellung: Man versetzt 2 g Phonopyrrolcarbonsäure in 15 ccm Alkohol gelöst mit 7 ccm Kalilauge (1 : 1) und 2 ccm Chloroform. Beim schwachen Erwärmen tritt stürmische Reaktion ein. Nach dem Ablauf desselben werden allmählich noch 13 ccm Chloroform zugesetzt und $^1/_4$ Stunde am Rückflußkühler erhitzt. Man verdünnt mit 20 ccm Wasser, läßt das Chloroform ab und extrahiert mit Äther. Die wässerige Lösung wird unter Äther vorsichtig angesäuert, wobei die Base krystallinisch ausfällt.

Physikalische und chemische Eigenschaften: Hochrotes Krystallpulver (aus der wässerig-alkalischen Lösung beim vorsichtigen Ansäuern); derbe, kleine, schwach grün glänzende, hochrote Prismen (aus Eisessig durch Äther gefällt). Schmelzp. 240°.

Bi-(propionyl-dimethyl-pyrryl)-methenchlorhydrat.[1)]

Mol. Gewicht: 380,7.
Zusammensetzung: 59,89% C, 6,62% H, 7,36% N, 9,32% Cl, 16,81% O.

$C_{19}H_{25}N_2O_4Cl$.

Darstellung: Wie die der freien Base, nur wird die wässerig-alkalische Lösung mit konz. Salzsäure stark angesäuert und abgekühlt. Umkrystallisierung aus verdünnter Salzsäure oder 30 proz. Alkohol.

Physikalische und chemische Eigenschaften: Hellziegelrote, grünschillernde, lange, oft spiralförmig gebogene, prismatische Nadeln. Leicht löslich in Alkohol, verdünnter Salzsäure; schwer löslich in Chloroform, Essigäther; unlöslich in Äther. Absorptionsspektrum der alkoholischen Lösung: ein Band im Blauen. Schmilzt bei 215° unter gleichzeitiger Verkohlung.

Isophonopyrrolcarbonsäure.

(Siehe auch S. 406.)

(3, 5-Dimethylpyrrol-4-propionsäure.)

Mol.-Gewicht: 167,1.
Zusammensetzung: 64,63% C, 7,84% H, 8,38% N, 19,15% O.

$C_9H_{13}NO_2$.

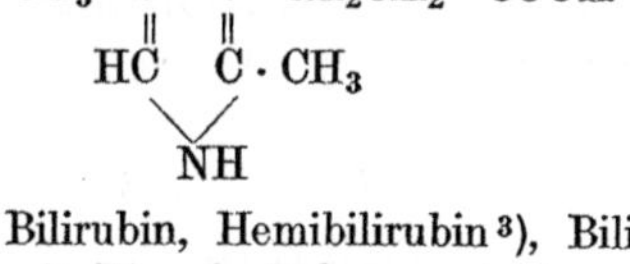

Bildung: Aus Hämin[2)], Bilirubin, Hemibilirubin[3)], Bilirubinsäure, „Körper II" von Fischer[4)] bei der Reduktion mit Eisessig-Jodwasserstoff.

Darstellung: Aus dem Pikrate durch Zersetzen desselben mit der berechneten Menge n-NaOH, sorgfältiges Ausäthern der vom Natriumpikrat abfiltrierten Lösung, Trocknen und Abdampfen des Äthers. Reinigung: Lösen in Äther, Fällen mit Petroläther[5)].

[1)] O. Piloty, J. Stock u. E. Dormann, Berichte d. Deutsch. chem. Gesellschaft **47**, 400 [1914].
[2)] O. Piloty u. E. Dormann, Berichte d. Deutsch. chem. Gesellschaft **45**, 2592 [1912].
[3)] H. Fischer u. H. Röse, Zeitschr. f. physiol. Chemie **82**, 391 [1912].
[4)] H. Fischer u. H. Röse, Berichte d. Deutsch. chem. Gesellschaft **45**, 3274 [1912].
[5)] O. Piloty u. S. J. Thannhauser, Annalen d. Chemie u. Pharmazie **390**, 191 [1912].

Physikalische und chemische Eigenschaften: Nahezu farblose Nädelchen (aus Äther-Petroläther), prächtige prismatische Nadeln (aus Wasser) mit zugeschärften Enden. Leicht löslich in Äther, Alkohol, mäßig in kaltem Wasser, schwer in Petroläther. Fichtenspanreaktion positiv. Liefert beim Nitrieren in verdünnter Schwefelsäure mit Natriumnitrit ein Halboxim der Hämatinsäure, welches von dem aus Phonopyrrolcarbonsäure verschieden ist[1]). Sintert bei 105°, schmilzt bei 126—127° [1]). Die aus Hämin gewonnene Isophonopyrrolcarbonsäure liefert zwei verschiedene Oxime[2]).

Isophonopyrrolcarbonsäurepikrat.

Mol.-Gewicht: 396,2.
Zusammensetzung: 45,43% C, 4,07% H, 14,15% N, 36,35% O.

$$C_9H_{13}NO_2 \cdot C_6H_3N_3O_7.$$

Darstellung: Man reduziert 5 g Bilirubin mit Eisessig-Jodwasserstoff und behandelt weiter wie bei der Gewinnung von Bilirubinsäure. Die schwefelsauren Auszüge werden mit Soda bis zur schwach alkalischen Reaktion abgestumpft, mit Äther wiederholt ausgezogen, der Äther verdunstet und der Rückstand mit 0,7 g Pikrinsäure in 5 ccm Alkohol versetzt. Beim Stehen in Eis scheidet sich das Pikrat aus. Ausbeute 0,3 g aus 5,0 g Bilirubin[3]).

Oxim I aus Isophonopyrrolcarbonsäure.[2])

Schwer löslich in Äther. Schmelzpunkt wie die des Oxims aus Phonopyrrolcarbonsäure.

Oxim II aus Isophonopyrrolcarbonsäure.[2])

Leicht löslich in Wasser, Äther. Schmelzp. 202—207°.

Ein Oxim der Isophonopyrrolcarbonsäure wird aus „Körper II" (**Fischer**) durch die auf energische Reduktion folgende Nitrierung gewonnen[3]).

Isophonopyrrolcarbonsäuremethylester.[4])

(Siehe auch S. 407.)

Mol.-Gewicht: 181,1.
Zusammensetzung: 66,24% C, 8,35% H, 7,74% N, 17,67% O.

$$C_8H_{12}N \cdot CO \cdot OCH_3.$$

Darstellung: Man verfährt, wie bei der Darstellung des Phonopyrrolcarbonsäuremethylesters, die ätherische Lösung des Esters wird jedoch nicht eingedampft, sondern mit Pikrinsäure behandelt. Der Ester wird durch Zerlegung des Pikrates in krystallinischem Zustande gewonnen.

Physikalische und chemische Eigenschaften: Löslich in verdünntem Methylalkohol. Schmelzp. 47—48°.

Pikrat.[4])

Mol.-Gewicht: 410,2.
Zusammensetzung: 46,81% C, 4,42% H, 13,66% N, 35,11% O.

$$C_8H_{12}N \cdot CO \cdot OCH_3 \cdot C_6H_3N_3O_7.$$

Feine gelbe zentrisch gruppierte Nadeln. Löslich in Alkohol. Schmelzp. 107—108°.

Xanthopyrrolcarbonsäure.[5])

(3-Methyl-5-äthylpyrrol-4-propionsäure.)

Mol.-Gewicht: 181,1.
Zusammensetzung: 66,24% C, 8,35% H, 7,75% N, 17,66% O.

$$C_{10}H_{15}NO_2.$$

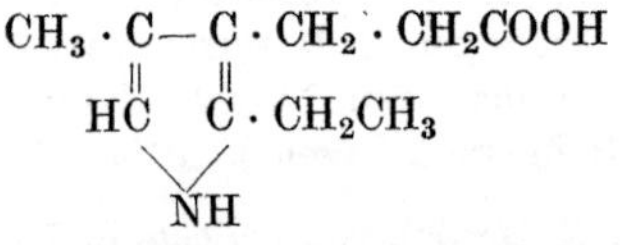

1) O. **Piloty** u. S. J. **Thannhauser**, Annalen d. Chemie u. Pharmazie **30**, 191 [1912].
2) O. **Piloty** u. E. **Dormann**, Berichte d. Deutsch. chem. Gesellschaft **45**, 2592 [1912].
3) H. **Fischer** u. H. **Röse**, Zeitschr. f. physiol. Chemie **82**, 391 [1912].
4) H. **Fischer** u. H. **Röse**, Berichte d. Deutsch. chem. Gesellschaft **45**, 3274 [1912].
5) O. **Piloty** u. E. **Dormann**, Annalen d. Chemie u. Pharmazie **388**, 313 [1912].

Bildung: Aus Hämin bei der Reduktion mit JH und PH_4J.

Darstellung: 8 g des Pikrates werden mit 20 ccm n-NaOH zerlegt, mit 40 ccm Wasser aufgekocht, vom Natriumpikrat durch Abkühlen und Filtrieren befreit und mit Äther öfters extrahiert. Die ätherischen Auszüge werden getrocknet, eingedampft, der Rückstand in heißem Wasser gelöst, die Lösung von den ungelösten öligen Tropfen abfiltriert, in Eis abgekühlt und die krystallinische Ausscheidung gesammelt.

Physikalische und chemische Eigenschaften: Schwach rötliche, an den Enden abgestumpfte kurze derbe Prismen. Leicht löslich in Alkohol, Äther, schwer löslich in Wasser, sehr schwer in Petroläther. Schmelzp. 105°.

Pikrat.[1]

Mol.-Gewicht: 410,2.

Zusammensetzung: 46,81% C, 4,42% H, 13,66% N, 35,11% O.

$$C_{10}H_{15}NO_2 \cdot C_6H_3N_3O_7.$$

Darstellung: Aus dem Nencki-Zaleskischen Reduktionsgemisch von Hämin werden die flüchtigen Basen nach Alkalizusatz abgetrieben, der Rückstand filtriert, stufenweise mit Schwefelsäure angesäuert und mit Äther nach dem Zusatz jeder Säureportion ausgezogen. Die vereinigten ätherischen Auszüge werden stark eingeengt, mit Petroläther gefällt, das Filtrat mit Tierkohle entfärbt und im Vakuum eingeengt. Man filtriert die Flüssigkeit von der dabei sich ausscheidenden Phonopyrrolcarbonsäure ab und behandelt das Filtrat mit Pikrinsäure, worauf weitere Portionen dieser Säure in Form des Pikrates sich ausscheiden. Die Mutterlauge wird mit feucht-ätherischer Pikrinsäurelösung behandelt. Das hierdurch ausgefällte Öl krystallisiert im Eisschrank. Der Krystallkuchen wird zerrieben und mit Alkohol ausgekocht. Die filtrierte alkoholische Lösung erstarrt zu einem Krystallbrei.

Physikalische und chemische Eigenschaften: Hellgelbe, büschelförmig vereinigte Nadeln (aus Alkohol). Schmelzp. 142,5.

Oxim aus Xanthopyrrolcarbonsäure.[1]

Mol.-Gewicht: 207,1.

Zusammensetzung: 46,35% C, 4,87% H, 13,53% N, 30,90% O, 4,35% H_2O.

$$C_8H_{10}N_2O_4 + {}^1/_2\,H_2O.$$

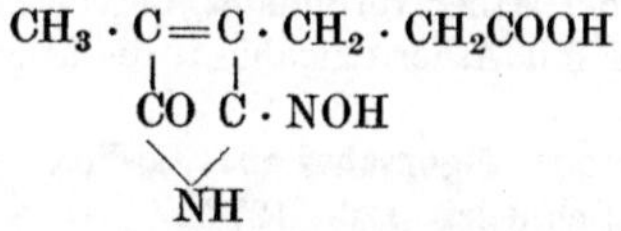

Darstellung: Xanthopyrrolcarbonsäure wird in verdünnter Schwefelsäure gelöst und bei 50° mit konz. Natriumnitritlösung bis zum beginnenden Verschwinden der anfänglichen roten Färbung behandelt. Ausäthern, Eindampfen des getrockneten ätherischen Auszuges auf ein sehr kleines Volumen. Abkühlen in Eis.

Physikalische und chemische Eigenschaften: Farblose Krystallblättchen. Leicht löslich in heißem Wasser, Alkohol, schwer in Äther, schwer in kaltem Wasser. Schmelzp. 201—202° (Krystalle aus Wasser).

Phonopyrrolcarbonsäure d.[2])

Mol.-Gewicht: 181,1.

Zusammensetzung: 66,24% C, 8,35% H, 7,75% N, 17,66% O.

$$C_{10}H_{15}NO_2.$$

Möglicherweise identisch mit 2, 4, 5-Trimethylpyrrol-3-propionsäure.

Darstellung: Aus dem Pikrate.

Physikalische und chemische Eigenschaften: Farblose beiderseits zugespitzte Nadeln (aus Petroläther). Sintert bei 80°, schmilzt bei 94°.

---

[1]) O. Piloty u. E. Dormann, Annalen d. Chemie u. Pharmazie **388**, 313 [1912].

[2]) O. Piloty u. E. Dormann, Berichte d. Deutsch. chem. Gesellschaft **46**, 1002 [1913].

Pikrat.[1])

Mol.-Gewicht: 410,2.

Zusammensetzung: 46,81% C, 4,42% H, 13,66% N, 35,11% O

$C_{10}H_{15}NO_2 \cdot C_6H_3N_3O_7$.

Darstellung: Fraktionierte Krystallisierung des Pikratgemisches aus der Mutterlauge der durch Eisessig-Jodwasserstoff aus Hämin erhaltenen Phonopyrrolcarbonsäure.

Physikalische und chemische Eigenschaften: Linsenförmige, gelbe Krystalle. Sehr leicht löslich in Essigäther, leicht löslich in Alkohol, merklich löslich in Äther. Schmelzp. 132°.

2, 4, 5-Trimethylpyrrol-3-propionsäure.[2])

(Siehe auch S. 407.)

Mol.-Gewicht: 181,1.

Zusammensetzung: 66,24% C, 8,35% H, 7,75% N, 17,66% O.

$C_{10}H_{15}NO_2$.

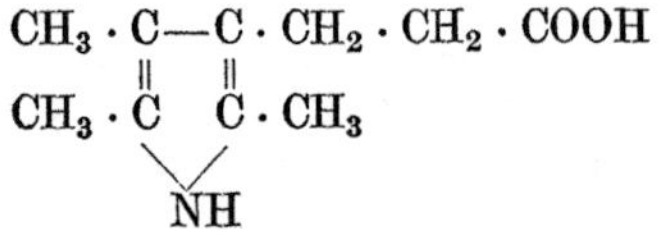

Bildung: Aus Bilirubin, Hemibilirubin, Phonopyrrolcarbonsäure beim Erwärmen mit Natriummethylat[2]). Aus Bilirubinsäure durch Kaliummethylat[3]).

Aus Hämin und Monomethylhämin durch Kaliummethylat im Autoklaven bei 220°[4]).

Physikalische und chemische Eigenschaften: Bei der Nitrierung in schwefelsaurer Lösung entsteht ein dem Oxim der Phonopyrrolcarbonsäure entsprechendes Oxim vom Schmelzp. 243°[3]).

Pikrat.[2])

Mol.-Gewicht: 410,2.

Zusammensetzung: 46,81% C, 4,42% H, 13,66% N, 35,11% O.

$C_{10}H_{15}NO_2 \cdot C_6H_3N_3O_7$.

Darstellung: Man erhitzt 3 g Bilirubin in zugeschmolzenem Rohre mit 4,2 g Natrium (gelöst in 60 ccm Methylalkohol) 5 Stunden auf 220—230°; der Röhreninhalt wird in Wasser gelöst, mit Äther ausgeschüttelt, die ätherische Lösung eingedampft, der Rückstand angesäuert, mit Äther ausgezogen, der Äther verdunstet, der Rückstand mit heißem Wasser ausgezogen, die abgekühlte Lösung mit Äther extrahiert, die ätherische Lösung mit feucht-ätherischer Pikrinsäure gefällt.

Physikalische und chemische Eigenschaften: Löslich in Alkohol. p-Dimethylaminobenzaldehydreaktion negativ. Schmelzp. 126—127°.

Hämopyrrolin (Bd. VI, S. 261).

Ein Gemisch von 2, 3-Dimethylpyrrol, einem „Hämopyrrol", dessen Pikrat bei 120° schmilzt und dessen Oxim $C_7H_{10}N_2O_2$ sich bei 201° zersetzt, und einem Pyrrolin, dessen Pikrat $C_{14}H_{18}N_4O_7$ bei 144° schmilzt[5]), und anderer Produkte.

Imid der dreibasischen Hämatinsäure (Bd. VI, S. 261).

Die Biliverdinsäure erwies sich mit dieser Substanz identisch[6]).

Bildung: Aus Hemibilirubin[7])[8]), „Körper II" (Fischer)[8]) und Hämatopyrrolidinsäure[9]) bei der Oxydation mit Chromsäure resp. Bleisuperoxyd. Bei der Oxydation des aus Hämin durch Kaliummethylat im Autoklaven bei 200° entstehenden Reaktionsproduktes[4]).

---

[1]) O. Piloty u. E. Dormann, Berichte d. Deutsch. chem. Gesellschaft **46**, 1002 [1913].

[2]) H. Fischer u. H. Röse, Berichte d. Deutsch. chem. Gesellschaft **46**, 439 [1913]. — H. Fischer u. E. Bartholomäus, Zeitschr. f. physiol. Chemie **83**, 67 [1913].

[3]) H. Fischer u. H. Röse, Zeitschr. f. physiol. Chemie **89**, 255 [1914].

[4]) H. Fischer u. H. Röse, Zeitschr. f. physiol. Chemie **87**, 38 [1913].

[5]) O. Piloty u. P. Hirsch, Berichte d. Deutsch. chem. Gesellschaft **45**, 2595 [1912].

[6]) W. Küster, Berichte d. Deutsch. chem. Gesellschaft **32**, 677 [1899].

[7]) H. Fischer, Zeitschr. f. physiol. Chemie **73**, 304 [1911].

[8]) H. Fischer u. P. Meyer, Zeitschr. f. physiol. Chemie **75**, 339 [1911].

[9]) O. Piloty u. S. J. Thannhauser (P. Hirsch), Annalen d. Chemie u. Pharmazie **390**, 191 [1912].

Methylester des Imids der dreibasischen Hämatinsäure (Bd. VI, S. 265).

Bildung: Aus einer Molekel des Dimethylhämins entstehen bei der Oxydation zwei Molekel des Esters.[1])

Physikalische und chemische Eigenschaften: Es wird durch $^1/_2$stündiges Erhitzen mit 10proz. Schwefelsäure zu $C_8H_9O_4N$ verseift.[1])

S. 267, Z. 6 von oben: „Hämatinsäure" anstatt „Hämatinsäuren" zu setzen.

Anhydrid der dreibasischen Hämatinsäure (Bd. VI, S. 267).

Darstellung: Aus α-Acetylglutarsäure wird durch Anlagerung von Cyanwasserstoff und nachfolgende Verseifung das Lacton einer γ-Oxy-β, γ, ε-pentantricarbonsäure

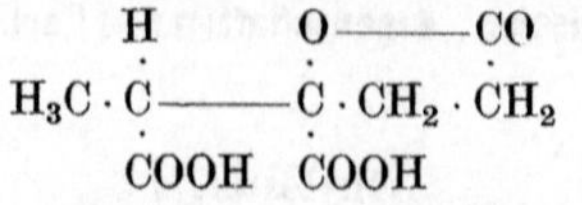

gebildet, welches beim langsamen Erhitzen bei 9 mm Druck auf 183° mit fast quantitativer Ausbeute in das Anhydrid der dreibasischen Hämatinsäure übergeht[2]).

Oxim der Hämatinsäure (Bd. VI, S. 275).

Bildung: Aus Hemibilirubin beim Nitrieren in schwefelsaurer Lösung[3]).

Erstes Halboxim der Hämatinsäure.[4])

Mol.-Gewicht: 198,10.

Zusammensetzung: 48,46% C, 5,09% H, 14,14% N, 32,31% O.

$C_8H_{10}N_2O_4$.

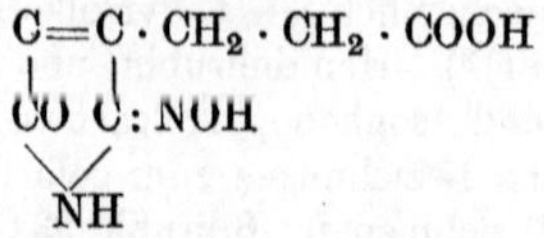

Bildung: Aus Xanthopyrrolcarbonsäure, Isophonopyrrolcarbonsäure bei der Nitrierung.

Darstellung: Eine Lösung von Isophonopyrrolcarbonsäure in verdünnter Schwefelsäure wird mit einer konz. Natriumnitritlösung bei 50° so lange behandelt, bis die anfangs stark gefärbte Lösung wieder aufhellt. Die abgekühlte Lösung wird wiederholt ausgeäthert, der ätherische Auszug getrocknet und eingedampft. Der Rückstand wird aus Wasser unter Zuhilfenahme von Tierkohle umkrystallisiert.

Physikalische und chemische Eigenschaften: Spindelförmige Blättchen. Leicht löslich in Wasser. Es wird durch anhaltendes Kochen mit verdünnter Schwefelsäure zu Hämatinsäure verseift. Zersetzungsp. 210°.

Zweites Halboxim der Hämatinsäure.[5])

Mol.-Gewicht: 198,10.

Zusammensetzung: 48,46% C, 5,09% H, 14,14% N, 32,31% O.

$C_8H_{10}N_2O_4$.

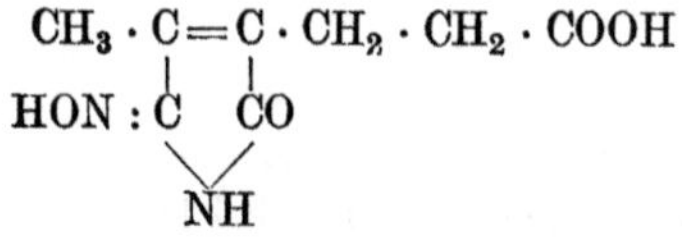

Darstellung: Wie die des ersten Halboxims, aus Isophonopyrrolcarbonsäure.

Physikalische und chemische Eigenschaften: Feine Schuppen. Schmelzp. 246°.

S. 275, Zeile 1 von unten: nach „1898"; „W. Küster, Annalen d. Chemie u. Pharmazie **345**, 1 [1906]" einzuschalten.

---

[1]) W. Küster, Berichte d. Deutsch. chem. Gesellschaft **45**, 2503 [1912].
[2]) W. Küster u. J. Weller, Berichte d. Deutsch. chem. Gesellschaft **47**, 532 [1914].
[3]) H. Fischer, Zeitschr. f. physiol. Chemie **73**, 204 [1911].
[4]) O. Piloty u. S. J. Thannhauser, Annalen d. Chemie u. Pharmazie **390**, 191 [1912].
[5]) O. Piloty u. E. Dormann, Annalen d. Chemie u. Pharmazie **388**, 313 [1912].

Hämotricarbonsäure II (Bd. VI, S. 276).

Pentan-β, γ, ε-tricarbonsäure.

Darstellung: Aus Cyan-β-methylbernsteinsäureäthylester wird γ-Cyanpentan-β, γ, ε-tricarbonsäureäthylester dargestellt, und aus diesem durch 6stündige Hydrolyse mit Salzsäure Pentan-β, γ, ε-tricarbonsäure gewonnen [1]).

Aus Cyclopentanon-2, 3-dicarbonsäureäthylester wird mittels Na, Alkohol und CH_3J 2-Methylcyclopentanon-2, 3-dicarbonsäureäthylester gewonnen, dieser mit verdünnter Salzsäure hydrolysiert, die beiden entstandenen Säuren durch Destillation ihrer Ester getrennt. Bei 180—185° geht Pentan-β, γ, ε-tricarbonsäureäthylester über, aus welchem die Säure durch Hydrolyse freigemacht wird [1]).

Physikalische und chemische Eigenschaften: Farbloses Pulver (aus Salzsäure). Schmelzp. 177° [1]).

Derivate:

Äthylester. [1])

Mol.-Gewicht: 288,2.
Zusammensetzung: 58,30% C, 8,39% H, 33,31% O.

$C_{14}H_{24}O_6$.

Destilliert bei 180—185°.

B. Gallenfarbstoffe, Urobilin.

Bilirubin (Bd. VI, S. 277).

(Siehe auch S. 407.)

Zur Konstitution: Wahrscheinlich 3—4 Pyrrolkerne mit verschiedenen Seitenketten, welche Hämatinsäure (Küster) [3]), Hemibilirubin und über dieses Methyläthylmaleinimid (Fischer und P. Meyer) [4]) und Isophonopyrrolcarbonsäure (Fischer und Röse) [2]) liefern. Es bestehen unzweifelhaft nahe Beziehungen zum gefärbten Komplex des Blutfarbstoffs.

H. Fischer und Röse [5]) nehmen im Bilirubin 33 C-Atome an und stellen die folgenden Konstitutionsformeln zur Diskussion:

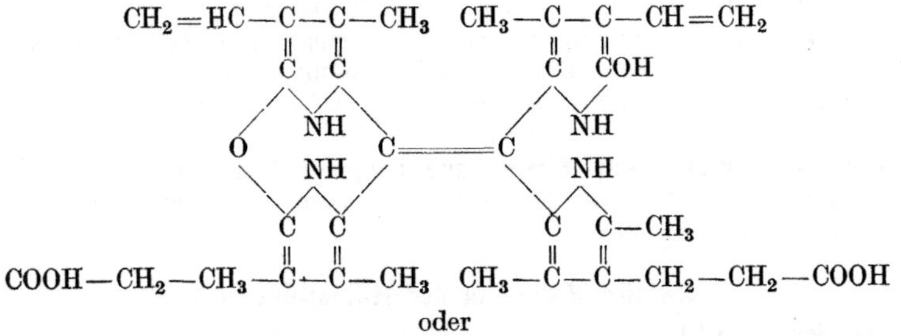

oder

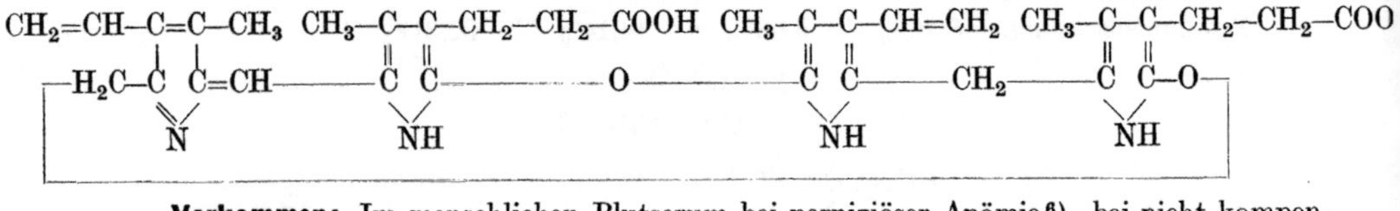

Vorkommen: Im menschlichen Blutserum bei perniziöser Anämie [6]), bei nicht kompensierten Herzfehlern, bei croupöser Pneumonie und bei Icterus catarrhalis [7]). In verschiedenen

---

[1]) W. Norman Haworth u. W. H. Perkin jun., Proc. of the Chem. Soc. **24**, 64; Journ. of the Chem. Soc. London **93**, 573; Chem. Centralbl. **1908**, I, 1780. — W. H. Perkin jun., Journ. of the Chem. Soc. London **99**, 727; Chem. Centralbl. **1911**, II, 1743.

[2]) H. Fischer u. H. Röse, Zeitschr. f. physiol. Chemie **82**, 391 [1912]. — H. Fischer, Berichte d. Deutsch. chem. Gesellschaft **46**, 1574 [1913].

[3]) W. Küster, Zeitschr. f. physiol. Chemie **82**, 463 [1912].

[4]) H. Fischer u. P. Meyer, Zeitschr. f. physiol. Chemie **75**, 339 [1911].

[5]) H. Fischer u. H. Röse, Zeitschr. f. physiol. Chemie **82**, 391 [1912].

[6]) Lad. Syllaba, Deutsche med. Wochenschr. **1912**, 900.

[7]) A. Lehndorff, Prager med. Wochenschr. **1912**, 495.

pathologischen serösen Flüssigkeiten[1]). Im rostfarbenen Sputum bei Pneumonie[2]). Spurenweise im normalen Harn und Serum[2]). Die Menge des täglich mit der Galle ausgeschiedenen Gallenfarbstoffs wurde bei Gallenfistelhunden von Brugsch und Retzlaff 0,02—0,03 g pro Tag und 1 kg Körpergewicht gefunden[3]).

Der Gallenfarbstoff der Rindergallensteine ist nicht in freiem Zustande vorhanden[4]).

S. 277, Zeile 20 von unten: „1268" anstatt „1275" zu lesen.

Bildung: Aus Hämoglobin durch Adrenalin in neutraler oder schwach alkalischer Lösung in vitro bei 37°[5]). Im Tierkörper aus injiziertem Hämatin[6]), aus injiziertem Urobilin[7]). Bei der physiologischen Bildung von Bilirubin aus Hämatin erfolgt nach Küster außer der Abspaltung des Eisens eine Abspaltung von CO_2 und eines Kohlenstoffs[8]), nach Brugsch und Yoshimoto[6]) eine Aufnahme von 2 H_2O.

Darstellung: Feinst pulverisierte Gallensteine werden zuerst mit Äther, dann mit Wasser vollkommen extrahiert und 24 Stunden mit sehr verdünnter Salzsäure geschüttelt. Das von Salzsäure möglichst vollkommen befreite und getrocknete Pulver wird wieder mit Äther und dann mit Chloroform extrahiert, mit letzterem 3—4 mal 24 Stunden unter öfterem Wechseln des Lösungsmittels. Durch 4 maliges Wiederholen der ganzen Operation geht beinahe alles Bilirubin in die Chloroformlösung und krystallisiert aus dieser beim Stehen. Reinigung: Umkrystallisierung aus Chloroform[4]).

Physiologische Eigenschaften: Die Anwesenheit von Bilirubin in acholischem Darme verursacht für sich keine Urobilinurie[9]). Subcutan injiziertes Bilirubin (0,002—0,01 g) sensibilisiert Mäuse nicht[10]).

Physikalische und chemische Eigenschaften: Die Krystalle aus Chloroform sind monokline Tafeln, nach der Symmetrieebene, begrenzt von einem schmalen Prisma und einem sehr steilen Klinodoma mit gekrümmten Flächen, deren Kante daher oben und unten zerfasert ist. Der Winkel dieser Kante mit der Vertikalebene ist ca. 84—85°. Schwingungsrichtung des polarisierten Lichtes wenig schief gegen die Vertikalachse (Messung von Groth)[4]). Löslich in Tetrachloräther, Chinolin. Kristallisiert aus dem ersteren wie aus Chloroform (Küster) chlorhaltig. Alte Präparate sind in Chloroform schwer löslich[8]). Es ist durch Taurocholsäure leicht, durch Glykocholsäure schwer in kolloidale Lösung zu bringen. Von der Taurocholsäure wird dazu die gleiche Menge benötigt[4]).

Das Bilirubin ändert sich beim langen Stehen an der Luft. Alte Präparate nehmen anstatt 4 nur 2 Atome Silber auf[8]). Durch Alkalien werden NH_3, CO_2, Oxalsäure, Bernsteinsäure und Essigsäure abgespalten[11]).

Seine Lösung wird bei der Reduktion mit Na-Amalgam unter Luftabschluß farblos[4]); es entstehen Hemibilirubin[4])[12]) und „Körper II"[12]). Die Lösung nimmt erst bei Luftzutritt die Eigenschaften einer Hydrobilirubinlösung an[4]). Bei der Reduktion mit Jodwasserstoff-Eisessig entstehen Bilirubinsäure[13])[14])[15]) und verschiedene Pyrrolderivate[4]), wie Kryptopyrrol[14]) und Isophonopyrrolcarbonsäure[16])[17]). Bei der Oxydation in der Kalischmelze entstehen 2,3-Dimethylpyrrol und 2, 3, 4-Trimethylpyrrol[15]), durch Chromsäure in schwefelsaurer Lösung Hämatinsäure, Bernsteinsäure und wahrscheinlich Methyläthylmaleinimid[8]). Dieser letztere Körper soll nach Küster[8]) auch bei der Oxydation in alkalischer Lösung durch H_2O_2

---

1) A. Lehndorff, Prager med. Wochenschr. **1912**, 495.
2) F. Obermayer u. H. Popper, Wiener med. Wochenschr. **1910**, 2591.
3) Th. Brugsch u. K. Retzlaff, Zeitschr. f. experim. Pathol. u. Ther. **11**, 508 [1912].
4) H. Fischer, Zeitschr. f. physiol. Chemie **73**, 205 [1911].
5) J. Parisot, Compt. rend. de l'Acad. des Sc. **153**, 1518 [1911].
6) Th. Brugsch u. Yoshimoto, Zeitschr. f. experim. Pathol. u. Ther. **8**, 639 [1911].
7) Th. Brugsch u. K. Kawashima, Zeitschr. f. experim. Pathol. u. Ther. **8**, 645 [1911].
8) W. Küster, Zeitschr. f. physiol. Chemie **82**, 463 [1912].
9) G. Fromholdt u. N. Nersessoff, Zeitschr. f. experim. Pathol. u. Ther. **11**, 400 [1912].
10) Fr. Meyer-Betz, Deutsches Archiv f. klin. Medizin **112**, 476 [1913].
11) W. Küster, Zeitschr. f. physiol. Chemie **59**, 63 [1909].
12) H. Fischer u. Fr. Meyer-Betz, Zeitschr. f. physiol. Chemie **75**, 232 [1911].
13) H. Fischer u. H. Röse, Berichte d. Deutsch. chem. Gesellschaft **45**, 1579 [1912].
14) H. Fischer u. H. Röse, Zeitschr. f. physiol. Chemie **82**, 391 [1912].
15) O. Piloty u. S. J. Thannhauser, Annalen d. Chemie u. Pharmazie **390**, 191 [1912]. Die mit Fischers und Röses Bilirubinsäure gleichzeitig aufgefundene, mit dieser identische Säure wurde von diesen Autoren unter dem Namen „Bilinsäure" beschrieben.
16) H. Fischer, Berichte d. Deutsch. chem. Gesellschaft **45**, 1985 [1912].
17) H. Fischer u. H. Röse, Berichte d. Deutsch. chem. Gesellschaft **45**, 3274 [1912].

entstehen, während Fischer und Meyer[1]) diesen Körper nur unter den Oxydationsprodukten des vorher reduzierten Bilirubins fanden. Bei der Oxydation des mit Na-Amalgam reduzierten Bilirubins mit einem Nitrit in salzsaurer Lösung entsteht neben Methyläthylmaleinimid und anderen Produkten das Oxim der Phonopyrrolcarbonsäure[2]). Bei der Gmelinschen Reaktion soll dieses unter den Oxydationsprodukten des Bilirubins gleichfalls vorhanden sein[2]). Beim Erhitzen mit Natriummethylat entstehen Xanthobilirubinsäure und 2, 4, 5-Trimethylpyrrol-3-propionsäure[3]). Bei der totalen Reduktion durch Eisessig-Jodwasserstoffsäure entstehen Kryptopyrrol und Isophonopyrrolcarbonsäure[4]). Bei der Aufspaltung mit Kaliummethylat entstehen Phyllopyrrol und Trimethylpyrrolpropionsäure[4]).

Nachweis: Ehrlichs Reaktion mit p-Dimethylaminobenzaldehyd. Die zu untersuchende Lösung wird mit einer salzsauren Lösung des Reagens versetzt und im Wasserbade erwärmt[5]). Rotviolette Färbung.

F. Obermayer-Poppers Jodkochsalzschichtprobe[6]). Die zu untersuchende Lösung ist mit dem folgenden Reagens zu unterschichten: 625 ccm Wasser, 125 ccm 95 proz. Alkohol, 75 g NaCl, 12 g KJ, 3,5 ccm 10 proz. Jodtinktur. Grüner Ring an der Berührungsfläche. Sehr empfindlich.

Nachweis neben Urobilin im Serum[7]). Das auf doppeltes Volumen verdünnte Serum wird mit Na_2SO_4 versetzt, mit Essigsäure angesäuert. Die Fällung ist in Gegenwart von Bilirubin gelblich. Beim Kochen mit Schwefelsäure enthaltendem Alkohol färbt sich die Flüssigkeit grün[7]).

S. 278, Zeile 30 von unten: „525" anstatt „527" zu lesen.
S. 278, „ 5 „ „ „S. Capranica" anstatt „H. Capranica" zu lesen.
S. 278, „ 3 „ „ „381" anstatt „17" zu lesen.

Quantitative Bestimmung: Die mit p-Dimethylaminobenzaldehyd gewonnene gefärbte Lösung wird auf ein bestimmtes Volumen aufgefüllt und mit Königs Spektralphotometer untersucht. Die Konzentration wird aus der Gleichung $x = \frac{0,00132 \cdot \varepsilon_x}{\varepsilon}$ berechnet, in welcher ε_x die beobachtete Extinktion bedeutet. Der genaue Wert für ε und die Spektralregion sind nicht angegeben[5]).

Derivate:

Ammonsalz.[8])

Darstellung: Einleiten von Ammoniakgas in eine methylalkoholische Suspension von Bilirubin und Verdampfen der filtrierten Lösung.

Physikalische und chemische Eigenschaften: Fast schwarze Lamellen, gepulvert braunrot. Das Ammoniak wird bei 120° völlig abgegeben, es bleibt die Aci-Form des Bilirubins zurück.

Zinksalz.[8])

Mol.-Gewicht: 635,7.

Zusammensetzung: 60,41% C, 5,39% H, 8,82% N, 10,28% Zn, 15,10% O.

$$C_{32}H_{34}ZnO_6N_4.$$

Die Analysen stimmen nicht genau auf diese Formel.

Darstellung: Man behandelt das Bilirubin in alkalisch-alkoholischer Lösung mit überschüssiger alkoholischer Zinkacetatlösung unter Vermeidung jedes Erwärmens. Trocknen im Vakuum.

Physikalische und chemische Eigenschaften: Frisch schön rot, getrocknet metallisch glänzend, grünschwarz, gepulvert braunrot. Mit Essigsäure kann aus dem Salz die Aci-Form des Bilirubins regeneriert werden.

Silbersalz.[8])

Bildung: Frische Bilirubinpräparate nehmen 4, alte 2 Silberatome auf.

---

1) H. Fischer u. P. Meyer, Zeitschr. f. physiol. Chemie **75**, 339 [1911].
2) H. Fischer u. H. Röse, Zeitschr. f. physiol. Chemie **82**, 391 [1912].
3) H. Fischer u. H. Röse, Berichte d. Deutsch. chem. Gesellschaft **46**, 439 [1913].
4) H. Fischer u. H. Röse, Zeitschr. f. physiol. Chemie **89**, 255 [1914].
5) E. Herzfeld, Zeitschr. f. physiol. Chemie **77**, 280 [1912].
6) F. Obermayer u. H. Popper, Wiener klin. Wochenschr. **1910**, 2591.
7) L. Syllaba, Folia haematologica **1**, 636 [1904].
8) W. Küster, Zeitschr. f. physiol. Chemie **82**, 463 [1912].

Darstellung: Eine sehr verdünnte Lösung von Bilirubin in mehr als zwei Molekeln Alkali wird mit Silbernitrat oder Silbersulfat behandelt. Der Niederschlag wird unter Lichtabschluß im Vakuum getrocknet.

Physikalische und chemische Eigenschaften: Rotfarbener, rasch dunkel werdender Niederschlag; getrocknet metallisch glänzend. Das Silber läßt sich durch Ba nicht verdrängen.

Bariumsalz.[1])

Darstellung: Den Silbersalzen analog.

Physikalische und chemische Eigenschaften: Metallisch glänzend. Mit $CaCl_2$ geschüttelt, wird das Ba durch Ca verdrängt.

Methylester.[1])

Mol.-Gewicht: 616,4 resp. 614,3.

Zusammensetzung: 66,20% C, 6,54% H, 9,09% N, 18,17% O oder 66,42% C, 6,23% H, 9,12% N, 18,23% O.

$$C_{34}H_{40}O_7N_4 \quad \text{oder} \quad C_{34}H_{38}O_7N_4 .$$

Darstellung: Die ammoniakalisch-methylalkoholische Lösung des Bilirubins wird mit überschüssiger konz. Salzsäure versetzt, 2 Stunden am Rückflußkühler erhitzt, der Methylalkohol abdestilliert, der Rückstand in Chloroform gelöst, mit Methylalkohol und Salzsäure 10 Minuten lang gekocht, zuerst mit Wasser, dann mit verdünnter Sodalösung ausgeschüttelt, bis dieser sich nicht mehr färbt. Die getrocknete Lösung wird bis auf einen kleinen Rest eingedampft, mit Äther versetzt, filtriert, und der nachgewaschene Niederschlag im Vakuum getrocknet. Reinigung: Umkrystallisierung aus Eisessig.

Physikalische und chemische Eigenschaften: Schwarzgrün, undeutlich krystallinisch, wird von Sodalösung in der Wärme nicht angegriffen. Die Reaktionen nach Gmelin und nach Ehrlich fallen positiv aus.

S. 282, Zeile 7 von unten: „192“ anstatt „195“ zu lesen.

Aci-Form des Bilirubins.

Zusammensetzung wie die des normalen Bilirubins.

Darstellung: Durch Regeneration des Bilirubins aus dem Zinksalz durch Essigsäure, aus dem Ammonsalz durch Erhitzen auf 120°.

Physikalische und chemische Eigenschaften: In Natriumhydrocarbonatlösung bei Zimmertemperatur löslich. In Chloroform wahrscheinlich leichter löslich als das normale Bilirubin[1]).

Hemibilirubin.

Mol.-Gewicht: 592,4.

Zusammensetzung: 66,85% C, 7,49% H, 9,46 % N, 16,20% O.

$$C_{33}H_{44}N_4O_6.$$

Vermutliche Konstitution nach H. Fischer und Röse[2]):

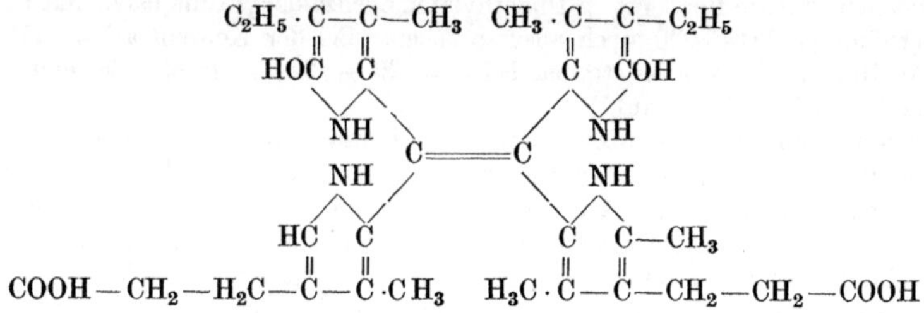

oder

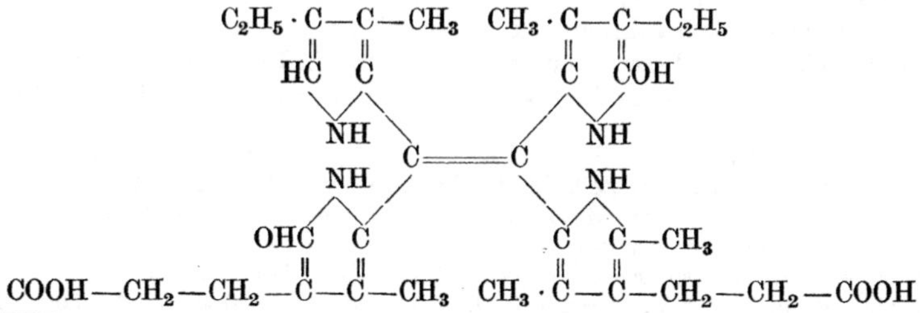

[1]) W. Küster, Zeitschr. f. physiol. Chemie **82**, 463 [1912].

[2]) H. Fischer u. H. Röse, Zeitschr. f. physiol. Chemie **89**, 255 [1914].

Von den beiden Konstitutionsformeln soll die eine der aciden Form entsprechen. Beide Formeln enthalten um 2 H weniger als die angegebene Bruttoformel. Die fehlenden Wasserstoffatome sind eventuell bei der Kohlenstoffbrücke $>C=C<$ einzusetzen.

Vorkommen: In pathologischen Harnen (Urobilinogen)[1].

Bildung: Aus Bilirubin bei der Reduktion mit Na-Amalgam in geschlossenem Gefäß neben anderen Produkten.

Darstellung: 5 g Bilirubin werden mit 50 ccm $^1/_{10}$ n-NaOH und 30 ccm Wasser 2 Minuten geschüttelt und mit 40 g ca. 5proz. Natriumamalgam unter Kühlung in geschlossenem Gefäß bis zur fast vollständigen Entfärbung reduziert. Die Lösung wird mit Schwefelsäure schwach angesäuert, mit Chloroform extrahiert, der Auszug mit Na_2SO_4 oberflächlich getrocknet und in 1 l Ligroin vom Siedep. 50—60° gegossen. Es fällt Körper II aus. Die von diesem abfiltrierte Flüssigkeit wird im Vakuum eingedampft. Ras Rohhemibilirubin bleibt in kugelartigen Gebilden zurück[2]. Reinigung resp. Trennung der aciden Form von der nicht aciden: Lösen in Chloroform, Ausschütteln mit einem nicht zu großen Überschuß von Bicarbonat, Trocknen der Chloroformlösung mit Natriumsulfat, Fällung mit Ligroin, Einengen der filtrierten Lösung (nicht acide Form). Die acide Form ist noch nicht rein dargestellt, sie ist aus der obigen Bicarbonatlösung durch Ansäuern, Chloroformextraktion, Ligroinfällung und Eindampfen der Chloroformligroinlösung zu erhalten.

Größere Menge geeigneten Urins wird 3mal mit Chloroform extrahiert, der Auszug mit 4proz. NH_3 ausgeschüttelt, die ammoniakalische Lösung mit Schwefelsäure angesäuert (Kongo), mit Chloroform extrahiert, der Auszug bei vermindertem Druck in CO_2-Strom eingedampft, der Rückstand in wenig Chloroform aufgenommen und reichlich mit Ligroin versetzt. Man verjagt das Chloroform aus der filtrierten Lösung durch Erwärmen am Wasserbade, engt die Lösung über freier Flamme im Reagensglas auf ein kleines Volumen ein und läßt im Dunkeln stehen. In einigen Tagen krystallisiert typisches Hemibilirubin aus[3].

Physiologische Eigenschaften: Per os eingeführtes Hemibilirubin wird mit dem Harne ausgeschieden, und zwar bei Leberkranken vollkommener als bei Lebergesunden. Es ist als ein resp. das einzige Urobilinogen des Harnes aufzufassen[3]. Bei Menschen verursacht (?) die Einnahme Übelkeit und Durchfall[1]. Geschmacklos[4]. Subcutan injiziertes Hemibilirubin (0,005—0,01 g) sensibilisiert Mäuse dem Licht gegenüber nicht[5].

Physikalische und chemische Eigenschaften: Nicht acide Form: Farblose derbe Prismen[4][2] fast immer mit rötlichen Auflagerungen, welche nach Abwaschen mit Essigester bald wieder auftreten. Monoklin $a:b:c = 1{,}8:1:07$, $\beta = 110^1/_3°$ ca. Die höchstens 0,5 mm langen Krystalle sind Prismen *m* (110), selten mit schmalem *a* (100) am Ende *k* (011) (Steinmetz)[4]. Leicht löslich in Ammoniak, konz. Salzsäure, Alkohol, Chloroform, Naphthalin. Schwer löslich in Essigester, Benzol, Ligroin, Petroläther, Äther, Wasser[4]. Unlöslich[4] resp. schwer löslich ohne CO_2-Entwickelung[2] in Natriumbicarbonatlösung.

Mit NaOH und $CuSO_4$ intensive Rotfärbung. Fichtenspanreaktion positiv. Mit Diazoniumsalzen entstehen Farbstoffe. Mit p-Dimethylaminobenzaldehyd intensive Farbenreaktion, in einer Verdünnung 1 : 640 000 noch ausgesprochen. Bei der Konzentration 1 : 10 000 und Schichtdicke 10 mm. Absorptionsstreifen bei $\lambda = 626 - 532\ \mu\mu$. Infolge Zersetzung tritt ein Streifen bei $\lambda = 506 - 470\ \mu\mu$ auf[1].

Fluorescenzprobe mit Zn-Salzen bei einer Verdünnung von 1 : 1 280 000 noch positiv[1]. Es löst sich in Natriummethylat intensiv blutrot fluorescierend[6]. Hemibilirubin geht an der Luft in einen rotorangen, später braunen Farbstoff über, welcher sich dem Urobilin entsprechend verhält[1][4]. Beim Eindampfen der ammoniakalischen Lösung an der Luft entstehen gefärbte Umsetzungsprodukte, welche mit p-Dimethylaminobenzaldehyd keine Farbenreaktion geben. Wird die Lösung des Rückstandes der Einwirkung eines Fäulnisgemisches ausgesetzt, so erscheint die Reaktion in 2 Tagen wieder[1].

Bei der Reduktion mit Jodwasserstoff-Eisessig entsteht Bilirubinsäure[7] und eine andere noch unbekannte Pyrrolsäure[8]. Bei der Oxydation werden das Imid der dreibasischen

[1] H. Fischer u. Fr. Meyer-Betz, Zeitschr. f. physiol. Chemie **75**, 232 [1911].
[2] H. Fischer u. P. Meyer, Zeitschr. f. physiol. Chemie **75**, 339 [1911].
[3] H. Fischer u. Fr. Meyer-Betz, Münch. med. Wochenschr. **1912**, 799.
[4] H. Fischer, Zeitschr. f. physiol. Chemie **73**, 204 [1911].
[5] Fr. Meyer-Betz, Deutsches Archiv f. klin. Medizin **112**, 476 [1913].
[6] H. Fischer u. H. Röse, Berichte d. Deutsch. chem. Gesellschaft **46**, 439 [1913].
[7] H. Fischer u. H. Röse, Zeitschr. f. physiol. Chemie **82**, 391 [1912].
[8] H. Fischer u. H. Röse, Berichte d. Deutsch. chem. Gesellschaft **45**, 1579 [1912].

Hämatinsäure[1])[2]) und Methyläthylmaleinimid erhalten[2]). Bei der Oxydation in schwefelsaurer Lösung mit Nitrit nach erfolgter Reduktion mit Na-Amalgam wird Phonopyrrolcarbonsäureoxim geliefert[3]). Bei direkter Nitrierung in schwefelsaurer Lösung wird neben anderen Produkten Hämatinsäureoxim in schlechter Ausbeute erhalten[1]). Es liefert beim Erhitzen mit Natriummethylat Xanthobilirubinsäure (= Dehydrobilirubinsäure?) und 2, 4, 5-Trimethylpyrrol-3-propionsäure[4]). Schmelzpunkt 197° [3]).

Acide Form: In Bicarbonatlösungen unter CO_2-Entwickelung löslich. Löslich in Alkohol. Die Lösung reagiert gegen Lackmus und Phenolphthalein sauer. Der Lösung der aciden Form in $NaHCO_3$ läßt sich mit Chloroform wieder nicht acides Hemibilirubin entziehen[2]).

Nachweis im Harne: Man schüttelt 1 l Harn mit 50 ccm Chloroform, läßt 10 Minuten stehen, zerstört die abgehobene Chloroformharnemulsion durch Schütteln mit 2—3 Messerspitzen Talk und filtriert durch ein mit Chloroform angefeuchtetes Filter.

Das Filtrat wird mit 3—5 ccm $^1/_{10}$ NaOH geschüttelt, die wässerig-alkalische Lösung abgehoben, filtriert und mit 1—2 Tropfen einer 10 proz. $CuSO_4$-Lösung, dann mit 8—10 Tropfen einer 33 proz. NaOH versetzt: hell-lila Färbung, später charakteristische Spektralerscheinungen (Streifen im Rot, Gelb, Blau). Diese erscheinen noch schöner, wenn man die Lösung mit Essigsäure ansäuert und das Kupfersalz mit Chloroform extrahiert[5]).

Derivate:

Kupfersalz.

Mol.-Gewicht: 641,9 (?).

Zusammensetzung: 59,82% C, 6,60% H, 8,73% N, 9,90% Cu, 14,95% O (?).

$$C_{32}H_{42}N_4O_6Cu \text{ (?)}.$$

Darstellung: 0,5 g Hemibilirubin werden in Alkohol gelöst, mit 16,6 ccm $^1/_{10}$ Lauge versetzt, mit Wasser verdünnt und mit der wässerigen Lösung von 0,4 g $CuSO_4$ gefällt. Der gesammelte, mit Wasser gewaschene und im Vakuum getrocknete Niederschlag wird in Chloroform gelöst, mit Ligroin gefällt und durch die Wiederholung dieses Prozesses gereinigt.

Physikalische und chemische Eigenschaften: Violette Flocken. Leicht löslich in Chloroform, Pyridin, Bicarbonat, Natronlauge, Ammoniak. Absorptionsspektrum der Chloroformlösung: Streifen bei λ = 660—636, 603—580, 535—478 $\mu\mu$ [5]) resp. bei 650—620, 510—480 $\mu\mu$ [6]).

Farbstoff aus Hemibilirubin und p-Dimethylaminobenzaldehyd.[7])

Darstellung: 0,5 g Hemibilirubin und 0,5 g p-Dimethylaminobenzaldehyd werden in 15 ccm abs. Alkohol gelöst, zum Sieden erhitzt und tropfenweise mit 0,5 ccm konz. Schwefelsäure versetzt. Die Lösung wird in kaltes Wasser gegossen, nach Abstumpfung der Säure vom harzigen Niederschlag dekantiert und zur Entfernung des überschüssigen Aldehyds alkalisiert, filtriert und mit Chloroform ausgezogen. Die wässerige Flüssigkeit wird wieder angesäuert, mit Chloroform extrahiert und der Auszug eingedampft. Man löst den Rückstand in Alkohol, verdünnt mit Wasser und oxydiert mit wenig Eisenchlorid. Bei darauffolgender Extraktion mit Chloroform geht der Farbstoff in dieses über und kann durch Verdampfen des Lösungsmittels gewonnen werden.

Physikalische und chemische Eigenschaften: Sehr leicht löslich in Alkalien mit bräunlichgelber Farbe, weniger leicht in Säuren mit violetter Farbe, schwer löslich in Wasser. Eine Lösung 1 :100 000 ist noch stark gefärbt, 1 : 160 000 noch gefärbt.

Absorptionsspektrum einer Lösung des isolierten Farbstoffes (1:100 000, Schichtdicke 15 mm): Streifen bei λ = 580—553 $\mu\mu$ und 500—477 $\mu\mu$.

„Körper II."[7])

Mol.-Gewicht: 288,2 (?).

Zusammensetzung: 66,62% C, 7,00% H, 9,72% N, 16,66% O (?).

$$C_{16}H_{20}N_2O_3 \text{ (?)}.$$

---

1) H. Fischer, Zeitschr. f. physiol. Chemie **73**, 204 [1911].
2) H. Fischer u. P. Meyer, Zeitschr. f. physiol. Chemie **75**, 339 [1911].
3) H. Fischer u. H. Röse, Zeitschr. f. physiol. Chemie **82**, 391 [1912].
4) H. Fischer u. H. Röse, Berichte d. Deutsch. chem. Gesellschaft **46**, 439 [1913].
5) H. Fischer, Münch. med. Wochenschr. **1912**, 2555.
6) H. Fischer u. F. Meyer-Betz, Münch. med. Wochenschr. **1912**, 799.
7) H. Fischer u. Fr. Meyer-Betz, Zeitschr. f. physiol. Chemie **75**, 232 [1911].

Darstellung: Wie die des Hemibilirubins (s. dort). Die Fällung mit Ligroin aus Chloroform ist Körper II[1]).

Physiologische Eigenschaften: Per os verabreichter „Körper II“ wird von Kaninchen wahrscheinlich unverändert ausgeschieden. Der Harn reagiert mit p-Dimethylaminobenzaldehyd oder Zinksalzen wie der „Urobilinogenhaltige“[1]).

Physikalische und chemische Eigenschaften: Gegen Luft empfindlich[1]), es geht leicht in „Urobilin“ über[2]). Mit p-Dimethylaminobenzaldehyd Rotfärbung; Streifen bei $\lambda = 578—545\ \mu\mu$ und $\lambda = 506—480$ scharf bei $\lambda = 460\ \mu\mu$ sich aufhellend[2]). Bei der Reduktion mit Jodwasserstoff-Eisessig entstehen Bilirubinsäure[3]), bei energischer Reduktion Kryptopyrrol[4]). Isophonopyrrolcarbonsäure[4])[5]), vielleicht auch Hämopyrrol (?)[4]). Bei der Nitritoxydation nach erfolgter Reduktion entstehen Methyläthylmaleinimid und das Oxim der Isophonopyrrolcarbonsäure[5]). Bei der Oxydation entstehen das Imid der dreibasischen Hämatinsäure und Methyläthylmaleinimid[1]). Sintert bei 175°, schmilzt bei 210—215° unter Zersetzung[1]).

Bilirubinsäure.[3])

(Siehe auch S. 409.)

(Bilinsäure.)[6])

Mol.-Gewicht: 304,2 resp. 306,2.

Zusammensetzung: 67,06% C, 7,95% H, 9,21% N, 15,78% O resp. 66,62% C, 8,56% H, 9,15% N, 15,67% O.

$C_{17}H_{24}N_2O_3$[4]) oder $C_{17}H_{26}N_2O_3$[6]).

Konstitution nach Fischer und Röse[4]):

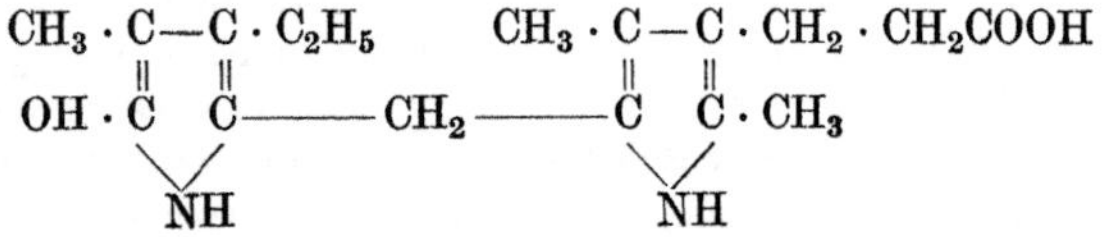

Nach Piloty und Thannhauser[6]):

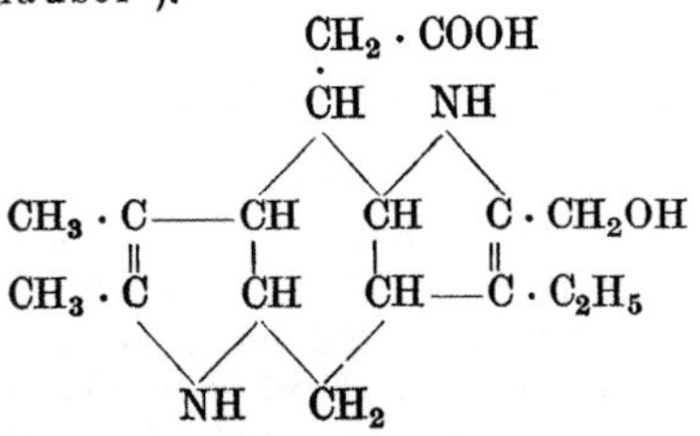

Bildung: Aus Bilirubin[3])[6]), Hemibilirubin[3]) und „Körper II“ von Fischer[3]) bei der Reduktion mit Eisessig-Jodwasserstoff.

Darstellung: 5 g Bilirubin werden mit 100 ccm Eisessig und 50 ccm JH (spez. Gew. 1,96) 1 Stunde am Wasserbade erhitzt und mit 3—4 g Jodphosphonium versetzt. Man verdünnt mit der doppelten Menge Wasser, neutralisiert unter Kühlung mit NaOH, bis die Flüssigkeit auf Kongo noch eben unter Schwarzfärbung einwirkt, extrahiert 6—7 mal mit Äther, schüttelt den Ätherauszug 9—10 mal mit je 10 ccm 10 proz. Schwefelsäure, wäscht mit Wasser, behandelt mit Diazobenzolsulfosäure bis zum Verschwinden der Reaktion mit p-Dimethylaminobenzaldehyd.

Die Flüssigkeit wird nun eingedampft, der Rückstand in Chloroform aufgenommen und mit Petroläther verdünnt. Es krystallisiert Bilirubinsäure aus. Ausbeute 0,9 g. Reinigung: Umkrystallisieren aus Chloroform und Ligroin oder verdünntem Methylalkohol[3])[5]).

Physiologische Eigenschaften: Bei subcutaner Injektion an Mäuse (0,002—0,01 g) photodynamisch unwirksam; der Harn der behandelten Mäuse ist intensiv gelb gefärbt[7]).

---

1) H. Fischer u. P. Meyer, Zeitschr. f. physiol. Chemie **75**, 339 [1911].
2) H. Fischer u. Fr. Meyer-Betz, Zeitschr. f. physiol. Chemie **75**, 232 [1911].
3) H. Fischer u. H. Röse, Berichte d. Deutsch. chem. Gesellschaft **45**, 1579 [1912].
4) H. Fischer u. H. Röse, Berichte d. Deutsch. chem. Gesellschaft **45**, 3274 [1912].
5) H. Fischer u. H. Röse. Zeitschr. f. physiol. Chemie **82**, 391 [1912].
6) O. Piloty u. S. J. Thannhauser, Annalen d. Chemie u. Pharmazie **390**, 191 [1912].
7) Fr. Meyer-Betz, Deutsches Archiv f. klin. Medizin **112**, 476 [1913].

Physikalische und chemische Eigenschaften: Zu Büscheln vereinigte mikroskopische Blättchen. Leicht löslich in Methylalkohol, Äthylalkohol, Chloroform, Eisessig, schwer in Essigäther, unlöslich in Petroläther, Benzol. — Es bildet mit p-Dimethylaminobenzaldehyd keinen Farbstoff, entfärbt eine alkalische Permanganatlösung sofort, macht aus Bicarbonatlösungen CO_2 frei[1]).

Einer weiteren Reduktion gegenüber ist es ziemlich resistent; bei energischer Reduktion mit Eisessig-Jodwasserstoff entstehen Kryptopyrrol und Isophonopyrrolcarbonsäure[2]).

Bei milder Oxydation entsteht Dehydrobilirubinsäure (= Dehydrobilinsäure)[3]). Beim Erhitzen mit Natriummethylat Xanthobilirubinsäure[4]) (wahrscheinlich = Dehydrobilirubinsäure) und 2, 4, 5-Trimethylpyrrol-3-propionsäure[4]). Bei der Oxydation mit Chromsäure oder Bleisuperoxyd in schwefelsaurer Lösung werden Methyläthylmaleinimid und das Imid der dreibasischen Hämatinsäure geliefert[1]). Resistent gegen Natriummethylat; durch Kaliummethylat wird viel Trimethylpyrrolpropionsäure neben sehr wenig Tetramethylpyrrol abgespalten[5]). Schmelzp. 187°[1]), 178°[6]).

Dehydrobilirubinsäure.

(Dehydrobilinsäure)[3]).

Möglicherweise identisch mit Xanthobilirubinsäure.
Mol.-Gewicht: 302,2.
Zusammensetzung: 67,51% C, 7,34% H, 9,27% N, 15,88% O.

$$C_{17}H_{22}N_2O_3 .$$

Zur Konstitution: O. Piloty und H. Will weisen auf die Wahrscheinlichkeit eines Systems konjugierter Doppelverbindungen hin[7]).

Darstellung: 1,5 g Bilirubinsäure werden in 50 ccm $^1/_{10}$n-NaOH gelöst und unter +7° mit 200 ccm $^1/_{10}$n-Kaliumpermanganatlösung tropfenweise versetzt. Man filtriert nach einigem Stehen und läßt das mit Schwefelsäure versetzte Filtrat im Eisschrank stehen. Der gelbbraune Niederschlag wird getrocknet und aus wenig abs. Alkohol umkrystallisiert. Ausbeute 0,3 g.

Physikalische und chemische Eigenschaften: Citronengelbe, schlanke, abgeschrägte Prismen. Neigung zur Zwillingsbildung. Leicht löslich in heißem abs. Alkohol, Eisessig und Alkalien (unter Gelbfärbung). Pyrrolreaktionen fehlen. Es zersetzt sich bei 260°, ohne zu schmelzen.

Derivate:

Natriumsalz.[3])

Konzentrisch gruppierte, schlanke, pikratgelbe Nadeln. Löslich in heißer NaOH- oder Sodalösung, 70 proz. Alkohol.

Xanthobilirubinsäure.

Möglicherweise identisch mit Dehydrobilirubinsäure.
Mol.-Gewicht: 302,2.
Zusammensetzung: 67,51% C, 7,34% H, 9,27% N, 15,88% O.

$$C_{17}H_{22}N_2O_3 .$$

Konstitution nach H. Fischer u. H. Röse[5]).

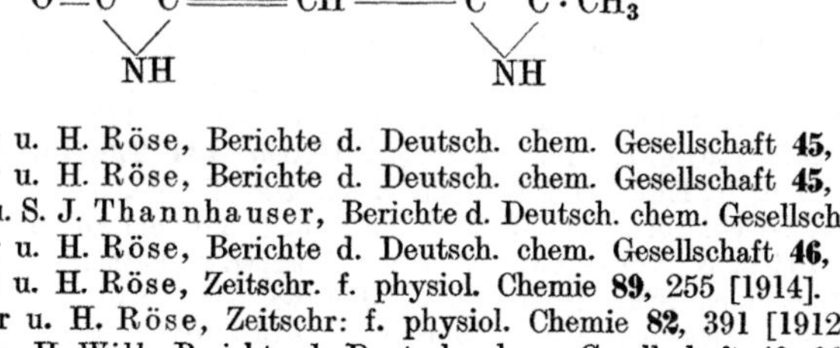

---

1) H. Fischer u. H. Röse, Berichte d. Deutsch. chem. Gesellschaft **45**, 1579 [1912].
2) H. Fischer u. H. Röse, Berichte d. Deutsch. chem. Gesellschaft **45**, 3274 [1912].
3) O. Piloty u. S. J. Thannhauser, Berichte d. Deutsch. chem. Gesellschaft **45**, 2393 [1912].
4) H. Fischer u. H. Röse, Berichte d. Deutsch. chem. Gesellschaft **46**, 439 [1913].
5) H. Fischer u. H. Röse, Zeitschr. f. physiol. Chemie **89**, 255 [1914].
6) H. Fischer u. H. Röse, Zeitschr: f. physiol. Chemie **82**, 391 [1912].
7) O. Piloty u. H. Will, Berichte d. Deutsch. chem. Gesellschaft **46**, 2607 [1913].

Bildung: Aus Bilirubin, Bilirubinsäure, Hemibilirubin bei starkem Erwärmen mit Na-Methylat[1]).

Darstellung: Man erhitzt 1 g Bilirubinsäure mit einer Natriummethylatlösung (1,4 g Na, 20 ccm Methylalkohol) 5 Stunden lang auf 220—230°, dampft den Methylalkohol im Vakuum ab, löst den Rückstand in Wasser und versetzt die Lösung bis zur kongosauren Reaktion mit verdünnter Schwefelsäure. Man reinigt die dadurch ausgefällten bräunlichen Flocken nach dem Trocknen durch Verreiben mit Äther und krystallisiert aus Alkohol[1]).

Physikalische und chemische Eigenschaften: Kleine gelbe Prismen. Löslich in Alkohol, $^1/_{10}$n-NaOH, teilweise in Bicarbonat. Liefert bei der Reduktion mit Eisessigjodwasserstoff Bilirubinsäure. Schmelzp. 274°[1]).

Derivate: Na-Salz. Schwer löslich[1]).

Hydrobilirubin (Bd. IV, S. 287).

Das Malysche Hydrobilirubin ist ein Gemisch von Hemibilirubin und einer anderen, bei der Oxydation viel Hämatinsäure liefernden Substanz[2]).

Physiologische Eigenschaften: Mäuse werden durch subcutan injiziertes Hydrobilirubin (0,006—0,02 g) gegen Licht nicht sensibilisiert[3]).

Physikalische und chemische Eigenschaften: Absorptionsspektrum der wässerigen sauren Lösung: Streifen bei $\lambda = 497\ \mu\mu$; der alkoholisch-ammoniakalischen mit Chlorzink versetzten fluorescierenden Lösung: Streifen bei $\lambda = 508{,}5$, 580, 628 $\mu\mu$[4]).

S. 287, Zeile 8 von unten: „271" anstatt „275" zu setzen.

Urobilinogen (Bd. VI, S. 288).

(Siehe auch S. 409.)

Aus uribilinogenhaltigem Harn wurde ein Körper isoliert, welcher mit dem Hemibilirubin identisch zu sein scheint[2]). Es ist jedoch möglich, daß im Harnurobilinogen außer diesem wohldefinierten Körper noch andere vorhanden sind. Brugsch und Retzlaff haben im Harne neben Urobilinogen einen anderen ähnlichen Körper gefunden[5]).

Vorkommen: Reichlich im Harne bei Typhus abdominalis, besonders wenn Komplikationen vorhanden sind[6]). Im Tierharne nach Verabreichung gewisser Pyrrolderivate[2]). In pathologischen Seris nur wenn auch im Harne[7]). In den Faeces zum Teil mit Alkalien verbunden[8]), reichlich in den Faeces bei Urobilinurie[5]). Im Ascites bei Lebercirrhose[6]).

Bildung: Aus Gallenfarbstoff durch Reduktion mit Palladiumhydrür und Natriumthiosulfat[9]), mit Na-Amalgam bei Luftabschluß (Hemibilirubin)[2]). Aus Hämatoporphyrin (Nencki-Sieber)[4]). Aus Urobilin bei alkalischer Gärung des urobilinhaltigen Harnes[10]). Im Tierkörper nach Einführung folgender Verbindungen: 2, 4-Dimethylpyrrol, 2, 4-Dimethylpyrrol-3-carbonsäureäthylester, 2, 5-Dimethylpyrrol-3-carbonsäureäthylester, 3, 5-Dimethyl-4-äthylpyrrol, 1-Phenyl-2, 5-dimethylpyrrol-3-carbonsäure, „Hämopyrrol", „Phonopyrrolcarbonsäure, Hemibilirubin „Körper II (Fischer)"[2]).

Darstellung: 500—1000 ccm des urobilinogenhaltigen Harnes werden mit Ammoniumcarbonat schwach alkalisch gemacht und 1—2 Tage im Brutofen gehalten, mit Weinsäure stark angesäuert, filtriert und mit der $1^1/_2$—2fachen Menge Äther ausgeschüttelt. Man erhält eine farblose ätherische Lösung des Urobilinogens; eventuelle gelbliche Färbung kann durch Petrolätherzusatz beseitigt werden[10]).

Man extrahiert große Mengen von Harn, der sich mit p-Dimethylaminobenzaldehyd stark färbt, bei sodaalkalischer Reaktion mit Chloroform, trennt die Chloroformlösung sorgfältig von der Emulsion (ev. unter Benützung von Talk), trocknet mit Na_2SO_4, filtriert und dampft

---

1) H. Fischer u. H. Röse, Berichte d. Deutsch. chem. Gesellschaft **46**, 439 [1913].
2) H. Fischer u. Fr. Meyer-Betz, Zeitschr. f. physiol. Chemie **75**, 232 [1911].
3) Fr. Meyer-Betz, Deutsches Archiv f. klinische Medizin **112**, 476 [1913].
4) L. Lewin u. E. Stenger, Archiv f. d. ges. Physiol. **144**, 279 [1912].
5) Th. Brugsch u. K. Retzlaff, Zeitschr. f. experim. Pathol. u. Ther. **11**, 508 [1912].
6) A. Cervino, La clin. med. ital. **49**, 810; Centralbl. f. Biochemie u. Biophysik **13**, 320 [1912].
7) G. Fromholdt u. N. Nersessoff, Zeitschr. f. experim. Pathol. u. Ther. **11**, 404 [1912].
8) M. Borrien, Compt. rend. de la Soc. de Biol. **68**, 658 [1910].
9) J. Ville, Compt. rend. de la Soc. de Biol. **69**, 419 [1910].
10) D. Charnas, Biochemische Zeitschrift **20**, 414 [1909].

das Filtrat auf ein geringes Volumen ein. Man schüttelt die konz. Lösung zweimal mit konz. Natriumbicarbonatlösung, trocknet mit Natriumsulfat, versetzt das Filtrat mit viel Petroläther, dekantiert nach einigem Stehen, dampft im Vakuum zur Trockne, löst den Rückstand in Essigäther, fällt mit Ligroin, filtriert und kocht im Filtrate einen Teil des Lösungsmittels ab. Es scheidet sich ein zum Teil krystallinischer Niederschlag aus. Reinigung: Waschen mit Essigäther, Umkrystallisieren aus Essigäther und Ligroin[1]).

Siehe auch bei Hemibilirubin.

Physiologische Eigenschaften: Frischem Leberbrei oder dem Extrakte desselben in vitro zugesetztes Urobilinogen verschwindet in wenigen Stunden[2]).

Physikalische und chemische Eigenschaften: Krystallinisches Urobilinogen von Fischer und Meyer-Betz: $(110):(\bar{1}10) = 60°$. Schwingungsrichtung parallel der Kante zwischen (011) und $(0\bar{1}1)$. Identisch mit der Krystallform des Hemibilirubins (Messungen von Steinmetz)[1]).

Das Urobilinogen färbt sich mit einer salzsauren Lösung von p-Dimethylaminobenzaldehyd rot[3]). Biuretreaktion des Urobilinogens[4]).

Gegen Alkalien weniger empfindlich als das Urobilin[5]). Es wird einer alkalischen Lösung nur teilweise[1]) entzogen[1])[5]). In Benzol, Toluol, Petroläther wenig löslich, in Schwefelkohlenstoff unlöslich[6]).

Es wird aus der ätherischen Lösung durch Tierkohle absorbiert[6]), aus saurem Harne durch basisches Bleiacetat gefällt[6]), durch $CuSO_4$ in Urobilin umgewandelt[7]).

Nachweis im Harne: Mit p-Dimethylaminobenzaldehyd rote Färbung.

Quantitative Bestimmung: Die nach Charnas aus nicht vergorenem Harn bereitete ätherische Lösung des Urobilinogens (siehe bei Darstellung des Urobilins) wird mit einer gesättigten ätherischen Lösung von p-Dimethylaminobenzaldehyd gemischt, mit einigen Tropfen mit trockener Salzsäure gesättigten abs. Alkohols angesäuert und genau 3 Minuten geschüttelt. Erhält man eine sehr schwache Färbung, so ist die ätherische Lösung mit einigen Kubikzentimetern Wasser zu schütteln: der Farbstoff geht in dieses über. Ist aber die Farbenreaktion intensiv, so verdünnt man die Lösung mit Alkohol in bestimmtem Verhältnis. Die Lösung ist in beiden Fällen mit einem Spektrophotometer zu prüfen. Absorptionsverhältnis für die Strahlen $\lambda = 550-570\ \mu\mu$:

$$A = 0{,}000017.$$

$A\varepsilon = c$ Gleichung (ε = die beobachtete Extinktion) gibt die Menge des Urobilins an, welche dem in der Lösung vorhanden gewesenen Urobilinogen entspricht. Das Volumen der spektrophotometrisch untersuchten Lösung sowie des Harnes, aus welchem ausgegangen wurde, sind zu berücksichtigen. Überläßt man den Harn vor der Verarbeitung der alkalischen Gärung, so gibt das Verfahren Urobilinogen + Urobilin an[7]).

Brugsch und Retzlaff empfehlen, den vergorenen Harn vor dem Ansauern mit Ligroin zu erschöpfen[2]).

Urobilin (Bd. VI, S. 288).

(Siehe auch S. 409.)

Vorkommen: Im Harne auch bei totalem Choledochusverschluß, wenn Galle eingegeben wird[8]). Im Harne bei Sulfonalvergiftung neben Hämatoporphyrin, bei perniziöser Anämie (nicht aber im Serum)[9]), bei Laennecscher Lebercirrhose[2]). Im Serum fehlt es nach Roth und Herzfeld[10]) auch bei hochgradigster Urobilinurie, nach Lehndorff[11]) kommt es dagegen

---

1) H. Fischer u. Fr. Meyer-Betz, Zeitschr. f. physiol. Chemie **75**, 232 [1911].
2) Th. Brugsch u. K. Retzlaff, Zeitschr. f. experim. Pathol. u. Ther. **11**, 508 [1912].
3) P. Ehrlich, Die medizinische Woche **1901**, Nr. 15. — O. Neubauer, Sitzungsber. d. Gesellschaft f. Morphol. u. Physiol. in München **1903**, II, 32.
4) E. Salkowski, Berl. klin. Wochenschr. **1897**, 353.
5) L. Grimbert, Compt. rend. de la Soc. de Biol. **70**, 364 [1911].
6) D. Charnas, Biochemische Zeitschrift **20**, 414 [1909].
7) Th. Hausmann, Deutsche med. Wochenschr. **1913**, 360.
8) Fr. Müller, Jahresberichte der Schlesischen Gesellschaft für vaterländische Kultur Breslau **1892**; Verhandlungen des medizin. Kongresses zu Wiesbaden 1888. Zit. nach H. Fischer u. Fr. Meyer-Betz, Zeitschr. f. physiol. Chemie **73**, 232 [1911].
9) Lad. Syllaba, Deutsche med. Wochenschr. **1912**, 900.
10) O. Roth u. E. Herzfeld, Deutsche med. Wochenschr. **1911**, 2129.
11) A. Lehndorff, Prager med. Wochenschr. **34**, 495 [1912].

in pathologischen Seris, nach Fromholdt und N. Nersessoff[1]) in vielen, aber nicht allen Fällen von starker Urobilinurie im Blute vor.

Bildung: Aus Bilirubin über Uribilinogen. Es wird dabei wahrscheinlich NH_3 abgegeben[2]). Aus Bilirubin durch die Wirkung der Lymphdrüsen der Ileocoecalgegend[3]). Aus Urobilinogen durch Kupfersulfat[4]).

S. 288, Zeile 14 von unten: „O. Neubauer" anstatt „M. Neubauer" zu lesen.

Darstellung: Man überschichtet die ätherische Urobilinogenlösung im Scheidetrichter mit Wasser und läßt einen Tag im Sonnenlichte stehen. Beim Umschütteln geht das entstandene Urobilin in das Wasser über; es wird dann mit Ammonsulfat ausgesalzen. Man extrahiert den lufttrockenen Niederschlag mit möglichst wenig abs. Alkohol und dampft die Lösung über P_2O_5 im Vakuum bei Zimmertemperatur ein.

Urobilinreicher Harn wird mit basischem Bleiacetat gefällt, der Niederschlag isoliert und mit Salzsäure zerlegt, das Filtrat mit Phosphorwolframsäure gefällt, das Wolframat mit verdünnter Schwefelsäure gewaschen, mit Baryt zerlegt, das Filtrat nach Zusatz von $^1/_2$ Volumen Alkohol mit dem gleichen Volumen Chloroform extrahiert, der Auszug mit alkoholhaltigem Wasser gewaschen und eingedampft[5]).

Nachweis: Zur Fluorescenzreaktion sind unter den Zinksalzen das Valerianat, Acetat, Lactat, welche sogar ohne NH_3 reagieren, am besten entsprechend. Das Hydrocarbonat, Chlorid und Sulfat sind weniger geeignet[6]).

Nach Hausmann: Zu 10—20 ccm Harn werden 20—40 Tropfen einer 10proz. $CuSO_4$-Lösung gegeben und das Gemisch mit 2—4 ccm Chloroform vorsichtig umgeschwänkt. In Gegenwart von Urobilin oder Urobilinogen färbt sich das Chloroform hell-dunkelgelb. War der Harn alkalisch, so hat die Farbe einen Stich ins Rosa. Die Reaktion ist auf Grund einer von Hausmann mitgeteilten Verdünnungsmethode zur klinischen Schätzung des Urobilingehaltes geeignet[4]).

S. 289, Zeile 17 von oben und Zeile 6 von unten: „G. Hoppe-Seyler" anstatt „Huppert u. Müller" zu lesen.

Quantitative Bestimmung nach Flatow und Brünell[7]): Man versetzt 10 ccm Harn mit einem Körnchen Weinsäure, extrahiert zweimal mit je 50 ccm Äther, schüttelt den Auszug 3 Minuten kräftig mit 4 ccm einer 1 proz. ätherischen Lösung von p-Dimethylaminobenzaldehyd und 6—8 Tropfen mit HCl gesättigten absoluten Alkohols, verdünnt mit einer bekannten Menge Wasser. Colorimetrie nach Autenrieth und Königsberger. Als Vergleichlösung dient eine mit einem Körnchen Soda alkalisch gemachte Phenolphthaleinlösung 1 : 50 000.

Man liest die „Hämoglobingrade" am Colorimeter ab, bezeichnet diese als „Phenolphthaleineinheiten" und berechnet aus der Verdünnung, wie viele dieser Grade 1 ccm der unverdünnten Lösung resp. des Harnes zukommen.

Nach Charnas: Siehe bei der Bestimmung des Urobilinogens.

Nach G. C. E. Simpson[8]):

Nach Brugsch und Retzlaff im Stuhl. Die Tagesmenge Faeces wird außerordentlich fein zerrieben und auf 1000—2000 ccm mit Wasser aufgefüllt, mit Ligroin bei alkalischer Reaktion erschöpft, bis das Ligroin keine Dimethylaminobenzaldehydreaktion mehr gibt, dann mit Weinsäure angesäuert und mit Essigäther extrahiert. Ein aliquoter Teil (2 ccm) des Extraktes wird mit $^1/_{10}$ Vol. ätherischem p-Dimethylaminobenzaldehyd und einigen Tropfen (3 Tropfen auf 2 ccm) mit trockener Salzsäure gesättigten Methylalkohols versetzt, auf ein bestimmtes Volumen aufgefüllt und mit dem Kolbenkeilchromophotometer von Plesch untersucht. Als Testlösung dient eine 0,1 proz. Bordeauxrotlösung. Das mit der Testlösung beladene Chromophoto-

---

[1]) G. Fromholdt u. N. Nersessoff, Zeitschr. f. experim. Pathol. u. Ther. **11**, 404 [1912].

[2]) H. Fischer u. Fr. Meyer-Betz, Zeitschr. f. physiol. Chemie **73**, 232 [1911].

[3]) H. Triboulet, Compt. rend. de la Soc. de Biol. **69**, 345 [1910].

[4]) Th. Hausmann, Deutsche med. Wochenschr. **1913**, 360.

[5]) E. Salkowski, Berl. klin. Wochenschr. **1897**, 353.

[6]) R. Weitz, Journ. de Pharm. et de Chim. [7] **1**, 533 [1910]. — Th. Brugsch u. K. Retzlaff, Zeitschr. f. experim. Pathol. u. Ther. **11**, 508 [1912].

[7]) Flatow u. Brünell, Deutsche med. Wochenschr. **1913**, 234.

[8]) G. C. E. Simpson, Biochem. Journ. **5**, 378 [1911]; Centralbl. f. Biochemie u. Biophysik **11**, 2706 [1911].

meter wurde von Brugsch und Retzlaff auf Grund spektrophotometrischer Bestimmungen geeicht. Das Verfahren ist auch für Harn geeignet[1]).

Physiologische Eigenschaften: Das dem Gesamtblute zugesetzte Urobilin verschwindet aus diesem in kurzer Zeit vollkommen, während das dem Serum zugesetzte sich auch nach längerer Zeit nachweisen läßt[2]).

Subcutan injiziertes Urobilin führt beim Hunde zu einer Vermehrung der Gallenfarbstoffausscheidung mit der Galle[3]).

Intragluteal injiziertes Urobilin hat auf die Urobilinausscheidung keinen Einfluß[1]).

Mit frischen Leberzellen oder dem Auszuge derselben in vitro vermischtes Urobilin verschwindet in einigen Stunden[1]). Mit Blutserum wurde dies von den genannten Autoren nicht beobachtet[1]).

Physikalische und chemische Eigenschaften: Das Urobilin von Garrod und Hopkins ist ein Gemisch[4]). Urobilin geht aus schwach alkalischer Lösung nicht in Chloroform über[5]). Absorptionsspektrum: Streifen bei $\lambda = 494\ \mu\mu$[6]). Das „Urobilin" aus Hämatoporphyrin (Nencki) zeigt im Absorptionsspektrum noch zwei Streifen bei $\lambda = 580$ und $628\ \mu\mu$[6]).

Mit NaOH und $CuSO_4$ der Biuretreaktion entsprechende Färbung[7]).

Es geht bei der alkalischen Harngärung in Urobilinogen über, daneben wird aber auch ein anderes flüchtiges Chromogen geliefert, welches bei alkalischer Reaktion durch Äther aufgenommen wird, die Fichtenspanreaktion gibt, mit p-Dimethylaminobenzaldehyd blauviolett reagiert, und kein Urobilin regeneriert[8]).

S. 290, Zeile 4 von unten: „Bogomolow" anstatt „Bogomilow" zu lesen.
S. 292, Zeile 1 u. 2 von unten: „70" anstatt „207" zu lesen.

Nachträge.

Hämoglobin, Oxyhämoglobin.

Zur Konstitution: 6% des Gesamt-N ist in freien Aminogruppen vorhanden[9]).

Physikalische und chemische Eigenschaften: Vlès sucht Regelmäßigkeiten in der Lage der Absorptionsstreifen der Blutfarbstoffspektra nach der Formel $\lambda_x = \lambda_\gamma + n\,\alpha$, in welcher λ_x die Lage des fraglichen Streifens in Wellenlängen, λ_γ dieselbe des γ-Streifens, n eine ganze Zahl und α einen Modulus = 45 bzw. 35 bedeutet[10]).

Die Dissoziationskurve des Oxyhämoglobins berechnet Hill[11]) auf Grund der Aggregationshypothese von Douglas, T. S. Haldane und J. B. S. Haldane und unter der Annahme, daß die Dissoziation nach der Formel

$$Hb_n + n\,O_2 \rightleftarrows Hb_nO_{2n}$$

verläuft, mit Hilfe der Dissoziationsformel:

$$y = 100\,\frac{k\,x^n}{1 + k\,x^n}\,,$$

worin y die prozentuale Sättigung des Hämoglobins mit Sauerstoff, x die Tension des letzteren in der Lösung, k die Gleichgewichtskonstante und n eine ganze Zahl >1 bedeutet. J. Bar-

[1]) Th. Brugsch u. K. Retzlaff, Zeitschr. f. experim. Pathol. u. Ther. **11**, 508 [1912].
[2]) O. Roth u. E. Herzfeld, Deutsche med. Wochenschr. **1911**, 2129.
[3]) Th. Brugsch u. K. Kawashima, Zeitschr. f. experim. Pathol. u. Ther. **8**, 645 [1911].
[4]) H. Fischer, Zeitschr. f. physiol. Chemie **73**, 204 [1911].
[5]) L. Grimbert, Compt. rend. de la Soc. de Biol. **70**, 364 [1911].
[6]) L. Lewin u. E. Stenger, Archiv f. d. ges. Physiol. **144**, 279 [1912].
[7]) E. Salkowski, Berl. med. Wochenschr. **1897**, 353.
[8]) D. Charnas, Biochem. Zeitschr. **20**, 414 [1909].
[9]) D. D. van Slyke u. Fr. Birchard, Journ. of biol. Chemistry **16**, 539 [1914]; Chem. Centralbl. **1914**, I, 1192.
[10]) Fr. Vlès, Compt. rend. de l'Acad. des Sc. **158**, 1206 [1914]; Chem. Centralbl. **1914**, II, 141.
[11]) A. V. Hill, Biochem. Journ. **7**, 471 [1913]; Chem. Centralbl. **1914**, I, 1086. — J. Barcroft, Biochem. Journ. **7**, 481 [1913]; Chem. Centralbl. **1914**, I, 1086.

croft und J. H. Means[1]) haben die Dissoziationskurve sorgfältig dialysierter Oxyhämoglobinlösungen bei Gegenwart verschiedener Mengen von Kohlensäure bestimmt und dieselbe je nach dem Partiardruck der Kohlensäure verschieden gefunden.

Nachweis: 2 ccm einer verdünnten Alizarinblaulösung sind mit 1 ccm einer 3 proz. H_2O_2-Lösung zu schütteln und mit der zu prüfenden Substanz zu vermischen. In Gegenwart von Blutfarbstoff oder dessen Derivaten tritt Blaufärbung auf. Empfindlichkeitsgrenze für Blutfarbstoff 1 : 20 000[2]).

Kohlenoxydhämoglobin.

A. V. Hill[3]) sucht die Erscheinung, daß vom Blutfarbstoff in Gegenwart von wenig O_2 leichter CO gebunden wird, als bei völliger Abwesenheit dieses Gases, durch die Aggregationshypothese zu erklären. Die Aggregate Hb⫽Hb sollen sich bei Halbsättigung mit O_2 in Hb⫽O_2 und Hb⫽ trennen, wodurch die freiwerdenden Valenzen dem CO leichter zugänglich werden.

Methämoglobin.

Bottazzi beschreibt als reines Methämoglobin ein Blutfarbstoffderivat, welches sich aus dem Blute bei langdauernder Dialyse desselben ausscheidet. Es soll ein Polymerisationsprodukt sein. Bottazzi gibt diesem „reinen Methämoglobin" die Formel COOH—R—NH_2. Es soll ein elektronegatives Kolloid sein, welches mit Salzsäure behandelt, elektropositiv wird. Es löst sich leicht in Alkalien und Säuren. Unlöslich in Neutralsalzen. Als K-Salz stark leitend. Koagulationspunkt 47—53° [4]). In wässeriger Suspension entsprechen Viscosität und Oberflächenspannung denjenigen des Wassers. Auf Zusatz von NaOH oder HCl nimmt die erstere zu, die letztere dagegen ab[5]).

Oxyhämocyanin.

Darstellung: Helixblut wird energisch dialysiert. Das Oxyhämocyanin beginnt sich krystallinisch auszuscheiden, wenn die spezifische Leitfähigkeit der Lösung auf ca. 13×10^{-6} sinkt. Aus der Mutterlauge der ersten Ausscheidung scheiden sich beim Abkühlen im Eis makroskopische Krystalle aus[6]).

Durch das defibrinierte und dialysierte Blut von Palinurus wird ein elektrischer Strom geleitet. Das Hämocyanin scheidet sich an der Anode ab. Der Niederschlag wird durch Zusatz von 1% NaCl aufgelöst; aus dieser Lösung scheidet sich bald krystallinisches Oxyhämocyanin aus[7]).

Physikalische und chemische Eigenschaften: Oxyhämocyanin aus Helixblut. Doppeltbrechende Oktaeder des quadratischen Systems mit abgeschnittenen Spitzen. Praktisch elektrolytenfrei. Löslich in $^1/_{1000}$ n-Na_2SO_4-Lösung (tiefblau); es scheidet sich jedoch aus dieser Lösung in 24 Stunden in langen Prismen oder Doppelpyramiden aus. Diese sind in Wasser unlöslich, in $^1/_{50}$ n-Na_2CO_3-Lösung löslich (blau). Es krystallisiert aus $^1/_5$ n-NaCl-Lösung nicht[6]). Absorptionsspektrum der Lösung in $^1/_{100}$ Na_2CO_3: ein Band bei ca. $\lambda = 610—531$ $\mu\mu$, welches bei der Reduktion verschwindet.

Oxyhämocyanin aus Palinurusblut: Rhombododekaeder (intermediär auch Tetraeder), mit umgekehrten Rhomboedern kombinierte hexagonale Protoprismen. Löslich in $^1/_{25}$ n-Na_2CO_3 (blau, später grünlich); unslöslich in Wasser und in verdünnten Neutralsalzlösungen. Rekrystallisiert daher bei der Neutralisierung der alkalischen Lösung[7]). Absorptionsspektrum wie das des Oxyhämocyanins aus Helixblut, nur mehr Absorption im Roten[8]).

---

1) J. Barcroft u. J. H. Means, Journ. of Physiol. **47**, Proc. of physiol. Soc. XXVII [1914].

2) B. Bacchi, Liguria med. **7**, Heft 21 [1913]; Centralbl. f. Biochemie u. Biophysik **16**, Ref. 1345 [1914].

3) A. V. Hill, Biochem. Journ. **7**, 471 [1913]; Chem. Centralbl. **1914**, I, 1086.

4) F. Bottazzi, Atti della R. Accad. dei Lincei Roma [5], **22**, II, 141; Centralbl. f. Biochemie u. Biophysik **16**, Ref. 289 [1914].

5) F. Bottazzi, Atti della R. Accad. dei Lincei Roma [5], **22**, II, 263; Centralbl. f. Biochemie u. Biophysik **16**, Ref. 740 [1914].

6) Ch. Dhèré u. A. Burdel, Compt. rend. de la Soc. de Biol. **76**, 559 [1914].

7) Ch. Dhèré u. A. Burdel, Compt. rend. de l'Acad. des Sc. **158**, 978 [1914].

8) Ch. Dhèré u. A. Burdel, Compt. rend. de l'Acad. des Sc. **157**, 552 [1913].

Hämin.

W. Küster[1]) schlägt vor, das nach dem Verfahren von Schalfejeff dargestellte Hämin (Acethämin) als α-Hämin zu bezeichnen und für das nach Mörners Vorschrift dargestellte Hämin den von diesem Autor gewählten Namen β-Hämin wieder einzuführen. Die Isomerie der beiden Hämine könnte durch die verschiedene Stellung des Halogens bedingt sein.

α-Bromhämin (Bd. VI, S. 241).

[Acet(brom)hämin[1]).]

Physikalische und chemische Eigenschaften: Löslich in 5proz. Na_2CO_3, $^1/_2$n-NaOH, $^1/_2$n-NH_3 unter so gut wie vollständiger Abgabe des Broms. Bei der Einwirkung von methylalkoholischer Salzsäure wird das Brom vollständig durch Chlor ersetzt und die Substanz unvollkommen methyliert[1]).

Dimethyl-α-bromhämin.

[Dimethylbrom(acet)hämin[1]).]

Darstellung: 3,5 g α-Bromhämin werden mit Hilfe von 7 ccm Pyridin und 21 ccm Chloroform gelöst, die Lösung in 175 ccm Methylalkohol (Kahlbaum), der zum Sieden erhitzt und dann mit 15 ccm 66proz. HBr versetzt worden war, unter Rühren eingetragen und das Erhitzen auf dem Wasserbade bis zur beginnenden Krystallisation fortgesetzt. Die Krystalle werden von der Mutterlauge nach 12stündigem Stehen abgesaugt, mit Methylalkohol, 1proz. HBr und Wasser gewaschen und im Vakuum getrocknet. Es entsteht auch ein bromreicheres Nebenprodukt.

1 g Dimethyl-α-chlorhämin wird in 30 ccm Chloroform gelöst, die Lösung in eine siedende Mischung von 50 ccm Methylalkohol und 3 ccm 66proz. Bromwasserstoffsäure eingetragen. Umkrystallisieren aus heißer 96proz. Essigsäure.

Aus Dehydrobromid-α-hämin durch Methylierung mittels Methylalkohol und Schwefelsäure in Anwesenheit von BrH[1]).

Physikalische und chemische Eigenschaften: Sternförmig gruppierte Spindeln (aus Eisessig). Resistent gegenüber 5proz. Na_2CO_3-Lösung in siedendem Wasserbade und gegenüber 1proz. Natronlauge bei Zimmertemperatur. Löslich in der 30fachen Menge heißen Eisessigs[1]).

Dehydrobromid-α-hämin.

[Dehydrobromid(acet)hämin[1]).]

Mol.-Gewicht: 615,1.

Zusammensetzung: 66,33% C, 5,08% H, 9,11% N, 9,07% Fe, 10,40% O.

$C_{34}H_{31}O_4N_4Fe$.

Darstellung: Aus α-Bromhämin mit Anilin, wie das Dehydrochlorid-α-hämin (Dehydrochloridhämin) aus α-Chlorhämin (gewöhnlichem Schalfejeffschen Acethämin)[1]).

Physikalische und chemische Eigenschaften: Eine Anlagerung von BrH gelingt nach der Eisessigmethode nicht, wohl aber die Anlagerung von HCl. Es entsteht typisches α-Chlorhämin [(Chlor)-Acethämin]. Mit Methylalkohol, Schwefelsäure und BrH entsteht Dimethylbromhämin unter gleichzeitiger Bildung von β-Hämin. In 5proz. Sodalösung zunächst kolloidal löslich[1]).

β-Bromhämin.

(Brom-β-hämin.)

Zusammensetzung: Wie die des α-Bromhämins.

Bildung: Bei der Verarbeitung von Pferdeblut nach Mörners Methode (jedoch mit HBr anstatt HCl) entsteht neben den methylierten Häminderivaten auch nichtmethyliertes β-Bromhämin[1]).

Physikalische und chemische Eigenschaften: Würfelförmige Krystalle. Löslich in Chinin-Chloroform. Es läßt sich durch Eingießen dieser Lösung in Äther-Methylalkohol-Bromwasserstoffsäure krystallinisch umscheiden[1]).

[1]) W. Küster u. K. Reihling, Zeitschr. f. physiol. Chemie **91**, 115 [1914].

Monomethyl-β-bromhämin.

Mol.-Gewicht: 710,1.
Zusammensetzung: 59,15% C, 4,83% H, 7,89% N, 7,87% Fl, 11,25% Br, 9,01% O.

$C_{35}H_{34}O_4N_4FeBr$.

Darstellung: Die aus 1½ l Blut nach Mörners Verfahren gewonnenen methylalkoholisch-schwefelsauren Auszüge werden zum Sieden erhitzt und mit 40 ccm 25proz., mit Bromammonium gesättigter Bromwasserstoffsäure versetzt, nach zweitägigem Stehen filtriert, SO_4- und Br-frei gewaschen, im Vakuum getrocknet, vom Cholesterin mit Petroläther befreit. 6,2 g dieser Substanz werden in 7,5 ccm Pyridin und 40 ccm Chloroform gelöst und die filtrierte Lösung in 250 ccm Methylalkohol eingetragen, der zum Sieden erhitzt und mit 25 ccm 48proz. Bromwasserstoffsäure versetzt worden war. Die Ausscheidung wird am nächsten Tage abgesaugt und gewaschen[1]).

Aus Dehydrobromid-β-Hämin durch Lösen in 90proz. Methylalkohol unter Zusatz von einigen Tropfen verdünnter Schwefelsäure und Fällung mit Bromwasserstoffsäure in der Siedehitze[1]).

Physikalische und chemische Eigenschaften: Prächtig ausgebildete Würfel. Unlöslich in kalter, löslich in heißer 1 proz. Sodalösung. Löslich in Chloroform, Methyläthylketon. Weitere Methylgruppen waren nicht aufgenommen; das Brom kann durch Chlor vollständig verdrängt werden[1]).

Dimethyl-β-bromhämin.

[Dimethyl(brom)-β-hämin[1]).]

Mol.-Gewicht: 724,1.
Zusammensetzung: 59,66% C, 5,01% H, 7,74% N, 7,71% Fe, 11,04% Br, 8,84% O.

$C_{36}H_{36}O_4N_4FeBr$.

Darstellung: 1 g Dehydrobromid-β-hämin wird mit 50 ccm Methylalkohol (Kahlbaum) und 10 Tropfen konz. Schwefelsäure in Lösung gebracht und die filtrierte Lösung ½ Stunde am Rückflußkühler schwach gekocht, mit 3 ccm 66proz. Bromwasserstoffsäure gefällt, nach 5 Minuten erwärmt, der Niederschlag in 12 Stunden abgesaugt, gewaschen und im Vakuum getrocknet[1]).

Physikalische und chemische Eigenschaften: Unvollständig krystallinische kugelförmige Gebilde (aus Eisessig). Löslich in heißer 96proz. Essigsäure, in Chloroform. Allmählich löslich n 5proz. Sodalösung beim Erhitzen. An 1proz. Natronlauge wird Brom abgegeben[1]).

Dehydrobromid-β-hämin.

Darstellung: Aus dem chloroformunlöslichen Teil des rohen β-Bromhämins durch Anilin.

Physikalische und chemische Eigenschaften: Sofort löslich in 5proz. Sodalösung unter Wasseraufnahme. Es kann weder HCl noch HBr angelagert werden. Vom Dehydrobromid-α-hämin verschieden[1]).

Hämatoporphyrin.

Physikalische und chemische Eigenschaften: Nahezu farblose Lösungen von exsiccatortrockenem Hämatoporphyrin in 98proz. Alkohol geben einen deutlichen „Violettstreifen" (Streifen VI). Ist eine Spur HCl vorhanden, so sind im Violett 2 Streifen zu sehen, deren Intensitätsverhältnis von der vorhandenen Salzsäure abhängt.

Die aus dem Chlorhydrat bereitete alkalische Lösung zeigt die folgenden Streifen:

	I	II	III	IV
mit 0,5% Soda . . .	$\lambda = 618{,}5$	566,5	540,5	505,5 $\mu\mu$
mit 0,1% KOH . . .	$\lambda = 618{,}5$	566,5	540,5	504,5 $\mu\mu$

Der von Lewin, Miethe und Stenger beobachtete V. Streifen (einseitige Absorption im Violett) tritt nur auf, wenn die alkalische Lösung im Nernst-Lichte steht[2]).

---

1) W. Küster u. K. Reihling, Zeitschr. f. physiol. Chemie **91**, 115 [1914].
2) O. Schumm, Zeitschr. f. physiol. Chemie **90**, 1 [1914].

Salzsaures Hämatoporphyrin.

Physikalische und chemische Eigenschaften: Die Lage der Absorptionsstreifen in salzsaurer (spez. Gewicht: 1,124) wird von Schumm folgend angegeben:

		I	II	III	IV	V	VI	
Spektrogrammetrische Bestimmung	$\lambda =$	595,5	573,8	551,7	—	—	407,5	$\mu\mu$
Okulare Messung mit dem Gitterspektrometer	$\lambda =$	593,3	574,5	552	526	511	—	$\mu\mu$

Mit abnehmendem HCl-Gehalt verschieben sich die Streifen nach Violett. Streifen VI ist zum qualitativen spektrographischen Nachweis geringer Mengen geeignet[1]).

Mesoporphyrin.

Physikalische und chemische Eigenschaften: Die aus dem Chlorhydrat mit KOH bereitete alkalische Lösung zeigt Absorptionsstreifen bei $\lambda = 629{,}5$ und $\lambda = 617\ \mu\mu$ (Okularmessung) resp. $\lambda = 627{,}5$—$628{,}7$ und 617—$617{,}6\ \mu\mu$ (spektrogrammetrische Bestimmung), ferner einen zarten Streifen bei ca. $\lambda = 601\ \mu\mu$, drei weitere Gruppen von Streifen am Anfang und in der Mitte vom Grün und an der Grenze von Grün und Blau, deren Form und Intensität nach dem Gehalt an KOH und der Lufteinwirkung wechseln. Der von Lewin, Miethe und Stenger beschriebene Streifen ist nur in zersetzten Lösungen zu beobachten[1]).

Mesoporphyrinchlorhydrat.

Physikalische und chemische Eigenschaften: Die Lage der Absorptionsstreifen in salzsaurer (spez. Gewicht: 1,124) Lösung wird von Schumm folgend angegeben:

		I	II	III	IV	V	VI	
Spektrogrammetrische Bestimmung	$\lambda =$	592,8	571,5	549,7	—	—	404,7	$\mu\mu$
Okulare Messung mit dem Gitterspektrometer	$\lambda =$	592,7	572,5	549,7	524	509	—	$\mu\mu$

Mit abnehmendem Gehalt an HCl verschieben sich die Streifen nach Violett. Streifen VI ist zum qualitativen spektrographischen Nachweis geringer Mengen geeignet[1]).

Hämopyrrol a.

Vorkommen: Im Rohhämopyrrol 0,75% des verarbeiteten Hämins[2]).

Darstellung: Synthese: Methyläthylmaleinimid wird im CO_2-Strom mit Calciumoxydhydrat und Zinkstaub bei schwacher Rotglut der trockenen Destillation unterworfen. Im öligen Destillate befindet sich Hämopyrrol *a* [3]).

Physikalische und chemische Eigenschaften: Es läßt sich durch Alkylierung nach Fischer und Bartholomäus in 2, 3, 5-Triäthyl-4-methylpyrrol überführen, dessen Pikrat bei 102 bis 103° schmilzt[2]).

Körper $C_{28}H_{32}N_6 \cdot HCl$.[3])

Mol.-Gewicht: 488,8.

Zusammensetzung: 68,74% C, 6,81% H, 17,20% N, 7,25% Cl.

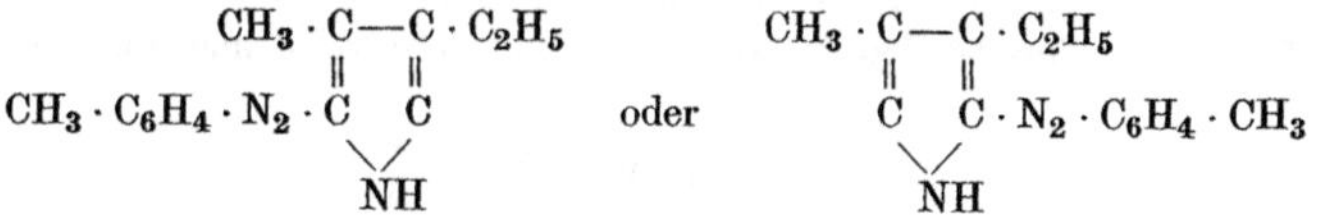

Darstellung: Die ätherische Lösung von Hämopyrrol *a* wird mit p-Toluoldiazoniumchlorid kombiniert, die ätherische Lösung des entstehenden Farbstoffgemisches stark eingeengt und stehen gelassen. Man extrahiert das ausgeschiedene Krystallgemisch mit Chloroform, konzentriert die Chloroformlösung und versetzt sie mit der doppelten Menge 96 proz. Alkohol, worauf die Krystallisation erfolgt.

Physikalische und chemische Eigenschaften: Prächtig glitzernde, blaue Krystalle. Löslich in Chloroform, unlöslich in Alkohol. Schmelzp. 252°.

1) O. Schumm, Zeitschr. f. physiol. Chemie **90**, 1 [1914].
2) H. Fischer u. K. Eismayer, Berichte d. Deutsch. chem. Gesellschaft **47**, 1820 [1914].
3) J. Grabowski u. L. Marchlewski, Berichte d. Deutsch. chem. Gesellschaft **47**, 2159 [1914].

2, 3, 5-Triäthyl-4-methylpyrrol. [1]

Mol.-Gewicht: 165,3.
Zusammensetzung: 79,90% C, 11,59% H, 8,48% N.

$C_{11}H_{19}N$.

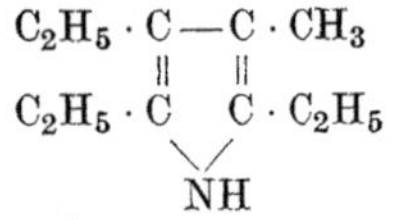

Physikalische und chemische Eigenschaften: Öl. Destilliert bei 104—110° (15 mm Hg).

Pikrat. [1]

Mol.-Gewicht: 394,2.
Zusammensetzung: 51,75% C, 5,63% H, 14,22% N, 28,40% O.

$C_{17}H_{22}O_7N_4$.

Darstellung: Die kein Pikrat liefernden Anteile des Rohhämopyrrols werden mit der doppelten Menge K und etwa 12fachem abs. Alkohol im Einschlußrohr 4 Stunden auf 210° erhitzt. Der Röhreninhalt wird mit Wasserdampf destilliert, das Destillat ausgeäthert, der Ätherrückstand mit ätherischer Pikrinsäure behandelt. Im Eis scheidet sich das Pikrat aus. Synthese: Aus Dipropionylmethan und Isonitrosomethylpropylketon über 2, 5-Diäthyl-4-methyl-3-propionylpyrrol und 2, 5-Diäthyl-3-methylpyrrol.

Physikalische und chemische Eigenschaften: Schmelzp. 103°.

Hämopyrrol b.

Vorkommen: Im Rohhämopyrrol 8,8% des verarbeiteten Hämins [1]).

Darstellung: Zur Trennung vom Hämopyrrol *c* (Kryptopyrrol) geben H. Fischer und K. Eismayer [1]) eine Pikratmethode an.

Physikalische und chemische Eigenschaften: Liefert bei der Behandlung mit Formaldehyd und Salzsäure oder Glyoxal und Salzsäure Bis-(4-äthyl-2, 3-dimethylpyrryl)-methan [1]).

Bis(-4-äthyl-2, 3-dimethylpyrryl)-methen.

Darstellung: Aus dem Pikrat oder Chlorhydrat durch Zerlegen derselben mit Natronlauge. Umkrystallisierung aus Alkohol [1]).

Physikalische und chemische Eigenschaften: Schmelzp. 108° [1]).

Pikrat.

Mol.-Gewicht: 485,3.
Zusammensetzung: 56,88% C, 5,67% H, 14,43% N, 23,02% O.

$C_{23}H_{27}O_7N_5$.

Darstellung: 2 g Hämopyrrol *b*, 5 ccm Alkohol, 1,1 ccm 40 proz. Formaldehydlösung werden mit 5 Tropfen konz. Salzsäure versetzt, nach einer Minute in Sodalösung gegossen und 4 mal ausgeäthert. Der Ätherrückstand vom Reste des Hämopyrrol *b* am Wasserbade im Vakuum befreit, der Rückstand wieder in Äther gelöst und mit Pikrinsäure behandelt. Im Eis scheidet sich das Pikrat krystallinisch aus. Umkrystallisierung aus Petroläther [1]).

Physikalische und chemische Eigenschaften: Verfilzte Nadeln. Schmelzp. 186°, unter totaler Zersetzung [1]).

Chlorhydrat.

Darstellung: Aus Hämopyrrol *b* durch andauerndes Erhitzen mit Perchloräthan, Kalilauge und Alkohol im Einschlußrohr auf 185—200° und nachträglichen Zusatz von konz. Salzsäure [2]).

2 g Hämopyrrol *b* werden mit 0,5 g Glyoxal in 15 ccm abs. Alkohol unter Zusatz von 8 Tropfen konz. Salzsäure mehrmals kurz aufgekocht. Beim Stehen im Eis krystallisiert das Salz. Umkrystallisierung aus Chloroform-Petroläther [1]).

Physikalische und chemische Eigenschaften: Grünschillernder, roter Körper mit metallischem Reflex. Färbt Baumwolle in rein gelben Tönen wasserecht, Wolle dagegen nicht oder kaum [1]).

---

1) H. Fischer u. K. Eismayer, Berichte d. Deutsch. chem. Gesellschaft **47**, 1820 [1914].

2) O. Piloty, J. Stock u. E. Dormann, Berichte d. Deutsch. chem. Gesellschaft **47**, 1124 [1914].

Hämopyrrol c.

Vorkommen: Im Rohhämopyrrol 2,7% des verarbeiteten Hämins[1]).

Darstellung: Zur Trennung vom Hämopyrrol *b* (Hämopyrrol, Fischer und Bartholomäus) geben H. Fischer und Eismayer[1]) eine Pikratmethode an.

Pikrat.

Schmelzp. 138—139° [1]).

Hämopyrrol d.

Vorkommen: Im Rohhämopyrrol 1% des verarbeiteten Hämins[1]).

Pikrat.

Schmelzp. 106° [1]).

Hämopyrrol e.

Vom synthetischen 2,3-Dimethyl-1-äthylpyrrol konnte keine dem Pikrat der als Hämopyrrol bezeichneten Hämopyrrolfraktion entsprechendes Pikrat gewonnen werden[2]). Dem Hämopyrrol e kommt somit nicht diese Konstitution zu.

Methyläthylmaleinsäureimid.

Physikalische und chemische Eigenschaften: Liefert bei der pyrogenen Reduktion Hämopyrrol *a* [3]).

Phonopyrrolcarbonsäuremethylester.

Darstellung: Die sauren Reduktionsprodukte des Hämins resp. des Bilirubins enthaltende ätherische Lösung (s. S. 380, Darstellung der Phonopyrrolcarbonsäure) wird eingedampft und mit Methylalkohol und Salzsäure verestert (s. S. 382, Darstellung des Phonopyrrolcarbonsäuremethylesters). Die Ester werden in Äther aufgenommen, ihre Lösung eingedampft und der Rückstand bei 220° Ölbadtemperatur im Vakuum destilliert. Beim Stehen des Destillates im Vakuum in der Kälte krystallisiert Phonopyrrolcarbonsäuremethylester aus. Eine weitere Menge kann aus der Mutterlauge mit feucht ätherischer Pikrinsäure gefällt und durch Zerlegung des gereinigten Pikrates gewonnen werden[4]).

Physikalische und chemische Eigenschaften: Liefert bei der Kondensation mit Formaldehyd und Salzsäure oder Glyoxal (ohne Salzsäure) Bis-(dimethyl-pyrryl-propionsäuremethylester)-methen[1]).

Pikrat.

Darstellung: Man behandelt die vom direkt ausgeschiedenen Ester abgesaugte Mutterlauge (s. oben) mit 10 proz. feucht-ätherischer Pikrinsäurelösung, löst die Pikrate in Eisessig (18,5 : 140) und hält die Lösung ca. 1 Stunde bei niederer Temperatur. Das gesuchte Pikrat scheidet sich beinahe quantitativ aus[4]).

Bis-(dimethyl-pyrrol-propionsäure-methylester)-methen.[1])

Mol.-Gewicht: 372,2.

Zusammensetzung: 67,70% C, 7,58% H, 7,53% N, 17,19% O.

$C_{21}H_{28}O_4N_2$.

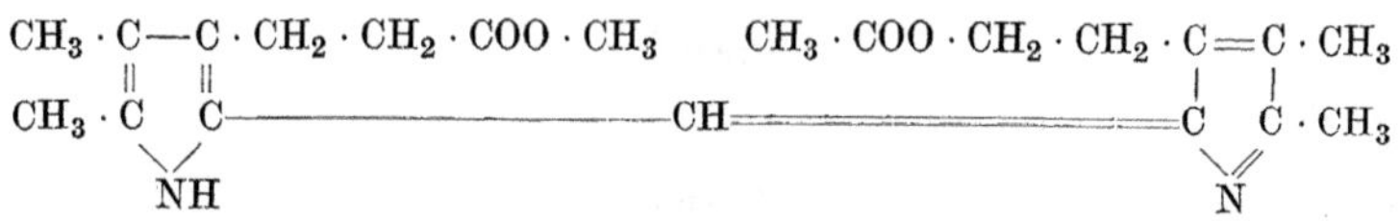

1) H. Fischer u. K. Eismayer, Berichte d. Deutsch. chem. Gesellschaft **47**, 1820 [1914].
2) O. Piloty u. K. Wilke, Berichte d. Deutsch. chem. Gesellschaft **46**, 1598 [1913].
3) J. Grabowski u. L. Marchlewski, Berichte d. Deutsch. chem. Gesellschaft **47**, 2159 [1914].
4) H. Fischer u. H. Röse, Berichte d. Deutsch. chem. Gesellschaft **47**, 791 [1914].

Darstellung: Aus dem Pikrat oder Chlorhydrat durch Zerlegung mit Natronlauge und Ausäthern. Umkrystallisierung des Ätherrückstandes durch Lösen in heißem Alkohol, Zusatz von etwas heißem Wasser und Abkühlen.

Physikalische und chemische Eigenschaften: Derbe, braungelbe Krystalle mit grünlich schillerndem Oberflächenglanz. Schmelzp. 110—112°. Es liefert bei der Reduktion mit Jodwasserstoff-Eisessig Phonopyrrolcarbonsäure, bei der Oxydation mit Bleisuperoxyd Hämatinsäure.

Chlorhydrat.[1]

Mol.-Gewicht: 408,7.
Zusammensetzung: 61,66% C, 7,15% H, 6,85% N, 8,68% Cl, 15,66% O.

$$C_{21}H_{29}O_4N_2Cl.$$

Darstellung: 1 g Phonopyrrolcarbonsäuremethylester wird in 3 ccm abs. Alkohol gelöst und mit einer Lösung von 0,2 g Glyoxal in 8 ccm abs. Alkohol 3 Minuten lang gekocht, rasch abgekühlt und mit 10 Tropfen konz. Salzsäure versetzt. Beim Reiben mit einem Glasstab beginnt die Krystallisation.

Physikalische und chemische Eigenschaften: Metallisch schimmernde Stäbchen mit grünroten Reflexen. Löslich in Chloroform (intensiv rot), fällbar durch Petroläther.

Pikrat.[1]

Mol.-Gewicht: 601,3.
Zusammensetzung: 53,88% C, 5,20% H, 11,65% N, 29,27% O.

$$C_{27}H_{31}O_{11}N_5.$$

Darstellung: Aus Phonopyrrolcarbonsäuremethylester durch Formaldehyd und Salzsäure. Man verfährt wie bei der Darstellung des Pikrates von Bis-(4-äthyl-2, 3-dimethylpyrryl)-methen aus Hämopyrrol *b*.

Physikalische und chemische Eigenschaften: Schmelzp. 196°; totale Zersetzung.

Bis-(propionyl-dimethyl-pyrryl)-methen.[1]

Darstellung: Das Chlorhydrat von Bis-(dimethylpyrrolpropionsäuremethylester)-methan wird mit 10% Natriummethylat am Wasserbade versetzt, mit Wasser verdünnt, die Farbstoffsäure nach dem Erkalten mit Essigsäure freigemacht und durch Schütteln mit Äther gefällt.

Physiologische Eigenschaften: Keine sensibilisierende Wirkung.

Physikalische und chemische Eigenschaften: Derbe, grünbraun schillernde Krystalle. Bei der Reduktion mit Natriumamalgam entsteht Phonopyrrolcarbonsäure. Schmelzp. 240°; Zersetzung.

Chlorhydrat.[1]

Darstellung: Man säuert die alkalische Lösung nach der Verseifung (s. oben) anstatt mit Essigsäure mit Salzsäure an. Beim Schütteln mit Äther scheidet sich das Chlorhydrat aus.

Physikalische und chemische Eigenschaften: Schmelzp. 215°, unscharf.

Isophonopyrrolcarbonsäure.

Darstellung: 9 g des Methylesterpikrates werden mit Natronlauge zerlegt und das freie Ester durch zweistündiges Erhitzen mit 25 ccm HJ (spez. Gewicht 1,96) und 25 ccm Wasser verseift. Nach Abjagen des HJ wird der Rückstand alkalisch gemacht, mit Äther extrahiert, eingedunstet, angesäuert und wieder ausgeäthert. Der Rückstand der ätherischen Lösung wird zur Analyse aus siedendem Wasser umkrystallisiert[2]).

Physikalische und chemische Eigenschaften: Schmelzp. 140 resp. 142°[2]).

Pikrat.

Schmelzp. 155—156°[2]).

Oxim.

Schmelzpunkt (aus Wasser umkrystallisiert) 219°[2]).

---

[1]) H. Fischer u. K. Eismayer, Berichte d. Deutsch. chem. Gesellschaft **47**, 2019 [1914].
[2]) H. Fischer u. H. Röse, Berichte d. Deutsch. chem. Gesellschaft **47**, 791 [1914].

Isophonopyrrolcarbonsäuremethylester.

Darstellung: Durch Verestern der sauren Reduktionsprodukte des Hämins oder des Bilirubins mit Methylalkohol und Salzsäure und fraktionierte Destillation des Estergemisches im Vakuum[1]).

Pikrat.

Darstellung: Die vom Phonopyrrolcarbonsäuremethylesterpikrat abgesaugte essigsaure Mutterlauge wird eingedampft und der Rückstand aus heißem 96 proz. Alkohol umkrystallisiert. Das Pikrat scheidet sich rein ab[1]).

Physikalische und chemische Eigenschaften: Schmelzp. 112—113° [1]).

Trimethylpyrrolpropionsäure.

Darstellung: 14 g des Methylesters werden mit 75 ccm Kaliummethylatlösung (50 g K in 200 g Methylalkohol) 1 Stunde in siedendem Wasserbade erhitzt, mit Wasser verdünnt, ausgeäthert, angesäuert und wieder ausgeäthert. Der Rückstand des letzteren Auszuges wird mit Wasser angerieben und aus diesem umkrystallisiert.

Physikalische und chemische Eigenschaften: Große, vielflächige Prismen. Schmelzp. 89°.

Pikrat.

Schmelzp. 129—130°.

Trimethylpyrrolpropionsäuremethylester.

Darstellung: 25 g Hämin werden im Autoklaven mit 50 g Kalium in 200 g abs. Methylalkohol gelöst, auf 225—230° 4 Stunden erhitzt, der Inhalt des Autoklaven mit Wasserdampf destilliert (Abtreibung des Phyllopyrrols), der Rückstand schwach kongosauer gemacht und ausgeäthert. Man löst den Ätherrückstand in 140 ccm Methylalkohol und verestert unter Kühlung mit trockener Salzsäure. Am nächsten Morgen wird im Vakuum bei 40° Wasserbadtemperatur eingedampft, der Rückstand mit überschüssiger Sodalösung versetzt, die darin unlöslichen Ester werden mit Äther ausgezogen und nach dem Verjagen des Äthers im Vakuum fraktioniert destilliert. Die Hauptfraktion (162° Innentemperatur) wird noch einmal über Bariumoxyd destilliert[1]).

Pikrat.

Darstellung: 1 g Trimethylpyrrolpropionsäuremethylester wird mit 20 ccm 10 proz. ätherischer Pikrinsäure versetzt und im Eis abgekühlt. Das Pikrat scheidet sich krystallinisch aus[1]).

Physikalische und chemische Eigenschaften: Schmelzp. 95—96° resp. 97—98° (aus Alkohol umkrystallisiert)[1]).

Bilirubin.

Vorkommen: Das in den Gallensteinen vorhandene Bilirubin scheint mit dem Choleprasin in Verbindung zu sein[2]).

Bildung: Die Umwandlung des eisenhaltigen Kernes des Blutfarbstoffs in Bilirubin scheint noch im Verbande desselben mit dem Globin zu erfolgen[2]).

Darstellung: Die Gallensteine werden mit Essigsäure vorbehandelt und mit Chloroform extrahiert, der Rückstand mit konz. Essigsäure gekocht und das dadurch vom Choleprasin freigemachte Bilirubin mit Chloroform wiederholt extrahiert. Aus dem Choleprasin kann durch wiederholte Einwirkung von konz. Essigsäure noch Bilirubin freigemacht und mit Chloroform extrahiert werden[2]).

Reinigung: 1 g Rohbilirubin wird in 100 ccm Chloroform unter Zusatz von 1 g Chinin durch etwa halbstündiges Schütteln gelöst, aus der filtrierten Lösung die Hälfte des Chloro-

---

[1]) H. Fischer u. H. Röse, Berichte d. Deutsch. chem. Gesellschaft **47**, 791 [1914].
[2]) W. Küster, Zeitschr. f. physiol. Chemie **91**, 58 [1914].

forms abdestilliert und die konz. Lösung in 250 ccm siedenden Eisessig eingetragen. Man läßt die Mischung auf dem heißen Wasserbade stehen, bis das Chloroform fast verdunstet. Es krystallisiert dabei reines Bilirubin aus. Dieses wird am Filter gesammelt, mit Essigsäure und Alkohol chinon- und säurefrei gewaschen und im Vakuum getrocknet.

1 g Rohbilirubin wird in 10 ccm Methylalkohol suspendiert und durch Einleiten von trockenem NH_3 gelöst. Die filtrierte Lösung stellt man in ein Kältegemisch, wo Bilirubinammonium auskrystallisiert. Dieses wird im Vakuum bei 110° getrocknet und von NH_3 befreit. Das freigemachte Bilirubin ist noch aus Chloroform umzukrystallisieren.

Physikalische und chemische Eigenschaften: Liefert bei der Oxydation mit $FeCl_3$ in Essigsäure Dehydrooxybilirubin und Bilinigrin[1]).

Ammonsalz.

Darstellung: Die filtrierte methylalkoholisch-ammoniakalische Lösung von Bilirubin wird in ein Kältegemisch gestellt, worauf das Ammonsalz sich in prachtvollen Krystallen abscheidet[1]).

Biliflavin.[2])

Identisch mit Bilirubin; resp. es läßt sich durch entsprechende Umkrystallisierung in dieses mit charakteristischen Eigenschaften überführen[1]).

Dehydroxybilirubin.[1])

Mol.-Gewicht: 586,3.

Zusammensetzung: 65,50% C, 5,84% H, 9,56% N, 19,10% O.

$C_{32}H_{34}O_7N_4$.

Bildung: Aus Bilirubin unter Aufnahme von Sauerstoff und Abgabe von Wasserstoff neben einem anderen Körper.

Darstellung: Eine Aufschwemmung von z. B. 5 g Bilirubin in 500 ccm Eisessig wird auf dem Wasserbade erhitzt, mit 20 ccm der offiziellen Eisenchloridlösung versetzt, noch einige Stunden weiter erwärmt, durch einen Kreppfilter filtriert, der Rückstand 8—10 mal mit Eisessig ausgekocht, bis diesem kein Farbstoff mehr abgegeben wird. Von den vereinigten Farbstofflösungen wird der Eisessig im Vakuum bis zu $^1/_{10}$ des ursprünglichen Volumens abdestilliert und die konz. Lösung in Wasser gegossen, wobei der Farbstoff ausfällt. Die Anwesenheit eines Elektrolyten (Salzsäure, Ammoniak) erleichtert die Fällung. Der Niederschlag wird gesammelt, mit verdünnter Salzsäure, dann mit Wasser eisen- und säurefrei gewaschen, in Eisessig gelöst und behufs Reinigung derselben Prozedur unterworfen.

Physikalische und chemische Eigenschaften: Deutlich abgegrenzte Partikelchen (aus der heißen alkoholischen Lösung beim Erkalten). Löslich in konz. Essigsäure (nur frisch; grün), kaum löslich in kaltem, besser in heißem Alkohol (blaugrün). Unlöslich in Äther, Chloroform, Dimethylanilin, Wasser. Löslich in Alkalien (grünblau). Die essigsaure Lösung wird durch Salpetersäure rot. Diazoreaktion positiv. Mit Formaldehyd kein Kondensationsprodukt. Die alkalische Lösung ist bei Zimmertemperatur beständig, beim Kochen wird $^1/_4$ des N als NH_3 abgespalten, dabei entsteht auch Hämatinsäure. Bei der Reduktion mit Natriumamalgam wird die Lösung farblos, Hemibilirubin wird nicht gebildet. Bei der Reduktion mit Zinkstaub oder schwefliger Säure in saurer Lösung entsteht ein vom Bilirubin verschiedener rötlicher Körper. Es werden höchstens 3 Atome Ag aufgenommen und keine normalen Salze gebildet.

Silbersalz.[1])

Zusammensetzung: 42,46% C, 3,4% H, 35,64% Ag.

Darstellung: Aus einer ammoniakalischen Lösung von Dehydroxybilirubin wird das überschüssige NH_3 über Schwefelsäure im Vakuum entfernt und die Lösung mit gelöstem Silbersulfat gefällt.

Physikalische und chemische Eigenschaften: In Abwesenheit von Elektrolyten kolloidal löslich. Durch Cyankali läßt es sich in Lösung bringen, durch Kalilauge entsteht eine kolloide Lösung, aus welcher KJ Jodsilber fällt.

---

1) W. Küster, Zeitschr. f. physiol. Chemie **91**, 58 [1914].
2) M. Piettre, Compt. rend. de l'Acad. des Sc. **148**, 1213 [1909].

Bilinigrin.[1]

Mol.-Gewicht: 316,1 n (?).
Zusammensetzung: 60,73% C, 5,10% H, 8,86% N, 25,31% O (?).

$$(C_{16}H_{16}O_5N_2)\ (?).$$

Bildung: Aus Bilirubin bei der Oxydation mit $FeCl_3$ neben Dehydrooxybilirubin. Wenn man viel $FeCl_3$ auf einmal zusetzt, so scheint intermediär eine Verbindung zwischen Bilirubin, Bilinigrin und Dehydrooxybilirubin zu entstehen.

Darstellung: Der bei der Darstellung von Dehydrooxybilirubin aus Bilirubin erhaltene essigsäureunlösliche schwarze Rückstand wird mit verdünnter Salzsäure, dann mit Wasser eisen- und säurefrei gewaschen, getrocknet und vom unveränderten Bilirubin durch Extrahieren mit Chloroform vom Dehydrooxybilirubin mit Essigsäure befreit. Der schwarze Rückstand, welcher weder an Chloroform noch an Essigsäure einen Farbstoff abgibt, wird mit Wasser säurefrei gewaschen und getrocknet.

Physikalische und chemische Eigenschaften: Schwarz, amorph, in neutralen Lösungsmitteln unlöslich. Löslich in Kali oder Natronlauge unter Aufnahme von 1 Atom Metall. Dieses kann durch Ag ersetzt werden. Mit NaOH gekocht, wird NH_3 abgegeben.

Bilihumin.[1]

Der bei abwechselnder Extraktion der Gallensteine mit konz. Essigsäure und Chloroform erhaltene Rückstand steht dem Bilinigrin nahe.

Bilirubinsäure.

Es wird von Natriumamalgam nur im geringsten Grade aufgespalten. Unter den Spaltungsprodukten befindet sich keine Isophonopyrrolcarbonsäure[2]).

Urobilinogen.

Quantitative Bestimmung im Stuhl. Man entnimmt einen etwa 10 g wiegenden Teil des im Dunklen aufbewahrten gewogenen und zu einem Brei verriebenen Stuhles, verreibt diesen allmählich mit 1% Weinsäure enthaltendem 95 proz. Alkohol, sammelt den alkoholischen Auszug und filtriert denselben nach etwa 1 Minute dauerndem vorsichtigem Kochen am Wasserbade in eine Saugflasche, wäscht den Filter bis zum Verschwinden der Aldehydreaktion mit Alkohol nach. Man kommt im ganzen mit 150 ccm Alkohol gewöhnlich aus. Man versetzt den alkoholischen Auszug mit der gleichen Menge 20 proz. Ammonsulfatlösung, alkalisiert mit Natronlauge und extrahiert mit 250—300 ccm gereinigtem Äther. Die wässerige alkoholische Schicht wird mit Weinsäure stark angesäuert und mit 250—300 ccm Äther extrahiert (Kontrolle der Aldehydreaktion der wässerigen Schicht). Der Äther wird mit kleinen Wassermengen gewaschen und mit alkalifreiem Na_2SO_4 oberflächlich getrocknet. Man versetzt 10—20 ccm dieses Extraktes mit etwas trockenem p-Dimethylaminobenzaldehyd, engt am Wasserbade auf 1 ccm ein, gibt 3—4 Tropfen Salzsäure (spez. Gewicht 1,19) zu, schwenkt längere Zeit um und verdünnt passend mit Alkohol. Die rote Lösung, welche nur einen Streifen bei $\lambda = 550$—$570\ \mu\mu$ zeigen darf, wird spektrophotometrisch geprüft und der Urobilinogengehalt der verarbeiteten Faeces unter Berücksichtigung der Verdünnung berechnet. Absorptionsverhältnis (A) = 0,00001, für das Urobilinogen des Stuhles ermittelt[3]).

Urobilin.

Vorkommen: Im Harn und Darm auch beim Verschluß des Gallenganges im Falle gesteigerter Blutkörperchenzerstörung oder Leberinsuffizienz[4]). Urobilinurie kommt bei Leber-

---

1) W. Küster, Zeitschr. f. physiol. Chemie **91**, 58 [1914].
2) H. Fischer u. K. Eismayer, Berichte d. Deutsch. chem. Gesellschaft **47**, 2019 [1914].
3) H. Eppinger u. D. Charnas, Zeitschr. f. klin. Medizin **78**, 387 [1913].
4) R. L. Wilbur u. Th. Addis, Archiv of intern. Med. **13**, 235 [1914].

cirrhose vor, fehlt aber bei Nephritiden[1]). Nach Sieber[2]) in der Milch und im Harne bei Angina pectoris im Stadium der Euphorie, bei CO_2-Anhäufung im Blute (Pneumonie), im Stadium der Lösung bei Pneumonie (Blutkörperchenzerfall) und bei der Schwangerschaft. Es fehlt in normalen, im Dunklen gesammelten und aufbewahrten Stühlen[3]).

Bildung: Bei Leberinsuffizienz kann Urobilin in den Gallenwegen und in der Leber selbst entstehen[1]).

Physiologische Eigenschaften: Es wird in der Leber in Bilirubin umgewandelt[2]).

Physikalische und chemische Eigenschaften: Aus dem Harn extrahierbar durch Chloroform, Amylalkohol, Essigäther, Äther, Benzol, Ligroin, mit dieser Reihe entsprechender Leichtigkeit. Besonders empfindlich den kurzwelligen Lichtstrahlen gegenüber[3]).

---

[1]) R. L. Wilbur u. Th. Addis, Archiv of intern. Med. **13**, 235 [1914].

[2]) E. Sieber, Svornik Lékařsky **15**, 1 [1914]; Centralbl. f. Biochemie u. Biophysik **16**, Ref. 2770 [1914].

[3]) H. Eppinger u. D. Charnas, Zeitschr. f. klin. Med. **78**, 387 [1913].

Register.

A.

Acet(brom)hämin 401; s. α-Bromhämin.
Adenin 268.
Adenin-d-glucosid 258.
Adenin-d-glucosid-pikrat 259.
2-Äthylthiouracil-(tetraacetylglucosid) 261.
Agmatin 202.
Alanin 92.
β-Alanin 160.
d-Alanyl-d-alanin 56.
d-Alanyl-d-aminobutyrylglycin 61.
d-Alanyl-glycin 56.
d-Alanyl-glycyl-glycin 60.
d-Alanyl-glycyl-l-leucin 60.
d-Alanyl-glycyl-l-tyrosin 60.
d-Alanyl-l-leucylglycin 61.
d-Alanyl-l-tyrosin 56.
d, l-Alanyl-d, l-leucin 43.
d, l-Alanyl-d, l-leucinamid 43.
d, l-Alanyl-glycin 42.
d, l-Alanyl-glycyl-glycin 50.
d, l-Alanyl-glycinanhydrid 42.
d, l-Alanyl-p-oxyphenyläthylamin 208.
Albumine 15.
Albuminoide 28.
Allantoin 322.
Allophansäure 330.
Alloxan 326.
Alloxanthin 329.
α-Amino-n-buttersäure 162.
γ-Aminobuttersäure 161.
d-Aminobutyryl-d-alanin 57.
d-Aminobutyryl-glycin 57.
d-Aminobutyryl-glycyl-d-alanin 62.
d-Aminobutyryl-glycyl-d-aminobuttersäure 62.
d, l-α-Aminobutyryl-glycin 43.
l-α-Aminobutyryl-glycin 57.
Aminoguanidin 200.
α-Aminolauryl-alanin 45.
α-Aminolauryl-asparagin 46.
α-Aminolauryl-glycin 45.
α-Aminolauryl-valin 46.
α-Amino-n-nonoyl-alanin 47.
α-Amino-n-nonoyl-l-asparagin 48.
α-Amino-n-nonoyl-asparaginsäure 48.
α-Amino-n-nonoyl-glycin 47.
α-Amino-n-nonoyl-d, l-leucin 48.
α-Amino-n-nonoyl-valin 47.
8-Amino-6-oxypurin 269.
2-Amino-6-oxypurin 276.
2-Aminopurin 267.
6-Aminopurin 268.
8-Aminopurin 268.
d-Aminovaleriansäure 161.
Anhydrohämatoporphyrin, Dimethylester 360.
Anhydrohämatoporphyrin, komplexe Eisenverbindung aus dem Dimethylester des 360.
Antiaris toxicaria, Eiweiß, krystallinisch aus 11.
Arginin 123.
Asparagin 113.
Asparaginsäure 111.
Äthylamin 202.

B.

Bence-Jonesscher Eiweißkörper 19.
Betain 215.
Betonicin 225.
Bi-(äthyl-dimethyl-pyrrol)-chlormethan 371.
Biguanid 199.
Biliflavin 408.
Bilihumin 409.
Bilinigrin 409.
Bilinsäure 394, 409.
Bilirubin 388.
— Aci-Form 391.
— Ammonsalz 390, 407, 408.
— Bariumsalz 391.
— Methylester 391.
— Silbersalz 390.
— Zinksalz 390.
Bilirubinsäure 394, 409.
Bi-(äthyl-dimethyl-pyrryl)-methan 371.
— Chlorhydrat 371.
Bi-(propionyl-dimethyl-pyrryl) methen 383.
— Chlorhydrat 383.
Bis(4-äthyl-2, 3-dimethyl-pyrryl)-methen 404.
— Chlorhydrat 404.
— Pikrat 404.
Bis(dimethyl-pyrryl-propionsäure-methylester)-methen 405.
— Chlorhydrat 406.
— Pikrat 406.
Bis-(propionyl-dimethyl-pyrryl)-methen 406.
— Chlorhydrat 406.
Bis-2, 3-Dimethyl-1-äthylpyrrol 375, 405.
Bis-2, 3-Dimethylpyrrol 377.
— Pikrat 377.
Blutfarbstoffe 331, 399.
d-Brombutyryl-d-alanin 57.
d-Brom-butyryl-glycyl-d-alanin 62.
d-Brombutyryl-glycyl-d-amino-buttersäure 62.
Bromhämin 350.
α-Bromhämin 401.
β-Bromhämin 401.
Bromhämindihydrobromid 350.
Bromhämintrihydrobromid350.
α-Bromisocapronyl-glycyl-d, l-norleucin 51.
l-α-Bromisocapronyl-d-alanyl-glycin 63.
α-Bromisohexonyl-α-amino-n-nonoyl-glycin 51.
α-Bromisovaleryl-α-amino-nonoyl-valin 51.
α-Bromlauryl-alanin 45.
α-Bromlauryl-asparagin 46.
α-Bromlauryl-glycin 45.
α-Bromlauryl-leucin 46.
α-Bromlauryl-valin 45.
α-Brom-n-nonoyl-alanin 47.
α-Brom-n-nonoyl-l-asparagin 48.
α-Brom-n-nonoyl-asparaginsäure 48.
α-Brom-n-nonoyl-glycin 46.
α-Brom-n-nonoyl-d, l-leucin 48.
α-Brom-n-nonoyl-valin 47.
d-Brompropionyl-d-amino-butyrylglycin 61.
d-α-Brompropionyl-glycyl-glycin 60.
d-α-Brompropionyl-glycyl-l-leucin 60.
Brompropionyl-leucinamid 43.
α-d-Brompropionyl-l-leucyl-glycin 61.

C.

Carbaminsäure 180.
Carbonyldiharnstoff 329.
Carnosin 209.
Casein 20.
Caseinpeptone 34.
Cholin 211.
Chloradenin-d-glucosid 260.
Chloracetyl-d, l-alanin 39.
Chloracetyl-d-alanyl-l-leucin 59.
Chloracetyl-d-α-aminobuttersäure 53.
Chloracetyl-d,l-α-aminobuttersäure 39.
Chloracetyl-l-aminobuttersäure 53.
Chloracetyl-d-aminobutyryl-d-alanin 58.
Chloracetyl-glycyl-d, l-leucinamid 50.
Chloracetyl-leucinamid 40.
Chloracetyl-l-leucyl-alanin 59.
Chloracetyl-d, l-norleucin 41, 54.
Chloracetyl-l-tyrosin 55.
Chlorhämin 342.
2-Chlorhypoxanthin-d-glucosid (?) 260.
Chlortheophyllin-d-glucosid 257.
Clupein 27.
Cyanguanidin 200.
Cyanhämoglobin 336.
Cyprinin 28.
Cystein 130.
l-Cystin 129.
Cytidin 250.
Cytidinnitrat 251.
Cytidinsulfat 251.
Cytosin 312.

D.

Dehydrobilinsäure s. Dehydrobilirubinsäure.
Dehydrobilirubinsäure 395.
— Natriumsalz 395.
Dehydrobromid(acet)hämin s. Dehydrobromid-α-hämin 401.
Dehydrobromid-α-hämin 401.
Dehydrobromid-β-hämin 402.
Dehydrochloriddimethylhämin I 348.
— II 348.
Dehydrochloridhämin 347.
Dehydrochloridmesohämin 349.
Dehydrochloridmonomethylhämin 347.
Dehydroxybilirubin 408.
— Silbersalz 408.
Des-amino-Edestin 3.
Desaminohyroprotsäuren 36.
Desoxyhämatoporphyrin 360.
α, β-Diaminopropionsäure 162.
2, 6-Diaminopurin 269.
3, 5-Dibrom-l-tyrosin 145.
Dichloradenin-d-glucosid 258.
Dicyandiamid 200.
Diglycyl-glycin 49.
Dihydrodimetoxyhämaterindicarbonsäure, Dimethylester 358.
Dihydrodimetoxyhämaterincarbonsäure, Hydroxyferrisalz 358.
Dihydrodimetoxyhämin 347.
Dihydrouridin 252.
Dijodelaidyl-dijod-l-tyrosin 144.
3, 5-Dijodtyrosin 143.
Dimethyläther des Hämins 345.
2, 3-Dimethyl-4-äthylpyrrol 369, 404.
2, 4-Dimethyl-3-äthylpyrrol s. Hämopyrrol 372, 405.
Dimethylbromhämin 350.
Dimethyl-α-bromhämin 401.
Dimethyl(acet)bromhämin s. Dimethyl-α-bromhämin 401.
Dimethyl-β-bromhämin 402.
Dimethylbromhämindibromid 351.
Dimethyldiäthylpyrrol 378.
1, 3-Dimethyl-2, 6-dioxypurin 280.
3, 7-Dimethyl-2, 6-dioxypurin 280.
Dimethylester des Hämins 346.
Dimethylguanidin 191.
Dimethylhämatin 341.
Dimethylhämin 345.
Dimethylhämin, Anlagerungsprodukt von Methylchlorid an 346.
Dimethylhämindibromid 346.
Dimethylhämindibromid, bromhaltiges Oxydationsprodukt des 347.
2, 3-Dimethylpyrrol 376.
— Pikrat 377.
3, 5-Dimethylpyrrol-4-propionsäure 383, 406.
Dinucleotid aus Thymusnucleinsäure a 247.
Dioxyphenylalanin 134.
2, 6-Dioxypurin 278.
2, 8-Dioxypurin 286, 290.
6, 8-Dioxypurin 290.
2, 6-Dioxypyrimidin 317.

E.

Edestin 1.
Eieralbumin 16.
Eigentliche Proteine der Tierwelt 12.
Eihüllen-Albuminoide 31.
Elastin 31.
Excelsin 4.

F.

Fibrin 19.
Fluormethämoglobin 338.

G.

Gallenfarbstoffe 388.
Gewebsmucoide 26.
Gliadin 5.
Globin 27.
Globincaseinat 21.
Globulin aus Kürbissamen 3.
— aus Flachssamen 3.
— aus Baumwollsamen 4.
Glutamin 121.
Glutaminsäure 115.
Glutenin 9.
Glutin 29.
Glutokyrin-β-sulfat 35.
Glutokyrinsulfat 35.
Glycerin-di(glycyl-l-tyrosin)-äther 63.
Glycinanhydrid 38.
Glycinin 1.
Glycyl-d-alanin 53.
Glycyl-d, l-alanin 39.
Glycyl-d-alaninanhydrid 52.
Glycyl-d-alanyl-l-leucin 59.
Glycyl-d-α-aminobuttersäure 53.
Glycyl-d, l-α-aminobuttersäure 40.
Glycyl-l-aminobuttersäure 54.
Glycyl-d, l-aminobuttersäureanhydrid 40.
Glycyl-d-aminobutyryl-d-alanin 58.
Glycyl-glycin 37.
Glycyl-β-imidazolyläthylaminchlorhydrat 208.
Glycyl-d-leucin 54.
Glycyl-d, l-leucin 41.
Glycyl-d, l-leucinamid 41.
Glycyl-l-leucyl-d-alanin 59.
Glycyl-d-norleucin 54.
Glycyl-d, l-norleucin 41.
Glycyl-l-norleucin 55.
Glycyl-p-oxyphenyläthylamin 208.
Glycyl-d, l-phenylalanin 41.
Glycyl-l-tryptophan 55.
Glycyl-l-tyrosin 55.
Glycyl-l-tyronsinanhydrid 55.
Glykocyamidin 192.
Glykocyamin 191.
Glykokoll 71.
Glyoxyldiureid 322.
Gorgonin 28.
Guanidin 187.
Guanin 276.
Guanin-d-glucosid (?) 260.
Guaninhexosid aus Thymusnucleinsäure a 247.
Guanosin 250.
Guanylharnstoff 199.
Guanylsäure 253.

H.

Hämaterin 351.
Hämaterindicarbonsäure 342.
Hämaterindicarbonsäure, komplexes Bromferrisalz 350.
— Komplexes Chlorferrisalz der 342.
— komplexes Ferrisalz 347.
Hämaterindicarbonsäuredimethylester, komplexes Bromferrisalz 350.
Hämatin 340.
Hämatin, Hexachlorid (?) 349.
— Pentachlorid 349.
Hämatindimethylester 341.
Hämatinsäure, Anhydrid der dreibasischen 387.
— Imid der dreibasischen 386.
— — Halboxim I 387.
— — Halboxim II 387.
— — Oxim 387.
Hämatoporphyrin 351, 402.
— Ammoniumsalz 355.
— Dibromid 355.
— Dimethyläther I 357.
— Dimethyläther I, Ammoniumverbindung 358.
— Dimethyläther I, komplexes Hydroxyferrisalz 358.
— Dimethyläther I, salzsaures Salz 357.
— Dimethyläther I, Silbersalz 357.
— Dimethyläther I, Zinksalz 358.
— Dimethyläther II 358.
— Dimethylester I 356.
— Dimethylester II 356.
— Ferrisalz 354.
— Leukobase aus 360.
— Monoacetylverbindung 359.
— Methylester 358.
— Monomethylätherchlorhydrat 357.
— Natriumsalz (Dinatriumsalz) 355.
— Pentabromid 356.
— salzsaures 354.
— Silbersalz 355.
— Tetrabromid 355.
— Tribromid 355.
— salzsaures 403.
Hämatoporphyrinbromwasserstoffester, Dibromhydrat 355.
Hämatoporphyrindimethyläther, Dimethylester 358.
Hämatopyrrolidinsäure 366.
— Zinkverbindung 367.
— Pikrat 367.
Hämin 342, 401.
— hydrogenisiertes 304.
Hämidoporphyrin 364.
Häminoporphyrin 363.
Häminoporphyrin-Methylester 364.
Hämochromogen 339.
Hämochromogenpyridin 339.
Hämocyanin 358, 400.
Hämoglobin 331, 399.
Hämoporphyrin 364.
— Chlorhydrat 365.
— Dimethylester 365.
— Phyllin 365.
— — Kaliumverbindung 365.
Hämopyrrol 367.
— I 368.
— II 368.
— diazodibenzolhydrochlorid 379.
— (Fischer u. Bartholomäus) s. Hämopyrrol *b*.
— -monoazobenzolsulfosäure 370.
— (Willstätter-Asahina) 377.
Hämopyrrol a 368, 403.
— Oxim aus 368.
Hämopyrrol b 369, 404.
— Chlorpikrat 370.
— Pikrat 369.
— Phthalid 370.
— Styphnat 370.
Hämopyrrol c 372, 405.
— Phenylketoncarbonsäure 373.
— Phthalid 373.
— Pikrat 372, 405.
Hämopyrrol d 374, 405.
— a-Naphthylharnstoff 375.
— Pikrat 374, 405.
Hämopyrrol e 375, 405.
— Pikrat 376.
Hämopyrrol f 376.
— Pikrat 376.
Hämopyrrolin 386.
Hämotricarbonsäure 388.
— Äthylester 388.
Harnsäure 293.
Harnstoff 169.
Hefenucleinsäure 249.
Hemibilirubin 391.
— Farbstoff aus p-Dimethylaminobenzaldehyd und 393.
— Kupfersalz 393.
Heteroalbumose 33.
Heteroxanthin 279.
Hexamethylenpararosanilin, nucleinsaures 248.
Hexocytidindiphosphorsäure 246.
Hexothymidindiphosphorsäure 246.
Hippursäure 88.
Histidin 152.
Histone 26.
Histon-nucleoproteid 240.
Histon-ovomucoid 26.
Histontendomucoid 26.
Hordein 7.
Hordenin 204.
Hydrobilirubin 396.
Hypaphorin 224.
Hypoxanthin 277.
Hypoxanthin-d-glucosid 259.

I.

β-Imidazolyläthylamin 206.
Indol 227.
Indolcarbonsäuren 235.
Inosin 254.
Isohämopyrrol (Willstätter u. Asahina) s. Hämopyrrol b.
Isohämopyrrolidin 370.
— Chlorplatinat 371.
— α-Naphthylharnstoff 371.
Isoleucin 107.
Isophonopyrrolcarbonsäure 383, 406.
— Methylester 407.
— — Pikrat 407.
— Oxim 406.
— Oxim I 384.
— Oxim II 384.
— Pikrat 384, 406.
Isophonopyrrolcarbonsäuremethylester 384.
— Pikrat 384.
Isoserin 164.

J.

Jodacetyl-glycin 39.
Jodcasein 21.
Jodparanucleinsaures Eisen 248.
d, l-α-Jodpropionyl-d, l-alanin 42.
d, l-α-Jodpropionyl-glycin 42.

K.

Kaffein 281.
Kardinalreaktionen der Proteine 12.
Kathämoglobin 335.
Keratine 32.
Kiefernsamenproteine 4.
Kohlenoxydhämoglobin 335, 400.
Koilin 31.
Konglutin-α 1.
Körper II.
— $C_{28}H_{32}N_6 \cdot HCl$ 403.
Kreatin 192.
Kreatinin 195.
Krystallisiertes Eiweiß aus Antiaristoxicaria 11.
Krystallviolettleukohydrat, nucleinsaures 248.
Krytopyrrol 372, 405.
— -phenylketoncarbonsäure 373.
— Pyrrolidin aus synthetischem 373.
Kyrine 33.

L.

Lactalbumin 17.
Lactoglobulin 19.
Legumelin 5.
Legumin 1.
Leim 29.
Leucin 103.
d, l-Leucin-l-tryptophan 58.
l-Leucin-l-tryptophan 58.
d, l-Leucyl-d, l-alanin 44.
l-Leucyl-d-alanylglycin 63.
Leucyl-α-amino-n-nonoyl-glycin 52.
l-Leucyl-glycyl-d-alanin 62.
d, l-Leucyl-glycyl-glycin 51.
d, l-Leucyl-glycyl-d, l-norleucin 51.
d, l-Leucyl-glycin 43.
d-Leucyl-glycin 57.
l-Leucyl-okta-glycyl-glycin 64.
d, l-Leucyl-d, l-phenylalanin45.
l-Leucyl-triglycyl-glycin 64.
l-Leucyl-triglycyl-l-leucyl-okta-glycyl-glycin 64.
d-Leucyl-l-tryptophan 58.
Leukobase aus Hämatoporphyrin 360.
Lysin 127.

M.

Maisglutelin 9.
Malachitgrünleukohydrat, nucleinsaures 248.
Mesohämatin-Kalium 341.
Mesohämatindimethylester 342.
Mesohämin 348.
Mesohämindimethylester 349.
Mesoporphyrin 361, 403.
— Chlorhydrat 403.
— komplexes Chlorferrisalz 348.
— Magnesiumverbindung 362.
— Natriumsalz 362.
Mesoporphyrinchlorhydrat 361.
Mesoxalylharnstoff 326.
Methämoglobin 336, 400.
Methylamin 201.
7-Methyl-2, 6-dioxypurin 279.
5-Methyl-2, 6-dioxypyrimidin 321.
Methyläthylmaleinsäureimid 379, 405.
— Oxim I 379.
— Oxim II 379.
3-Methyl-4-äthylpyrrol 368, 403.
3-Methyl-5-äthylpyrrol-4-propionsäure 384.
Methylguanidin 191.
α-Methylindol 230.
Methylierung des Caseins 21.
Methylenblaubase, Nucleinat der 248.
5-Methyluracil 321.
7-Methylxanthin 279.
Milchsäfte, Proteine aus 11.
Monoacetylhämatoporphyrin 359.
— Monobromverbindung 359.
Monomethyl-β-Bromhämin402.
Monomethyläther des Hämins 345.
Monomethylhämatin 341.
Monomethylhämin 345.
Morphin-nucleoproteid 240.
Morphin-Tendomucoid 26.
Mucin 9.
Mucine 25.
Mucoide 25.
Muscarin 222.
Muskeleiweiße 23.
Myogen 24.
Myokinin 126.
Myo-proteine 23.
Myosin 24.

N.

Nervensystem, Proteine des 24.
Neurin 221.
Neutrales nucleinsaures Protamin 247.
Nitroguanidin 200.
Nitrouridincarbonsäure, Anhydroverbindung der 252.
Norleucin 108.
Nucleinat der Methylenblaubase 248.
Nuclein-Eisenverbindungen 247.
Nucleinsäure a 242.
Nucleinsäuren 240.
Nucleinsaures Krystallviolettleukohydrat 248.
— Malachitgrünleukohydrat 248.
— Hexamethylenpararosanilin 248.
— Tetramethyldiaminotriphenylcarbinol 248.
Nucleoproteide 237.
Nucleoside, künstliche 254.

O.

Ornithin 126.
Ovalbumin 16.
Ovomucoid 25.
Oxalylharnstoff 324.
2-Oxy-6-aminopyrimidin 312.
Oxydationsprodukte aus Eiweiß 36.
Oxyhämocyanin 358, 400.
Oxyhämoglobin 331, 399.
p-Oxyphenyläthylamin 204.
Oxyprolin 160.
Oxyproteinsäure 168.
Oxyprotsulfonsäure 36.
2-Oxypurin 269.
6-Oxypurin 277.
8-Oxypurin 274.
Oxytryptophan 151.
Oxyuridin 252.

P.

Pankreas, Nucleinsäure aus 248.
Parabansäure 324.
Paracasein 23.
Pentan-β, γ, ε-tricarbonsäure s. Hämotricarbonsäure 388.
Peptamine 207.
Peptone 33.
Pflanzenwelt, Proteine der 1.
Phaseolin 1.
Phenylalanin 131.
β-Phenyläthylamin 203.
ω-Phenyläthylamin 203.
Phenylglycin 81.
α-Phenylindol 234.
Phonoporphyrin 363.
— -äthylester 363.
— -methylester 363.
Phonopyrrol 378.
Phonopyrrolcarbonsäure 380.
— α-Azofarbstoff aus 381.
— β-Azofarbstoff aus 381.
— Chlorhydrat eines Monoazofarbstoffes aus 381.
— Oxim 382.
— Phthalid 381.
— Pikrat 381.
Phonopyrrolcarbonsäure *d* 385.
— Pikrat 386.
Phonopyrrolcarbonsäureäthylester 382.
— Pikrat 382.
Phonopyrrolcarbonsäuremethylester 382, 405.
— Pikrat 382, 405.
Phycocyan 10.
Phycoerythrin 9.
Phyllohämin, α, β 348.
Phyllohämochromogen α 339.
Phyllopyrrol 374, 405.
— isomeres 375.
— — Pikrat 375.
Phyllopyrrolidin 375.
Piperidinmucoid 26.
Plasteine 33.
Pollachius Brandti, Eihüllen 31.
Polypeptide 37.
Porphyrinogen 365.
Prolin 157.
Protalbumose 33.
Protamine 26.
Proteine der Pflanzenwelt 1.
— der Tierwelt 12.
Pseudoleucin 107.
Purinsubstanzen 262.
Pyrimidinbasen 312.
Pyrrolidin aus synthetischem Kryptopyrrol 373.
— Chlorplatinat 373.
— α-Naphthylharnstoffe 373.
Pyrrolidoncarbonsäure 120.
Pyrrolin-α-carbonsäure 165.

R.

Ratanhin 164.
Ricin 5.

S.

Salmin 27.
Salze des Caseins 21.
Seide 28.
Seidenfibroinpeptide 34.
Serin 100.
Serumalbumin 15.
Serumglobulin 17.
Skatol 232.
Spongin 28.
Stachydrin 223.
Stickoxydhämoglobin 336.
Strychninmucoid 26.
Sturin 28.
Sulfurierung des Caseins 21.
Surinamin 146.
Synthetische Glucoside der Purine 254.

T.

Tendomucoid 26.
Tetraacetyl-chlortheophyllin-d-glucosid 256.
Tetraacetyl-dichloradenin-d-glucosid 258.
Tetraacetyl-hydroxykaffein-α-glucosid 257.
Tetraacetyl-theobromin-d-glucosid 256.
Tetraacetyl-theophyllin-d-glucosid 255.
Tetraacetyl-trichlorpurin-d-glucosid 257.
Tetrachlormesoporphyrin 362.
— Chlorhydrat 363.
Tetrahydrohämaterindicarbonsäure 361, 403.
2, 4, 5, 6-Tetraketohydropyrimidin 326.
Tetramethylendiamin 202.
Tetramethylhämatoporphyrin I 358.
Tetramethylpyrrol 378.
Theobromin 280.
Theobromin-d-glucosid 256.
Theophyllin 280.
Theophyllin-rhamnoid 260.
Theophyllin-d-glucosid 255.
Thioharnstoff 183.
Thiotyrosin 145.
2-Thio-6-oxypyrimidin 321.
2-Thiouracil-di-(tetraacetylglucosid) 261.
Thymin 321.
Thymusnucleinsäure 242.
— *a*, Derivate davon 247.
Thyreoglobulin 19.
Tierwelt, Proteine der 12.
Triacetyl-theobromin-rhamnoid 261.
Triacetyl theophyllin-rhamnosid 260.
2, 3, 5-Triäthyl-4-methyl-pyrrol 404.
— Pikrat 404.
Triglycyl-glycin 52.
Trigonellin 223.
2, 4, 5-Trimethyl-3-äthylpyrrol 374, 405.
2, 4, 5-Trimethyl-3-äthylpyrrolidin 375.
1, 3, 7-Trimethyl-2, 6-dioxypurin 281.
Trimethyl-diglycyl-glycin 49.
Trimethylhistidin 157.
β-Trimethyl-α-lactobetain 219.
Trimethyl-d, l-leucyl-glycin 44.
2, 3, 4-Trimethylpyrrol 377.
— Pikrat 378.
2, 4, 5-Trimethylpyrrol-3-propionsäure 386.
— Pikrat 386.
Trimethylpyrrolpropionsäure 407.
— Methylester 407.
— — Pikrat 407.
— Pikrat 407.
2, 6, 8-Trioxypurin 293.
Tryptophan 148.
Tryptophanbetain 224.
Tuberin 4.
Tuberkulinsäure 249.
Tuberkulonucleinsäure 249.
Turicin 225.
Tyrosin 135.

U.

Uracil 317.
Ureide von Oxysäuren und von Aminosäuren 178.
— Ureide der Kohlensäure 179.
Urethane 182.
Uridin 251.
Urobilin 397, 409.
Urobilinogen 396, 409.
Urocaninsäure 329.
Urofuscin 366.

V.

Valin 101.
Vignin 1.

X.

Xanthin 278.
Xanthobilirubinsäure 395.
Xanthopyrrolcarbonsäure 384.
— Oxim aus 385.
— Pikrat 385.

Z.

Zein 8.

GPSR Compliance

The European Union's (EU) General Product Safety Regulation (GPSR) is a set of rules that requires consumer products to be safe and our obligations to ensure this.

If you have any concerns about our products, you can contact us on ProductSafety@springernature.com

In case Publisher is established outside the EU, the EU authorized representative is:

Springer Nature Customer Service Center GmbH
Europaplatz 3
69115 Heidelberg, Germany

Batch number: 10106238

Printed by Printforce, the Netherlands